U0225209

整形外科学

下册

主 编　王 炜

浙江科学技术出版社

ZHEJIANG SCIENCE & TECHNOLOGY
PUBLISHING HOUSE

第二十九章　美容外科学及整形美容心理学基础

第一节　概论

一、美容外科学的历史与现状

(一)美与美容的起源

凡有人类的地方,人们就会不断地创造美、修饰和塑造人体美。世界各国在各个不同的历史时期及各个民族,都有自己美的标准、美的追求。追求美与创造人类形体美的活动,构成了人类历史发展中的一个美的篇章。

"美容"一词,最早源于古希腊的"kosmetikos",意为"装饰"。

在1万~2万年前的北京周口店山顶洞人的遗址中,就发现了黄绿色的钻孔硕石和穿孔兽牙装饰品。

早在公元前5000~公元前1000年,定居在Nile山谷的游牧民族(比古埃及还早)就已经用化妆来保护皮肤,免受日光暴晒。考古学家从那一时期发掘的文物中考证,在当时,染料和香水已被作为异地交换使用。公元前5000年,黑锑粉末被用来描眉和染眉,铅被用来画眼线,绿孔雀石被用来画眼影等。令人惊奇的是,古代妇女化妆与现代妇女有着惊人的相似之处,如染指、趾甲,及涂唇、描眉、染发等。

处于地中海盆地的古埃及人的自我美容已达到了相当高的发展程度,贵族妇女们,尤以她们别具一格的眼部化妆而著称。就连男人们也关心化妆,并时兴戴假胡须。

由于在古埃及著名的王后Nefertiti墓中发掘出了精美的化妆盒,其中有金梳妆盒、青铜镜、香水瓶等,证明了当时美容的盛行(这些精美的艺术品,现保存在大英博物馆),因此,国际美容整形外科协会以"Nefertiti王后"作为美容的标志。

(二)我国古代美容发展简史

我国是一个文化源远流长的文明古国,从史书记载、出土墓葬、诗词及壁画中,均反映了我国美容及美容外科的发展与悠久历史。

商纣王时期,已能配制"燕脂"。马镐在《中华古今论》中云:"盖起自纣,以红兰花汁凝作胭脂,因为燕地所生,故曰'燕脂',涂之作桃花状"。此外在《诗经》、《展风柏兮》中写到:"自柏之东,首如飞蓬,岂无膏沐,淮适为容"。所谓"膏"、"沐",就是当时妇女用于润泽头发的一种养发护发品。战国时期的《韩非子·显学》中也记载了"故善毛,西施之类,无益吾面,用脂泽粉黛,则位其初,脂以染唇,泽以染发,粉以敷面,黛以画眉"。上述记载充分说明,在2 000年以前,我国妇女已经适应了润发、护发、画眉、施脂以及涂口红等一整套面部美容化妆术。

在我国最早的一部药物专著《神农本草经》中,已经记载了几十种药疗,成为人们养颜、乌发、生眉、固齿等一系列美容健身的保健品。《太平圣惠方》中就记载了唐代唐德宗之女永和公主用来洗面的具体方剂"永和公主澡豆方",能起到润肤香肌、悦泽面容之效。在宋代的《使辽录》中,还记载了中药瓜蒌调敷于面部的"佛妆"配方。北方少数民族在冬季洗涤面部后,涂上"佛妆",春至取去,因面部"久不为风日所侵,故洁白如玉也"。此种"佛妆"可能也和当代的"面膜"、"倒膜"相类似。晋代名医葛洪所著的《肘后救急方》中就记载了用鲜鸡蛋清作面膜来治疗面部瘢痕。以后又有以猪蹄熬渍和以鹿角熬成胶体作面膜的多种方剂和方法的记载。

在我国古代医药书籍中记载的美容方剂更是琳琅满目,其中有《普济方》中记载的"泽面红颜膏"、《外科寿世方》中的"洗面光彩方"、《医药鉴》中的"玉容西施散"、《事林广记》中的"玉女桃花粉"、《御药院方》中的"宫廷去皱三连方"、《奇皱良方》中的"容颜不老方"等,更是举不胜举。这些科学的文献记载,说明了祖国医学对世界美容医学作出的巨大贡献。

我国不仅在美容化妆方面有着悠久的历史,就是关于利用美容外科技术达到美容效果的记载,也很丰富。

据史籍记载,在汉代以前,我国即有穿耳戴环的记录,但当时的耳环是腰鼓形的,称为耳镗。它是从耳垂孔直接横插进去,露其两端在耳外,以显示其美,后经逐渐发展才出现各式各样的环吊。我国唐代就有做人造酒窝的记录,唐诗中有"眉间翠油深,当面施圆靥"的佳句;徐陵在《玉台新咏序》中也有"北地胭脂,偏开两靥"的赞语。"靥"即"酒窝"、"笑窝"。所谓"当面施圆靥",即最初是以某些化妆品"两颊点妆靥",以后则以手术施(造)圆靥。唐代冯所著的《云仙杂记》中记载道:"中山僧表坚,面多瘢痕,偶溪中得鸡子,夜觉凉冷,信手磨面,瘢痕尽灭";《博异志》中亦有"龙巢石磨→疮瘢,大效"的记载;北宋的《圣济息录》也记载了用玉磨治疗面部瘢痕的事例。唐、宋时期所用的石、玉磨削术,与今天我们所用的以石英碎削制成的钻头治疗瘢痕的方法,同出一辙,不同的只是今天所用的钻速比一千多年以前的要快得多。宋代的尤袤在《全唐诗话》中记载:"崔暇,施肩吾与之同年,不睦,暇归失一目,以珠代之,施嘲之曰'二十九人及第,五十七眼看花',元和十五年也",说明我国唐代就有义眼美容的记载,可能是因当时的义眼工艺不佳,外形不够逼真,才遭到了朋友的嘲笑。到了宋代,装配假眼的记载已经到了以假乱真的地步。元代末年的陶宗仪撰《南村辍耕录》所载:"宋时杭州张存,幼患一目,时称张瞎子,忽遇巧匠,为之安一磁眼,障蔽于上,人皆不能辨其伪"。从这些史料中可以看出,唐代到宋代几百年间,我国的假眼工艺已经得到了迅速提高。更令人惊叹的是,我国元代就有了修补鼻梁的记载。载良所撰的《九灵山房集》中写到:"闽夫长陈君,临陈为刀砍其面,疮已愈,而崎和鼻不能合,甚恶,乃秤项彦章(元代名医)求诊。项命壮士按其面,肤肉尽热腐,施治以法,即面赤如盘,左右贺曰,复效也"。

在我国几千年的封建社会中,劳动人民对美容外科学的贡献是巨大的,其中尤为突出的是化妆美容、美容外科用保健品及药膳等,有的在世界史上堪称是无与伦比的。从所载文献的历史时期来看,我国美容始于先秦,兴于汉唐,到了明清时代,由于封建后期的保守腐朽,美容外科的发展也受到了阻碍。

(三)近代美容外科发展简史

应该说,从美容外科的角度来看,西方医学家的贡献,较东方医学家为大,且近百年来发展较为迅速。现将各美容手术进行分类并逐一简述。

1.隆乳术 是人们为之探索的课题。早在1895年,Czerny就为因慢性囊肿而切除双侧乳腺的女演员,用自体腹壁脂肪游离移植而隆乳,脂肪虽然吸收了,但此举动却为隆乳术作出了大胆探索。Gesun(1899)最早采用液体石蜡行乳房内注射,以增大乳房,近期效果较好,但不久即出现栓塞、石蜡肉芽肿、溃疡、纤维增生等一系列需作乳房切除的严重合并症。以后又有人采用真皮移植、局部皮瓣转移而增大乳房体积。20世纪50年代,美国的Pangman应用一种多孔海绵,外包聚乙烯囊以防止纤维组织长入海绵内,但造成了严重的并发症。Cronin和Gerow(1963)设计了硅胶囊内装液体硅胶的人工乳房假体,其形状及手感较好,曾一度受到欢迎。1992年,美国FDA因为硅凝胶假体可能产生并发症而劝告受医者谨慎选择,但美国整形学界以前整形外科学会教育基金会主席Brody(1998)为代表,正为此进行广泛深入的研究与宣传,对此持不同意见,认为硅凝胶假体不会引起严重并发症。

2.缩乳术 即切除一定量的乳房体积,保持乳头、乳晕在适当位置,使乳房良性肥大得到缩小整形。Will Durston(1669)因在一位24岁女性尸体上切除过多的乳腺而著名,Biesenen Berger(1928)采用切除乳腺下外侧多余的组织,并将剩余的组织向上旋转作乳房缩小,以后Stromback(1960)、Mckissock(1972)等数以百计的学者,相继设计了数十种乳房缩小术。

3.鼻整形美容术 早在1911年,Kolle就曾注射石蜡油进行隆鼻,以后德国的Joseph用象牙隆鼻并取得了良好效果。美国的John Orlandopoe(1887)完成了第1例鼻缩小术。而在鼻整形美容方面做了大量工作的则是法国巴黎的Jacques Joseph(1865～1934),他对驼峰鼻进行了驼峰的切除、鼻背的缩窄及鼻下部的改造,创造了一系列的新方法。

4.腹部去脂术 Kelly C(1899)最早提出了腹部去脂的设想,并付诸于临床实践,他用下腹部水平切开的方法切除过多脂肪。Schradde(1972)在国际美容外科会议上报道了脂肪刮吸术,到20世纪80年代发展成为流行的脂肪抽吸术。

5.面部除皱术 舒平皱纹,还青春容貌是每个中老年人的心愿。Eugen Hollander 于1901年开始作面部除皱术。Joseph(1928)、Lexer(1931)将切口从发际沿耳前轮廓线,使此项手术又前进了一步。Mitz 和 Peyronie(1976)报道了在颜面部除皱术中应用 SMAS 的技术,使除皱效果更为良好。Psillakis(1988)介绍了骨膜下分离除皱术,以提高除皱效果。

(四)我国现代美容外科的兴起与发展

追溯我国古代医学发展的历史,人们可以看到美容外科技术的萌芽和起步是很早的。而作为一个学科存在的美容外科,却是在现代整形外科发展的基础上孕育而来的。

随着西方美容外科的发展,中国美容外科也逐渐兴起。新中国成立前,在上海等地已有专门从事美容外科的医师,进行眼睑、鼻及乳房整形。新中国成立后,在北京、上海等地的整形外科医师,为演员、特种工作人员等开展了面部除皱及眼睑、鼻、乳房、臀部、腹部的美容手术。但是,20世纪60~70年代在全国范围内,美容外科手术被列为禁止的项目,导致美容外科的萎缩,只有少数城市大医院的整形外科医师对个别持有工作需要证明者,才可施行美容外科手术。

20世纪70年代末期,社会发展为美容外科的发展创造了良好的条件,并且在整形外科发展的基础上又推动了美容外科的发展。张涤生、赵平萍(1990)主编出版了《实用美容外科学》;宋儒耀、方彰林(1990)主编出版了《美容整形外科学》;王大玫主编了《美容外科简明手术学》;高景恒(1988)主编出版了《实用美容手术》;张其亮(1996)主编出版了《美容医学》,这一切对我国美容外科的发展起到了推动作用。

在此期间,我国北京、上海等地举办了美容外科学习班;1986年在北京举办了国际整形外科美学研讨会;中华医学会于1990年批准成立了"中华医学美学与美容学会"。1990年沈阳创办了我国第一部美容外科杂志——《实用美容整形外科》,其后西安创办了《中国医学美学美容学》杂志,中华医学美学与美容学会创办了《中华医学美容杂志》,以及安徽创办了《临床医学美容学》杂志等,为从事美容医学的工作者进行广泛深入的学术交流创造了园地。

我国美容外科的发展特点是起步晚、发展快、队伍水平不一、市场混乱。我国美容外科发展的重要原因是:①由于人民生活水平的迅速提高,求术者迅猛增加,即社会需求增加。②真正从事美容外科的工作者满足不了社会需求,以及由于专业需要,原来从事眼科、耳鼻科、颌面外科和皮肤科甚至其他手术和非手术专业人员开始从事美容外科专业,更有甚者,非医务人员也开始从事美容医学和美容外科工作,以致出现低能服务。技术水平低而引起市场混乱,为求术者带来苦恼,甚至不断引起毁容的后果,使美容专业在社会上造成不良的影响。国务院、卫生部和中华医学会及时下发了1994年149号和30号文件,对美容市场加以严格管理和整顿,并对现有队伍进行再教育,使美容外科专业水平有了逐步提高。

近十余年来,美容外科技术水平已有了长足的进展和提高。重视美容外科的基础研究和临床应用研究,为美容外科的深入发展打下了一定的基础。

我国美容外科是在整形外科的基础上发展起来的,目前已逐渐形成一支独立的学术队伍,我们期待着在老中青几代人的共同努力下,把我国的美容外科事业推向世界先进列。

二、美容外科学的定义与范畴

美容外科学(cosmetic surgery,aesthetic surgery)是整形外科学的一个分支,又是现代美容医学的重要组成部分,是对具有正常解剖结构及生理功能的人体进行形体的美学修整和再塑造。

美容外科的范畴依其定义应有明确的界线,由于美容外科起源于整形外科,其治疗内容常与整形外科交叉,利用外科手段对人体某部分进行塑造、改善功能与外形以增进美感,均是它的范畴。其中包括了毛发种植、文刺、上下眼睑整形、乳房整形、老年除皱,以及腹壁、鞍鼻、钩鼻、长鼻、驼峰鼻整形等一系列范围。可以预见,美容外科将随着科技的发展以及人们审美情趣的不断丰富而日益发展。

三、美容外科学的特点与要求

美容外科学有其外科的属性,又有其美学的属性,它的对象是人,所以从事本学科的医师就应该具有上述相关学科方面的知识和素养。美容外科学的具体要求与特点如下。

（一）以美学基础理论为指导

美容外科手术后效果的优劣，与手术者的美学修养和素质有密切关系。受术对象的形体是各不相同的，医者应将受术者对自己形体美的追求，经过加工、改造，创造出带有外科印记的自然美。它不仅有共性的美，还应有个性的美。

整形美容外科医师应从绘画、摄影、雕塑、文学、音乐、舞蹈及建筑的美的内涵中学习与思考，以美学的基础理论，指导整形及美容外科实践，实现人体雕塑美化人体的目的。

（二）要有高尚的道德情操

创造美的整形美容医师从外表到内心都应该是美的。美容外科工作者，面对具有不同心态的求美者，应该设身处地地为他（她）们解除心理上的压抑，再造一个美的外形。

美容外科工作者应该具有外在的仪态美，服饰整洁，面容亲切自然，落落大方，树立一个从事高尚职业者的形象，给求美者以信任与安全感。要用平等、关切、同情的语言向求美者询问，了解其美容动机，解除其心理障碍，并以诚恳的态度来回答问题，对手术效果的估计和预测要实事求是，要权衡预期的结果和求美者的期望值，达到良好的沟通，而不要夸大其词。对一些不适宜作某些美容手术的人也应直言相告。美容外科较一般外科起步晚，是人类物质文化生活发展到一定阶段才发展起来的学科，我们更应强调美容外科的科学性和严谨性。

（三）具备广泛的学科基础

美容外科涉及全身各个部位的器官，从头到足，从五官到会阴都包括在内。我们必须熟悉各个部位、各个器官所特有的解剖及生理特点。例如：一个不了解乳腺解剖的眼科医师作隆乳术，为了追求乳腺间沟的高耸，而盲目向胸骨旁皮下剥离，进而损伤乳房内动脉的第2、第3肋间穿支，造成术中出血不止，甚至刺破胸壁，造成血气胸。更有甚者，在作除皱术时导致面神经损伤，而引起面瘫。

美容外科与外科系统的其他各分科均相互关联，因此我们必须掌握普通外科、骨科、泌尿外科、五官科、眼科、颅面外科以及妇产科等相关的解剖、生理知识及医疗技术常规。

（四）具备美容外科心理学知识

现代医学模式（生物-心理-社会）已经强调了社会、心理因素在治疗中的作用，要重视求美者的心理状态，并贯彻于美容外科术前、术中、术后康复的整个医疗过程之中。人们的社会地位、文化背景决定了其心理状态。根据对求美者的临床心理分析，60%的人求美动机都存在着不同程度的异常。意大利整形外科先驱达利果阿齐说："我们修复、恢复和再造大自然赋予的，但命运又把它夺走的脸的一部分，与其说是为了悦目，倒不如说是为了振作受术者的精神，振作那颗受折磨的心。"很多求美者就有或多或少的心理异常症状。

美国著名的美容外科专家芮斯（Rees）就曾将求美者进行分类，提出10种不正常心理并拒绝为其手术。他的选择是严格的，但是正确的。在中国，有我们自身的传统意识与民族特点，在病例选择上就更要慎重对待。在临床实践中，会遇到以下类型的求美者。

1.顺应他人型　求美者本人无明显的要求，依其亲友的建议就诊。

2.偶像崇拜型　要求把自己的某个器官做成和某明星的一样。

3.动机模糊型　求美者没有提出美容的具体部位，要求医生"该整哪儿就整哪儿，反正好看就行"。

4.情绪受挫型　为恋爱或工作受挫而求美就诊。

上述求美动机是不正确的，一旦实施手术，其效果往往达不到预定的要求。应根据求美者不正确的心理状态进行心理治疗，不能贸然进行手术。整形美容外科医师具备心理学知识并对受术者进行相应的医疗，是一个成熟的整形外科医师必须具备的。

四、整形美容外科心理学概论

（一）美欲与心理需要

俗话说，人有"七情六欲"。人们常说的欲望有食欲、性欲、物欲、权欲、情欲等。这些欲望实际上就是人的基本需要。那么是否存在美欲？美欲在人的欲望中占有何种地位？这是美容心理学的核心问题之一。只有对此深刻理解，才能真正了解求美者的心理。

1.心理需要概述　　需要是指人对某种目标的渴求或渴望。需要是人类对维持其个体生命和种族延续所必需的条件以及相应社会生活的反映，也是对有机体内部及周围环境的某种不平衡状态的反映。人的一切活动都是为了满足需要。需要是人类行为的原动力。需要的满足与否，会影响到人的情绪和行为。

人是具有自然和社会双重属性的统一体，因此，需要可以从两方面划分为生物性需要和社会性需要。

（1）生物性需要　　也称生理性需要，是指为维持生命有机体生存和延续所必需的条件或物质，如空气、水、食物、运动、休息、配偶的需要等。

（2）社会性需要　　也称心理性需要，是人在社会生活过程中逐步学习而获得的高级需要，如相互交往、求知、爱与被爱、实现理想，以及追求美等。这表明了需要的社会属性。社会性需要具有如下特点：①不是由人的生理本能决定，而是由社会的发展条件所决定；②较多地从内在的精神方面得到满足，不一定要获得物质；③较为内含，往往缊藏于一个人的内心世界，不轻易外露，别人难以直接察觉；④这种需要的限度伸缩性很大，一般具有连续性。

此外，需要还可以分为物质的和精神的两类。物质需要包括自然界的产物和人类社会所创造的产品及劳动工具。精神需要是指人对于观念的对象的需要，如对艺术、知识、美的需要。必须指出，物质的和精神的需要之间的区别是相对的，在很大程度上它们是相互依存的。满足精神需要必须具有一定的物质条件。

2.美欲的概念　　"爱美之心，人皆有之"，这是人人皆知的。人们所爱的美，无外乎两大方面，一是客观世界之美，二是人类自身之美。从美容心理学角度上说，人的爱美之心，主要是指人对自身容貌美化的心理需求。爱美心理具有必然性、普遍性、差异性、个体独立性、社会性、时代性等特征。爱美之心实际上是人的心理需要的重要组成部分，为进一步深入分析爱美心理的构成，必须从美欲谈起。美欲即人的审美需要，是人的心理需要之一；或更为确切地说，是人最基本的精神需要，是求美行为的原动力。

人的一般美的需要与美的享受相关，美的享受是指通过审美感受获得的一种情感上的愉悦。它表现为满足感、快乐感，是感知、想像、情感、理解诸多心理功能共同和谐运动的一种状态。

3.美欲的性质与心理需要的关系　　美是一个诱人的字眼。"爱美是人的天性"，更确切地说，"爱美"不仅是人类进化的产物，也是文明人的标志，是人类最普遍、最基本的精神需要。纵观历史，从原始人到现代人，爱美、追求美是一个永恒不变的主题。

（1）美欲与本能　　人们用"爱美是人的天性"来描述一般的爱美心理需要，然而这句常言并不十分准确。所谓天性，在心理学上也就是指本能。本能行为是纯粹属遗传因素所决定的行为倾向。人的爱美心理或爱美决不是简单的本能，或者说，爱美很难列入严格意义上的本能。对人类来说，属于本能的是人的动物性、与生存相关的能力或需要，如性需要、饥渴需要、安全需要等等。从心理学需要的概念来看，爱美本质上是人的社会性需要，同时与人的生物性本能也有间接关系。

（2）美欲的性质　　美欲是一种社会性需求，即为人在社会生活过程中逐步学会的高级需要，而不是由人的生理本能所决定。从总体上说，美欲是人类的一种精神需要。

尽管美欲本质上是社会性需要，但并不是说与人的生物性需要没有关系。美欲与人类的情感活动相关，而人类的情感活动是众多生理活动集中表现出来的心理现象，因此，美欲既是一种社会需要，又有其生理学基础。我们从美感产生的基础是一种感官需要就可以确认这点。心理学家对婴儿的知觉研究表明，婴儿对人的面部有偏好。Fantz（1975）故意将人的面孔歪曲，将眼、鼻、嘴的位置改变，然后将其与正常的面孔并列置于婴儿面前，从而观察婴儿是否能加以分辨。结果发现，4个月的婴儿很清楚地选择正常面孔去注视，而对异常的不太理会。这些研究表明，人类的视觉对人的知觉有一种偏好。

4.美欲与心理需要的层次关系　　美欲作为一种社会性、精神性的需要，还表现在与其他社会性心理需要的关系上。在很大程度上，美的需要是伴随一些人的社会性需要而存在的，而且人的精神需要与美有一定的关系。

（1）美欲与被爱的需要　　"女为悦己者容"是一句古话，反映了女性打扮自己与热心美容的一种心态，同时也说明了美是寻求爱的需要。不被社会接受的人是痛苦的人，爱与被爱是一个社会人的心理需要。就对容貌美的需要来说，爱与被爱是矛盾的。人们通常喜欢漂亮的人，也希望别人喜欢自己，然而，人们可以用自己的眼光去选择别人,却无法选择自己。于是,为了获得别人的爱,就会采取美化自身的行为,即美容。因此,美的需要与被爱的需要是有着内在联系的。

从两性文化的历史来看,美容的历史是建立在女性被欣赏、被爱的两性历史的基础之上的,尽管这种欣赏、被爱的关系里包含着一种占有的意味。为了获得男性社会所谓的爱,男性也希望美化自己以获得女性的爱。在父权制中,女性对美的追求,与男性的占有欲几乎是互为因果般地存在。历史上,女性曾为被爱而付出巨大代价以获得所谓的美,甚至不惜丧失健康,如两性不平等文化所导致的缠足、束腰等。

(2)美欲与器重、自尊的需要　在一定的限度里,一个人在社会上受器重的程度或多或少与他的容貌有关。对于一个面部缺陷的人来说,比其他部位的缺陷更难让人接受,他们受到器重的机会比那些美貌的人要少。

(3)美欲与交往的需要　人们是在社会交往中发现美的重要性的。容貌是给人们的第一印象,它所起的作用决定了一个人在社交活动中能不能具有吸引力。人们为什么会相互喜欢,或者说人们之间为什么会相互吸引?无疑,有许多因素决定着人的吸引力,如人的能力、令人尊重的品格、富有个性或互补的性格等等。但人的外貌是人具有吸引力的最直观的因素。国外大量的社会心理学研究证实了外貌与吸引力的正相关关系。外貌对人际交往有很大的影响。容貌对人际交往的作用,首先得益于能在初次见面时就获得别人的好感。

(4)美欲与赞许、自我表现的需要　人有自我表现和获得赞许的需要。人类有很多行为是为了取悦别人的,如果做一件事,得到别人的赞许,就会感到满足,这类需要为赞许需要。赞许需要是从学习而来的,可以说孩子是伴随着赞许成长起来的。其中,孩子的容貌和智力是社会、学校对儿童评价最多的方面,也就是说,容貌一开始就成为获得赞许的必要条件。

为了获得别人的赞许或承认,可能成为求美的一个动机。例如有一个胸部扁平的女性,经常听到一起工作的男性同事,用欣赏的口吻谈及女性胸部的曲线,并以周围一些女孩子为例子。她一方面有些嫉妒,另一方面为了让同事能欣赏她,便去作了隆乳术。类似这样的例子还有很多。

(5)美欲与性需要　由于美与性的内在关系,美的需要与性的需要有时便交织在一起。有些美容手术表现得更为明显。例如隆乳术与性及婚姻就有密切的关系。此外,Kilmann认为近二十余年公众和媒体对"性"的关注,对女性寻求隆乳术产生了直接或间接的影响。他发现许多女性想通过手术使自己更富魅力,而且希望能对配偶或将来的配偶更具吸引力,许多男子对妻子进行隆乳手术持支持态度。但也有反对的,因为他们害怕妻子或女友对其他人更具吸引力。

隆乳术的实际效果也证明对夫妻生活产生了积极的影响。接受隆乳手术的女性觉得自己比术前更具魅力。隆乳受术者的丈夫也认为他们的妻子变得更有吸引力,相信他们的两性关系将得到明显加强,并且对性生活更感兴趣了。Kilmann调查隆乳受术者术前、术后性感觉的结果是,术前女性认为臀部是她们最性感的部位,然后是大腿和乳房,而术后她们认为最性感的是乳房,其次是大腿和臀部,这一顺序变化可以反映术后对乳房的满意度提高了。但不管术前、术后,受术者都认为她们的乳房是刺激她们性欲的最敏感部位。

(二)求术动机与求术行为

1.求美行为的心理性动机　求美或求美的行为显然是一种动机的行为。求美行为的主要动机为心理性动机,是为了爱美的需要、交往、被爱需要、尊重需要等等。我们将单纯为了美而美容的动机称为单纯性美容动机;将为了满足其他的心理需要,而促使美容的动机称为从属性美容动机。

(1)求美动机的层次性　美欲是有层次的,与美欲密切相关的求美动机自然也有层次。此外,求美动机与人的多种心理需要均有关联,这就使得求美动机有了不同的层次。另外,求美动机的层次,还由审美观的差异所决定,有的求术者要求很低,而有的则对美有很高的要求。

(2)求美动机的多样性　只要能达到目的,求美欲望是无终点的,这是求美欲望多样性的原因。求美动机的多样性表现在不同的缺陷有不同的动机,如容貌畸形与非容貌畸形的求美动机、轻度容貌缺陷与重度容貌缺陷的求美动机均有差别。此外,不同年龄的受术者、不同的美容手术,以及不同身份、不同文化程度、不同性别的美容受术者,都会有不同的求美动机。譬如,同样是作隆乳术,有的是为了维持婚姻,有的则是为了职业需要。

(3)求美动机的复杂性　人的动机本身就是复杂的,求美动机一样具有复杂性。最主要的复杂性在于除了正常的求美动机之外,还存在病态的求美动机。有些明显的病态求美动机比较容易鉴别,而有一些就不很容易看出。譬如有一些体型失常的求术者,经常会寻求美容手术解决他们自感"丑陋"的心理问题,不少美容外科医师,由于没能很好地了解患者的动机,以致错误地使用了美容手术,造成不必要的医疗纠纷。

2.求美动机产生的原因　动机在心理活动中占有重要地位,具有根本性意义。动机可以反映一个人的主观的、内在的心理状态和精神境界。人的动机以需要为基础,同时又受到人的理想、信念、世界观、人格特征等因素制约;动机还要受到外界环境的影响,即外界环境的刺激可以引起某种相应的动机。

(1)内在的需要与内部动机　这种由人的内在需要而引发的求美动机,称为内部求美动机或内部诱导(internally motivation)。

(2)外在的诱因与外部动机　求美行为一方面来自求美需要,另一方面还来自社会有关美的刺激或诱因。有些人起初并没有求美的需要,但是受社会环境的影响,萌发了美容的愿望。

所谓诱因,即指凡是能够引起个体动机外在刺激的人、事、物及情境等。按刺激的性质,诱因又分为正负两类。凡是引起个体趋近或接受,并由此获得满足的刺激(如食物),称为正诱因;凡是引起个体躲避或逃离,并因逃避而感到满足者,称为负诱因。导致求美动机的通常是一种正诱因,如:一位女性看同事作了重睑术,面容焕然一新,于是也到美容诊所作了该手术,并美化了面容,得到了心理满足。这种由外部刺激或诱因引出的求美动机,称为外部求美动机或外部诱导(externally motivation)。然而也有一些逃避美的行为,往往发生在一些体型缺陷的患者身上。如:一个自惭形秽的人,不管他的实际相貌如何,出于自卑和心理防卫,当看到美貌者或与之有关的内容时,就会逃之夭夭。

在美容外科实践中,有时是很难区分内部或外部动机的。据 Napoleon(1993)对 133 名美容整形受术者的动机分析,60%的受术者认为他们接受美容手术是出于内部动机;40%则认为他们接受手术的动机是受别人或环境的影响,即是出于外部动机。而这些美容受术者中,有 75%说他们受到了某种审美观的影响。由此可见,即使受术者认为他们要求美容是出于内部的动机,实际上还是难免受到特定的外部环境的影响。譬如说,一个女性要求作开展颇为广泛的隆鼻术(augmentation rhinoplasty),又怎么能够排除她没有受到如今西化的鼻审美观的影响?

(三)从属性求术动机

1.恋爱、婚姻的需要

(1)恋爱、寻找配偶　青年人因容貌不美而无异性求爱,将会竭力求助于美容术改观容貌。例如,河南某县一位男青年,单眼皮、小眼睛,未婚妻要他把眼睛做大,才跟他结婚。医生满足了他的愿望,术后效果很好并喜结良缘。又如,陕西某市一位男青年,已经 30 岁了,单眼皮呈"眯眯眼",其父母和亲友先后给他介绍了 5 位恋爱对象,都因眼睑欠佳而告吹,不得不求助于重睑美容术。

中老年人丧偶后,往往借助美容手术使自己的容貌尽可能显得年轻一些,以利于重新寻找配偶。医生在处理为取悦对方而寻求美容手术者时,应该特别注意和慎重,尽量达到年轻化的效果。

(2)维护婚姻　有些女性本身并无美容需求,但为了博得丈夫的欣赏而进行美容手术。还有些女性,疑心丈夫变心是由于自己容貌不美或容颜早衰引起,为取悦于丈夫而行美容手术。一些已婚女性本人对重睑要求并不迫切,但其丈夫看到周围女性重睑术后容貌有较大改观,表示欣赏,因此为了迁就丈夫而受术,就诊时男方咨询较多,要求也较高。少数已婚女性主诉其丈夫嫌弃她单眼皮,影响夫妻关系。例如,湖南某市一位已妊娠 6 个月的妇女,由其母亲陪同来医院,苦苦要求作重睑术,究其原因,原来女儿婚后 1 年来,其夫对体态渐肿、面容渐肿、眼睛无神的妻子,动辄打骂,要挟离婚。妻子无法忍受这种精神折磨,企求作双眼皮术能缓解家庭矛盾。对待为取悦丈夫的求美者应持慎重态度,因为夫妻失和的原因是十分复杂的,主要是思想感情上的裂痕,而嫌弃其容貌不扬,往往是个借口。

2.寻找工作、职业及适应环境需要　礼仪小姐职业对容貌美有一定的要求;部分电影、戏剧女演员为了永葆艺术青春,也会寻求手术美容;有些出国人员,为了适应西方人的审美观,也会寻求美容手术。中青年电影、戏剧等文艺界演职员为永葆艺术青春,都希望求助于美容手术使自己装扮得更美、更年轻。有些要求隆鼻术者自身容貌较好,但期望值过高,往往互相攀比或盲目追求某种模式的美。例如:某男,22 岁,自称已考入某电影学院,要求将原来不低的鼻梁再加高,强调文艺工作的需要。术后亲友说面孔反而难看,于是,第二天来医院哀求医生取出鼻模,而第三天又来医院,说还是隆鼻后能引人注目,并请医生再将其鼻子做成某影星那样,以更符合自身的体态与个性。

五、整形美容求术者的心理定势、期待与满意

(一)心理定势与美容效果评价

1.心理定势的概念　心理定势也叫做心向,由德国心理学家缪勒和舒曼(1884)提出。所谓心理定势,是指一个人在一定时间内所产生的带有一定倾向的心理趋势。心理定势会影响人们对一件事、一个人的态度、评价,也会影响一个人的思维方式。

2.美容外科实践中的心理定势　在美容外科实践中,具有社会属性的美容整形求术者不仅是医学审美的客体,更重要的是他们又是医学审美的主体。因此,他们的态度与美容整形手术是否成功关系密切。美容整形求术者不仅仅是身体形态上的异常或不完善,更重要的是精神上的苦恼和心理上的异常。因此,医疗纠纷的发生率远较其他临床科室为高。充分利用心理学的理论知识,有助于防止医疗纠纷的发生,对心理定势的运用就是一个实例。

美容受术者对美容整形手术效果的接受程度,受他们对施术者的心理定势的影响。如果受术者对施术者的心理定势是否定的,则即使医师的手术效果客观上良好,但受术者对手术效果也可能是否定的或不完全肯定的;如果美容受术者对医师的心理定势是肯定的,而手术者的手术效果也是肯定的,那么受术者对手术效果的态度往往也是肯定的,甚至当存在微小的缺陷时,也能取基本肯定的态度。美容受术者对特定的美容手术或美容医师都会形成一定的心理定势,并因此影响对美容医师乃至手术结果的判定。

(二)美容求术者对手术者心理定势的影响因素

杨勇等(1994)提出了美容求术者对手术者心理定势的影响因素,认为名人效应、认同效应和方法效应等会决定美容求术者的心理定势。

1.名人效应　年轻的医师作手术,只要有教授或其他高年资医师在场,该手术往往能取得较好的效果,这倒不仅仅是有专家的现场指导,更重要的是满足了受术者"崇拜名医"、认为"医师还是老的好"的心理思维定势。即使手术有些缺陷,只要专家教授对此稍加解释、安慰,问题常常可以得到圆满的解决。因为名医不仅手术技巧优良,而且具有处理可能出现异常情况的能力。知名度高的医院、资深位显的医师客观上就具有较大的影响力。这是使患者形成肯定的心理定势的一个有利的前提条件,而术者的服务质量则决定着名人效应能否持久。在手术开始前,年轻的医师由年资高的医师协助工作,往往能够避免许多不必要的纠纷。

2.认同效应　患者对医师的信任取决于医师的态度。医患间建立良好的关系,对医师判断患者的心理状态是至关重要的。要想让患者把医师当作"自己人",医师首先应将心比心,对患者采取关心、体贴的态度。医患间共同点越多,认同效应就越强,患者就越容易对医师形成肯定的心理定势。

3.方法效应　方法效应指为了使患者接受美容或整形治疗计划,是采用正面分析问题还是正反两方面分析问题的方法对患者产生的影响。一般认为,当患者对术者的定势是肯定时,术者应直接从正面来分析问题,其影响效果特别明显。如果此时再夹进一些对立观点,反而会在某种程度上引起患者的许多疑虑。譬如,重睑术有许多方法,若患者对术者是信任的且采取合作的态度,那么术者应根据自己的判断,直接向患者建议一种适当的方法。如果患者对自身的手术条件认识不清,并对术者抱有不信任、怀疑或对立的情绪时,则术者应从正反两方面对患者进行解释并分析问题。

4.模仿和从众效应　在美容整形科的住院患者中,利用模仿和从众趋势形成患者集体,对医务人员的肯定定势具有很大意义。尽管都是住院患者,甚至是同一类病的患者,其心态并不一样。有的性格开朗,不仅自己能积极主动配合治疗,还能关心病友,帮助医务人员开展工作。对这种情况要及时鼓励、提倡,努力促使这种精神被模仿,使患者集中形成对医务人员的肯定定势。相反,如果让一部分患者的不良情绪在病房中占上风,那么就会对整个病房所有患者的情绪产生消极影响,形成否定的心理定势。对此,医务人员应该有足够的警惕,一旦出现这种情况,必须采取适当的措施制止其蔓延。

5.情感和理智效应　在促使患者对医师建立肯定心理定势的过程中,既要运用情感,也要运用理智。医师接触患者时,首先要在感情上与患者沟通,使患者积极配合医师的治疗;此外还要运用理智分析,使患者相

信对其采用的治疗计划是符合本人情况和实际医疗条件的。只有这样，才能使患者对医务人员的肯定心理定势牢固持久。

(三)对美容手术的期待与术前心理疏导

1.美容受术者的期待

(1)美容受术者的术前期待　受术者的期待或期望是指对未来美好想像的追求。对一般的受术者来说，希望获得同情和支持，得到认真的诊治和护理，期盼早日恢复健康是最基本的期待。期待的积极作用，对受术者是一种心理支持，客观上对疾病的恢复是有益的。但当受术者期待的目标是毫无根据的，便会导致失望，陷入迷惘之中，出现情绪消沉、精神崩溃，所以是需要预防的。受术者的术前期待是指受术者对手术所要达到效果的期望。美容整形受术者的术前期待比一般患者要复杂得多。譬如，一个胃出血的患者，术前不过是期待手术不要出危险，术后能止住出血等。而美容整形受术者根据缺陷不同、年龄不同、所作的手术不同、性格不同、审美观不同等，对手术结果的要求有高低不同的层次。

(2)美容受术者的术前期待与术后满意　美容受术者的期待与满意有密切的关系。许多研究表明，美容受术者术前的期待与术后的满意有着显著的相关性。对133名美容整形受术者的研究表明，术前的期望与术后的满意度呈显著的相关性。在达到理想的手术效果和受术者现实的手术期待之间存在着一定矛盾。

基于美容受术者的期待与满意的关系，美容医师在术前降低求美者的期望值是一项十分重要的心理疏导工作。

(3)美容受术者的情绪指数　情绪是人对客观世界的心理反应形式，与人的心理需要是否满足有直接关系。如需要得到满足，往往表现为积极的情绪，反之则表现为消极情绪。所以，情绪指数是以人的期望值和实现值的比来表示的，即：

$$情绪指数 = \frac{实现值}{期望值}$$

按此公式判断，比值如等于或大于1，一般情况下表现为积极情绪，即高兴、满意、喜悦等；相反，如小于1，则表现为消极情绪，即失望、不满、苦恼乃至愤怒等。该比值相差越大，情绪表现相差也越大。

2.美容术前心理疏导

(1)降低美容求术者的期望值　由于术前受术者的期望值对术后的满意度影响极大，因此术前降低受术者期望值的心理疏导工作显得十分重要，并且要为受术者术后的失望作好心理疏导准备。特别是对于自恋型的受术者，更要重点疏导，因为此类受术者开始容易将事情看得理想化，后来又容易失望。不少美容求术者对医学美容不同程度地存在一种幻想，似乎美容医学无所不能，能将一切丑陋化为美丽。美容医师应特别注意科学与真实地宣传美容外科实际功效，纠正美容求术者不切实际的幻想。如果不能纠正，宁可不手术。

(2)调整美容求术者的情绪　美容外科，特别是美容外科措施对受术者是一种心理刺激，大多数受术者对手术有害怕和顾虑心理。临近手术时，受术者的心理负担加剧，心情紧张，焦虑恐惧，甚至坐卧不安，夜不能眠。医学美容工作者应该针对受术者的情绪，作好心理疏导工作，消除其顾虑和其他一些不良心理。

(3)对美容手术必要的说明　有些美容求术者对美容医师过分信任，术前表现出心情十分轻松。这一现象提示，受术者可能对手术的并发症以及一些其他意外缺乏足够的认识和心理准备，一旦手术出现问题往往无法应付，反过来对曾信任的医师万分抱怨。因此，美容医师必须对手术可能出现的情况向受术者作出说明，决不能因为美容求术者的信任而对他们打保票，同时要以签字同意手术方案及理解可能发生的并发症后，才能手术。

六、整形美容手术后的心理反应

(一)美容受术者的术后心理反应

1.一般手术后患者的心理问题　一般来说，手术后是患者心理问题较为集中和重要的阶段。术后的各种实际问题在较长的恢复期内将不时地出现。

(1)疼痛和不适　手术之后，疼痛和不适等情况会持续一段时间，甚至相当长一段时间。一般约有1/3的受术者术后反映疼痛极为严重；1/4的认为疼痛较轻，可以忍受。如果疼痛持续时间较长，则应考虑是否由术后抑郁或心理退化所致。各种因素造成的术后抑郁心理会使疼痛时间延长。

（2）手术的效果　由于术后受术者对不适及恢复情况十分敏感，因此这些要素往往成为他们判定手术是否成功的主观标准。如果他们认为手术确实恢复不良，后果不好，则对心理打击非常大。很多情况是患者对术后一些正常的躯体和感觉情况没有正确认识，而认为手术作坏了，或某种功能受到了影响，从而导致心身疾患。

必须反复强调，美容手术过程中及术后，患者的心理要比一般手术的患者更为复杂。

2.美容受术者的情绪反应过程

（1）不安阶段　一般外科患者手术结束后多有一种解除疾病后的轻松感，美容手术则不然。不少受术者在术后1周内，由于不能确定术后容貌究竟如何，常伴有焦虑、忧郁等不稳定情绪。美容手术和其他手术一样，会有不同程度的组织反应、局部水肿等，但这些反应出现在美容受术者身上与一般手术有所不同，因为影响形态，受术者会误以为手术不成功，特别是有时术后比术前更难看时，受术者会因此不安。医务人员应事先做好解释工作，指出术后水肿等是正常的组织反应和组织的愈合规律，应耐心等待组织的恢复。

（2）恍惚阶段　一般来说，美容手术后如受术者对手术效果满意，会产生相应的美感愉悦。然而，许多美容手术受术者尽管认定手术是成功的，但也会因为容貌发生突然改变而产生一段情绪恍惚的特殊心理过程，即丧失反应。如果受术者在术前缺乏来自医师的心理支持或受术者心理不成熟，这种丧失反应就越明显。因为人的行为心理与社会存在有着相适应的环境定势，当某人的容貌突然改变后，将以一个全新的面目公诸于世，常常难以适应。容貌改变的程度越大，这种心理状态持续的时间就越长。有人害怕别人取笑、歧视，甚至担心周围的人不能接受。笔者曾为小颏畸形女青年进行隆颏手术，术后医师、护士及其本人均认为外貌较术前显著地美化了，但受术者的家属及同伴不能接受，故不得不取出假体，使其恢复原样。

据张震康等对74名正颌美容手术后患者的心理测量研究，术后几天患者自评体像指标上升，自信指标在术前准备手术时开始上升。但是，无论体像指标或自信指标，在术后9个月都有一个明显下降期，到术后24个月以后又有所上升。这说明术后患者的反应要经历自我和他人评价的变化过程，有一个术后心理适应阶段，这个阶段可长达2年，所以医师为了帮助患者度过这个变化阶段，术后应继续对患者进行心理支持，才能获得圆满成功。

（3）稳定阶段　对一个成功的美容手术，受术者在经历了以上两个心理过程之后，随着时间的推移，逐渐对周围环境有了新的适应和协调，心理得到平衡，解除了长期被压抑的情绪障碍，为达到美的满足而感到欣慰。他们表现得自信心增强，害羞感降低，对自己的容貌改变能接受了。这种精神作用成为一种积极向上、走向新生活的动力，使受术者变得容易与人相处，并积极参与日常工作和学习，使他们又健康地回到社会中来。

（二）美容治疗康复期受术者的心态

在美容治疗康复期，大部分美容受术者心绪平静，表现为正常的期待、静候，积极配合治疗，但是也有相当一部分的受术者，情绪不稳定，康复过渡的心理准备不充分。

1.美容治疗康复期受术者的消极心理

（1）焦虑　主要表现为治疗后焦虑不安，要求提前拆线，或希望多用药物以缩短恢复期，有的甚至违背医嘱，自行其是。如雀斑受术者施行药物剥脱术后，提前自行撕脱痂皮，或要求提早出院等。

遇到上述情况，医务人员只能用语言、照片或其他美容受术者的实例进行针对性的解释，说明焦急对正常恢复、确保疗效无益，使其消除焦急心理。

（2）疑虑　表现为对美容治疗效果的不确定性而呈现的怀疑与顾虑。这种心态可由于美容医师对某种难以治疗性缺陷不能作出肯定性答复而产生，如对黄褐斑目前疗效欠佳，医师只能对疗效给予不肯定性的答复；也可因受术者求治心切，期望过高而出现。对于这类对象一定要据实说明治疗效果，切切不可夸大疗效。

（3）恐惧　是受术者对整形美容治疗预期效果不佳，或对治疗手段不易接受而表现出来的惊恐、惧怕和不安。有恐惧心理的整形美容受术者，除有强烈的情绪反应外，还表现出心跳加速、脸色苍白，乃至全身战栗、大汗淋漓、昏厥或躁动不安、大声呼叫，造成治疗困难。对此类美容受术者要善于疏导，安抚情绪。对有高度恐惧心理者，应暂停一些治疗措施，待其逐渐解除恐惧心理后再行治疗。这种强烈的精神反应较多见于多次整形美容手术的患者，特别是烧伤后期整形的患者，术前患者强烈要求手术改变容貌，真正进行手术了，受术者有一种可能走向死亡的恐惧,整形医师要对这类患者高度关心,并不断地进行精神指导,同时,整形医师要把握自己的情绪,完成塑造美的手术。

(4)失望　美容效果欠佳、无效乃至失败,或未能达到美容受术者的期望时,美容受术者就会出现失望情绪。轻者寡言少语,闷闷不乐,有自责也有埋怨;重者抑郁、恼怒,语言失态不可控制。因为美容失败犹如毁容,有的人产生绝望乃至自杀心理,对美容医师轻则漫骂、训斥,重则采取攻击行为。因此,美容医师对施术无效乃至失败的美容受术者,应在作相应的解释工作的同时,审慎地采取必要的补救措施,并应求得社会力量,从多方面进行工作,以免酿成不可挽回的后果。

2.美容受术者的心理调适　即使美容手术客观效果很好,受术者本人也认可,但并不一定为此感到满意,这是一种十分复杂的心理反应,主要是容貌改变带来了心理的不适应。

美容后也会产生痛苦,有一位48岁的女士说:"大夫,我这辈子如果能像现在的姑娘那样美一次,死也就甘心了! 可是满脸的皱纹,怎么穿戴都难看。"按照她的要求,医师为她作了全面的除皱纹手术。手术作得很成功,拆线的那天,当她鼓起勇气向镜子里望了一眼后,禁不住哭了起来,她至少年轻了10岁。可没过多久,她就满脸愁云地来找我们,诉苦说亲友、同事都笑她是"娃娃脸、婆婆腔、老太太的体形",怎么看也不顺眼,还不如手术以前呢。这个故事引出一个非常重要的道理,女性在接受除皱术后必须注意调整心理年龄,心理年龄一定要和外貌一起接受"手术",这样才能保持人体一种和谐的整体美丽。

七、美容手术失败患者的心理和护理

(一)美容手术失败与患者不满意

1.美容手术失败　分两种情况:一是广义的美容失败(真性手术失败),即美容专业医护人员、受术者周围人群以及手术者本人均认为手术未达到预期效果,或存在并发症等;二是狭义的美容失败,即美容专业医护人员、受术者周围人群认为手术是成功的,但受术者本人不予认可。为论述方便起见,我们将第一种美容手术失败称为客观性美容失败;将第二种美容失败称为主观性美容失败。这两种美容手术失败患者的心理状态有不同的特点,心理护理也有所不同。如对客观性美容手术失败患者应以手术为主,心理护理为辅;而对主观性美容手术失败患者,则应以心理疏导为主。

2.美容手术失败对受术者的心理影响　在我国,一个人决定是否接受美容手术,要克服许多心理负担。首先,中国的传统文化一贯主张"身体发肤受之父母,不敢毁伤";其次,美容外科毕竟是一件新生的事物,特别是有伤害性的美容手术,要想接受,还颇要有些勇气。因此,美容手术受术者有着与其他受术者不同的心理负担,如遭遇失败的打击,往往会带来十分消极的心理反应,有的甚至自杀。夏清等人(1994)将美容手术失败对受术者的消极心理影响概括为以下5个方面。

(1)更加自卑　美容受术者由于先天性或后天性伤残造成外貌破坏,长期以来心情压抑,多数人都有自卑心理,期望通过手术改善自己容貌形体上的缺陷,重树信心,维护自尊。手术一旦失败,必然使其希望破灭,自卑感也会随之加重。

(2)心理闭锁　容貌缺陷者由于自觉不如别人,常会伴生孤独感,在心理和行为上将自己与他人分隔开来,接受美容手术是其开放内心世界的一次尝试,美容手术失败会使刚刚敞开一条缝隙的心灵之门更紧密地封闭起来。

(3)情绪抑郁　容貌缺陷者常会伴生一种悲哀、冷漠的心境,及消极的自我概念、自我谴责,并回避他人。严重者还会产生反应性抑郁症,情绪极端消沉、沮丧、忧郁、焦虑和紧张。对人对事缺乏应有的兴趣,终日沉湎于自己的创伤性体验中。

(4)术后综合心理症加强　一般术后的患者会有一些心理变化,如依赖感增强、行为变得幼稚、自尊心过强、猜疑心加重、主观感觉异常、情绪容易激动、焦虑和恐惧等。对于美容失败的患者来说,这些心理变化会更加明显。

(5)女性特殊心态　女性对美具有敏感性,其美感较细腻,有互感性,易受暗示,喜模仿。女性自信程度比男性低,在遭遇美容手术失败的打击时,所受心理创伤更为严重。

(二)美容受术者对手术不满意的原因

一般来说,受术者对成功的美容手术的效果是满意的,但在临床工作中,也常常会遇到一些成功的美容整形手术可能招致的患者不满意。术后对手术效果不满的原因,与受术者对手术的期望、自身的美学修养、人格等有关。

1.美容受术者方面的原因

(1)受术者对手术效果的期望值过高 有的受术者总希望美容手术对自己的外貌有一个彻底的改观,或希望不留一点手术的痕迹,或希望变成某某漂亮的明星;有的人把自己的外貌改观完全寄希望于手术,而不考虑和认真对待自己原有的外貌基础,这种人由于对手术期望值过高,往往对成功的美容整形手术结果也不满意。对这类人,最好在术前谈话中就了解到他们这种不正确的认识和心理障碍,并加以解释。

(2)受术者的医学美学知识不足 有的受术者医学美学知识不足,也是对成功的美容整形手术不满意的原因之一。如有的人鼻梁较低,一味要求垫高,他们不知道鼻部皮肤的弹性有一定限度,如果填得过高,则张力过大,假体压迫皮肤,可导致皮肤发红充血,甚至破溃,若医师术前未予说明,则手术虽然成功,术后仍会不满意。又如,中国女性的鼻梁以小巧细窄、额骨鼻突至鼻尖微凹为美,鼻端较翘、较为柔和为好看;而将鼻梁垫得过高而直,则外观显得凶狠不可爱。宣传医学美学和美容学知识,提高人们的审美意识,增加医学常识,有助于减少不满意手术的发生率。临床上多见的面部瘢痕整形患者,他(她)来就诊是希望去除面部瘢痕,而实际上是不可能的,医师只能缩小瘢痕,而不能去除瘢痕。整形美容外科医师对这类患者必须高度重视其心理疏导。

(3)中年人容易对手术结果不满意 中年人对成功的美容整形手术也容易出现不满意,尤其是更年期的女性更是如此。有的人把鼻美容整形手术年龄限定在 35 岁以内,认为超过这个年龄的人会对鼻外形的改变不适应,因为受术者几十年的生活中已经形成了对原有鼻形的看法,术后尽管鼻外形客观上已变得美丽了,但她们仍可能不满意。更年期的女性情绪容易激动,当周围人议论她们的外貌改变时,常常会误以为别人说手术效果不好,因此对手术结果不满。因此,对中年人,特别是对处在更年期的妇女施行美容手术要慎重。一般来讲,青春期受术者对术后效果不满意的较少;小儿由于对美与不美还无更多认识,因此一般对手术结果是满意的;老年人来做美容者,术前外貌多较差,成功的美容手术较术前改观很大,所以他们多能满意。

(4)患者之间的相互攀比 在门诊患者中,尤其是在住院患者中,若一位医师为两位患者作同一种手术,虽然手术都成功,也可能有一位患者不满意,原因就在于互相攀比。在临床中,同样作一个重睑手术,眼部条件好与不好、年纪轻还是年纪大,术后结果都是不一样的。这点必须在术前对患者讲清楚,避免术后相互攀比而引起不必要的麻烦。

(5)美容受术者的人格问题 Npoleon 对 133 名特殊人格或正常人格受术者的研究表明,受术者的人格类型对术后的满意度也有影响。最容易满意的受术者是回避型人格的受术者,他们甚至比正常人还容易满足,其次是依赖型、表演型受术者;满意度最低的受术者是偏执型人格的受术者,其次是分裂型、边缘型的受术者。该研究提示我们,对待一些特殊类型人格的受术者,尤其要注意降低其期望值,或精心作好一系列心理疏导工作。

2.美容医师方面的原因 少数医师为了炫耀自己或为了经济利益,术前往往喜欢夸大手术效果,说什么"术后肯定好看得多!""比术前强 100 倍!"之类的话,而不愿把客观的结果说出来,甚至隐瞒发生并发症的可能性。最后,手术虽然成功了,但手术出现了个别不尽如人意的地方,受术者也会因此不满意。受术者对手术的满意度可按如下分级,以作主观评价的参考。满意等级:0～2,很不满意;3～4,略满意;5～6,满意;7～8,很满意;9～10,十分满意。

(三)美容手术失败患者的心理与护理

1.客观性美容手术失败患者的心理特点

(1)悲观失望 患者原希望美容手术能改变自己的外观,使自己变美。然而恰恰相反,手术失败,不但没有美容,反而变得更丑,甚至毁容,于是产生悲观情绪,甚至对生活失去信心。

(2)迫切求医 患者在悲观失望的同时,又期望能尽早解除痛苦,求医心情迫切。

(3)矛盾心理 患者一方面想通过再次美容手术改变外观,另一方面由于手术的失败而害怕再次手术,担心第二次手术的失败,从而陷入恐惧、犹豫的困惑中。

2.客观性美容手术失败患者的心理护理

(1)同情与安慰　应客观地向受术者解释手术失败的原因,同情和安慰受术者。

(2)树立再次手术的信心　在对受术者表示同情与安慰的同时,更应加强心理暗示治疗。向受术者介绍再次手术的效果、方法、优点等等,并可辅助以类似情况的手术照片资料,使受术者树立对再次手术的信心。

(3)消除恐惧心理　应给予受术者热情的接待,耐心解答其问题,使受术者正确认识再次手术的必要性和成功的可能性,消除恐惧心理,使其主动配合再次手术。

3.主观性美容手术失败患者的心理特点

(1)主观感觉异常　受术者缺乏正确或合理的审美观,尽管医护人员与周围的人群均认为手术是成功的,但美容受术者仍对手术的效果感到不满。

(2)四处求医　美容受术者对手术效果感到不满意,因而产生不敢轻信医师的心理,四处求医,寻找技术高超且可以信赖的医师。

(3)多疑多虑　美容受术者对术后的正常反应过程及出现的并发症产生种种忧虑,如怀疑隆鼻材料是否有毒等;又对术后反应不理解而认为是手术效果不佳等。

4.主观性美容手术失败患者的心理护理

(1)帮助美容受术者树立正确审美观　应了解受术者的家庭背景、社会环境,对受术者的精神状态和审美观的形成有一个初步分析,可利用图片、模型和周围人群作对照,引导受术者形成正确的审美观。

(2)消除美容受术者的疑虑心理　医护人员应耐心地听取受术者的述说,仔细解答,消除各种疑虑,使受术者正确地认识自我。

(3)辅助药物治疗　对一些有不健康心理状态的受术者,可辅助使用精神药物。

八、美容外科中医疗纠纷的心理学原因

(一)美容医患关系冲突

一位具有较高年资的美容整形医师在从事了一段时间的美容外科后感慨道:我从事了30年的整形外科,没有医患之间的麻烦,但仅从事了3年的美容外科,料想不到地遇到了许多麻烦。而且医师知名度越高,遇到各种心理障碍的受术者就越多,这是因为受术者中,常常有寻找过许多医师的经历。

医患冲突是一种医患之间的矛盾状态,存在于任何医患关系的自始至终。即使医患关系比较满意,也不意味着冲突就不存在。譬如,有些患者对医务人员尽管不满意,但由于处于对医疗有所求而没有表现出来。表现出来的医患冲突典型的是医患纠纷。一般医患关系冲突发生的原因,主要是由服务态度问题、医疗事故问题和未能满足患者要求问题等引起,其中以医务人员服务态度为最普遍的因素。美容医疗纠纷除了与一般的医疗纠纷有共性外,还有其个性,突出表现在以下几个方面。

1.以受术者不满意美容结果为主要表现　在一般内、外、妇、儿科医疗过程中,作为外行的受术者,对医疗结果的判定多数并不精确,只要没有大的差错和事故,受术者很难挑剔医师的专业工作,所以,引起不满的主要原因是服务态度。在这一方面,美容外科实践与一般医疗实践恰恰相反,由于服务态度引起的纠纷相对要少,而由于对美容外科治疗结果的不满引起的纠纷则多。这是由美容外科的性质所决定的,美容手术是一种体表塑形,会受到众人的评说。真正成功的手术,必须得到美容受术者的认可,否则便是一种失败,对此前面已作论述。

2.美容差错和事故发生率比较高　有些美容技术虽说并不复杂,但各方面要求并不低。譬如最常使用的隆鼻术、重睑术,甚至更为简单的美容文刺术等,看起来似乎简单,其实也有很高的要求。正是因为有些人视其简单,在没有充分技术准备的情况下仓促上阵,才造成许多本不该发生的事故。

3.引起的法律纠纷较多　这些年来,美容外科造成的法律纠纷数量不少,也构成了美容医患关系的一个特点。

(二)美容外科法律纠纷与心理学原因

近年来见于报端的美容外科司法案件比比皆是。其中有相当一部分是由于美容外科差错或事故引发的。

除去此类原因,心理因素造成的也不少见,如受术者的满意问题和医师的解释问题等都可能成为法律纠纷的背景性原因。

根据临床分析及有关研究证明,美容整形法律纠纷的产生,是具有一定的心理学背景的。据 Npoleon (1993)对 10 起美容医疗法律纠纷研究表明,控告医师渎职的美容受术者具有以下心理特征:①自恋-边缘型心理为表现特征;②曾有过两次或更多次的美容外科手术经历;③在早期的医患关系上过于理想化;④出现了一些手术的麻烦,如并发症等;⑤受术者在手术后对医师彻底失望;⑥对手术的结果极度失望。

成为被告的医师行为上具有下述一些特点:①默认或鼓励受术者起初的理想化行为;②未能充分了解受术者心理异常的深度和广度;③没有用特定的方法改善受术者的心理伤痛;④当受术者对医师的看法由很好变成很坏时,他们表现出拒绝行为,对受术者无法忍受。对一些自恋-边缘型受术者的个案研究发现,当手术出现问题时,医师没有用有效的心理治疗方法来应付,从而可导致法律纠纷。

毫无疑问,受术者的心理因素是引起医疗纠纷的一个重要背景,为防止此类纠纷的发生,美容医师必须很好地把握美容求术者的心理状态与人格特征。

(三)美容医疗纠纷的预防

1.美容医疗纠纷的预防原则　鉴于美容医疗纠纷发生的原因,防止的措施应该从避免起因入手。应该着手建立和谐的医患关系;应有充分的心理疏导;应该避免夸大手术结果,以防受术者的期望值过高等。此外,还应该避免一些不必要的手术。Summit(1990)认为,对于一个有强烈美容要求的受术者,要通过他们荒谬的需求看到他们的与众不同。一个成功的美容手术效果,不仅来自外科技巧,而且也需要医师同情心的参与,包括在手术的形态学结果上不能满足受术者的情感需要时,延迟或拒绝手术。

2.美容受术者的行为与病态心理　Rees 认为,为避免引起不必要的纠纷,对某些受术者应拒绝手术:①指着画报要求医师把正常形态的鼻子或口唇做成某个明星的样子;②就诊者头不梳、脸不洗、衣冠不整、仪表不佳,表示他们对美没有基本的素质;③叙述"我本人并不想作此美容手术,都是我丈夫(男友)要我手术";④对美容医疗缺乏信心,对同一问题反复追问,表现出不信任医师的态度者;⑤对美容医师满口虚伪的夸奖或过高奉承的美容求术者;⑥过分挑剔的求术者,对一些轻微的畸形瘢痕也极端苛求者;⑦对医务人员态度粗暴无礼者;⑧对医师治疗方案不同意的求术者;⑨术前拒绝照相者;⑩多次不按时就诊或入院者。除了这 10 点外,遇下列情况时亦应慎重考虑是否接受对其进行美容手术:①经过多次美容手术者;②有两次以上手术失败经历者;③对医师过度信任及亲热的求术者;④自己不提美容项目要求,要求医师给予全盘美容设计者;⑤要求去除面部微小瘢痕的求术者。

(夏兆骥、高景恒、何伦、张其亮、王炜)

第二节　医学人体美学的测量及评估

一、概述

美是客观物质所具有的能够愉悦人的感官和心理的特性。它无处不在,每时每刻都被人们的心灵所感受。自然界的山川湖泊、蓝天白云、雨后彩虹等美景,经常被人们所感受并给予描述和绘画,与此同时,人们还研究美,研究它的构造和内涵,在研究的基础上再现美、创造美。可以说,我们每天所生产的产品、所使用的工具都包括有生产者所附加的美的内涵。一切创造性劳动都是按照美的规律来建造的活动,其产品都必然包含着美的品格。

人作为自然界的一部分,其本身也是研究主体的客体且含有美的规律和内涵,它给主体心灵和感官美好的感受就是人体美。这种美的感受有其共性的一面,也有个性的一面。纵观人类认识和创造美的过程不难看出,共性的美包括人体的对称、匀称、协调、统一,它会被不同种族、不同地域的人们所认可;个性的美包括人的形体美、姿态美、行动美及心灵美等,随种族、地域的不同而不同。两者都随历史、文化背景的变化而有所变化。

美是客观物质所具有的特性,这种特性反过来就可作为其美的判定标准。对自然界的一切事物,人们都有美的判断标准。简单的事物的判断标准简单,复杂的事物的判断标准复杂。例如,我们认为三角形中等边三角形为美形,它的标准为三边相等,但如果我们假定正三棱椎为正四面体中的美形,它的标准为 4 个面皆为正三角形,要测量的参数就较三角形要多出数倍。人体是一个经过长期劳动演变而来的复杂的立体结构,很显然,决定人体美的美学参数不是几个角、线段、弧度能够表达的。迄今为止,尚没有一套有限的参数可以充分表达人体美。但是,人体美却有其基本特征,这些特征可以帮助美容外科医师将一个畸形的机体修复到相对正常的形态,或把一个正常的人体改变得更美。这些特征组成了美容外科手术的参照系。

二、人体测量的基本知识

人体测量是观察研究人体特征、类型、变异和发展的基本方法。它包括骨骼测量和人体形体测量两部分。美容外科医师主要应用人体形体测量来观察和研究人体美的特征及规律,作为求美者术前、术后的记录和手术效果判断的标准。

(一)人体测量的方法

美容外科医师掌握统一的人体测量方法,便于对求美者容貌及形体进行美学分析、手术设计,并作术前、术后的比较和评价,同时也便于学术交流。

常用的测量仪器有直脚规、弯脚规、人体测高仪、三脚平行规、卷尺、量角器、坐高椅等(图 29-1)。20 世纪70 年代,国际上发明了一种新的光测方法——莫尔拓扑法(Moire Topography)。它是美国的 D. Meadows 和日本的高崎宏于 1970 年创立的。其原理是根据两个稍有参差的光栅相互重叠时产生光线几何干涉,从而形成一系列含有面外位移信息的云纹来进行测量,在平面图上反映主体的含义。

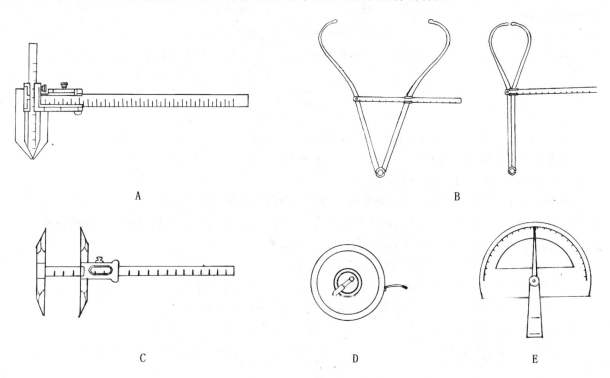

A　　　　　　　　　　　　　　　　B

C　　　　　　　　　　D　　　　　　　　　　E

图 29-1　部分人体测量仪

A.三脚平行规　B.弯脚规　C.直脚规　D.卷尺　E.附着式量角器

电视摄像机和电子计算机的结合,使得应用计算机进行人体测量、术前设计、手术效果预测成为可能。目前由我国医务工作者和计算机方面的专家共同设计的 MR9C 系统已应用于临床,并取得了较好的效果。

被测者的姿势与测量的结果有密切关系。姿势不正确,不能获得可靠的数据。活体测量除不能站立的婴儿外,一律采用直立姿势,头的位置保持在左、右侧耳屏点和左侧眶下点 3 点决定的平面上。这一平面叫做眼耳平面,又因为这一平面是 1884 年在德国法兰克福举行的测量方法协定会议上得到确认的,所以也称法兰克福平面,见图 29-2。

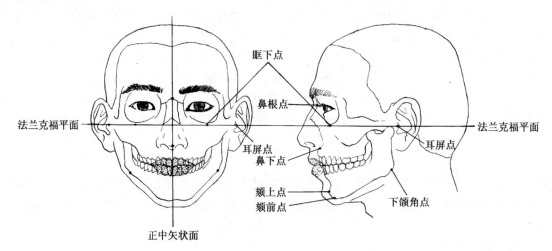

图 29-2 法兰克福平面

活体测量大多数依据骨的突起、骨的边缘等表面骨性标志来确定,也有一部分测量是依据皮肤皱褶、皮肤特殊结构和肌性结构来确定的。

(二)头面部测量法

1. 头面部测点

(1)眉间点(Glabella,G)　即两侧眉弓之间在正中矢状面上最向前突出之点。确定此点时,头位要保持在眼耳平面上。

(2)眉间上点(Ophryon,On)　左右眉毛上缘的切线与正中矢状面的交点。

(3)额中点(Metopion,M)　左右侧额结节最高点的连线与正中矢状面的交点。

(4)发缘点(Trichion,Tr)　前额发缘中点。当前额发缘呈两个凹弧时,则以连接此两发缘弧的切线与正中矢状面的交点为发缘点。

(5)前囟点(Bregma,B)　为冠状缝与矢状缝的交点,此点仅在幼儿才能找到。

(6)头顶点(Vertex,V)　头的位置处于眼耳平面时,头顶部在正中矢状面上的最高点。

(7)头后点(Opisthocranion,Op)　头部在正中矢状面上向后最突出的一点。

(8)枕外隆凸点(Inion,I)　位于枕外隆凸的尖端。

(9)额颞点(Frontotemporale,Ft)　额部两侧颞嵴弧最向内侧的两对称点。

(10)耳屏点(Tragion,T)　外耳道前方耳屏软骨上缘起始部向耳轮脚基部的头侧部皮肤移行的一点。

(11)头侧点,也称颅阔点(Euryon,Eu)　头的两侧最向外突出之点。

(12)鼻根点(Nasion,N)　位于鼻的上部,为额鼻缝和正中矢状面的交点。

(13)鼻梁点(Sellion,S)　鼻梁在正中矢状面上的最凹点(从侧面观察)。

(14)鼻下点(Subnasale,Sn)　鼻中隔下缘与上唇皮肤部所组成的角的顶点。

(15)鼻尖点(Pronasale,Prn)　头部固定于眼耳平面时,鼻尖最向前突出的一点。

(16)龈点,也称上牙槽中点(Prosthion,Pr)　上颌左右中门齿间齿龈在正中矢状面上最向下突出的一点。

(17)口裂点(Stomion,Sto)　上下唇闭合时口裂的正中点。

(18)上唇中点(Labrale Superius,LS)　上唇移行部两弧的切线与正中矢状面的交点。

(19)下唇中点(Labrale Inferius,LI)　下唇移行部下缘与正中矢状面的交点。

(20)口角点(Cheilion,Ch)　在口裂的两侧外角上,上下唇移行部在外侧端相接之点。

(21)颏下点(Gnathion,Gn)　头部固定于眼耳平面时,颏部在正中矢状面上最低的一点。

（22）颏上点(Supramentale,Sm)　颏唇沟最深处与正中矢状面的交点。

（23）颏前点(Pogonion,Pog)　颏部最突出处中点。

（24）眼内角点(Entocanthion,En)　在眼内角上，上下眼睑缘相交之点。

（25）眼外角点(Ectocanthion,Ex)　在眼外角上，上下眼睑缘相接之点。

（26）眶下点(Orbitale,Or)　眶下缘最低的一点。

（27）眶上缘间中点(Supraobitale,So)　左右侧眶上缘最高点的连线与正中矢状面的交点。

（28）颧点，也称侧颅点(Zygion,Zy)　颧弓上最向外侧突出的一点。

（29）鼻翼点(Alare,Al)　鼻翼最外侧点。

（30）下颌角点(Gonion,Go)　下颌角最向外、向下和向后突出的一点。

（31）耳上点(Superaurale,Sa)　头部保持眼耳平面时，耳轮上缘最高的一点。

（32）耳下点(Subaurale,Sba)　头部保持眼耳平面时，耳垂最向下的一点。

（33）耳后点(Postaurale,Pa)　头部保持眼耳平面时，耳轮后缘向后最突出的一点。

（34）耳上基点(Otobasion Superius,Obs)　耳郭基线（即耳郭与头颅连接处的轮廓线）的最上端，即颅耳角的最低点。

（35）耳下基点(Otobasion Inferius,Obi)　耳郭基线的下端。

（36）耳前点(Praeaurale,Pra)　头部保持眼耳平面时，耳郭基线上与耳后点等高的一点。

（37）耳结节点(Tuberculare,Tu)　达尔文结节的尖端。

（38）乳突点(Mastoideale,Ms)　乳突外表上最低的上点。

头面部测点见图 29-3。

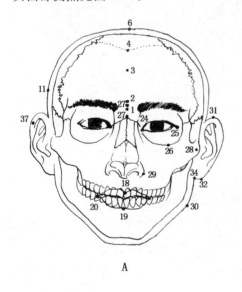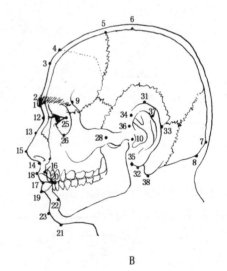

A　　　　　　　　　　　　B

图 29-3　头面部测点

A.前面观　B.侧面观

1.眉间点　2.眉间上点　3.额中点　4.发缘点　5.前囟点　6.头顶点　7.头后点　8.枕外隆凸点　9.额颞点　10.耳屏点　11.头侧点　12.鼻根点　13.鼻梁点　14.鼻下点　15.鼻尖点　16.龈点　17.口裂点　18.上唇中点　19.下唇中点　20.口角点　21.颏下点　22.颏上点　23.颏前点　24.眼内角点　25.眼外角点　26.眶下点　27.眶上缘间中点　28.颧点　29.鼻翼点　30.下颌角点　31.耳上点　32.耳下点　33.耳后点　34.耳上基点　35.耳下基点　36.耳前点　37.耳结节点　38.乳突点

2.头面部测量

（1）头最大长(Maximum Head Length)　即眉间点至头后点之间的直线距离。中国人男性头最大长平均为 187.76±0.24mm，女性头最大长平均为 180.12±0.28mm(图 29-4)。

（2）头最大宽(Maximum Head Breadth)　即左右头侧点之间的直线距离。中国人男性头最大宽平均为 154.83±0.85mm，女性头最大宽平均为 146.82±0.01mm(图 29-5)。

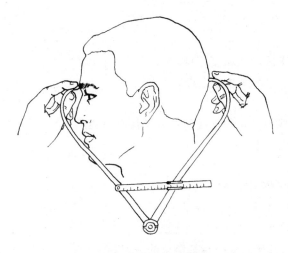

图 29-4 头最大长的测量

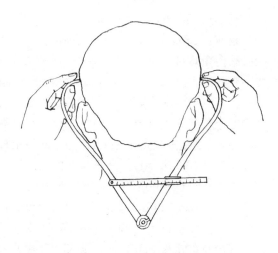

图 29-5 头最大宽的测量

（3）额最小宽（Minimum Frontal Breadth） 即左右侧额颞点之间的直线距离。中国人男性额最小宽平均为 104.94±0.20mm，女性额最小宽平均为 99.13±0.26mm（图 29-6）。

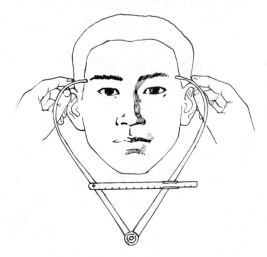

图 29-6 额最小宽的测量

（4）两耳屏间宽（Bitragion Breadth） 即左右侧耳屏点之间的直线距离（图 29-7）。

（5）两乳突间宽（Bimastoidal Breadth） 即左右侧乳突点之间的直线距离（图 29-8）。

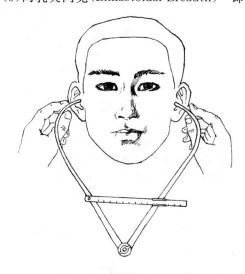

图 29-7 两耳屏间宽的测量

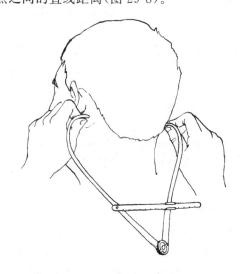

图 29-8 两乳突间宽的测量

（6）面宽（Bizygomatic Breadth） 即左右侧颧点之间的直线距离。中国人男性面宽平均为 142.71±0.22mm，女性面宽平均为 136.39±0.22mm（图 29-9）。

（7）两下颌角间宽（Bigonial Breadth） 即左右侧下颌角点之间的直线距离。中国人男性两下颌角间宽为 108.67±0.26mm，女性两下颌角间宽为 103.76±0.27mm（图 29-10）。

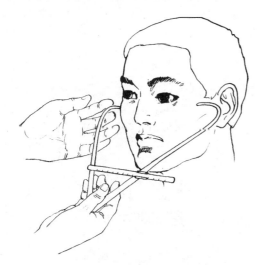

图 29-9 面宽的测量

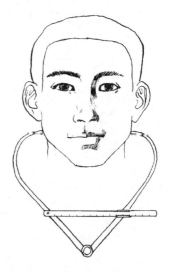

图 29-10 两下颌角间宽的测量

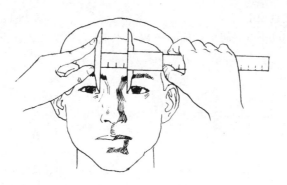

图 29-11 两眼内眦宽的测量

（8）两眼内眦宽（Inter-canthic Diameter） 即左右侧眼内眦角点之间的直线距离（图 29-11）。

（9）两眼外眦宽（Extra-canthic Diameter） 即左右侧眼外眦角点之间的直线距离（图 29-12）。

（10）瞳孔间距（Interpupillary Distance） 即两眼正视时，左右瞳孔中心之间的直线距离。

（11）睑裂宽（Eyeslit Breadth） 即同一眼的眼外角点至眼内角点之间的直线距离。

（12）容貌耳宽（Physiognomic Ear Breadth） 即耳前点至耳后点之间的直线距离（图 29-13）。

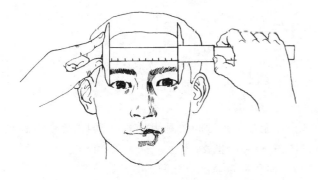

图 29-12 两眼外眦宽的测量

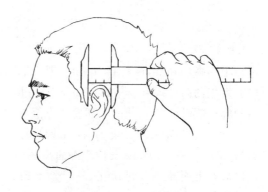

图 29-13 耳宽的测量

(13)形态耳宽(Morphological Ear Breadth)　即耳上基点至耳下基点之间的直线距离。

(14)鼻宽(Nasal Breadth)　即左右侧鼻翼点之间的直线距离。中国人男性鼻宽平均为37.90±0.11mm,女性鼻宽平均为34.84±0.13mm(图29-14)。

(15)口裂宽(Mouth Breadth)　即左右侧口角点之间的直线距离。中国人男性口裂宽平均为51.74±0.16mm,女性口裂宽平均为47.34±0.22mm(图29-15)。

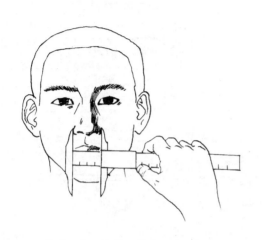
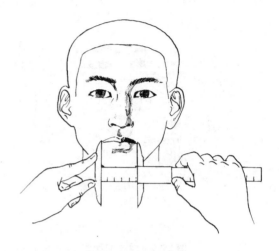

图 29-14　鼻宽的测量　　　　　　　　　　图 29-15　口裂宽的测量

(16)头耳高(Auricular Height)　即头部固定于眼耳平面时,自头顶点至耳屏点之间的投影距离(图29-16)。

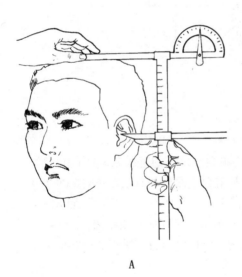
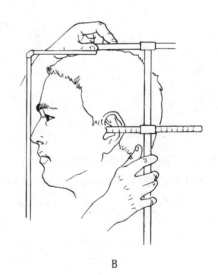

A　　　　　　　　　　　　　　　　　　　B

图 29-16　头耳高的测量
A. 正面测量　B. 侧面测量

(17)全头高(Total Head Height)　即头部固定于眼耳平面时,自颏下点至头顶点之间的投影距离。

(18)容貌面高(Physiognomic Facial Height)　即发缘点至颏下点之间的直线距离。

(19)容貌额高(Stirnhöhe)　即发缘点至鼻根点之间的投影距离。

(20)形态面高(Morphological Facial Height)　即鼻根点至颏下点之间的直线距离。中国人男性形态面高平均为122.16±0.40mm,女性形态面高平均为114.64±0.43mm(图29-17)。

(21)形态上面高(Morphological Upper Face Height)　即鼻根点至龈点之间的直线距离。

(22)容貌上面高(Physiognomic Upper Face Height)　即鼻根点至口裂点之间的直线距离。

(23)鼻高(Nasal Height)　即鼻根点至鼻下点之间的直线距离(图29-18)。

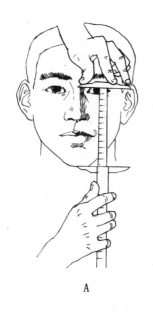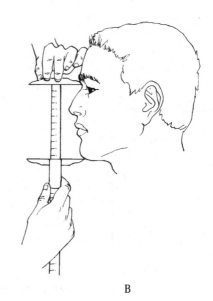

A　　　　　　　　　　　　　　　　　　　　B

图 29-17　形态面高的测量

A. 正面测量　B. 侧面测量

（24）鼻长（Nasal Length）　即鼻根点至鼻尖点之间的直线距离。

（25）鼻深（Nasal Depth）　即鼻下点至鼻尖点之间的直线距离。

（26）唇高（Höhe der Schleimhautlippen）　即上唇中点至下唇中点之间的直线距离（图 29-19）。

（27）颏高（Höhe der Undergesichts）　即口裂点至颏下点之间的直线距离。

（28）容貌耳长（Physiognomic Ear Length）　即耳上点至耳下点之间的直线距离（图 29-20）。

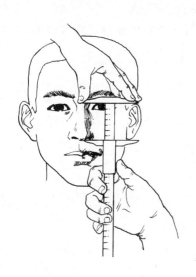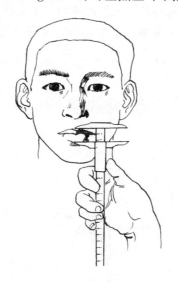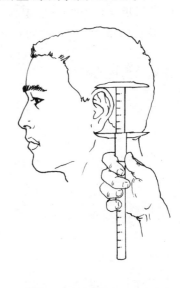

图 29-18　鼻高的测量　　　　　　　**图 29-19　唇高的测量**　　　　　　　**图 29-20　容貌耳长的测量**

（29）形态耳长（Morphological Ear Length）　即达尔文结节至耳屏上方耳前切迹凹陷部最深点之间的直线距离。

（30）头水平围（Maximum/Horizontal Circumference of the Head）　即经眉间点和头后点头水平面的周长。

（31）各种理想的面部平面　Gonzales-Ulloa 和 Stevent（1968）报告理想的平面是鼻根点（N）与颏前点（Pog）的连线，又称子午线；Ricketts（1968）描述从鼻尖点到颏前点连线，上、下唇的前点各自后退 4mm 和 2mm，为评价下面的标准平面；Burstone（1967）主张鼻下点到颏前点连线为标准平面，其上、下唇最前点各自前突 3.5mm 和 2.2mm（图 29-21）。

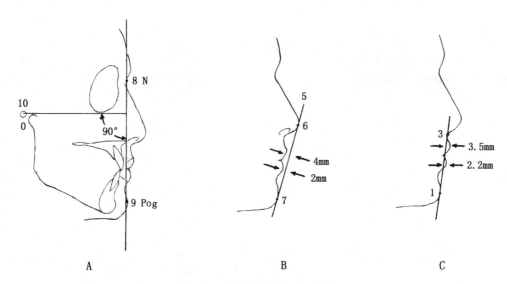

图 29-21　各种理想的面部平面

A. Gonzales-Ulloa 和 Stevent 平面　B. Ricketts 平面　C. Burstone 平面

（32）角度的测量

1）侧面角（profile angle of the face）　鼻根点至龈点的连线与眼耳平面相交的角。

2）颅耳角（cephalo otic angle）　耳郭与头颅侧面的角。

3）鼻唇角（nasolabial angle）　鼻小柱前端至鼻底与鼻底至上唇红间的角。正常值为 90°～105°。

4）鼻额角（nasofrontal angle）　鼻背与前额至鼻根间斜面交角。

5）鼻面角（nasofacial angle）　鼻根垂线与鼻背线的夹角。正常值为 30°～50°。

6）鼻尖角（nasorostral angle）　鼻背线与鼻小柱线的夹角。正常值为 85°～95°。

7）鼻基底角（nasal basement angle）　头侧位于眼耳平面时鼻小柱线与水平线的夹角。正常值为 5°～10°。

角度的测量见图 29-22。

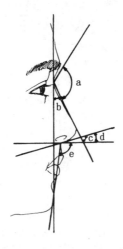

图 29-22　角度的测量

a. 鼻额角　b. 鼻面角　c. 鼻尖角　d. 鼻基底角　e. 鼻唇角

3. 头面部指数

（1）头长宽指数（Length-breadth Index of the Head）　头长宽指数或头指数＝$\dfrac{头最大宽}{头最大长}\times100$，此指数的分级如表 29-1。

表 29-1　各种头型的头长宽指数

型别	指数
特长头型(Hyperdolichocephaly)	$\leqslant 70.9$
长头型(Dolichocephaly)	$71.0\sim 75.9$
中头型(Mesocephaly)	$76.0\sim 80.9$
圆头型(Brachycephaly)	$81.0\sim 85.4$
特圆头型(Hyperbrachycephaly)	$85.5\sim 90.9$
超圆头型(Ultrabrachycephaly)	$\geqslant 91.0$

(2)头长高指数(Length-height Index of the Head)　头长高(耳高)指数$=\dfrac{头耳高}{头最大长}\times 100$,此指数的分级如表 29-2。

表 29-2　各种头型的头长高指数

型别	指数
低头型(Chamaecephalic type)	$\leqslant 57.6$
正头型(Orthocephalic type)	$57.7\sim 62.5$
高头型(Hypercephalic type)	$\geqslant 62.6$

(3)头宽高指数(Breadth-height Index of the Head)　头宽高(耳高)指数$=\dfrac{头耳高}{头最大宽}\times 100$,此指数的分级如表 29-3。

表 29-3　各种头型的头宽高指数

型别	指数
阔头型(Tapeinocephalic type)	$\leqslant 78.9$
中头型(Metriocephalic type)	$79.0\sim 84.9$
狭头型(Acrocephalic type)	$\geqslant 85.0$

(4)额顶宽度指数(Transverse Franto-parietal Index)　额顶宽度指数$=\dfrac{额最小宽}{头最大宽}\times 100$。

(5)容貌面指数(Physiognomic Facial Index)　容貌面指数$=\dfrac{容貌面高}{面宽}\times 100$。

(6)形态面指数(Morphological Facial Index)　形态面指数$=\dfrac{形态面高}{面宽}\times 100$,此指数的分级如表 29-4。

表 29-4　各种头型的形态面指数

型别	指数
超阔面型(Hypereuryprosopy)	$\leqslant 78.9$
阔面型(Euryprosopy)	$79.0\sim 83.9$
中面型(Mesoprosopy)	$84.0\sim 87.9$
狭面型(Leptoprosopy)	$88.0\sim 92.9$
超狭面型(Hyperleptoprosopy)	$\geqslant 93.0$

(7)容貌上面指数(Physiognomic Upper Facial Index)　容貌上面指数$=\dfrac{容貌上面高}{面宽}\times 100$。

(8)形态上面指数(Morphological Upper Facial Index)　形态上面指数$=\dfrac{形态上面高}{面宽}\times 100$,此指数的

分级如表29-5。

表 29-5　各种头型的形态上面指数

型别	指数
超阔上面型(Hypereuryen)	≤42.9
阔上面型(Euryen)	43.0～47.9
中上面型(Mesen)	48.0～52.9
狭上面型(Lepten)	53.0～56.9
超狭上面型(Hyperlepten)	≥57.0

(9)鼻指数(Nasal Index)或鼻高宽指数(Height-breadth Index of the Nose)　鼻指数或鼻高宽指数=$\dfrac{鼻宽}{鼻高}$×100,此指数的分级如表29-6。

表 29-6　各种头型的鼻指数

型别	指数
特狭鼻型(Ultraleptorrhiny)	≤39.9
超狭鼻型(Hyperleptorrhiny)	40.0～54.9
狭鼻型(Leptorrhiny)	55.0～69.9
中鼻型(Mesorrhiny)	70.0～84.9
阔鼻型(Platyrrhiny)	85.0～99.9
超阔鼻型(Hyperplatyrrhiny)	100.0～114.9
特阔鼻型(Ultraplatyrrhiny)	≥115.0

(10)鼻宽深指数(Nasal Breadth-depth Index)　鼻宽深指数=$\dfrac{鼻深}{鼻宽}$×100。

(11)口指数(Oral Index)　口指数=$\dfrac{唇高}{口宽}$×100。

(12)容貌耳指数(Physiognomic Ear Index)　容貌耳指数=$\dfrac{容貌耳宽}{容貌耳长}$×100。

(13)形态耳指数(Morphological Ear Index)　形态耳指数=$\dfrac{形态耳宽}{形态耳长}$×100。

(14)额面高度指数(Fronto-facial Index)　额面高度指数=$\dfrac{容貌额高}{容貌面高}$×100。

(15)面上面高度指数(Facial-upper Facial Index)　面上面高度指数=$\dfrac{容貌上面高}{容貌面高}$×100。

(16)颧下颌宽度指数(Zygomatic-mandibular Index)　颧下颌宽度指数=$\dfrac{两下颌角间宽}{面宽}$×100。

(17)颧额宽度指数(Zygomatic-frontal Index)　颧额宽度指数=$\dfrac{额最小宽}{面宽}$×100。

(18)头面高度指数或头面垂直指数(Vertical Cephalo-facial Index)　头面高度指数或头面垂直指数=$\dfrac{形态面高}{头耳高}$×100。

(19)头面宽度指数或头面横指数(Transverse Cephalo-facial Index)　头面宽度指数或头面横指数=$\dfrac{面宽}{头最大宽}$×100。

4.体部测量法

(1)体部测点

1)喉结节点(Larynx point,Lar)　在正中矢状面上,喉结节最向前突出的一点。

2）颈根外侧点(Lateral neck root point,Nr)　在外侧颈三角上,斜方肌前缘与颈根外侧部位上,连接颈窝点和颈点的曲线之交点。

3）颈窝点(Fossa Jugularis point,FJ)　为左右侧锁骨胸骨端上缘的连线与正中矢状面的交点。

4）胸上点(Suprasternale,Sst)　为胸骨柄上缘的颈静脉切迹与正中矢状面的交点。

5）胸中点(Mesosternale,Mst)　为左右第4胸肋关节上缘的连线与正中矢状面的交点。

6）胸下点(Substernale,Sust)　为胸骨体下缘与正中矢状面的交点。

7）乳头点(Thelion,Th)　为乳头的中心点。

8）脐点(Omphalion,Om)　为脐的中心点。

9）耻骨联合点(Symphysion,Sy)　为耻骨联合上缘与正中矢状面的交点。

10）颈点(Cervicale,C)　为第7颈椎棘突尖端的点。

11）腰点(Lumbale,Lu)　为第5腰椎棘突尖端的点。

12）肩峰点(Acromion,A)　肩胛骨的肩峰外侧缘上,最向外突出的一点。

13）腋窝前点(Anterior Ampit Point,AAP)　在腋窝前裂上端,胸大肌附着部的最下端之点。

14）腋窝后点(Posterior Ampit Point,PAP)　在腋窝后裂上端,大圆肌附着部的最下端之点。

15）肩胛骨下角点(Angulus Inferior Scapulae point,AIS)　为肩胛骨下角的最下点。

16）桡骨点(Radiale,R)　为桡骨小头上缘的最高点。

17）肘尖点(Olecranon,Ole)　为尺骨鹰嘴在肘背侧面的最突出之点。

18）指尖点(Dactylion,Da)　为中指尖端最向下的一点。

19）指点(Phalangion,Ph)　为各指单一节(近节)指骨底背面最向上突出的一点。

20）髂嵴点(Iliocristale,Ic)　为髂嵴最向外突出之点。

21）髂前上棘点(Iliospinale anterius,Isa)　为髂骨的髂前上棘最向前下方突出之点。

22）髂后上棘点(Iliospinale posterius,Isp)　为髂后上棘最向后方突出的一点。

23）大转子点(Trochanterion,Tro)　为股骨大转子最高的一点。

24）髌骨中点(Patella Center,PC)　为髌骨底最高点与髌骨尖最下端连线的中点。

25）腓骨头点(Caput Fibulae point,CF)　为腓骨小头向外侧最突出的一点。

26）胫骨点(Tibiale,Ti)　为胫骨内侧髁内侧缘上最高的一点。

27）内踝点(Sphyrion,Sph)　为胫骨内踝尖端最向下方的一点。

28）外踝点(Malleolus Fibulae Point,MFP)　为腓骨外踝最下端的一点。

29）跟点(Pternion,Pte)　直立时,足跟最向后突出的一点。

30）趾尖点(Acropodion,Ap)　直立时,足尖最向前方突出的一点。

体部测点见图29-23、图29-24、图29-25。

(2)体部测量方法

1）体高的测量　即测量各测点至地面的垂直距离,下面列举一些有代表性的体高测量。

①中指指尖上举高(Middle Fingertip Height)　上肢垂直上举时,自中指指尖点至地面的垂直距离。

②中指指点上举高(Phalangion Height Over Head)　上肢垂直上举时,自中指指点至地面的垂直距离。

③身高(Stature)　为头顶点至地面的垂直距离。

④颏下点高(Gnathion Height)　为颏下点至地面的垂直距离。

⑤乳头高(Nipple Height)　为乳头点至地面的垂直距离。

⑥脐高(Omphalion Height)　为脐点至地面的垂直距离。

⑦耻骨联合高(Penal Height)　为耻骨联合点至地面的垂直距离。

⑧颈点高(Cervical Height)　为颈点至地面的垂直距离。

⑨腰点高(Lumbar Height)　为腰点至地面的垂直距离。

⑩腰围高(Waist Height)　为最小腰围处至地面的垂直距离。

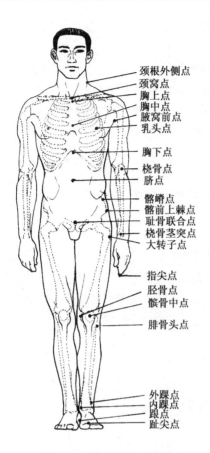

图 29-23　体部测点前面观

颈根外侧点
颈窝点
胸上点
胸中点
腋窝前点
乳头点
胸下点
桡骨点
脐点
髂嵴点
髂前上棘点
耻骨联合点
桡骨茎突点
大转子点
指尖点
胫骨点
髌骨中点
腓骨头点
外踝点
内踝点
跟点
趾尖点

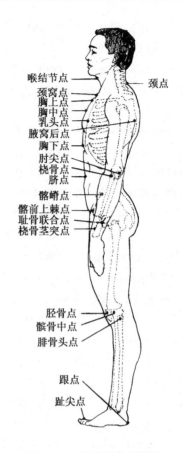

图 29-24　体部测点侧面观

喉结节点
颈窝点
胸上点
胸中点
乳头点
腋窝后点
胸下点
肘尖点
桡骨点
脐点
髂嵴点
髂前上棘点
耻骨联合点
桡骨茎突点
颈点
胫骨点
髌骨中点
腓骨头点
跟点
趾尖点

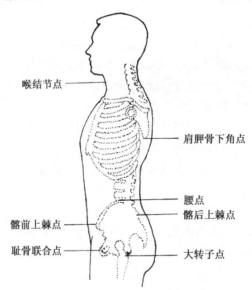

图 29-25　躯干测点

喉结节点
肩胛骨下角点
腰点
髂后上棘点
髂前上棘点
耻骨联合点
大转子点

⑪髂嵴高(Crista Iliaca Height)　为髂嵴点至地面的垂直距离。

⑫髂后上棘高(Iliospinale Posterior Height)　为髂后上棘点至地面的垂直距离。

⑬大转子高(Trochanterion Height)　为大转子至地面的垂直距离。

⑭膝高(Knee Height)　为髌骨中点至地面的垂直距离。

体高测量方法见图 29-26、图 29-27。

2)体宽的测量　即测量正中矢状平面两侧对称测点间的横向水平直线距离。

①最大体宽(Maximum Body Breadth)　为左右两上肘最向外侧突出部之间的横向水平线距离。

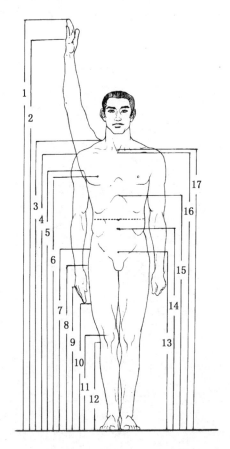

图 29-26　立姿前面高度测量

1.中指指尖上举高　2.中指指点上举高　3.颈根高
4.肩峰高　5.腋窝前点高　6.乳头高　7.髂嵴高
8.大转子高　9.中指指点高　10.中指指尖高
11.膝高　12.腓骨头高　13.耻骨联合高　14.脐
高　15.胸骨下缘高　16.胸骨上缘高　17.颈窝高

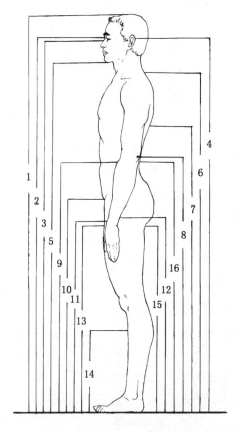

图 29-27　立姿侧面高度测量

1.身高　2.鼻根点高　3.眼高　4.耳屏点高
5.颏下点高　6.颈点高　7.肩胛骨下角高
8.肘尖高　9.桡骨头高　10.髂前上棘高
11.桡骨茎突高　12.尺骨茎突高　13.会阴高
14.小腿肚高　15.臀沟高　16.最小腰围高

②颈宽(Neck Breadth)　即经过喉结节点的颈部横向水平直线距离。

③肩宽(Shoulder Breadth)　为左右肩峰点之间的直线距离。

④最大肩宽(Maximum Shoulder Breadth)　为左右上臂三角肌部位最向外侧突出点之间的横向水平直线距离。

⑤胸宽(Cheat Breadth)　在乳头点的水平面上,胸廓两侧最向外侧突出点之间的横向直线距离。

⑥乳头间宽(Internipple Breadth)　为左右乳头点之间的直线距离。

⑦最小腰围宽(Minimum Waist Breadth)　为腰部最向外侧突出部位之间的横向水平直线距离。

⑧骨盆宽(Crista Iliaca Breadth)　为左右髂嵴点之间的直线距离。

⑨大转子点间宽(Bitrochanterion Breadth)　即左右侧大转子最向外侧突出点之间的直线距离。

⑩髋最大宽(Maximum Hip Breadth)　为左右侧大腿部最向外侧突出点之间的直线距离。

⑪肩胛骨下角间宽(Inferior Angulus Scapulae Breadth)　即左右肩胛骨下角点之间的直线距离。
体宽测量方法见图 29-28、图 29-29。

3)体围的测量

①颈围Ⅰ(Neck Girth Ⅰ)　在喉结下方的颈部水平围长。

②颈围Ⅱ(Neck Girth Ⅱ)　经喉结节点的颈部水平围长。

③胸围(Chest Circumference)　平静呼吸时,经两侧肩胛骨下角下缘及乳头上缘至胸部中央胸部水平围长(图 29-30)。

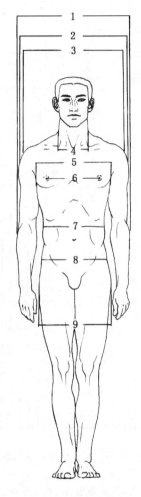

图 29-28　体宽的测量

1.最大体宽　2.最大肩宽　3.肩宽　4.颈宽　5.胸宽

6.乳头间宽　7.最小腰围宽　8.骨盆宽　9.髋最大宽

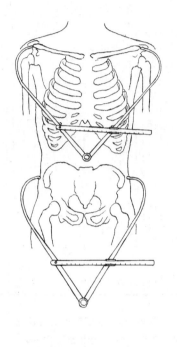

图 29-29　肩宽与骨盆宽的测量

上:肩宽　　下:骨盆宽

④最小腰围(Minimum Waist Circumference)　在肋弓和髂嵴之间,腰部最细处的水平围长。

⑤腰围(Waist Circumference)　经脐部中心的水平围长。

⑥腹围(Abdominal Circumference)　经髂嵴点的腹部水平围长。

⑦臀围(Hip Circumference)　臀部向后最突出部位的水平围长。

以上体围的测量见图 29-31。

⑧上臂围(Biceps Circumference)　上肢自然下垂,肌肉放松,在肱二头肌最突出部测得的上臂水平围长。

⑨上臂最大围(Maximum Biceps Circumference)　握拳、用力屈肘,使肱二头肌作最大收缩时,肱二头肌最膨隆部的围长(图 29-32)。

⑩上臂最小围(Minimum Biceps Circumference)　上臂最细处的水平围长。

⑪肘最大围(Elbowgirth Flexed)　上臂水平向前伸展,前臂大致垂直上举,手用力握拳,经过肘尖点和肘窝的围长。

⑫肘围(Elbow Circumference)　上肢自然下垂时,经肱骨内上髁和尺骨鹰嘴的水平围长。

⑬前臂最大围(Maximum Forearm Circumference)　上肢自然下垂时,在肘关节稍下方,前臂最粗处的水平围长。

⑭前臂最小围(Minimum Forearm Circumference)　在桡骨茎突和尺骨茎突的近侧,前臂最细部位的水平围长。

⑮腕关节围(Wrist Circumference)　经尺骨茎突点的前臂水平围长。

上肢围的测量见图 29-33。

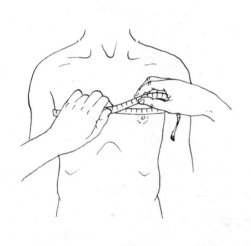

图 29-30　胸围的测量

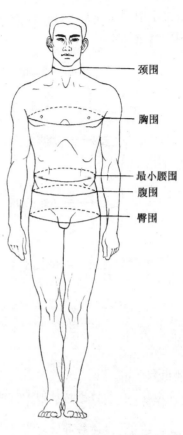

颈围

胸围

最小腰围

腹围

臀围

图 29-31　体围的测量

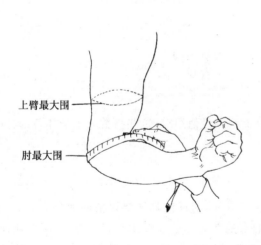

上臂最大围

肘最大围

图 29-32　上臂最大围的测量

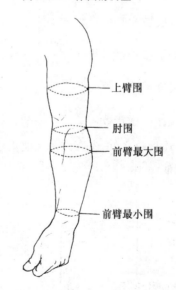

上臂围

肘围

前臂最大围

前臂最小围

图 29-33　上肢围的测量

⑯大腿最大围(Maximum Thigh Circumference)　在臀沟下缘部位,大腿部肌肉向内侧最突出处的大腿水平围。

⑰大腿中部围(Mittlerer Umfang des Oberscherkels)　在会阴和膝关节之间的中央部位,大腿的水平围长。

⑱大腿最小围(Minimum Thigh Circumference)　膝关节上方,大腿最细处的水平围长。

⑲膝围(Knee Girth)　令被测者坐于坐高椅上,膝部弯曲成 90°,自髌骨中点开始,经腘窝,再返回起点

的围长。

⑳小腿最大围(Calf Circumference) 小腿最膨隆部位的小腿水平围。

㉑小腿最小围(Ankle Circumference) 在内踝上方,小腿最细处的水平围长。

下肢围的测量见图 29-34。

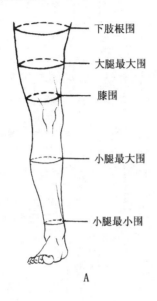

下肢根围
大腿最大围
膝围
小腿最大围
小腿最小围

A

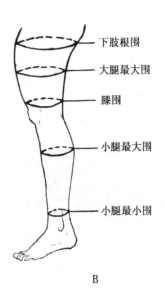

下肢根围
大腿最大围
膝围
小腿最大围
小腿最小围

B

图 29-34 下肢围的测量

5.体部指数

(1)标准指数 $a=\dfrac{\text{身体各部任何测量值}}{\text{身高}}\times100$。

(2)标准指数 $b=\dfrac{\text{身体各部任何测量值}}{\text{躯干长}}\times100$。

(3)全肢肢段长度指数 $=\dfrac{\text{肢段长}}{\text{全肢长}}\times100$。

(4)上下肢长度指数 $=\dfrac{\text{上肢全长}}{\text{下肢全长}}\times100$。

(5)长度围度指数 $=\dfrac{\text{肢体围度}}{\text{肢体长度}}\times100$,如上臂长围指数 $=\dfrac{\text{上臂最大围}}{\text{上臂长}}\times100$。

(6)肢体围度指数 $=\dfrac{\text{肢体 I 围度}}{\text{肢体 II 围度}}\times100$。

除上述指数之外,尚有许多其他指数都是采用两种以上的测量值组成,这些指数表示身体各部分的比例和形状特征。

三、面容美

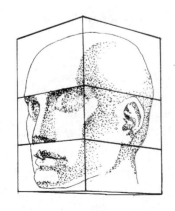

图 29-35 面部正、侧面的分界

美术家在作画时为了方便,对任何物体都要精确地分面。例如,美术家把经常画的对象头面部的任何部分都看作是一个正面,两个侧面的"面的系统"中的一部分。正面、侧面的分界可人为地划在经颞窝前缘、沿颧骨而下的一条线上(图 29-35)。

(一)面部正面的美学特征

1.根据波契(Poch)分类法,可将面型分为 10 种:①椭圆形;②卵圆形;③倒卵圆形;④圆形;⑤方形;⑥长方形;⑦菱形;⑧梯形;⑨倒梯形;⑩五角形(图 29-36)。世界各国均认为椭圆形脸是最美的脸型,从测量上看,头部的高(颅顶点至颏下点)与面宽(两颧点间宽)的比例为 1.618:1(图 29-37)。

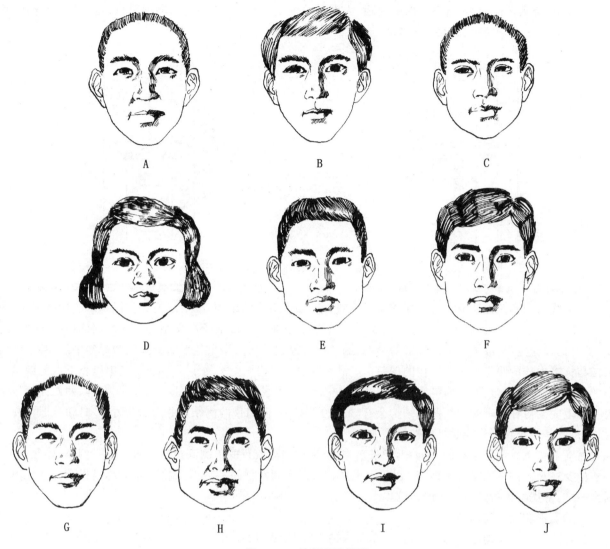

图 29-36　波契面型类型

A.椭圆形　B.卵圆形　C.倒卵圆形　D.圆形　E.方形　F.长方形　G.菱形　H.梯形　I.倒梯形　J.五角形

2.经上睑缘的水平线,可将头面部(颅顶至下颏缘)分成两等份(图 29-38)。

3.经发际、眉间、鼻小柱基底及颏下缘的水平线,可将面高分成 3 等份(图 29-39)。

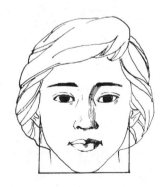

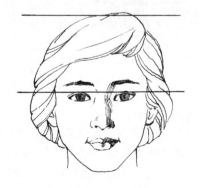

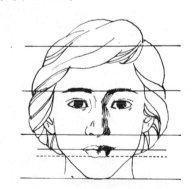

图 29-37　面宽的测量　　　图 29-38　将颅顶到下颏分成两等份　　　图 29-39　从发际到下颏的 3 等份

(面高:面宽=1.618:1)

4.下唇唇红与皮肤交界位于面部下 1/3 高度的中点,上唇高(鼻底至上唇下缘)为面部下 1/3 的高度。

5.睑裂略向上倾斜,外眦较内眦略高 2~3mm。

6.内眦角间距和左右睑裂宽度三者相等(图 29-40)。

7.鼻宽(鼻翼两侧间距)略大于内眦间距,为面宽的 1/4。当直立位并向前凝视时,口角位于虹膜内缘垂线上。口裂宽度为面宽的 1/3(图 29-41)。

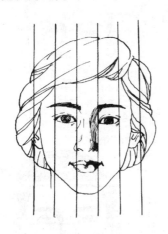 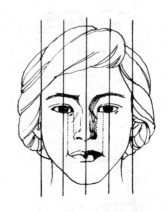

图 29-40　内眦角间距、左右睑裂宽度三者相等　　　　**图 29-41　鼻宽、口裂宽、面宽三者之间的关系**

8.中线结构和对称特征　人的面部是以中线为轴高度对称的结构。在中线的一些标志点包括鼻根点、鼻尖点、鼻下点、上唇点、下唇点、颏下点,组成了中线结构。鼻根点是颜面骨相交结合处在面部体现出来的标志点,相对比较稳定,一般不受面部畸形的影响,因此确定经过鼻根点作眼耳平面的垂线为标准中线。各个中线结构与标准中线的距离为中线结构的偏差。正常人群中线结构偏差平均小于 2mm。其中以鼻下点的偏差最小(0.8±0.05mm),颏下点偏差最大(1.66±1.00mm)。中线结构两侧的双眼、双鼻孔、双耳、两侧面颊等结构基本上完全对称。有时中线两侧结构会有轻微的不对称,但如果两侧结构相差程度小于 6% 时,即可视为对称,也就是说这种不对称是可以被接受的。

然而对称美并不是绝对的。比如近年来东南亚、港台地区流行的单侧酒窝成形术就是一例。另外在印度,一些妇女在鼻翼的一侧加上鼻饰等。在我国也经常可以看到发型的不对称。总之,不对称美也会像其他美学因素一样,对美容外科产生一定的影响。

(二)面部侧面的美学特征

1.从眶后缘到耳的距离与耳等长,也是头高的 1/3(图 29-42)。

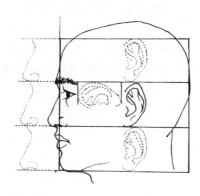

图 29-42　鼻高、耳高、容貌面高三者之间的关系

2.鼻背与额面平面夹角约为 25°～30°,鼻背与鼻小柱夹角约为 85°～90°,鼻小柱与上唇夹角约为 90°～105°(图 29-43)。

3.下唇缘位于鼻尖与颏连线上,上唇前缘则略后缩于该连线,或两者均略后缩(图 29-44)。

上述面部美学的基本特征是面容美的最基本特征,它们反映的是面部器官之间应具备的比例关系,其前提是面部所有器官的生长发育也应基本符合各器官美学的基本要求。关于这些器官的具体的美学特征将会在各论中详述。

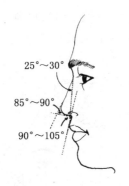

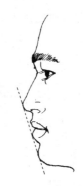

图 29-43　鼻部角度的测量　　　　　　图 29-44　鼻尖点、颏下点连线与下唇、上唇的关系

四、体型美

自古以来，人类就对体型美进行了长期的调查研究。古希腊人提出人体各部位的黄金分割规律；文艺复兴时期，达·芬奇提出了人体各部位的最佳比例，其中许多测量至今仍是美术写生的基础。这些画家、数学家、解剖学家的测量与研究，为今天的美容外科提供了重要的参考依据。

（一）美术方面的理想人体

美术家看重的是人物的线条与比例，在测量比例方面，他们选择了人体最为简单又最为方便的单位——头高。

理想的男性身高是 8 个头高。此单位的 2.13 倍就是体宽。中心点落在耻骨联合水平。自头顶至乳头等于 2 个头高，自乳头至臀部下缘等于 2.13 个头高，自膝关节至足跟等于 2 个头高，自锁骨至骨盆上缘等于 2 个头高，脐孔距离头顶 3 个头高。颈长等于或略长于 1/3 头高。两乳头相距 1 个头高长。腰部宽度略大于 1 个头高长（图 29-45）。

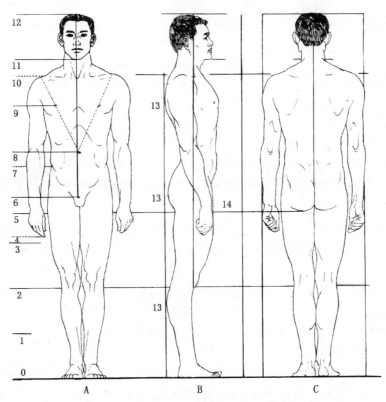

图 29-45　理想的男性身体各部位高度比例

0. 足底　1. 小腿中　2. 膝　3. 大腿中　4. 手指端　5. 臀部　6. 股　7. 腰　8. 脐　9. 乳头

10. 1/3肩　11. 下颏　12. 头顶　13. 小腿部稍突出于肩、臀　14. 生殖器位于中心线上

女体的比例与男体的比例大致相同,但也有差别,尤其是在宽度方面。女性一般肩宽为1.34个头高。两乳头间距与腰宽相等,约1个头高。臀部最宽处宽约1.58个头高。乳头的位置较男性略低,约在2.16个头高处。腰线在乳头下0.56个头高处,与直立位时肘部高度相同(图29-46)。

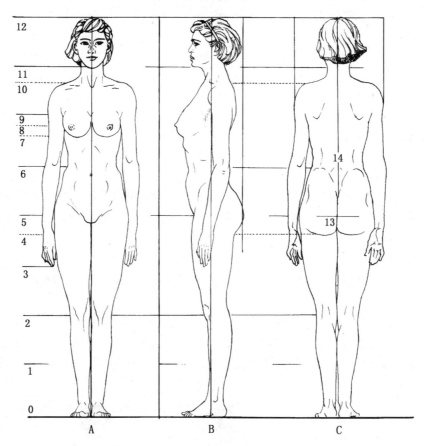

图 29-46 理想的女性身体各部位高度比例

0.足底 1.小腿中 2.膝 3.手指端 4.腕 5.中心点 6.肘、腰 7.乳房下 8.乳房中
9.乳房上 10.肩 11.下颏 12.头顶 13.臀宽等于1.12个头高 14.腰宽等于头高

(二)黄金分割律与体型美

很久以前,意大利科学家 Leonardo 就发现一组有趣的数字,即从1和2开始,每一个是其前面两位数之和的数,就是1、2、3、5、8、13、21……在这组数字中从3开始,每两个相邻数值之比都与1∶1.618之比相近。后来 Pacioli 用几何方法得到了同样比值,并称之为黄金比例(golden propertion)或黄金分割,并将由这种比例关系作出的矩形和三角形称作黄金图形。

在人体上这种黄金分割同样得到了体现,比如经脐部所分的人体上、下部之比,小腿与大腿长度之比,前臂与上臂之比,以及由双肩及生殖器所组成的三角形等,都符合这种比例关系(图29-47)。

(三)匀称与体型美

体型匀称是人体体型美的基本特征。它是指站立时头、颈、躯干和足的纵轴在同一垂线上;肩稍宽,腰椎、骨盆、长骨发育良好,头、躯干、四肢比例和头颈胸联结适度。

判定一个人的体型是否匀称有许多方法,其中以身高与体重的比例关系及4种与体型相关的指数最为常用。

匀称的体型意味着身高与体重之间存在一个理想的比例关系。这种比例关系用黄金比例表示,即体重(kg)=身高×(1-0.618),其他亦有体重(kg)=(身高-105)±10,以及根据南、北方人不同而设立的理想体重。南方(长江以南):体重(kg)=(身高-150)×0.6+48;北方(长江以北):体重(kg)=(身高-150)×0.6+50。

但不管使用哪种公式,当实际体重超出计算出的体重10kg时即算肥胖;体重超过标准体重10~20kg

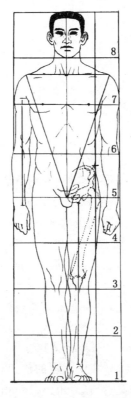

图 29-47 黄金分割示意图

为轻度肥胖;体重超过标准体重 20～30kg 为中度肥胖;体重超重 30kg 以上为重度肥胖。

体型是否匀称可通过下列 4 种指数进行推断。

1. 皮-弗(Pignet-Vervaeck)氏指数　皮-弗氏指数 $= \dfrac{体重(kg)+胸围(cm)}{身高(cm)} \times 100$。

2. 罗(Rohrer)氏指数　罗氏指数 $= \dfrac{体重(g)}{身高^3(cm)} \times 100$。

3. 达(Davenport)氏指数　达氏指数 $= \dfrac{体重(g)}{身高^2(cm)} \times 10$。

4. 皮(Pihnet)氏指数　皮氏指数 $=$ 身高(cm)$-$〔胸围(cm)$+$体重(kg)〕。

根据上述指数,可将体型分为以下几类(表 29-7)。

表 29-7 指数体型分类表

指数	性别	瘦长型	中间型	短胖型
皮-弗氏指数	男	≤81.9	82.0～94.2	≥94.3
	女	≤81.4	81.5～94.7	≥94.8
罗氏指数	男	≤1.28	1.29～1.49	≥1.50
	女	≤1.29	1.30～1.50	≥1.51
达氏指数	男、女	≤20	21～25	≥26
皮氏指数	男、女	≤50	51～55	≥56

(张晨、高景恒)

第三节　皮肤磨削术

一、皮肤摩擦术

(一)历史与现状概述

皮肤摩擦术(dermabrasion)俗称磨皮术。很久以前,人们就知道用刮除皮肤表层的方法以消除皮肤的缺陷。为此曾使用沙子、雪花、浮石、石膏等来摩擦皮肤,直至出血。公元前 1 500 年的纸革书 Ebers 中即有摩擦剂的处方。Xyten(1853)曾发表皮肤摩擦术清除文身的文章。

现代的磨皮术由 Kromayer(1905)首先报道,他用锉和旋轮治疗痤疮瘢痕、皮肤角化和色素沉着。1914 年及 1930 年,他又先后报道用手磨工具及牙钻,并指出磨皮区是由皮肤附件上皮扩大生长而愈合,若不深于真皮乳头层下方,则不会产生瘢痕增生。Herlyn(1939)和 Verson(1947)重新用老的方法——砂纸磨皮治疗外伤性文身,效果较好。20 世纪 50 年代革新出电动磨皮工具,重又引起对磨皮术的重视,而且对其效果可以预测和控制。如 Kurtin(1953)用过 1 2000r/min 的磨钻。Reiss(1954)曾采用多种磨皮方法,认为用牙钻较砂纸要好。更近的改进则为高速切钻的出现(Stolar,1984;Orentreich 和 Dunn,1984;Art,1987)以及多种磨皮钻头的产生。然而磨皮术的机械摩擦原理和对磨皮深度的认识仍然没有改变。电动磨皮机的速率有低速(1 000r/min、12 000r/min、15 000r/min)和高速(15 000～22 000r/min)之分,牙钻可达 30 000r/min。

随着对磨皮术有效性和局限性认识的积累,使它成为一项广泛实用技术以处理皮肤问题。我国在 20 世纪 50～60 年代,上海广慈医院、西安医学院附属医院等一些医院就曾施行磨皮术,多应用牙钻、电动磨皮机,并与局部切除术相结合,以治疗天花后斑状瘢痕与煤矿爆炸后面部墨染为主。应用多种电动磨皮机和多规格磨头,以治疗瘢痕、面部皮肤异常色素为主的美容磨皮术,被认为对某些天花后瘢痕的治疗效果显著,而术后的色素沉着是暂时的;但也强调应严格掌握适应证,避免为容易产生色素沉着倾向者行磨皮术。

Wentzell 等(1989)报道常用 15 000～22 000r/min 的磨皮机时,可新产生血性液体气雾和组织碎片散布在空气中。用扫描电镜对这些微粒在空气中的浓度和分布进行研究,发现微粒大小为 0.8～1.0μm,其中以 0.8μm、0.9μm、1.0μm、2.0μm 为主,1.0μm 最多。微粒的大小程度已足以进入和留置于粘膜和肺泡表面,现行的口罩等防护装备不能阻挡微粒通过。医务人员可因微粒而感染传染性肝炎、艾滋病,以及通过皮肤、血液传染的疱疹、病毒性人体乳头状瘤等。行磨皮术时,这些微粒在空气中停留多长时间、散播多远、是否被粘膜和气道表面摄入,取决于微粒的大小和量,因而有人主张不用磨皮机。这项研究结果值得参考。用高速涡轮牙钻作面部皮肤磨削术,主要适应证为高出皮肤 1mm 以内的小痣、雀斑和粉尘染色。其操作方便,深达真皮乳头浅层(需严格掌握深度),效果良好,有推广价值。

(二)摩擦区创面的愈合

皮肤摩擦术是指通过手术操作把表皮和浅层真皮磨除,使不平坦处变平坦、光滑,或把皮肤浅层色素沉着除去。因此,其创面愈合依靠真皮深层皮肤附件中的上皮移行生长,对皮肤厚而附件丰富的区域则愈合良好。这与薄断层皮片供皮区(表皮皮片和薄中厚皮片)和浅烧伤(Ⅰ度和浅Ⅱ度)创面的愈合过程相类似。磨皮越浅,创面愈合越快,也同薄断层皮片、浅烧伤一样。愈合过程中必须避免感染,则愈合质量好。为了达到磨皮术的治疗效果,又避免深及真皮深层,防止瘢痕形成,要掌握磨皮达表皮加部分真皮的技术。术中应正确判断深度,加上宁浅勿深的经验,必要时可在 6 个月后作二次磨皮术。

1.眼睑、下颈部、上臂内侧等处皮肤薄、附件少,则愈合慢,且易过深致瘢痕增生。面颊部、额部和鼻部则愈合快。下颈部、胸骨区和胸骨上区磨皮时应警惕瘢痕增生。背部皮肤厚、附件较少,多数愈合良好。另外,手工磨皮时要及时观察深度,切勿过深。

2.组织致密,出血点微小,则仍在真皮乳头层内。若出血点较大,则多已达乳头层下方,应留意控制深度。

3.磨皮创面的愈合过程:2～3 天为渗出期,4～7 天为干燥结痂阶段,包扎时油纱布应紧贴创面,如无意外,一般均无感染。受术者常感干燥发痒,局部紧缩。8～14天内,多数脱痂或与油纱布分离而愈合,可能仅剩个别小区将愈,愈合后局部浅红而上皮幼嫩。3～8周内需加强保护,慎勿暴晒于阳光下,防止色素沉着。磨皮区在20天以上愈合者,多因磨削太深所致,术后可能有瘢痕增生。

(三)磨皮术的适应证

1.痤疮瘢痕　通常适用于痤疮瘢痕为1.0～1.5mm深者,当磨至皮肤中等深度仅达痤疮瘢痕尖底时,常可获明显改善。它主要是把痤疮瘢痕与周围皮肤变得一致起来,起掩饰作用,而不是磨去瘢痕。如果瘢痕深,曾因局部感染而使表面高低不平整,则需行2～3次磨皮术,每6～12个月1次。对于广泛的深及真皮下层的痤疮瘢痕,是由于反复感染所致,不适于磨削。

2.烧伤浅瘢痕、创伤瘢痕,及天花、水痘、感染后瘢痕　局部微突起或凹陷,只涉及表皮、乳头层,甚至小部分真皮时,用磨皮术可获良好效果。磨皮即把微突起的瘢痕予以磨低变平,凹陷瘢痕的底部边缘变平坦些,使之明显改善。增生性瘢痕上皮附件少,磨皮效果差,要十分警惕瘢痕区因磨皮而变深,愈合后色素减退成白色。另外,可选择有些增生性瘢痕、不稳定瘢痕、慢性放射性瘢痕、白色瘢痕等施行磨皮术,在其创面上予以薄皮片移植。

3.文身　创伤性文身比装饰性文身较易消除,因后者多在真皮深层,已超过磨皮深度。但有时创伤性文身也较深,其效果同样不佳。

4.角化性病灶　如对老年斑、脂溢性皮肤角化病灶等,效果好而持久。

(四)磨皮术操作

1.术前准备　常规作手术野消毒铺巾。

2.麻醉　成人术前给以镇静止痛剂。面部作神经阻滞,如眶上、眶下神经,及滑车神经上、下等均可酌情选用,采用局部浸润麻醉,使之较硬而易于磨皮。口腔内填以湿纱布团,有利于颊部磨皮。

3.器械　可选用电动磨皮机。以磨皮机功率100～130W、转速1 200～1 500r/min为好,也可选用高速磨皮,配以圆锥形、圆柱形、椭圆形等不同大小规格的不锈钢磨头,还有小的轮状磨头等。

4.磨皮要点　由术者及助手把磨皮区四周绷紧。先磨颧面颊下颌部、鼻部等较宽广区域,再处理唇、鼻根等处,眼睑不轻易磨皮。磨头或砂纸的旋磨方向一定要顺皮纹,不断移动磨头或砂纸的摩擦部位而不固定于一处。操作轻柔而有节制,不压重,骨面处磨压宜轻些。凹陷瘢痕的底部、微突起的边缘磨皮后应使表面略呈波浪状,加上其周围少许正常皮肤亦给予浅层磨皮,使瘢痕与正常皮肤之间有1～2mm的过渡区。磨皮过程中不断用盐水纱布清洗血迹及皮肤碎屑,亦应不断检查磨皮深度,观察微小出血点及组织微密程度,以判断磨去表皮、浅层真皮至所需平面。切忌磨压过重或不均匀,在真皮上造成偏深的划痕。宁可操作慢些,磨浅一些,留有余地,6个月后再行二次磨皮。

5.摩擦深度的判断　摩擦深度与治疗效果有密切关系,过浅起不到作用,过深则破坏大部分真皮层,形成明显的瘢痕。摩擦中创面呈点状出血时,表明摩擦至真皮的部分乳头;如呈片状出血时,则摩擦至大部分乳头或全部乳头层;当出现平行线或隆起线时,表明达真皮乳头层,这些线代表有弹性的胶原纤维束(蓝格纹);若出现一些短的白线,手感略有坚韧感,出现过小的点状黄色脂肪细粒,则已到达皮下层,术后将会出现明显的或增生性瘢痕,应予避免。因此术中应边摩擦边判断深度,以确定施术的效果。

(五)术后处理

用生理盐水冲洗创面,止血。必要时可用1∶5万肾上腺素压迫,使之干燥。创面可用抗生素油膏或油纱布覆盖,或以各种人工皮(或上皮细胞悬浮液等)覆盖再加厚层纱布加压包扎。2～3天更换外层渗湿纱布。如无感染,则5～7天逐步上皮化。10～14天可愈合,内层敷料松脱,予以剪除。愈合区幼嫩上皮红润,应仍予保护,可涂抹防晒霜,防干燥裂开及日晒,防色素改变直至恢复正常肤色。

(六)并发症

1.常会出现小丘疹,数周后自行消失。可予局部揉压、清洁,有时需挑出其内容物。

2.均可出现红斑,一般在4～8周或12周时消失。

3.色素沉着多与过早过多受日光直接照射有关。虽涂防晒霜,但有时仍不易人工控制,要耐心等待3～6个月甚至1年左右才可慢慢退去。在磨皮术前应与受术者说清楚,使其有思想准备。

4.色素减退多呈红白色至白色。烧伤萎缩性瘢痕区磨皮偏深,或一般磨皮后因感染,残余毛囊遭破坏,主要靠汗腺上皮生长于创面时,可致色素减退。影响美容者可在白色愈合区作磨皮术,并以刃厚皮片移植。

5.瘢痕增生多与磨皮过深或感染加深有关。有些易致瘢痕增生的部位,如下颈部、下颌缘等,即使磨皮较浅也易引起瘢痕增生,故宁可分次磨皮,不可一次过深。

二、表浅病灶削除术

削除术对于治疗皮肤表浅性病灶是一项可供选择的方法。即在局部浸润麻醉下,捏紧或拉紧皮肤,用锐刀片把病灶连同周围少许正常皮肤表浅地一并削除,中间可能削得较深,创缘可用小剪刀修饰。从已愈合的削除区外形看,通常是良好的,它比周围皮肤白一些,界线不明显。

(钟德才)

第四节　化学剥脱术

化学剥脱(chemical peeling)是指应用某些具有腐蚀性的化学溶液,如三氯醋酸、苯酚等涂于皮肤表面,使皮肤角质层分离和蛋白凝固、坏死、干涸、结痂、脱落或剥脱(如同浅Ⅱ度烧伤),控制性地去除皮肤表皮和部分真皮,通过表皮和真皮的再生而达到美容目的的一种方法。它可以减少面部细小皱纹,治疗面部色素不均匀等。

早在公元前1550年,Ebers古医籍上就列出了利用雪花石膏弄平皮肤和祛除雀斑的处方。到了近代,Varior(1888)建议用化学腐蚀的方法除去文身。Winter(1950)在乙醚中加入苯酚,用它祛除雀斑。后来Litto、Ayres和Brown等对化学剥脱方法进行了科学研究。1962年在美国新奥尔良的整形外科学术会议上,正式提出了这种化学剥脱术的新技术,至今已被较广泛地应用于临床。

一、皮肤老化和剥脱后的组织学特点

随着年龄增大,皮肤有自然老化的趋势。光镜下,表皮层增厚,上皮细胞排列紊乱,细胞大小、形态不一,失去极性;基底膜增厚,破损;黑色素细胞增多,分布不均;真皮层弹性组织变性,真皮胶原被增厚的、致密的、互相缠绕的弹性纤维所代替;血管周围淋巴细胞浸润。可采用化学剥脱,使上皮再生,消除细小皱纹,剥脱2天后上皮细胞增生开始,再生来自真皮乳头层的成纤维细胞和毛囊、皮脂腺的上皮细胞,7天后完成。上皮细胞排列整齐,极性恢复。黑色素细胞数量增多,但不能合成正常数量的黑色素,而且黑色素颗粒分布均匀。真皮层的修复较表皮层滞后,3个月时基本完成。此时在表皮层深面形成2~3mm厚的新真皮层。此层中胶原排列整齐、致密,血管形态正常。周围淋巴细胞减少。虽然剥脱后皮肤的老化过程不能阻挡,但能减少皱纹,20年后剥脱皮肤的组织学特点清晰可辨。

二、用于剥脱的化学物

目前常用的有苯酚、三氯醋酸、雷琐辛和水杨酸等。前两者应用较多。

(一)苯酚

苯酚又名石炭酸,为角蛋白凝固剂。由于角蛋白凝固层的阻挡,剥脱的深度不随苯酚的浓度增加而增加,因此药液渗透的深度为0.3~0.4mm,不会破坏真皮的深层组织。防水胶带的粘贴,可防止苯酚的挥发而加深剥脱的深度。苯酚可通过皮肤吸收,在肝脏解毒,经肾脏排泄。毒性产物对肝和肾有损害,对呼吸中枢和心肌有抑制作用。如一次使用范围过大,会造成严重中毒症状,甚至使患者中毒身亡。

(二)三氯醋酸

随着三氯醋酸浓度的增加,其剥脱深度亦随之增加,但对内脏和组织的毒性远不如苯酚。按照三氯醋酸的浓度,剥脱程度可分为 3 种:①轻度,15%～25%浓度;②中度,35%～50%浓度;③重度,50%～75%浓度。

药物的配制:

复方酚溶液:晶体酚 500g、无水乙醇 50ml、甘油 50ml、达克罗宁 10g、樟脑 1g。

三氯醋酸Ⅰ:类似复方酚溶液的腐蚀程度。组成为:三氯醋酸 30ml、蒸馏水 70ml。

三氯醋酸Ⅱ:腐蚀性强,治疗后留有浅表瘢痕,对平复皮肤有损害,应慎用。组成为:三氯醋酸 60ml、蒸馏水 40ml。

三、适应证与禁忌证

(一)适应证

1. 面部细小皱纹。

2. 由妊娠、口服避孕药等引起的斑点状色素沉着。

3. 扁平疣、汗管瘤、睑黄疣等。

4. 雀斑、雀斑样痣、咖啡斑、表浅性痤疮瘢痕。

5. 外伤性浅部瘢痕、皮肤浅部文身和粉尘染色。

(二)禁忌证

1. 恶性皮肤肿瘤。

2. 毛细血管瘤。

3. 毛细血管扩张症。

4. 刃厚皮片移植后色素沉着。

5. 活动性单纯疱疹,因病毒可在剥脱皮肤表面蔓延。

6. 肝、心、肾功能不良者,尤其是在面积较大的皮肤上使用,更要慎重。

7. 精神病患者。

8. 肤色较黑者,剥脱术会使色素加重,不宜使用。

有色人种不宜局部剥脱,而应全面剥脱,以减少剥脱区与非剥脱区的差异。厚皮肤、油性皮肤,如男性者,不适合剥脱,因为有点状色素沉着的倾向。颈部、四肢部不宜剥脱,因易引起增殖性瘢痕。

四、手术方法与步骤

(一)术前准备

1. 向受术者说明剥脱是一种破坏皮肤表层的操作,剥脱区术后皮肤变薄、弹性差、毛孔增大明显。同时剥脱区皮肤色素部分丧失亦不可避免,一般要持续 2～4 个月。

2. 剥脱术后 24～48 小时内突出的症状是疼痛。术前给予镇静剂和止痛剂是非常必要的。48 小时后疼痛可减轻。

3. 术前双眼涂油膏,以保护角膜,防止药液溅入眼内腐蚀角膜。

4. 术前清洗面部。

(二)具体操作

1. 术前 1 小时按处方配制新的化学剥脱剂。

2. 用乙醚或丙酮清除皮肤上的油剂。

3. 利用棉棒均匀地涂擦时应拉紧皮肤。每次棉棒蘸药液不要过多,药液涂抹厚度要一致、均匀。

4. 由于苯酚迅速被吸收,可增加心、肾、肝中毒的危险。因此整个操作应慢慢分区涂抹。全面部剥脱要分 3 个区进行。第一区为前额与上眼睑区;第二区为鼻、唇、颏区;第三区为颊、颞、下睑区。每区涂抹 20～30 分钟以上,3 个区涂抹宜分次进行,以防苯酚中毒。

5. 为避免剥脱区和非剥脱区间出现明显的分界线,在前额部可进入发际;上睑在重睑线以上,下睑于近睫毛下 1～2mm 以内,在内眦部涂抹时注意拉紧皮肤和均匀涂抹,注意鼻小柱、耳垂和唇红的轻轻涂抹;下颌涂抹到下颌缘下 1.0～2.0cm 处。

6.涂液完毕,待药液干燥后,再涂以维生素 A、D 及抗生素油膏,覆盖创面后包扎。

（三）术后处理

1.术后注意卧床休息。剥脱术后 48 小时内疼痛是突出的症状,可给予止痛剂和抗生素。

2.行静脉输液以维持营养和促进苯酚的迅速排泄。

3.术后 48～72 小时清除包扎,可采用半暴露疗法,涂以吸收炎性渗出物的防腐碘剂和抗生素软膏等,时间应长达 1 周或更长。

4.术后严密观察心律及尿量和尿色,注意及早发现心、肾损害。

5.面部痂皮一般 8～10 天后可自行脱落,不要暴力脱痂,以免损伤新生的上皮组织而引起瘢痕增生。

6.术后 2～4 个月内限制太阳光的直射和涂避光油,以防止剥脱区色素沉着。

五、并发症及其处理

1.皮肤色素减退　有色人种较白色人种更易发生。若是全面部剥脱,范围应超过下颌缘下 1～2cm,使剥脱区与非剥脱区的交界浅且隐蔽。

2.斑点状色素沉着　多见于肤色较黑的患者以及术后不注意避光的患者。术后数月内可用 4% 氢醌霜预防。若效果不明显,8～12 个月后可再行剥脱术。

3.持续红斑　术后 3 个月内面部红斑属正常现象。超过 3 个月也无需特殊处理,耐心等待可能是最好的方法。

4.粟粒疹　可能与毛囊阻塞有关。多见于术后 6～8 周,散在或成片密集出现,可自行消退。若持续存在,可在乙醇消毒后,用针头或刀片挑除。

5.增殖性瘢痕　国外报道发生率约为 10%。一般术后 3～4 个月时出现。多见于口周、唇红缘;也见于剥脱皮肤全层坏死后。面部皮肤除皱术不宜与剥脱术同时进行,应相隔半年以上。在皮下已分离的皮肤上进行化学剥脱,属禁忌。颈部化学剥脱后也易产生瘢痕,一旦瘢痕产生,先考虑保守治疗,如行压迫、确炎舒松瘢痕内注射,最后才考虑手术修复。

6.感染　少见。因剥脱剂为无菌剂,而且面部血供极其丰富。若一旦发生,应立即处理。

7.肝、肾、心肌的损害　多见于短时间内大面积酚剂化学剥脱。苯酚是一种肾脏中毒剂,苯酚大量吸收,可引起心律失常、肝肾损害;聚集在肾脏则产生肾脏的严重损害。因此有心、肝、肾病史者应禁用苯酚剥脱剂进行剥脱术。苯酚中毒时出现头痛、恶心、中枢神经系统抑制、痉挛、阵发性房性心动过速、呼吸衰竭和继发性休克,同时也可出现溶血及过敏反应等。临床上偶有呼吸、心跳骤停而导致死亡的情况发生,这是化学剥脱罕见的严重并发症,一旦发生此种情况,当事者一般难以对付。因此笔者建议如有其他能代替的技术,应尽量不用此项技术。

（顾斌、陈守正、高景恒）

第五节　皮肤衰老的机制及防治研究进展

衰老是人体组织和器官一个复杂的、具有自身规律的生物学过程。皮肤衰老的机制和整体衰老的机制一样,目前还未完全明了。生物学家对衰老的机制作了推测,提出了遗传程序学说、交联学说、差错突变学说、自由基学说、体细胞突变学说、免疫学说、脂褐素沉积学说及内分泌功能减退学说等。

不断损伤皮肤外观和功能的因素有两种:一种是外界的因素,如自然环境、外伤、接触某些化学物质等,其中最重要的是日晒,损伤作用是长期紫外线照射累积的结果,称光老化;另一种是内在的生理、病理因素和遗传因素,随着时间的推移,人的年龄增长等称为自然老化或时程老化。由于上述两种因素的作用,皮肤逐渐老化,出现皱纹、紫癜等,同时还有皮肤色素的变化。

导致皮肤衰老最重要的两个因素是遗传和日光。遗传因素导致细胞程序性老化;而日光中的紫外线可使皮肤弹力纤维变性、染色体基因改变。皮肤老化的临床征象主要包括皮肤干燥、粗糙、皱纹、松弛、萎缩、真皮层变薄、弹性降低、色素沉着、毛细血管扩张等。

一、衰老皮肤的组织学改变和生理学基础

(一)表皮

表皮层变薄,细胞形态与大小不一,增殖能力降低,表皮、真皮交界面平坦,表皮突变浅,网状纤维减少。由于表皮角质层自然润泽因子(natural moisturizing factors,NMF,或称自然水分增加因子)和皮肤表面的水脂乳化物(hydrolipid emulsion,HE)减少,而使水合能力降低,皮肤处于干燥状态;同时由于交界面平坦,表皮面积相对大于真皮面积,使皮纹加深,而且皱纹使皮肤表面积增加,水分丢失增多,皮肤更加干燥。衰老皮肤小汗腺和皮脂腺萎缩、分泌能力减弱是 NMF 及 HE 减少的主要原因。

(二)真皮

真皮胶原纤维和弹力纤维的改变决定了皮肤出现皱纹、皱襞、松垂、萎缩、真皮层变薄、弹性降低、毛细血管扩张等衰老表现。随着年龄增长和超紫外线照射,真皮成纤维细胞合成胶原纤维的能力降低,真皮上部的胶原蛋白,一方面由于受损伤表皮释放的花生四烯酸的代谢产物促使了胶原酶对它的降解作用,另一方面被紫外线照射所引起炎症浸润细胞分泌的蛋白水解酶降解,同时,胶原分子间的大部分交联成为非还原性,酸溶性胶原减少,从而使胶原的稳定性随老化而增加,结果胶原储水量减少,皮肤干燥,弹性减退。弹力纤维能抵抗蛋白水解酶的降解作用,但能吸收穿透真皮的长波紫外线而发生变性,使皮肤松弛。真皮网状层呈波浪状分布的胶原纤维束的波动,完全依赖于弹力纤维的弹性作用。因弹力纤维变性及功能丧失,使胶原纤维失去生理性回缩而变直,从而导致皮肤松弛。由于妇女的真皮较男性薄,因此更易衰老变性。老年人因进食减少以及脂肪的重新分配,常使皮肤脂肪细胞容量减少,这使得皮下组织中,连接网状真皮下部与筋膜的纤维性小梁失去了支撑作用,而不能托住真皮到下面毗连的组织上,很容易促使皮肤松弛,再加上地心引力的长期作用,而使松弛的皮肤下垂,形成皱襞,如眼睑下垂、睑袋及下颌、颈部皮肤松弛等。

(三)色素和黑色素细胞

随着衰老,皮肤抵抗自由基(FR)损伤的能力下降。例如,皮肤中对抗自由基的防护性酶如超氧化物歧化酶(SOD)及谷胱甘肽过氧化物酶的活性降低,皮肤中超氧化脂质和变性蛋白沉积,形成脂褐质。

在成年人的表皮中,黑色素细胞数目每 10 年减少 $10\%\sim20\%$,这些改变在暴露部位和非暴露部位均可观察到,但由于慢性阳光辐射对人类表皮黑色素细胞具有增殖和活化作用,使黑色素细胞重新分布,暴露部位大约是非暴露部位的两倍。暴露部位泛发性花斑状色素沉着是由于黑色素细胞分布不均匀,或黑色素细胞与角朊细胞间的相互作用发生改变而引起的。

毛囊母质黑色素细胞总数随年老而进行性减少,剩余黑色素细胞的黑色素原活性也降低,因而引起毛发变灰白。

(四)皮肤血管和神经

随着衰老,真皮乳头层血管约减少 30% 左右。由于真皮结缔组织变性,皮肤萎缩变薄,以致对皮肤小静脉和毛细血管的支撑减弱,从而引起真皮浅层毛细血管和小静脉扩张。扩张的毛细血管呈细胞丝或片状红斑,扩张的小静脉呈紫蓝色。老年皮肤神经解剖学改变较小,但实验研究和临床观察都发现老年人皮肤感觉功能减退,痛阈提高,缺乏剧痛感。

(五)皮脂腺、汗腺和毛囊

老年人皮脂腺的结构变化不大,少数有皱缩,但皮脂分泌一般减少。皮脂腺的分泌主要取决于男性激素水平,老年人可发生老年性皮脂腺增生,好发于额、颧、鼻等部位。小汗腺的数目及分泌均可能减少,所以皮肤干燥,而大汗腺多无明显变化,但可能受内分泌影响而活性降低,出现一些腺体的萎缩。

(六)免疫功能

皮肤的免疫是由郎格汉斯细胞、组织巨噬细胞、T 细胞、角朊细胞、肥大细胞、中性白细胞及血管内皮细胞组成并发挥功能的。然而,上述前 5 种细胞均随年老而数目减少并发生功能障碍。

在老年人的非暴露部位,表皮中郎格汉斯细胞数目减少 20%～50%,在暴露部位减少的比例更大。动物研究发现,老龄鼠的表皮郎格汉斯细胞不仅密度降低,而且激发同种(异体)T 细胞增殖和呈递抗原给敏感 T 细胞的能力明显下降。郎格汉斯细胞是皮肤免疫监视系统的"边防哨",在防止皮肤感染性和增殖性疾病中起重要作用。因而,表皮郎格汉斯细胞密度减少及功能衰退,不仅使老年人发生病毒性皮肤病如带状疱疹和细菌感染性疾病的机会增多,并且使长紫外线辐射或其他因素引起的突变的表皮细胞株逃过宿主的免疫监视作用,而顺利地完成其起始、促进及恶性转化 3 个步骤,最后形成恶性肿瘤,使老年人皮肤癌发生率亦显著增加。表皮郎格汉斯细胞数目减少,同时使老年人皮肤接触性超敏感反应降低,变应性接触性皮炎发生率减少,但是,由于老年人的真皮对异质性物质的消除能力降低,容易引起刺激性反应的物质在皮肤内积累,因此,原发刺激性皮炎发生率增加,而且需要较长时间,炎症才能消退。

老年人皮肤中的组织巨噬细胞数目减少、处理抗原的能力减弱,郎格汉斯细胞数目减少,以及它们的选择性活动能力和对特殊抗原包括特殊促细胞分裂剂的反应性降低,共同促成了老年人细胞介质的皮肤局部免疫力下降,而使皮肤癌发生率增加。

角朊细胞在免疫调节中的作用,主要是它们能够产生具有多种功能的白细胞介素-1(IL-1)。然而,IL-1 的产生却随年老而明显地减少,老年人与青年人相比减少达 5 倍。IL-1 能够促进胸腺细胞对有丝分裂原的增殖性反应,并通过增强郎格汉斯细胞和组织巨噬细胞的抗原呈递作用而使 T 细胞迅速增殖,还能激活巨噬细胞并增加细胞活性。IL-1 也能刺激邻近的角朊细胞进一步释放 IL-1,以增强反应。T 细胞被 IL-1 激活后产生 IL-2、IL-4 及 IL-5,IL-4 和 IL-5 能够刺激 B 细胞增殖并产生抗体。由此可见,老年人皮肤中 IL-1 的不足,直接削弱了皮肤免疫网络系统通过连锁反应迅速消除外来抗原和异常内生性抗原物质的能力,从而使老年人的皮肤容易遭受病原微生物的侵袭,并易发生恶性肿瘤。此外,紫外线辐射,尤其是长紫外线能够刺激角朊细胞产生抗 IL-1 分子,从而抑制 IL-1 的正常功能。这也是皮肤癌常发生于暴露部位的原因之一。

皮肤中肥大细胞的数目随年老而减少,造成了老年人对组织胺和肥大细胞脱颗粒剂的反应性减弱、皮肤血管舒缩功能降低及渗出减少。这是老年人的皮肤对刺激物的急性应答能力降低和荨麻疹发生减少的原因之一。皮肤中 B 细胞的数目似乎不受年老的影响,但通过自身抗体增加以及其他免疫功能紊乱现象,例如,异常单克隆抗体及免疫复合物的产生,则反映了 B 细胞功能障碍,从而使老年人发生某些自身免疫性皮肤病,如天疱疮及大疱性类天疱疮等。

另外,随着年龄老化,抵抗自由基损伤的能力也下降。例如,皮肤中对抗自由基的防护性酶如超氧化物歧化酶及谷胱甘肽过氧化物酶的活性降低。在表皮肿瘤中,SOD 活性水平降低更为明显,如鳞状细胞癌降低接近 37%,因此使 FR 形成增加。此外,紫外线辐射能够增加皮肤细胞内 FR 的水平。FR 是带不成对电子的原子,它们很不稳定,富有极度的活性。当过多的 FR 自动寻找另外的电子进行反应时,即形成细胞损坏的连锁反应。这种改变不仅促进了皮肤自然老化过程的发展,而且使暴露部位皮肤对光化性癌过程的易感性增加。这也是皮肤癌几乎全部发生在受阳光照射暴露部位的原因。

除上述自然老化和光老化病理改变造成皮肤老化外,某些少见的和特殊的疾病,也表现为皮肤老化征象,如皮肤弹力过强征、皮肤松弛征、早老征、弹性假黄瘤等。

二、颜面部皮肤老化的表现

有学者根据皮肤的损伤程度和皱纹深浅,将引起皮肤老化的原因分为:一是皮肤的轻度损伤。面部肌肉活动时可见浅细皱纹,活动消失后皱纹也消失,原因是真皮乳突层的弹力纤维网减少,乳突层平坦,表皮层松弛。二是与面部表情肌有关,表情肌附着于皮肤,当它收缩时皮肤可在与它收缩成直角处出现皱纹,并常随岁月的增加而增多和加深,故表情肌处皱纹往往显示皮肤老化的程度。面部的皱纹可分为 3 类。

(一)体位性皱纹

体位性皱纹又称自然性皱纹,主要出现在颈部,人一出生就可在颈部见到 1～3 条横的皱纹。这些皱纹不一定代表老化,但随着人的年龄增长和颈阔肌长期收缩,也可使横纹变深、横纹之间的皮肤松弛,而成为面部老化的象征。

（二）动力性皱纹

动力性皱纹是表情肌收缩的结果，一旦出现，即使表情肌不活动也不会消失。它出现的部位、时间与数目，因各人表情动作和习惯不同而有差别。

1. 额部皱纹　　出现在两眉之上，呈水平方向，这是额肌收缩的结果。此皱纹出现的时期较早，有的人在青年时代就开始见到此皱纹。

2. 皱眉纹　　出现在两眉之间，呈垂直方向。这是两外眉肌收缩的结果。

3. 眼睑皱纹　　出现于上、下眼睑，数目较多，上睑皱纹较细，下睑皱纹则较粗，其方向均呈垂直和稍斜。下睑处还可能有花圈形睑袋，此类皱纹系眼轮匝肌收缩的结果。

4. 眼角皱纹　　又称鱼尾纹，位于外眦部，呈放射状排列，其长短与数目因人而异。此皱纹系眼轮匝肌收缩的结果。

5. 颊部皱纹　　出现于两颊，系上唇方肌、笑肌与颧肌收缩的结果。

6. 唇部皱纹　　出现在上、下唇的表面，数目较多。位于上唇与下唇处的皱纹呈垂直方向，位于两口角的皱纹呈放射形。此类皱纹系口轮匝肌收缩的结果。

7. 颏部皱纹　　出现在颏部，系颏肌收缩的结果。

（三）重力性皱纹

重力性皱纹多发生在 40 岁以后。人过中年，面部常不知不觉地出现一些皱纹。这类皱纹主要是由于皮下组织、肌肉与骨骼萎缩后，皮肤变松弛，加之重力作用而逐渐产生的，故多发生在面部骨骼比较突出的部位，如眶缘、颧骨、下颌骨等处。

1. 眼睑部位　　多见于上睑的外 1/3 处。由于重力关系，在上睑可随着眼皮和眼轮匝肌的逐渐松弛而发生皮肤下垂。下睑有时亦会逐渐下垂，同时还会由于眶隔脂肪从隔膜疝出而形成"眼泡"。

2. 面部　　此类皱纹多发生于面下部。由于颊脂肪垫的脂肪减少，颊部皮肤变得松弛，从而出现皱纹。

3. 颏部　　此类皱纹多发生于颏下部。由于皮下脂肪减少，下颏皮肤松弛而形成"重下颏"。

4. 颈部　　颈部的体位性皱纹发生在中年以后。由于皮下组织逐渐萎缩减少，皮肤松弛，加上重力作用而加多加深，特别在颈前部，常会在两侧颈阔肌的近中缘形成两条下垂的皮肤皱纹（俗称"火鸡颈"）。

（四）混合性皱纹

混合性皱纹由多种原因引起，机制较复杂，如鼻唇沟的形成与加深等。

三、衰老皮肤分子生物学方面的改变

Zambruno 应用单克隆抗体检测胎儿、婴儿及成人表皮细胞的表皮生长因子受体（EGFR），发现 EGFR 的数量与细胞的增殖能力和分化程度相关，即 EGFR 的数量与增殖能力呈正相关，与分化程度呈负相关。衰老细胞 EGFR 相对较少，分化程度提高，增殖能力较低。皮肤的老化与真皮细胞间质蛋白、胶原的含量及性质有关。Martin 观察了体外培养状态下猪皮成纤维细胞老化时纤维连接蛋白（FN）和 I、Ⅲ型胶原基因的表达状况，应用 Northem 印迹杂交等方法，结果显示，成纤维细胞在衰老过程中，FN 的 mRNA 表达增加，Ⅲ型胶原基因表达增加，而 I 型胶原基因表达降低。婴儿及青年人皮肤，I 型胶原的含量约占 70%，Ⅲ型胶原占 30%，而皮肤衰老时，两者比例逐渐倒置，同时合成的胶原分子在细胞内降解增加。

有人发现，时程老化的真皮成纤维细胞随年龄增加而逐渐丧失对外源性分裂原的反应。这是因为细胞丧失了高亲和力的受体（如 EGFR 数量减少）或降低了受体后信号传导能力。表皮显示了年龄相关性的集落形成能力降低和对分裂原的反应性降低，细胞不能释放使自身或邻近细胞生长和增殖的因子。在表皮的基底细胞层，发现了一种类似干扰素样的物质可以抑制细胞增殖。成人对该物质的敏感性远较婴儿为高。这也说明年龄相关性的增殖能力降低，是由于对分裂原的反应性降低和对生长抑制物的反应性增高所致。近来有人开展了针对皮肤衰老基因表达异常的基因治疗，有望在不久的将来应用于临床。

Gilchrest 研究了外源性生长因子对儿童、老人及光老化者的表皮细胞基因表达的影响。癌基因 C-myc 和 C-fos（两者与细胞分裂有关，并可诱发对分裂原的反应）、表皮生长因子受体 EGFR 基因（EGF 与 EGFR 结合可以加速细胞间信号传递）、GADD153（在生长受抑或 DNA 损伤情况下可刺激细胞增殖）等 3 种基因

表达因年龄而各异。新生儿角质细胞中 C-fos 的 mRNA 在无分裂原刺激的情况下很少表达,但加入生长因子后则表达;而成人表达较少,尤其是经强烈日光照射的皮肤。C-myc 在新生儿及青年人肯细胞表达远高于40 岁以上的中老年人,加入分裂原如 EGF 后,新生儿表达增加,而成人变化较小。新生儿及青年人 EGFR 基因均有明显表达,而老年人表达减少,加入 EGF 后,新生儿 EGFR 基因表达增加,成人增加则不明显。GADD153 的 mRNA 在细胞衰老时明显表达,加入分裂原后反而调节作用降低。这也说明衰老细胞生长受抑和 DNA 损伤。Geen 最近的研究也提示,年龄相关性的分化样改变发生在基因表达水平和蛋白合成水平。

皮肤衰老是全身衰老的一个组成部分,而衰老本身是由遗传决定的。人们已经发现一些遗传位点、等位基因的变异与衰老密切相关。如 Spiering 证实 DNA 复制与衰老直接相关,发现衰老和静止的人二倍体成纤维细胞中有 DNA 合成抑制因子。这是一类新型的生长负性调控因子,由基因控制产生的膜蛋白执行控制寿命的遗传程序。它通过抑制细胞 DNA 的合成而引起细胞分裂停止,进而衰老死亡。Stein 认为,衰老细胞产生的 DNA 合成抑制物可阻止细胞从 G_1 期转入 S 期,从而导致细胞分裂停止。有的学者对这种 DNA 合成抑制物的 mRNA 进行 cDNA 克隆,得到了 FN 的 cDNA。这说明 FN 的类似物与衰老有关。笔者对细胞 DNA 合成抑制作用提出了基因调节假说,认为二倍体细胞同时拥有两种遗传密码:一种控制合成 DNA 合成抑制物,另一种可控制产生一种阻遏 DNA 合成抑制物基因表达的物质,即阻遏物。DNA 合成抑制物基因与年龄呈正相关,而阻遏物基因与年龄呈负相关,因此,细胞的寿命和增殖能力与这种阻遏物的浓度有关。

一般认为,基因表达调控的改变是引起衰老的原因之一。在衰老过程中,基因组 DNA 甲基化总的水平下降。有人对不同年龄的 myscus 的小肠粘膜组织研究发现,随着年龄增长,DNA 甲基化水平明显下降。DNA 是遗传信息的携带者,其碱基的修饰引起人们的关注。DNA 一经复制后,即在 DNA 甲基转移酶的催化下,S 腺苷蛋氨酸的甲基转移到 DNA 分子中胞嘧啶环第五位碳原子上,形成甲基化 DNA,这样可以保护宿主不被外来的 DNA 感染,并维持和稳定细胞于合适的分化状态,以免细胞分化衰老。

随着细胞的衰老,氨基酸的左旋镜缘体逐渐消旋为右旋镜缘体,蛋白性质发生改变,组织蛋白总合成下降 70% 左右。尽管蛋白质合成随年龄增长而剧烈下降,但由于蛋白降解相应减少,结果使胶原老化。由于 DNA 结合蛋白的变化,染色质热稳定性随年龄增长而增加。rRNA、tRNA、mRNA 随年龄增长而含量降低,使蛋白合成进一步减少。Vlassara 报告了一种能解释衰老与糖尿病多种并发症有关的机制,即非酶催化的蛋白高度糖基化。他发现,蛋白高度糖基化形成的不可逆终产物 AGE 可在胶原蛋白、基质膜蛋白中不断积累,导致众多系统衰老变化,如皮肤的衰老等。

超氧化脂质等氧自由基在衰老过程中起着非常重要的作用。自由基及诱导的氧化反应长期毒害的结果,可引起膜损伤和交联键的形成,从而使酶的活性降低,核酸代谢障碍,使机体细胞衰老。SOD 含量降低可以直接导致寿命缩短,而增加则可延长寿命。另外,有的学者发现,GF-β 对内皮细胞只要作用 1 小时,即可完全抑制其对生长因子的反应,并可使胞质体积增大并出现类似衰老细胞特征。这种作用因 EGFR 的活化而减弱。IL-1 似乎也参与了细胞的衰老,培养中的人衰老内皮细胞含有相当的 IL-1 mRNA;相反,小儿细胞则没有这种转录。

有学者发现了控制细胞生死机制——生物钟即端粒。它是染色体两端的染色粒,作用是防止正常的染色体之间发生融合,每次细胞分裂及染色体中的 DNA 复制,端粒便变短一些。当它减短到某一长度时,细胞便停止分裂,进入所谓的开始衰老阶段。此时,细胞开始丧失功能,其包含的基因信息开始分解。当足够多的细胞经历了这一过程时,疾病便来了。由此看来,端粒的减短显然成了细胞死期的制造者。他们还发现,患早衰症的儿童其细胞端粒的长度几乎与老年人一样。这就意味着衰老是某种基因程序,并至少在理论上提供了可被控制的可能性。

四、延缓皮肤衰老的方法与新思路

延缓皮肤衰老通常是针对引起衰老的原因和衰老所引起的病理变化而展开工作的。皮肤衰老与全身衰老一样,是从单个细胞开始的,众多细胞老化后才发生组织结构方面的改变。许多因素可以促进细胞衰老,而另一些因素可以延缓皮肤衰老。

（一）从细胞生物学和分子生物学上延缓皮肤细胞衰老

遗传是皮肤和全身衰老的最主要原因。时程老化的特点是一种萎缩性改变，包括全身器官的萎缩、皮肤变薄、胶原等基质分泌减少。这种现象的产生主要是细胞染色体中 DNA 合成抑制物基因表达增加，使许多与细胞活力功能有关的基因受抑制而不能表达。针对这种现象，有人试图设计一种反义 RNA 核酸序列，使其封闭 DNA 合成抑制基因，形成一个封条。这样，组织细胞就可以延缓衰老，处于活力旺盛状态。

日光是引起皮肤衰老的重要原因之一。光老化对于青年人来说，皮肤呈增生性改变；对于中老年人，由于合并时程老化，皮肤萎缩及变薄。日光对皮肤的损伤，主要是强烈的紫外线引起皮肤细胞的损伤和染色体基因的改变。损伤与修复并存，形成了光老化增生与萎缩并存的特殊病理变化。近 10 年来，许多人应用维甲酸治疗以光老化皮肤衰老为主的患者，取得了较理想的效果。维甲酸类药物是一种细胞分化诱导剂，可以使表层受损伤的皮肤加快角化。角化上皮脱落，基底细胞增生替代脱落的上皮，并可使真皮乳突层增厚，基底膜锚状纤维增加，胶原沉积及毛细血管增生。有的学者在实验研究中发现，在培养的衰老细胞中加入婴儿细胞，混合培养一段时间后，衰老细胞与婴儿细胞杂交，改变了衰老细胞的生物学特性，使其具有年轻细胞的特性和功能，延缓了衰老过程。目前认为，这种细胞杂交方法是比较简单并能有效延缓细胞衰老的方法，有望在人体器官中试用。

笔者的研究发现，随着皮肤衰老，表皮生长因子受体基因表达的减少，通过调控 EGFR 基因的表达量，可以使表皮细胞和真皮成纤维细胞的寿命延长，恢复对表皮生长因子的反应。有学者认为影响端粒的长度就有可能使一个开始衰老的、丧失功能的细胞恢复青春，并延长寿命。他们在实验中通过控制双亲细胞之一的端粒长度，已能使所产生的人类细胞杂交体的寿命延长。他们认为衰老是一种可以治疗的疾病。

目前市场上的许多抗衰老化妆品和药物的作用是，加快细胞分裂和增殖、加快表皮细胞脱落速度、刺激基底细胞分裂，在短期内改善皮肤的外观。但由于细胞有一定的寿命和分裂次数，加速细胞分裂则使每次细胞周期变短，结果使细胞寿命变短，反而加速了衰老。因此长期使用这些物质是很危险的。比较理想的方法是从基因水平对细胞的生长周期、分裂次数进行调控。延长细胞的生长周期，则在分裂次数一定的情况下，细胞的寿命得以延长；或增加细胞的分裂次数，在生长周期一定的情况下，也可以延长细胞寿命。通过调控皮肤细胞某些基因的表达，可使某些受体增加，增加对某些生长因子的敏感性，同时使胶原等成分分泌增加，修复已受损的皮肤结构。新近开展的衰老基因的基因治疗更具有光明和诱人的前景。

（二）从皮肤结构重塑方面延缓皮肤衰老，改善外观

对于正常皮肤和Ⅰ度皮肤损伤，延缓皮肤衰老和去皱多采用药物及生物活性物质进行皮肤细胞生物活性调控。对于Ⅱ、Ⅲ度皮肤损伤，由于组织已发生了不可逆损伤，而且筋膜、肌肉和骨膜松弛，脂肪减少，皮肤下垂，保守的药物疗法效果不满意，只有通过其他方法才能取得较好的效果。常用方法为冷冻治疗、皮肤磨削、化学剥脱、皮内胶原注射、皮下脂肪注射和种植体植入、面部皮肤上提手术、筋膜系统悬吊手术等。

皮肤磨削治疗通常用于浅表瘢痕，同时可以改善面部的较深皱纹，使其变浅。它可以与面部去皱术同时使用。其作用一是去除部分衰老的表皮使皮肤变平，二是可以促进真皮成纤维细胞增生，促进胶原合成；缺点是术后有较长时间的色素沉着。

化学剥脱已应用了很长时间，根据苯酚和三氯醋酸的不同浓度配方，可治疗皮肤的光化性变化和消除皱纹。较常使用的剥脱液有两种：强的剥脱液由苯酚结晶 28.35g、巴豆油 3 滴、水 5ml 组成，主要用于较厚皮肤处的较深皱纹；弱的剥脱液由苯酚液体 30ml、90％乙醇 30ml、橄榄油 3 滴组成，用于较薄皮肤处的浅表皱纹。上述化学剥脱的最大问题是突发严重的心、肾损害，甚至突发心跳停止。某些面部的和眼睑的皱纹可以通过除皱术和眼睑成形术来消除，但口周、眶周的皱纹没有实质性改善，这些部位就可以通过磨削或化学剥脱得到改善。面颈部除皱时可以拉紧松弛的软组织、消除或减轻皱纹、复位移位的软组织，这是一项可年轻化的较简单、安全、有效的技术，而且可以重复进行。近年来激光技术在美容外科领域的应用，可以改善皮肤质地，使皮肤收缩，真皮变厚。如能预防术后色素沉着，将是一项有前途的年轻化皮肤质地的有效技术。

胶原注射疗法主要有两个目的。在面部皮肤出现早期衰老迹象时，注射胶原可作为一个暂时性的皮内充填物；另外亦可以推迟行面部除皱术的时间。胶原注射时应注意以下两点：首先，胶原应注射在真皮内而不在皮下组织中，未经交联的可注射在真皮浅层，而交联胶原则应注射在真皮深层。如果注射在皮下组织中，则起

不到充填除皱的效果。第二，注射时应矫正过度，以补偿胶原中盐液吸收后体积缩得更好的效果。胶原注射仅能获得暂时性减少皱纹的效果，半年以后，注射的胶原往往会被完全吸收。

有关衰老的研究已有很长历史，但由于受多种因素制约，研究尚不够深入，尤其是对于皮肤衰老的研究更少并缺乏系统性，所以也限制了抗衰老治疗学的发展。随着分子生物学研究的深入和将其引入抗衰老研究中，衰老的机制越来越明了，人类将逐渐从以往单纯采用改善皮肤外观的圈子中走出来，而采用从分子水平来延缓细胞衰老，从大体水平来改善外观的"标"、"本"同治的立体式延缓皮肤衰老的新方法。

（张余光、高景恒）

参考文献

〔1〕中国解剖学会体质调查委员会.中国人体质调查(续集).上海:上海科学技术出版社,1990

〔2〕江明宏.人物画素描法.台湾:信宏出版社,1981

〔3〕邵象清.人体测量手册.上海:上海辞书出版社,1985.202

〔4〕贺建国.局部麻醉进展.国外医学麻醉学与复苏分册,1987,6:325

〔5〕柴庆翔.人体的解剖与构成.北京:人民美术出版社,1987.2

〔6〕Arndt EM, et al. Fact and fantasy:Psychosocial consequences of facial surgery in 24 down syndrome children. Br J Plast Surg. 1986, 39;498～504

〔7〕Bradbury E. The psychology of aesthetic plastic surgery. Aesth Plast Surg. 1994, 18:301～305

〔8〕Colleen SW, Rand, et al. Obesity and psychoanalysis treatment and four-year follow-up. Am J Psychiatry. 1983, 140:9

〔9〕Edgerton MT. The plasty surgeon's oblication to the emotionally disturbed patient. Plast Reconstr Surg. 1975, 55:81

〔10〕Edgerton MT. Langman MW, Prusinsky TP. Plastic surgery and psychotherapy in the treatment of 100 psychologically disturbed patients. Plast Reconstr Surg. 1991, 88(4):594～608

〔11〕James M. Stuzin MD FACS, Thomas J, et al. Treatment of photoaging. Clinics in Plastic Surgery. 1993, 20(1):9

〔12〕Kilmann PR. et al. The impact of augmentation mammaplasty:a follow-up study. Plast Reconstr Surg. 1987, 80:375～378

〔13〕Lavell S, et al. Safe:a practical guide to psychological factors in selecting patients for facial cosmetic surgery. Ann Plast Surg. 1984, 13(3):256～259

〔14〕McCarthy JG. Introduction to plastic surgery. In:McCarthy JG. Plastic Surgery. Philadelphia:W. B. Saunders Company. 1990. 28

〔15〕Moore CDC. Body image and eating behavior in adolescent girls. Am JD is Child. 1988. 83:393～397

〔16〕Npoleon A. The presentation of personatilise in plastic surgery. Ann Plast Surg. 1993. 31:113～120

〔17〕Pundic SK. General aesthetic techniques. International Aesthesiology Clinics. 1994

〔18〕Reich J. Factors influencing patient satisfaction with the result of aesthetic plastic surgery. Plast Reconstr Surg. 1975. 55:117

〔19〕Richard G. Golgan MD. Seth L, et al. Chemical peels. Trichloroacetic acid and phenol dermatol-clin. 1995. 13(2):263

〔20〕Sorrel S. Resmik MD. Barry I, et al. Complication of chemical peeling dermatol clin. 1995. 13(2):309

第三十章　眼部整形与美容

第一节　应用解剖

一、眼睑

眼睑是眼球前方的皮肤皱褶,有保护眼球、防止异物和强光损伤眼球及避免角膜干燥的作用。所以眼睑有缺损或有外翻畸形,必须尽早矫治(图 30-1)。

眼睑分上、下两部,上睑较下睑大而宽。上、下睑缘间的空隙称作睑裂。成年人的睑裂长约27~30mm,宽度在平视时约 8~10mm,尽力睁眼时可达 12~14mm。上睑最高处在中、内 1/3 交界处,下睑最低点在中、外 1/3 交界处。正常人在自然睁眼原位注视时,上睑缘位于瞳孔上缘与角膜上缘之间的中点水平,即上睑缘覆盖 10-2 点钟处角膜上缘 1.5~2mm 左右。如果上睑缘覆盖角膜超过 2mm,可诊断为上睑下垂。下睑缘正好与角膜下缘相接触,如果下睑缘与角膜间有巩膜外露,除了处于惊讶和发怒状态时睑裂变大外,是由于眼球过凸或下睑退缩所致(图 30-2)。

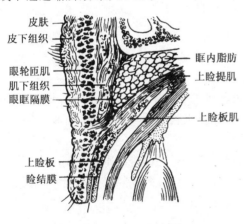

图 30-1　上眼睑剖面图

皮肤
皮下组织
眼轮匝肌
肌下组织
眼眶隔膜
眶内脂肪
上睑提肌
上睑板肌
上睑板
睑结膜

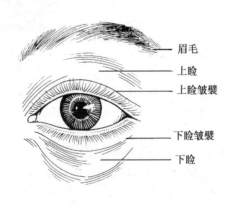

图 30-2　上、下睑缘位置

眉毛
上睑
上睑皱襞
下睑皱襞
下睑

睑裂大小可因不同的外界环境、精神状态和眶内容物的增减而引起相应改变。但一般单侧睑裂增大或缩小大多为病态或先天性畸形。眼睑的边缘称为睑缘,宽约 2mm。上睑缘较下睑缘宽,在施行眼睑手术时,了解睑缘的形态十分重要。睑缘有前、后两唇。前唇较圆钝,有排列整齐的 2~3 列睫毛附生,睫毛有防尘和削弱强光的功能。后唇锐利,与眼球紧贴。两唇之间微凹,呈浅灰色,称为灰线,此处是皮肤和粘膜的交界线。从灰线切入,正好进入眼轮匝肌和睑板之间,即可将眼睑劈为前叶和后叶。所以,灰线在眼睑成形术中是一条很重要的解剖标志和切口径路。上睑的上举,主要靠上睑提肌和睑板肌(Müller 肌)的配合。前者由动眼神经支配,后者由交感神经支配。由于上睑提肌部分附着分布在睑缘皮肤上,所以当它收缩时,不仅将上睑提高,而且将它向后对着眶缘部牵引,因而在近睑缘的皮肤处形成一条沟状凹陷,成为所称的上睑皱襞即双眼皮。上、下睑交界处为内、外眦。内眦圆钝,包围着一个肉状突起称作泪阜,它是变态的皮肤组织。朝向泪阜的上、下睑缘各有一泪点,为泪小管的进口处。外眦呈锐角。闭眼时内眦向上,外眦朝下。张眼时外眦向上,比内眦高约 1.5~2mm。这种情况东方人比西方人明显,所以东方人睑裂的走向略向外上倾斜,称为蒙古样倾斜。在内眦角前方常见一条垂直的皮肤皱襞,称为内眦赘皮,在东方民族多见,故也称蒙古襞(Mongolia plica),它遮盖了内眦的正常外形和一部分视野。

按应用解剖角度,眼睑可以分为前、后两叶。前叶由皮肤、皮下组织和肌层构成,后叶为睑板和结膜;两叶间为肌下疏松组织。手术时沿此层剥离,很容易将两叶劈开。按组织结构,眼睑可分为皮肤、肌层、纤维层和睑结膜。

(一)皮肤

眼睑皮肤是全身最薄和最柔软的皮肤,尤其是上睑,仅约 0.3mm 厚,表皮角化少,真皮为富有弹性的结缔组织,乳头小。真皮内有汗腺、皮脂腺、神经、血管和淋巴管等。皮下组织薄而疏松,无或有少量脂肪。因而外伤或手术后,眼睑容易出现水肿和淤血。眼睑处于人体外露部位,所以皮肤的皱褶老化也最容易在眼睑部位显露。

(二)肌肉

眼睑肌肉主要为眼轮匝肌、上睑提肌和 Müller 肌。眼轮匝肌为骨骼肌,环睑裂平行排列,受面神经支配。肌肉收缩时使眼睑闭合。如有面神经额支和颧支的损伤或麻痹,眼睑不能闭合,容易发生暴露性角膜炎。在眼睑上作切口,也应以与眼轮匝肌走行方向一致为宜。如垂直切割,创缘裂开较宽,术后瘢痕明显。眼轮匝肌可分为眶、眶隔前和睑板前 3 部分(图 30-3)。

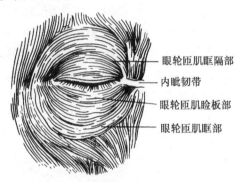

眼轮匝肌眶隔部
内眦韧带
眼轮匝肌睑板部
眼轮匝肌眶部

图 30-3　眼轮匝肌的分布

眶部眼轮匝肌位于眶缘表面,主司睑裂紧闭。睑板前部眼轮匝肌在内段分深、浅两头。浅头与睑板联合组成内眦韧带,止于前泪嵴。深头在泪囊后方,止于后泪嵴,称为睑板张肌(即 Horner 肌),它使眼睑与眼球密贴并维持眶鼻沟的深度(图 30-4)。

上睑提肌,主司提上睑作用,受动眼神经支配,起于眶尖肌肉总腱环的上方,沿眼眶上壁与上直肌之间向前呈扇形伸展,末端呈宽阔的纤维腱膜止于睑板前方及上缘,部分纤维穿过眼眶隔膜与眼轮匝肌同止于上睑皮肤中(图 30-5)。

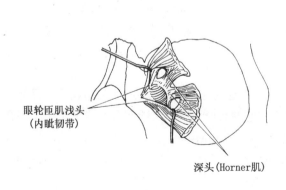

眼轮匝肌浅头
(内眦韧带)

深头(Horner肌)

图 30-4　内眦韧带和 Horner 肌

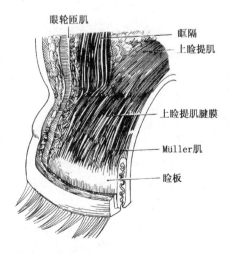

眼轮匝肌
眶隔
上睑提肌
上睑提肌腱膜
Müller肌
睑板

图 30-5　上睑提肌的分布

　　上睑提肌收缩,睑板前方眼睑皮肤随之上提,形成上睑皱襞,俗称双眼皮。由于种族解剖结构上的差异,西方人几乎100%存在上睑皱襞,在东方民族出现率较低。上睑提肌麻痹,可导致上睑下垂。上睑下垂的患者是无上睑皱襞的。Müller肌宽约15mm,呈扁带状,肌肉长约12mm,起自上睑板上缘上方约12mm处的上睑提肌深部肌纤维之间,止于上睑板的上缘。下Müller肌也称下睑板肌,肌肉较小,起自下直肌鞘,向上延伸止于球结膜和下睑板。Müller肌受颈交感神经支配,收缩时可使睑裂开大,它还有协助提上睑的作用,即使在严重的上睑下垂病例,Müller肌往往还能起一定作用。当此肌兴奋时,可增宽睑裂约3mm左右,所以对于老年性上睑下垂和Horner综合征者(又称交感性上睑下垂),即上睑提肌肌力在8mm以上,下垂量在1.5～2mm的病例,可以作睑板-结膜-Müller肌切除(Fasenella-Servat手术)或Müller肌结膜切除术。Putterman通过组织学检查,认为此手术是通过缩短Müller肌而获得效果的。

　　肌下疏松组织为帽状腱膜下疏松组织的延续,其中有睑板缘血管弓和感觉神经走行。

(三)纤维层

　　眼睑纤维层由眶隔和睑板组成。眶隔是致密结缔组织,下端连睑板,上端与眶缘的骨膜相连,将眶和眼睑隔开,如有出血可互不干扰。眶隔有限制眶内脂肪移入眼睑和防止炎症扩散的作用。司眼肌运动的神经也分布在此层内。眼球位于眼眶内,四周均有脂肪组织衬垫,起保护及缓冲作用,即使最消瘦的人,眼球周围的脂肪量仍近于正常。眶内脂肪在眼球前部,其周边部通过眼外肌之间的5个孔道与眶隔接触(图30-6)。

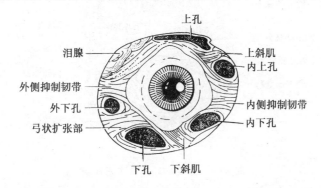

图30-6　眶隔脂肪通过眼外肌之间的5个孔道与眶隔接触

　　因年龄老化,眶周组织、眶隔膜、眼轮匝肌及皮肤等组织出现松弛、退行性变化,眼球上、下部分的脂肪通过眼外肌之间的孔道膨出,在下眼睑外部,皮肤形成袋状突出,称为睑袋。上斜肌在上方将脂肪分成内侧及中央两部分,外侧是泪腺。下斜肌在下睑把脂肪分隔成内侧及中央两部分,外侧脂肪球位置较深,位于眼球前方底部。上、下两个内侧脂肪球为内眦韧带所分隔(图30-7)。

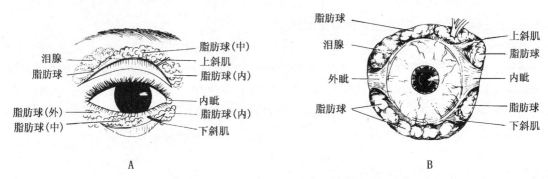

图30-7　眶隔内脂肪球位置示意图

A.眼睑皮肤外层透视　　B.眼睑纵剖面,眶隔内脂肪球位置

　　睑板也是致密结缔组织,并有弹性纤维。睑板外形与眼睑相适应,上睑板较大,长约29mm,中部宽10mm,两侧边缘较窄,仅1mm宽。下睑板较小,中部宽约5mm。睑板内有睑板腺,分泌皮脂,分泌物富含脂肪,防止粘着和避免角膜干燥。睑板的内、外端分别借内、外眦韧带固定于内、外水平的眶缘上。眶隔和内、外眦韧带统称为睑筋膜;睑板即借此与眶骨骨膜相连。正常外眦角呈锐角,如外眦韧带断裂,睑裂横径缩短,

则外眦角变圆钝。内眦角正常呈圆钝，如内眦韧带断裂，可见内眦向外向前移位；内眦到鼻中线的距离增宽，泪囊区隆起。

（四）睑结膜

睑结膜位于眼睑最内层，与睑板连接紧密，故不易剥离。睑结膜与穹隆部结膜及球结膜相连续，总称结膜。穹隆部结膜是睑结膜向眼球反折的移行部分，结构较疏松，伸缩性较大，在成形手术中可被利用为修复组织。全部结膜所形成的腔隙称为结膜囊。

（五）眼睑血管

眼睑血管来源于面动脉系统和眶动脉系统。前者来自颈外动脉，有面动脉、颞浅动脉及眶下动脉。后者来自颈内动脉之眼动脉，有鼻背动脉、额动脉、眶上动脉与泪腺动脉。由眼动脉及泪腺动脉分出的内外两侧上、下睑动脉，在眼轮匝肌及睑板之间相互吻合，形成 3 个动脉弓，即上、下睑缘动脉弓和周边动脉弓。睑缘动脉弓距睑缘 3mm，位于睑板和眼轮匝肌之间的肌下疏松组织内。周边动脉弓较小，沿睑板上缘走行，故又称睑板上弓（图 30-8）。静脉与动脉伴行。睑板前方的静脉回流入内眦静脉及颞浅静脉。睑板后方的静脉汇入眼静脉。

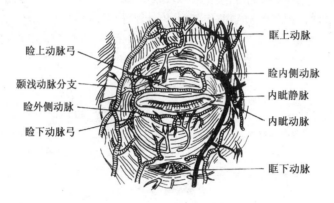

　睑上动脉弓　　　　　　　　　　　　　眶上动脉
　颞浅动脉分支　　　　　　　　　　　　睑内侧动脉
　睑外侧动脉　　　　　　　　　　　　　内眦静脉
　睑下动脉弓　　　　　　　　　　　　　内眦动脉
　　　　　　　　　　　　　　　　　　　眶下动脉

图 30-8　眼睑的动脉分布正面观

（六）神经

眼睑的运动神经：眼轮匝肌由面神经颞支和颧支支配；上睑提肌由动眼神经支配；Müller 肌由交感神经支配。感觉神经为三叉神经的分支支配，主要有眼神经及上颌神经分出的眶上神经、滑车上神经、滑车下神经和眶下神经。

二、泪器

泪器由产生泪液的泪腺和导流泪液的泪道组成。

（一）泪腺

泪腺位于眼眶外上方近眶缘的泪腺窝内，长约 20mm，宽约 12mm，被上睑提肌腱膜分离为深层的眶叶和浅层的睑叶两部分。眶叶较大，两叶的后部相连。睑叶泪腺易向内下方脱垂，多见于睑皮松弛症者，可在外上眶缘扪及一滑动质块，翻转上睑，在外上穹隆也可见到突出之质块。眶叶导管均穿过睑叶，因此睑叶被切，也能导致功能全失。

（二）泪道

泪道包括泪小点、泪小管、泪囊和鼻泪管。

泪小点：位于近内眦部的上、下睑缘处，它的开口与球结膜密贴，周围有富有弹性纤维的致密环和括约肌，有缩泪点作用，以利于泪液引流。

泪小管：上下各一个，长约 10mm，由垂直部和水平部组成，两者交接处泪管略膨大，称为壶腹部。上、下泪小管先汇合成泪总管，共同开口或分别开口到泪囊（图 30-9）。

由于重力关系，泪液的 2/3～3/4 是由下泪小管导流的，所以在它受伤断裂时，应及时予以修复。

泪囊：位于眼眶内壁的泪囊窝内，是鼻泪管上端的膨大部分，顶部成盲端，其最高处在内眦上方约 2～

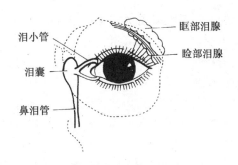

图 30-9 泪器剖示图

3mm 处,中部有上、下泪小管合并或分别通入。与它密切相关的解剖结构为内眦韧带,泪囊的顶部在韧带之下,所以内眦韧带可以作为泪囊定位的标志。

鼻泪管:是泪囊向下的移行部分,两者间无明显界限,它上接泪囊,下通鼻腔,开口于下鼻道外侧壁上。

泪水通过毛细管吸引作用入泪点后,主要借眼轮匝肌的舒缩活动形成唧筒作用,将泪水不断由泪小管,经泪囊、鼻泪管流向鼻腔。所以除外伤外,沙眼、结膜炎或鼻炎均能引起泪道阻塞。

三、眉

眉毛位于眶上缘,呈横向弧形分布,其粗细疏密因人和性别而异。眉毛可分为头、体、尾 3 部分。头部较粗圆,稍低于眶缘,毛指向上方。体部横向朝外,尾部尖狭,毛向外下斜,略高于眶缘。眉毛部位组织可分为皮肤、皮下组织、帽状腱膜前鞘、肌肉、帽状腱膜后鞘、脂肪垫及骨膜。肌层中包括眼轮匝肌、额肌及皱眉肌,三者相互交织。前鞘以纤维结缔组织小梁与眉区皮肤牢固相连,后鞘以脂肪垫与眶上缘骨膜相连。额肌收缩可抬高眉毛和上眼睑,所以上睑下垂的患者,因上睑提肌麻痹,无收缩力,往往靠增大额肌收缩来抬高眉毛,开大睑裂,因而幼童也会在额部显现明显的横形皱纹。在多种矫治上睑下垂的方法中,无论是筋膜悬吊、额肌瓣悬吊、额肌筋膜瓣悬吊,都是间接或直接利用额肌为动力来上提上睑。

四、眼眶

眼眶是一个由上颌骨、腭骨、额骨、蝶骨、颧骨、筛骨及泪骨 7 块骨块组成的四棱锥形骨腔。眶壁上附有眶骨膜,有包围眼球的眼球筋膜,包围眼外肌周围的肌鞘以及起软垫作用的眶脂肪。骨腔由前向后至眶尖逐渐变小。四棱锥形骨腔有上、下、内、外 4 个壁,它的基底为眶缘。眶缘壁厚,但有 4 处骨缝成为弱点。上眶缘由额骨、外眶缘由颧骨、内侧眶缘由额骨和上颌骨、下眶缘由颧骨和上颌骨构成。诸骨间有骨缝,如颧额缝、颧颌缝、额颌缝和鼻额缝。四周眶骨构成眶腔(图 30-10)。

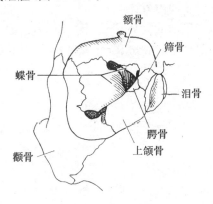

图 30-10 眶缘的骨缝

(一)眶骨

1.眶上壁 由额骨眶部和一小部分蝶骨小叶组成,与额窦、颅前窝、筛窦小房相邻,骨壁薄,颅脑损伤可波及此壁。在其内 1/3 与外 2/3 交界处有眶上切迹,眶上神经、额神经终末支及眶上动脉由此通过。在眶上壁外侧有泪腺窝,容纳泪腺;内侧有滑车窝,容纳上斜肌的滑车。

2.眶外壁　前部有颧骨、额骨颧突,后部由蝶骨大翼构成。在眶上壁和眶外侧壁交界处,即位于视神经孔外侧,有一内宽外窄的裂缝,称为眶上裂,有动眼神经、滑车神经、外展神经、三叉神经第1支——眼神经和眼静脉通过,与颅中窝相通。此处外伤骨折,常出现全眼肌麻痹、上睑下垂、瞳孔散大、三叉神经第1支分布区感觉障碍、眼球突出及球结膜水肿等症状,称为眶上裂综合征。

3.眶内壁　主要由筛骨纸板及上颌骨额突、泪骨、蝶骨体的一小部分组成。筛骨纸板将眶内容物与筛窦隔开,此壁极薄,易受损伤,一旦骨折,筛窦内的空气会进入眼眶形成眼内气肿或眼睑皮下气肿。上颌骨额突与泪骨共同组成泪囊窝,泪囊居于其中。

4.眶下壁　主要由上颌骨眶板、腭骨眶突以及颧骨构成,其下方为上颌窦。在外壁和下壁交界处有眶下裂,眶内容物常借此裂与翼腭窝及颞下间隙相通,中间有连接眼静脉、翼静脉丛和面深静脉的吻合支通过。眶下裂横过上颌骨眶板,在距眶缘不等的距离,此裂形成一管道,即眶下管,同名血管、神经通过此管。因此作眶下孔神经阻滞时切勿穿刺过深,麻醉剂浸达眶下裂会引起一过性复视。位于眶下裂和眶下管内侧的眶底骨壁很薄,这是爆裂性骨折最好发的部位(图30-11)。

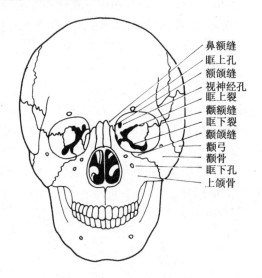

图 30-11　眼眶的解剖

5.眶腔　由前向后逐渐变小,眶尖有视神经孔,中间有视神经和眼动脉通过。

（二）眶骨膜、筋膜及脂肪组织

1.眶骨膜　硬脑膜于视神经孔处分为内、外两层。内层为视神经的鞘膜;外层为眶骨膜,疏松地附在眶壁上,仅在眶缘、骨缝、孔、裂、窝处与眶骨牢固附着。

2.眼球筋膜　为纤维组织膜,包围眼球的大部,下部形成悬韧带,起支持眼球的作用。

3.肌鞘　包围在眼外肌周围,与眼球筋膜相融合,并发出系带到周围组织,附着于眶缘,分别称为内侧抑制韧带和外侧抑制韧带,在一定程度上限制眼球过度转动。

4.眶脂肪　充填于眶腔内,起软垫作用。

第二节　眉缺损和畸形

眉毛位于眶上缘,为横向弧形分布的一束毛发,有阻挡额头汗水向下流入睑裂的功能。眉下部肌层有眼轮匝肌、额肌,额肌的向内下延伸部分称为降眉肌,还有部分斜形肌纤维为皱眉肌。凭借这些肌肉的舒缩运动,眉毛能以多种动态起到传递情感、表达情绪的作用。左右两眉位置、形态完全对称,这对颜面部整体美学方面具有重要意义。眉毛如有缺损或畸形,将失去生理功能,影响面部正常的表情活动,并有损于仪表和气质。

一、原 因

眉缺损，可能是部分或全部缺损，多为面部烧伤的后遗症，或由严重的头皮撕脱伤引起；少数因波及眉部的皮肤病变或肿瘤切除所致。眉缺损偶见于局限性脱发，亦可为麻风、梅毒等疾病的局部表现。

眉畸形，多见于外伤后早期治疗不当，对接缝合粗糙，造成断端分离或错位愈合；也见于老年性皮肤松弛，或因面神经额支瘫痪或重症肌无力，都可导致眉下垂。

二、眉缺损的修复方法

（一）滑行皮瓣法

滑行皮瓣法适用于眉内端或外端缺损小于 1/3 的病例，即利用皮肤的弹性，采用 V-Y 手术原则，将眉向缺损端延伸，以弥补缺损。对先天性眉距过宽者，也可采用此法。于眉内眦区设计横形"Y"切口，按设计线切开，分离达皮下深层，避免损伤毛囊，皮瓣向内眦区推进，缝合成"V"形，加压包扎 24 小时，1 周后拆线（图 30-12）。

图 30-12 眉内或外端缺损 1/3，或眉距过宽，V-Y 成形术
A. 内眦横形"Y"切口 B."V"形缝合

（二）皮瓣蠕行推进法

皮瓣蠕行推进法适用于眉内端或外端缺损不超过全长 1/3 者。以眉内端缺损 1/3 为例：第一期手术，以眉内 1/3 为蒂，切开外侧 2/3 眉区，形成皮瓣，按皮瓣蠕行转移原则，使外 1/3 皮瓣与内 1/3 接近，中 1/3 皮瓣暂时自相褶合形成皱襞。眉外端创口直接缝合。3～4 周后施行第二期手术，以眉外 1/3 为蒂，将皱襞剖开、展平、内移，和眉内端所形成的相应创面缝合。经此法虽然眉的长度增加无几，但由于位置变动，外观可有改善。如为两侧眉对称性缺损者，两侧手术同时进行，术后外观效果更好（图 30-13）。

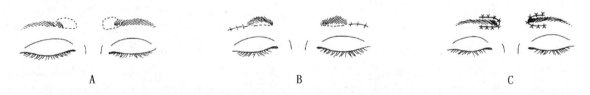

图 30-13 眉部分缺损，蠕行修复法
A. 眉内 1/3 为蒂，外侧 2/3 眉区切开 B. 外侧 1/3 皮瓣与内 1/3 接近，中 1/3 皮瓣褶合 C. 外 1/3 皮瓣为蒂，皱襞展平

（三）健侧眉皮瓣旋转移植法

健侧眉皮瓣旋转移植法适用于一侧眉全缺损，而健侧眉又比较浓密粗大者。按健侧眉的长度和下 1/2 宽度的位置，于患侧相当眉弓处作弧形设计线，按设计线切开，皮下剥离，形成正常眉 1/2 宽度的创面。将健侧眉毛平分为上下两半，横形切开，再于眉毛上方作平行切口，形成以内侧端为蒂，与患侧创面等宽的皮瓣，在皮下深层分离，切勿损伤毛囊。将皮瓣向患侧作 180°旋转，带蒂移植到眉弓创面，行创缘缝合。健侧眉部创口上缘需作减张游离后直接缝合，加压包扎 24 小时，术后 7 天拆线（图 30-14）。转移后遇有猫耳畸形者须再次手术进行修正。

（四）头皮全厚皮片游离移植眉再造术

手术前必须取坐位用美蓝标出眉毛的位置。如为单侧眉毛缺损，应以健侧为准。如为双侧眉毛缺损，可顺沿眉崎定位，外端应稍高。注意两侧眉毛的对称性。

手术在局麻下进行，像一般的游离植皮一样要准备供区和受植床。

图 30-14　眉缺损,健侧眉皮瓣法

A. 健侧眉以内端为蒂　B. 健侧眉的上 1/2 转移达患侧创面

受植床即沿定位线中央横向与眉长轴一致切开,于眉头部再作短小的垂直切口,不必切除一条皮肤组织,尤其对烧伤有上睑外翻患者,可有助于上睑松弛。切口要深达骨膜表面,创缘上下要分离松解,使创面较健侧略宽,使受植床能有良好的血供保证。

供区通常以同侧耳后顺沿发际部的头皮为首选,术前 3 天头发洗净后,用 1:5 000 苯扎溴铵溶液浸泡 10 分钟,一日 2 次,不必剃发。供区头发剪短,以便观察毛发生长的方向。移植片不宜过宽,一般以 0.6cm 为度,男性患者可略宽。根据健侧眉的布样切取头皮片,因为同侧耳后发际的头皮,其头发生长方向与眉毛生长方向主流是一致的,都是指向外侧。由于头皮毛发斜向生长,故切开时手术刀应顺其方向略为倾斜,与头发方向平行,以免损伤过多毛囊。毛囊深入皮下脂肪组织内,因此切取头皮移植片时应连带皮下脂肪层,贴帽状腱膜浅面切下,这样才能包括完整无损的毛囊。供区稍加分离,可直接缝合。移植片的处理十分重要,这是因为手术成功的关键在于:①受植床血供要良好;②在保证毛囊不受损伤的前提下,毛囊间的小粒脂肪组织应尽量去除;③要有较长时间的加压固定和防止感染。因此头皮移植片的修剪应在放大镜下操作。将修剪好的移植片置于受区,注意毛发方向应斜向颞侧。为避免缝针损伤毛囊,在移植片边缘作间断缝合时,缝针只需穿过皮片的浅表组织。间断缝合的线不要剪短,以留作打包用。术毕随即打包、加压固定,10~14 天后打开敷料、拆线。打开敷料如皮色淡紫,即为成活。最初 1~3 周内移植头皮片的毛发有增长趋势,但 3~4 周后毛发逐渐脱落,如见皮片有痂皮粘着,切勿揭去,可以涂金霉素眼膏,待其自然脱落,2~3 个月后毛发会重新生长,但较稀疏纤细。因移植之头皮片保持着毛发不断增长的特点,故需随时修剪。如有生长紊乱,可涂上油膏,并顺着向外方向按摩(图 30-15)。

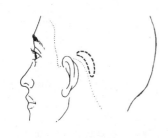

图 30-15　头皮全厚皮片游离移植法眉毛再造,头皮切取的部位

此法在切取头皮全厚皮片时,为将脂肪小粒去除,难免会损伤毛囊,使再造后的眉毛稀疏纤细,甚至眉毛生长错乱,因此可以利用毛发生长周期处于休止期时毛囊退缩到真皮层内的特性,于手术前 7~14 天将供区毛发拔除,人为地使毛发进入休止期,然后行头皮全厚皮片移植,这样不易损及毛囊。

毛发的生长分 3 期,即生长期、衰退期和休止期,周而复始。毛发在生长期间,其根部延伸到脂肪层内 1~2mm;衰退期时毛囊根部向浅面移行进入皮肤层;休止期时,毛囊退至真皮层的中部。人类的头发处于不同的生长周期中,约 80%~90% 在生长期,1% 在衰退期,9%~14% 在休止期。临床常见头皮全厚皮片游离移植后,开始有毛发生长,3~4 周后又逐渐脱落,2~3 个月后又开始生长,这是因为这部分毛囊在移植时,恰好处于衰退期和休止期之故。通过临床和组织学研究,人为地拔除毛发能加速进入休止期而使毛囊上移至真皮内,此期约发生在拔毛后 7~14 天,故应选择该期为头皮全厚皮片移植的良好时机。在供区拔毛时,应根据毛发的长向,快速而完整地将毛发及其球根部一并拔出,否则无效;并可根据正常眉毛的疏密程度,有选择地保留部分毛发不予拔除,以模拟眉的正常形态。

(五)毛发单株插植眉再造术

按上法切取和处理全厚头皮片,将头皮切割成约 2~3mm 左右的小株,注意勿损伤毛囊。将每株毛发一一引入插植杆针芯内,将针斜向插入眉缺损区的标记部位,即受植区皮下,随即将插植针拔出,如此像插秧似地将毛发一株株植入受植床,然后加压包扎,14 天后去除敷料。此法极繁琐费事,术后眉毛稀疏,分布不匀,需多次反复添加插植。

(六)颞浅动脉岛状头皮瓣眉再造术

以同侧颞浅动脉的分支为蒂,于其顶端连接一条鬓角或颞部发际的头皮条,形成岛状皮瓣,通过皮下隧道转移到眉部。

颞浅动脉有 3 个终末支：眶支、额支和顶支。眶支也称耳上支，走行弯曲，变异较大，设计时要慎重考虑。一般利用额支和顶支。

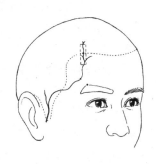

图 30-16　颞浅动脉额支走行及岛状瓣设计位置和方向示意

1.颞浅动脉额支岛状瓣眉再造术　额支于颧弓上方自颞浅动脉分出后斜行向前上方，在眉峰上外方处转弯，行向上方进入额部发际，动脉转折点的位置较固定。用多普勒超声血流探测仪测得该转折点平均在眉峰垂直线外 16.8mm 以内，距眉峰上缘 10～22mm，与额部发际间距约 40mm（图 30-16）。

以颞浅动脉额支的转折点作为血管蒂的旋转轴点，于额部发际处沿动脉走行设计头皮瓣。按毛发走行方向，头皮瓣呈前后矢状方向，眉尾近发际，眉头朝向顶部，这样血管穿行于头皮瓣长轴，血供有保证；亦可选用发际处毛发，头皮瓣呈冠状方向，血管走行与皮瓣长轴垂直。为保证血供，需将头皮瓣处血管蒂增宽呈扇形。利用额部发际处毛发则较柔软，有一定倒伏性。

2.颞浅动脉顶支岛状瓣眉再造术　同上法一样，用多普勒超声血流探测仪探测并标出颞浅动脉顶支走行。以眉弓外侧到耳屏长度作为血管蒂的长度，在其顶端设计一条形态、大小与健侧一致，毛发方向朝向眉尾部的全厚头皮。眉缺损部位受植床的处理方法同游离头皮移植一样。在血管标记线的一侧旁开 0.5～1cm 处切开皮肤，分离颞浅动、静脉束至头皮瓣设计线的眉尾部，切取以该血管束为蒂的全厚头皮岛状瓣。为免除血管束受损伤，不必剥离得太干净，可略带周围少量疏松组织，但蒂宽也不宜超过 0.8cm，这样在穿越隧道时才不显臃肿。分支血管要妥善结扎。在受植床的外侧端到耳轮脚前方，经潜行分离形成 1.5～2cm 宽的皮下隧道。隧道位于颧弓上方 0.5cm 较宜，因此处组织疏松，可以避免组织张力对血管的压迫。将岛状皮瓣经皮下隧道引至受植床（图 30-17）。

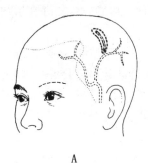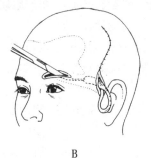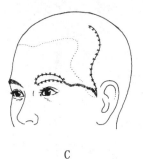

A　　　　　　　　　　　　B　　　　　　　　　　　　C

图 30-17　颞浅动脉顶支岛状瓣眉再造术

A.按颞浅动脉顶支径路，决定头皮瓣位置　B.头皮组织瓣通过皮下隧道到达眉部　C.移植完成，供区拉拢缝合，受区打包轻压

供区创面直接缝合。皮瓣四周与受植床创缘用 5-0 丝线作表浅间断缝合，轻轻包扎，10～12 天拆线。此手术的成功要点在于：血管蒂的长度要足够，一般为 6～8cm；过长可能在隧道内形成扭曲，过短张力大则影响血供。通过隧道时要注意皮瓣位置与血管纵轴保持一致，包扎时不能过分加压。此手术方法的缺点是，术后眉毛生长浓密，需经常修剪，不适用于女性患者。必要时可用电解法破坏部分毛囊，使其接近眉毛外观。

任何一种眉再造术，都需等待局部瘢痕松解软化后再进行，否则瘢痕挛缩，会使再造后的眉毛移位。

（七）文眉术

文眉本属眉部美容，对于眉毛稀疏色淡、两侧眉型不对称、眉型不理想，或因职业需要而无时间化妆者，可以通过文眉加重眉毛色泽，体现眉在面部的协调作用。采用文眉来扬长补短，可增添容貌美感。对于由于疾病或其他原因引起的眉毛脱落，本人顾虑手术，或健康情况不允许手术者，以及如眉毛部分缺损，眉中有断缺瘢痕，严重烧伤后两侧眉毛缺失，局部瘢痕严重，无良好的皮瓣移植受床，也无头皮带蒂移植的条件，或头皮严重烧伤，头皮全撕脱秃发者，都可采用文眉术来弥补和掩盖缺陷。

施行文眉术的要点是：

1.设计与脸型、眼型、年龄、职业、眉区原有的基础情况相协调的眉型。

2.注意无菌技术和安全操作。文刺用具要消毒,做到一人一针一料,避免交叉感染。开机时文眉针严禁正对受术者眼睛,动作应轻柔,防止因动作粗暴发生飞针而造成意外。

3.眉色的调配要根据求术者的年龄、职业及本人喜爱来选择,更重要的则是需与发色、肤色、原有眉毛的色泽相协调。

4.文刺技巧极为关键。为保持眉的立体感、动态感和生理功能,不应将原有的眉毛统统拔掉,而应在原有的基础上修剪、美化、塑形。原则上文刺时宁浅勿深、宁窄勿宽,眉头不能封死,眉体不能画框。根据眉毛的自然生长规律,采用与眉毛生长方向基本相同的条纹间隔文刺法。眉头部分斜向外上方,眉中部基本呈水平形,眉梢部分斜向外下方。要利用视觉上的疏密线条,以及文刺液调配的深浅明度,如以灰色为例:明度分3层,即浅灰、灰和深灰;浅灰为基础色,灰为过渡色,深灰为主色。文刺程序为:由眉头向眉梢第一遍上淡淡基础色,由边缘向中间文过渡色,中间密文为主色,每色间隔约1.5mm。由于线条的疏密及颜色的深浅体现出浓淡层次,使得文刺的眉毛自然、生动,更富立体感。

三、眉畸形的矫治

(一)眉下垂

老年性皮肤极度松弛,或因面神经额支瘫痪,或为重症肌无力者,都可致使眉下垂,形成上睑檐盖样遮蔽或下移,影响外貌和视野。较为彻底的矫治方法是采用额颞部骨膜下剥离和提紧,重建额颞部下移的组织附着点。

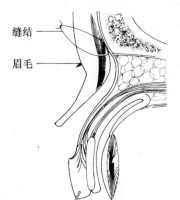

缝结
眉毛

图30-18　眉上提缝合固定的位置

1.眉上提整形术　眉部的肌肉主要有额肌,内侧部分额肌与眼部的眼轮匝肌相互交织并斜向皱眉肌。额肌的鼻部附着到鼻骨,其余部分的额肌被由帽状腱膜形成的前后鞘包裹。其后鞘向下延续到眶上缘骨膜并参与构成眶隔膜。眉脂肪垫就存在于后筋膜鞘的表面。眉脂肪垫的存在增加了眉外侧部分的活动度。

眉上提手术可以单独进行或与上睑整形手术同时进行,而不需另加皮肤切口。取上睑皱襞切口,在眼轮匝肌深面向眉部分离,当分离达眶上缘上1～1.5cm处,即可见到眉脂肪垫。将眉脂肪垫从眶上缘的中1/3到颧额缝作整块切除,但不能损伤骨膜。用5-0尼龙线将下垂的眉悬吊到眶上缘上方的骨膜上,悬吊的位置应高于眶上缘(图30-18)。

2.眉弓上缘皮肤弧形切除术　按眉下垂的程度和部位,用美蓝在眉上缘标志出需切除皮肤的宽度及弧度(图30-19)。在局麻下,按标志线切除皮肤和皮下组织。沿眉弓上缘的切口要注意刀刃略向额面倾斜,以保护眉毛的毛囊。分皮肤和皮下两层缝合切口。皮下缝合时必须与额骨骨膜相固定。皮肤层可作间断或皮内缝合。局部包扎24小时,术后7天拆线。术后3个月可见眉上缘之瘢痕,可用眉笔略加修饰掩盖,一般术后半年瘢痕逐渐隐退或不显著。

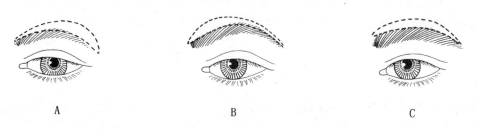

A　　　　　　　　　　B　　　　　　　　　　C

图30-19　眉下垂,根据不同部位作眉弓上缘皮肤弧形切除术
A.眉梢下垂明显　B.眉头下垂明显　C.眉毛距睑缘过近

(二)眉移位

1.先天性眉距过宽　采用本节前面已叙述过的 V-Y 成形术修复。

2.后天性眉位不正　多见于眉区附近创伤后遗瘢痕挛缩致使眉毛向上或向下移位,不论移位位于眉的内侧端、外侧端或中间,都可采用 Z 成形术矫正。设计"Z"形切口,切口深达皮下脂肪层,切勿损伤眉毛毛囊,然后将两三角瓣易位缝合,使移位之眉毛复位(图 30-20)。

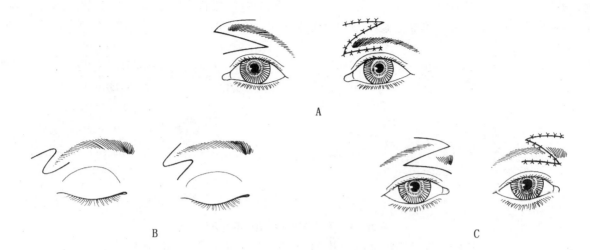

A

B　　　　　　　　　　　　　　　　　　　　　　　　C

图 30-20　眉移位 Z 成形术

第三节　睫毛缺损和畸形

睫毛位于睑缘,为 2~3 列排列整齐的短毛。睫毛方向,在上睑者略向上翘,下睑者略向下卷。睫毛在泪乳头和泪小点处消失。它能遮挡强光直射,并有敏捷的反射功能,以此保护眼球,还能防止汗水、尘埃和小飞虫进入眼内。

一、睫毛缺损

睫毛部分缺损或全部缺损,多见于烧伤后遗症和波及睑缘的皮肤病变,如分裂痣和血管瘤等良性肿瘤切除术后,以及反复发作的睑缘炎等。

睫毛修复的目的在于保护眼睛。如果纯粹为了增添眼部美感和眼睛的神态,以美容为目的,可用毛发移植修复睫毛。

上睑睫毛在外观和功能上都占主要地位,所以睫毛的修复一般限于较长段的上睑睫毛缺损或全部缺损。如果不是为了美容目的,一般下睑睫毛缺损不予修复。

(一)睫毛供区的选择

全身皮肤有毛部位很难找到与睫毛长向、长短和密度完全一致的供区。如果随意切取一块有毛皮肤来移植,移植后出现倒睫,反会给患者增加痛苦。一般认为可取自同侧眉中央部位,该部位的眉毛长向和睫毛比较接近,也较纤细密集,一旦移植成活后,仍保持不继续增长的固有特性;也可选用颅顶部头皮为供毛区,因为此区毛发排列平行,与头皮垂直,但此毛发较粗而硬直,且在移植后会继续增长,需不断修剪,给生活带来诸多不便。

(二)睫毛缺损的修复方法

1.眉毛或头发单株种植法　用一根内径为 1.5mm 的睫毛针,把单株毛囊植入睑缘,每一睑缘必须植入一排为数 50~60 根的毛囊后,才能生长出外形较为满意的睫毛。但手术费时而又艰难,一次手术只能种植 20 根左右的毛囊,患者必须忍受多次手术,所以此法已渐被毛发游离移植所替代。

2.眉毛游离移植法　于同侧眉偏内侧端的中央区,根据所需修复长度,切取一条包含 2~3 排眉毛的移植片,因为此区毛的长向是向外下方。切取时顺眉毛的长向斜形切入皮肤,并包含浅层皮下脂肪,以保存毛囊的完整性。因移植片窄小,虽较厚也易存活,故不必剔去位于毛囊之间的脂肪组织。供区直接缝合。受植床是在睫毛完全缺失的上睑缘上方约 2mm 部位,作与睑缘相平行的切口,如为睫毛全部缺失,切口必须由内眦达外眦,深达睑板。切口创缘应向两侧游离形成一个沟槽,将所取的移植片镶嵌入沟槽中,用5-0丝线从一侧创缘进针,穿经移植片的底层,再由切口的另一侧创缘穿出皮肤,然后结扎,针距不能太密,如为全缺损,一般缝3~4针(图30-21)。结扎不能过紧,以免影响血供。

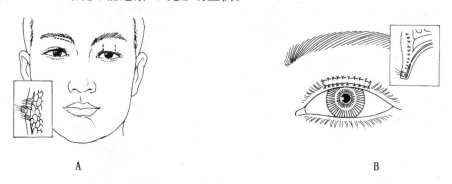

A   B

图30-21　眉毛游离移植睫毛再造术
A.从眉偏内侧端中央区切取2~3排眉毛移植片　B.将小条眉毛移植到睫毛缺损部位

术毕,将上、下睑缘各缝两对褥式缝线,暂时性关闭睑裂。用油纱条卷成十分细的小卷充填于移植片的两侧,以保持毛发自然方向,最后加压包扎,术后14天拆线并拆除睑裂缝线。拆线后无需再包扎,否则会压迫再造的睫毛呈倒伏。移植片成活后,很少会发生如头皮游离移植修复眉毛时的经过逐渐脱落以后又再生的过程。在移植片成活后的头3个月内,最好用粘贴人造假睫毛的细胶条将上睫毛向外上方粘贴,以引导睫毛生长方向上翘。

如睫毛部分缺损,受植床的切口应顺行残存睫毛的位置。

3.人造睫毛粘贴法　一般也仅限于上睑睫毛粘贴,这纯粹是出于美容目的。如睫毛较稀疏且短,在舞台上或在摄影时为增添眼睛的美感和神采,可采用人造睫毛粘贴。这是一种美容用品,有一排数十根长而密集的向上卷曲的人造睫毛,根部附着在一条底边上,底边依靠粘接剂贴在原来睫毛生长线上。商店买来的人造睫毛需根据自身情况修剪,而且需要有较细致的粘贴技巧,否则没有与自身机体融合的美感,反而会带来虚假和做作。粘贴的人造睫毛要每天取下,睑缘要保持清洁,否则粘接剂的长期刺激,可使睑缘容易发炎,所以此法烦琐不便。近几年来,许多美容院都宣传睫毛种植,但此种植概念与美容外科睫毛再造术截然不同,实际上也是一种粘贴法,只是人造睫毛不是一排而是参差不一的人造毛,一束束粘贴于睑缘,外形比较自然,可以维持1个月左右,但不小心触摸过度,也易使其脱落,而且粘接剂与皮肤接触过久后,易并发睑缘炎症。

二、睫毛畸形

睫毛畸形多为生长错乱、倒睫和色素脱落。

病因多为睑缘炎、睑板腺炎、沙眼或眼睑灼伤,以及任何眼睑手术波及睑缘,刺激或损伤了毛囊;也见于先天性内眦赘皮,下睑内侧有一条皮肤皱襞,将下睑内侧部睫毛向内牵拉。以上情况,睑缘本身并不内翻,只是呈分散型倒睫,即有几根睫毛向内倒卷,摩擦角膜和结膜,引起充血、溢泪和不适感。

睫毛色素脱落呈黄色或白色,多为全身性皮肤病如白癜风等在毛发区的局部表现。长期使用呋喃胍星类眼药水(第二次世界大战后,日本大量用过此药,现此药已淘汰)治疗结膜炎和其他炎性眼病,也会使睫毛和眼睑皮肤色素消退。这种永久性的色素消退除用睫毛膏涂搽掩盖外,没有其他更好的治疗方法。有个别患者则要求拔除后行睫毛再造术。

睫毛生长错乱及分散型倒睫的处理方法为:

1.拔除法　用镊子拔除倒长的睫毛。此法能解除暂时性不适,但患者很快又会被新生的短而硬的睫毛刺激所困扰。

2.电解法　在局麻下通过电解器将电解针沿睫毛方向刺入毛囊,深约2mm,通电后见有气泡逸出,留针10秒钟,断电后拔出电解针,睫毛可随之脱出。如睫毛轻拔不能脱出,表示毛囊未受到破坏,需重新电解一次。

3.冷冻法　用−80℃低温冷冻头对着毛囊进行破坏,由于易累及正常的睫毛和眼睑皮肤,所以需慎用。

4.睫毛转位术　利用Z成形术,将集中于一段的倒睫,连同其周围的皮肤和皮下组织,设计两个对偶皮瓣,两皮瓣交叉转位后,使睫毛与结膜及角膜不接触。一般睫毛皮瓣取3mm,蒂略宽些,深度必须深达睑板并包含毛囊,转位后用8-0尼龙线间断缝合,加压包扎48小时,术后7天拆线(图30-22)。

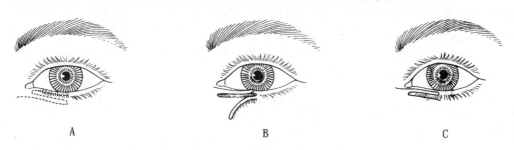

图30-22　睫毛转位术,应用Z成形术原则矫正倒睫
A.将集中于一段的倒睫,设计两对偶皮瓣　B.按设计线切开皮瓣,深达睑板,包括毛囊　C.两对偶皮瓣交叉转位后缝合

第四节　睑外翻畸形

睑外翻(ectropion of eyelid)表现为眼睑和眼球脱离密切接触,泪小点与眼球不能贴附,睑结膜向外翻转外露。由此可以并发溢泪,睑结膜干燥、充血、肥厚甚至角化,导致睑缘糜烂、变形,及睫毛生长错乱、脱落等。由于下睑板窄小且受重力影响,所以外翻更易发生于下睑。而上睑只有当皮肤缺失较多时才发生外翻,但其严重性大于下睑,因为上睑外翻,眼睑闭合不全,容易发生暴露性角膜炎;如同时有下睑外翻者,眼睑完全不能闭合,角膜裸露,失去保护,一旦延误治疗,角膜会因干燥,上皮脱落,发生溃疡,形成白斑,妨碍视力,甚至导致失明。

睑外翻可分为先天性、痉挛性、老年性、麻痹性和瘢痕性5种。后两种在临床上最为常见。

一、先天性睑外翻

先天性睑外翻极为少见,病因不明,可能是由于眼睑横径过长、眼轮匝肌无力所致。有时伴有睑缺损,可见于面裂9、10、11型。其多发生于上睑,除外翻外常伴有结膜水肿。对新生儿可在上下睑缘内中1/3和外中1/3交界处作睑缘粘连,因粘连后瞳孔两侧仍可有视野。1个月后打开粘连,如外翻仍存在,需作眼睑全层的横径缩短术(具体操作参见"老年性睑外翻")。

二、痉挛性睑外翻

痉挛性睑外翻多见于儿童,由于角膜、结膜病变,在眼睑皮肤紧张而眶内容物又充盈的情况下,因刺激引起眶部眼轮匝肌痉挛所致。此症常见于泡性角膜结膜炎、眼球突出等患者,一般不需手术,但应解除刺激因素。

三、老年性睑外翻

由于组织退行性变化,眼轮匝肌松弛,及其周围筋膜、睑缘韧带松弛、薄弱、张力减退,加之皮肤松弛,重力下垂,可造成睑外翻,仅发生于下睑。由于不同程度的睑外翻,泪点远离眼球,造成溢泪,由于泪液刺激,下睑易发生皮肤湿疹。慢性结膜炎及皮肤湿疹,使患者频频擦泪,更加剧了外翻程度。

矫正手术的原理是要缩短眼睑横径,增强眼睑水平向张力。临床常采用的手术方法主要是眼睑紧缩术,此法与麻痹性下睑外翻治疗机制相同,即为了缩短下睑横径。

眼睑紧缩术(Kuhnt-Szymanowski矫正法):如下睑外侧外翻明显,切口起自下睑内中1/3交界处睑缘,到外眦外上方。如内侧外翻也明显,切口可自下泪点处开始。切开灰线至外眦部,越过外眦,向外上方皮肤延伸,切口延伸之长度约为所估计睑结膜板三角形切除之底长。灰线被劈成两层,前层包括皮肤和眼轮匝肌,后层包括睑结膜和睑板,两层间分离至少深达 10mm。根据外翻程度,在后层,于中央或外侧作一底向睑缘、尖朝穹隆部的睑板、结膜三角形切除,用 8-0 尼龙线将创缘对接缝合,缝线留长,术毕可固定于下睑皮肤,否则线头会刺激角膜;或作睑结膜下连续缝合,然后将前层肌皮瓣向外上方牵拉,被牵拉向上的外眦角的皮肤及眼轮匝肌也作一相应的三角形组织块切除,并剪去部分被牵引超过外眦角的有睫毛的睑缘皮肤和皮下组织,用 5-0 丝线缝合前层切口创缘,灰线切开处间断缝合,如此可达到下睑全层紧缩的目的(图 30-23)。对于较严重的病例,有时还需在睑板下缘切除一条睑结膜。

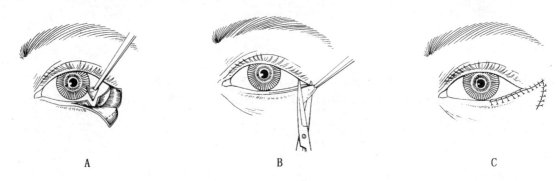

图 30-23　眼睑紧缩术(Kuhnt-Szymanowski 矫正法)

A. 切开灰线,切除三角形睑板、睑结膜组织　B. 切除包括外眦角皮肤和眼轮匝肌相应的三角形组织块　C. 创缘缝合

如果外翻局限在下睑中央,可仅在下睑缘中段作一段灰线切开,分离劈开前后两层组织瓣,在中央部切除一块底近睑缘的三角形后层组织瓣,于靠近泪点处切除同样大小的前层组织瓣,创缘间断缝合。

对下睑内侧张力不足,下泪点远离眼球,长期溢泪的老年患者,可作内眦成形术,以增加下睑内侧部张力(参见本章第十二节"眦角韧带损伤与睑裂畸形")。

四、麻痹性睑外翻

由于周围性面神经麻痹、外伤或腮腺恶性肿瘤切除术、胆脂瘤性中耳炎等累及面神经、面神经额支和颧支损伤、眼轮匝肌失去张力而变松弛等因素,加上重力牵引,致使下睑外翻,睑裂不能闭合,称为麻痹性睑外翻。

最新的矫正方法为神经移植术和带血管的游离肌肉移植(详见第二十六章"面神经瘫痪"有关章节)。目前临床较为常用的手术方法有:

1. 眼睑紧缩术　采用同矫治老年性睑外翻一样的眼睑紧缩术,即将下睑后层缩短、前层移位。

2. 永久性外侧睑缘粘连术　适用于顽固性病例,经其他治疗方法无效,因睑裂闭合不全引起角膜病变者。该手术不但可缩短睑裂横径,减少角膜、结膜显露,还可使麻痹的下睑得到支持。

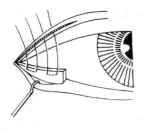

图 30-24　永久性外侧睑缘粘连术

手术方法:距外眦 6～10mm 处作上下睑缘灰线劈开直达外眦部,在劈开的两层组织间分离,至少深达 6～7mm。在距外眦 6～10mm 的下睑将内层组织瓣垂直切开约 3mm,将这块内层组织瓣向上推移,插入镶嵌于上睑外眦部灰线劈开的两层组织间,然后用 3-0 丝线在下睑内层组织瓣上作 2～3 对褥式缝合,缝线经过上睑灰线劈开的外层组织瓣,穿出皮肤结扎之。上下睑缘创口用 5-0 丝线间断缝合,术后 7 天拆线(图 30-24)。

另一种方法:可在下睑缘外侧作 6～10mm 的灰线劈开,从切口的近中央端作一垂直于下睑缘的皮肤、眼轮匝肌切口,向下潜行分离约 6～7mm,将这块皮瓣向上滑动;而在相对应的上睑作一尖端向外、基底向内的三角形皮肤、眼轮匝肌切除,同时切除下睑皮瓣上的睫毛部分组织,用 3-0 丝线将此下睑前层组织瓣向上推移,与上睑相应的创面作一针褥式缝合。褥式缝合的方法是将缝线从外层皮肤进针,眼轮匝肌面出针,再自上睑皮肤缺损处的睑板面进针,结膜面出针,继而自下睑切口内层组织瓣的结膜面进针,睑板面出针,再自睑板面进针,结膜面出针,然后从上睑内层组织瓣的结膜面进针,从下睑外眦部前层组织瓣的皮肤面出针。如上褥式缝合完成,提紧并垫以小棉卷后结扎,使下睑三角形皮瓣上滑到上睑皮肤缺损处,皮肤用 5-0 丝线间断缝合(图30-25)。

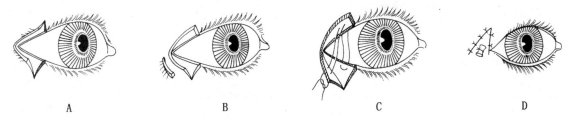

图 30-25　睑缘粘连术褥式缝合方法

A.下睑缘外侧灰线劈开 6～10mm,近中作一垂直于下睑缘皮肤、肌肉切口　B.在相应上睑作一
尖端向外、基底向内的三角形皮肤、肌肉切除　C.将下睑外侧皮瓣滑向上睑缺损处　D.切口缝合

3.悬吊术　悬吊材料可以用自体或同种异体筋膜、颞肌瓣,或硅胶绳、PTFE 束等。但对眼球较为突出的患者,悬吊提紧时,下睑缘会向眼球下方滑动,效果适得其反,故不宜采用此法。

(1)筋膜悬吊术　可采用自体或同种异体筋膜,取 0.5cm 宽、20cm 长的筋膜一条浸泡于 0.25% 氯霉素或庆大霉素液中备用。于健侧眉毛内上缘,患侧内眦部内上方鼻骨处、外眦外上方发际内各作 0.5～1cm 的小切口。发际内切口需分离暴露颞肌筋膜,用筋膜导引针,从颞部切口皮下插入,经过下睑板前面,由内眦部切口出来,制成隧道,将筋膜条由对侧眉上切口,通过隧道经颞部切口抽出,由于筋膜行程长,故此针需分段将筋膜引入。如此筋膜条放置于皮下隧道中,筋膜的两端分别暴露在颞部和健侧眉上切口外。在保持张力,使睑外翻眼睑闭合不全消失的情况下,用 3-0 丝线或可吸收绦纶线将筋膜一端与健侧额肌褥式缝合。在颞部,将颞肌筋膜平行于肌纤维方向作两个 1cm 长的切口,提起一束颞肌纤维,将筋膜条绕过颞肌束下方一圈再固定于颞肌筋膜上(图 30-26)。在筋膜穿行过程中,可在下穹隆下衬一护板以保护眼球,并使筋膜条尽量安置在睑缘处皮下,可使它充分发挥悬吊力量。

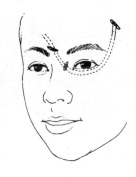

图 30-26　筋膜悬吊术矫正下睑下垂外翻

(2)颞肌瓣悬吊术　于患侧颞部发际作 2～3cm 的切口,暴露颞肌筋膜,分离出两条约 3～5cm 长,足够到达患眼内眦部,且蒂在下方的带有筋膜的颞肌束,于眼睑内、外眦各作 0.5cm 小切口,将颞肌束通过皮下隧道分别置于上、下睑缘皮下,内眦端固定于鼻骨骨膜上。缝合固定时不可使肌肉处于过度紧张状态,以免影响血供而引起肌肉组织退行性变。

五、瘢痕性睑外翻

瘢痕性睑外翻是临床上最为常见的睑外翻,可由热力灼伤、化学伤、爆炸伤、炎症感染、眼睑肿瘤术后、不良的外伤缝合,或整容术中对皮肤切除量估计不当等原因造成,因此情况很复杂,可能仅为单纯的皮肤缺失、瘢痕挛缩,也可能是由深部组织损伤、骨折移位或骨质缺损、下睑缺少支持组织而塌陷形成外翻,还可伴有睑板、睑缘等组织缺失畸形。

手术必须在炎症彻底控制、瘢痕挛缩稳定后进行。但在等待手术期间,必须采取保护眼球的措施,如室外要戴风镜、滴消炎眼药水及夜间上眼膏或用油纱布覆盖患眼。手术方法可根据外翻程度和邻近组织情况来选择。

(一)V-Y 手术

V-Y 手术适用于无广泛性瘢痕挛缩的轻度睑外翻。

在下睑下方设计一个"V"形切口,"V"的尖端向下,缺口对着下睑外翻处,"V"尖角的角度依据外翻范围来定,一般以 60° 为宜。按设计线切开后必须充分游离"V"形皮瓣和邻近组织,然后将"V"形皮瓣向上推移,切口缝合成"Y"形(图30-27)。

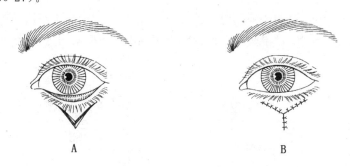

图 30-27　V-Y 术矫正轻度睑外翻

A.设计"V"形切口　B.切口缝合成"Y"形

(二)Z 成形术

Z 成形术适用于睑缘由垂直索条状瘢痕挛缩引起的轻度睑外翻。如索条瘢痕较长,应设计多个连续"Z"形切口,利用三角形皮瓣交叉来松解挛缩。为避免术后眶下区瘢痕明显,三角形交叉皮瓣不宜设计过大(图30-28)。

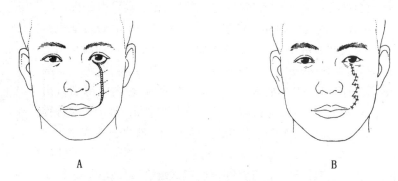

图 30-28　Z 成形术矫正下睑轻度外翻

A.设计多个连续"Z"形切口　B.三角形皮瓣交叉缝合,松解挛缩

(三)邻近皮瓣转移术

首先必须把局部瘢痕切除或切开,解除外翻,使睑组织回复到正常位置,然后根据创面需要量来设计邻近皮瓣。此类皮瓣的优点是:效果比游离植皮稳定,皮瓣色泽也与周围肤色一致,对有少量骨组织缺失的凹陷畸形,因皮肤带有脂肪组织,尚有充填作用。缺点是在面部会遗留瘢痕。

1.上睑皮瓣转移术　只能修复下睑轻度外翻,因皮瓣长度和宽度受限制,否则皮瓣易坏死,或供区缝合后眼睑闭合不全。上睑皮瓣一般取单蒂,对老年睑皮明显松弛的患者可以设计成双蒂(图30-29)。

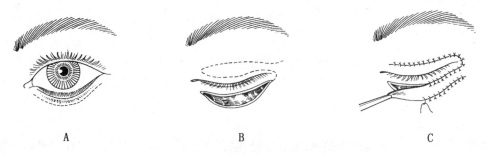

图 30-29　上睑皮瓣转移术矫正下睑外翻

A.下睑切口　B.上睑皮瓣设计　C.上睑皮瓣转移达下睑缺损处

2.颞部皮瓣转移术　对上、下睑外翻都适用。如外翻主要位于眼睑中部,而外侧至蒂部的皮瓣是完好的,可以设计制作成颞部真皮下血管网薄皮瓣,长宽之比可达 8∶1(司徒朴等报道),术后外观好,不至于因皮瓣臃肿而影响上睑运动(图30-30)。

3.颧部皮瓣转移术　适用于下睑外翻病例,设计时要注意皮瓣的内侧缘弧度应与下睑形态一致,皮瓣的

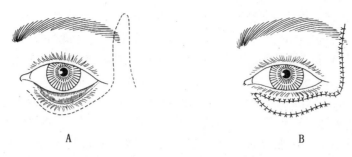

图 30-30　颞部皮瓣转移术矫正下睑外翻

A.下睑切口和皮瓣设计　B.颞部皮瓣转移矫正下睑外翻

蒂部应略宽,皮瓣应带一定厚度的脂肪组织以确保血供。皮瓣长宽之比可达 4∶1～6∶1,旋转角度不宜超过90°。颞部皮瓣要充分游离,供区直接拉拢,分层缝合。如蒂部出现组织隆起,常能自行恢复,必要时可行切除调整(图 30-31)。

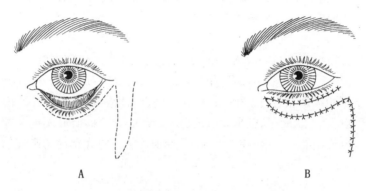

图 30-31　颧部皮瓣转移术矫正下睑外翻

A.下睑切口和颧部皮瓣设计　B.颧部皮瓣转移矫正下睑外翻

(四)以颞浅动脉额支为血管蒂的额部岛状瓣

以颞浅动脉额支为血管蒂的额部岛状瓣,可用以修复上、下睑较大面积的瘢痕挛缩引起的睑外翻。如有局部骨组织缺损凹陷,可同时取自体髂骨或肋软骨移植充填(图 30-32)。额部供区游离植皮。

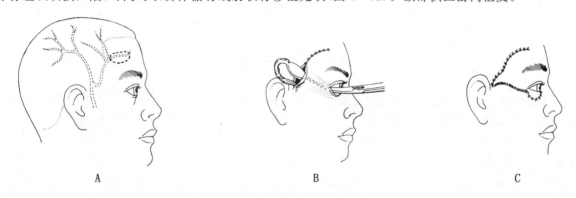

图 30-32　以颞浅动脉额支为血管蒂的岛状瓣转移,矫正上、下睑外翻

A.皮瓣设计　B.颞浅动脉岛状瓣转移达下睑缺损处　C.缝合供区创口,皮瓣修复下睑缺损

(五)游离植皮术

游离植皮术手术简单,可以一次完成,适用于上、下睑任何程度的睑外翻。缺点是由于皮片收缩,对严重烧伤后瘢痕性睑外翻,有时需作二期植皮术。

根据外翻矫正创面的需要量,可于耳郭后、发际前乳突区、锁骨上区、上臂内侧等部位切取全厚皮片。如果上下睑同时外翻,邻近组织都有瘢痕需要切除,上述部位不可能提供足够的需要量,可于大腿内侧切取大片的中厚皮片。

手术操作:于下睑缘下 3mm 处作与睑缘平行的皮肤切口,切口的内眦部位应超越眦角达鼻侧根部,外侧达眦角外上方,这样移植之皮片能起吊索作用,可对抗重力,防止下垂。切除切口下方的瘢痕组织,将外翻的下睑组织充分分离,回复原位,应使外翻的眼睑复位,与眼球紧贴,并注意泪小点的复位。同时应将睑缘所留组织剥离松解,使植皮面积相对增大,皮片移植后即使有轻度收缩,也不致再次形成外翻。对长久未获修复的外翻眼睑,松解后常显得过松过长,上睑可于内中 1/3 交界处,下睑可于外中 1/3 交界处作睑缘全层组织楔形切除,睑缘用 8-0 尼龙线缝合。瘢痕挛缩性睑外翻局部瘢痕深浅不一,大多仅限于眼睑的皮肤层,但外伤和感染形成的瘢痕有时可深达眼轮匝肌或眶骨,故手术时注意一定要在水平向作仔细分离,以免损伤眼轮匝肌。如瘢痕严重,只能水平向切断眼轮匝肌,不能垂直向切断。受区处理完毕,仔细止血,然后作睑缘粘连术,目的是减缓皮片移植后的收缩。3～6 个月后睑部所植皮片收缩已稳定,可予剪开。睑缘粘连如用于单一上睑或下睑外翻时,可将缝合的睑裂向健侧牵拉,使患睑得到充分修复,植皮宽度增加,防止皮片收缩而再度出现睑外翻。该法如用于上下睑都有外翻时意义不大,常需二期补充植皮,因此上下睑最好还是分开矫治。如睑缘损伤严重,睫毛也缺失者,可将上下睑瘢痕切除松解,睑裂除在睑裂中部留有小孔,睑缘大部分粘连,形成创面,植以整块皮片,3～6 个月后切开皮片,上下睑缘创面分别缝合。如尚有轻度外翻,可在切开后的创缘上分别植以小条全厚皮片,一般功能和外形都能满意。

(六)睑缘粘连术

1.睑缘粘连术　于上、下睑缘中内 1/3 和中外 1/3 交界处灰线部位切除组织一块,宽约 3～4mm,深约 1～1.5mm,注意勿损伤睫毛毛囊。行褥式缝合将上下睑缘创面紧密对合,用一橡皮片或小纱卷垫于缝线下打结,术后 10 天拆线,上下睑缘即粘合(图 30-33)。此法优点为因粘连位于瞳孔两侧,故不遮挡视线。缺点是:由于睑缘炎症或术后组织肿胀、肥厚、变形,往往使缝线撕脱,上下睑有时不能互相粘着;手术操作时也易损伤睫毛毛囊,会使睫毛生长错乱或脱落;在 3～6 个月后切开上下睑缘粘连的肉柱,有损睑缘的整齐完好。

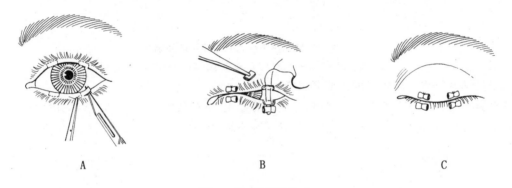

图 30-33　睑缘粘连术

A.上下睑缘形成 4 个创面　B.用橡皮片作垫子,上下睑相对创缘褥式缝合　C.上下睑缘粘合

2.改良的暂时性睑缘粘连术　上法需切除一小块睑缘组织,此法不需切除组织。在上、下睑缘中内 1/3 和中外 1/3 交界处各作灰线横形劈开,长约 6～8mm,深约 1～1.5mm,在灰线横切口的两端各作一垂直切口,切口组合成"H"形。此两小切口分别向皮肤和结膜延伸,目的是为了使劈开的睑缘前后层便于翻转。用 5-0 丝线或单丝尼龙线将上、下睑缘的内层行横褥式缝合,注意缝线不要穿过睑结膜,线结是向外的,然后上下睑缘的外层作褥式缝合,缝线下垫以橡皮片或小纱卷,再打结(图 30-34)。10 天后拆线。3～6 个月后切开粘连,创面数日后即上皮化自愈,无需缝合。该法的优点是:不切除小块睑组织,无损睑缘正常形态和生理功能;形成的睑缘前后两层接触面大,有利于粘着,而且作深浅两层缝合,故粘着牢固可靠。

睑缘粘连完成后,根据受区需要量,选择供区部位,在供区切取比需要量大 1/3 倍的全厚皮片,以补偿皮片的收缩。剪除皮下脂肪,按皮片游离移植原则,将皮片安放在眼睑创面上,四周作间断缝合,留下线头打包加压(图 30-35)。术毕用冲洗器自眼角将结膜囊内滞留的血块冲掉,挤入眼药膏后外置棉垫,加压包扎,5 天后去除外敷料,拭去分泌物使局部保持干燥清洁,10 天后拆开打包线,拆除缝线,再过 2 天拆除睑缘粘连的缝线。

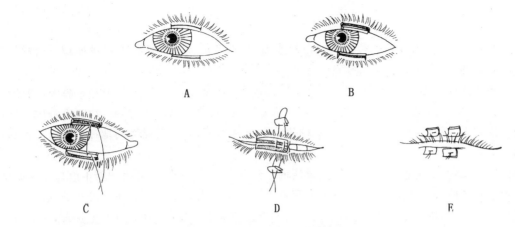

图 30-34　改良的暂时性睑缘粘连术

A、B.上下睑缘自中内达中外区灰线劈开　C.上下睑缘内层横褥式缝合　D.E.上下睑缘外层褥式缝合

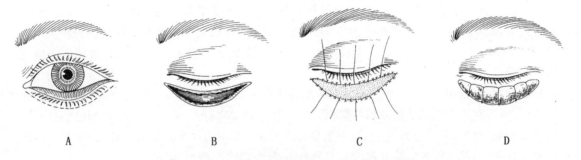

图 30-35　游离植皮术矫正下睑外翻

A、B.沿外翻的下睑缘切口,使外翻的下睑复位　C.切取比需要量大的全
厚皮片,按游离移植原则,缝合于下睑创面上　D.打包加压固定移植的皮片

第五节　眼睑缺损

　　眼睑的皮肤、肌肉、睑板和睑结膜的全层缺损,称为眼睑缺损(eyelids defect)。缺损的程度可以仅为睑缘切迹,也可以是部分眼睑或全部眼睑。

　　眼睑是眼球的保护屏障,具有重要的生理解剖功能,无论缺损轻重,都会造成外观上的畸形。轻者结膜反复发生炎症、溢泪;重者角膜裸露,如不及时修复,可威胁视力,导致失明。

一、原 因

(一)先天性眼睑缺损

　　主要是先天性面裂畸形,导致上睑或下睑缺损。如 3、4、5、6 型面裂,主要表现为下睑裂、睑缺损;又如 9、10、11 型面裂,表现为上睑裂及缺损;还有先天性睑缺损,有的可以查询到有家族史,缺损是因中胚叶发育缺陷所致。先天性眼睑缺损可以发生在单侧或双侧,常伴有眦角、泪道、眉等畸形和眶骨缺损。大多数保持视力正常,缺损周围组织良好。

(二)后天性眼睑缺损

　　后天性眼睑缺损大多数因外伤引起,以烧伤和爆炸伤为多见,还可发生在眼睑肿瘤手术后。良性肿瘤术后,缺损范围局限,周围组织弹性良好。恶性肿瘤由于切除广泛,缺损范围大,如眼球完好,为保护视力,必须及时修复。各种外伤所致的眼睑缺损,邻近组织常因瘢痕牵缩而失去弹性,并有组织移位,严重者伴有眶骨骨折、眼肌损伤,出现复视,眼球也可能同时遭到毁损,故伤情复杂,更需周密的设计及分期修复。

二、修复原则

对眼睑的整形修复,应当首先了解眼睑缺损的原因、缺损部位、缺损范围、视力有无,及周围组织能否提供移植等情况,以供制订眼睑缺损修复方案时参考。

1. 先天性眼睑缺损者多见于上睑,上睑因缺损不能闭合,对视力威胁较大,故宜尽早修复。因缺损周围组织的质地都属正常,所以应优先考虑利用。可选择局部组织推移、滑行、旋转等修复方法。而后天性眼睑缺损,尤其是为外伤所致者,周围组织有错位愈合,有时组织缺损并不多,只要准确恰当地进行组织瓣转移,即可达到修复目的。

2. 缺损位于上睑时,应考虑到上睑有快速灵活的眼睑开合功能,故修复时组织瓣不宜过于臃肿肥厚。上睑也是保护眼球和角膜的主要屏障,一般情况下用正常上睑组织来修复下睑的缺损是不确当的。在上睑修复过程中,细致地修复上睑提肌极为重要,因为修复后的上睑如无上睑提肌功能,呈下垂状态,对失明者会影响外观,对有视力者则会遮挡视线。下睑受重力影响,如睑板缺损会因缺失支撑而下陷,故修复时必须补充支撑性组织,并辅助以筋膜悬吊术,以保持它良好、稳定的支撑作用。

3. 缺损范围不超过全睑长度1/3时,可直接拉拢缝合。老年患者眼睑组织松弛,如缺损达全睑长度的1/3,仍能直接缝合,不致影响外形和功能。中度缺损是指缺损小于眼睑全长的1/2,应尽量利用本眼睑形成的睑板-结膜瓣,通过旋转或推进,并结合游离植皮来修复。重度缺损是指缺损超过1/2以上或上下睑同时有部分或全部缺损者。

上睑严重缺损,可采用:①下睑全层旋转组织瓣或下睑全层滑行组织瓣来修复上睑;②额部动脉岛状瓣修复上睑外层,内层利用穹隆部结膜及球结膜滑行或旋转至皮瓣底部。

下睑严重缺损,可采用:①上睑睑板、睑结膜滑行瓣修复下睑内层,外层采用游离植皮;②上睑全层滑行组织瓣修复下睑;③局部滑行皮瓣结合鼻中隔粘软骨膜-软骨复合组织修复法。

上下睑同时有严重缺损,可尽量利用上下穹隆结膜残端形成瓦合皮瓣;如结膜量不足,可以用鼻中隔粘软骨膜-软骨复合组织补充其不足,外层以额部岛状瓣或镰刀状皮瓣修复,可暂时封闭睑缘,日后打开重新形成睑裂。

4. 视力存在,或有条件行角膜移植者,为防止发生暴露性角膜炎,应尽早修复。再造眼睑的衬里,必须是润滑的粘膜。在一切修复方法中,结膜面不应有缝线穿过,可作结膜下边缘缝合,缝线和线结安置于睑缘外。如无视力者,可待局部瘢痕松解后择期修复,再造眼睑的衬里可用皮片或皮瓣移植修复。

5. 缺损长径的方向,如为纵向缺损,因内眦有泪道,故只能利用缺损颞侧残剩组织转移的方法来修复。长径为横向的缺损,可利用缺损部上下的组织推进进行修复。上、下穹隆的结膜甚为松动,可以充分利用它为蒂,行睑板-结膜瓣推移或旋转。

三、眼睑各层组织缺损修复的基本原则

眼睑按其解剖特点可分为3层:外层是富有弹性的皮肤,中间是有支撑结构的睑板,内层为滑润的结膜。外中两层间有自然解剖层次,易于分开。中内两层紧密结合不易分离,故在修复过程中必须对各层的修复分别制订方案。

(一)眼睑皮肤缺损的修复

眼睑皮肤缺损可应用游离植皮和带蒂皮瓣修复。

如睑板和结膜的缺损是用带蒂的组织修复,外层可应用游离植皮,这样修复的眼睑,上睑厚度尤为适中。皮片可取自耳郭后乳突部、锁骨上窝或上臂内侧,其肤色、质地、厚薄都比较接近眼睑皮肤。对上睑皮肤松弛的老年患者,可切取正常侧上睑的全厚皮片,但对切取量要正确估计,以免影响正常上睑的功能和外形。

当睑板和结膜的缺损是以游离移植的组织修复时,皮肤应采用带蒂皮瓣法修复。首选的应该是眼睑本身形成的滑行或旋转皮瓣,但由于供区面积很小,故其应用受到限制。一般可利用额、颞、颧颊等部位设计带蒂皮瓣或带血管蒂的岛状瓣等。只有当局部无法提供足够面积的皮肤时,才考虑应用远位的皮管或皮瓣游离移植。用皮瓣修复上睑皮肤缺损的最大缺点是:由于皮瓣厚实臃肿,其重量超过上睑提肌的肌力,造成上睑机械

性下垂,或造成下睑松弛下垂甚至外翻,必要时需按下睑麻痹性外翻行筋膜悬吊术,或是二期对臃肿之皮瓣进行去脂术。

(二)睑板缺损的修复

睑板为致密坚韧的纤维结缔组织,并有弹力纤维,类似弹性软骨,对眼睑起着重要的支撑作用,以保持眼睑的固定形态。上睑板有上睑提肌附着。下睑受重力作用,一旦睑板缺损,失去支撑,就会下垂外翻。

支撑组织可用同种异体的巩膜、耳郭软骨片或鼻中隔软骨片替代。如睑板用巩膜替代,则睑结膜必须通过穹隆部结膜或球结膜滑行修复。如上睑提肌的残端可以找到,则应将睑板的替代物与肌肉残端联结,以恢复上睑上提功能。最为理想的是上、下睑板可以互相弥补的随同结膜层一起的带蒂移植。

(三)睑结膜缺损的修复

有视力者必须采用滑润的粘膜作衬里。粘膜可取自口唇或颊粘膜,但后期有发生皱缩和有粘液腺分泌的缺点。临床经常应用的是鼻中隔粘软骨膜-软骨复合组织游离移植。如无视力者,衬里叫采用游离皮片移植。

(四)眼睑全层缺损的修复

眼睑全层缺损的修复即对眼睑外中层或内中层缺损,或外、中、内3层同时缺损进行修复。

小面积的缺损,眼睑外中层组织可取自耳郭带有软骨片的皮肤。眼睑内中层组织可取鼻中隔粘软骨膜-软骨复合组织或腭粘骨膜片游离移植。内、中、外3层组织的综合修复主要采取本眼睑形成的局部推进或旋转的睑板-结膜瓣,或以穹隆为蒂的睑板-结膜复合组织来修复眼睑的中内层,外层采用游离植皮。

四、眼睑部分缺损的手术修复方法

(一)直接缝合法

直接缝合法适用于睑缘因黑痣、囊肿、乳突状瘤或纤维瘤等手术切除后,接近睑缘有横径为2～3mm的三角形缺损或切迹。

1.如缺损仅在睑缘皮肤上,沿缺损两侧将眼睑顺灰线劈开,两侧睑缘潜行分离、滑行,直接拉拢缝合(图30-36)。

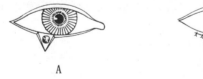

A　　　　　　　　　　　　B

图30-36　眼睑缺损直接缝合法之一
A.缺损仅在睑缘前叶皮肤上　B.劈开灰线,前叶创缘直接拉拢缝合

2.如肿瘤波及睑缘全层,将肿瘤三角形切除后,沿缺损区作睑缘灰线横切口劈开,于两层组织瓣间锐性分离,在创缘一边切除后叶一三角形组织块,即包括睑板和粘膜;在创缘另一边切除前叶一三角形组织块,即包括皮肤和眼轮匝肌。然后前后创缘错开,分别用8-0尼龙线间断缝合,使前后叶缝合口不在同一平面,可免除直线形挛缩在睑缘形成小切迹(图30-37)。但如缝合口张力过大,不宜用此法,因为两层三角形组织瓣切除后错开缝合,扩大了缺损,增加了缝合后张力,必要时可切断外眦韧带减张。

3.对于上、下睑皮肤松弛者,如近睑缘,仅为前叶组织水平向为主的小型缺损,可将缺损两侧切口稍加延长,把前叶缺损修剪成新月形,皮下作潜行剥离,对松弛之皮瓣向下推移与睑缘缝合。此法瘢痕不显,但无睫毛(图30-38)。

4.对于下睑前叶组织缺损较大,而皮肤又松弛的患者,可将切口向内侧延长达睑缘全长,并超过外眦部,向下方作一附加切口,皮下充分潜行分离,将皮瓣向外上方提起,修剪去除缺损两侧重叠于睑缘的皮肤以及外上方多余的三角形皮肤,然后行创缘间断缝合(图30-39)。

(二)眼睑皮肤及睑板推移或滑行进行睑板和睑组织缺损的修复

1.垂直向滑行皮瓣　适用于上睑宽而垂直径小的皮肤缺损的修复。首先应将上睑缺损修剪成矩形,然后在缺损上缘两侧各向内、外眦延伸作横形切口,在横切口两侧各切除三角形皮肤一块,三角形的尖角向着内、

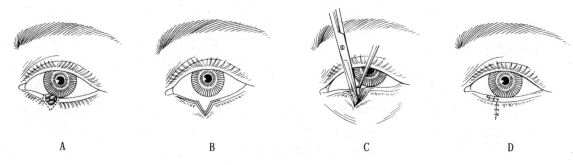

图 30-37　眼睑缺损直接缝合法之二

A.睑缘全层三角形切除　B.沿缺损区灰线劈开　C.创缘一边切除后叶

三角形组织,创缘另一边切除前叶三角形组织　D.前后创缘错开缝合

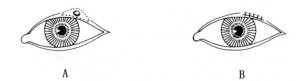

图 30-38　眼睑缺损直接缝合法之三

A.病灶切除,创口修成新月形　B.皮瓣向下推移与睑缘缝合

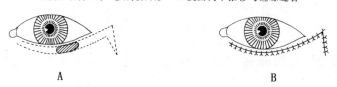

图 30-39　眼睑缺损直接缝合法之四

A.病灶切除,切口延长达睑缘全长,并于外眦作附加切口　B.皮瓣向外上方提起,切去多余皮肤,创口缝合

外眦,三角形的底宽等于或略小于缺损的高度,这样,上睑皮肤形成一个矩形突起。在皮瓣及邻近皮下作潜行分离,将此矩形皮瓣向下推移,覆盖创面,间断缝合(图 30-40)。

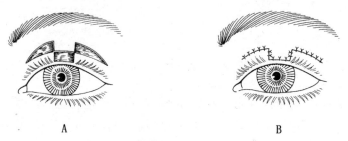

图 30-40　垂直向滑行皮瓣修复缺损

A.缺损上方两侧各切除三角形皮肤,中间形成一块矩形皮肤组织瓣　B.矩形瓣向下推移修复缺损

2.上睑垂直向滑行睑板-结膜瓣　适用于上睑缘及睑板部分缺损,一般指缺损达睑板长度的1/2,垂直向缺损在 4～5mm 以内。首先劈开缺损口两侧灰线,然后上睑缝一牵引线,翻转上睑,暴露睑板缺损区,沿睑板缺损线向左右各切开约 2～3mm,在此切开的两端向上将睑结膜和睑板纵形切开,直达穹隆部,如此上睑板被切成 3 段。分离睑板上眼轮匝肌,将中间这段睑板除上睑提肌仍附着于睑板上缘外,其余全部游离,以便能松弛地推移达正常睑缘水平,然后在这段睑板的两角,各切除方形组织一块,其高度与缺损高度相等。这样,睑板形成了一个突出部分,正好镶嵌到睑缘的缺损部位(图 30-41)。缝合时注意线结不能打在结膜面,以免刺激角膜。结膜可作连续缝合,缝线引自皮肤。缝合睑缘时,必须使滑行瓣和两侧创缘对齐,形成正常上睑弧度,然后按图 30-40 垂直向滑行皮瓣修复上睑外层皮肤,或作游离植皮。

3.下睑缘和睑板部分缺损的修复　因下睑板狭小,所以可在缺损端两侧将睑板切断,充分剥离睑板和眼轮匝肌,形成一个蒂在穹隆粘膜的下睑板-结膜瓣(图 30-42)。由于穹隆粘膜的松动度很大,可将此瓣上移到

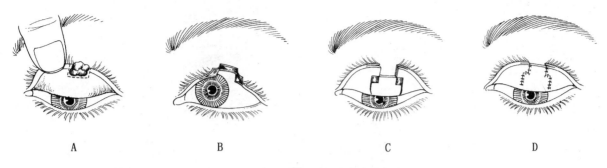

图 30-41　垂直向滑行睑板-结膜瓣修复缺损

A.睑缘病灶矩形切除　B.劈开灰线　C.睑板上缘两侧各切除方形睑板一块　D.上睑板推移向下,修复睑板缘缺损

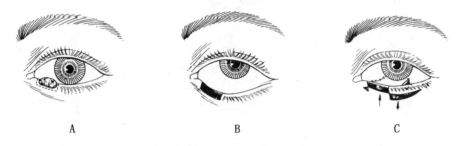

图 30-42　以穹隆粘膜为蒂的下睑板-结膜瓣修复下睑缘和睑板部分缺损

A.下睑缘病灶切除　B.下睑缘和睑板部分缺损　C.蒂在穹隆粘膜的下睑板-结膜瓣

缺损部位和睑缘缝合。如下睑板全段的上半部缺损,可将下睑板下半部切开,作成一个结膜蒂组织瓣向上推移修复缺损,皮肤可游离植皮或作水平向滑行皮瓣修复(图 30-43)。此滑行皮瓣无垂直向牵引力,故不易造成睑外翻。

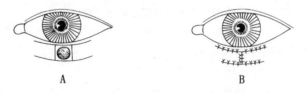

图 30-43　水平向滑行皮瓣修复下睑皮肤缺损

A.病灶矩形切除　B.两侧皮瓣滑行修复缺损

　　4.上、下睑外侧睑板有较大范围缺损的修复　按图示,在上睑板以穹隆结膜和上睑提肌为蒂,设计多个三角形瓣,将三角形睑板-结膜瓣逐个转移到上睑板外侧缺损处,将睑板缝合固定。睑板上的缺损则利用在球结膜上的另一附加切口,分离结膜下组织,将此结膜瓣转移覆盖之(图 30-44)。下睑板缺损可将正常一半的下睑板横切成两个半块,利用皮下组织及结膜为蒂,将下半块移到缺损部位,皮肤缺损可以游离植皮修复(图 30-45)。此手术方法常应用于眼睑分裂切除术后,因为手术一期可以完成,所以优越于应用对侧睑板组织修复的方法。

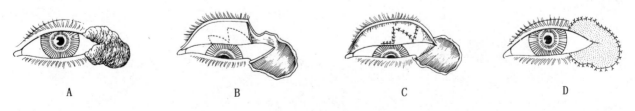

图 30-44　应用睑板转移修复上睑外眦部睑板缺损

A.病灶位于上下睑外侧,浸润眼睑组织全层　B.病灶切除后缺损面积大,设计
上睑板转移组织瓣　C.上睑板转移组织瓣修复缺损　D.皮肤缺损处游离植皮

　　5.约 1cm 宽的小面积上眼睑睑缘内层组织缺损的修复　也可切取同侧与上睑板上缘相等大小的睑结膜-睑板复合组织作游离移植,术后患眼必须加压包扎 7～10 天(图 30-46)。

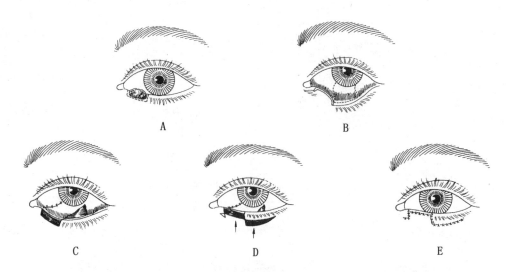

图 30-45　下睑板部分性全段缺损的修复

A.病灶矩形切除,下睑板部分性全段缺损　B.设计包括部分下睑板的球结膜组织瓣　C.球
结膜组织瓣转移,修复睑板缺损　D.皮肤上设计推移皮瓣　E.皮瓣向上推移,修复皮肤缺损

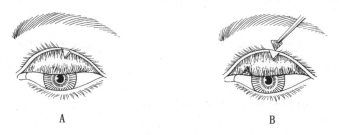

图 30-46　睑结膜-睑板复合组织游离移植修复睑缘缺损

A.上眼睑睑缘内层组织1cm左右的缺损　B.切取同侧上睑板上缘等大的睑结膜-睑板复合组织游离移植

(三)应用对侧睑板组织修复睑缘睑板缺损

1.Hughes手术上睑滑行组织瓣修复下睑缺损　通过上睑睑板、睑结膜滑行替代下睑缺损之内层,利用游离植皮或滑行皮瓣或旋转皮瓣修复缺损之外层。由于上睑板的高度大于下睑板一倍,因此此手术方法如用于修复上睑时,会受到很大限制。

手术需分期进行。第一期:在缺损部距上睑缘4mm处与睑缘平行切开睑结膜和睑板,切口宽度与下睑缺损相等。将上睑分成前后两叶,分离深度至少为10~12mm。在上睑板切口处两旁作纵形切开,形成一舌形、蒂在上睑提肌和上穹隆粘膜的睑板结膜瓣,向上穹隆分离的深度以此瓣能无张力地向下移行为度,注意慎勿损伤上睑提肌。然后将此舌形瓣拉到下睑缺损处,将上下睑板作结膜下缝合,外层创面游离植皮。此时上下睑处于睑缘粘连的闭合状态,轻加压包扎,10天后拆除游离植皮缝线。6~8周后行二期手术,在睑裂处剪断睑板-睑结膜滑行组织瓣,切口略向上弯曲以适应上睑原水平切口的弧度(图30-47),切缘予以修平,以免擦伤角膜。

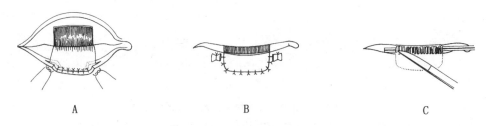

图 30-47　Hughes手术

A.将上睑睑板-结膜瓣向下翻转缝合于下睑缺损处　B.下睑外层创
面游离植皮　C.6~8周后在睑裂处剪断睑板-睑结膜滑行组织瓣

此手术方法的缺点是:①用于修复上睑有很大限制;②如果滑行瓣设计宽度大于缺损部位,下睑会因紧

张度降低而外翻；③如滑行瓣过窄，则造成下睑内翻，需通过外眦松解术予以矫正；④如果上睑的睑结膜、睑板水平切口离睑缘过近（一般不应小于 4mm），可能产生上睑瘢痕性睑内翻和倒睫；⑤上睑睑板-睑结膜滑行瓣如果松解不充分，勉强向下拉移，术后可能产生上睑垂直径缩短及上睑退缩；⑥下睑游离植皮后皮片收缩，可能引起下睑外翻。

2.Mustards 手术下睑组织瓣交叉移植修复上睑缺损　应用于上睑垂直向缺损大，缺损上方睑板极少或全无，无法利用睑板-结膜瓣滑行修复者。因此该手术原理同 Abbe 唇组织瓣交叉移植一样，可利用下睑全层旋转组织瓣修复上睑。

用镊子以正常的张力将缺损两侧组织向中间拉，测出缺损部位的实际宽度、高度和上睑长度，以确定下睑旋转组织瓣的大小。在下睑对应上睑缺损中点标出 a 点，以实际缺损宽度的一半作为旋转组织瓣的宽度。若缺损位置近外眦部，则蒂置于鼻侧；如缺损近内眦部，蒂置于颞侧。为保留睑缘动脉弓对组织瓣的血供，蒂部切口应距睑缘 3～5mm，只要眼轮匝肌不切穿，不致会损伤睑缘动脉弓。外眦部作一切口，切断外眦韧带下支，将下睑全层组织经 180° 旋转到上睑缺损处，创缘用 8-0 尼龙线分层缝合。如缺损位于中央，必须将上睑提肌腱膜与眼轮匝肌下面的组织缝合，创缘用 5-0 丝线缝合。术后 7 天拆线。3 周后组织瓣已于上睑获得足够血供，可以断蒂并作睑缘修整（图 30-48）。

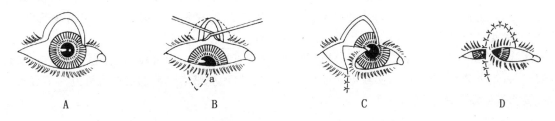

图 30-48　Mustards 手术
A.上睑缺损　B.设计下睑睑瓣　C.睑瓣旋转 180°，交叉转移达上睑缺损区　D.分层缝合，完成第一期手术，3 周后断蒂

3.Culter-Beard 手术　即利用下睑全层组织瓣滑行修复上睑。如用上睑全层组织瓣滑行修复下睑，称为反向性 Gulter-Beard 法。两者原理一样，手术需分两期进行。第一期：在下睑缘下 3mm 或上睑缘下 4mm 作水平全层切口，保留睑缘动脉弓，切口宽度略小于缺损宽度。在水平切口两侧作垂直切口，长度根据缺损高度而定。此时睑缘呈一桥状，因保存了动脉弓，故血供有保证。将切开的下眼睑形成一矩形组织瓣，经过桥状睑缘的后面，滑行到缺损处。结膜可作连续缝合，如能找到上睑提肌断端，可将它和眼轮匝肌下组织缝合。皮肤、肌肉分层用 5-0 丝线间断缝合，水平切口之创缘让其暴露（图 30-49）。术后轻轻加压包扎，3 个月后，在相当于新的睑缘处剪断滑行瓣，修整后将新的睑缘间断缝合。在剪断滑行组织瓣时，结膜要比睑板留得长些，为了在形成新的上睑缘时不致皮肤内卷而刺激角膜。下睑桥状创缘的上皮要刮除，与滑行瓣的切口缘缝合。如上睑垂直向的缺损过大，不宜采用此法，否则下睑会下坠，而且上睑的外形和功能也会受到影响。

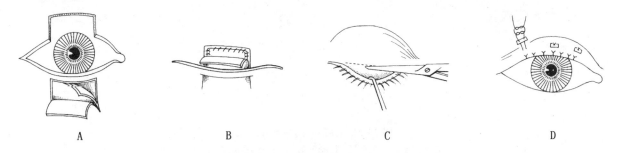

图 30-49　Culter-Beard 手术
A.设计下睑全层组织瓣　B.将下睑组织瓣经桥状睑缘后滑行至上睑缺损区
C.术后 3 个月，在相当于新睑缘处剪断滑行瓣　D.上下睑创缘修整缝合

反向性 Culter-Beard 手术，适用于下睑缺损，其水平向长度为下睑横径的 1/2～2/3，垂直向长度在 8mm 以内的病例。因为如垂直向缺损超过 8mm，上睑的滑行组织瓣不能充分覆盖，勉强拉拢缝合，上睑的形态和功能会受影响。同时应注意上睑保留桥状全层睑组织的宽度要有 6～7mm，以保证有充分的血供（图 30-50）。

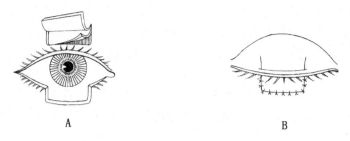

图 30-50　反向性 Culter-Beard 手术
A.设计上睑全层组织瓣　B.组织瓣向下滑行达下睑缺损处

五、眼睑全部缺损再造

当受到严重的外伤或烧伤后,上、下眼睑组织全部缺失,以上的手术方法无法选用,必须进行眼睑再造。

(一)皮肤的修复

与瘢痕性睑外翻矫正方法相同,可采用全厚或中厚植皮,也可以在额、颞、颧、颊部设计皮瓣,通过滑行或旋转修复眼睑的皮肤缺损。老年患者上睑皮肤松弛者,可采用上睑旋转皮瓣修复下睑。上睑旋转皮瓣法、额部皮瓣修复法、颞部皮瓣修复法、颧部皮瓣修复法,这些皮瓣设计,详见本章第四节"睑外翻畸形"中的"瘢痕性睑外翻"。除此之外,还可设计以下一些皮瓣。

1.颞部旋转推进皮瓣　对下睑的皮肤缺损可减张,便于直接缝合。由外眦向颞部发际、耳前作微向上凸的弧线切口,行皮下分离形成皮瓣,向缺损区推移,以助缺损区减张缝合。颞部切口尚可设计 Z 成形术,以免除眼睑有被切口瘢痕向外牵拉的力量(图 30-51)。

图 30-51　颞部旋转推进皮瓣修复法
A.颞部可附加"Z"形切口,将皮瓣推进　B.皮瓣推进,修复下睑外层皮肤缺损

2.颊部旋转皮瓣　适用于下睑较大范围的缺损。为保持皮瓣的稳定性,在外眦部应将皮瓣的皮下组织与眶缘骨膜固定。如旋转角度过大,也可逆行切开减张(图 30-52)。

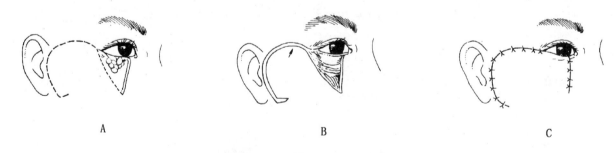

图 30-52　颊部旋转皮瓣修复法
A.设计颊部旋转皮瓣　B.皮瓣切开　C.皮瓣旋转修复下睑缺损

3.前额部镰刀状皮瓣　主要用于修复下睑。手术需分 3 次进行:①设计皮瓣,皮下先进行粘膜或中厚皮片移植;②2～3 周后将皮瓣转移到下睑缺损部位,予以修复;③3～4 周后断蒂,将采用的皮瓣回复原位(图 30-53)。

4.颞浅动脉岛状瓣　在耳屏前上方测得颞浅动脉搏动,画出颞浅动脉前支走行方向,决定前额皮瓣的大小及部位。设计时应考虑动脉蒂要有充分长度及皮瓣转移方向。按血管走行方向切开皮肤,在皮下略作分离,

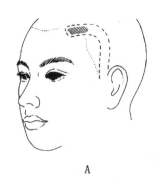 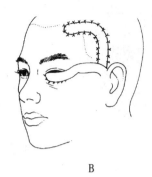

A   B

图 30-53 前额部镰刀状皮瓣修复法

A. 皮瓣设计部位，皮瓣下粘膜移植 B. 皮瓣修复下睑缺损

即可显露动脉。在动脉两侧 3~4mm 处切开皮下筋膜，以保护血管蒂，将宽 7~8mm、含颞浅动脉蒂的岛状皮瓣游离，最好能使动脉通过皮瓣全长，或至少达 1/2，以保证充足的血供。蒂的长度以能在转移后无张力为准。在皮下作一隧道，将岛状皮瓣通过隧道到达眼睑缺损处，血管蒂不能紧张也不能扭曲。将眼睑缺损处创缘剖开，和眼睑内层缝合，前额供区直接缝合；如缺损面积大，可以游离植皮。

（二）睑板复合组织缺损再造

睑板复合组织缺损再造可采用以下方法：①耳郭皮肤带软骨片复合组织游离移植，修复眼睑缺损的中外层。②同种异体巩膜可以替代睑板。③鼻中隔粘软骨膜-软骨复合组织瓣游离移植，修复眼睑中内层。该法适用于下睑，如应用于上睑，因厚度和重量会影响上睑功能，必须同时进行上睑动力再造。

如移植睑板代用品，代用品必须与内眦韧带或泪嵴骨膜固定，外侧与外眦韧带或眶缘骨膜固定，以保持眼睑的外形和张力。

鼻中隔粘软骨膜-软骨复合组织瓣切取法：术前 3 天于鼻腔内滴消炎眼药水，剪鼻毛，手术采用鼻腔 1% 丁卡因表面麻醉。在中隔前下方至少距鼻梁和鼻小柱 6mm 处作弧形切口，因为保留此 6mm 宽度的软骨可维持中隔的支撑力，避免鼻梁塌陷。切开软骨膜和软骨，用骨膜剥离器向对侧鼻中隔粘软骨膜和软骨间分离，切勿穿通对侧粘膜，造成中隔穿孔。用刀切透所需大小的软骨块，并自软骨块边缘用骨膜剥离器在同侧粘软骨膜与软骨间分离，扩大原始的粘膜和骨膜切口，如此切取的游离复合组织片的粘软骨膜大于软骨片，便于移植时与四周组织缝合。用凡士林油纱条或碘仿纱条填塞两鼻孔，以压迫止血，待创面自行愈合。因为睑板是非常菲薄的，故中隔软骨可以修成似睑板厚度，并使软骨向有粘软骨膜面弯成相应弧度，以利于与眼球间的贴合。移植时，此游离的复合组织瓣可用 5-0 丝线缝于缺损处，粘膜下作连续缝合，缝线不穿过软骨，注意要使软骨缘与睑板缘平行（图 30-54）。为保持游离组织瓣的稳定性，需双眼包扎 10 天。

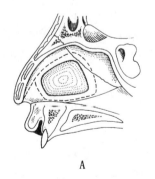 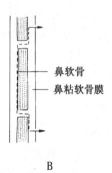

鼻软骨
鼻粘软骨膜

A   B

图 30-54 鼻中隔粘软骨膜-软骨复合组织瓣切取法

（三）结膜缺损的修复

当上下睑全缺损时，可将上下穹隆结膜翻转缝合成一合页状结膜瓣（图 30-55）。外层皮肤行游离移植。像这样再造的上睑是无上提功能的，所以如无上提力，再造的上睑应稍短，其睑缘与正常侧张眼状态下的睑缘一致，以达到张眼状态下两睑裂大小相差不远。

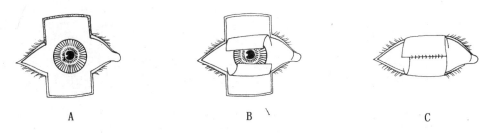

图 30-55　合页状结膜瓣

A.上下睑全缺损　B.上下穹隆结膜翻转　C.翻转之结膜缝合成一合页状结膜瓣

六、眼球缺失、眼睑缺失的修复

眼球缺失、眼睑缺失多见于眼部恶性肿瘤大块组织切除后,一般以配戴赝复体为宜。

七、并发症

眼睑缺损,特别是爆炸伤和恶性肿瘤术后的病例,缺损情况错综复杂,所以需要掌握各种修复方法的原理和操作要点,并结合术者的临床经验,严密设计修复方案;否则,不当的设计和操作都会导致并发症。常见的并发症有修复量不足、睑裂闭合不全、下睑下坠外翻等。如采用对侧睑板-睑结膜滑行修复眼睑缺损时,未注意睑缘的处理,睑缘皮肤会内卷而刺激角膜。结膜创面不应存在的线结也会刺激角膜,导致疼痛不适和角膜反复炎症。

导致并发症的原因有:①修复的组织量不足或缝合张力过紧,或术后瘢痕收缩,致使上睑垂直的量不足而发生上睑退缩、睑裂闭合不全。②上睑因修复之皮瓣过于臃肿,功能受限,形成机械性下垂。③上睑张力过大,睑裂缩小。④如用对侧滑行组织瓣修复缺损,组织瓣过宽,下睑紧张度降低,可造成下坠外翻。⑤修复下睑之组织瓣过重,会因重力而下坠。⑥在利用对侧组织瓣修复缺损时,如睑板、睑结膜切口离睑缘过近,小于4mm,术后可因瘢痕收缩形成睑内翻倒睫。如二期手术离断组织瓣,行睑缘重塑外形时未注意睑缘的处理,术后皮肤会刺激角膜。⑦结膜面不应有线结,如操作不当,线结也会损伤角膜。⑧用鼻粘软骨膜复合组织游离移植修复眼睑时,应注意内、外眦区与泪嵴骨膜和眶外缘骨膜固定,否则再造的眼睑不能保持其张力和稳定性。

第六节　上睑下垂

在平视前方时,上睑覆盖角膜上缘及瞳孔,上睑覆盖角膜上方超过 2mm,可诊断为上睑下垂(blepharoptosis of upper lid)。上睑提肌的功能减弱或消失,在无额肌收缩或头后仰和眼球上转的情况下,上睑部分或全部遮住瞳孔,可阻挡视线。

一、病因与分类

(一)先天性上睑下垂

先天性上睑下垂绝大多数是由于上睑提肌发育不全,或支配它的运动神经即动眼神经发育异常、功能不全所致。少数病例是由于上睑提肌外角和内角以及上横韧带太紧,或是有过多的纤维粘附于眶隔后壁,从而限制了上睑提肌的运动。

先天性上睑下垂发生在双侧者比单侧多见,部分病例有家族遗传史。上睑下垂可以单独存在,也可能同时伴有其他眼外肌麻痹或不全麻痹,其中最常见的为上直肌麻痹和下斜肌功能不全;也可合并有内眦赘皮、睑裂短小小眼症、眼球发育异常小眼球症、眶距增宽症、斜视和下颌-瞬目现象(Macus-Gunn 现象)等。

由于上睑部分或全部遮住了视轴,为使视轴摆脱下垂上睑的干扰,患者往往蹙额扬眉,通过额肌过分收缩或采取昂头姿势来视物,久而久之,造成额部皱纹增多增深,眉毛上抬,以及不良的仰头习惯,致使颈部肌肉和颈椎畸形,因此,先天性上睑下垂原则上应予以及早矫治。早期施行手术可防止儿童弱视。如有下颌-瞬目症状,即有上睑下垂,但咀嚼时眼睑下垂消失,若青春发育期后下垂仍明显,才考虑手术治疗。对于小睑裂症,首先应作内眦赘皮矫正和外眦开大成形术,半年后再矫正上睑下垂。

(二)后天性上睑下垂

1.外伤性上睑下垂 多见于单侧。上睑的撕裂伤、切割伤、产钳伤、眼睑手术,或因上睑外伤后瘢痕增生、水肿等,都可导致上睑提肌功能减弱或消失。一般在伤后半年至1年,瘢痕软化、水肿消退、病情稳定后手术为宜。因为有的组织水肿或肌肉神经损伤仅造成暂时性上睑下垂,经过一段时间,往往会自行恢复,无需手术。

2.神经原性上睑下垂 可因动眼神经的病变所致。其病变的性质可以是发育异常,也可以是外伤、肿瘤、炎症、血管病变及内分泌或代谢性疾病。这种上睑下垂可以单独存在,但大部分伴有其他眼外肌的麻痹,或瞳孔集合运动的异常。它是神经系统疾病的体征之一。

在颈淋巴清扫术后有时会发生支配Müller肌的交感神经受到损害,导致Müller肌麻痹而出现轻度上睑下垂,并伴有眼球轻度内陷、瞳孔缩小、同侧面部无汗和温度增高,临床上称之为交感性上睑下垂或称Horner综合征,可通过可卡因滴眼后下垂好转来确诊。

如为动眼神经麻痹所致上睑下垂者,需在病情稳定6个月后才能手术。伴有其他眼外肌麻痹而有复视者,需矫正复视后才能手术。

3.肌原性上睑下垂 多见于重症肌无力患者。上睑下垂往往是重症肌无力患者的首发症状,或是在相当时间内的唯一表现;常为双侧,但亦可单侧;伴有或不伴有眼外肌的运动障碍。其下垂症状晨起很轻或消失,随着肌肉运动的增加,到下午症状会加重,稍作休息后又好转。在检查时,患者初睁眼时睑裂尚宽大,但迅速乏力而下落。如作药物试验,在皮下或肌内注射新斯的明0.5mg,15~30分钟后下垂好转。重症肌无力所致的上睑下垂并非手术禁忌证。如果肌无力并非进行性而上睑下垂较为固定,也是可以进行手术矫治的。

4.老年性上睑下垂 因老年人皮肤松弛、弹性减退、眶隔薄弱、眶脂脱出、上睑提肌乏力、腱膜出现裂孔,以及在睑板前的附着减少所致。

5.机械性上睑下垂 上睑肿瘤中最为常见的有神经纤维瘤、血管瘤、淋巴管瘤等,还有重症沙眼等都可使上睑重量增加,引起上睑机械性下垂。

6.假性上睑下垂 由于眶内容量减少,如眼球萎缩、眼球摘除、眶底骨折造成眼球后陷等,皆因上睑缺乏支撑而下垂。

7.其他 如睑皮松弛症患者,其眼睑皮肤松弛、过多,悬垂的皮肤可以遮盖外侧或全部睑缘。

二、术前上睑功能测定

手术前做检查,正确判断上睑下垂的性质、类型以及程度等,是选定手术方法、估计手术效果和预测可能出现某种并发症的依据。

(一)上睑下垂程度的测定

单侧上睑下垂者可与正常侧作对比,两眼原位平视前方时,睑裂高度之差,即为下垂量。如为双侧上睑下垂,上睑缘正好位于瞳孔上缘与角膜上缘之间的中间水平线,即覆盖角膜1.5~2mm。如上睑缘位于瞳孔上缘,其下垂量约为1~2mm,称为轻度下垂;上睑缘遮盖瞳孔上1/3,下垂约为3~4mm,称为中度下垂;如上睑缘下落到瞳孔中央水平线,其下垂量约为4mm或4mm以上者,称为重度下垂(图30-56)。

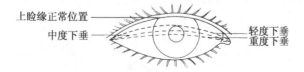

图 30-56 上睑下垂量的测定

（二）上睑提肌的肌力测定

用拇指于眶上压住眉毛，以摒除额肌参与提上睑的作用。令患者向下注视，眼前放一毫米尺，零点对准上睑缘，再嘱患者尽量向上看，睑缘从下向上提高的幅度即为上睑提肌的肌力。注意手指切勿向上或向下压，以免阻碍上睑运动，影响检查的正确性。根据 Fox 统计，正常人的上睑提肌肌力在无额肌参与下为 13～16mm，有额肌参与可增至 16～19mm。肌力分为 3 级：0～3mm 为弱，4～7mm 为中等，8mm 以上者为良好。一般来说，肌力的强弱与下垂程度是呈正比的。外伤性和老年性上睑下垂，下垂明显，但肌力尚好；而有些先天性上睑下垂者，下垂看来不严重，但肌力很差。对不合作的幼儿很难正确测定肌力，可以翻转上睑，观察能否自行复位，肌力弱者，上睑翻转后是不能自行复位的。肌力的强弱，可以作为手术方法选择的依据。如上睑提肌肌力良好或中等，应该选择上睑提肌缩短或睑板部分切除手术。增强上睑提肌的力量来矫正上睑下垂，是合乎生理、美容的需要，并容易达到提上睑的作用（图 30-57）。对肌肉力量弱或完全缺失的病例，只能选用额肌作为动力的手术。

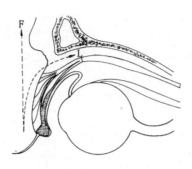

图 30-57　上睑提肌与额肌提起上睑运动方向示意图

F.额肌运动方向　　L.上睑提肌运动方向

（三）上直肌功能测定

嘱患者眼球向各方向转动，然后让其闭眼，用手指强行撑开眼睑，检查眼球能否向上转动。如没有上转，则为缺乏 Bell 现象，如此可推知睡眠时眼球亦不能上转，故不宜作上睑下垂矫正手术，因术后容易发生暴露性角膜炎。如必须手术，矫正量要保守，尽可能减轻或消除手术后兔眼现象。

（四）根据体征和药物来排除有无重症肌无力

Horner 综合征以及下颌-瞬目现象所致的上睑下垂，因为下颌-瞬目现象是在咀嚼时上睑下垂消失，如果采用上睑提肌缩短术或利用额肌悬吊术后症状就会加重，故应将上睑提肌切断后再进行下垂矫正。

（五）上睑有无迟滞现象

上睑提肌作用时，由于内角和上横韧带太紧（图 30-58），或上睑提肌纤维化，致密粘连在眶隔上，可使上睑活动受限，出现迟滞现象。眼球向下注视时，上睑不能随着眼球的下转向下移，对于这种情况，如行上睑提肌松解术，下垂情况可得到矫正。

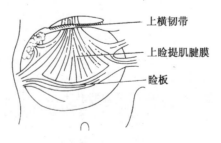

图 30-58　上横韧带

上横韧带
上睑提肌腱膜
睑板

三、手术方法的选择

Berke RN 曾统计矫正上睑下垂的手术约有一百多种。依据手术方法的原理，可以归纳为 3 大类，即：①缩短或增强上睑提肌力量的手术。此类手术比较符合生理要求。但如经验不足，易发生矫正不足或过度。②

借用上直肌力量的手术。由于上直肌与上睑提肌相接近，作用方向也相同，因此被采用。但若术后发生兔眼，上睑缘有成角形凹陷缺陷，则更加重了上直肌的负荷。术后眼外肌因不平衡可发生斜位而引起复视，故除特殊情况外，一般不宜采用。③借用额肌动力的手术。在自然状态下睁眼时额肌肌肉张力增加，向上看时张力更大，闭眼时张力减小，故最适合替代上睑提肌功能。

每一种手术方法都有其适应证。正确掌握各种手术方法的适应证，选择最适合于患者的术式，才能获得较为满意的疗效并减少并发症。

（一）上睑提肌松解术

上睑提肌松解术适用于轻度先天性上睑下垂，上睑有迟滞现象者。

方法：皮肤入路同重睑成形术。切开皮肤、皮下，剪除睑板前眼轮匝肌，暴露睑板前筋膜，将切口上唇皮肤稍稍向前牵引，可见睑板上缘之腱膜与眶隔间有一沟状凹陷（如向上牵引，则因眶隔脂肪向下脱垂，此沟不明显）。用眼科小剪刀沿此沟紧贴眶隔后壁向上分离，将纵形的贴附于眶隔后壁的肌纤维剪断，分离宽度应达内、外角，深度应达上横韧带。将异位附着的上睑提肌腱膜与眶隔后壁充分松解分开，此时嘱患者张眼平视，可见上睑明显上提，然后将松解游离出来的腱膜断端褥式缝合于睑板上缘，以避免断端与眶隔后壁再次粘连。如果当时检查上睑上提效果还不够满意，可于上横韧带后面再向上分离，使与上斜肌肌腱分开，然后剪断韧带两侧，解除对上睑提肌的节制。按重睑成形术式缝合皮肤。

（二）睑板-结膜部分切除术

睑板-结膜部分切除术适用于上睑提肌肌力在 8mm 以上、下垂量在 1.5～2mm 的轻度先天性上睑下垂，肌力良好的老年性上睑下垂，以及 Horner 综合征。因此征是由于 Müller 肌麻痹引起，所以上睑提肌肌力是良好的。

1. 经皮睑板-结膜切除术　术前眼内滴 0.1% 丁卡因 2～3 滴，按重睑成形术皱襞画线、切开和分离。剪除一条睑板前眼轮匝肌，显露睑板前筋膜，再用美蓝标出睑板切除的位置和宽度，其宽度与下垂量之比为 1：1。但根据笔者的临床经验，一般认为切除量应为下垂量加 1～2mm。切除长度为睑板全长，中间宽两端窄。切除部位在睑板中部，不能破坏上睑提肌腱膜在睑板上缘的附着，更不能破坏睑板在睑缘的支撑。睑板的切除量不能超过睑板宽度的 50%～60%，否则会并发睑内翻。睑板切除时，应先设计切除范围，并在上睑下方衬入护板。切除睑板-结膜组织，切口可用 6-0 可吸收缝线或 8-0 尼龙线缝合，注意缝线勿穿透结膜。按重睑成形术进行皮肤切口缝合。对老年性上睑下垂，尚可同时切除松弛下垂的多余的上睑皮肤。

2. 结膜切口睑板-结膜切除术　作上睑皮下和结膜下浸润麻醉，用牵引线翻转上睑，暴露睑板轮廓。按上述原则画出睑板-结膜切除的宽和长度以及切除的部位。按画线切除睑板和结膜，不涉及睑板前的眼轮匝肌，切口连续缝合，两端线头分别从上睑鼻侧和颞侧引出后向上固定于皮肤。术后 3 天抽除缝线。术后眼内要涂眼膏，因为缝线有刺激性。

（三）睑板-结膜-Müller 肌切除术

睑板-结膜-Müller 肌切除术适用于上睑提肌肌力在 10mm 以上、下垂量在 1.5～2mm 的病例。在局麻下牵引翻转上睑，用齿镊夹住睑板向下牵引，暴露睑板上缘及穹隆结膜，用美蓝标出需要切除的量。McCord 提出 Horner 综合征的切除量等于下垂量，而笔者对 Horner 综合征的病例，设计切除量大于下垂量 0.5 倍；后天性上睑下垂，肌力在 10mm 以上者，切除量为下垂量加 3mm；先天性上睑下垂，肌力在 10mm 以上者，其切除量参考图 30-59。如下垂为 3mm，肌力为 13mm，查图得增加切除量为 7mm，则总切除量为 3+7＝10mm。睑板切除的量不能大于切除总量的 50%～60%。

可用缝合试验法来确定切除量，即在睑板上缘及穹隆部结膜缝合一针，再在睑板中央缝合一针，将缝合的两针缝线结扎，测试下垂矫正情况，并作必要的修正。然后按两缝合线间的印记，切除部分睑板、睑结膜和 Müller 肌。由于事先在切除端的上方贯通缝合有一牵引线，所以在组织切除后，切端上方的组织不会收缩脱落。结膜创缘作连续缝合，术后 7 天拆线（图 30-60）。

（四）经皮肤的睑板-腱膜切除术

经皮肤的睑板-腱膜切除术适用于肌力在 10mm 以上的先天性上睑下垂，以及肌力良好的后天性上睑下垂，如老年性上睑下垂和 Horner 综合征。切除量的计算同上述。于上睑皮下及穹隆部结膜下作浸润麻醉。按

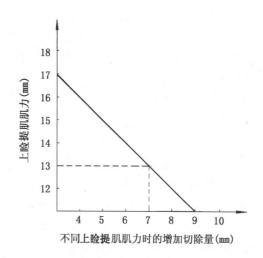

图 30-59　先天性上睑下垂不同上睑提肌肌力时的增加切除量

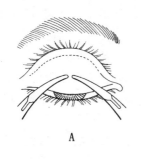 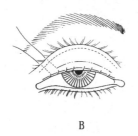 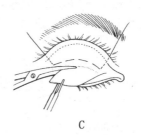 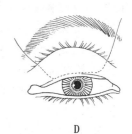

图 30-60　睑板-结膜-Müller 肌切除术

A.血管钳夹住睑板上缘和穹隆部结膜　B.切除端上方作一排贯通连
续缝合的牵引线　C.切除部分睑板、结膜和 Müller 肌　D.结扎缝线

重睑成形术常规操作,于上睑皱襞处切开皮肤、皮下,切除睑板前方眼轮匝肌。如皮肤较松弛,可同时切除一条松弛的多余皮肤。根据术前计算,用美蓝标出睑板和腱膜切除的位置和宽度。上睑下方衬以垫板,切除睑板、腱膜,其中包括结膜及 Müller 肌。睑板、腱膜切口用可吸收线或 8-0 尼龙线作 3～5 针褥式缝合(图 30-61)。注意缝线勿穿透结膜,皮肤切口按重睑成形术缝合,术后 6 天拆除。

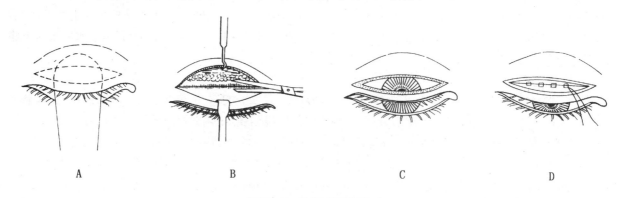

图 30-61　睑板-腱膜切除术

A.按重睑皱襞线切开皮肤　B.标出睑板和腱膜切除的位置和宽度　C.切
除睑板、腱膜,其中包括结膜和部分 Müller 肌　D.睑板、腱膜切口褥式缝合

(五)上睑提肌缩短术

　　上睑提肌缩短术适用于肌力在 5mm 以上的先天性、老年性、外伤性或其他类型的中度上睑下垂病例。此术式在于增强上睑提肌的肌力,所以比较符合生理要求,术后效果也较理想。但如果病例选择不当,上睑提肌功能极差或全缺失者,勉强作大量肌肉切除或折叠前移,术后往往会造成明显的睑裂闭合不全和上睑迟滞现象。

手术的关键在于肌肉缩短量的测定,而肌肉的缩短量也必须依据肌肉的弹性和肌力的强弱来定。譬如同样的下垂量,由于肌力不同,则肌肉的缩短量也不同。一般而言,每矫正 1mm 下垂量,需缩短 4～6mm 以上的上睑提肌。例如对于下垂量同为 4mm 的患者,若肌力在 4mm 者,应以 1：6 计算,其缩短量为 24mm;如肌力为 7mm 者,可以 1：5 计算,缩短量为 16～20mm;如肌力在 8mm 以上者,则缩短量以 1：4 计算,约为 12～16mm。所以根据不同肌力,术中上睑缘矫正的高度也要有所升降。手术中用上述的两针缝合测试法,有助于确定上睑提肌缩短的量,但一般以过矫比正常位置上提 1mm 为妥。

术式有内外路结合,以外路经皮肤切口为主的上睑提肌缩短术,以及经结膜的上睑提肌缩短术。前者的优点是解剖标志清楚、暴露良好、缩短量易于测定,术中发现有睑缘切迹、内翻或弧度不佳等情况也易于调整,是目前最常采用的一种术式。后者由于手术野暴露较差,肌肉缩短量较少,而且对泪腺、副泪腺的影响较大,故目前不常采用。

现将内外路结合,以外路经皮肤切口的上睑提肌缩短术叙述如下。

如为单侧上睑下垂者,应按对侧上睑皱襞高度和弧度用美蓝标出上睑皱襞线。健侧为单睑(即单眼皮者),应同时作重睑成形术,以达到术后两眼外形对称。于上睑下方衬一护板,按画线切开皮肤、皮下,深达眼轮匝肌深面,剪除一条睑板前眼轮匝肌,暴露睑板全长及其上缘上睑提肌附着处。将切口上唇之皮肤向前牵拉,于睑板上缘可见一沟状凹陷,用剪刀沿此沟向上分离,将腱膜与眶隔后壁分开,也可打开眶隔,切除脱出之脂肪,充分暴露上睑提肌。然后于睑缘缝一牵引线,翻转上睑,暴露睑板上缘和上穹隆结膜,于穹隆部结膜下注射少量局麻药,目的是使 Müller 肌和结膜分离,易于剥离。局麻药中勿加肾上腺素,以免引起 Müller 肌收缩,影响下垂矫正量的观察。在睑板上缘,穹隆部结膜的内、外眦部各作一 3mm 长的纵形切口,用虹膜复位器或显微外科细长血管钳伸入外眦部结膜切口,在结膜下进行钝性分离,将 Müller 肌和结膜分开,直到血管钳自内眦部切口出来。引入一条细橡皮片,橡皮片置于穹隆部结膜与 Müller 肌之间,然后将眼睑复位,在睑板上缘内外眦部纵形切开腱膜约 5mm,此切口应与穹隆部结膜切口相对应。从两切口处将橡皮片的两端引出,由此,橡皮片所提起的即为上睑提肌腱膜和附着于它后面的 Müller 肌。于此两切口内伸入一肌肉镊或细长血管钳,将上睑提肌腱膜和 Müller 肌锁住。在睑板上缘和肌肉镊之间切断上睑提肌和 Müller 肌,向下牵引腱膜和 Müller 肌,并切断内角和外角。在 Müller 肌下方分离达所需高度,注意勿将结膜分破。在腱膜前面向上分离至暴露上横韧带。此韧带是上睑提肌近眶缘处的肌鞘增厚部分,通常位于上睑提肌前面或包围着肌肉。韧带的颞侧部分扩展到眶部泪腺,鼻侧部分与滑车筋膜相连。贴着韧带后面向上分离达上斜肌肌腱。此时将肌肉镊向下牵拉可测试肌肉弹性。

根据肌肉弹性,用圆规量出所需缩短的量,用美蓝在腱膜上标出,在标志线的中央、外侧和内侧,引 3-0 丝线作 3 对圈形褥式缝合,将腱膜固定于睑板中下 1/3 交界处。固定完毕必须检查上睑上提的高度和弧度,如不满意,可以调整缝线穿过睑板的高度和缝线结扎的松紧度,或重新调整上睑提肌的缩短量。切除多余部分的腱膜,皮肤切口按常规重睑成形术缝合,术后 6 天拆线(图 30-62)。

(六)额肌悬吊术

额肌是上睑提肌的协同肌,是提高上睑的重要肌肉,所以对上睑提肌肌力小于 4mm、下垂量达 4mm 以上的重度上睑下垂,上睑提肌无法利用,只有利用额肌作为上提眼睑的动力。但是对于进行性重症肌无力,或是周围性面瘫,额肌肌力消失的病例,此法是不能施行的。

以额肌为动力的手术方法很多,可以通过中介联系如 PTFE、丝线,及银、钽等金属丝,或阔筋膜、眼轮匝肌纤维和真皮等;也可以将额肌瓣转移或应用眉区额肌筋膜瓣直接与睑板联结,以达到上提上睑的目的。根据笔者的临床经验,认为下列手术方法效果较好。

1.阔筋膜悬吊术 可以采用自体筋膜或异体筋膜。自体阔筋膜在大腿外侧切取。如作"W"形悬吊术,则筋膜条取 10～12cm 长、1cm 宽,分成两条,各宽 0.4～0.5cm。如为单侧上睑下垂,则需一半材料。如作筋膜片"U"形或"山"形悬吊术,需取 1.5～2cm 宽、3～4cm 长的阔筋膜片。筋膜上的脂肪要去尽,然后浸泡在庆大霉素或氯霉素液中备用。如用同种异体阔筋膜,则取自死后 6 小时的无感染性疾病或恶性肿瘤的尸体,去除筋膜上的脂肪,用 0.25% 氯霉素溶液漂洗筋膜两次,然后将筋膜条按单眼、双眼悬吊术所需的量,分别装于盛有 0.25% 氯霉素及 1：4 000 庆大霉素溶液小瓶中,密封后保存于普通冰箱冻结器中。需使用时,取出小

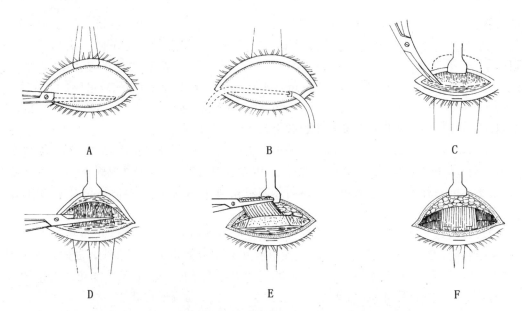

A

B

C

D

E

F

图 30-62　内外路结合,以外路经皮肤切口的上睑提肌缩短术

A.由外侧穹隆切口伸入细长血管钳作结膜下分离　B.结膜下引入橡皮片　C.在腱膜前间隙向

上分离　D.肌肉镊夹住腱膜和 Müller 肌　E.切断腱膜和 Müller 肌　F.上睑提肌缩短褥式缝合

瓶,在室温中待冻块自然融化,然后取出筋膜,再用 0.25％氯霉素溶液漂洗一次。上海第九人民医院眼科自 1978 年至今,采用此法保存的同种异体阔筋膜,应用于数百例额肌悬吊术和一些充填术病例,术后反应与应用自体筋膜无明显差异,排异和感染例数极少见,所以值得推广,其对儿童病例更有应用价值。

2.筋膜"W"形悬吊术　用美蓝作上睑皱襞标记,一般距睑缘 5～6mm。对于先天性重度上睑下垂者,因长期上睑不能上抬,上睑皮肤被拉长松弛,故应适当切除一条皮肤。按标志线切开皮肤、皮下,将切口下方的眼睑皮肤作皮下分离达睑缘,剪除睑板前眼轮匝肌,暴露睑板,在眉上缘相当于瞳孔正中和内外眦位置各作一 0.5cm 长的横切口,用蚊式钳作钝性分离深达额肌,在护板保护下,将筋膜引针从眉部中央切口穿入,经眼轮匝肌深面,从上睑切口穿出。将预备好的筋膜条穿入引针孔,慢慢抽出引针,由此,筋膜条自眉上中央切口引出。用同样方法将筋膜条另一端从眉上缘外眦切口引出,将筋膜条中央弯折成"V"形,"V"形尖端用 3-0 丝线褥式缝合固定于睑板中外 1/3 交界处的腱膜上,并穿透睑板全层 1/2,但切勿穿透结膜,筋膜条固定的位置应在睑板中点偏低。用同样方法在上睑的另一半形成另一个"V"字形,固定于睑板中内 1/3 交界处。如此筋膜条形成一个"W"形,其下方两个尖端各自与睑板中内和中外 1/3 处联结,上端有 4 个头,中央 2 个,两侧各 1 个留在眉上 3 个切口外,然后将眉上方的筋膜条在适当拉力下,观察上睑上提的幅度和下垂矫正的程度,用 3-0 丝线或可吸收的 Dexon 线将筋膜固定在额肌上。多余的筋膜可以剪除,也可以埋入眉上区皮下。将丝线引出于眉上区皮肤外作 3 个油纱布钉固定,这样可以加强筋膜条和额肌的粘连,增加拉力(图 30-63)。此法也可不作上睑皱襞切口,仅在上睑缘上方 2～3mm 处作中内和中外 1/3 处皮肤 0.5cm 小切口,切口深达眼轮匝肌下,筋膜条在眼轮匝肌深面穿过,固定方法同上述(图 30-64)。行皮肤切口缝合,术后 6 天拆线。

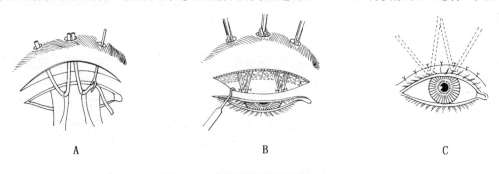

A

B

C

图 30-63　阔筋膜"W"形悬吊术之一

A.穿引筋膜条　B.筋膜条下端与睑板固定　C.筋膜条上端与额肌固定

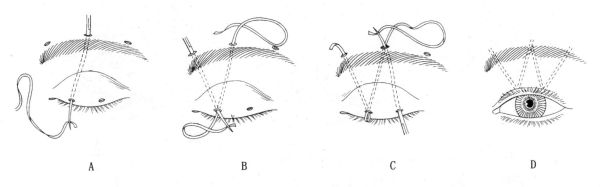

A   B   C   D

图 30-64 阔筋膜"W"形悬吊术之二

A.上睑缘上方 2～3mm 处作中内和中外 1/3 处皮肤小切口 B.眉上缘瞳孔正中和内、
外眦部作 3 个小切口 C.通过切口于眼轮匝肌深面穿引筋膜条 D.筋膜呈"W"形悬吊

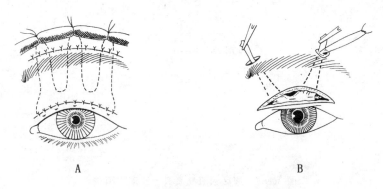

A   B

图 30-65 阔筋膜"山"形和"U"形悬吊术

筋膜片"山"形和"U"形悬吊术,只是将筋膜片作成"山"形和"U"形,固定方法同上(图 30-65)。

筋膜悬吊在矫正过程中一般需过矫 1mm,因为筋膜拉力会像松紧带一样,因活动而减退。

3. 额肌筋膜瓣上睑动力再造 用美蓝标出上睑皱襞线,宽约 5～6mm,也可切除一条松弛的上睑皮肤。局部麻醉浸润范围如图 30-66 所示,包括整个上睑区和眉上 1.5cm。按画线切开皮肤、皮下,分离切口下缘皮肤达睑缘,剪除一条睑板前眼轮匝肌,暴露睑板前筋膜。切口上缘皮肤作一牵引线,向下拉紧牵引线,于皮下,即眼轮匝肌浅层剥离达眉上 1cm,两侧到内、外眦,依次暴露眶隔前部和眶部的眼轮匝肌及眉部的额肌和筋膜。在眶上缘下方额肌和眼轮匝肌交织处,横形切开肌纤维,于切口上方,用爱立斯钳将肌肉提紧,或用缝线缝合牵引,在肌肉深面,沿眶上缘骨膜下向上剥离,达眉上 1.0cm,使眉部额肌和筋膜一并掀起,使其可在骨膜上推移。剥离达眶上切迹时,注意保护眶上血管神经束,钝性分离其周围的组织,使眉部额肌筋膜组织可以有较大的上下移动度。将掀起的肌肉筋膜组织在眉的内中 1/3、外中 1/3 交界处纵形切开,形成一个蒂在上方的矩形额肌筋膜瓣,实际上此瓣内尚交织有部分眼轮匝肌纤维。在眶隔部和睑板上缘的眼轮匝肌下方进行分离,形成一宽松的隧道,将额肌筋膜瓣通过眼轮匝肌深面的隧道向下推进达睑板中部水平。这一点很重要,因为这条眼轮匝肌起到滑车作用,否则额肌筋膜瓣直接与上睑皮肤粘连,会影响上睑外形。用 3-0 丝线或可吸收线分内、中、外 3 点将额肌筋膜瓣与睑板中下部作 3～5 针褥式缝合固定,在缝合过程中应调整张力。如为单侧上睑下垂,上睑缘位置应较健侧高 1mm 左右;如为双侧上睑下垂,上睑缘位置应在原位平视时达角膜上缘水平线,一般兔眼为 2～3mm,3 个月后闭合能完善(图 30-67)。皮肤切口按重睑成形术方法缝合,但缝线应扣住额肌筋膜瓣。如术中因眶上血管或内眦静脉丛有损伤,出血多,除仔细用电凝止血外,尚可在眉区外侧上方置一橡皮片引流。临床曾有报告因这一手术,术后出血压迫视神经,造成失明的严重并发症。术毕于结膜囊内涂敷多量抗生素眼膏,以免纱布敷料擦伤角膜。包扎外敷料之压力应加在眉区而不是眼部,48 小时后去除外敷料,清洁外眼,结膜囊内每晚睡前要上眼膏,持续到睑裂可以完全闭合,

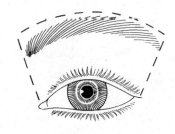

**图 30-66 眉区额肌筋膜
悬吊局麻浸润范围**

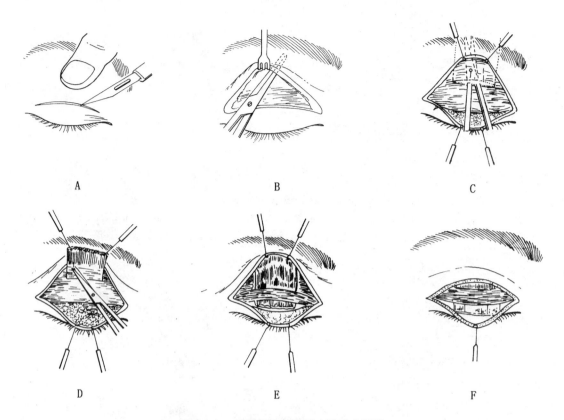

图 30-67　眉区额肌筋膜瓣上睑动力再造

A.作上睑皱襞切口　B.眼轮匝肌浅层向上分离达眉上 1cm　C.眶上缘眉区额肌筋膜下,沿骨膜面向上分离达眉上 1cm

D.形成一个蒂在上方的矩形额肌筋膜瓣　E.额肌筋膜瓣通过眼轮匝肌深面隧道　F.额肌筋膜瓣固定于睑板下部

术后 6 天拆线。

　　此手术方法的优点是取消了中介物,免除了切取阔筋膜的手术步骤。额肌筋膜瓣是一个有神经支配的、有活力的组织瓣,它利用额肌的自然收缩,直接上提上睑,故术后形态自然。因眉区额肌及筋膜与眶部眼轮匝肌有部分交织,所以不会发生肌瓣松弛现象。手术范围距面神经颞支尚有距离,术区除保护眶上血管神经束外无其他重要解剖结构,故手术安全、创伤小。缺点是由于利用额肌替代上睑提肌,故额肌必须有功能才能施行此手术,而且替代的肌肉总不能像上睑提肌一样符合生理功能,术后有上睑迟滞现象,即当眼球下转时,上睑不能随同运动。该手术一般适用于严重的上睑下垂,不能应用于上睑提肌缩短的病例。

　　4. 额肌瓣上睑动力再造　用美蓝标出设计的上睑重睑皱襞切口,并在眉下缘中部,设计 1.5cm 长的水平切口线,此线位于眶上切迹外侧。行局部麻醉,注意不要采用额部浸润麻醉,以免影响额肌收缩力,不利于术中观察,一般宜作眼眶周围神经阻滞麻醉。

　　切开上睑重睑皱襞线皮肤和皮下组织,达眼轮匝肌深层,剪除一条睑板前眼轮匝肌,暴露睑板。分离上睑皮肤,使重睑皱襞切口与眉下切口在眶隔后相通,在眉下切口处切开额肌,深达骨膜浅面,注意勿损伤眶上血管神经束。在骨膜浅面疏松组织中,向发际方向分离,同时又在额肌浅面与皮下分离,如此形成一块额肌瓣,它的宽度在 3.5cm 左右,这块额肌瓣的浅面和深面都被分离。将分离的额肌在外侧及内侧由下向上切开,形成一宽度为 2cm 左右的额肌瓣,将肌瓣自眉下的切口拉出,一般额肌下移 1.5cm 达眶缘和瞳孔中点处即可。将额肌瓣从眶隔后引入重睑切口处,用 3-0 丝线将额肌瓣按内、中、外 3 点固定于睑板中下缘水平线,在固定过程中需调整额肌的张力,一般按正常上睑缘位置矫枉过正 1~2mm(图 30-68)。切口按重睑成形常规缝合,包扎同上法,眉下切口可作连续或间断缝合,术后 6 天拆线。

　　此手术方法的优点是直接以额肌为动力替代上睑提肌功能。手术成功

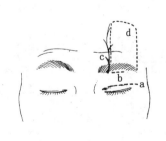

图 30-68　额肌瓣上睑动力再造

a.重睑切口线　b.眉下切口　c.眶上血管神经束　d.额肌剥离范围

的要点是,必须剥离一块能够下移达睑板部的、保留有良好收缩功能的额肌瓣。要在额部作广泛剥离,松解一切妨碍额肌瓣下移的粘连部分,绝不能用切断外侧的方法使额肌瓣下移,因为额肌的支配神经及主要血供来自外侧,一旦切断外侧的神经,会使额肌失去收缩功能而逐渐纤维化。额肌瓣必须在眶隔后引入睑板部,这样额肌瓣的作用力方向改变可更近似上睑提肌的作用方向,有利于提起上睑。手术成功的另一要点是额肌瓣在睑板上固定的位置和张力,一般上睑缘位置应过矫 2mm 左右。术中如发现有"三角眼"、睑球分离等情况,表明额肌瓣在睑板上固定的位置过低,上睑提起过度,或 3 点固定的提升力不匀,需要及时调整。

四、手术并发症的预防和处理

(一)矫正不足

①术前对上睑提肌肌力和下垂量的测量有误,选择手术方法不当。②上睑提肌缩短量或额肌悬吊术中悬吊的高度和张力不够。③上睑提肌或筋膜条、肌瓣与睑板的结合点松脱。第二次矫正手术应在术后 3~6 个月,待肿胀彻底消退、正确判断原因后再进行。

(二)矫正过度

由于上睑提肌缩短过量或悬吊过紧所致,多见于老年性上睑下垂。因为虽然下垂明显,但肌力尚好,所以手术时应略保守。

上睑提肌缩短术后 2 周内,如发现有过矫现象,可用力闭眼作上睑向下加压按摩。对严重的过矫现象,必须重新打开上睑切口,拆除固定缝线,将上睑提肌腱膜退至睑板上缘再缝合固定。如上睑提肌过短,则需用异体巩膜条加于上睑提肌与睑板之间,巩膜的宽度要比需要矫正过度的幅度大 4mm 左右。

额肌或筋膜悬吊的病例,在与睑板固定结合后,多余的肌瓣或筋膜条不要剪除过多,应留有余地。一旦发现有过矫现象,可以把悬吊力量放松。

(三)睑裂闭合不全

任何一种上睑下垂矫正手术,一般认为都应按照矫枉过正 1mm 设计为好。尤其是先天性重度上睑下垂,筋膜悬吊或额肌瓣悬吊术后,虽然矫正合适,但也可能出现睑裂闭合不全。一般 1~3 个月后睑裂闭合会随时间推移逐渐减轻和好转,所以在这段时间,晚上睡前一定要上眼膏,以防止角膜干燥。如有严重的过矫现象,睑裂闭合不全大于 5mm,必须及时处理。因为睑裂闭合不全最大的并发症是角膜干燥、上皮脱落,甚至可有浸润、溃疡,称之为暴露性角膜炎,严重者视力下降,甚至导致失明,所以术前必须认真检查有无 Bell 现象。如有上直肌麻痹或伴有下斜肌功能不全,眼球在睡眠时不能上转,致使下方角膜暴露,则下垂矫正手术必须慎作,或尽量保守。术毕,于下睑缝合一针,缝线固定于额部皮肤,关闭睑裂,以防角膜暴露。

(四)穹隆部结膜脱垂

穹隆部结膜脱垂多见于上睑提肌缩短术和严重下垂病例行额肌悬吊术后。手术结束前必须用手术刀柄将上穹隆粘膜向上推移复位。如发现有明显脱垂,可用 0 号丝线从穹隆部穿过,穿出上睑皮肤,作 3 处褥式缝合结扎,1 周后拆线。过分严重者,应将脱垂之结膜部分切除。

(五)睑内翻、倒睫

此现象主要是因睑板切除过多,及上睑提肌腱膜或额肌瓣、阔筋膜条在睑板上的新附着点过高所致。所以术中要注意固定于睑板的高度应在睑板下 1/3 平面。如有睑内翻、倒睫情况出现,则应做到:①严重者需打开切口,重新调整睑板上附着点的位置。②轻者可将切口打开,切除 1~2mm 的切口下唇皮肤,缝合切口时,将切口下唇皮肤提紧,缝针穿过上睑提肌腱膜和睑板层间,以增强外翻力量。

(六)睑外翻

睑外翻是因悬吊术中睑板新附着点固定位置过低,或是由于穹隆粘膜脱垂、睑结膜和球结膜严重水肿所致。轻度者按上穹隆结膜脱垂处理;重者需重新固定在睑板上的附着点。

(七)上睑皱襞不对称

这是由于定点、画线、缝合及下垂矫正不足或过矫等综合因素造成,所以应根据具体情况来处理。常见者为下垂侧皱襞过宽,如为明显矫正不足,则按矫正不足处理;如矫正满意,而皱襞过宽,可能是皮肤切口缝合时挂住睑板的高度太高,应该重新调整。

（八）睑缘有成角状畸形、睑球分离或弧度不佳

这些现象最多见于筋膜悬吊术中各臂长短不等、牵引的力量不匀。额肌瓣悬吊术中悬吊固定的平面不一致，因而张力也不一致，或是固定于睑板上的位置不当。这些情况必须在术中注意观察，及时发现，及时纠正。

（九）感染、血肿

应分别予以对症处理。

（十）失明或眼球穿通伤

无意中刺破眼球、角膜，术后外敷料包扎不当，压力加于睑裂闭合不全且暴露之角膜上，角膜由于敷料摩擦发生上皮脱落、浸润、溃疡，以及手术后出血、球后压迫视神经等，均可导致失明，应分别予以预防和处理。

第七节　睑球粘连

睑球粘连（symble pharon）是指睑结膜和球结膜之间的粘着，多发生于化学药物或灼热的金属物溅入眼内，也可由爆炸伤，眼睑、结膜与巩膜的裂伤，重度沙眼，以及结膜本身的疾病如结膜天疱疮、结膜溃疡和结膜手术等引起。

粘连可能仅发生于睑缘附近，穹隆部正常，无明显功能障碍者无需治疗；也可能因粘连广泛，而穹隆消失。严重者睑结膜与角膜粘连，或眦角与角膜粘连，故使眼球运动受限，视力障碍，也可出现睑内翻、倒睫、眦角畸形等。如粘连波及上下睑，睑球全部粘连，上下穹隆和结膜囊全部消失，角膜可因全部被遮盖而失明。此类严重病例由于角膜全部混浊，并被瘢痕、肉芽及新生血管所替代，所以角膜移植手术也是不适宜的。

以下具体叙述睑球粘连的手术方法。

（一）Z 成形术

Z 成形术适用于索条状瘢痕粘连者。以索条为纵轴，设计两个方向相反的三角结膜瓣，互相移位缝合（图30-69）。

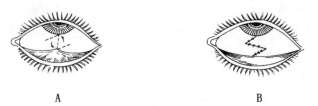

A　　　　　　　　　　B

图 30-69　Z 成形术矫正睑球粘连

（二）V-Y 成形术

对小范围的宽度较窄的粘连，可将粘连区"V"形切开，松解瘢痕，将"V"形瓣向前推进，创面缝合成"Y"形；或将较窄的粘连横形切开，纵形缝合；或按 V-Y 原理和局部推进皮瓣结合，修复睑球粘连（图 30-70）。

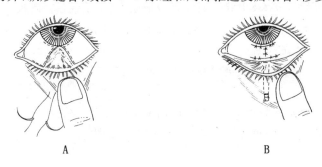

A　　　　　　　　　　B

图 30-70　按 V-Y 成形术原理和局部推进皮瓣结合修复睑球粘连

（三）结膜瘢痕瓣修薄术

如为面积较大的片状粘连,沿角膜表面剖切粘连组织,勿使残存.将全部粘连组织分离至角膜缘外,继续沿巩膜表面剖切,直达下睑睑缘.切除这块结膜瘢痕瓣下面肥厚的瘢痕组织,修成只存留原来覆盖瘢痕组织表面的一薄层结膜组织.此时嘱患者注视各个方向,检查眼球转动是否自如.在此结膜瘢痕瓣的顶端作一针褥式缝线,缝线从结膜面穿入,经下穹隆最深处,在距下睑缘1.5cm处通过眼轮匝肌在皮肤面出来,两线间距离不应小于5～6mm,拉紧褥式缝合线,结扎于一个小油纱垫上.此时,这块由原来粘连组织处分离出来的结膜瘢痕瓣成了下睑结膜面的衬里,球结膜上创面会自行愈合(图30-71).

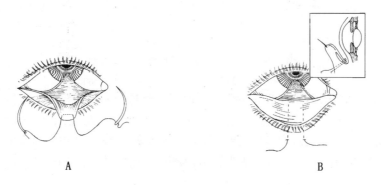

图 30-71 结膜瘢痕瓣修薄术
A.沿巩膜表面将粘连组织分离达下睑睑缘 B.结膜瘢痕瓣作成下睑结膜面的衬里

（四）睑结膜瓣推进术

此法适用于仅有单一眼睑即上眼睑或下眼睑严重粘连时.一般上睑上穹隆部结膜多皱褶,松动度大,可供矫正下睑广泛睑球粘连松解后创面的覆盖.下睑穹隆浅,如要修复上睑较大面积睑球粘连松解后的创面是有困难的.

操作方法:于同眼上睑距睑缘4mm处作结膜横切口,用剥离器或虹膜复位器作结膜下充分剥离,将上睑结膜向下推进,用褥式缝合将结膜瓣固定于下睑创面,暂时将上下睑缘粘连(睑缘粘连术参见本章第四节"睑外翻畸形").3～4周后分开睑缘粘连,并切断结膜瓣,球结膜创面可待其自行愈合(图30-72).

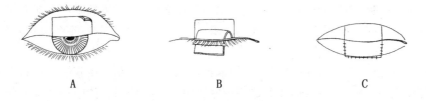

图 30-72 上睑结膜瓣推进术
A.于同眼上睑距睑缘4mm处作结膜切开分离,将结膜瓣向下推进 B.上睑结膜瓣推进,缝合于下睑创面 C.上下睑缘粘连

（五）结膜或粘膜游离移植

小面积的结膜缺损,可采用同眼对侧穹隆部睑结膜或健眼的穹隆部结膜片游离移植.如为较大面积粘连,在局部结膜推行瓣或睑结膜游离移植不敷修复创面的情况下,需采用下唇或颊部粘膜游离移植(粘膜切取方法参见第十一章"其他组织移植"及第二十二章"唇颊部畸形与缺损及面部烧伤整形").

首先要把睑球粘连分开,由于广泛的睑球粘连,穹隆完全消失,所以应先从角膜边缘切开粘连.瘢痕组织一般与角膜和巩膜粘连比较牢固,分离时要把握刀尖方向,要紧贴着角膜和巩膜表面进行,谨防穿破角膜及巩膜.尽量消除附在巩膜上的瘢痕粘连组织,如有残存,容易再次发生粘连.分离需达穹隆底部,然后观察粘连是否彻底松解,眼球活动是否正常.但在分离眼球下半部粘连时注意保护下直肌及其止端,消除眼球上穹隆瘢痕组织时,注意切勿损伤上直肌和上睑提肌.

粘膜移植片置于睑结膜和球结膜缺损处,用5-0丝线间断缝合.因为口腔粘膜呈粉红色,故尽量不要在睑缘部外露.为了加深穹隆,可用1号丝线作3处褥式缝合,缝线从穹隆部粘膜片穿入,经眶骨缘骨膜,从皮肤引出,垫以小油纱卷后结扎.结膜囊内放入有机玻璃制成的薄壳眼模,眼模中央开孔,防止角膜擦伤(图

30-73)。术毕加压包扎,术后 10 天拆线,拆线时取出眼模,清洁后再需置入,每周取出清洗 1 次,应保持 3 个月,以防止和减少游离粘膜片的收缩。

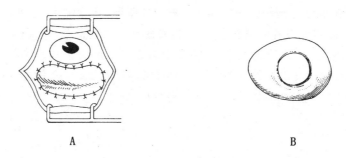

图 30-73　口腔粘膜游离移植再建穹隆术
A.唇粘膜移植于球结膜及穹隆　B.薄壳眼模中央开孔

　　遇有眦角与眼球粘连的病例,粘连松解后常需同时行外眦成形术,即自角膜上分离粘连至外眦,切开外眦,充分松解外侧球结膜至上、下穹隆,剪断该处的粘连带,修整外眦皮肤,按水平方向将球结膜牵拉至外眦,切口顶端固定一针,修剪多余的皮肤和结膜,使睑缘呈适当弧度,将结膜和皮肤对合缝合。如需加深外眦穹隆,可于外眦作一褥式缝合,由结膜进针,外眦皮肤出针,垫一小油纱垫结扎(图 30-74)。

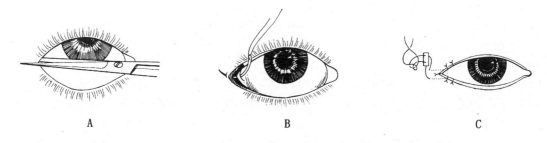

图 30-74　形成和加深新的外眦穹隆
A.剪开外眦　B.结膜和皮肤对合缝合　C.加深外眦穹隆

(六)全结膜囊再造术

　　完全损毁的眼球,应将患眼眼球摘除,同时作一全结膜囊成形术。如果伤眼已萎缩而较对侧健眼小,则可在粘连分离,创面游离粘膜瓣移植后立即配戴薄型义眼。这种义眼活动度好,不会出现因眼球摘除而造成的上睑凹陷等畸形。

　　手术操作:按上述第五种手术操作松解粘连,切取比上、下睑结膜和球结膜缺损量总和较大的颊粘膜。将取下之粘膜片剪除粘膜下组织和肌纤维,使其成为中厚粘膜片。将修剪好的中厚粘膜片分成两半,较大一半修复上穹隆,较小的修复下穹隆,用 5-0 丝线将粘膜片与睑缘缝合,然后置入中央开孔的薄壳眼模,从眼模圆孔中拉出粘膜片游离的一侧,用 5-0 丝线将粘膜片与距角膜缘 4～5mm 处的眼球筋膜或巩膜缝合,在外眦部将上、下两粘膜片缝合成一块。于上下睑缘各作两对缝线,对合结扎缝线,关闭睑裂(图 30-75)。术毕眼部加压包扎,术后 10 天拆线,每周取出眼模清洁 1 次后再置入,如此保持 3 个月。术后 3 个月可以配戴义眼。

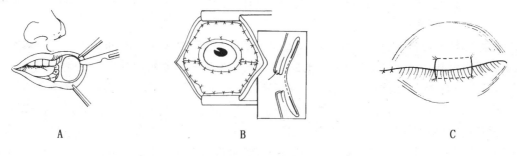

图 30-75　全结膜囊再造术
A.切取颊粘膜　B.颊粘膜分成两块,再造上下穹隆　C.上下睑缘缝合,关闭睑裂

第八节　眼窝狭窄和闭锁

眼球在外伤、炎症或疾病经摘除术后，因眼窝狭窄或闭锁，不能安装合适的义眼，这时可采取结膜囊成形术或称眼窝再造术修复。

一、原因

1.先天性小眼球或无眼球病例，眼窝狭窄，眶窝不足，这类畸形会合并有上睑下垂、鼻裂、唇腭裂、副耳、多趾等畸形。

2.化学伤、热力灼伤或爆炸伤，可损伤眼球、结膜囊，导致严重的睑球粘连，使眼窝闭锁。

3.幼年期因视网膜母细胞瘤眼球摘除术后，经过放射治疗，射线影响了眶部发育，可致眼眶狭小、眼周软组织萎缩、结膜囊缩小等。

4.严重感染，可以是原发的，如全眼球炎、眼眶蜂窝组织炎，或继发于外伤后，眶内组织严重破坏和纤维组织广泛收缩，造成结膜囊狭窄，穹隆变浅。

5.个别病例施行过多次眼内手术，结膜有广泛瘢痕，最后因不治而摘除眼球，结膜囊由于瘢痕挛缩而狭窄。

二、结膜囊成形术的基本原则

1.眼窝狭窄或闭锁伴有眼睑缺损或眶骨骨折错位向眶内移位而使眼眶狭小者，必须先行眼睑修复和眶部骨折修复。

2.如果部分结膜存留，作部分结膜囊成形术时，选用粘膜更符合结膜囊的生理要求。另外也可采用中厚皮片或全厚皮。

3.如结膜囊狭窄、松弛下坠，必须先行下睑松弛矫正术。

4.如果结膜囊狭窄不明显，义眼容易脱出的原因是由于下穹隆浅、上穹隆向后上倾斜所造成，可用褥式缝合加深上、下穹隆，达到结膜囊成形的目的。

5.全结膜囊成形术可以选用唇、颊粘膜或中厚皮片和全厚皮片游离移植，但粘膜易引起皱褶和有粘液腺分泌，且皮肤和粘膜都易收缩，故也可采用颞部旋转皮瓣修复上穹隆、颧部旋转皮瓣修复下穹隆，这是一种良好选择。用带血管蒂的颞顶筋膜瓣、耳后岛状瓣进行眼窝再造术，这类手术操作比较复杂，在面部会遗留瘢痕，但术后收缩小，疗效稳定。

三、治疗方法

（一）眶腔扩张法

可随发育逐年更换大小不同的眼模，利用眼窝正常结膜和皮肤的弹性及伸展性，代替眼球对眼窝施加压力，激发眼窝及周围组织的发育。因而扩张的年龄越早越奻，可自新生儿4个月开始，一直延续到发育成熟。但此法往往由于患儿家属不能坚持而告以失败，只有待成年后再行眼窝再造术。此类畸形往往是眶骨发育畸形引起的，需行颅面外科手术，以扩大眶腔。

（二）眶内瘢痕切除术

此法仅适用于不是因结膜缺损，而是由于眶内瘢痕与结膜粘连，结膜活动度受限，形成的结膜囊轻度狭窄。

手术时可于眶上缘外侧作3cm长的皮肤弧形切口，分离眼轮匝肌，暴露外上眶缘骨膜。为免除面神经额支受损伤，可于眶上缘上3cm处作一平行于眶缘的骨膜切口，自骨膜切口伸入眼科钝头弯剪，用手指顶着粘膜，引导眶内剪刀将结膜下瘢痕剪除和锐性分离。在锐性分离中，眶上缘的中央部位是上睑提肌所在位置，应仔细分离,以免损伤上睑提肌,但也不能将结膜洞穿。术毕结膜囊内用油纱布填塞,从骨膜切口把眶内积血压出,然后切口分层缝合,加压包扎,术后 5 天拆线。

(三)下穹隆加深术

下穹隆收缩变浅比上穹隆多见,而下穹隆的适当深度对义眼安装的稳固性又比上穹隆重要。所以当眼球摘除术后,如未能及时安装义眼,眶内容物向下穹隆脱出,导致下穹隆变浅,故下穹隆变浅并非是由于结膜缺损或瘢痕牵缩所造成。

手术操作方法:在下睑结膜囊区作一横形或垂直的结膜切口。剪刀从这一小切口伸入,作结膜下潜行剥离,向下分离达眶下缘骨膜,使结膜和深部组织完全分开。在眶下缘骨表面分离出一间隙,分别到达内外眦。将过多的眶内容物剪除,用 1 号丝线穿引 3 对双针缝线,缝线从结膜囊后壁下部穿入,经过扩展至眶下缘的结膜空隙,从眶下缘骨膜上穿过,在同一平面的下睑皮肤面穿出,将结膜拉紧至眶下缘,结膜和皮肤的缝线下部垫以小橡皮片或细硅胶管,收紧缝线结扎,令结膜和眶下缘紧密相贴。放入眼模,上下睑各缝两组缝线,缝线对合打结,使上下睑被暂时性缝合固定,行外敷料加压包扎,术后 7 天拆线,但要继续放置眼模,2 周后安装义眼(图 30-76)。

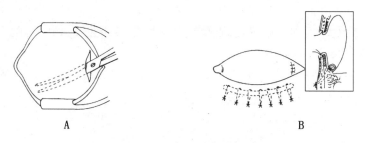

A   B

图 30-76 下穹隆加深术
A.切开外侧球结膜,结膜下分离达眶下缘   B.结膜和眶下缘骨膜紧贴作褥式缝合

(四)部分结膜囊成形术

存留部分健康结膜的结膜囊狭窄,只需行部分结膜囊成形术。

1.下穹隆成形术 一般从结膜囊中央水平偏下方作一从内眦到外眦角的横切口,但切口的高低也要根据存留的结膜多少而定。沿结膜下层向下分离,清除眶下缘瘢痕,有过多的眶内软组织可适量剪除,剥离范围必须到达眶下缘前部,暴露 6～10mm 宽的骨膜。眶内健康结膜必须尽量保留,暴露的创面用粘膜或皮片移植修复,用 1 号丝线穿引一对双针缝线,在未来下穹隆的底部结膜面穿入,穿过眶下缘骨膜,在下睑眶下缘外方皮肤穿出,如此完成 3 对褥式缝合。粘膜面和皮肤面的缝线下都要垫小橡皮片或细硅胶管,收紧缝线,使移植之粘膜能牢固愈合在眶下缘骨膜上。置入眼模,上下睑暂时性缝合(图 30-77)。外敷料加压 10 天。一般术后 5～7 天首次换药,可以从睑裂缝中滴入抗生素眼药水及眼膏,术后 10 天拆线。拆线后仍需放置眼模,加压包扎,每周换药 2～3 次,坚持 3 个月。在换药时要注意观察穹隆深度、结膜囊有无倾斜、眼模是否有脱出倾向,由此根据不同情况修改或调整眼模,或调整加压包扎的压力和方向。一般术后 3 个月,创面愈合,收缩稳定,可以安装义眼。

2.上穹隆成形术 上穹隆狭窄比下穹隆少见,如有向后上倾斜缩窄者,可按上述方法行上穹隆成形术,但分离上穹隆时不可以剥离到眶上缘,因为眶上缘中央部是上睑提肌所在部位。

(五)眼窝再造术

严重的眼窝闭锁,结膜全部或大部分缺损,必须行全结膜囊成形,也即全眼窝再造术,它是上、下穹隆成形术的合并施行。

1.包埋植皮法 在眼窝距睑缘内下 2～3mm 处作平行切口,切口自内眦到外眦。切除瘢痕组织和残余结膜,剥离囊腔,下方达眶下缘,暴露下缘骨膜 6～10mm,上穹隆在分离时不能涉及眶上缘,以免损伤上睑提肌,注意保存睑缘组织。外眦角如有粘连,可作横向切开放大,待手术结束、眼模置入后再手术缝合。应形成一个比一般义眼要大的腔穴,腔穴制备后暂时填塞纱布止血,随即用印模膏按眼窝大小捏塑两只形状、大小一样的眼模,一只作包埋植皮用,一只翻制成丙烯酸酯眼模。眼模的下缘应和眶下缘骨膜相贴,眼模可较一

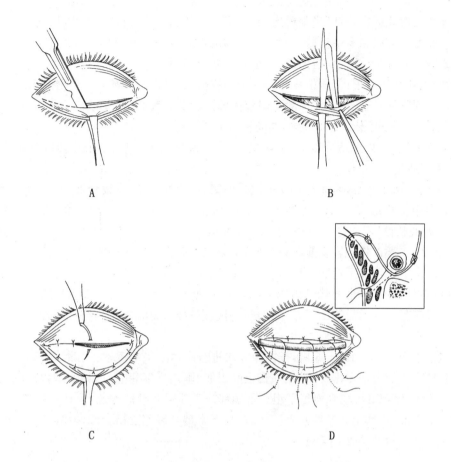

图 30-77　下穹隆成形术

A.结膜囊中央水平偏下方横形切口　B.沿结膜下层向下分离达眶下缘前部　C.切取之口
腔粘膜缝合于下穹隆创面上　D.令移植之粘膜和眶下缘紧贴,垫以细硅胶管作褥式缝合

般义眼大,长 33～37mm、高 20～22mm,以此来补偿日后皮片收缩。

在眼窝再造术中,由于唇粘膜和颊粘膜供量不足,可于锁骨下或上臂内侧切取无毛中厚皮片或全厚皮片
10cm×10cm 移植,创口直接拉拢缝合。将中厚皮片组织面向外,包缝在眼模上,接缝处恰在闭眼时上下睑裂
线上,缝合的线结应打在上皮面。将两端多余的皮肤修剪后用同样方法缝合。眼窝腔穴彻底止血,将包裹皮
肤的眼模塞入眶内,使眼模的下缘紧贴在下眶缘处,缝合切口之外眦,上下睑缘用 1 号丝线各作两对褥式缝
合,互相结扎,暂时闭合睑裂(图 30-78)。

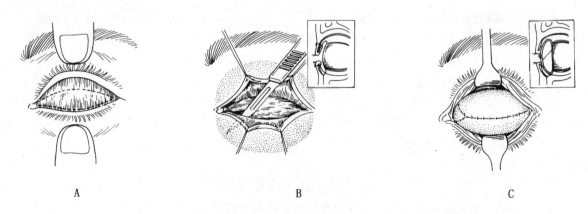

图 30-78　中厚皮片包埋植皮法眼窝再造术

A.切除残余结膜　B.剖开穹隆组织,扩大囊腔　C.包以中厚皮片的印模胶模型塞入结膜囊

术毕敷料加压包扎,术后 7 天第一次换药,冲洗清除局部分泌物,以后隔日换药,术后 10 天拆除睑缘缝
线,于皮片接合处剪开,拆除缝线,取出眼模,修剪睑缘多余皮肤。另一种方法为,如在皮片血面向外包裹于眼

模上时,皮片接合处先稀疏固定几针,当眼模塞入后,将稀疏的固定缝线拆除,把皮片游离缘与上下睑缘后唇缝合,这样拆线时无需修剪睑缘多余皮肤,冲洗结膜囊,随即将预先翻制好的丙烯酸酯眼模塞入。术后 3～4 个月内,要每天或隔天冲洗清洁眼窝,清洁后,必须立即塞入眼模。

眼窝再造术的成功要点在于:①所植皮片必须全部成活,如有部分坏死,常会因溃疡延长愈合期,影响义眼安装,促使皮片过度收缩;②应制备比一般义眼较大的眼窝腔穴和眼模;③眼模除换药时短暂取出,在术后3～4 个月内,眼模一定要时时安置在眼窝内,防止皮片收缩,否则再造眼窝狭窄,会造成手术失败;④丙烯酸酯眼模要光滑,不能有锐缘,以免造成破溃,形成瘢痕;⑤眼窝要每天清洁,因为过多的分泌物浸泡着新生的上皮,容易糜烂,引起收缩。

2.双旋转皮瓣法　该手术复杂,而且容易造成睑周瘢痕,影响外貌,故较少被采用。手术要分 3 步进行。

第一步:于眼窝距下睑缘 2～3mm 处作自外眦到内眦的平行切口,深达眶下缘骨膜,切除眼窝下半部瘢痕。测量内眦到外眦的长度,不应是直线,需考虑结膜囊应有的曲度、下穹隆之深度和反折至睑缘的距离。根据所需之长度和宽度,在颧部按旋转皮瓣之设计原则,设计一颧部皮瓣。皮瓣分离后,经过切开之外眦旋转至眶内下半部,重建眼窝下半部和下穹隆。供区创面直接分层缝合,皮瓣的一个缘与眶内组织缝合,另一个缘与下睑缘后唇间断缝合(图 30-79)。术毕眶内用油纱布轻压填塞,压力不宜过大而致皮瓣血供阻断。眼外敷料覆盖,用弹力绷带轻轻包扎。术后第二天必须打开敷料检查皮瓣色泽,然后清洁眼窝,继续包扎,每天需如此换药,7 天后拆线。

第二步:眼窝下半部重建术后 4～6 周,按同样方法进行眼窝上半部重建。切除结膜囊上半部残留之结膜和瘢痕,但是上睑中部不能分离至眶缘,以免损伤上睑提肌。眶内瘢痕切除后,见眶脂和其他软组织有高低不平情况,可用 7-0 丝线缝合几针,使眶面稍平坦。于颧部按上述需要量的测定,设计一颧部皮瓣,通过切开之外眦,转移至眶内上半部,重建上方眼窝及上穹隆。在眶下半部之颧部皮瓣上缘作成血面,两皮瓣在中央部对合缝合(图 30-80)。术后处理方法同上述。

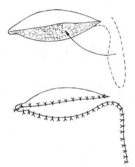

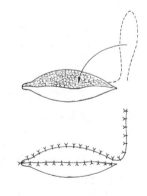

图 30-79　颧部旋转皮瓣重建眼窝下半部　　　　　　图 30-80　颧部旋转皮瓣重建眼窝上半部

第三步:全眼窝重建完成 4～6 周后,对上下睑被切开的外眦部进行修复。一般在颧部皮瓣与外眦部的上睑及颧部皮瓣与外眦的下睑各作一 Z 成形切口,通过皮瓣易位进行外眦复位。由于旋转之皮瓣都较厚,故在施行外眦成形术时,可顺便在皮瓣下剥离,修除皮瓣下臃肿的组织,然后上下睑各作 3 对褥式缝合,穿过眶缘骨膜,从上下睑缘皮肤引出,加深上下穹隆(图 30-81)。术后 7 天拆线。创面愈合后应尽早进行义眼修复。

此法的优点为:皮瓣容易成活,术后收缩少,可以及时进行义眼修复,效果稳定。缺点为:①由于皮瓣臃肿,眼窝显得浅,需要修薄皮瓣和加深上下穹隆;②手术次数多;③颞颧部遗留明显瘢痕;④皮瓣受长宽之比的限制,供量不能随意切取。

3.耳后乳突区岛状瓣眼窝再造术　手术操作:颞枕部备皮,经多普勒超声血流仪探查颞浅动脉和耳后动脉行径,用美蓝标出。根据眼窝需要的皮瓣大小和形状设计乳突皮瓣。蒂部切口:沿皮瓣上缘皮肤发际向前越过颞浅血管标志线,然后沿颞浅血管前缘向后上顶部方向作 8cm 长切口,其远端作一横形附加切口,共同组成"T"形或"I"形或"Z"形(图 30-82),以便于翻开头皮瓣,暴露血管蒂(参见第六章"皮瓣移植")。

在皮下锐性分离,暴露颞浅动、静脉顶支和延伸至颞部的耳后动、静脉以及它们间的吻合网。在颞浅动、

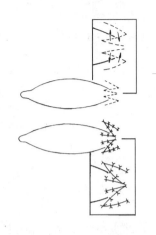

图 30-81　外眦成形术和上下穹隆加深术

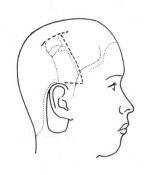

图 30-82　耳后乳突区岛状瓣切口线

静脉前方 1cm 和耳后动、静脉的后方 1cm 切开颞筋膜，两个切口在两组血管吻合网的远端交汇。在颞深筋膜下、胸锁乳突肌肌腱和耳郭软骨膜浅面，掀起包含颞浅动、静脉和耳后动、静脉之皮瓣。在筋膜蒂部，于颞浅血管和耳后血管之间，从耳郭上极向上剪开筋膜蒂 3～6cm，使蒂部延长。耳后乳突区岛状瓣通过隧道进入眶内，和上下睑缘后唇缝合。蒂部切口直接缝合，供区创面游离植皮。术毕放入引流条，眶内轻塞凡士林纱布，适当加压包扎。术后 24～48 小时拔除引流，7～10 天拆线。

　　此皮瓣设计上的优点在于利用颞浅动脉有充分的灌注压力，所以可以切断原耳后乳突轴型皮瓣的血管蒂，即切断耳后动脉，从而可以使乳突轴型皮瓣的血管蒂延长，旋转半径可达 10～14cm。

　　手术注意事项：皮下隧道要宽，术后包扎不宜过紧，体位取半卧位，使皮瓣蒂部处于低位，有利于静脉回流。

　　此手术的优点是可以一期完成眼窝再造，形态和皮瓣的稳定性良好。缺点是由于皮瓣周围组织的结构，使皮瓣的可用皮肤量受到限制，而且供区不能直接缝合，需要游离植皮。

　　4. 带血管蒂颞顶筋膜瓣眼窝再造术　此手术方法适用于因恶性肿瘤切除眶内全部内容物，需要一期修复眶窝者；也可用于因术中有大量骨质切除或与鼻旁窦相通，需要有组织起充填作用者。采用带血管蒂颞顶筋膜瓣眶内重建术，于筋膜瓣表面植皮，筋膜瓣的切取不受长宽比例限制，旋转角度大，覆盖范围广，最大可切取 17cm×14cm，手术可以一期完成（参见第七章"筋膜瓣移植"）。

　　手术操作：术前全头皮备皮。用多普勒超声血流仪测定颞浅动脉行走方向，一般长度为 8～10cm。测量耳屏前颞浅动脉至眶外缘距离，以此长度再增加 1cm，为所需的颞浅动脉的蒂长，并作标记（图 30-83）。

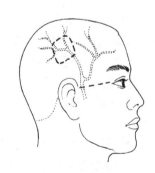

图 30-83　颞顶筋膜瓣设计

　　在全麻下，按肿瘤性质切除眶内容物和部分骨质，眶内暂时填塞纱布压迫止血。于耳屏前，不要在动脉蒂标记线上，而是在颞浅动脉标记线前 0.5cm 切开皮肤至头顶筋膜瓣设计线最高点。蒂部向切口两侧各分离 2～3cm，于顶部筋膜瓣设计线最高处作一个水平切口，两个切口组成"T"形，便于皮瓣向两侧掀开，暴露筋膜全部范围。在筋膜标记边缘切开帽状腱膜、筋膜下疏松组织和骨膜，用脑膜剪贴骨面将筋膜剪开到蒂部，向下分离宽约 1.5cm 之蒂直至耳屏前，在此过程中要切断结扎颞动脉额支和颞中动脉。将颞肌自颞窝内侧分离，暴露眶外侧壁，在眶外侧壁钻 1.5cm 直径的骨孔。从耳屏向前作皮下隧道达眶外壁，将筋膜瓣由前下旋转 90°经皮下隧道，眶外壁骨孔穿入达眶内，与眶周骨膜缝合。取中厚皮片游离植皮于筋膜上，与上下睑缘缝合。眶腔内充填凡士林纱布，上下睑缘暂时缝合，外敷料加压包扎，注意筋膜蒂部勿加压。术后 42 小时去除引流，供区直接拉拢缝合。术后 10 天拆线，需立即置入眼模，保持 3 个月，待皮片收缩稳定，可以安装义眼。

　　术中需要注意：①蒂部应在颞肌筋膜表面分离，如分离太深，伤及颞肌，则出血较多。②蒂部宽度应大于 1.5cm，不能损伤颞浅动、静脉。③蒂部旋转 90°，在穿过皮下隧道和骨孔时应尽量使成钝角，以免影响血供。④筋膜瓣在转入眶内后，必须检查蒂部有无动脉搏动。蒂的最低旋转轴应在耳轮脚下方，即为可触到的搏动点的最低点。⑤注意耳屏前切口不要低于耳屏,以免损伤面神经分支(参见第二十六章"面神经瘫痪")。⑥如果由于眶内容量不足,上睑凹陷,可在筋膜下充填硅胶海绵;但如有与鼻旁窦通连者,禁忌充填。

第九节　眼睑肿瘤及眼睑分裂痣

眼睑肿瘤可分为良性和恶性两类,但以良性为多见。

一、良性肿瘤

良性肿瘤可属先天性,也可在儿童期或青春发育期后出现。眼睑部较为多见的良性肿瘤有以下几种。

(一)色素痣(黑痣)

色素痣常见于睑缘和结膜。睑缘的色素痣好发于外眦部,常呈疣状突出,可阻挡视线或引起角膜刺激症状。可用电灼、激光或冷冻等方法进行治疗。即使行手术切除,眼睑缺损也不大,可以直接缝合。

波及眶周、面颊、额、眉、眼睑的巨痣或太田痣,治疗可以应用激光或切除游离植皮术。为保持眉和睑缘的完整性,有时可采用保留眉部和睑缘粘膜病变的不全切除皮片移植术。

结膜的色素痣好发于角膜缘、半月皱襞处和睑结膜,也可见于球结膜,一般不影响视线,不予处理。

色素痣少有恶变,如经数年不变,不影响功能和对美容无大碍者,无需处理。如突然增大、色素加深、表面粗糙,且有溃烂出血等现象,则应予以手术彻底切除。

(二)乳头状瘤

乳头状瘤为上皮细胞瘤的一种,可在中年人或老年人中发生,少见于儿童。

此瘤好发于下睑内眦部、睑缘、泪阜、半月状皱襞或穹隆部粘膜处。瘤体色淡红,常以细蒂与正常组织相连。一般乳头状瘤表面光滑,生长缓慢;如有恶变,则迅速增大,表面粗糙呈菜花状或桑椹状,其间有较大微血管,常引起出血。有时肿瘤发生在角膜缘处,呈淡红色,形似草莓,可累及角膜。治疗应及时予以彻底切除,切除范围宜广泛,并加烧灼,有恶变者应考虑放射治疗。

(三)黄色瘤

黄色瘤多见于老年妇女,一般发生在上、下睑内眦部,以上睑居多;常为两侧对称,生长缓慢;局部呈圆形或椭圆形扁平隆起,色黄质软,呈橘皮样;可伴有高血脂或高胆固醇症。一般无需治疗,但如为美容可以手术切除,或行激光治疗,不过术后易复发。

(四)皮样囊肿及皮样瘤

睑皮样囊肿为先天性,发生在眼睑,以上睑外侧多见,其次为内侧,也可见于眼睑其他部位。病变位于皮下,呈圆形或椭圆形隆起,质软,位置深浅与大小不一。囊肿表面光滑,边界清楚,与皮肤无粘连,但常与骨膜粘着。

结膜的皮样瘤和一般囊肿不同,为实质性,好发于角膜缘外下方,呈淡黄或淡粉红色半球形突起,质软,基底与球壁紧密相连,有时可见纤细的毛发附于其上。皮样囊肿和皮样瘤的组织结构皆与皮肤组织相似,只是囊肿的表皮向内,皮样瘤的表皮朝外。

皮样囊肿应行手术完整切除,如与骨膜粘着,应包括骨膜切除,因如有残留容易复发。术中要注意不可伤及面神经额支。形体较大又为时已久的囊肿,切除后局部骨面明显凹陷,应同时行真皮脂肪组织游离移植充填术。

皮样瘤有恶变可能,所以切除后需修复缺损。

另外尚有一种结膜皮样脂肪瘤,多见于外眦部,呈淡黄色扁平隆起,形似结膜皱襞,瘤组织由纤维及脂肪构成,无包膜,基底常与眶内脂肪相连,可手术切除。

(五)血管瘤

血管瘤为一种先天性良性肿瘤,多数在出生时就有。根据形态,结合病理大致可分为3种类型。

1.毛细血管瘤　较常见,约占眼睑血管瘤的 2/3 左右。局部表现为肤色暗红或鲜红,有时表面粗糙呈乳头状突出,边界清楚,无功能障碍。治疗方法可采用激光、冷冻、同位素贴敷,或手术切除游离皮片移植术。

2.海绵状血管瘤　病变位置较深,临床表现为紫蓝色局限性隆起,质软略具弹性,有压缩性,体位变动试验阳性,即俯首或哭泣时瘤体略大,颜色加深,边界不清。瘤体增大时眼睑可变形下垂,位于上睑者可阻挡视线,或因瘤体长期重力牵坠,上睑提肌被拉长,出现上睑下垂。位于下睑者可引起睑外翻。治疗方法很多,有电凝、激光、同位素注射、放射治疗、硬化剂注射、铜针留置术、冷冻、口服皮质激素、瘤腔注射皮质激素等。但最为彻底且疗程短的还属手术切除。一般认为如手术切除不会遗留组织缺损者,还是应以手术治疗为首选。手术过程中要注意勿损伤上睑提肌。

3.混合型血管瘤　是以上两种类型的结合,治疗方法同上。

(六)神经纤维瘤

眼睑的神经纤维瘤往往是全身神经纤维瘤病的一种眼部表现,亦可单独存在而被称为丛状神经瘤。此病有明显家族性,多在儿童时期发病,病程缓慢。

病变常起于眼睑皮肤,开始甚小,青春期可迅速增大。眼睑皮肤随之增厚、肥大,表皮有色素沉着,肿块可越出眼睑范围延及颞部和额部,肿块松弛下垂,触之软似脂肪,但有索条状肿物,捏之微痛,可向眼眶深部发展成为眼眶神经纤维瘤,甚至引起眶骨扩大、眶骨疏松和眶顶缺损等一系列症状。此瘤病程进展虽缓慢,但由于瘤体日益增大,可使眼睑呈袋状下垂,甚至将角膜全部遮蔽,睑裂不能张开,久之睑板、上睑提肌、结膜等都因瘤体下坠而被拉长。治疗方法唯有手术切除,但因瘤组织分布弥漫,境界不清,难以彻底切除,因此只能进行以改善外形和功能为目标的不全切除术。

二、恶性肿瘤

恶性肿瘤多源于上皮,常见于老年人,无性别差异,好发于内眦和下睑部,可能与长期承受眼镜压迫和眼内分泌物刺激有关。

恶性肿瘤一旦诊断明确应及时手术,并同时修复缺损。放射治疗要慎用,因为射线会引起白内障、结膜炎、泪道阻塞和眼睑瘢痕等不良后果。

(一)Bowen 病

Bowen 病好发于角膜缘,外观为灰白色胶样组织隆起,可局限生长,也可弥漫沿眼球表面扩展侵入角膜。病程缓慢,多见于老年人,男多于女。临床需与血管翳、翼状胬肉和角膜表面肉样组织鉴别。目前认为此病是上皮角化不良的一种,属零级癌。治疗措施是彻底切除同时作板层角膜移植术。

(二)眼睑基底细胞癌

眼睑基底细胞癌约占眼睑恶性肿瘤的首位(50%以上),多见于老年人,男多于女。病变好发于下睑内眦部,一般呈局限性浸润生长,比较缓慢,极少转移。

病变早期呈针头或黄豆大微隆起的半透明结节,逐渐增大,中央部可形成一浅在性溃疡。溃疡基底坚硬,粗糙不平,边缘硬而隆起,呈卷曲状,常有色素,且参差不齐如蚕食状。溃疡表面有棕色痂皮,揭之易出血。溃疡周围皮肤发光变红,这是癌肿向皮下组织浸润扩展的表现。癌肿可以侵犯睑板和睑结膜,当球结膜和眶隔受累后,可继续向眶内蔓延。原发于内眦部者,常向鼻侧扩展。由于此病外观有时和鳞状细胞癌或恶性黑色素瘤相似,故需予以鉴别,必要时行活体组织检查予以确诊。此瘤对放射线敏感,可单独通过放疗而痊愈(治愈率高达 90%以上),也可合并彻底切除。

(三)睑板腺癌

睑板腺癌原发于睑板腺,发病率仅次于基底细胞癌而占第二位(约 1/3 左右),多见于高龄女性,上睑的发病率高于下睑约 3 倍,早期即可转移。

早期病变位于睑板内,为一边缘清晰之硬结,表面皮肤完整,病变相应部位的结膜变粗糙,能见到黄白色斑点,形态上极似睑板腺囊肿,应避免误诊。肿块增大,可于眼睑皮下触到核桃状分叶硬块。多数病例表现眼睑高度肥厚变形,但皮肤与结膜仍然完整为此病的特点;少数病例有结膜溃破。肿瘤可波及睑缘,由于肿块增大,可引起上睑下垂,如向眶内发展,可引起眼球突出与运动障碍。上睑肿瘤多转移到耳前淋巴结,下睑者多转移至颌下淋巴结,并可经血液循环转移到肺、肝、胃等器官。此瘤以彻底手术为主,对放疗不敏感。

(四)鳞状细胞癌

此瘤起自皮肤或粘膜层,发病率较低,但发展快,恶性程度高,老年人多见,男性远较女性多。病变好发于睑缘,一部分由良性病变如乳头状瘤恶变而来。

早期为局限性隆起的硬结,可为疣样、乳头状或结节状。临床表现有两种类型:①乳头或菜花样肿块,质脆,易破溃出血。②溃疡型,基底高低不平,向深部发展时,溃疡形似火山口状。

不论哪一型,晚期都可累及周围组织,甚至破坏眼球。按瘤组织分化程度可分为4级,第四级是不分化的,对放射治疗敏感。对该癌应早期诊断切除,也可试用化学治疗。

(五)恶性黑色素瘤

这是一种发展迅速、容易广泛转移的高度恶性肿瘤;可原发于眼睑与结膜,部分也可由该处的黑痣恶变而来,恶变原因不详。外伤、各种外在刺激及不彻底的手术常被视为诱因。

病变多位于睑缘,尤其是内外眦部或角膜缘,早期呈大小和高低不等的黑色素结节,以后可形成溃疡,基底不平,富有新生血管,容易出血,周围组织有炎性反应。

此瘤有时在外观上恶变表现不显著,但已有远处转移,故一经确诊,必须彻底手术。其对放射治疗不敏感。

三、眼睑分裂痣

眼睑分裂痣为眼睑的色素痣(黑痣),一般较小,但亦有相当大者,有时可占上下睑各半。该痣局限于上下睑,不论形状和面积大小,在闭眼状态下,上下睑色素痣都互相接合组成宛若一块完整的病变,张眼时则分为两半,故称为分裂痣。病变除皮肤外,多波及睑缘和部分睑结膜。

对分裂痣的治疗方案有两种观点。一种认为不要破坏睑缘的完整性,因为分裂痣属良性病变,恶变倾向很小,所以采取保留睑缘和结膜病变的不全切除皮片植皮术。另一种认为色素痣如经病理检查为交界痣或混合痣时,应完全切除以防发生恶变,而且分裂痣累及睑缘和结膜,各种炎症、擦拭动作、分泌物等日久刺激,或手术不彻底时因手术刺激等,都可促使恶变,所以主张全部切除,同时进行眼睑缺损的修复,修复方法参见本章第五节"眼睑缺损"。

第十节　眼球内陷和上睑凹陷

一、眼球内陷

(一)发生机制和症状

1.眼球内陷多见于外伤。当眶缘受到比眶入口更大的物体冲击时,产生相当大的钝力作用,眼球及其他眶内容物迅速向狭窄的眶窝后部移动,使眶内压力突然升高。这力量通过被压缩的眶内容物传递到眶底或筛板极为薄弱的骨壁处,使它在眼球破裂前,发生了"蛋壳破碎"样爆裂性骨折。由于骨折片下陷或错位,眶内脂肪、肌肉、韧带、筋膜、骨膜等软组织坠入上颌窦或筛窦。因此,眶内容物减少,眼眶容积变大,加上嵌入骨折部的眼肌向后下或侧方牵拉眼球,可使眼球内陷下沉。

2.眶内炎症、外伤瘢痕收缩,眼球可被拉向后方。

3.眶壁骨折波及上颌窦、筛窦时,眶内容物可疝入上颌窦或筛窦。

4.先天性眼外肌和肌鞘纤维化。

5.第四脑室附近的病变,是一种中枢性的全部眼肌收缩而使眼球内陷。

6.其他。如过度的直肌缩短术致半侧颜面萎缩,常有眶内容物萎缩。眶内肿瘤摘除术后,或进行性脂质营养不良,均可导致眶内脂肪垫萎缩、眼球后方支持减弱以及严重脱水等,从而出现眼球内陷。

眼球内陷后退超过 5mm 时则畸形明显,并可伴有睑裂横径缩短、眼睑塌陷、上睑假性下垂。如同时有眶骨缺损、移位,则尚有眶周畸形、内眦移位、泪道损伤、眼球运动受限、复视和眶下神经分布区感觉丧失或感觉减退等症状。

眼球内陷的功能障碍主要表现为眼球转动受限制和出现复视。因为眶底骨折,下直肌、下斜肌、眼球悬韧带、筋膜、眶骨膜等软组织嵌入眶底裂缝,或疝入上颌窦和筛窦,眼肌瘫痪,上下眼肌肌力平衡失调,眼球转动受限,造成视轴偏斜,出现复视。如眶底骨折,眼球组织疝入上颌窦,则大都出现垂直向复视。如眶内侧壁骨折,有眶内容物疝入筛窦,则多见水平向复视。

(二)手术治疗原则

手术治疗原则为矫正眼球内陷和复视。

1.强调早期手术整复治疗,但有些病例伤后数日内由于局部水肿,眼球内陷不易觉察。某些病例并非眶骨骨折移位和有眶内容物疝出嵌顿,而是由于眼外肌肌肉挫伤、肌内出血、肌肉附着撕脱、支配肌肉的神经损伤,导致复视。所以一般伤后需观察 2 周,待水肿消退、诊断明确后才可手术。

2.必须彻底松解瘢痕,恢复眼外肌肌力平衡,使眼球转动自由。

3.回纳疝入上颌窦或筛窦内嵌顿之组织。

4.修复眶底,封闭眶窝与上颌窦或筛窦间的通路。

5.应用自体骨或非生物人工骨补充眶内容物体积不足,以矫正眼球内陷。

6.眼球视力存在者,术中要避免损伤视神经。

(三)术前检查

1.眼球突度计检查 眼球内陷 3mm 以内属正常范围,超过 5mm 外观畸形明显。

2.被动牵引试验 可鉴别眼球运动受限是由于肌肉嵌顿还是因其他原因如眶内水肿、肌肉挫伤或神经损伤所引起。两眼都应作测试,这样可以比较出眼球在各个注视方位所遇到的阻力。

试验方法:结膜囊滴表面麻醉液,下穹隆内置一浸泡 1% 可卡因的小棉球片刻,用有齿镊在距下方角膜缘 7mm 处,即下直肌附着部,夹住球结膜和眼球筋膜向上牵动眼球,并嘱患者向上注视,如眼球表现正常运动幅度,表明眼球周围组织没有嵌入骨折部位。患者向上注视受限是由于其他原因所致。如果试验时眼球不能随牵引而抬高,可确诊有眶组织疝出嵌顿。

3.下直肌肌力试验 在被动牵引试验后,夹持之镊子不要放松,继续持上提位置,嘱患者向下注视。检查者可感觉到下直肌对镊子的拉力,如果无肌力,根据以上两个试验的异常,可判断肌肉有嵌顿。如果被动牵引试验正常,而下直肌肌力不良,数周后应再次测定,若肌力有增强现象,依此可判断复视是由于下直肌受了损伤所致。

4.放射学检查 华氏位、额枕位、前后位及斜的眶视神经孔位都可根据需要来选择投照。CT 检查也属必要,因为虽在 X 线片上可以见到眶底、眶缘和其他眶壁的骨折情况,但如有上颌窦内血肿,或以前存在上颌窦病变使上颌窦密度增加,或是眼组织被压入窦腔,X 片上将显示鼻旁窦一片模糊,只有通过 CT 检查,才能明确诊断。

(四)手术方法

眼球内陷是多种因素综合作用的结果,所以对复杂的眶骨骨折、错位、骨质缺损等引起的眼球内陷,应该取冠状切口,在暴露良好的条件下进行矫治。眼球内陷还常合并前房积血、角膜和巩膜裂伤、晶体脱位、玻璃体积血、网膜剥脱、眼内异物和视神经损伤等,都需由眼科医师来处理。

1.常用切口 根据眶壁骨折部位和缺损范围来设计切口,也可以 2～3 种切口同时应用。

(1)冠状切口 适用于比较严重的、多部位的眶壁骨折,其暴露清晰,操作方便。

(2)犬齿凹上颌窦切口 适用于眶底骨折,眶内容物嵌顿在上颌窦内。但因切口经过口腔,增加了感染机会,及术后上颌窦需较长时间的填塞换药,手术视野暴露也不清晰,所以目前已很少应用。

(3)睑切口 有下睑缘皮肤切口和下睑穹隆部切口。这两种切口适用于单纯的眶下壁、眶下缘骨折移位或缺损的整复,视野暴露清晰,可以在直视下进行操作,出血少,且比较容易游离嵌顿的眶内组织和插入植入物。

2.常用的修复眶壁缺损和补充眶内容物体积不足的材料　有生物性材料,如自体肋骨、颅骨外板、髂骨、阔筋膜、腹壁脂肪等。其中以自体骨为首选,它的优点是抗感染能力强,术后吸收少。

非生物性材料有羟基磷灰石等。笔者常用羟基磷灰石和医用树脂的复合材料、HE 人工骨、PTFE 等。

3.操作步骤

(1)下睑皮肤切口　沿下睑缘下 2mm 作睑缘平行切口,内侧应距下泪点 3～4mm,外侧达外眦隐裂沿鱼尾纹方向斜向下 1～1.5cm。切开皮肤和皮下,分离眼轮匝肌,显露眶下缘,分离至眶下缘下 5～6mm,暴露骨膜。不能分离过于往下,以免损伤眶下血管神经束。在眶缘下 2～3mm 处作骨膜水平切口,在此部位切开骨膜可以避免横断眶隔,并易于骨膜缝合(图 30-84)。沿骨膜切口,将眶底骨膜向后提起,除眶尖部分外,眶周骨膜应作环形剥离,充分显露骨移位和缺损部位。眶内剥离要有一定深度,一般距眶缘约 2～2.5cm,使植入物置于眼球垂直轴的后方,但也不宜过深,以免损伤视神经。在剥离过程中,用拉钩托起眶内组织应注意勿使眼球过分受压,要细致地骨折处游离嵌顿之组织,因为粗暴手术可能会引起眼心反射和危及视神经中央血管而造成眶内出血。清除小碎骨片,修整锐利骨缘。眼球与眶壁骨折处粘连松解得充分与否,将直接影响手术效果。术中要重复作眼球被动牵拉试验,如向前牵拉眼球和转动眼球无阻力,表示松解充分,嵌顿组织已被游离。脱出的眶内组织复位后即可行眶下壁植骨充填术。植入物的置入目的是要重建眶底,恢复眶底的连续性,把眼眶和上颌窦隔开,并恢复眼眶本来的容量。因此植入骨块的大小以能使内陷的眼球向前推出,上睑凹陷消失,且比正常侧眼球稍为突出为度。植入物的大小应足够覆盖缺损区各个边,并且要超过缺损区至少3mm,植入物放在骨膜和骨性眶底之间,不必固定,骨膜用 3-0 可吸收的 Dexon 线或络制肠线或丝线间断缝合,以防止植入物脱出。肌层可以不缝,间断或皮内缝合关闭皮肤切口。术毕眼内涂眼膏,术区轻压包扎,持续冷敷有助于减少术后眼睑水肿,应用抗生素 5～7 天,术后 5 天拆线。术后要严密观察有无疼痛加剧和患眼瞳孔对光反射变化,一旦疑有眶内压增高,应及时采取减压措施,探查清除血肿,甚至取出植入物。

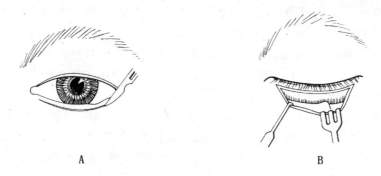

图 30-84　下睑皮肤切口矫正外伤性眼球内陷

A.沿下睑缘下 2mm 作睑缘平行切口　B.分离眼轮匝肌,暴露眶下缘

(2)下睑穹隆切口　该切口瘢痕隐蔽,但暴露不良,较少用于大的创伤畸形的矫正。

于距下穹隆 0.5cm 处作平行于穹隆的结膜横切口,切开结膜,在眼轮匝肌和眶隔间钝性分离,慎勿穿破眶隔,分离达眶下缘。眶缘骨膜切口、分离范围、粘连松解、眶内容物回纳、植骨等步骤都与皮肤切口相同(图 30-85)。结膜切口连续缝合,术后 5 天拆线。术后注意事项也同上述方法。

如患者除有眶下壁骨折移位或缺损外,尚合并眼周或其他眶周畸形,可根据病情采用相应的手术方法,进行一期或分期治疗。对于视力已丧失的患者,可采用较为简易的矫正法,可经眶外侧壁于球后置入硅胶球。

(五)并发症

1.残余的复视和轻度眼球凹陷　这是最常见的并发症。因为下直肌、下斜肌嵌顿于眶下壁骨折裂缝内,肌肉受到损伤,肌力减弱,手术虽使嵌顿组织回纳复位,但常需经过数周或数月才能获得良好的眼球运动。

2.眼球内陷矫正不足　①眶底骨折的晚期患者,眶内组织纤维化,脂肪变性萎缩;②植入物的量,不足以补充眶内容物体积的不足;③由于植入物,如异体骨、筋膜、脂肪等的吸收,在术后一段时间会逐渐出现矫正不足的症状。

3.眼球内陷过矫,眼球下方巩膜外露　多见于眶底植入物过大、过厚,眼球上抬过高;也可能为骨膜缝合

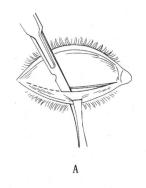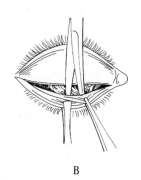

图 30-85　下睑穹隆切口矫正外伤性眼球内陷
A.平行于穹隆的结膜横切口　B.分离达眶下缘

时误将眶隔缝在一起,致使下睑外翻;或是眶下缘陷入性骨折未予正确复位。

如过矫不严重,随着生物性植入物的吸收,情况会好转。如有下睑外翻,必须重新缝合。骨折未正确复位,需重新复位。

4.感染　必要时需取出植入物。

5.植入物自行脱出　大部分由于感染所致;也可能因植入物过大,骨膜缝合不严密引起。

6.持续性眼睑水肿　与手术的复杂性、手术范围及创伤大小有关。一般数月内会逐渐消退。

7.泪囊炎　较为罕见。

8.术后失明　是最严重的并发症。由于植入物太大或放置位置太靠后,侵犯了视神经,或视神经血液循环受阻,或手术时眶内组织受到过度侵犯,眶内出血等原因所致。

9.眶下神经分布区感觉异常或麻木　只要眶下神经没有断离和缺失,一般数月后感觉异常会自行消失。

二、上睑凹陷

上睑凹陷有生理性和病理性之分。生理性上睑凹陷不是畸形,因为眼睑的解剖组织结构全属正常,它仅仅是外观上的缺陷而已。

(一)生理性上睑凹陷的原因

1.因种族和地区人种解剖生理上的特性所致。如西欧民族和我国两广地区的民族,眶隔紧密,眶隔内脂肪少,与蒙古族比较,上睑就显得凹陷。

2.中年以后,由于组织退行性变化,眶脂萎缩,上睑失去饱满状态,尤以消瘦体型者更为明显。

因眼睑生理功能全属正常,所以可通过美容外科手术,改善和弥补缺陷,详见本章有关美容外科内容。

(二)病理性上睑凹陷

眼球摘除后,未能一期填入充填物以补偿眼球摘除后眼窝内容量的减少,因而在上睑板上方与眶上缘之间呈现程度不同的眼睑向内凹入的形态失常,称为上睑凹陷(invagination of upper lid)或上睑板上沟凹陷畸形。其症状为:轻者仅在上睑表现程度不同的内陷;严重者除上睑板上沟明显凹陷外,尚伴有睑裂松宽、睫毛内倾、结膜囊后缩、上穹隆向后上方倾斜、下穹隆变浅、下睑向下移位,并有松弛性外翻、继发性上睑下垂等。如幼年行眼球摘除者尚有眼眶发育不良伴小睑裂,综合以上症状也可称为眼球摘除后眼窝畸形综合征。

1.上睑凹陷的原因

(1)上直肌和上睑提肌间有纤维连接,一旦眼球摘除,上直肌向后退缩牵拉上睑提肌,使原有的提上睑功能,部分转变为向内牵引的作用力。

(2)眼球摘除后,眶内容物减少,眼窝空虚,眼睑失去眼球承托。

(3)眶内软组织因失去和眼球的附着,由于重力向眶底沉积,使得眶上部软组织减少。

除上述原因外,如手术或原有外伤瘢痕收缩、眶内脂肪萎缩,或眶下壁有爆裂性骨折,内容物嵌入上颌窦,眶底向下移位等,这些情况都会加重上睑凹陷症状。

2.上睑凹陷的预防和植入物的选择　上睑凹陷的预防极为重要,因为一旦畸形形成,任何矫正方法都难达到尽善尽美的程度。所以在眼球摘除术同时,进行肌锥腔内充填物植入,这样可以减少或避免出现上睑凹陷,并且能够增加义眼的活动度。

植入物的材料有人体自身材料、同种异体材料和人工材料3种。

(1)人体自身材料　有髂骨、肋软骨、真皮脂肪等。因为是自身材料,所以抗感染力强,不易排出。但其最大的缺点是会部分萎缩和吸收,远期疗效不稳定。

(2)同种异体材料　如脱钙胎骨,取自大月份引产的新鲜胎儿髂骨。去骨膜骨髓,经75%乙醇浸泡两次,每次5~10分钟,然后放入0.6mol/L盐酸中脱钙1周,待骨质呈柔软半透明状时取出,用生理盐水冲洗后放入75%乙醇内储存备用。经临床实践检验无排异反应。但其来源并非随意可得。

(3)人工材料　品种繁多,但临床常选用的是医用高分子材料硅橡胶和由聚四氟乙烯制成的前部分平坦的网状植入物。网状结构可使肌肉直接缝于网上,减少了肌肉移位的可能性,前部分平坦降低了穿破眼球筋膜和球结膜的发生率。

3.充填物眶内植入手术

(1)眶内自体髂骨植入术　切取自体髂骨块约15mm×16mm×17mm,将骨块修成前后径为15~17mm、垂直径和水平径各为15mm的块状,修去棱角,骨块前表面锉一5mm宽的"十"形沟,用1∶8万庆大霉素液浸泡备用。眼球摘除时在每条眼直肌断离前,用3-0尼龙线于肌肉止点处作预置缝线,剪断视神经、斜肌,分离筋膜后摘出眼球,充分压迫止血后,将髂骨块植入肌锥腔内,并使"十"字槽处于水平和垂直向的部位,将内外直肌和上下直肌用预置缝线重叠缝合,上下直肌不能重叠太多,否则上直肌向下牵拉会造成上睑提肌位置改变。用5-0丝线严密间断缝合眼球筋膜,结膜可用5-0丝线连续缝合(图30-86)。结膜囊用凡士林纱布填塞,加压包扎,术后第3天首次换药,1周后拆线,即可配戴临时义眼,2周后配戴合适的义眼。

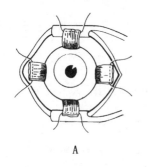 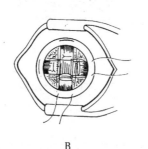 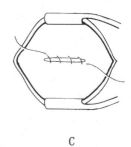

A　　　　　　　　　　　B　　　　　　　　　　　C

图30-86　眶内自体髂骨植入术

A.4根直肌在断离前作预置缝线　B.自体骨植入后,4根直肌相对重叠缝合　C.严密缝合眼球筋膜和球结膜

如取材为肋软骨,因吸收比髂骨多,故骨块要取得大一些。

(2)眶内自体真皮脂肪片植入术　一般于下腹部取直径2cm、脂肪层厚2~2.5cm的皮瓣,修去表皮,包于1∶8万庆大霉素溶液纱布中备用。将真皮脂肪片置入肌锥腔内,将上外下内4根直肌用3-0尼龙线缝于真皮脂肪片的真皮边缘12、3、6、9点钟的方位上,其他操作步骤同上述(1)。

(3)眶内活动义眼座植入术　如为眼球摘除术后二期植入充填物,则应沿内外眦水平剪开结膜囊,钝性分离至上下穹隆部,在6~12点方向垂直剪开筋膜囊,并向两侧分离至内外眦,向上下分离至上下穹隆,如找不到4条直肌,能找到被机化组织包裹的肌纤维囊也行。如直肌变性,与眶内组织机化粘连成丘状团块,则可沿10:30~4:30以及1:30~7:30两个方向将团块剪开成4个瓣,然后将4个组织瓣分别向肌锥顶端方向延长剪开,充分分离,使其周围组织松解。在4条组织瓣前端作4条预置线,充分扩大肌锥腔,置入硅胶球。硅胶球大小为14~18mm,一般成人选用直径18mm、儿童选用14~16mm的硅胶球。硅胶球前有一个"十"字槽及4个突起,每个突起上有一根涤纶带,4条组织瓣分别与4根涤纶带褥式缝合,内外、上下两对组织瓣分别重叠3mm。筋膜囊创口用5-0丝线间断严密纵向缝合。结膜囊创口横向连续缝合。两层组织创口呈"十"形交叉缝合,其他操作步骤同上述(1)。

对上睑凹陷明显者,不宜勉强增加肌锥腔内植入物的体积,而应联合作上睑板上凹沟充填术。

4.上睑板上凹沟充填术　严重的上睑凹陷,需以肌锥腔植入物充填为主,辅助以上睑内组织植入。轻度的上睑凹陷,可以局部处理。

上睑内组织植入充填法,充填材料可选用真皮、筋膜或脂肪组织等游离移植。其中以真皮为首选,虽然移植后有部分吸收,但吸收程度小于脂肪。筋膜因厚度不足,故较少选用。

(1)真皮充填术　臀、背部真皮较厚,但切除不便,在上睑凹陷充填术中所需真皮量不大,故可取自下胸部和下腹部。

根据凹陷程度,估计真皮充填所需之层数,一般以不超过3层为宜。因为超过3层,中间的真皮容易因营养障碍而坏死。

真皮切取方法有两种:①用取皮机取刃厚皮片,但不要断离皮片,将表皮从皮鼓上剥下后,在无表皮区域切下所需面积的真皮,然后将表皮复位缝合,加压包扎。②连同表皮、真皮一并切下,创面拉拢缝合,切下的皮瓣修去表皮和皮下脂肪。切取真皮的大小约 6cm×5cm,裁剪成大、中、小 3 块新月形移植片备用。

于上睑皱襞处作皮肤切口,在眼轮匝肌下分离,分离范围为内侧到内、外眦,上到眶上缘,下到睑板前。真皮片最小一块置于眶隔前眼轮匝肌下,即上睑凹陷之底部,用 5-0 丝线或可吸收之 Dexon 线将真皮之上、下、左、右角与眶隔缝合固定。将中等大的一块真皮覆盖在小块真皮片上面,也与周围组织缝合固定。最大一块真皮放在最上面,其上下两边各与周围组织缝合固定。内外眦两端缝线穿出皮肤,于内外眦皮肤垫以小油纱垫后结扎,有助于真皮片平服不皱和固定。皮肤切口用 5-0 丝线间断缝合(图 30-87)。

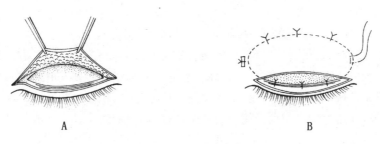

A　　　　　　　　　　　　　　B

图 30-87　上睑凹陷真皮充填术

A.真皮片置于眶隔前眼轮匝肌下　B.最上一层真皮,在内、外眦两端缝线穿出皮肤,垫以小油纱垫后结扎

为了形成上睑皱襞,缝线可带上睑提肌腱膜。上睑凹陷充填后,上穹隆结膜往往向下脱垂,结膜囊内可填塞油纱布,加压包扎,术后 7 天拆线。

(2)术中注意事项　局麻药量不宜注射过多,以免影响手术观察。分离之隧道不宜过高,临床曾见由于隧道分离过高,额肌运动,真皮片上移至眉弓处呈卧蚕状。分离时也要防止损伤上睑提肌。由于真皮片有约20%的吸收率,故应矫枉过正。术后 3 个月内由于上睑重量增加,也许会出现机械性上睑下垂,一般可以恢复。

第十一节　眼球突出

我国正常人的眼球突出度平均为 13.6mm。正常的两眼差异一般不超过 2mm,但有个体差异。如果超过 5mm 以上者,称为眼球突出(prominent eyeglobe)。

眼球过分前突,是病理改变。

一、原　因

(一)眼眶容积减少

1.见于颅面骨发育不全病例。如 Crouzon 综合征患者,由于颅缝早闭,颅底狭窄,颧骨和上颌骨发育不良,以及颅中窝突入眼眶的代偿性膨出,因而眼眶没有足够发育而变得很浅,致使眼球挂在下睑缘上方,严重者眼球可脱出于眼睑外。

2.眶骨及骨膜的炎症。

3.眶内肿瘤。

4.眶骨骨膜下出血。

5.因骨折,眶骨板向内移位。

(二)眼眶中眼球外组织的体积增加

1.严重的蜂窝组织炎。

2.眶内静脉曲张,静脉栓塞致使回流障碍。

(三)眼球本身的体积增大

眼球本身的体积增大见于先天性青光眼、眶内肿物、全眼球炎等。

(四)恶性突眼症

恶性突眼症是眼球突出临床最常见的病因,也称为 Graves 眼病。眼球突出是甲状腺功能亢进的眼部表现之一。

由于甲状腺素刺激 Müller 肌,Müller 肌的紧张性增加,与 4 根直肌之间失去了力的平衡,以及由于组织化学的变化,粘多糖主要是透明质酸增多,出现在眼外肌和眶脂内,发生间质水肿和炎症细胞反应,从而使眼内容量增多,造成突眼。

对颅狭症如 Apert 和 Crouzon 综合征等颅面骨发育不全的眼球突出畸形病例,需通过颅面外科,进行双侧额-眶部前移手术或 Le Fort Ⅲ型截骨术(参见第二十四章"颅面外科")。

甲状腺功能亢进在眼部的表现,轻者仅有轻度瞬目不全和睑裂闭合不全,以及有眼部刺激症状。由于尚未构成美容上的缺陷,所以无需手术治疗。当甲状腺功能亢进疾病未能得到及时治疗和控制,眼部症状加重,眼睑退缩,眼球突出明显,以致出现角膜病变,则必须配合内科治疗,积极抢救视力。因为病情本身可使视神经受压而导致视力丧失,暴露性角膜炎也会使角膜产生溃疡、瘢痕而失明。

二、手术时机和手术方法

Graves 眼病的自然病程特点是有缓解和加重阶段,因此眼睑手术只有在甲状腺功能及眼睑退缩改变至少稳定 6 个月以上方考虑进行。

1.病情尚未稳定,但角膜已出现病变,应及时作外眦睑缘粘连术,以缩短睑裂、减少角膜和结膜过多暴露,仍保留睫毛,可以用作暂时性睑裂缩短。一旦疾病治愈、症状消失,仍可剪开缝合的睑缘,恢复睑裂原有的长度与完整的睫毛。至于疾病已恢复无望,可采用 Fuchs 睑缘缝合法,使睑裂永久性缩小(参见本章第十二节"眦角韧带损伤与睑裂畸形"相关内容)。

2.如在急性期结膜充血、视力急剧下降、两眼对称性眼球外展运动受限,或因严重的突眼,发生暴露性角膜炎,两眼睑退缩矫正术不能奏效的情况下,可施行眶减压术,即在眶底和眶内侧壁这两处眶壁最薄弱处,在严格控制下,人为产生爆裂性骨折。

手术操作:手术应在全麻下进行。于下睑缘下 2mm 作睑缘平行切口,在眼轮匝肌和眶隔间剥离达眶下缘。术中如有眶脂脱出,可切除之。如果患者有睑退缩,可将下睑缩肌和下睑板下缘完全分离,使下睑缩肌向下、向后滑动,下睑退缩得以矫正。

于眶下缘处切开骨膜,在骨膜下分离暴露眶下壁,在眶下沟内侧用血管钳凿穿菲薄的骨壁,用咬骨钳咬除眶下沟内侧骨板,直达上颌窦后壁。注意上颌窦粘膜要保存,不可损伤鼻泪管和眶下血管神经束。

在眶内侧壁可以找到沟状的额筛缝。前筛和后筛动脉都从此缝经过,注意不要损伤。去除此额筛缝以下菲薄骨片,直达眶尖部,额筛缝以上骨质不应切除。如术中筛窦粘膜因损伤出血,可将粘膜完全刮除。当人为的眶底和眶内侧壁骨折形成,可切开眶周膜使眶脂部分脱出,去除之。为防止眼外肌出现不平衡,下直肌下面的眶周膜要保留完整。术毕,创腔用抗生素液冲洗,深层组织不必缝,皮肤切口用 5-0 丝线间断或连续缝合。

手术必须轻柔细致,禁忌对眼球过分牵拉和施加压力,对脂肪也不要过度提拉。术后除常规应用抗生素外,需与内科医师配合应用大量皮质激素治疗。

3.上睑退缩已达 6 个月以上,病情稳定,可以施行眼睑退缩矫正手术。

　　(1)Müller 肌切除术　　Müller 肌受交感神经支配,当它兴奋时可增宽睑裂 3mm。所以当它被切除后,可使上睑缘下降 3mm。

　　用 1% 丁卡因作球结膜表面麻醉、1% 利多卡因作上穹隆结膜下浸润麻醉,麻醉剂量不宜过多,以免导致一时性上睑下垂。

　　上睑缝一牵引线,翻开上睑,于睑板上缘内、外侧穹隆部粘膜各作一纵形约 10mm 长的切口。用眼科小剪刀伸入穹隆部结膜下将 Müller 肌和结膜分离。沿睑板上缘切开结膜,将结膜翻向上暴露 Müller 肌,从 Müller 肌外侧缘入口,将此肌与上睑提肌分开,分离至少达睑板上缘 10mm。然后在睑板上缘和睑板上 10mm 处将 Müller 肌整块切除。结膜水平切口用 5-0 丝线连续缝合(图 30-88)。穹隆部结膜切口不必缝,加压包扎 1 天,术后 5 天拆线。

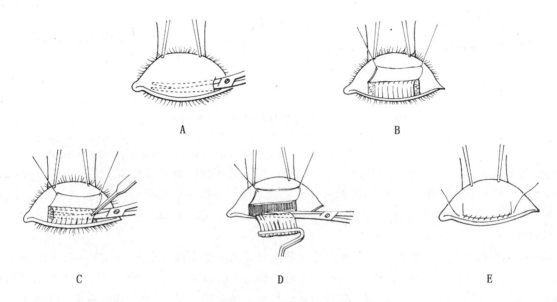

图 30-88　Müller 肌切除术
A.睑板上缘内外侧穹隆部粘膜各作一纵形小切口,作结膜下分离　B.翻转结膜瓣,暴露 Müller 肌
C.在 Müller 肌和上睑提肌间分离　D.于睑板上缘 1mm 处将 Müller 肌切除　E.结膜切口连续缝合

　　此法的最大缺点是上睑退缩矫正量不足。因为既怕损伤上睑提肌,又怕对 Müller 肌辨认不清,所以分离和剪除往往都不到位及不够足量。

　　(2)巩膜移植,上睑提肌和 Müller 肌后退术　　与健侧眼对照,测定上睑需要矫正退缩的量。按重睑成形术皱襞切口,切开皮肤和皮下,分离和剪除一小条睑板上缘眼轮匝肌,暴露睑板和上睑提肌腱膜,在腱膜前略向上分离。上睑缘缝一牵引线,翻转上睑,于睑板上缘内外侧穹隆部各作一长约 5mm 的纵形切口。通过切口在结膜和 Müller 肌之间分离,并于两者间穿一条橡皮片,然后将翻开之眼睑复位,于睑板上缘上睑提肌腱膜内外侧,相当于上穹隆内外侧睑结膜纵形切口位置,将橡皮片由结膜面向上睑提肌腱膜的内外侧穿出来,此时,由橡皮片托住的是上睑提肌腱膜和 Müller 肌。在上睑提肌和 Müller 肌上用 5-0 丝线作 3 条牵引线,以防此两块肌肉切断时会回缩。于睑板上缘将此两肌同时切断,取保存的同种巩膜一片,按上睑退缩量加 4mm 作为巩膜片的高度。巩膜片长 2cm,修剪成与睑板上缘弧度一致,用 9-0 尼龙线将巩膜片上端与上睑提肌、Müller 肌上方断端作褥式缝合,下端与睑板上缘缝合。眼轮匝肌和皮肤分层缝合时,不必挂住上睑提肌腱膜,术后也会形成上睑皱襞(图 30-89)。

　　4.下睑退缩　　除见于甲状腺功能亢进症外,也可见于 Treacher-Collins 综合征。此征是由于眶骨发育不良,有骨实质性缺损,并有明显面裂,下睑内 1/3 睫毛缺失,下睑缺损和颧颊部塌陷,外眦部向外下倾斜,整个眼眶呈倾斜状。矫治方法除通过颅面外科进行植骨重建颧弓、眶外侧壁和眶底外,尚需进行外眦韧带重新固位,修复眼睑缺损和矫正下睑退缩。

　　(1)经皮肤切口的巩膜移植术　　于下睑缘下 2mm 作睑缘平行切口,在眼轮匝肌下向上分离至睑缘,向下分离暴露睑板,在睑板下缘切断下睑缩肌,包括 Müller 肌及筋膜,直至穹隆部结膜暴露,尽量将下睑缩肌

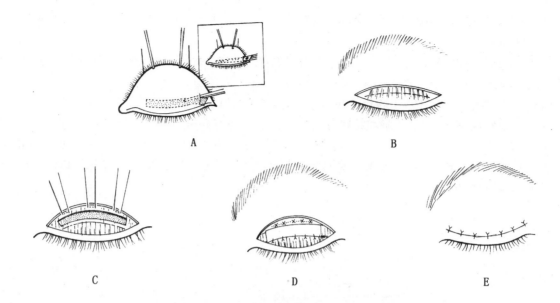

图 30-89　巩膜移植,上睑提肌和 Müller 肌后退术

A.睑板上缘内、外侧穹隆各作一小切口,通过切口在结膜和 Müller 肌间分离,并引入橡皮片　B.上睑皱襞切
口　C.于睑板上缘切断上睑提肌和 Müller 肌　D.上睑板上缘和两肌断面间置入巩膜片　E.皮肤切口缝合

向下推移,使下睑板下缘和下睑缩肌间出现一个可以容纳巩膜的间隙。取巩膜片高度为退缩量加 2mm,长度
为 2cm,其上缘修剪成下睑缘样弧度,将巩膜片置于睑板下缘与下睑缩肌之间的间隙内,其上端与睑板下缘
缝合,下缘与下睑缩肌褥式缝合,然后将眼轮匝肌复位,皮肤切口以 5-0 丝线连续或间断缝合,术后包扎 1
天,3 天后拆线。

　　(2)经结膜切口的巩膜移植术　在下睑内外眦部睑缘缝两根牵引线,翻转下睑,在睑板下缘 3mm 处作
与睑缘平行之结膜切口,向上分离达睑板下缘,向下将结膜与下睑缩肌分离。在睑板下缘将下睑缩肌切断,并
向下推移,两者间出现一间隙,按上法将巩膜片植入睑板和下睑缩肌之间。巩膜上端与睑板下缘固定,下端与
下睑缩肌固定,穹隆结膜连续缝合,加压包扎 1 天,术后 3 天拆线。

第十二节　眦角韧带损伤与睑裂畸形

一、眦角韧带损伤

　　上下睑板均依赖内外眦韧带的维系,以保持正常竖立平衡的位置。外眦韧带附着于眶外缘后方约 3mm,
使外眦角紧贴于眼球。由于外眦韧带附着的部位隐于眶骨外缘之后,因此受伤机会较少。内眦韧带是由上下
睑板的内侧脚以及睑板前部眼轮匝肌的内段组合而成,较宽而坚韧,附着于上颌骨额突隆起的骨嵴上。由于
内眦韧带附着于眶骨内缘较前的位置,所以受伤机会较多(图 30-90)。

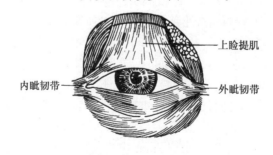

上睑提肌

内眦韧带

外眦韧带

图 30-90　内眦韧带

无论哪条韧带受伤断离,睑板即受他端韧带的牵引而移位,因此会出现睑裂缩小、眦角移位等种种畸形。

（一）眦角韧带断离的修复原则

1.单纯的韧带断离不伴有邻近骨折和邻近器官如泪小管、泪囊等损伤,修复仅需在原来附着处找到韧带残端,用 3-0 尼龙线或金属丝,将睑板和韧带的残端连结缝合即可。如果韧带全部撕脱,残端不易找到,则需在原来附着的眶缘骨壁上钻孔,用不锈钢丝穿过小孔与睑板端缝合,使睑板回复平衡状态。

2.如伴有骨折,应去除已游离的碎骨片。当眶内壁广泛骨折移位时,应先将骨折复位固定或植骨,然后同时进行韧带固定。

3.在复杂的眦角韧带断离病例,如有上睑下垂和泪器损伤等,需另行手术,其他情况应在一次手术中进行修复。

（二）内眦韧带断离整复术

内眦韧带断离或移位多见于鼻部和内眦部的挫伤和皮肤撕裂伤,所以常伴有鼻骨、上颌骨额突、泪骨及筛骨的骨折和移位,以及泪囊和泪道的损伤。

单纯性内眦韧带断离的症状:内眦向外向前移位,患侧内眦部到鼻中线距离较对侧增宽,泪囊区较对侧隆起,将外眦向外用力牵引时,于内眦部不能扪及索条状韧带。如内眦韧带断离时间较长,内眦皮肤松弛,则呈现外伤性内眦赘皮。

内眦韧带分前后两股,前股较粗大,附着于前泪嵴,后股附着于后泪嵴。后股虽较菲薄,但因与 Horner 肌混合一起,有牵引睑板向后的力量,所以正常眼睑在邻近内眦角处,略呈后凹再向前凸。因此,如果将撕断的内眦韧带复位固定于前泪嵴,日后将失去后股的后拉力量,内眦将显得平坦,缺乏正常眼部的美观。在内眦韧带复位固定时,应以后泪嵴为标志。

手术操作:在内眦角近鼻根部作弧形切口,分离和切除皮下的瘢痕组织,使上下睑及周围组织获得充分游离,暴露上下睑板内侧端及断离韧带的残端。经分离于内侧眶缘后方暴露泪嵴,认定前泪嵴和后泪嵴,然后在后泪嵴处用牙科小裂钻钻上下两个小孔,孔间距约为 0.5mm,注意勿穿破鼻粘膜。用细不锈钢丝,将一端略弯曲从上孔插入,在鼻粘膜和骨壁之间转向下孔穿出。抽出钢丝,用此钢丝穿以缝针,缝针穿过韧带残端或直接穿过上下睑板内端,然后将钢丝提紧扭转固定,剪除多余钢丝。在实际操作中从此两小孔中引出钢丝比较困难。较为方便的方法是在上颌骨额突和后泪嵴钻一前一后两个小孔,孔间为骨性隧道,这样钢丝比较容易通过（图 30-91）。由于内眦韧带断离后常收缩变短,缝合时张力很大,钢丝容易松脱,故结扎不宜过紧。术毕如见切口外侧皮肤有多余现象,可切除一条新月形或箭头样皮肤,或作"Z"改形,既有利于美观,也可增加使内眦向内移位的力量。

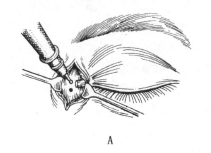 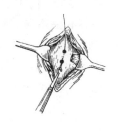 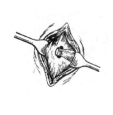 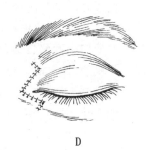

A　　　　　　　B　　　　　　　C　　　　　　　D

图 30-91　内眦韧带断离整复术

A.暴露后泪嵴,于该处钻两小孔　B.不锈钢丝穿入小孔　C.不锈钢丝
再穿入断裂之内眦韧带,结扎固定,使内眦角复位　D.缝合皮肤切口

在手术过程中要不断参照健侧内眦位置与鼻中线的距离以及水平向位置,来调整结扎之松紧度和钢丝固定在后泪嵴上的位置高低。皮肤切口间断缝合。术后加压包扎,第 3 天首次换药,术后 5 天拆线,再加压包扎 4～5 天后去除敷料。

如手术后睑裂横径仍小于健侧,则可作外眦角成形术以扩大睑裂。

如合并有上睑下垂或泪道损伤者,需在术后 6～12 个月局部瘢痕松解软化后再进行矫正手术。

(三)外眦韧带断离整复术

外眦韧带因外伤断离,可造成外眦向上、向下或向内移位。向内移位可使睑裂横径变短,原来尖形的外眦角变得圆钝。

整复方法:在外眦角眶外缘弧形切开皮肤,清除瘢痕组织,暴露眶骨外缘。

1. 找到外眦韧带残端,用 3-0 尼龙线将残端缝合固定于外侧眶缘骨膜适当位置。如外眦向下移位,缝合固定的位置可提高些。

2. 如未找到外眦韧带残端,可用 3-0 尼龙线将上下睑板外端与眶外缘骨膜缝合。

3. 用小骨钻在颧骨的眶骨结节上钻一小孔,将外眦韧带残端或上下睑板外侧端穿一不锈钢丝,将钢丝穿过骨孔,然后钢丝两端提紧扭转固定,剪除多余的钢丝。

4. 切开近外眦部的上下睑缘灰线,两切口至外眦部相连。从外眦部向外作一水平切口,长约1cm,沿灰线切口分离暴露上下睑板外端的眼轮匝肌,分离眼轮匝肌,暴露眶缘、眶骨。在眶骨表面作 1cm 长、0.6cm 宽的骨膜瓣,其基底部在眶缘。骨膜分离后向内翻,游离端剪成分叉状呈“Y”形,用 5-0 尼龙线将分叉之骨膜瓣上下臂分别与上下睑板外侧端缝合(图 30-92)。

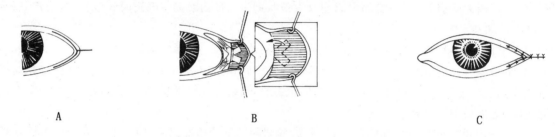

A　　　　　　　　　　　B　　　　　　　　　　　C

图 30-92　外眦韧带断离的修复,骨膜瓣法
A.上下睑外眦区灰线劈开和皮肤切口　B.暴露眶外侧缘,剥离骨膜瓣　C.外眦成形

无论哪种术式,都要注意复位后的外眦角应高于内眦角 2～3mm,这样才能符合睑裂的解剖生理位置。

二、睑裂畸形

东方民族正常人的睑裂长度为 28～38mm,高为 8～10mm。上睑缘最高处位于内中 1/3 交界处,下睑缘最低处位于中外 1/3 交界处。闭眼时内眦向上,而外眦向下。张眼时则相反,外眦向上比内眦高约 2～3mm。这一点东方人比西方人明显,所以东方人的睑裂走向略呈外上斜,称为蒙古样倾斜。

由于外眦韧带附着于眶外缘之后约 3mm,故外眦角贴着眼球呈锐角形,内眦呈钝圆形。内眦韧带附着于眶内缘的前边,因之内眦角与眼球间相距 5～7mm,其间容有泪阜与结膜半月状皱襞。

张眼时上睑缘遮盖角膜上部 1/5(即在角膜上缘和瞳孔上缘之间),下睑缘与角膜相接或仅露出角膜下缘少许巩膜。闭眼时上睑下坠,眼球上转,整个角膜隐蔽于上睑之后,不会外露,否则便成兔眼,为睑裂闭合不全。任何先天性的畸形、后天性的疾病、外伤,以及内外眦高度、两内眦间距离、睑裂大小、睑裂走向发生异于正常的变化,总称为睑裂畸形。

(一)内眦赘皮

内眦赘皮是位于内眦角前方的一片呈斜向或垂直向分布的半月形皮肤蹼状皱襞。赘皮的存在,遮掩了内眦的正常外形和部分视野,而且显现两侧内眦间距离增宽,鼻梁平阔,有损容貌。内眦赘皮有先天性和后天性两种。临床以先天性为多见。

1. 先天性内眦赘皮　多为双侧,它是蒙古人种的正常种族特征。赘皮通常伴有典型的蒙古种型的上睑,即上睑臃肿,无上睑皱襞,上睑皮肤悬垂于眼睑边缘的前方,遮盖睑缘 0.5～1mm,眼睛向前平视时睫毛下垂,睑缘与眉弓间距离远。Uchida 统计日本成年人赘皮发生率为 60%,马来西亚华人为 50%。在婴儿期见到内眦赘皮非常多,但大多数随鼻梁发育而消失或减轻,一般无需治疗;只有在青春期仍留有明显内眦赘皮者,而且影响了容貌外观,才需手术矫正。

另外还有先天性小眼症,这是具有家族遗传性的眼部先天性畸形,多见伴有内眦赘皮和上睑下垂,也可伴有小眼球或无眼球、内眦向颞侧移位、斜视和半面萎缩等畸形。

2.先天性内眦赘皮的分型　可分4个类型:①眉型赘皮。起自眉弓部,向下延伸至泪囊皮肤。②睑型赘皮。起自上睑,经过内眦到下睑,与鼻颊皱襞融合一起。③睑板型赘皮。起自上睑皱襞,至内眦部消失。④倒向型赘皮。起自下睑,经过内眦向上延伸到上睑。

1~3型内眦赘皮常常单独存在,幼年较显著,随鼻梁发育逐渐减轻或消失,故不能急于手术,一般需待12~14岁以后才可考虑手术。

倒向型内眦赘皮常合并上睑下垂、小睑裂,它不会随鼻梁发育而消失,所以在矫治上睑下垂前,必须先矫治倒向型内眦赘皮。这种上睑下垂的原因,部分是属于上睑提肌发育不全,部分是由于睑裂缩小,与倒向型赘皮的机械牵引所致。如果不先解除这种机械拉力,单纯行上睑下垂矫正术是会失败的。对于这种病例,可提前在2岁后进行内眦赘皮矫正术,5岁左右进行上睑下垂矫正。

有时内眦赘皮可伴有下睑内侧部内翻倒睫,这种情况在内眦赘皮矫正同时可获得矫正。

内眦赘皮在19世纪和20世纪初都被认为是内眦部皮肤过多所致,所以采用内眦部梭形和箭头样皮肤切除,都未能获得满意效果。1932年,Von-Ammon提出内眦赘皮是因构成眼睑水平皱襞的皮肤过少,内眦部垂直向的张力过大,所以问题的症结在于组织的重新排列,而不在于切除赘皮本身,这是内眦赘皮外科治疗方法上的一个突破。

3.手术方法　方法很多,可根据赘皮类型和轻重程度来选择。

1~3型都可采用Speath或Stallard等皮瓣易位法,倒向型可采用"L"形皮肤切除法和Mustarde法进行矫正。

(1)Stallard"Z"成形术　适用于轻度内眦赘皮,但缺点是"Z"改形后有斜形瘢痕通过内眦部,由于瘢痕挛缩,可能产生新的由手术引起的外伤性内眦赘皮。

用美蓝沿内眦赘皮全长画线,在此线上端作一走向上睑缘并与之垂直的短线,在内眦下4mm处画一斜向内上方的直线。三根线等长,形成两个对偶三角形皮瓣,皮下剥离松解,两个三角瓣互相转换位置,用5-0丝线缝合(图30-93)。

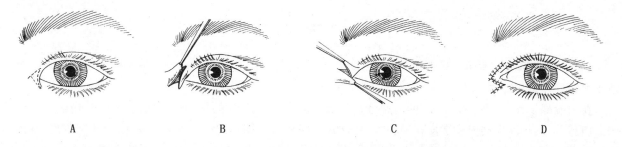

A　　　　　　　B　　　　　　　C　　　　　　　D

图30-93　Stallard"Z"成形术
A.以赘皮为纵轴,设计"Z"形瓣　B.切开两对偶三角瓣　C.两皮瓣互换位置　D.缝合创口

(2)Fox"Z"成形术　将内眦赘皮提起,在赘皮下方作一"V"形切口,形成一皮瓣,剥离皮瓣将它拉向鼻侧,使内眦赘皮消失。沿此皮瓣上缘切开下面皮肤,形成第二个皮瓣,将第二个皮瓣剥离后,两个皮瓣互相换位,用5-0丝线缝合(图30-94)。

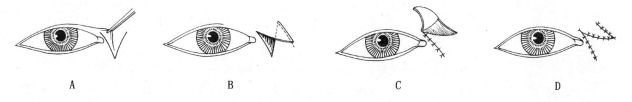

A　　　　　　　B　　　　　　　C　　　　　　　D

图30-94　Fox"Z"成形术
A.赘皮下方作"V"形切口　B.皮瓣拉向鼻侧,使赘皮消失　C.形成第二个皮瓣　D.皮瓣互换位置后缝合

(3)双"Z"成形术　适用于较严重的内眦赘皮,也可矫正倒向型内眦赘皮。

Speath双"Z"成形术操作方法:沿内眦赘皮全长切开皮肤,相当于内眦赘皮切口的中点处向内上及内下分别作两个直线切口,其长度为皱襞切口的1/2,再于皱襞切口上下端各作一斜向上下睑的直线切口,其长度与斜向内上、内下的切口等长,由此形成双"Z"形皮瓣。皮瓣剥离后两对皮瓣各自互相转位,用5-0丝线缝合,术后5天拆线(图30-95)。

如果皱襞切口较长,则斜向内上、内下的两个直线切口线不要始于同一起点,可相距0.5cm(图30-96)。

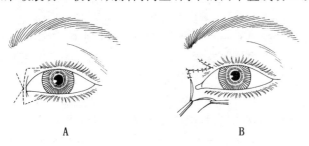
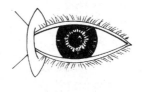

图30-95　Speath双"Z"成形术
A.皮瓣设计　B.皮瓣互换位置后缝合

图30-96　Speath双"Z"成形术
另一种方法的切口

(4)"L"形皮肤切除术　适用于轻度倒向型内眦赘皮。

从赘皮上端沿皱襞作一斜向下睑的切口,切口延伸达下睑中央距睑缘2mm处。从此切口上端向下作一近乎垂直的切口,其长度以内眦部下睑缘切口上缘的皮肤拉向鼻下方至赘皮消失为依据,然后将上述两切口的下端连起来。切除这块"L"形皮肤,创口两侧皮下稍行分离,然后用5-0丝线先缝合中间一针,这样形成了一个横置的"L"形,再按次缝合,术后5天拆线(图30-97)。

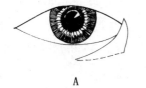
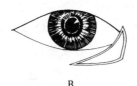
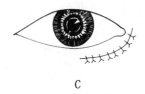

A　　　　　　　　　B　　　　　　　　　C

图30-97　"L"形皮肤切除术矫正倒向型内眦赘皮
A.切口设计　B.切除"L"形皮肤　C.切口缝合

(5)V-Y成形术　适用于较严重的内眦赘皮及伴有内眦间距离增宽的病例。该术非常关键的一点是必须作内眦韧带折叠缩短。

在内眦部设计"Y"形切口,"Y"的两臂分别与上下睑缘平行,"Y"的长轴位于内眦平面,从内眦皱襞之鼻侧走向鼻部,其长度根据内眦赘皮程度和需缩短的内眦间距离而定。按设计线切开皮肤,行皮下分离,暴露内眦韧带,用3-0尼龙线作一褥式缝合使成折叠。将"Y"形切口缝合成"V"形,在"V"形瓣尖端可作一针皮下缝合,以减少皮肤缝合口的张力,术后5天拆线(图30-98)。

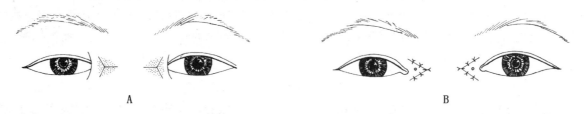

图30-98　V-Y成形术
A.内眦部设计"Y"形切口　B.将"Y"形切口缝合成"V"形

(6)Mustarde内眦赘皮矫正术　对于有明显内眦间距增宽、严重的内眦赘皮和上睑下垂及小睑裂综合征者,此法不失为当前效果最好的方法。它不仅能矫正内眦赘皮,而且可以矫正内眦间距的宽度,并且手术后无垂直瘢痕通过内眦,不会产生新的瘢痕。其缺点是手术后内眦部瘢痕较明显,但大多数于1年后趋向不明显。

手术前用美蓝在内眦同一平面上的鼻侧定出正常内眦角的部位 p 点,注意两侧定点要对称。正常人的内眦位于原位注视时瞳孔中央与鼻梁中线连线的中点,此点可作为新内眦定点参考。将内眦皮肤拉向鼻侧,使赘皮消失。在目前的内眦点定第二点 p′,连接 p-p′,在此连线中点 a 斜向上下睑各作一 60°角的斜形直线 ab 和 ac,其长度短于 p-p′连线 2mm,在此两直线末端向鼻梁各作一 45°角的直线 bd 和 ce,线长亦短于 p-p′连线 2mm,然后从实际内眦点起,距上下睑缘约 3mm 各作一条长度等于 ab 和 ac 的且平行于此两线的直线。沿标记线切开皮肤,深达眼轮匝肌,在两对矩形皮瓣下进行分离。分离眼轮匝肌,暴露内眦韧带。在 p 点进行钝性分离,推开软组织,暴露该部骨膜,慎勿损伤内眦静脉,用 3-0 尼龙线作褥式缝合法将 p′处内眦韧带拉向 p 点处,固定于该处骨膜上,这样折叠内眦韧带以增加内眦向鼻侧移位的力量,并可避免下泪点外翻。这样做约可缩短内眦间距 8mm 左右(图 30-99)。

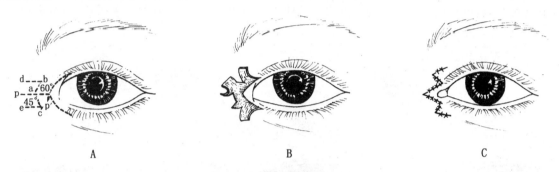

图 30-99　Mustarde 内眦赘皮矫正术
A.切口设计和角度　B.切开、分离及掀开 4 个组织瓣　C.4 个组织瓣交叉缝合

对于伴有上睑下垂的先天性小眼症患者,应先行内眦韧带缩短和 Mustarde 内眦赘皮矫正术以及外眦成形术,增大睑裂横径。3～6 个月后,再行上睑下垂矫正术,以增大睑裂高度。

(二)眦角整形术

1.外眦松解术　适用于眼睑痉挛,眼形改变,或在修复眼睑缺损中如先作外眦松解,有利于缺损缝合;一般可以松解 5mm 左右的距离。作外眦切口,仅切开皮肤和眼轮匝肌,不切开结膜,牵开创口,用血管钳在眶缘内侧探查外眦韧带。将外眦向鼻侧牵拉,使韧带处于紧张状态。根据需要剪断外眦韧带之上支(上睑有缺损时)或下支(下睑有缺损时),也可以上下支一起剪断。如为达到更为彻底的松解,可在外眦韧带附近分离,把眶隔与眶缘分离。最后缝合外眦皮肤,术后 5 天拆线。

2.外眦成形术(即睑裂开大术)　目的是使睑裂达到永久性扩大,用以矫治睑裂小于正常者,如小睑裂综合征或因外伤和眼部疾患、睑缘炎症所致的睑缘粘连。

(1)Von-Ammon 外眦成形术　在局麻下行外眦角切开,切口长短根据睑裂需要放大的程度,用钝头剪刀从切口插入,于球结膜下作潜行剥离。上下均剥离达穹隆部,剥离范围应包括整个外眦部,使结膜充分松动,可以在无张力情况下拉至外眦角创口。用 5-0 丝线将球结膜颞侧尖端与眦角创口的尖角先缝合一针,其他上下睑缘创口逐针间断缝合。然后用 3-0 丝线于外侧结膜处作一针褥式缝合,缝线从新的外眦角结膜进针,从距眦角约 4～5mm 处皮肤引出,垫一小油纱垫后结扎,以形成新的外侧穹隆,术后 5～7 天拆线(图 30-100)。

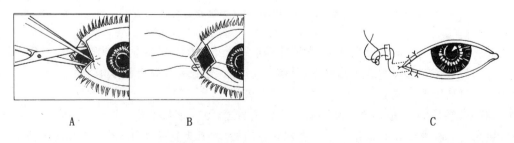

图 30-100　Von-Ammon 外眦成形术
A.切开外眦作结膜下潜行分离　B.结膜和眦角皮肤缘缝合　C.眦角作一褥式缝合,形成新的外侧穹隆

如果球结膜有张力,不能拉至外眦角与皮缘接触,可将球结膜剥离至角巩缘,沿角巩缘作弧形切口,以减低张力,使向外眦牵拉较为容易。

此手术方法的缺点是,在术中外侧上下睑缘弧度需要修整,以及手术后由于结膜部分退缩,所开大的睑裂长度要比设计时的长度为短。

(2)Fox外眦成形术　在实际外眦点定点 aa′,新的外眦定点 b,b 点距实际外眦 4～6mm。因外眦过度开大,开大部分没有睫毛,而且结膜强行向外牵拉与皮肤缝合,会使外侧穹隆消失,粉红色结膜外露于睑缘,有损容貌外观。沿着上睑缘弧度向下约 4mm 处作 c 点,连接 aa′c 与 b 点,在上下睑缘外 1/4 处劈开眼睑成前后两叶,将切口向下延伸,切开 aa′ 与 bc,在图示范围内进行潜行剥离,但剥离不能超过新外眦点 b。

经过充分剥离,c 点向 a 点退缩,c 点与 a 点缝合,a′ 点与 b 点缝合。剥离外侧球结膜达上穹隆,将结膜切缘与皮肤切缘缝合,于外侧结膜作一褥式缝合至外眦皮肤引出,垫以小油纱垫结扎,以形成外侧穹隆,术后 5～7 天拆线(图 30-101)。

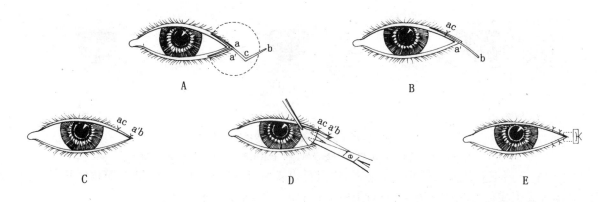

图 30-101　Fox 外眦成形术

A.切口和分离范围　B.将 c 点推移至 a 点缝合　C.将 a′ 点和 b 点缝合　D.作外眦结膜下分离　E.外眦结膜切缘与皮肤切缘缝合

(3)Blascovics 外眦成形术　此手术方法主要是从外眦加长上睑,故适用于上睑过短的睑裂缩小症。

从外眦角顺着上睑的弧度向外下方延长切开皮肤 ad,长约 1cm,继之于该切口外下端向外上作另一切口 db,亦长 1cm,在此两切口夹角形成一三角形皮瓣 adb。于此三角形皮瓣下作剥离,在距三角形尖端 0.75cm 处,将皮瓣切除,在切口颞侧缘 bd 处作皮下潜行分离约 1cm,然后将创缘 bd 与 ad 缝合,这样创缘 ab 便被推向鼻侧,作为上睑缘的延长部分。然后从眦角创口将球结膜剥离松动,将球结膜与三角形基底部 ab 缝合(图 30-102)。

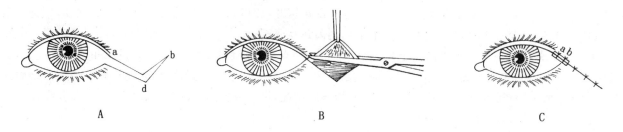

图 30-102　Blascovics 外眦成形术

A.皮肤切口　B.剪除皮瓣　C.创缘 bd 和 ad 缝合

3.外眦钝圆矫正术　正常外眦为锐角,先天性畸形或眦角外伤后经常呈现钝圆形,且多合并眼睑粘连或其他损伤。如为外眦韧带断裂所造成的畸形,可参见前述的"外眦韧带断离整复术"。

下面介绍由外伤瘢痕造成的单纯外眦钝圆修复方法。

(1)矛头状皮肤切除术　适用于外眦部有垂直瘢痕通过,无睑缘粘连而皮肤松动的病例。

在距外眦角 10mm 颞部皮肤处作一矛头状皮肤肌肉切除,矛头尖端朝外。矛头尖端皮下需用 3-0 尼龙线缝合一针以减轻皮肤缝合口张力,皮肤创缘用 5-0 丝线间断缝合,术后 5～7 天拆线(图 30-103)。

(2)V-Y 成形术　在外眦部作"Y"形皮肤肌肉切开,经过潜行分离,缝合成"V"形(图 30-104)。

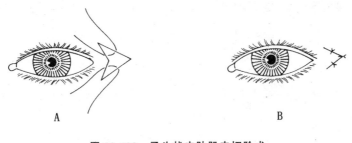

图 30-103　矛头状皮肤肌肉切除术

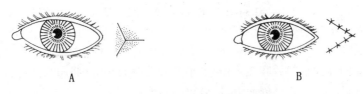

图 30-104　V-Y 成形术矫正外眦钝圆

　　4. 外眦缝合术（即睑裂缩短术）　外眦部睑缘缝合，可以使睑裂永久性缩短；也可作为暂时性治疗需要，一旦疗程终了，可再将粘连剪开，恢复原状，无损外形。该术适用于睑裂过长畸形而致睑裂不对称、轻度眼球突出，可通过缩短睑裂以保护角膜。对麻痹性睑裂闭合不全者缩短睑裂，可使睑裂闭合不全得到改善或帮助完全闭合，以保护角膜，同时下睑还可上提，减少溢泪。

　　睑裂缩短程度的测定：睑裂过长与健侧不对称，可以健侧为标准。正常人睑裂长度平均为 28～30mm，可作为参考。如为睑裂闭合不全，可用拇、示二指从外眦角起将上下睑捏合，使睑裂能闭合，以可遮盖角膜为度。

　　以下介绍外眦的缝合方法。

　　(1)Fuchs 外眦部睑缘缝合术　将外眦部上下睑缘灰线劈开，劈开长度按术前测定需缩短的长度再加1～2mm，向两叶间分离深约 5mm，上睑前叶按图示切去 abc 形成三角形创面，下睑前叶按图中 dec 作成与 abc 三角创面大小相等的皮瓣，皮瓣的睫毛缘上皮和睫毛一并切除，上下睑后叶缘上皮也切除，成为新鲜创缘，使互相缝合后容易愈合。用双针缝线自上睑后叶的结膜面距睑缘 3mm 处穿过睑板，向下从下睑前叶 dec 皮瓣之肌肉面距睑缘 3mm 处穿出皮面，拉紧缝线，使下睑 dec 皮瓣与上睑 abc 三角创面嵌合，垫以小油纱垫结扎。这样，上下睑后叶的睑缘互相吻合，皮肤创缘以 5-0 丝线间断缝合，轻压包扎，术后 5～7 天拆线（图 30-105）。

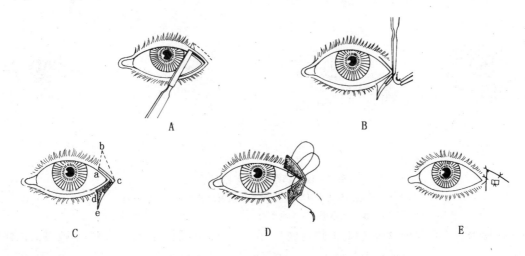

图 30-105　Fuchs 外眦部睑缘缝合术

A. 上下睑外眦部劈开灰线　B. 在下睑劈开内端，垂直向下切开前叶，并剪除该部睫毛　C. 上睑前叶切除 abc 三角　D. 下睑前叶作成 dec 三角皮瓣，嵌合入上睑 abc 创面　E. 上下睑后叶睑缘吻合，皮肤创缘缝合

　　(2)Elschnig 睑缘缝合法　与上法相同，只是上下睑前叶保留，上睑后叶切除一三角瓣，于下睑后叶作成一个相应的三角形睑板结膜瓣，用缝线拉向上互相嵌合。上下睑缘睫毛一般应切除后缝合，但如考虑日后仍

有放大睑裂之可能,则可保留不切除(图 30-106)。

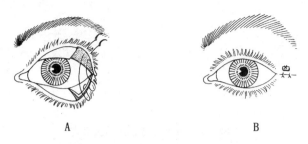

图 30-106　Elschnig 睑缘缝合法
A.切除上睑后叶三角瓣,将下睑后叶三角瓣镶嵌于上睑后叶三角创面　B.上下睑前叶缝合

(3)Goldstein 睑缘缝合法　将上下睑外眦部灰线劈开成前后两叶,上睑切除前叶三角瓣,保留后叶三角创面作为基底,下睑切除同样大小的后叶三角瓣,使前叶作为移行瓣,并将睫毛缘去除,将下睑前叶三角形皮瓣向上牵引,覆盖于上睑后叶的三角形创面上,缝合创缘(图 30-107)。

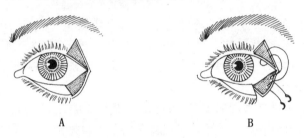

图 30-107　Goldstein 睑缘缝合法
A.上睑前叶和下睑后叶切除等大三角瓣　B.下睑前叶三角瓣与上睑后叶三角创面缝合

(4)Wheeler 睑缘缝合法　将上下睑缘外眦部灰线劈开成前后两叶,于下睑后叶垂直剪成一块方形睑板结膜移行瓣,充分分离其周围组织使之松动,上提插入上睑前后两叶之间,用双针缝线从上睑结膜面穿过后叶,自两叶间切口穿出,再穿过下睑方形睑板结膜瓣,又复从上睑两叶间切口穿过上睑前叶,然后穿出上睑皮肤,提紧缝线,使下睑方形瓣插入镶嵌于上睑的前后叶之间,垫以小油纱垫后结扎。上下睑的前叶睑缘缝合1～2针(图 30-108)。该部的睫毛是否切去,应视将来睑裂是否要放大而定。

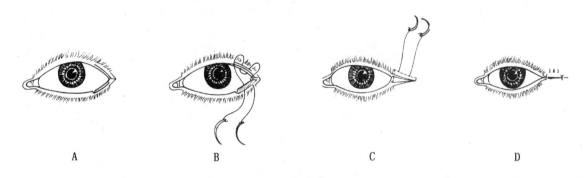

图 30-108　Wheeler 睑缘缝合法
A.上下睑外眦部灰线劈开,下睑后叶作一睑板结膜移行瓣　B、C.将下睑结膜移行瓣插入镶嵌于上睑前后叶之间　D.上下睑的前叶睑缘缝合

5.内眦成形术　一般很少应用,但对下睑内侧张力不足,下泪点脱离泪囊的病例,为改善溢泪症状,可行内眦成形术。

为防止损伤泪小管,上下泪小管必须插入泪道探针。从下泪点鼻侧皮肤粘膜交界处作切口,向内上延至内眦角,再转向外上方延伸至上泪点鼻侧皮肤粘膜交界处,鼻侧皮下分离,将切口之内层粘膜缝合,缝结打在结膜面。在上泪点鼻侧作长约 5mm 垂直于上睑缘的皮肤切口,以上泪点和内眦间连线为基底,切除此处三角形皮肤,再自三角形皮肤切除的基底鼻侧,作一向下睑约 5mm 长的皮肤松弛切口,然后将下泪点鼻侧的下睑皮肤向上滑行至上睑皮肤切缘,用 5-0 丝线缝合(图 30-109)。

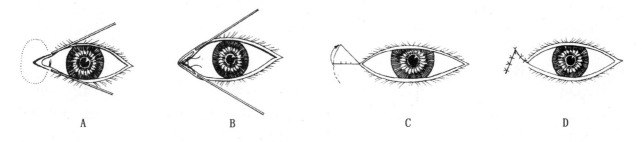

图 30-109　内眦成形术

A.上下泪小管插入泪道探针,内眦部切口和剥离范围　B.泪点鼻侧内眦部切口内层粘

膜缝合　C.切除三角形皮肤和皮肤松弛切口　D.下睑皮肤向上滑行至上睑皮肤切口

(三)睑裂走向异常

正常人外眦角比内眦角高约 2～3mm,这一点蒙古族人种显著于欧洲民族。但如外眦角高于内眦角 5mm 以上,或内外眦角连线和水平线之间的夹角大于 15°,则为外眦向上移位畸形。如外眦外伤瘢痕挛缩,致使下斜低于内眦角,也可构成睑裂畸形。

1.外眦角移位整复术　无论外眦角向上或向下移位,都可利用 Z 成形术,将两对偶皮瓣易位以获得矫正。但为防止其愈合后仍有轻度回缩,设计外眦角正常位置时要略为矫枉过正一些,而且两个对偶皮瓣必须充分松解,缝合时皮下组织与骨膜间应加固 1～2 针,以助皮瓣固定(图 30-110)。

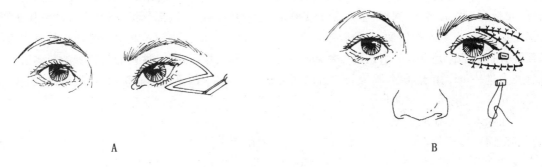

图 30-110　外眦角向上移位整复术

2.内眦角移位整复术　多见于内眦韧带断离和外伤瘢痕挛缩。如内眦角移位严重,内眦韧带断离复位术不足以矫正眦角移位之时,可以同时行内眦的 Z 成形术。

同外眦一样,利用"Z"对偶三角瓣易位来矫正内眦角向上或向下移位,但内眦有泪囊,术中必须注意切勿损伤。

在内眦设计两个对偶三角瓣,b 瓣包含移位的内眦角,两瓣的大小比例根据移位的程度而定,两者成正比。三角皮瓣必须与周围组织以及睑、睑筋膜分离,并找出内眦韧带残端,用 3-0 尼龙线将内眦韧带残端固定于后泪嵴骨嵴上,两三角皮瓣易位,切口间断缝合(图 30-111)。必要时也可作外眦松解术以助内眦松动。

3.上睑提肌缩短术　如睑缘弧度异常,可作上睑提肌缩短术加以改善。

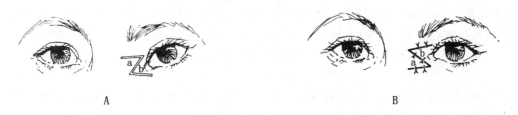

图 30-111　内眦角移位整复术

第十三节　眶畸形

眼眶是一个容纳眼球等组织的骨质腔，可分上、下、内、外 4 个壁，由额骨、蝶骨、上颌骨、颧骨、腭骨、筛骨和泪骨 7 块骨头组成，所以眼眶是一个有多块骨界的眶架结构。由于眼眶位于联结颅部和面部的特殊位置，与颅面诸骨互为嵌接，缺乏自身完整的骨块标志，因此，对眶畸形(orbit deformation)应有一个综合概念。单纯的眶畸形甚为少见，它通常是以眼眶为中心的上自额颅部、下及上颌骨上颌窦、外至颧骨颧弓、内达泪骨筛板筛窦，并涉及内眦韧带和泪道的综合性畸形。与眼眶畸形有关的有 4 个区，即颧部、上颌面中部、眶鼻筛部及额底部。鉴于如此复杂的解剖结构，所以当眼眶因受外力所致畸形时，它表现的症状也是错综复杂的。除了眶区和邻近结构的各类骨折，包括线形骨折、凹陷性骨折及粉碎性骨折，尚有眶内容物嵌顿入上颌窦或筛窦，出现眼球内陷、下移及复视、眼肌运动受限。由于内眦韧带断离，睑裂变小，两眼内眦间距离增宽。因眶下神经损伤，眶下区感觉丧失或减退，并有上睑下垂等症状。严重者还有视神经受损及颅骨缺损等畸形。

一、原　因

1.眶缘和眶壁的骨折或缺损，都会导致眶畸形。造成眶缘和眶壁骨折或缺损的最常见原因是由于大于眼眶的物体，如拳头、肘部、棒球、网球、垒球等或其他相似的物体冲击于眼部软组织，眶内容物的体积受外力而向眶尖部压缩，眶内压力骤然增加，导致眼眶薄弱区发生"爆裂"，以此来调节和适应被压缩的眶内组织。最易发生爆裂性骨折的部位是眶底的后内部分和眶内壁中部筛骨纸板区，因为这两处是骨壁的薄弱区。

如有外力进一步作用于眶部，眶缘和邻近的面骨也可发生骨折，但这并非是由"爆裂机制"引起。

2.爆炸伤可引起眶部严重畸形。

3.肿瘤切除术后可致眶畸形。

4.幼年期因肿瘤摘除，眶区进行放射治疗后，可并发眶部发育畸形。

5.先天性畸形，如眶距增宽症、小眼眶症、Crouzon 型或 Apert 型颅面狭窄症，以及 Treacher-Collins 综合征等，在这些先天性畸形中，可以显现各种眶畸形。如眶距增宽症患者，眶距在严重时可达 40mm 以上(正常东方人的眶距约 30～35mm)。小眼眶症者除眼眶小外，尚有小眼球或无眼球。Crouzon 型和 Apert 型颅面狭窄患者，眶上缘退缩，眼眶浅，有突眼，眼球甚至挂压在下睑缘上方或脱出眼睑外。

Treacher-Collins 综合征患者的眶侧壁和上眶缘发育不良，外眦部向外下倾斜，伴有下睑内 1/3 睫毛缺损、下睑缺损、颧颊部塌陷及面裂等畸形。

这些严重的先天性眶畸形，可以通过颅面外科技术，将两个眼球和它周围的眶骨骨架向上、下、左、右方向移动，矫正畸形而不致影响视力。具体内容参见第二十四章"颅面外科"。

二、手术时机与手术适应证

由于伤情轻重不一，故治疗方法也不同。如症状轻微，诊断尚不明确，应暂行保守治疗，观察 1～2 周。若伤区水肿消退，X 线片显示无明显骨折、移位；或有轻度移位、骨质缺损，但临床无复视及眼球内陷等症状，可以不必手术。只有在 X 线片上显示有广泛的眶底缺损、眼球内陷超过 3mm、有原位注视时复视者，才需要手术整复。

对眶畸形的晚期整复，应在伤后 6 个月以上进行，此时水肿彻底消退，瘢痕初步软化，这样就有利于进行彻底的、准确的截骨、复位和植骨。年龄小的外伤患者，不宜进行截骨复位，以防对面部发育产生影响。

三、眶骨骨折的手术整复

自 20 世纪 70 年代 CT 问世及 20 世纪 80 年代 MRI 出现以来，临床对眶畸形的认识和整复也逐步趋于完善。

手术整复的要点是:着眼于眼眶骨性眶架的彻底复位,以及眼球内容物等软组织的粘连松解和回纳。

手术整复原则为:①采用冠状切口,暴露范围广,再辅以下睑缘切口,能使眶周多部位的手术一次完成。②眶顶和颞额部畸形常伴有颅骨缺损,手术复位或植骨,需颅内外同时进行。③颧骨和上颌骨截骨复位时,常受周围肌肉牵拉,所以需用小钢板等给以良好固位。④鼻筛部骨折,应避免鼻腔粘膜撕裂,以免增加感染和死骨形成机会,一旦发生,应予以修补和开放引流。⑤以眼眶及面中部向后压缩为主的畸形,可行 Le Fort Ⅲ型截骨术复位。⑥眼球内容物有嵌顿入上颌窦或筛窦者,必须自窦腔内剥离松解后回纳入眼眶。⑦畸形复位后留下较多间隙需大量的骨移植。自体肋骨供量最大,但吸收率高,吸收约 1/4～1/2 不等。颅骨外板吸收量最少,外形弧度也良好,供区不出现继发畸形,但切取较困难,骨片充填时如一片厚度不足,需要数片重叠移植。人工骨替代物中羟基磷灰石的生物相容性良好。近年来上海生物测试中心研制的 HE 型复合人工骨材料(即羟基磷灰石与医用树脂的复合物),生物相容性好,可随意塑形,硬度大,不易吸收,临床观察无排异、无感染,可以推广应用。⑧术中所植骨片的形状和大小不能凭估计和经验,应该充分利用三维 CT 设备。术前可以立体显示出畸形的部位及形状,并计算出患侧眼眶因眶骨骨折后较健侧扩大的容积,在屏幕上预行模拟手术,以计算需要植骨的量、形态和大小,令手术更趋完美。

手术前检查:行 X 线摄片和 CT 检查,明确骨折移位和骨缺损的部位,以便设计手术方案。临床检查眼眶的局部变化,如眼眶有无塌陷,触摸眶缘是否光滑、有无缺损,泪器和上睑提肌有无损伤,内眦韧带有无断离,眼球有无突出、内陷或下移,眼球活动是否受限及受限的程度和方向,如有复视,应绘图记录。

(一)眶内侧壁骨折(也称额鼻筛区骨折)的整复

眶内侧壁骨折常因鼻部受到自下而上或由前方来的钝挫伤而引起,可单侧,也可双侧同时发生。严重者伴有鼻骨、上颌骨额突、泪骨和筛骨的骨折,也常累及鼻泪骨。由于泪骨骨折移位,内眦韧带撕脱,可造成内眦间距离增宽,泪囊区平坦,泪囊向外前方移位。

治疗方案为:眶内侧壁骨折复位,恢复内眦韧带连续性,畅通泪道,恢复鼻梁外形和高度。

取鼻根部"H"形切口(图 30-112),切开皮肤和皮下组织,分离暴露眶内侧壁,去除游离之小碎骨片。如有内容物嵌顿筛窦内,应尽量分离松解后回纳入眶内。将移位之骨片复位,如骨质缺损范围大,应取自体骨或人工骨移植,钢丝结扎固定。如为单侧内眦韧带断离,可在对侧眶内侧壁相当于前泪嵴处钻一凹坑,于内眦韧带水平线的鼻骨上贯通钻两小孔,注意勿穿通鼻粘膜,将不锈钢丝穿过内眦韧带的断端,钢丝两端分别穿过鼻骨上的两个孔,然后钢丝两端扭紧固定于事先制备好的凹坑内。如果两侧内眦韧带都断离,导致两内眦间距增宽,并同时有鼻骨骨折,应一次修复。可用腰椎穿刺针在两侧眶内壁相当于泪嵴位置,贯通鼻中隔钻孔,钢丝的一端穿过一侧内眦韧带的断端,通过同侧泪嵴上的骨孔、鼻中隔上的孔,到对侧泪嵴上的骨孔出来,再穿过对侧内眦韧带断端。钢丝的另一端越过鼻部植骨片的表面,鼻骨移植片一般采用髂骨成形,在移植骨片的表面,相当于内眦韧带水平位,轻钻一浅槽,将另一端钢丝置于槽内,不易滑脱。两根钢丝互相扭紧固定(图 30-113)。在这种情况下,骨性鼻泪管也一定会因鼻骨骨折而移位阻塞,可在直视下同时进行鼻泪管吻合术,皮肤切口用 5-0 丝线间断缝合,5～7 天拆线。鼻根部植骨区可用印模膏或石膏固定 2 周。

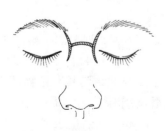

图 30-112　眶内侧壁骨折整复术的"H"形切口

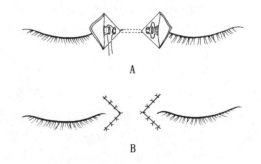

图 30-113　通过鼻部的内眦间距增宽矫正法
A.钢丝穿过内眦韧带断端,结扎　B.皮肤切口 V-Y 成形术

(二)眶外缘和眶下缘骨折的整复

眶外缘有颧额缝和颧颌缝两处薄弱区,容易断离,致使颧弓、颧骨骨折。颧骨骨折,骨片向下移位,造成眶

下区凹陷,并把外眦韧带也拉向下,于外侧睑裂可见更多的巩膜暴露,而且使得颧弓更显隆起,颧骨和上颌骨间可触得台阶样高低不平。如果颧弓、颧骨骨折轻度移位不影响张闭口功能,可以不予处理;如果移位压迫喙突,张口受限,则必须将骨折复位。复位方法有3种:①于眉弓外1/3处作切口,暴露颧额缝和颧颌缝,自切口伸入一骨挺至颧弓或颧骨深面,撬起下陷之颧弓或颧骨,使之复位。②取颞部发际切口,在颞深筋膜和颞肌之间插入骨挺。③经口腔内上磨牙区颊沟粘膜入口,将骨挺插入颧骨或颧弓深面。

眶下缘骨折的整复,详见本章第十节"眼球内陷和上睑凹陷"。

过去对眶畸形整复手术都采用眶周局部切口,由于骨折区暴露不够清晰、操作困难,所以无论剥离粘连组织和骨折复位固定,以及植骨等操作都不够完善。近年来随着颅面外科的发展,对畸形的整复采用冠状切口,辅助以下睑下缘切口,收到了良好疗效。

以发际内冠状切口为入路,从帽状腱膜下(双侧颞部在颞肌筋膜浅层)剥离,到眶上缘上2.5cm,切开骨膜,从骨膜下剥离到眶部。这样的切口,部位隐蔽,手术野宽广,两侧眶区均暴露,便于比较对照,眼眶四壁也一览无余。如眶下壁剥离有困难,可辅以下睑下缘切口。

当骨折区清晰暴露后,将眶内组织与骨折区的粘连充分剥离,眶内容物回纳入眶内。骨缺损处取自体骨移植,以钢丝或小钢板结扎固定。

眶下缘骨折,可作下睑缘下或下穹隆切口,切口深达眶骨骨膜,切开骨膜后可清晰暴露眶下缘,缺损处植骨,骨片插入骨膜下,位置稳固,不必钢丝固定。

本节内容可同时参见第二十一章"颌面损伤"及第二十四章"颅面外科"。

第十四节　泪道损伤及畸形

一、泪腺、泪道解剖

泪腺位于眶壁前外方近睑缘处的泪腺窝内。泪腺被上睑提肌腱膜分隔为两部分,上方较大的部分称为眶部泪腺或上泪腺,下方较小的部分称为睑部泪腺或下泪腺。两部分在后部有桥状腺体组织相连接。腺体分为若干小叶,所以肉眼见泪腺呈白色分叶状。上泪腺的排泄管开口于结膜囊内,大部分开口于上穹隆结膜的外侧,少数开口于外眦部,甚至开口于下穹隆结膜的外侧,故结膜手术在外眦部者,应注意避免过多破坏泪腺的排泄管。下泪腺容易向内下方脱垂,多见于睑皮松弛症患者,见外上眶缘处膨隆,可扪得一滑动质块,翻转上睑,在外上穹隆也可见突出的质块。

在上下睑尚有两种副泪腺位于上下睑穹隆结膜,在睑结膜内有广泛而散在分布的杯状细胞,能分泌粘蛋白。因此泪液是由多种腺体及杯状细胞的分泌物构成,如一旦泪腺被误认为眶隔脂肪或因泪腺混合瘤而摘除,虽然反射性泪液分泌消失,但角膜、结膜并不会干燥。

泪道包括泪点、泪小管和泪总管、泪囊及鼻泪管4个部分(图30-114)。

1. 泪点　为泪道起始部,位于近内眦的上下睑缘后唇部的泪乳头上;为圆形或略呈椭圆形的小孔状结构;上下各一,分别称为上泪点和下泪点。上泪点距内眦角约6mm,开口向下向后,下泪点距内眦角约6.5mm,开口向上向后,故闭眼时两者不直接接触。在生理状态下,泪小点与球结膜紧密接触,以利泪液吸取。如泪小点因炎症、瘢痕挛缩等原因闭锁或外翻,必定会导致经常流泪,临床上称为溢泪症。

2. 泪小管　长约10mm,上下各一,从泪点开始先垂直行走约1.5~2.0mm,然后呈水平向行走。在垂直和水平两者交接处,泪管略膨大,称为壶腹部。泪小管深部为眼轮匝肌,肌纤维的排列方向与小管平行,故收缩时有使壶腹变窄和泪小管变短的作用,有助于泪液自上部吸入并排出于下部。如若壶腹部狭窄或闭锁,也可导致流泪。上下泪小管汇成长约1mm的泪总管,开口于泪囊外侧面偏后处,但也有上下泪小管各自分别开口于泪囊者。

3. 泪囊　是鼻泪管上端的膨大部分,位于眶内壁泪囊窝内。泪囊窝前界为前泪嵴,后界为后泪嵴,亦即为

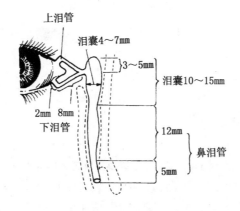

图 30-114　泪道示意图

内眦韧带前支和后支的附着点,所以泪囊后部的筋膜与内眦韧带是融合的。泪囊长约 12～15mm、宽约 6～7mm。位于内眦韧带之上约 3～5mm,此部分称泪囊底部,它的下面部分称为体部。泪囊在通往鼻泪管处变窄,有时直径可小到 1mm,是泪道阻塞的好发部位。

4.鼻泪管　位于上颌骨骨性鼻泪管内,上接泪囊,下端开口于下鼻道,全长约 17mm,其中 12mm 位于骨性鼻泪管内。下端 5mm 在鼻道内称膜性鼻泪管,开口于距离前鼻孔 30～40mm 处,所以骨质病变或粘膜病变都能导致泪液不通畅或受阻。

二、泪道损伤和畸形

内眦部外伤、骨折,眼睑组织撕裂伤、炎症、瘢痕挛缩等都会累及泪道,致使其阻塞,发生炎症和畸形。

(一)下泪点外翻

下泪点外翻因泪点不能与球结膜接触,故溢泪。

1.轻度老年性和麻痹性睑外翻性下泪点外翻,局部无明显瘢痕挛缩,其矫治方法介绍如下。

(1)梭形睑板-睑结膜切除法　在内眦睑缘作一牵引线,翻转下睑,垫以护板,距下泪点 3～4mm 处作一梭形睑板-睑结膜切除,切口长约 7～8mm,切除最宽处对着下泪点(图 30-115)。

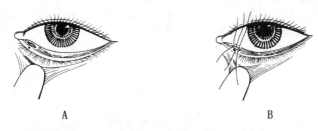

A　　　　　　　　　　　　　　　　　　　　B

图 30-115　梭形睑板-睑结膜切除矫正下泪点外翻
A.下泪点下 3～4mm,梭形睑板-睑结膜切除　B.切口缝合

(2)电灼法　在距睑缘 3mm 处作两排穿刺电凝,电凝针深及睑板,使组织形成瘢痕,瘢痕收缩,下泪点可贴近球结膜。

2.下睑瘢痕挛缩性下泪点外翻,常因下睑袋于术松弛皮肤量估计错误,切除量过多所致。下睑内眦部外翻观察半年以上无自行恢复趋势者,必要时可行鼻根部旋转皮瓣法矫正。距内眦睑缘 4mm 处切开皮肤,分离眼轮匝肌和松解瘢痕,使下泪点复位。在鼻根部设计一皮瓣,将皮瓣分离后旋转覆盖创面,皮瓣边缘与创缘缝合,供区创面拉拢缝合(图 30-116)。

(二)泪小管损伤

泪道损伤多见于内眦部挫伤、切割伤及眼睑组织撕裂伤,常伴有内眦韧带断离、鼻骨或泪骨骨折,造成泪小管断离或骨性泪道阻塞。

如受伤当时发现泪小管断离,而无缺损,应立即进行对合复位,效果是理想的。如有骨折,泪道移位或鼻泪管阻塞,则不必再作泪小管修复。

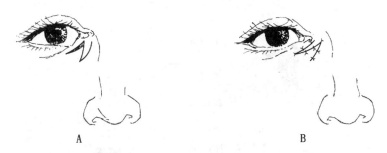

图 30-116　鼻根部旋转皮瓣矫正下泪点外翻

1. 单纯泪小管断离修复术　自泪点插入泪道探针,在创口中穿出,可找到泪小管断端之近侧端。远侧端如寻找有困难,可将经煮沸消毒的冷牛奶注入泪囊(如上泪小管未断离可注入上泪小管),见牛奶自断端溢出,由此可找到泪小管的远侧端;或在断离处滴满生理盐水,从上泪小管注入空气,从气泡溢出处找寻远侧端。如断离处接近泪总管,则需在内眦部另作弧形切口,暴露泪囊,切开前壁,在泪囊腔内寻找泪总管或泪小管的开口。一切操作步骤都在显微镜下进行,断离的泪小管近中、远中断端都找到后按显微外科操作技术进行缝合,探针至少保留 10～15 天。泪小管修复完成,继之将内眦韧带复位缝合固定,眼睑组织对合缝合。探针取出后每天进行泪道冲洗,应坚持 1 个月。此法保持泪道通畅的效果不稳定。

2. 泪小管穿线插管术　此法不论在创伤早期或伤口已愈合的晚期都可适用。

先沿内眦部原创伤瘢痕切开皮肤,暴露内眦韧带并切断之。从下泪点插入泪道探针,找到泪小管断端近侧端,分离周围组织,暴露泪囊,纵形切开泪囊前壁,在泪囊中找到泪小管进入泪囊的入口,由此插入探针找到泪小管远侧端。用前端打孔的泪道探针穿以 5-0 丝线从泪囊内壁插入鼻泪管,从下鼻道中将探针前端的丝线环用拉线小钩钩出鼻孔外,将制好的带有细丝的聚氯乙烯管丝线端穿入鼻孔外的丝线环内,从泪囊抽出探针,塑料管的细端经鼻泪管进入泪囊。再从泪小管远侧端插入探针进入泪囊,将塑料管细端引出,后将此细端自近侧端泪小点引出,用 8-0 尼龙线将泪小管近、远端断端缝合,一般缝 3 针即可。缝合应在管腔外层,不要穿透管壁,防止丝线露于泪小管内。最后将手术开始切断之内眦韧带复位并缝合皮肤切口(图 30-117)。

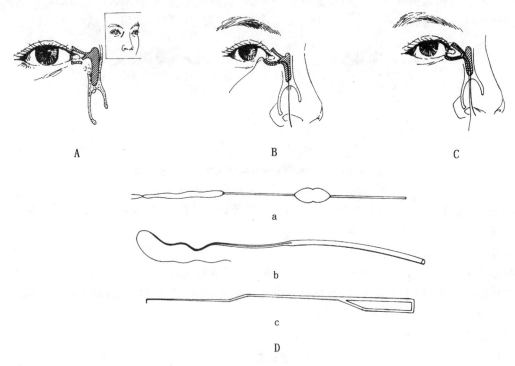

图 30-117　泪小管穿线插管术

A.泪小管断裂和切口示意　B.下泪小管断裂穿线插管示意　C.上下泪小管断裂穿线插管示意　D.泪小管断裂,穿线插管吻合手术所需的器械及材料　a.带有丝线环的泪道探针　b.带有细丝线的聚氯乙烯管　c.拉线用小钩

术毕将塑料管的粗端尽量向上推，使管的粗端到达泪小管，将露出鼻孔外的塑料管剪除，由泪小点引出的细丝经扭成团用胶布固定于颞颊部。3周后拔出塑料管，每1～2周冲洗1次，如冲洗通畅又无溢泪则属成功。若上下泪小管都有断裂，则应将自下泪点引出的细丝再从上泪点进入上泪小管和泪囊，经鼻泪管从鼻孔中穿出，将塑料管粗细两端在鼻孔内拉紧并固定。塑料管3个月后拔除，行泪道冲洗。如壶腹部水平段泪小管断离，在显微镜下找到泪小管远侧端，用最细的硬膜外麻醉导管，取其前端圆钝光滑、侧面还有小孔的一段，将导管往扩大的下泪点插入从近侧断端引出，从远侧端断口插入至触及泪囊壁为止，断端用9-0尼龙线缝合。创口分睑结膜、眼轮匝肌、皮肤分层缝合。下泪点处留长约1cm的导管，用3-0尼龙线穿过导管壁及睑缘皮肤以固定导管，由导管前端的开口进行冲洗，导管留置2周。

通常泪小管外伤缺失在2mm以下，经分离，一般可以拉拢缝合。如缺失在2mm以上，必须通过替代物移植，如用球结膜，但效果不理想。

（三）泪囊鼻腔通道阻塞

泪囊鼻腔吻合术适用于泪点和泪小管正常之慢性泪囊炎、泪囊与鼻泪管交界处或鼻泪管阻塞、泪囊有狭窄或瘢痕性阻塞、泪囊较大而囊膜未破坏者，但手术前必须消除泪囊炎症。

此手术是在泪囊窝内开一个新骨窗，将中鼻道粘膜与泪囊内壁吻合，造成一个新的泪囊鼻腔通道，使泪液直接流入中鼻道。其优点是仍能保持泪道功能，既可根治泪囊炎，又可解除患者流泪的痛苦，是一个效果较理想的手术。

手术操作：距内眦5mm处，与前泪嵴平行方向稍偏向鼻侧作皮肤2cm长的切口，从切口中央分离皮下组织，分开肌层组织，暴露内眦韧带，泪囊即位于其下的泪筋膜内，分离时注意不要过于偏向鼻侧，以避免损伤内眦动静脉。用泪囊开创器将皮下组织和肌肉分开，扩大创口，找到前泪嵴，在靠近前泪嵴附着部一侧剪断内眦韧带。沿前泪嵴偏鼻侧的骨面，用刀片垂直切开骨膜，向后分离暴露泪囊窝内侧骨壁。向后分离至后泪嵴，向下至鼻泪管入口处的内下眶缘。将泪囊连同分离下来的骨膜都向创口颞侧牵拉，暴露前泪嵴，于泪囊窝的前下侧壁用圆钻钻一8mm直径骨孔，用咬骨钳扩大骨孔约成15mm×10mm大小的椭圆形骨窗。骨孔要偏前下方，过分向后易进入前组筛窦。取一小骨膜剥离器将鼻粘膜和骨壁分开，用尖刀片在略靠近骨窗的前缘垂直切开鼻粘膜，切口长度与骨窗上下缘相等。再在垂直切口上下两端各作一小水平剪开，切开后的鼻粘膜右鼻为"]"形，左鼻为"["形，即鼻粘膜的后唇大于前唇，然后将镊子伸入鼻粘膜切口，将填塞中鼻道的油纱条向上牵拉，堵塞切口，压迫鼻粘膜止血。在泪囊内壁连同骨膜作相应切开，即切开后的右泪囊粘膜成"]"形，左侧粘膜成"["形，其长度也与鼻粘膜切开长度相等。在切开泪囊内壁前，可用1号探针自下泪点伸入泪囊，将泪囊内壁顶起，以便确定泪囊内壁的切开位置。用抗生素液冲洗泪囊窝，并滴0.1%肾上腺素止血。将鼻粘膜瓣后唇与泪囊切口后唇用4-0丝线作边缘对边缘间断缝合3针，缝合要求创缘对合良好，平整密接，不可有张力（图30-118）。

术毕将填塞于中鼻道的纱布上端向上牵出骨窗外，取事先准备好的橡皮条缝于纱布上，将纱布条抽出鼻腔外，同时带出纱布条上端的橡皮条。橡皮条的上端作一针褥式缝线，缝线穿过泪囊顶部，经皮下从眉弓内侧皮肤面穿出，结扎于一小棉垫上。此橡皮条起引流作用，并保证术后数日骨窗不致阻塞。然后将缝线自泪囊切口前唇穿入，再穿过鼻粘膜瓣前唇和骨窗前缘的骨膜，然后结扎之。如果鼻粘膜瓣前唇很小或已破碎，则将泪囊切口前唇与骨窗前缘的骨膜缝合固定亦可。结扎后内眦韧带的颞侧断端亦自然移向鼻侧，不必另行缝合。最后间断缝合眼轮匝肌和皮肤切口，外敷料加压包扎。术后5天拆线和去除引流，隔日冲洗，如果冲洗通畅，则手术属成功。

（四）全泪道狭窄或阻塞

1. 泪道插管术　在上下泪小管因炎症、灼伤同时阻塞或泪总管阻塞，泪囊已狭窄或已摘除的情况下，只有通过泪道插管术，才可解决溢泪。

人工泪管材料有中性玻璃、硅胶或黄金和不锈钢。管径为2mm，长度为10～16mm，管子有直的或略有弯曲者，上端略膨大，以防止向深部滑动。

内眦部作弧形切口，切开皮肤、皮下组织，分离眼轮匝肌，暴露前泪嵴和内眦韧带，切开前泪嵴骨膜，将泪囊与骨壁分开，和上述方法一样钻凿骨孔，在骨孔中央"工"形切开鼻粘膜。在泪囊内侧壁相应位置也作"工"

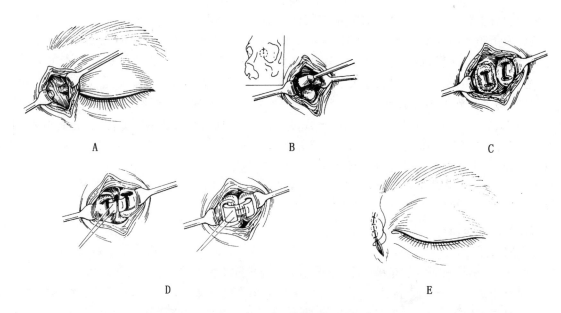

图 30-118　泪囊鼻腔吻合术

A.内眦切开,切断内眦韧带,暴露前泪嵴　B.于泪囊窝的前下侧壁开一骨窗　C.分别于鼻粘膜及泪囊上作
"工"形切开　D.鼻粘膜后唇与泪囊切口后唇褥式缝合,形成新通道　E.重新缝合内眦韧带,皮肤切口缝合

形切开,泪囊切口之后唇与鼻粘膜切口后唇缝合2~3针。切除鼻侧泪阜,从泪阜切除处偏下方向鼻侧用刀片刺入,经泪囊切开处进入骨孔,将一粗注射针插入人工泪管管腔中,在注射针引导下将人工泪管插入鼻腔。理想的人工泪管长度其上端应位于泪阜处,下端从骨孔进入鼻腔而未触及鼻中隔。最后将鼻粘膜与泪囊粘膜前唇用 5-0 丝线缝合 2~3 针。人工泪管上端入口的结膜用 5-0 丝线扎紧,切口处行眼轮匝肌、皮肤分层缝合,术毕用盐水冲洗,如水进入鼻腔,说明管道通畅。

如泪囊已摘除,骨孔钻好后,将骨孔处鼻粘膜切除,从泪阜直接插入人工泪管经骨孔进鼻腔。

2.泪道激光成形插管术　是目前认为行之有效的治疗方法,适用于各种泪道阻塞的患者,如泪小管阻塞、泪总管阻塞、鼻泪管阻塞或泪囊鼻腔吻合术后吻合口阻塞等。

此法疗效高,操作简单,术后并发症少,不留皮肤瘢痕,可重复治疗,治疗符合正常生理解剖,不影响泪泵的导泪功能,只是操作要求准确、轻巧,对激光功率和击发时间均需严格控制。鼻腔狭窄者操作有困难。

手术器械需用 Nd:YAG 激光治疗机。

手术操作:常规行泪小点和鼻腔粘膜麻醉。用 9 号冲洗针头插入泪小管上方阻塞部,将光导纤维穿入针芯。用左手将眼睑向反方向绷紧,消除泪小管生理弯曲,右手持光导纤维针头对准泪囊,紧贴阻塞部用脉冲式激光 10~12W 击发一或两次,即可击通,光针有突破、落空感。推进光针可触及泪囊内侧壁,退出光导纤维,冲洗泪道,鼻腔有液体流出证明泪道畅通。将冲洗针按泪道探通方式插入鼻泪管,在针芯穿入导管钢丝,从鼻腔引出,再以钢丝引导胶管插入泪道,冲洗泪道通畅后胶管固定于面颊部。

术后用抗生素和激素类眼药水滴眼、麻黄素呋喃西林合剂滴鼻,定期用庆大霉素和地塞米松或 α 糜蛋白酶稀释液冲洗泪道。术后 1~3 个月从鼻腔拔管,继续上述治疗 1~2 周。

第十五节　眼睛的美学

眼睛常被喻为"心灵的窗户",因为人的七情六欲都能通过眼睛的微妙变化流露出来。由此可见,眼睛不仅是视觉器官,也是重要的表情器官,它以生动的表情为面容增添魅力,所以眼睛在人体容貌整体结构的美学意义上占有较为重要的地位。

眼睛的美学不是单纯以睑裂大小和有无重睑皱襞作为衡量标准,而是需要有一定的美的基准,那就是眼球和睑裂的比例、内外眦角的形态、睑裂的长度和高度、上睑缘与眉毛间的距离、眉毛的形态和位置、睫毛的排列和疏密，以及眼睛与面部其他器官间比例的协调与否。和谐是美的要素之一，综合以上各因素，才可作为评判眼睛美学的标准。

一、眼部美容学参考数据

上睑缘和眉弓之间的距离，东方民族大于高加索民族（白色人种），约为 20mm 左右。

东方民族成年人睑裂长约 27～30mm，高度在平视时约 8～10mm，尽力睁眼时可达 12～14mm。较为理想的美眼的长度为 30～34mm，高度为 10～12.5mm。

两眼内眦间距与睑裂左右径之比，一般认为睑裂横径和内眦间距相等为理想值，即内眦间距相当于一只眼的长度。

两眼外眦间距为 90～100mm。

两眼外眦与颜面侧缘发际间的距离为 25～30mm。

角膜横径一般为 11mm。角膜露出率，正常眼睛的角膜部分被上眼睑覆盖，露出率在 75%～80% 左右。如小于此比例，为上睑下垂。超越此比例，呈惊讶状。

巩膜内眦部横径和巩膜外眦部横径，这一部位的理想值约为 15～20mm。如在 10mm 以下，则呈假性内斜视；如在 20mm 以上，会有假性外斜视感。

内眦圆钝，外眦呈锐角。内、外眦角连线和水平线的夹角，这一角度东方民族以 10° 左右居多，高加索民族以 5°～8° 者较多见；如接近 15°，外眦向外上倾斜，也称蒙古样倾斜。

上睑皱襞的位置，标准而又美丽的双眼睑，它的最高位置从内眦开始计算，应保持在 5.5mm。

以上内容参见图 30-119。

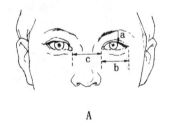 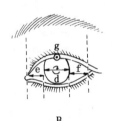 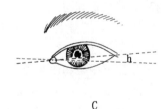

A　　　　　　　　　　B　　　　　　　　　　C

图 30-119　眼睛各部位比例

a.上睑缘与眉弓间距离　b.睑裂左右径　c.两眼内眦间距　d.角膜横径　e.巩膜内眦部横径　f.巩膜外眦部横径　g.上眼睑最高点　h.内、外眦角连线和水平线的夹角

二、东、西方民族眼型的解剖及形态特点

由于种族不同，东方民族和高加索民族在眼睑解剖学上有它各自的特点。因此，两者在眼型和眼睑的形态学上也存在着区别。

（一）东方型眼睑解剖学上的特点

1.睑板窄，宽约 7～9mm。睑裂长约 27～30mm。

2.上睑提肌腱膜附着于睑板上缘和睑板前方，缺少肌纤维伸展到睑板前方的眼睑皮肤中。

3.上睑脂肪丰富，存在于 4 个部位：①上睑皮下脂肪。②眶上脂肪位于眼眶隔膜内。眼眶隔膜是联结睑板与眶缘间的一薄层结缔组织，由于眶隔松弛，丰富的脂肪突出，甚至悬垂到睑板上前方。③眼轮匝肌下的外侧脂肪垫，也被称为退化的肌脂肪，东方民族这块脂肪较丰满。它位于眼轮匝肌下，覆盖在外侧眶缘上，向外伸展向着眉弓的末端，在眼睑的眶外缘形成檐盖状膨隆。④睑板前脂肪，介于眶板和退化的肌脂肪之间，东方民族也较丰富（图 30-120，图 30-121）。

4.根据新加坡邱氏统计，约 50% 的东方人在内眦部有一条垂直向的，并部分掩盖泪阜的皮肤皱褶或皮蹼，称为内眦赘皮（epicanthus）。

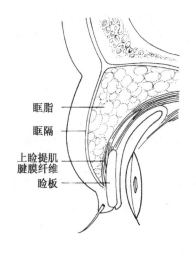

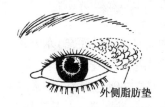

图 30-120　东方民族上睑富有脂肪组织

图 30-121　眼轮匝肌外侧脂肪垫

5.内、外眦角连线和水平线间的夹角大于高加索民族。大于 15°者,睑裂走向略向外上方倾斜,称作蒙古样倾斜。

6.眉弓低平,鼻梁低塌。

（二）高加索型眼睑解剖学上的特点

1.睑板宽约 10～12mm。睑裂长约 30～34mm。

2.上睑提肌有大股垂直和放射形纤细的肌纤维组织附着于睑板上缘、睑板前方,并穿过眼轮匝肌附着于睑板前方的皮肤中（图 30-122）。

3.眶隔紧密,眶隔内脂肪少。

4.内眦部缺少垂直向的皮蹼。

5.内、外眦角连线与水平线间夹角约为 5°～8°。

6.眉弓隆突,鼻梁高耸。

（三）东方型的眼型和眼睑外形

1.根据邱氏统计,约 50％的东方人缺少上睑皱襞。

2.上睑肥厚臃肿,富有脂肪组织。

3.上睑皮肤悬垂于眼睑边缘的前方,遮盖睑缘约 0.5～1mm。

4.睑裂细小,有明显的内眦赘皮,由于赘皮遮盖了泪阜,睑裂显得短小。

5.两眼内眦间距离较宽。

6.平视时睫毛平直向下。

7.睑缘与眉弓间距离较远（图 30-123）。

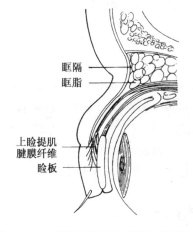

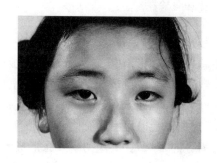

图 30-122　高加索民族上睑提肌附着部位

图 30-123　东方民族典型的眼型

（四）高加索型的眼型和眼睑外形

1. 都有明显的、宽而深的上睑皱襞。

2. 睑裂大，眼睑薄，上眶区凹陷。

3. 平视时睫毛上翘。

4. 内眦间距离小。

5. 睑缘与眉弓间距离近。

6. 没有内眦赘皮（老年性皮肤松弛性内眦赘皮除外）。

爱美是人类文明进步和时代意识的一种表现，爱美的心理也是人类进化的标志之一。随着人民生活水平的不断提高，人们热爱美、向往美和实现美的愿望也促使着美容外科的高速发展。由于眼睛在人体容貌整体结构的美学意义上占有极为重要的地位，因此眼部美容手术的人次在东方民族美容外科手术中一直占据首位。

眼睛是一个重要的表情器官，它在社会交往中有传递感情信息的作用。眼睛的美容手术既要外形美观，也要符合生理要求，所以，成功的眼部美容手术能给求美者带来精神上和生活上美的满足和享受。轻率的、粗糙的、适应证选择不当造成失误的眼部美容手术，将随之产生种种并发症，会给求美者带来终身遗憾，及精神上和心理上的无限压抑和痛苦。因此，我们整形外科医师必须熟悉眼部的解剖，掌握各种手术方法的要点，严格选择手术适应证，应用娴熟的美容外科操作技术，在形体美的理论指导下，因人而异，重新塑造和增添眼部的"美"，把眼部美容手术推进到一个新的高度。

第十六节　重睑成形术

有无重睑皱襞，并非是评价眼睛美不美的唯一标准。中国古代女性的塑像、佛像、敦煌壁雕的飞天、四大美女的画像，都是典型的东方型眼睛。因为当时的历史条件要求女性"忍从"，喜怒哀乐不得溢于言表，"垂眼"才是女性形象的象征，所以单睑细目被称为美。随着时代的进步，女性的地位提高了，因此审美的能力、审美的品位和审美的判断力也随着时间、地点、条件、职业和社会地位的改变发生了变化。现代东方女性追求高加索型的眼型，希望有较薄和宽的上睑皱襞，消除内眦赘皮和上睑臃肿的脂肪，令睑裂增大、睫毛上翘、眼睛富有立体感。由于观念的改变，随着人民生活水平的不断提高，过去15年里，尤其是近10年来我国重睑成形手术一直居于美容外科手术的首位，占门诊手术总数的60%以上。各种创新的、改良的重睑成形手术方法层出不穷。对眼睑的解剖，及重睑皱襞线的形态、宽窄、长短的研究也越来越细，对重睑皱襞形成的机制也有争议，这一切都不断提高了重睑成形手术的科学性和学术性。重睑成形手术（double eyelid plasty）是改变眼睑的组织结构，对眼睑外形的重新塑造。眼睑的形态是千人千样，千差万别，但万变不离其宗，塑造也好，改变也好，都不可能脱离求美者眼睑本身固有的条件。忽视求美者的年龄、职业及眼睛和面部各器官间的和谐统一，而一味追求所谓"欧式"眼睛，将会使重睑成形手术变得庸俗不堪及降低它的学术意义。

一、重睑形成的机制

重睑的形成与上睑提肌的附着有密切关系。上睑提肌司提上睑作用，受动眼神经支配。它起源于视神经孔附近、眶尖肌肉总腱环之上方，在上直肌的上方，沿眶上壁向前行走，在眼球赤道前几毫米处，上睑提肌从水平转为垂直向下，肌腹消失，成为呈扇形展开的上睑提肌腱膜，腱膜在到达上睑板上缘时，与眶隔纤维互相融合。

上睑提肌腱膜有4个附着点：①在高加索民族有大股垂直、放射形纤细的纤维穿过眼轮匝肌，附着于睑板前方的皮肤中。东方民族却缺乏这样的纤维附着。②腱膜大部分纤维附着于整个睑板上缘，并伸展到睑板前面中1/3和下1/3交界处。③上睑提肌的肌鞘附着在上穹隆的结膜。④上睑提肌紧贴眶上壁的中央和侧角，与眶缘一致。前两点与重睑的形成有密切关系。由于上睑提肌收缩，睑板上提，睑板前方的皮肤随之上提，与此同时,附着在睑板前方的腱膜纤维和附着在上穹隆的上睑提肌肌鞘的协同作用,使疏松的上穹隆也提起,因而睑板前方的皮肤被提上嵌入形成一条凹沟,即形成了重睑皱襞,俗称双眼皮(图30-124)。

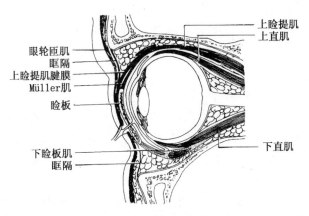

图30-124　上睑提肌的位置

认为上睑提肌腱膜纤维穿过眼轮匝肌附着于睑板前方皮肤中,肌肉收缩,睑板前方皮肤随之上提,形成重睑皱襞,这一理论适合于高加索人种,不完全适合蒙古人种,理由是:

1.美国医生Bang认为他在重睑成形术中没有发现上睑提肌腱膜同皮肤之间的结合组织。我国的整形医师对重睑尸体进行组织切片染色检查,未发现上睑提肌有肌纤维分布至上睑皮肤的皱褶处(未提及作过几例尸体检查)。Collin在显微镜研究中报告,上睑提肌腱膜纤维止于眼轮匝肌间隔,而不是皮内。

2.上睑皮肤分眶部和睑板前部,如果前者质地厚和硬,后者薄和软,这种厚薄、硬软不同的情况,使上睑皮肤在睁眼时形成一条皱襞。

3.眼轮匝肌也分眶部和睑板前部,如果前者厚,后者薄,这种厚薄间的差异,在交界处可出现皱襞。

4.眶隔脂肪的下界如果在睑板上缘,则睑板上缘之上的眼睑丰满凸起,而其下方平坦,在凸起和平坦两者差异之间也可形成皱襞。

综合以上几点,认为蒙古人种的重睑形成与皮肤质地、肌肉厚薄、脂肪多少等多种因素有关。所以目前提出不作眼睑皮肤和上睑提肌腱膜固定的重睑成形术。

根据笔者多年来的临床经验认为,目前对肌肉延伸理论有疑点,应该强调重睑与皮肤和上睑提肌腱膜之间的紧密关系要比肌肉延伸理论更为重要。

对年轻人行重睑成形术,笔者多采用眼睑皮肤与上睑提肌腱膜固定,这样形成的重睑皱襞稳定、持久,且深而富有立体感。如腱膜固定的高度高于眼睑皱襞的宽度1~2mm,可令睫毛上翘,更添神采。

对某些中老年上睑皮肤重度松弛的受术者,她(他)们仅要求健康和自然的眼睑形态,对皱襞深浅无所谓,为了免除皮肤和上睑提肌腱膜固定后淋巴回流滞缓、眼睑水肿时间较长,故可采用眼睑皮肤和上睑提肌腱膜不作固定的重睑成形术。按常规设计皱襞线,切除松弛多余的上睑皮肤,剪除睑板前一条眼轮匝肌,修剪去睑板前脂肪和筋膜,清晰暴露睑板。如果眶内脂肪过多或向前脱出,也可同时切除,使睑板前方皮肤能与睑板充分贴附。切口用7-0尼龙线间断缝合,术后3天拆线。如此形成的重睑皱襞较浅,但很自然,睫毛无明显上翘,术后水肿轻微,恢复快。

二、适应证与禁忌证

适应证:①凡身体健康、精神正常、无心理障碍的求美者,由于睑裂细小、上睑皮肤悬垂于睑缘、睫毛平直,或上睑臃肿的单睑,主动要求手术者;②原为重睑者,由于上睑皮肤、肌肉和眶隔松弛,眶脂下垂,原重睑皱襞下方皮肤松弛,呈多层皱褶,重睑皱襞变浅者;③原本是重睑者,但重睑皱襞窄、浅,睫毛平直,眼睑缺少立体感;④两眼不对称,表现在先天性上睑皱襞一无一有,或两眼皱襞宽窄不一,睑裂大小不一;⑤轻度上睑内翻倒睫者。

禁忌证:①精神不正常或有心理障碍,对自身眼睑条件缺乏认定,而一味追求不切合实际的重睑形态者;②有出血倾向的疾病和高血压症,以及心、肺、肝、肾等重要器官的活动性和进行性疾病的患者,尚未控制的糖尿病和患传染性疾病者;③先天性弱视,内眼或外眼及眼周有急、慢性感染疾患尚未被控制和自愈者;④面瘫睑裂闭合不全者;⑤各种原因的眼球过突,或眼睑退缩者;⑥家属坚决反对者;⑦上睑下垂者。

对于睑裂大、眼睑薄、眼睛的形态与面部各器官间的配合十分和谐的求美者,我们要尽量给以引导和指点,让她(他)们认识眼部美的真正含义,也许重睑术后会破坏她面部整体美的和谐,并让求美者自己作出选择。

三、术前检查和准备

1.术前应仔细观察睑裂的大小及形状、眼睑是否臃肿、眼睑和眼周皮肤的质地及松弛情况、睑板的宽度、睑缘到眉弓的距离、外上眶缘和眉弓是否过突、泪腺有无脱垂以及有无内眦赘皮。需作术前摄影,以待与术后情况比较。

2.如有结膜炎、睑缘炎、严重沙眼者,必须治愈后才能手术。眼周有炎症者暂缓手术。术前1天滴抗生素眼药水,一日2次。

3.详细了解受术者的年龄、职业、心理状态和对手术的要求。

4.询问健康状况,对有出血倾向病史的受术者要检查血小板和出、凝血时间。对中、老年受术者必要时需测血压和作心电图,如有轻度异常,在术前要对症用药。

5.避开月经期施行手术。

6.妊娠前期(3个月)或妊娠后期(3个月)暂缓手术。

7.术前7~10天停服类固醇激素和阿司匹林等抗凝药物。

四、重睑皱襞的设计原则

1.重睑皱襞的宽度取决于睑板的宽度。东方人的上睑板宽度约7~9mm,故重睑皱襞不宜作得太宽,给人以不自然的感觉。一般女性取7~8mm,男性取5~6mm。测量时令受术者轻闭双眼,上睑皮肤不可绷紧,取自然状态。这一点很重要,由于上睑皱襞在皮肤绷紧情况下测量,和在自然状态下测量,因皮肤弹性,会有1~2mm的误差。但是对于上睑皮肤松弛者,测量时应将上睑皮肤轻轻抚平,否则在松弛状态下测量,皱襞的宽度会比测量的数据宽得多,术后发生上睑皱襞过高,或切口缝合后上睑皱襞不高;而在切口下方的皮肤必然松弛,睫毛不能向前上外翘,重睑不能完美。

2.皱襞线的内端离内眦角5mm,睑裂的内中1/3交界处为最宽点,外眦部的皱襞线距睑缘还应再宽1~2mm,即呈广尾形(或称开扇形),以利于淋巴回流,减少术后水肿。也可使眼梢的外形略向上翘,形如"丹凤眼",更添眼睛的妩媚和眼神。

3.皱襞线应与上睑缘弧度平行,且与睑缘全长一致。上睑皮肤松弛者,因要切除一条松弛皮肤,故皱襞线在外眦部可略作延伸,一般情况下最好不要超过外眦隐裂(即眶缘),否则重睑术的瘢痕不能隐没在皱襞中,会在外眦部显露。

4.重睑皱襞线的形态一般分广尾形、新月形、平行形3种类型。在切开法重睑成形术中,广尾形适用于绝大多数单睑受术者。新月形往往设计于埋线法和缝线法术式中。对睑裂细短,有轻度内眦赘皮者,可设计平行形皱襞线,即皱襞线之内端越过赘皮约1mm左右,位于赘皮上外方,但是皱襞宽度一定不能太宽,一般取5~6mm,而且内眦皮肤必定要与睑板内端上缘固定(图30-125)。

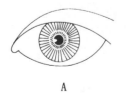 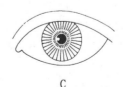

A　　　　　　　　　　B　　　　　　　　　　C

图30-125　重睑成形术皱襞线设计的3种类型

A.广尾形　B.新月形　C.平行形

5.据Uchida和邱氏统计,东方民族约50%的人有内眦赘皮。临床最为常见的为睑板型内眦赘皮,它起自上睑皱襞,向下行走,在内眦部消失。赘皮形成并非由于内眦部水平向皮肤过多,而是因为内眦部皮肤垂直向张力过大。因此过去作内眦部箭头样或梭形皮肤切除,很难获得满意效果。Vilary Blair(1932)指出,内眦赘皮治疗效果不理想的症结,不是切除赘皮本身,而是需要组织的重新排列,这对内眦赘皮在外科治疗上是一次推进。所以有很多皮瓣转移的方法来减轻垂直向皮肤张力,以取得矫正效果。

内眦赘皮的存在,遮盖了内眦泪阜,使睑裂外观细短,即使最完美的重睑成形术,也会因赘皮未处理好而逊色。

矫正内眦赘皮的术式很多,应根据内眦赘皮的程度及类型来选择方法(参见本章第十二节"眦角韧带损伤与睑裂畸形")。最常采用的是Z成形术,它适用于中度的内眦赘皮,可与重睑成形术同时进行,或分期进行。Z成形术也有很多变异,但总是通过对偶瓣更换位置来减少垂直向的皮肤张力。它的缺点是矫正有限,并且有斜形瘢痕通过内眦部。在某些病例,也可因瘢痕收缩于内眦部,形成新的瘢痕性内眦赘皮。

改良的Z成形术,可应用于中度的内眦赘皮。沿内眦赘皮画一条线,然后将内眦皮肤向鼻侧牵拉,至赘皮消失,于第一条线的末端向泪点下5mm画第二条线,再于第一条线的内眦水平点向鼻侧画一水平线,其长度等于自内眦皱襞线到内眦皮肤向鼻侧牵拉至赘皮消失为止的距离。按标志将3条线切开,皮瓣钝性分离,基部要稍厚以确保蒂部血供。皮瓣分离后可见内眦韧带,用5-0丝线将内眦韧带折叠缝合,并固定于鼻泪嵴骨膜上,最后将皮瓣无张力地缝合,使o和o′两点重合(图30-126)。

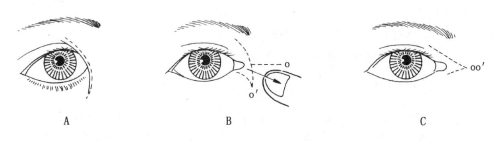

A　　　　　　　　B　　　　　　　　C

图30-126　改良Z成形术

A.沿内眦赘皮画第一条线　　B.内眦皮肤向鼻侧牵拉至赘皮消失,于第一条线末端向泪点下5mm

画第二条线,于第一条线内眦水平向鼻侧画一水平线　　C.皮瓣无张力地缝合,oo′两点重合

赘皮通常伴有典型的蒙古人种型的上睑,所以轻度赘皮可以与重睑成形术一起行一期手术。如果是中度或重度者,最好分期手术,先行赘皮矫正术,3～6个月后再行重睑成形术。因为同时进行,由于张力和肿胀,两个手术会相互干扰和互受影响。

各种内眦赘皮矫正术都会在内眦部留有比较明显的近期瘢痕,所以应使受术者有充分的思想准备。一般轻度的内眦赘皮可不作处理。

五、手术方法

重睑成形术的手术方法有数十种,但归纳起来可分为3类:切开睑板固定法、缝线法和埋线法。

(一)切开睑板固定法

切开睑板固定法是历史最悠久的重睑成形手术方法,因为它能调节和改变上睑各层次的组织结构,可以解决眼睑存在的许多复杂问题,如上睑皮肤松弛、睫毛内翻、上睑臃肿、眶脂下垂、眶隔松弛、泪腺脱垂、外上眶缘隆突等。形成后的重睑稳固而又持久,皱襞深,富有立体感。缺点在于手术比较复杂,需要熟悉眼睑解剖,施术者要有整形外科手术操作的基础。一旦出现不良的手术效果和并发症,很难做到尽善尽美的矫正。手术后,切口线的瘢痕3～6个月内比较明显,随着时间的推延而逐渐消退,但对瘢痕体质的求美者,施行此手术要慎重。对老年受术者,由于上睑淋巴回流迟缓,上睑肿胀时间较长,个别受术者有长达3～6个月的恢复自然期。

1.手术设计　标画切口线,用美蓝或甲紫根据重睑皱襞设计原则画出切口线标志。

一般年轻的单睑受术者不需要切除一条上睑皮肤,只有在以下4种情况下才需要切除:①上睑皮肤松弛,悬垂于上睑缘前,睫毛平直;②典型的蒙古人种上睑,俗称肿泡眼;③上睑板窄约6～7mm,而受术者要求重睑皱襞略宽些;④眉弓隆突,眉毛下垂,眼睛眍陷者。对年轻人的上睑,如果需要去除皮肤,一般都在2～

3mm。测量方法：令受术者取坐位，将一根回形针适当弯曲后，内折第一条切口线皮肤到睑板上缘水平，见皱襞上方的皮肤悬垂于回形针前面，将悬垂的皮肤在皱襞水平作一标记，一般在标记线下 2mm，与第一条切口线平行，画出第二条线，然后夹持两条标记线之间的皮肤，以睫毛略有翘动为度。如此反复测试，精确确定切除上睑皮肤的量(图 30-127)。

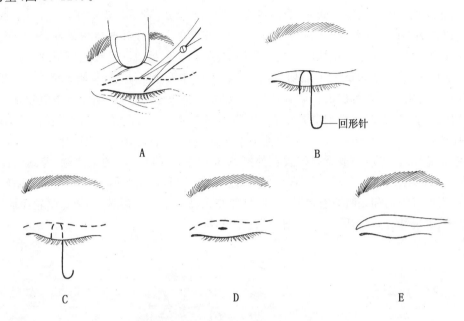

图 30-127　测量上睑皮肤切除的宽度

A. 画重睑皱襞线　B. 用回形针内折第一条切口线　C. 将第一条切口线内折达睑板上缘水平

D. 将悬垂的皮肤在皱襞线水平作一标记　E. 在标记线下 2mm，与第一条切口线平行，画出第二条线

2. 麻醉　手术在 1‰利多卡因加适量肾上腺素局部浸润麻醉下进行(笔者因门诊局麻药用量大，故都为 1‰利多卡因 100ml 瓶装制剂内加肾上腺素 2mg，为减少术区水肿，可加地塞米松 5mg)。局麻药液不宜过多和注射过深，一般作切口线全长肌下注射 1.5～2.0ml。眼睑的血管、神经主要分布于眼轮匝肌和睑板之间，如注射过多过深，会导致上睑提肌被麻醉而出现一过性上睑下垂，影响术中对两眼上睑皱襞宽度和弧度的对比观察。不必等待局麻药液吸收后再切开，因为由于局麻药液的存在，上睑皮肤处于绷紧状态，容易切割。

3. 切口　术者用左手或由助手将上睑皮肤向额和鼻侧绷紧，暴露切口标志线全长，用 11 号尖刀或小圆刀与切口皮肤呈 45°～60°角，在距内眦 5mm 处开始切开标志线全长。除上睑皮肤松弛，尤其是内眦有明显皮肤皱褶，需要切除一条上睑全长松弛皮肤者外，一般切口都不需要切到内眦尽头，因为内眦容易生长瘢痕。内眦部的眼轮匝肌可以通过皮下隧道剪除，使此处皮肤与睑板直接贴附。由此，内眦角形成重睑皱襞更显得自然。

4. 切开过程　切开皮肤和皮下，最好只作一次切割，否则多次切割易造成锯齿状切口，术后瘢痕明显。提起切口线下方皮肤，在明视下用眼科小弯剪进行皮下锐性分离。皮肤不能分离过于菲薄，以致呈纸样透明，皮下组织要保留，更不能将皮肤洞穿，否则由于皱襞下方皮肤收缩，会影响皱襞宽度。分离达睑缘时注意勿损伤睑缘部的毛囊和睫毛肌，如损伤会导致睫毛脱落和生长错乱，一般要离开睑缘 1～2mm。眼睑血供丰富，以压迫和血管钳钳夹或电凝进行止血，除有较大的动脉性出血，一般不用结扎，以免线头引起肉芽增生。使用电刀时要小心，防止皮瓣烫伤。

5. 修剪眼轮匝肌和睑板前组织　将分离好的切口下方皮肤向下翻转，暴露睑板前眼轮匝肌。剪除一条睑板前眼轮匝肌，尤其在内、外眦部位。由于眶隔粘附于眼轮匝肌内面，如果肌肉在提起状态下剪除，很容易同时将眶隔打开，此处也是上睑提肌腱膜与眶隔交织部，当肌肉被提起时，腱膜也随之提起，很容易在不知不觉中剪断腱膜的附着部，因此肌肉应该在不施加任何外力的情况下剪除。要清晰暴露睑板上缘和内、外眦端。修剪去睑板前脂肪和筋膜，修剪面要平整，这样可使睑板及其前方的皮肤平整和光滑地贴附，但不能修剪太过度，而使睑板这块强韧的纤维组织完全裸露。睑板上应留有薄薄一层结缔组织，因为睑板一旦裸露，在皮肤与睑板固定缝合时有困难,而且睑板前方皮肤与裸露的睑板贴合,虽然形成的重睑皱襞比较深而稳固,但有矫揉造作之感,缺少自然和立体感。

6.切取眶脂 对典型的蒙古人种型的上睑,即俗称为肿泡眼的受术者,当剪除睑板前一条眼轮匝肌后即可见低垂的眶隔,及脱垂的脂肪覆盖于睑板的上缘和前方。应将脱垂的眶脂切除,将低垂松弛的眶隔修剪。上睑提肌腱膜在到达睑板前方的上睑皮肤时,有纤维在不同的水平进入眶隔,有时很高,有时较低,与眶隔纤维交织组成类似网兜样结构,包容着眶内脂肪(图 30-128)。交织的部位在外侧位置最低,从外侧到鼻侧的方向是斜向上的。所以打开眶隔的位置在外侧不能过低,以免损伤上睑提肌。一般轻压眼球于眶脂最突出部,在眼轮匝肌下方,剪开一 0.3～0.5cm 的眶隔切口,上眼睑有内、中两个脂肪球,外侧为泪腺。剪开脂肪球包膜,轻压眼球,黄色晶莹的脂肪会自行疝出。血管都位于包膜上,将包膜下推,单纯的脂肪剪除是不会出血的,除非是损伤了包膜上的血管,此时应仔细电凝止血。眶脂不宜作过分提拉,疝出多少,剪除多少。内侧脂肪球也可另作小切口提取,不必将眶隔全部打开。对松弛下垂的眶隔修剪时,必须位于眼轮匝肌下,也要注意眶隔与上睑提肌腱膜纤维交织的位置,一般修剪位置在外侧 2/3,应平行于睁眼时的上睑缘,剪到内侧时,剪刀稍稍改变角度,略向下。眶隔创面用 7-0 尼龙线缝合 2～3 针,不缝也可以,但眶隔创面应隐藏于眼轮匝肌下,以免皮肤和眶隔粘连而形成皱褶和张眼时有牵拉感。假如外侧眶缘有檐盖样膨隆,应切除眼轮匝肌下的外侧脂垫,这块脂肪较硬,需锐性分离,切除前要仔细和脱垂的泪腺鉴别。

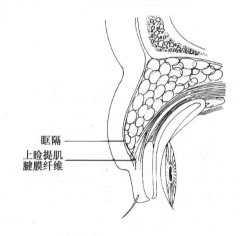

眶隔
上睑提肌
腱膜纤维

图 30-128 上睑提肌腱膜纤维有部分与眶隔纤维交织

重睑成形术中切取眶脂的量,应根据上睑臃肿情况的需要切取,不能过多切除,以免上睑凹陷。目前有些美容院以盈利为主要目的,迎合受术者的心理,一味追求所谓"欧式眼",不考虑东方民族睑型和眼睛美学的和谐性,切除大量眼轮匝肌和眶隔脂肪,固定睑板位置高于睑板上缘,甚至高达 12mm 以上,术后发生的并发症和后遗症都很难矫正。

7.切口缝合 以上操作完毕,用压迫或电凝仔细止血,然后进行缝合。缝合方法有两种。

第一种方法:用 5-0 丝线或 6-0 尼龙线在上睑中内 1/3 交界处,即睑裂最宽处缝合第一针。缝针先穿过睑缘侧皮肤,然后扣住睑板上缘下 1mm 处的上睑提肌腱膜,扣着腱膜的宽度约 1mm。扣住过宽,术后淋巴回流障碍,水肿明显,消退迟缓。缝针再从另一侧创缘上穿出皮肤。缝合时带的皮肤越少越好,约 1mm 左右,这样术后上睑皱襞瘢痕纤细不明显。缝针扣着腱膜的高度如果与设计的皱襞宽度等高,睑板前的皮肤可以平展。如果扣着腱膜的高度略高于皱襞宽度 1～2mm,睫毛可以上翘,但不会外翻,这样更能增添眼部美感。扣着腱膜的高度之所以要在睑板上缘下 1mm,是因为睑板上缘为 Müller 肌的附着部位,具有丰富的血管网,缝合时一旦穿破血管,血肿进入 Müller 肌内,会引起暂时性上睑下垂,一般持续几周到 3 个月才能恢复。第一针缝合完成后,嘱受术者睁眼,观察上睑皱襞宽度是否合适,如不合适可以将扣着腱膜的位置重新调整,因为重睑皱襞的宽度,不在于手术前设计的睑板前皮肤的宽度,而关键在于扣着上睑提肌腱膜高度。如果认为皱襞宽度适宜,可按睑板上缘的弧度逐次如第一针一样缝合。一般缝合 5～6 针。缝合过密,淋巴回流有障碍。缝合完毕,嘱受术者坐起睁眼,观察上睑皱襞高度、弧度和内、外眦角处皱襞是否到位,如有不完美之处应及时纠正。外眦末端的一针,除外眦皮肤严重松弛外,一般不与眶外侧缘骨膜固定。因为固定后上睑皱襞线线条生硬不自然,而且上睑有沉重感(图 30-129)。

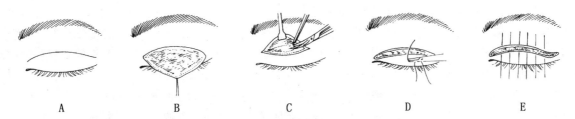

图 30-129　重睑成形术切开睑板固定法
A.切口线　B.切口线下方皮肤分离达睑缘　C.剪除一条睑板前眼轮匝肌
D.切口缝合时扣住睑板上缘之上睑提肌腱膜　E.缝合完毕一起打结

第二种皮肤缝合方法:与第一种相同,只是皮缘的真皮与睑板上缘下 1mm 处的腱膜固定,一般也是缝 5～6 针。采用的是 6-0 可吸收缝线,但是要注意只能带少量的真皮层,太多或太宽会使切口隆起。表皮涂一薄层无菌的伤口粘合剂或贴一窄条无菌粘合纸,也可用 7-0 尼龙线缝合 3～4 针,3 天后拆线。

8.术后处理　术毕,切口涂少量眼膏,覆盖敷料,加压 24 小时,手术当天嘱冷敷。第一种缝合方法术后 6 天拆线。拆线时要仔细,不能有线头残留。

9.适宜年龄　关于重睑成形术施行的年龄,一般认为单睑在幼年时变化多端,时单时双,所以手术年龄不宜过早。笔者认为肿泡眼的儿童要转变成重睑的可能性不存在,所以只要儿童合作,幼年也可以施行切开睑板固定法重睑成形术。笔者曾作过 62 例年龄从 5～11 岁的儿童重睑术,其中有 18 例最长随访达 30 年,最短为 6 年,重睑皱襞非常清晰、牢固,无变浅或消失,无重睑宽度不均匀和睑裂变形等情况。

10.术后并发症及不良效果

(1)感染　总的来说,由于眼睑血供丰富,抗感染力强,感染是比较少见的。但如果受术者有严重的沙眼、结膜炎、睑缘炎,以及术区周围有疖肿等皮肤感染灶、术区消毒不严密、手术粗暴、手术时间过长、术后血肿、术后护理不当等等,都可导致感染,造成不良后果,甚至毁容。所以,一旦有感染的征兆,必须及时行局部引流,尽早拆线,并全身应用抗生素。

(2)水肿和血肿　术后眼睑瘀青和水肿是难免的,一般 1 周即消退。偶见球结膜淤血,可用可的松和消炎眼药水交替滴眼,约 10 天消退。但如手术粗暴、创伤大、术中止血不彻底、术后未注意加压包扎和冷敷,或患者有凝血机制障碍而术前未作充分准备,都会造成严重后果。轻者延缓了恢复期,给受术者带来心理压力;重者血肿机化,眼睑皮下有硬结,影响手术效果。如眶隔内血肿,会导致上睑下垂,甚至压迫视神经。

(3)瘢痕　不良的切割技术和粗糙的缝合都会造成明显瘢痕。对于瘢痕体质的求美者,美容手术应慎重,但是在笔者近 20 年来对数万例重睑术病例的统计中,尚未发现一例上睑皱襞切口生长瘢痕疙瘩。增殖性瘢痕较明显者有之,但大多数 1 年后即平整不显。

(4)上睑沟凹陷　目前流行所谓"欧式眼",眶隔部眼轮匝肌和眶脂大量被切除,上睑皮肤薄而呈眍凹,凹陷最明显处在上睑沟中央部,眼球上转时凹陷更加深,矫正方法参见本章第十节"眼球内陷和上睑凹陷"。

(5)上睑下垂　可能由于受术者原有轻度上睑下垂,术前检查疏忽,术后重睑皱襞一宽一窄,睑裂一大一小,缺陷显露;也可能是在去眼轮匝肌和打开眶隔切除眶脂或修剪松弛眶隔时,误将上睑提肌腱膜损伤;或是腱膜与眶隔有广泛粘连。轻度下垂可试将眶隔和腱膜粘连松解,如无效,可作睑板切除术或睑板-结膜-Müller 肌或睑板-腱膜切除术;中度下垂者可作上睑提肌缩短术(参见本章第六节"上睑下垂")。

(6)睑裂闭合不全　对松弛皮肤切除的量估计错误,皮肤切除过多,或因设计的皱襞宽度低,而皮肤切口与睑板上缘腱膜固定的位置过高,可造成上睑外翻。轻者通过上睑按摩和时间推移会逐步恢复正常;重者应重行手术调整。

(7)上睑回缩和上睑出现除皱襞线外的不规整皱褶　这是由于眶隔分离过于广泛,眶隔被修剪的创面与腱膜及皱襞线皮肤粘连。所以在修剪松弛下垂的眶隔时,应保留眶隔的后唇,将其创面置于眼轮匝肌的覆盖下。

(8)重睑皱襞过高　东方人的睑板为 7～9mm,由于缝合固定腱膜的高度不是在睑板上缘而是完全在腱膜上,也可能眶隔修剪过多,眶隔与腱膜粘连,因此除重睑皱襞过高,上睑外形不自然且怪异外,上睑有被勒压的感觉,睁眼费力,眼球上转时更觉沉重,并呈轻度上睑下垂。笔者曾收治重睑皱襞高达16mm的患者。手术矫正应按正常皱襞宽度取7~8mm,切开皮肤,可见原皱襞线处皮肤、眼轮匝肌和眶隔及上睑提肌腱膜间有紧密的索条状纤维组织粘连,彻底松解粘连,直至睁眼时皮肤皱襞消失为止。尤其要松解眶隔和腱膜间的粘连。嘱睁眼平视时,上睑缘可上提达正常位置。打开眶隔,松解出眶脂,以其下缘可抵达皮肤切口为度,用6-0可吸收线穿经切口下缘真皮,与从眶隔后缘分离下来的腱膜断端和脂肪下缘,间断缝合3~4针,然后间断缝合皮肤。利用脂肪组织形成位于上睑提肌与眼轮匝肌及皮肤之间的隔膜,加以阻断粘连,以稳定疗效。如在第一次重睑术时作过眶隔脂肪切除,只能取自体筋膜或真皮或脂肪作隔膜,但往往由于移植物的纤维化而难获得理想的上睑外形,在松解过程中难免损伤上睑提肌腱膜而导致轻度上睑下垂者,不得不作上睑提肌缩短术。

(9)角膜损伤及眼球贯通伤　是十分严重且十分罕见的并发症。如果术者操作不细致,可致眼球贯通伤;亦可因视网膜血管栓塞,造成球后血肿而引起术后失明。

(10)上睑皱襞消失或变浅　如在拆线后即刻出现此类情况,大多是由于操作时误将上睑下垂认为正常上睑而行重睑术。如数周或数月后消失或变浅,是因为睑板前脂肪和筋膜组织未去除,睑板前皮肤和睑板间未能牢固贴附粘着,也可能是皱襞线皮肤未能与上睑提肌腱膜扣着固定,而是扣着了眼轮匝肌或低垂的眶隔。

(11)上睑皱襞在内眦角中断,或外眦部过短,或皱襞弧度成角和高低不一　这些情况都是由于内、外眦角部眼轮匝肌和睑板前组织修剪不足,睑板暴露不清晰,切口皮肤在内、外眦角部不能很好与睑板贴合及与腱膜固定,或因切口皮肤与腱膜固定的位置不在同一弧度,而是高低不一。

(12)皱襞过窄　由于皱襞线设计过窄或切口皮肤与腱膜固定的位置过低,或因上睑松弛皮肤未切除,悬垂于皱襞线前下方。矫正手术可切除上睑松弛皮肤,将切口皮肤固定到睑板上缘。

(13)睫毛下垂、皱襞线下方皮肤松弛　这是由于切口线皮肤扣住睑板的高度低于切口线所致,一般应该高于切口线1~1.5mm,这样切口线下方皮肤才能被绷紧和略向上牵引,睫毛上翘。

(14)皱襞宽度两眼不对称　与皱襞的画线设计、切割技术、固定睑板的高度有关。但由于手术创伤、血肿、术后水肿等情况,在近期也能出现两眼重睑皱襞不对称,因此不能急于矫正,一般术后3~6个月排除一切不稳定因素后,才可考虑第二次手术。

(二)缝线法(也称贯穿缝扎法)

1.适应证和优缺点　该法适用于睑裂大、眼睑薄、无臃肿、上睑皮肤无松弛或轻度松弛而无内眦赘皮者。该法的优点为:操作简单,便于初学者掌握;不作切口,术后无明显瘢痕,容易为受术者接受。

该法的缺点为:由于眼睑组织全层被结扎,淋巴回流障碍,故术后水肿明显,不过一旦拆线,水肿会很快消退。此方法形成的重睑是依靠组织对缝线的反应,在睑板上缘上睑提肌腱膜与皮肤之间形成由内上到外下的斜向纤维粘连,但形成的纤维往往是多少不一(图30-130)。少者一旦瘢痕松解,皱襞即变浅或消失;多者常致皱襞过高,难以改低。如果贯通结扎的位置过高,限制了上睑提肌和Müller肌的活动度,可导致上睑下垂,眼睛易疲劳,睁眼费力。手术不能切除松弛的上睑皮肤和眶脂。

2.手术方法　如果皮肤有轻度松弛者,皱襞宽度可设计为9mm,一般取8mm,在上睑内中1/3交界处画出宽度标志,用一无齿镊或回形针在标志点将皮肤内折向上达睑板上缘,令受术者睁眼平视,如此形成一新月形自然皱襞。用美蓝把此皱襞线标画出来,将此线等分为内、中、外3组或4组,每组宽3~4mm。作眼睑皮下浸润麻醉,1%利多卡因约0.5~1ml,加适量肾上腺素,药液不宜过多,以免术区臃肿,影响缝合。穹隆部结膜不宜浸润麻醉,因为容易波及Müller肌和上睑提肌,引起一过性上睑下垂,应该滴1%丁卡因表面麻醉,但对个别痛觉敏感的受术者,可在结

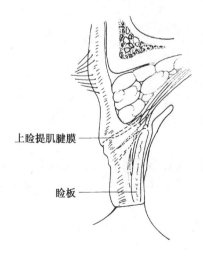

上睑提肌腱膜

睑板

图30-130　睑板上缘的腱膜和皮肤间由内上到外下的斜向粘连

膜下作浸润麻醉,药量约 0.3～0.5ml。用美蓝针刺等分组的各点,让美蓝渗入皮下,以免泪液或盐水纱布将标记点擦掉,致使术中无标记可参考。翻开上睑,暴露睑板上缘,用 6×14 的三角双针穿 1 号丝线,一根针从睑板上缘睑结膜进针,通过眼睑组织全层,由皱襞皮肤标记点出针。进针与出针应在同一平面上,皮肤的缝点与结膜的缝点亦应是相对应的。另一根针自同一组的另一点的睑板上缘粘膜面进针,同样通过眼睑全层,自相应的皮肤点出针。如此形成一个"U"形褥式缝合,当第 3 或第 4 针褥式缝合完毕,为了促使粘连牢固,将每组缝线如拉锯样抽动十余次,以增加创伤。为防止缝线勒破皮肤,嵌入皮下,可在打结前镶入一根 7 号白丝线或一条橡皮片,这样也有利于拆线方便,术后 7 天拆线(图 30-131)。

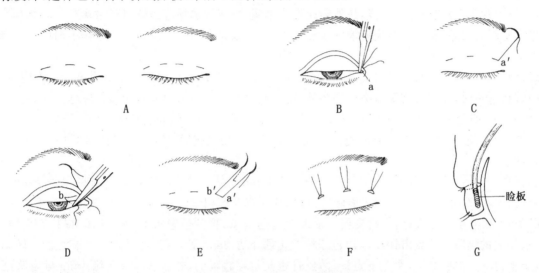

图 30-131　重睑成形术缝线法之一

A.上睑皱襞 3 等分或 4 等分　B.由睑板上缘睑结膜 a 点进针　C.由上睑皱襞皮肤向 a′点出针　D.由睑板上缘睑结膜 b 点
进针　E.由上睑皱襞皮肤向 b′点出针　F.缝合完毕一起打结　G."U"形褥式缝合位于上睑皱襞和睑板上缘的全层组织

　　一种更为简单和快速的方法是将护板插入上穹隆,术者站于受术者右侧,将 6×14 的三角弯针穿一根 1 号丝线。左眼自外眦开始,右眼自内眦开始,将缝针按定点自皮肤进针,提拉起上睑,由睑板上缘结膜出针。当针从睑结膜面显露后沿着护板出针,再从同一组的另一点睑结膜进针,穿过上睑全层,由皮肤面相应点出针,如此完成第一组缝合,缝线不剪断,再用同法作其他组缝合,最后将缝线提起,一齐剪断,这样便形成了 3 或 4 对单独的缝合线。缝合完毕,按上法抽动缝线并结扎(图 30-132)。

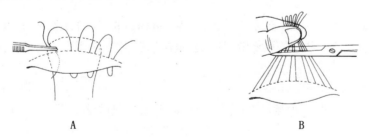

图 30-132　重睑成形术缝线法之二

3.术后并发症及处理

(1)水肿　术后水肿明显,一旦拆线,水肿很快消退。

(2)感染　多为线头感染,一旦发现,应尽早拆线。

(3)上睑皱襞变浅或消失　因缝线粘合点的瘢痕松解所致,可用同法或切开睑板固定法再次作重睑成形术。

(4)皱襞高低不平　由于几组缝线结扎力量不均匀所致,或缝线的结膜点和皮肤相应点不在同一平面,或同组的两个结膜针刺点不在同一平面所引起。

(5)上睑皱襞过高　因上睑皱襞宽度测量时的错误或睑板上缘结膜的穿针点过高所致,如早期发现,应尽早松解,用切开法重行重睑术。如粘连已很牢固,则按切开睑板固定法中上睑皱襞过高的并发症处理。

（三）埋线法

1.适应证和优缺点　　该法适用于睑裂大、眼睑薄、无臃肿、眼睑皮肤无松弛而张力正常、无内眦赘皮的年轻人。

该法的优点为：操作简单，易于掌握；创伤小，结扎线固定于上睑真皮和睑板前或睑板上缘上睑提肌腱膜间，皱襞外形自然；无切口，术后组织反应小，不影响工作，易于被受术者接受。如初学者技巧掌握不当，一旦失败尚可用原法或改用切开法弥补修整，不留后遗症。

该法的缺点为：上睑皱襞容易变浅变窄；如病例选择不当，或技巧掌握不好，上睑皱襞容易消失；线结容易松脱，导致手术失败；线结埋入过浅，易外露或形成小囊肿；病例选择范围较切开法狭窄。

如果上睑轻度臃肿，求术者坚决要求埋线法术式，则可以先在上睑皱襞外1/3处作小切口，去除眶脂。

2.手术方法与步骤

埋线重睑术方法繁多，有一针法、三针法、四针法、编织法等等，它们之间只是缝合技巧的不同。在众多埋线方法中进行选择时，除应考虑重睑必须持久外，留在菲薄的上睑组织中的缝线异物应越少越好。

（1）一针法　　此法在日本甚为流行，形成的皱襞甚为牢固和自然，但皱襞较窄，呈新月形。

手术要点：上睑中1/3段有10mm宽的上睑真皮和上睑提肌腱膜、睑板、睑结膜结扎粘连，无切口，无瘢痕，无需拆线。

手术操作：于上睑中段设计一离睑缘高8mm、长10mm的标志线，皮肤和穹隆结膜常规浸润麻醉，药量为0.3～0.5ml，结膜加用1%丁卡因表面麻醉。睑缘缝一皮肤牵引线，将一根5号皮试注射针头弯成弧形，穿入6-0尼龙线，按图示a点进针，在真皮层内横形穿过达b点，将护板置于上睑皮肤面，提拉牵引线，翻转上睑，由b点相应的结膜面c点出针，c点应位于睑板上缘下方2mm处，所以此针是贯通睑板的。转动弧形针的角度，于平行c点内侧2mm处的e点进针，此针也是贯穿睑板的，然后从睑板上缘1mm处穿隆结膜作一纵形1～2mm的小切口，o点出针，将针尖孔内的尼龙线引出。再转动弧形针角度，将针尖退至a点皮下，由皮下按上法同样贯穿睑板，从a点的相应结膜面d点出针，d点也是在睑板上缘下方2mm处，与c点在同一水平线。转动弧形针头方向，于平行d点内侧旁开2mm处的f点进针，此针也是贯通睑板的，然后转动针尖方向，由穹隆结膜小切口o点出针，打4个结，以免尼龙线结滑脱，结扎不要过紧，以免睑板变形。线结是埋在穹隆结膜小切口内，不会外露刺激角膜和结膜。由于ce和df各有2mm长的距离与睑板贯通固定，故结扎是牢固稳定的。随着眼睑运动，ce和df两段外露于结膜外的纤细尼龙线会嵌入结膜下，更加固了粘连。此法为名符其实的一针法，因为缝线在针尖前端，针是弧形的，随着各个方向转动，一切操作均在一针内完成，不必二次穿线（图30-133）。

术后并发症及处理：操作不熟练，容易引起皮下血肿，擦伤角膜。线结过紧，会导致睑板变形，一般睑板轻度扭曲，1天后即会自行恢复。线结松脱或缝线断裂，重睑皱襞消失，可用同法或其他方法再次作重睑术，不留后遗症。

（2）三针或四针埋线法

手术要点：此法实际上也是一种悬吊、贯穿结扎手术。原理和缝线法一样，只是缝线行走于真皮和穹隆结膜下，无需拆线。

手术操作：画皱襞标志线、麻醉、标记线上分组刺点都与缝线法相同。如分3组，每组两点间距为3～4mm；如分4组，每组两点间距为2～3mm。翻转上睑，用穿以双针的6-0尼龙线自睑板上缘穹隆结膜开始，按照图示，一根针从a'点进针，经结膜下b'点出针，从b'原点进针，由皮肤面标记线上相应的b点出针。另一根针由结膜面a'原点进针，从皮肤面a点出针，aa'和bb'点都是相应的。由于ab点在皮肤皱襞线离睑缘有8～9mm高度（即测量的皱襞高度），而a'b'点在睑板上缘，因此形成的粘连是从前下向后上方的。如此，皱襞线下方皮肤，即睑板前方皮肤被提紧，睫毛可上翘。最后缝针从a点进针，通过真皮层由b点出针，事先可用11号刀尖端在b点处略作皮肤挑开，先勿打结，如此逐一完成各组缝合后，各组逐一打结，用两把无齿镊牵引上睑皮肤，使线结能较深地埋入b点皮下（图30-134）。缝线之所以要同时结扎，是因为缝完一针就结扎，睑板翻转有困难。术后不必包扎。通常有轻度水肿，因为缝线纤细，故不像缝线法那样影响淋巴回流而致水肿明显。水肿一般1周后完全消退，皱襞弧度亦自然。

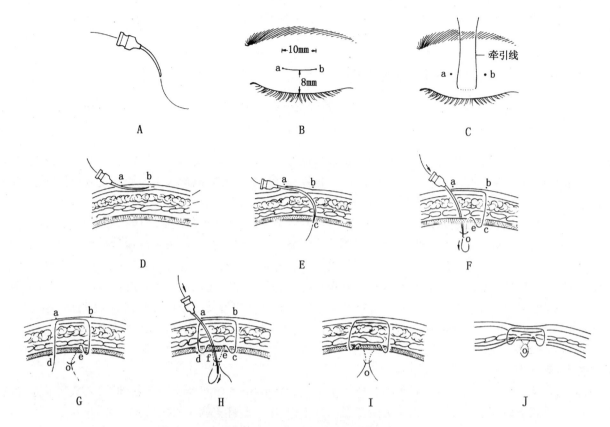

图 30-133　一针法重睑成形术

A. 5号皮试针头弯成弧形　B. 上睑中段设计线　C. 睑缘缝一牵引线　D. 皮肤 a 点进针,行走于真皮层内　E. 自 b 点真皮层转向结膜相应 c 点出针　F. 转动弧形针角度,平行于 c 点内侧2mm,由 e 点进针,由穹隆结膜 o 点出针　G. 将针孔内层尼龙线引出　H. 再转动弧形针角度,针尖退至 a 点皮下,按上法同样贯穿睑板 由 d 点出针,于平行 d 点内侧旁开2mm处 f 点进针,然后同样自 o 点出针　I、J. 一针缝合完毕,并结扎

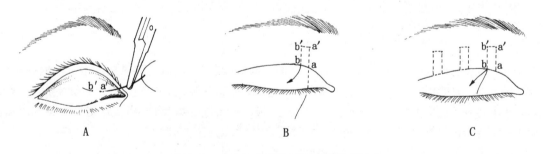

图 30-134　三针或四针埋线法重睑成形术

A. 睑板上缘 a' 点进针,经结膜下 b' 点出针　B. 由 b' 点进针,相应的皮肤 b 点出针。另一针同样由 a' 点进针,a 点出针　C. 由 a 点进针,经真皮层,由 b 点出针,如此完成三针或四针埋线缝合后逐一打结

在皱襞线分组定点时要注意:如分3组,一组在正中瞳孔处,一组离内眦5mm,一组位于睫毛尽头处。如分4组,内、外眦两组位置如上,中间有一组位于上睑皱襞内中 1/3 交界处,另一组按等分设计。

术后并发症及处理:常见于内眦一组缝合时刺破内眦血管丛引起皮下血肿,需要立即压迫,嘱术后冷敷,3天后改为热敷。

如有皱襞弧度高低不一、内外眦长度不到位、皱襞线过高或过低、双眼皱襞弧度不对称或不协调等情况,应在手术中及时发现,及时调整。此手术优点在于有很大可逆性。如术后数周,发现有不协调情况,因为缝线纤细,尚未形成牢固粘连,可于皮肤缝点处作 3mm 皮肤切开,找出缝结拆除,皮肤切口不必缝合,待眼睑复原2～3周后,可用同法或改用切开法进行重睑术。如有某组缝线松脱、断裂,引起皱襞弧度不圆滑,有深浅不一的现象,可补充缝合。

第十七节　中、老年性上睑皮肤松弛

一、病因和临床表现

眼睑皮肤松弛、下垂和臃肿，可由多种原因引起，也可发生于任何年龄。如遗传因素、局部变态反应、月经周期的影响、饮酒过度、过少或过多的睡眠，以及甲状腺、心脏病或肾病等，均可引起眼睑皮肤松弛，但其往往不稳定且为非进行性。从美容外科手术角度来看，最多见的为中、老年者，由于眼睑皮肤增龄老化，可发生组织学上的变化，如皮肤细胞脱水、棘层肥厚角化、真皮胶质减少、弹性纤维断裂等。因而随之发生形态方面的变化，如眼睑皮肤松弛下垂，甚至超过睑缘，遮盖部分睑裂，影响视野。松弛严重者睑缘被推移内翻，导致倒睫溢泪。过多的松弛皮肤堆积，上睑呈重力性下垂，眼睑皮肤变薄，无弹性，出现皱褶。外眦下垂，睑裂呈三角形。眼轮匝肌变薄，眶隔松弛，眶内脂肪膨出，上睑显现臃肿。另外亦常伴有泪腺脱垂，在外上眶缘上睑皮下可扪及一滑动质块，翻转上睑，暴露上穹隆部，于穹隆结膜下可触及同样滑动之质块，即为脱垂之泪腺。某些病例由于眶隔内脂肪萎缩，上睑沟和眉下区凹陷。也可因外侧脂肪垫未萎缩退化，覆盖在外侧眶缘上，于上睑外眦部形成檐盖状膨隆。眶周组织也可因老化而眉下垂，眼角出现鱼尾纹和鸡爪纹。某些病例因上睑提肌松弛，出现裂孔、肌力不足而呈真性上睑下垂。

中、老年性上睑皮肤松弛和外眦下垂的矫正也称上睑整形术，它不仅能够改善眼部外形、减轻老态，尚有拓宽视野、矫正倒睫等治疗意义。因此上睑整形术常占中、老年眼部美容手术之首位。

二、术前准备

①术前要了解有无高血压、糖尿病、心脑血管疾病史；②检查上睑皮肤松弛程度及皮肤弹性好坏；③脂肪是脱垂还是萎缩；④检查有无泪腺脱垂；⑤检查上睑提肌肌力是否正常；⑥了解有无眉下垂，及眉毛和上睑缘间的距离。

术前1周禁用激素、扩血管和抗凝血药物，血压应控制在 20/13kPa(150/98mmHg) 以下。

三、手术方法

1. 单纯的上睑皮肤松弛，原为重睑者，应以原有的重睑皱襞线为基线，切除皱襞线上方的松弛皮肤。如原有的重睑皱襞过窄，皱襞线下方皮肤，即睑板前方的皮肤松弛有皱褶，可重新设计皱襞宽度，一般取 7～8mm。在新设计的皱襞线上方切除一条松弛皮肤，于睑板上缘剪除一条眼轮匝肌，将切口下缘真皮和睑板上缘腱膜固定 3～4 针，切口直接用 7-0 尼龙线间断缝合，术后 3 天拆线，不必像年轻人那样施行重睑术。

2. 年老或体质较弱的、晨起上睑常有水肿现象的受术者，如上睑皮肤严重松弛，皮肤弹性差而原为单睑，本人要求术后眼睑形态自然，恢复快，则可行不作睑板固定的重睑术。手术要点是设计 7～8mm 高的皱襞线，切除皱襞线上方松弛皮肤，分离切口线下方皮肤达睑缘，剪除睑板前方眼轮匝肌，充分暴露睑板，修剪睑板前方筋膜和上睑提肌腱膜达睑板上缘，睑板上仅留一薄层平整的结缔组织，使睑板前方的皮肤能与睑板平整地、良好地贴附。如有眶脂脱垂，可切除眶脂。如有眶脂萎缩，上睑沟凹陷，可同时将自体脂肪颗粒充填于眼轮匝肌和眶隔之间。切口直接间断缝合，不作睑板固定，术后 3 天拆线。

3. 上睑皮肤松弛的单睑受术者，可设计 7～8mm 高的皱襞线，切除松弛皮肤，一切操作步骤按切开重睑成形术进行。

4. 如有泪腺脱垂，应将脱垂之泪腺复位到眶外上方泪腺窝内，将泪腺包膜与眶骨骨膜固定 1～2 针。如为上睑提肌肌力不足，老年性上睑下垂者，需行上睑提肌缩短术（参见本章第六节“上睑下垂”）。

上睑松弛皮肤切除量的测定：这是上睑整形术成败的关键之一。首先要标出皱襞线的高度。因老年者皮肤无弹性，故在测皱襞宽度时必须将上睑皮肤略提紧。如不作重睑术，皱襞宽度取 7～8mm；需作重睑术，取

6～7mm，因为中、老年者重睑需自然。用美蓝画皱襞线，皱襞线内端起自内眦，最高点位于上睑内中 1/3 交界处，然后平行于睑缘，达外眦部时应略斜向颞上方，顺着鱼尾纹方向，根据皮肤松弛情况，比年轻人需去皮者略作延长，但勿超过眶外侧缘 5mm 或眉梢，故此线为一波浪形曲线。测定皮肤松弛量的方法有两种：①用无齿镊夹持皱襞线上方上睑皮肤，以睫毛略有挑动为度，画出第二条标志线，此线方向与第一条线一致，但外眦部呈弧形。因为上睑总是外眦皮肤松弛下垂明显，这样可使外眦部切除皮肤的量多些，更有利于矫正下垂，且由于弧形线和波浪形线之间皮肤切口的上下边长度近似，这样才不致有悬殊（图 30-135）。②设计第一条皱襞线后，在局麻下按标志线切开皮肤，锐性分离切口线下方皮肤达睑缘，剪除睑板前眼轮匝肌，修剪部分睑板前筋膜，暴露睑板上、下缘。如为眶隔松弛，眶脂脱垂者，可切除眶脂脱垂部分，不作过度提切，修剪松弛之眶隔。然后令受术者睁眼平视，将切口上方眼睑皮肤轻轻抚平，不能拉紧，以自然状态覆盖于切口上，由此可显示出上睑皮肤多余的量。位于切口下方的上睑皮肤为可去除的多余皮肤，用美蓝标出并切除之。但有一点需要注意，如不作重睑术者，松弛皮肤切除量可按标志线。如需作重睑术者，切除皮肤的量应比标志线少 2mm，因为重睑术时，皱襞线皮肤需内折形成皱襞沟。其他一切步骤都按重睑成形术切开睑板固定法操作。

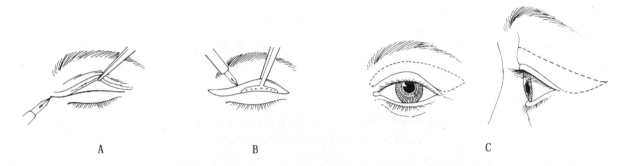

图 30-135　上睑整形术，松弛皮肤切口走向和松弛皮肤测量方法
A.画第一条皱襞线　B.用镊子轻夹皱襞线上方松弛皮肤，以睫毛轻微
挑动为度，画出第二条平行线　C.上睑整形术松弛皮肤切口正、侧面观

如果内眦皮肤松弛，有很多皱褶，内眦可设计成燕尾形（图 30-136）。为减少内眦部瘢痕，燕尾形切口用 7-0 尼龙线缝合，术后 3 天拆线。

如内眦有明显的皮肤松弛性赘皮，可于内眦部作新月形、三角形或"W"形皮肤切除（图 30-137）。

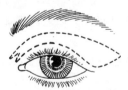

图 30-136　内眦燕尾形设计线　　　　　图 30-137　内眦皮肤松弛性赘皮矫正法

外眦下垂，除切除松弛多余的皮肤外，尚可在外眦部设计 Z 成形，以增强手术效果。

如上下睑皮肤都有松弛，先按常规标志出松弛皮肤切除之外形线，然后设计一斜臂，连接上下眼睑设计线。按设计线切除上下眼睑多余的皮肤，位于外眦两个三角瓣按 Z 成形原则，作交换位置缝合（图 30-138）。

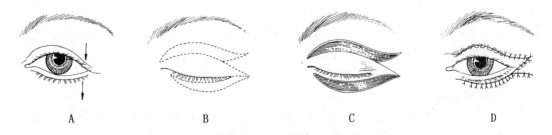

图 30-138　外眦下垂，伴上下睑皮肤松弛矫正术
A.外眦下垂　B.切口线　C.上下睑松弛皮肤切除　D.外眦两个三角瓣交换位置后缝合

如下睑皮肤无松弛,仅有上睑皮肤松弛,则切除上睑松弛皮肤,于上睑外眦部设计一块三角瓣,按 Z 成形原则,将外眦角上提,进行交叉缝合(图 30-139)。

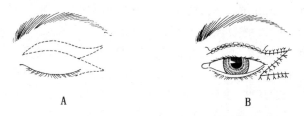

A   B

图 30-139 外眦下垂,伴有上睑皮肤松弛矫正术

A.上睑切口线,上睑切除一条松弛皮肤 B.外眦两对偶三角瓣交换位置后缝合

如上睑皮肤无松弛,仅有下睑皮肤松弛,则按下睑成形术方法切除一条松弛的下睑皮肤,上睑按常规皱襞线画线,于外眦部作一附加切口,形成外眦部两块对偶三角瓣,交换位置后对位缝合(图 30-140)。

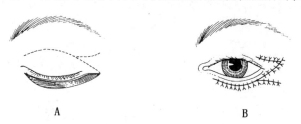

A   B

图 30-140 外眦下垂,伴有下睑皮肤松弛矫正术

A.切口线 B.外眦两对偶三角瓣交换位置后缝合

四、术后并发症及处理

(一)眼睑瘀斑

一般为手术创伤所致,约 1 周左右消退。如患有高血压,长期服用阿司匹林、丹参、双嘧达莫等抗凝药物,瘀斑严重,常会波及整个眼周甚至面颊部,球结膜下也有出血,则消退较慢。有时瘀斑消退后皮肤有较长时间的色素沉着。

(二)水肿

中、老年尤其是皮肤弹性差的受术者,重睑术后淋巴回流迟缓,肿胀时间可长达数月才能恢复自然。

(三)睑外翻、睑裂闭合不全、重睑皱襞过宽

这些都是由于皱襞线测量时上睑皮肤未作抚平提紧,而是呈自然状态,以及切除上睑皮肤过多所致。

(四)上睑下垂

大部分是由于老年性上睑下垂,术前未作仔细检查,因皮肤松弛,掩盖了肌力不足情况,手术后睑裂大小不一、皱襞宽度不一而显露。也有部分病例是因术中误伤上睑提肌腱膜所致。应尽早作上睑提肌缩短术。

(五)上睑凹陷

老年人多见眶内脂肪萎缩,而并非丰满过多。只是眶脂因为眶隔松弛而脱垂,所以如眶脂回纳有困难,只能将脱垂部分剪除,而不可以向眶隔内过度提拉剪切。

(六)球后出血

球后出血为罕见的并发症。由于手术粗暴,止血不彻底,损伤眶脂包膜上的血管或脂肪球内大血管所致。术后受术者眼睛胀痛,眼球外突,应及时打开眶隔,消除血肿和制止出血,否则后果严重,会因视神经受压而导致失明。

(七)眼睛干燥,眼睑紧缩

术后 2 周左右,个别受术者出现眼睛干燥,眼睑有紧缩感。这是由于手术瘢痕挛缩所致,一般 2～3 个月后症状会自行消退,可嘱患者行局部按摩和热敷,以加速症状消退。

第十八节　下睑松弛的整形

一、临床表现

皮肤老化通常从 30 岁开始,随年龄增长而日趋明显。其老化速度具有明显的个体差异,并受到内外环境因素综合作用的影响。眼睑皮肤是人体最薄皮肤之一,眼睛又是处于人体最显露的部位,所以眼睑皮肤的老化症状最容易被察觉和受到人们的重视。

由于下睑皮肤、眼轮匝肌、眶隔和眦韧带等结构的薄弱、松弛及张力减退,因而在下睑外观上呈现异常和畸形。临床表现为下睑皮肤松弛、堆积,眶内脂肪脱出垂挂呈袋状,外眦位置下移,下睑缘与眼球贴合不紧密,下睑缘弧度增加,下泪点外移溢泪。皮肤松弛严重者,由于重力可导致睑球脱离,下睑外翻;也可因下睑缩肌(下睑筋膜、腱膜和 Müller 肌的总称)无力,眶隔和下睑皮肤松弛,不能对抗睑板前眼轮匝肌收缩而使睑缘内卷、倒睫。因此下睑整形术和上睑整形术同样居中、老年者整形术之首位。

二、下睑松弛的整形

下睑松弛的整形即睑袋整形(baggy eyelids plasty)。

(一)睑袋形成的机制

睑袋是指下睑部组织臃肿膨隆,呈袋状垂挂。

眶内脂肪容量与下睑支持结构在正常情况下维持平衡状态,当这种平衡由于眶内脂肪堆积过多或下睑支持结构变薄弱而发生改变时,眶内脂肪突破下睑的限制突出于眶外,即形成下睑袋状畸形。

眼球位于眼眶内,四周均有脂肪组织衬垫,起保护和缓冲作用,便于眼球活动。即使最肥胖或最消瘦的人,眼球周围的脂肪量仍近于正常,所以睑袋与肥胖无关。

原发性睑袋往往有家族遗传史,多见于年轻人,眶内脂肪过多为其主要原因;继发性睑袋多见于中、老年,是下睑支持结构薄弱松弛引起的继发改变。

(二)睑袋的应用解剖

下睑眶隔内有内、中、外 3 个脂肪球,中、内两脂肪球之间有下斜肌所隔。下斜肌起点的深面为下直肌。外侧脂肪球位置较深,位于眼球前方底部。每个脂肪球都各自有包膜,3 个脂肪球在下直肌深面,也即在球后是互相连通的。

中、外两脂肪球和内侧脂肪球在组织学上略有差别。内侧脂肪球为较小的分叶组织,质地较紧密,呈淡黄色或白色。而外侧及中央脂肪球颗粒较大,结构松软,色鲜黄发亮,当眶隔及包膜切开后,中央脂肪球常会自动脱出。内侧脂肪球小叶间隙结缔组织的血供较中央及外侧脂肪球丰富。从睑袋的皮肤表面观察,当嘱受术者低头、双眼上视时,下睑 3 个脂肪球的分布及分隔形状可以通过表皮隐约显露。在手术实践中,可见下睑皮肤、眼轮匝肌、眶隔变薄松弛,但从未见眼轮匝肌有裂孔,眶内脂肪球疝出于皮下。睑袋位于颧骨皱襞即眶下缘处(图 30-141),所以要与因眼轮匝肌肥厚所致的紧贴下睑缘的臃肿膨隆作鉴别。睑袋在笑态时,眶下缘的臃肿减轻;眼轮匝肌肥厚在笑态时,紧贴下睑缘处的臃肿会加重(图 30-142)。

在临床部分病例中常见下睑缘外侧眼轮匝肌下有一块黄色松软的脂肪团,临床表现为下睑缘外侧明显膨隆,笑与不笑时,外形无变化。

(三)术前准备

因为睑袋整形术大多为中、老年者,所以要和上睑整形一样详细询问老年病病史,并在术前 1 周禁用类固醇激素、扩血管和抗凝血药物。检查下睑皮肤、眼轮匝肌松弛程度及脂肪突出的位置。一般脂肪突出最明显的为中、内两个脂肪球,大部分青、中年者外侧脂肪球无明显突出。

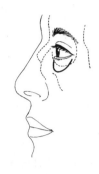

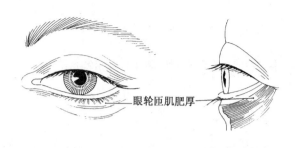

眼轮匝肌肥厚

图 30-141　睑袋位于颧骨皱襞即眶下缘处　　　　图 30-142　紧贴下睑缘处的臃肿为眼轮匝肌肥厚

（四）手术方法

由于睑袋的临床表现呈多种形式，如以皮肤肌肉松弛为主要特征的下睑垂挂畸形，或以眶内脂肪突出为主要特征的下睑臃肿。不同的具体情况，应采用不同的手术方法，但手术的目的都是使松弛的各层组织得以修复和加强。

1. 结膜入路睑袋整形术　适用于无下睑皮肤和肌肉松弛的原发性睑袋的年轻人。

手术操作：下睑缘皮肤、下睑穹隆结膜及眶下缘区以 1‰ 利多卡因加适量肾上腺素作局部浸润麻醉，剂量约 1～2ml，不宜过多。睑缘缝一牵引线，皮肤面垫一护板，翻开下睑，暴露睑板，于睑板下缘 3～4mm 处、睑裂的中央部作 8～10mm 长的横形结膜切口，深达结膜下。用睑裂拉钩牵开创缘，用眼科小剪刀沿结膜下层向眶下缘方向钝性分离，剪开眶隔，切口为 5～10mm，不必把眶隔全部打开。轻压眼球，眶隔内的中央脂肪球会从切口中自行膨出，分离其包膜，提出脂肪球，用电刀切除脂肪的量以轻压眼球膨出眶隔创缘的量为度。在同一切口，于内侧切除内侧脂肪球，外侧脂肪球如果没有膨出，不必去掏切，如果有膨出，可以在同一眶隔切口的外侧、眼球前方底部，将膨出的脂肪游离切除。当 3 个脂肪球都切除后，需轻提下睑，让剩余的脂肪组织回缩到眶内，用血管钳将它们推达眶下缘，然后仔细止血，结膜切口用 5-0 丝线或 7-0 尼龙线连续缝合，结膜切口不缝合也可以。眼内涂眼膏，加压包扎 24 小时，嘱术后当天敷料加外冷敷，术后 3 天拆线。

术后并发症及处理：手术创伤所致的皮下瘀斑、下睑水肿，一般在术后 3～5 天消退，瘀斑 1 周可消退。由于将下睑向外翻转，术区与眼球有一段距离，因此使用电刀和用盐水棉球擦血，不会发生角膜误伤。

最为常见的并发症是由于眶脂去除过多，甚至把部分球后脂肪也切除，眶下缘区由原来的臃肿畸形转为凹陷畸形。如凹陷严重，需作自体脂肪颗粒充填。

最为严重的并发症是由于手术粗暴、止血不彻底，尤其是切取内侧脂肪球时，常见一条纵形血管迂回穿行于脂肪球内，必要时应结扎。否则眶隔内出血，血液渗入球后形成血肿，可压迫视神经而导致失明。

复视是因切取内侧脂肪球时分离过深损伤下斜肌所致，一旦发生较难处理。

该法的优点是：不需要分离眼轮匝肌，组织损伤少，出血少；皮肤无切口，故无显露性瘢痕，无睑外翻、睑球分离、溢泪、睑裂闭合不全等后遗症；下睑结膜切口小，不缝合或作结膜下连续缝合，拆线简易。该法的缺点是：不能同时进行皮肤和眼轮匝肌的整形。

2. 皮肤入路睑袋整形术　可根据下睑松弛的不同表现选择不同的手术方法。

切口设计：受术者取平卧位，下颏压低，两眼上视施术者鼻部，此时下睑皮肤处于紧张状态。于下睑缘下 1～1.5mm 作切口，自下泪点下方开始，平行于下睑缘达外眦角，切口勿进入隐裂区，由外眦紧贴隐裂下缘达眶外侧缘，几乎呈水平方向，用美蓝或甲紫画切口标志线，切口线在外眦部向外延伸的长度根据下睑皮肤松弛的程度而定。如皮肤严重松弛者，延伸长度可超越眶外侧缘。切口不要进入内眦角，因为术后一旦有切口瘢痕挛缩，易于下睑缘形成弧形索条状瘢痕，内眦出现瘢痕挛缩性赘皮。如果下睑内眦区皮肤有明显松弛，可将内眦部切口线向内下作适当延伸。然后令受术者下视足部方向，此时下睑皮肤处于最松弛状态，根据下睑皮肤松弛的皱褶，画出第二条平行线，两线之间的皮肤为切除松弛皮肤之宽度。两条线都画好后再嘱受术者眼睛上视，此时不必同时令受术者张大口，因为张大口也使下睑皮肤处于最大被牵引状态，两种方式取其一即可，如果同时采用，测量切除的松弛皮肤的宽度必须趋于保守。在皮肤紧张状态下，用镊子夹持两线之间的皮肤，检查有无睑球脱离现象，如此反复测试，可以修改第二条画线的高度，以确保两条画线间的皮肤如果切除,不会出现睑球脱离现象,这才算设计完毕。也可取坐位或半坐位,用镊子夹持测试,画出切口线和切除松弛皮肤之宽度(图 30-143)。下睑松弛的皮肤也可以在手术最后阶段依据实际情况分段切除,这种术式对初学者来说更为稳妥。

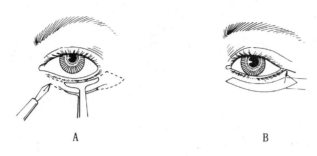

图 30-143　睑袋整形术切口线和测量切除松弛皮肤之宽度

下睑皮肤切除过多是导致下睑整形术后出现较多并发症的一个最重要的直接原因,故术前应精确估计下睑松弛皮肤切除的量,原则上以略保守为妥,但如过于保守,也会影响手术效果。

麻醉:用 1% 利多卡因加适量肾上腺素作标志线皮下和眶下缘区浸润,一般一侧下睑不超过 2~3ml。麻醉剂量过多会导致睑结膜水肿、睑球暂时性脱离,影响手术效果的观察。

由于下睑皮肤、肌肉、眶隔、眶脂各组织老化的程度不同,因而临床睑袋表现的形式也不同。根据不同形式的睑袋,手术方案也应因人而异。

(1)对下睑皮肤和眼轮匝肌在坐位平视时略显松弛,眶脂稍膨隆,但不超越眶下缘者,按设计线切除松弛的皮肤,一般贴近睑缘的切口线用眼科弯剪剪开较用刀切易于掌握。皮肤切口下缘略向下分离达睑板下缘,这样可确保下睑板区肌层的完整性,因为如睑板裸露与皮肤粘连,将出现重睑样皱襞。于下睑板下缘剪除一条松弛的眼轮匝肌,一般 2~3mm 左右,出血点电凝止血。用两把蚊式钳夹于创面上下缘,向上下方向提拉,暴露眶隔,同结膜入路方法,眶隔于中央部切开 5~10mm,逐一切取轻压眼球时突出于眶隔创缘的脂肪球。切取脂肪球时必须将包膜剪一小孔,脂肪球自小孔中疝出,然后将包膜下推后切除脂肪球,因为包膜上含有丰富的血管网,如将包膜和脂肪球一并剪除,容易造成剩余的包膜回缩眶内而发生出血,形成血肿。有高血压史的老年受术者,常可见有较粗的血管迂回地穿行于内侧脂肪球中,此血管最好游离结扎。眶隔切口一般不作修补,有利眶内渗血引流。但如眶隔有明显松弛,可稍作修整。眶隔上缘的纤维在接近睑板下缘时与囊睑筋膜交织融合,眶隔下缘的纤维止于眶下缘的骨膜反折所形成的致密坚韧的眶缘弓,可用 5-0 丝线将眶隔上下缘缝合 3~4 针,使眶隔得到加强,但要注意两眼的下睑缘位置是否对称,因为缝合过紧,睑缘下移会产生下睑退缩畸形。肌肉创面用 7-0 尼龙线缝合 3~4 针。眼轮匝肌瓣可不作向外上提紧和固定于眶外侧缘骨膜上。皮肤切口用 7-0 尼龙线间断或连续缝合,术后 3 天拆线。如要在手术结束前切除松弛皮肤、肌肉者,手术开始按切口标志线切开皮肤和肌肉,在眼轮匝肌深面和眶隔之间向眶下缘方向锐性分离达眶下缘,切开眶隔,切取三脂肪球,彻底止血后令受术者双眼上视,将下睑肌皮瓣在无张力状态下覆盖于下睑创面。用一直剪刀在睑下横形切口和外眦平行切口的交界处剪开,直达切口上方的创缘,在无张力情况下先在此点作一针缝合固定,然后用美蓝从这个缝合点分别向下睑缘和外眦角方向,依睑缘创口画出应切除松弛皮肤、肌肉的标志线,按标志线分别将下睑松弛皮肤和肌肉切除,为稳妥起见,也可将下睑肌皮瓣定点分段切除(图 30-144)。

(2)对坐位平视时下睑皮肤和眼轮匝肌有明显松弛,但尚无堆积状态,眶脂向下前方膨出,以眶下缘为最明显者,除按上述操作方法外,尚需在距外眦约 10mm 处,用 3-0 丝线将眼轮匝肌向外上方提紧固定于眶骨骨膜上,以加固和展平下睑前壁组织。但眼轮匝肌向外上提吊的力量要适度,否则下睑外眦部会出现凹坑,受术者下睑会有被勒紧及睁眼困难的感觉。

(3)对下睑皮肤、肌肉、眶隔严重松弛,下垂堆积,皮肤于外侧颞部有细密斜向下外方的鸡爪纹,下睑缘下方的皮肤有纵横交织的皱纹,眶脂脱垂呈袋状垂挂于眶下缘者,按切口标志线切开皮肤,在皮肤和眼轮匝肌浅面间锐性分离达整个眶下区。再按皮肤切口线的方向切开眼轮匝肌,在眶隔浅面分离出眼轮匝肌瓣,按前述方法切开眶隔,切除三脂肪球,将眼轮匝肌瓣上提,舒平,按切口方向剪除松弛的眼轮匝肌,要注意保留睑

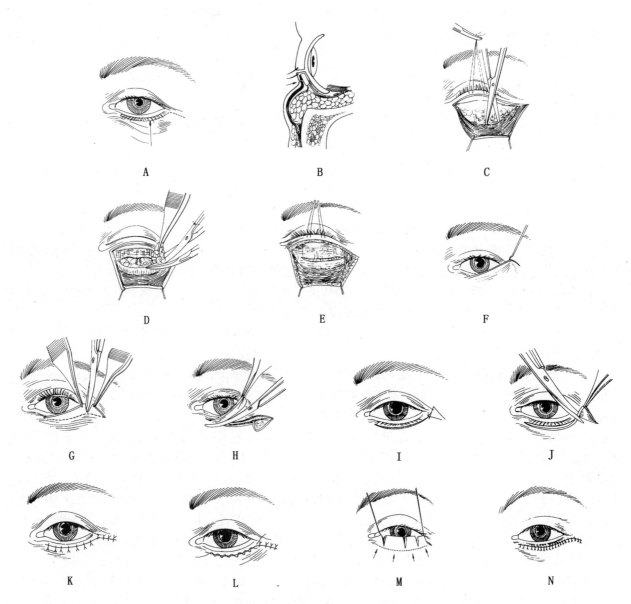

图 30-144 皮肤入路睑袋整形术

A.皮肤切口 B.于睑板下缘切达肌下 C.暴露眶隔 D.打开眶隔,切取内、中、外眶隔内脂肪球 E.眶隔不作修补 F.将下睑肌皮瓣无张力状态下覆盖于下睑创面 G.在睑下横形切口和外眦平行切口交界处切开肌皮瓣 H.将下睑松弛皮肤和肌肉切除 I.两切口交界处先固定一针 J.外眦部多余皮肤切除 K、L.切口间断或连续缝合 M、N.为稳妥起见,下睑松弛皮肤也可分段切除

板部眼轮匝肌的完整,这样既有利于维持下睑缘的饱满、年轻外观,也有利于保持睑缘的肌张力,避免外翻,亦可免除皮肤和睑板粘连形成皱襞。眼轮匝肌按图示向外上方上提,用 6-0 尼龙线间断缝合(图 30-145)。在这种巨大型睑袋的整形术中,下睑松弛皮肤切除的量要略保守。因为大块的脱垂脂肪球切除后,眶隔和眼轮匝肌提紧,下睑前壁呈内陷状,如松弛皮肤按正常的量测定和切除,则皮肤切口缝合后皮肤与肌肉间有一空隙,一旦加压包扎,间隙消失,皮肤紧贴于内陷的肌肉面上,将会显示皮瓣过紧而出现下睑外翻。因此在这种情况下测量切除松弛皮肤的宽度时,应将眼球轻压,使下睑前壁鼓起、凹陷消失,将皮瓣无张力地铺平在肌肉创面上,才便于裁剪(图 30-146)。

(4)对睑袋以皮肤、肌肉松弛为主,眶下区和眼鼻沟区凹陷者,按睑袋整形术常规皮肤切口,于眼轮匝肌和眶隔之间平面分离,达眶下缘区,于眶隔底部打开眶隔,中、内两脂肪球下垂脱出,将中央脂肪球充填缝于眶下缘凹陷区骨膜上,约眶下缘下 0.5cm 处,内侧脂肪球充填缝于眼鼻沟凹陷区上颌骨额突的骨膜上,其余操作步骤按前述常规进行。

术后并发症及处理:

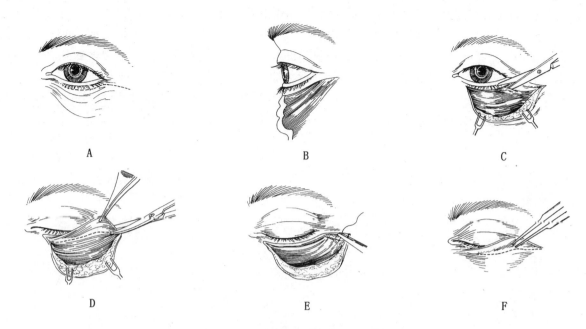

图 30-145　下睑眼轮匝肌松弛的矫正

A.切口标志线　B.按切口线切开皮肤和皮下　C.皮下分离达眶下缘,按切口线方向剪开眼轮匝肌　D.分离眼轮匝肌瓣达眶下缘,按切口方向剪除松弛之眼轮匝肌　E.眼轮匝肌上提缝合　F.切除下睑多余皮肤

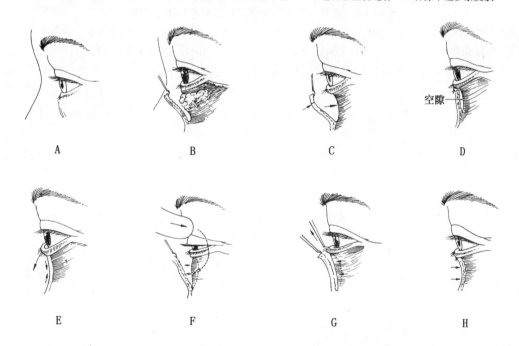

图 30-146　巨大型睑袋,下睑松弛皮肤的测量方法

A.下睑巨大型睑袋　B.于皮下分离,切开眼轮匝肌,切除脂肪球　C.眼轮匝肌提紧缝合后局部呈凹陷　D.皮肤切口缝合后与肌肉面间有空隙　E.如皮肤和肌肉面贴紧,下睑皮肤过紧,呈现下睑外翻　F.轻压眼球,下睑组织向外膨隆　G.由此裁剪下睑松弛皮肤　H.如此裁剪,术后不会因皮肤张力过大而出现下睑外翻

（1）眼睛干燥　由于下睑缘伤口瘢痕收缩,下睑轻度退缩,睑裂轻度闭合不全所致。一般数月后随着瘢痕松解,症状会逐渐好转和消退。在这段时间内应白天滴眼药水,睡前上眼膏。术中注意操作要细致和轻柔,避免过多应用电刀和电凝。

（2）溢泪　由于伤口水肿和收缩,对泪液排流产生机械性干扰所致,一般发生在术后数天,症状随局部水肿消退而消失。

（3）角膜损伤　这是不允许发生的,完全是由于手术不细致而引起的误伤。因此术中要注意用湿棉球轻压止血,忌用大块干纱布擦血。对手术操作不熟练者,使用电刀时可用湿棉球保护角膜。

(4)血肿 可以发生在皮下、肌肉下和眶隔内。皮下淤血多见于下睑作皮下和眼轮匝肌之间锐性分离者。肌肉下出血多见于分离下睑肌皮瓣或眼轮匝肌松弛矫正术后。眶隔内出血多因去眶脂时止血不完善引起。当术后受术者有眼球胀痛、局部肿胀淤血严重,下睑穹隆结膜有淤血、上抬等情况时,都要警惕眶隔内出血,必须及时打开眶隔清除血凝块和制止出血点,否则血液渗入球后可能会因血肿压迫视神经而导致失明。皮下和肌肉下血肿也会因机化形成硬结,影响手术效果,所以术中仔细止血是关键(图 30-147)。

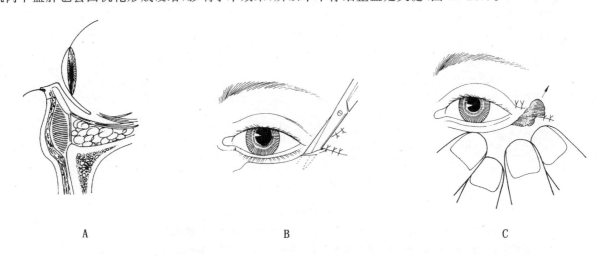

图 30-147 血肿存在于下睑皮下和肌肉下的排除方法

A.血肿位于下睑眼轮匝肌下 B.外眦部缝线拆除 1～2 针,伸入眼科小剪刀达肌下分离 C.加压血肿部位,血凝块由切口排出

(5)下睑凹陷和眼球陷没 发生原因和处理方法:①由于眶脂去除过多,包括切除了部分球后脂肪。②受术者本身是深凹的眼型,有比较隆突的下眶缘,术前未作仔细检查(这种眼型的受术者不应去除眶脂),应该将隆突的眶缘修整,即于下睑板下缘切开眼轮匝肌,暴露眶下缘,切开和剥离眶下缘骨膜,用球形骨钻将隆突的下眶缘修整(图 30-148)。③对下睑袋明显,眶下缘凹陷以眶下缘的中、内侧为更显著者,可按常规睑袋整形术式暴露眶隔膜,在眶隔膜和眼轮匝肌之间进行锐性分离,清晰和完整地暴露眶下缘,在眼轮匝肌深面紧贴眶下缘骨膜向下分离达眶下孔平面。轻压眼球,眶隔向前膨隆呈弓状,于膨隆高点处横切开眶隔膜,可见多余的眶隔脂肪自然疝出。如脂肪过多,可作少量切除,大部分保留,稍游离,将它铺平,充填于眶下缘 5mm 范围内。如眶下缘中、内侧的凹陷明显,充填量可多些,用 5-0 丝线将脂肪与眶下缘稍下方(不超过 5mm 范围内)的骨膜缝合固定,其余眼轮匝肌瓣的提紧、多余眼轮匝肌和皮肤的切除及切口缝合,都按常规操作。

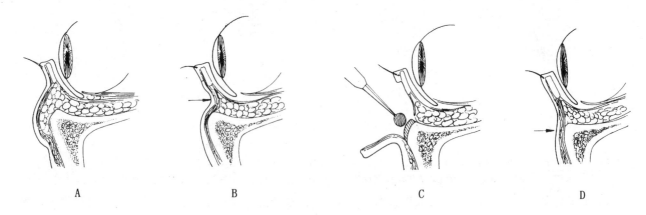

图 30-148 深凹陷眼型,眶缘隆突修整

A.眼型深凹,下眶缘隆突 B.眶脂去除过多,下眶缘隆突明显 C.球形骨钻修整下眶缘 D.眼型凹陷外形改善

(6)外眦粘连 由于下睑缘切口在外眦部不是平行或转向外下,而是延向外上隐裂内,因而上下睑在外眦粘连,形成瘢痕性赘皮,需将赘皮作 Z 成形术切除。

(7)睫毛脱落 睑袋整形术的切口应在下睑缘下 1～1.5mm,如过于贴近睫毛缘,会因损伤毛囊而致睫毛脱落或生长错乱。

（8）下睑皱襞　下睑缘出现像重睑样皱襞，这是由于下睑板前眼轮匝肌被切除，皮肤与睑板粘连之故。

（9）下睑退缩　由于眶隔修剪过度和缝合过紧，睑缘向后方牵拉的角度过大所致。正常人在原位注视时，下方角膜恰与下睑缘平齐，下睑退缩时下方巩膜部分暴露，如退缩明显应将眶隔缝合松解。

（10）感染　因眼睑血供丰富，感染较为少见，但一旦发生，后果是严重的，应该全身用药以控制感染，局部应尽早拆线及引流。

（11）睑球脱离、下睑外翻　是最常见的并发症，容易发生在巨大型睑袋受术者或老年性皮肤弹性差的受术者。所以在下睑松弛切除量的测定时必须细致、慎重，并经反复确认后再进行裁剪，对经验不足者以定点分段切除为稳妥。一旦发生，轻微者可局部按摩以促使下睑皮肤松解，一般数月后即可复原。中度者，可作下睑灰线劈开，前层和后层各切除一块三角形组织后创口行相嵌缝合，收紧下睑（图30-149）；或将眼轮匝肌瓣向外上眶缘提吊固定；或利用上睑旋转皮瓣、鼻侧皮瓣、颧部皮瓣矫正外翻，严重者需游离植皮矫正之（参见本章第四节"睑外翻畸形"）。

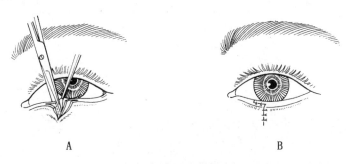

图30-149　睑劈开术
A.下睑劈开灰线，前层和后层各切除一块三角形组织　B.创口相嵌缝合

（12）双眼不对称、切口偏低、瘢痕显露、手术效果不佳等　这些都是因为手术切口设计不对称、设计不当、缝合粗糙和脂肪球切除过多或不足，或对松弛皮肤的切除量估计不足、下睑前壁提紧不足等原因所造成。

三、睑板和眦韧带松弛矫正术

下睑松弛是面部和眶部老年性改变的一部分，睑板和眦韧带松弛也是形成下睑松弛综合性病理改变的原因之一。临床表现为外眦位置下移、下睑缘弧度增加、睑球不能紧密贴合、下泪点外移。

矫正方法很多，如眦韧带重叠术、眦韧带切除缝合术、睑板楔形切除术等，但总的原则都是为了将下睑板外侧缘或外眦韧带向外上方牵拉，固定于眶外侧缘骨膜或骨孔内，借以拉紧下睑和抬高外眦位置。

（一）睑板条法

下睑外侧部沿灰线劈开，劈开长度根据下睑松弛和需要拉紧的程度决定。将后层结膜切除一块，形成以外眦韧带下脚和睑板条组成的组织瓣，用4-0丝线固定于眶外侧缘内面的骨膜上，要注意不能固定于眶外侧缘的外面，否则外眦角会前移，产生不良外观。固定的松紧度要适中，不能过紧，尤其是缝线穿过睑板外眦端的位置要调整好，如果太靠上缘会导致睑内翻，太靠下缘会导致睑外翻。

（二）外眦韧带固定术

通过下睑外1/4处下睑缘切口分离外眦韧带下脚，同时作上睑外1/4处重睑皱襞切口，暴露眶外侧缘，用4-0丝线将外眦韧带下脚经外眦部眼轮匝肌深面，向上达上睑切口，将韧带缝合固定在眶外上缘骨膜上。

第十九节　外眦角下斜畸形整形术

由于眶骨外缘解剖不正常所致的外眦角下斜畸形，如单纯作外眦韧带重叠术、外眦韧带固定术或外眦部

Z 成形术都难以奏效的,必须在眶骨外缘部进行截骨术,并同时纠正外眦韧带的位置,才能获得良好效果。

手术操作:上睑取重睑皱襞切口,可同时切除上睑松弛皮肤,分开眼轮匝肌,直抵眶外上缘,锐性分离暴露眶外上缘骨膜,切开骨膜,用骨膜剥离器将眶外上缘外壁及内壁骨膜分离,可见此部位眶缘向下外方倾斜,按畸形程度进行这个部位的截骨术(图 30-150)。将骨面锉平,在外眦韧带止点上方约 5mm 的眶骨缘上用小圆钻钻一小孔,将外眦韧带止点连同一片骨膜切断,用细不锈钢丝将外眦韧带骨膜片穿过小孔进行固定。

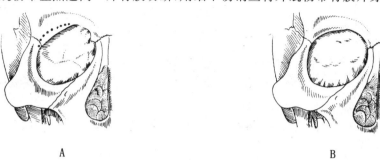

图 30-150　眶外缘截骨术矫治外眦角下斜畸形
A. 截骨部位　B. 截骨术后

第二十节　外眦成形术

睑裂较正常人为小,可通过外眦成形术以获得永久性睑裂开大。

最为简单且外眦部不遗留瘢痕的外眦成形术操作方法:如单纯是为了美容目的,外眦部仅可作 5mm 皮肤切口,因为外眦切口过长,术后开大的外眦角无睫毛,结膜也易外翻,有损外观。为了减小结膜的张力,外眦穹隆部结膜及附近球结膜稍行剥离,用 7-0 尼龙线将结膜创缘与外眦切口处皮肤创缘缝合,外眦部上下睑缘皮肤略作修整后各缝合一针,术后 5~7 天拆线。

第二十一节　下睑缘眼轮匝肌肥厚

在年轻人的下睑缘睑板部位可见一条肌肉轮,它增添了眼睑的立体感,更显青春的神采,但是如果这条肌肉轮过于臃肿肥大,也是有损外观的。它需与睑袋相鉴别,否则错误的诊断将会导致错误的手术方案,非但不能矫正畸形,反而会弄巧成拙。

睑袋位于颧骨皱襞,即眶下缘。笑态时因下睑缩肌和眶隔收缩,眶脂被压缩,故眶下缘的膨隆缩小。单纯的眼轮匝肌肥厚,表现在紧贴下睑缘下方即睑板前方有一条水平方向与睑缘平行的膨隆臃肿。笑态时由于眼轮匝肌收缩,膨隆加重(图 30-151)。它也可以与睑袋同时存在。这可能与眼轮匝肌频繁收缩有关,所以好发生于喜欢笑的人,及习惯频繁眨眼和眼轮匝肌痉挛者。

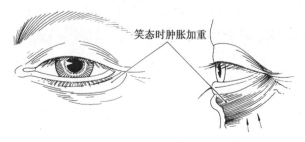

图 30-151　单纯性眼轮匝肌肥厚,笑态时下睑缘下方肿胀加重

手术操作：按睑袋整形术切口，切除 3mm 宽的一条棱形眼轮匝肌，注意下睑板上的眼轮匝肌要保持完整，眼轮匝肌创面瓦合式缝合，也可同时切除一条松弛皮肤。如皮肤轻度松弛，皮肤和肌肉可切除等量。如皮肤松弛明显，两者切除不可等量，皮肤按测量切除后，肌肉作 3mm 左右切除，待其下缩，形成一自然的青春型的睑缘下肌肉轮（图 30-152、图 30-153）。

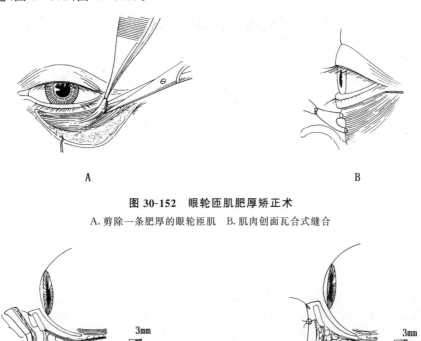

图 30-152　眼轮匝肌肥厚矫正术

A.剪除一条肥厚的眼轮匝肌　B.肌肉创面瓦合式缝合

图 30-153　眼轮匝肌肥厚矫正术中皮肤和肌肉切除的量不同

A.皮肤轻度松弛，皮肤和肌肉可切除等量　B.皮肤松弛明显，皮肤和肌肉要按不同的水平线切除

第二十二节　眼睑凹陷脂肪颗粒充填术

由于在重睑成形术或睑袋整形术中眶隔内脂肪切除过多，或因老年性退行性变化而眶脂萎缩，可导致眼睑凹陷，眼部显现老态（因脱水和慢性消耗性疾病引起的眼睑凹陷不属整容范围）。

以充填为主要目的的脂肪移植始于 1893 年，但由于临床应用后大部分被吸收，故 20 世纪 60 年代后很少被应用。1986 年，Illouz 和 Teimourian 首先报道用注射法成功地将脂肪注入软组织凹陷；Ellenbogen 也报道了使用 4～6mm 珍珠样大小的游离脂肪移植成功地整复了面萎缩、面部过深的皱纹、眼睑凹陷以及凹陷性瘢痕等，因此脂肪小珠或颗粒脂肪注入移植法在美容外科中逐渐受到关注和欢迎。

许多实验证实过去大块自体脂肪游离移植，只有接近有血供的植入床的一部分脂肪细胞可以成活，而靠近移植体中央的脂肪细胞因未能及时建立血供，可发生无菌性坏死，破裂释放出游离脂肪。脂肪小珠或脂肪颗粒注入移植，由于它们是被分散注入同一组织内，具有营养作用的体液容易渗入，血管也容易进入，小珠和颗粒几乎有均等的机会与进入的血管接触相连，因此比整块脂肪移植更易存活。

注射法脂肪移植的优点是：无论供区和受区都不遗留瘢痕，充填方式简易，可以进行门诊手术，具有可靠性和安全性；小范围的凹陷通过一次注射即可完成，如果充填量不足，尚可再次注射，较少有并发症。Matsudo 报道个别病例也可出现局部炎症及感染和位置欠佳等情况。

手术操作:供区可选择腹部,在局麻下用 30ml 一次性注射器配以硬膜外注射针头,在腹部来回抽吸。抽出的组织中含有颗粒状脂肪、液化脂肪、纤维组织和血液,将抽吸出的组织用林格液漂洗,用纱布或粗网眼的过滤器滤去脂肪碎片、纤维组织和血液。如此反复两次,留下的为浓缩的脂肪颗粒。用 5ml 注射器配以 12 号针头,于双眼睑沟凹陷区,仅注射点浸润 0.1ml 局麻药,由外眦部进针达内眦部皮下,一边进针,一边注射浓缩的脂肪颗粒。注射量依据凹陷程度而定,一般为 1～1.5ml,推进脂肪的量要均匀对称。术后轻轻加压包扎 48 小时。Matsudo 提出注射的脂肪量应超过需要量 35％。如注射量不足,可于 3 个月后进行第二次注射。

手术成功的要点:①在抽吸脂肪过程中动作要缓慢,减少对脂肪细胞的器械性损伤和破坏;②选择完好的、经漂洗过滤掉液化脂肪及纤维组织和血液的浓缩的脂肪颗粒;③移植的脂肪会出现向中心性聚集,及疏松的脂肪组织收缩,所以术区应给以适当压力和塑形,减少受区周边出现新的凹陷;④一次注射量不宜过多,因为移植的脂肪颗粒少,容易成活,否则脂肪颗粒数量过多,基底床的养分难以满足过多脂肪细胞代谢的需要,必然会导致部分脂肪细胞变性、液化;⑤分散注射于受区组织中,使脂肪颗粒与受床有充分的接触面;⑥为避免由于脂肪变性、液化而造成的体积减少,移植的脂肪颗粒应略矫枉过正。

(赵平萍)

参考文献

〔1〕邱武才. 邱氏美容手术. 武汉:湖北科学技术出版社,1993.12～64

〔2〕宋儒耀. 美容整形外科学. 北京:北京出版社,1990.189～212

〔3〕张涤生. 整复外科学. 上海:上海科学技术出版社,1979.178～196

〔4〕张涤生,赵平萍. 实用美容外科学. 上海:上海科学技术出版社,1990.17～51

〔5〕郝铸仁. 重睑术后皱襞过高畸形的矫正. 中华整形烧伤外科杂志,1991,7(3):189

〔6〕洪志坚,陈一飞,等. 下睑松弛. 中华整形烧伤外科杂志,1996,12(4):304

〔7〕徐乃江. 实用眼成形手术. 杭州:浙江科学技术出版社,1987.155～171

〔8〕鲍卫汉,张宗学,孙晓光,等. 脂肪小珠皮下注射的实验研究和临床应用. 中华整形烧伤外科杂志,1994,10(5):364

〔9〕武藤绩雄. 图说整形外科学. 日本东京:南山堂,1977

〔10〕Baylis HL, Long JA, Groth MJ. Transconjunctival lower eyelid blepharoplasty:technique and complications. Opthalmology. 1989. 96:1027

〔11〕Carraway JH, Mellow CG. The prevention and treatment of lower lid ectropion following blepharoplasty. Plast Reconstr Surg. 1990. 85:971

〔12〕De La Plaza R, Arroya JM. A new technique for the treatment of palpebral bags. Plast Reconstr Surg. 1988. 81:677

〔13〕Edgerton MT. Causes and prevention of lower lid ectropion following blepharoplasty. Plast Reconstr Surg. 1972. 49:367

〔14〕Furnas DW. Festoons of orbicularis muscle as a cause of baggy eyelid's. Plast Reconstr Surg. 1978. 61:531

〔15〕Hamra ST. The role of orbital fat preservation in facial aesthetic surgery. Clin Plast Surg. 1996. 23:17

〔16〕Hinderer UT. Correction for weakness of the lower eyelid and lateral canthus. Clin Plast Surg. 1993. 20:331

〔17〕Jardan DR, Anderson RL. The tarsal tuck procedure:avoiding eyelid retraction after lower blepharoplasty. Plast Reconstr Surg. 1990. 85:22

〔18〕Labandtor HP. Use of orbicularis muscle flap for complex lower lid problems:a 6-year analysis. Plast Reconstr Surg. 1995. 96:346

〔19〕Raul Loeb Aesthetic surgery of the eyelids. New York:Springer-Verlag. 1989. 75～98

第三十一章　鼻部整形与美容

鼻整形的历史可追溯至 3 000 年前,这是人类最早施行的手术之一。公元前 600 年,古印度的 Sushruta 首先利用面颊部皮瓣进行鼻再造(图 31-1)。之后,印度外科医师逐渐启用额鼻交界皮瓣,成为后人众所周知的"印度法"鼻再造(图 31-2)。15、16 世纪,西西里的 Brance de Branca 及其子 Antonius Branca 在"印度法"鼻再造基础上创造了被称为"意大利法"的上臂带蒂皮瓣鼻再造(图 31-3)。Gaspare Tagliacozzi(1545~1599)进一步改进并推广使用了这一手术。19 世纪末全 20 世纪初期,柏林的 Jacques Joseph(1865~1934)用鼻外切口和鼻内切口施行巨鼻缩小术,报告了 43 例,患者对手术效果很满意。纽约的耳鼻喉科医师 John Orlando Roe(1849~1915),于 1891 年进行了首例经鼻内切口去除驼峰鼻畸形。

鞍鼻整形的最早记载是,纽约的 Robert Fulton Weir(1892)首次利用异体骨充填于鼻背皮下以纠正鞍鼻畸形,遗憾的是术后 7 周发生了排斥反应;O'Connor 和 Pierce(1938)施行异体肋软骨移植成功;Kazanjian(1949)首先利用自体侧鼻软骨转位纠正鞍鼻;Brown(1951)利用自体肋软骨移植;Nishihata(1955)开展了目前广泛应用的人工假体进行隆鼻。

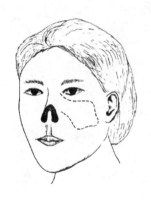

图 31-1　Sushruta 首先利用面颊部皮瓣进行鼻再造

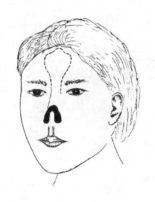

图 31-2　额部皮瓣"印度法"鼻再造

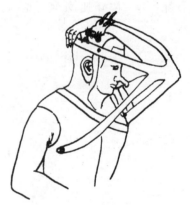

图 31-3　被称为"意大利法"鼻再造的上臂带蒂皮瓣法

第一节　应用解剖

一、外鼻的局部解剖

鼻位于颜面的中央,从正面观(图 31-4),可以发现鼻梁或鼻背与双眉的内侧似存在一条模糊的曲线。鼻部骨性结构最窄的部分位于内眦连线水平,向下逐渐增宽至鼻缝点即鼻的硬、软骨交界处。鼻尖部分以鼻尖小叶来命名和划分,在鼻孔上缘、鼻尖上折点及鼻翼软骨外侧脚处画连线,小叶内又分为鼻尖、鼻尖上叶及鼻尖下叶。鼻尖上叶即为鼻前点隆突的上部,鼻尖下叶位于鼻孔上缘与鼻尖之间,其形态、大小及角度与鼻翼软骨中间脚密切相关。从侧面观(图 31-5),鼻尖点或鼻前点的降凸其内部的结构为鼻翼软骨中间脚,圆顶的头部即为鼻尖叶的顶部。鼻尖的上述特征在高加索人种中界限明显,而在非高加索人种,鼻尖界限趋向于不太明显。从侧面观中可以看到鼻部软组织的厚度是明显不同的。

高加索人种理想鼻的鼻小柱突起与鼻翼缘下方可形成一流畅的曲线。在非高加索人种鼻中,常见的现象

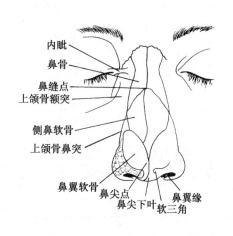

图 31-4　鼻部正面观

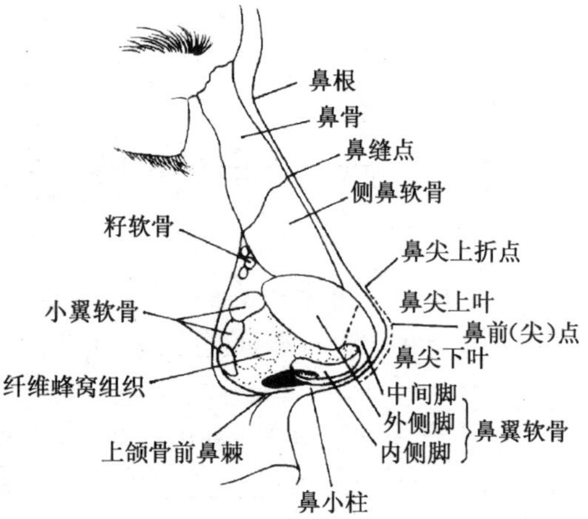

图 31-5　鼻部侧面观

是鼻小柱短小,突起不明显。鼻小柱和鼻尖下叶突起直接与鼻翼软骨中间脚、内侧脚的形状有关,在菲薄、附着紧密的皮肤下,这些结构的不对称或异常隆突就显而易见。另外,鼻中隔尾部的突起也能使鼻小柱出现隆突。从鼻底位观(图 31-6),即可见张开的鼻翼软骨内侧脚及中间脚的边缘嵴,张开的程度加上内侧脚底的侧方弯曲度,决定了鼻小柱及鼻尖下叶的宽度。鼻小柱偏斜和不对称往往是因中隔尾部的偏向引起。内侧可见前鼻棘及鼻中隔降肌,外侧可见鼻肌的鼻翼部分。

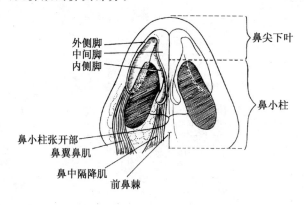

图 31-6　鼻底位观

(一)鼻表面的软组织

1.皮肤　皮肤厚度的估计是设计鼻部整形术时非常重要的步骤之一。鼻上半部的皮肤较薄且可移动性大,而下半部的皮肤厚且不易推动。其中鼻缝点处的皮肤最薄,平均厚度为 0.6mm。鼻下半部的皮肤内含较多的皮脂腺而导致皮肤泛油并增厚,使鼻尖界限不明。鼻翼边缘及鼻小柱的皮肤较薄,有时该处软骨的形状可通过外覆的薄皮肤清晰可见。

2.皮下层　皮肤至骨或软骨支架之间的皮下组织拥有 4 层结构:皮下浅脂肪层、纤维肌肉层、深部脂肪层及骨膜或软骨膜。纤维肌层包括鼻部 SMAS,与分布于整个面部的 SMAS 层相延续。不了解这一层次的重要性或不适当地进行手术或因创伤分割开 SMAS 层,将导致其两侧收缩,从而暴露更深层的骨骼复合组织,使之通过瘢痕与直接和真皮接触的浅表脂肪层粘连。主要的血管和运动神经走行于深脂肪层,在该层深面是个很好的解剖层次,与头皮帽状腱膜深面的疏松结构相似。

3.肌肉　Criesman 将鼻部的肌肉分为 4 组(图 31-7)。

提鼻肌群:作用是缩短鼻部及扩张鼻孔。其包括:①皱眉肌;②上唇方肌内眦头;③变异的鼻根肌。

降鼻肌群:作用是增加鼻长度并扩张鼻孔。其包括:①鼻肌的鼻翼部(后鼻孔张肌);②鼻中隔降肌。

张肌:作用是扩张鼻孔,即为:前鼻孔张肌。

压鼻肌群:作用是增加鼻长度、缩小鼻孔。其包括:①鼻肌的横部;②压鼻小肌。

上述肌群均由面神经的颧颞支支配。

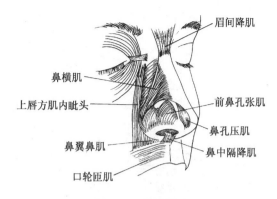

图 31-7　鼻部肌肉

(二)外鼻血供

外鼻的血供主要来自颈内动脉(通过眼动脉)及颈外动脉(通过面动脉及颌内动脉)。

鼻下部外侧血供主要来自面动脉延续支口角动脉的分支侧鼻动脉,侧鼻动脉经鼻背与对侧同名动脉相吻合。口角动脉亦有人称其为上唇动脉鼻翼支,沿鼻面沟向上经上唇方肌内眦头深面,同时发出 7～12 支短分支,穿过薄层肌肉进入鼻孔缘及面颊部的皮下。这些分支为皮下蒂的鼻唇沟瓣及鼻的肌皮瓣提供了丰富的轴型血供。

眼动脉的外侧分支鼻背动脉穿过眶隔,经内眦韧带上面向下至鼻背侧面,并与口角动脉分支侧鼻动脉相吻合,沿途发出一分支至泪囊。所有这些大小不一的血管,均得到来自眶下动脉纤细的侧方分支的补充。鼻背动脉还与滑车上动脉及眶下动脉相交通,形成一个供应鼻背皮肤的轴型动脉网。灌注研究显示鼻侧方皮肤拥有丰富的吻合血管供应,可以通过很窄的血管蒂掀起该区全部皮肤软组织。

上唇动脉的分支供应鼻孔及鼻小柱的基部,其中较恒定的鼻小柱分支正分布于鼻翼软骨内侧脚(图 31-8)。鼻小柱动脉常呈分叉状,作鼻小柱横形切口时将被切断。筛前动脉外鼻支的分支在鼻翼处与口角动脉分支伴行,共同供应鼻尖组织。在鼻外径路鼻整形时应明确上述血管的位置,尽可能避免损伤鼻尖及鼻小柱皮肤的血循环。同样重要的是,应尽可能保持在鼻翼软骨外侧脚表面解剖分离,及减少鼻翼基部皮肤、皮下组织切口,以避免对侧方血管的损伤。外鼻的静脉与同名动脉伴行,这些静脉通过面静脉及翼静脉丛,经眼静脉进入海绵窦。

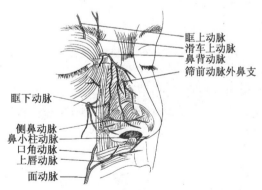

图 31-8　外鼻的动脉血供

(三)外鼻的感觉神经

外鼻的感觉神经来自第 5 对脑神经——三叉神经的分支眼神经及上颌神经(图 31-9)。鼻根部、鼻缝点及鼻侧方上部的皮肤,由眼神经分支滑车上神经、滑车下神经发出的纤细分支支配。筛前神经分支侧鼻神经在鼻骨与侧鼻软骨交界处出现,与同名动脉伴行负责鼻背下部包括鼻尖表面的皮肤的感觉。软骨内切口或软骨分离时极易损伤这些神经,可引起鼻尖麻木。避免过深的内鼻切口且紧贴软骨表面即 SMAS 深层分离解剖是预防的最好方法。鼻下半部侧方的软组织感觉来自上颌神经的眶下神经分支,同时还有分支至鼻小柱及鼻前庭的外侧方。因此,局部麻醉进行鼻部整形时,眶下神经阻滞是非常重要的。

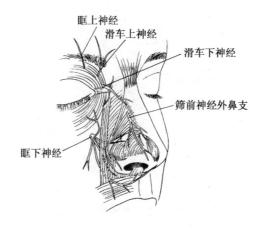

图 31-9 外鼻的感觉神经

（四）鼻孔

鼻孔由鼻翼基底与前庭构成,鼻孔的形态及大小因人而异,变化很大。

1.**鼻翼基底** 鼻孔的形态及鼻翼侧壁后半部的回弹性,与纤维脂肪结缔组织的致密程度密切相关。Griseman 根据不同的鼻翼基底与面部交界的形态,提出下列分类(图 31-10)。

(1)面颊型结合 鼻翼侧壁相对比较直,其基底仅稍向内侧弯曲。

(2)唇型结合 鼻翼基底部转向内侧与鼻小柱的结合点位于鼻孔基底中点。

(3)鼻小柱型结合 鼻翼基底向内经鼻孔底部呈管状与鼻小柱结合点位于鼻小柱基部。

从美学角度看,理想的鼻底的形态应是等边三角形,且鼻小柱的高度与鼻尖下叶的高度之比应是 2∶1 (参见图 31-6)。中国人鼻孔的形状多呈卵圆形,高加索人种鼻孔的形状多呈泪滴形。

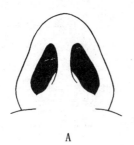 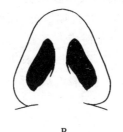 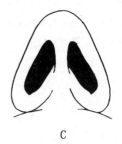

A   B   C

图 31-10 不同的鼻翼基底或鼻孔基底外形

A.面颊型结合 B.唇型结合 C.管型或鼻小柱型结合

2.**鼻前庭** 位于鼻下 1/3 鼻腔内,内侧为可动中隔及鼻小柱,外侧为鼻翼侧壁及位于鼻翼软骨外侧脚下方的有鼻毛的皮肤隆起。前庭在吸气时起局部机械活阀作用,对气流予以一定的折流、抵挡,并减慢其速度,使其缓慢进入鼻腔进行加温及湿化。

二、鼻的内部解剖

（一）鼻的骨性中隔

筛骨垂直板构成上 1/3 的骨性中隔,上面是额骨及筛骨板,前面与中线处和鼻骨内突起相连,前下方是中隔软骨,后下方是犁骨(图 31-11)。沿着其与中隔软骨的前联合,筛骨有时呈开槽状,使得鼻整形时较难与中隔软骨离断。因此,距交界处 2～3mm 软骨缘作切口较易分离上述两结构。

犁骨顾名思义像把犁,下方与腭骨、上颌骨的鼻嵴及颌骨的前颌翼结合。前颌骨最突起的部位是前鼻棘。在非高加索人种中,前鼻棘发育较差,有的甚至完全缺如。

（二）鼻的软骨性中隔

中隔软骨呈不规则四边形平板状与筛骨垂直板及犁骨相结合。其形状部分依赖于犁骨与筛骨垂直板之间的角度和长度。四边形软骨支撑并形成鼻背鼻缝点至鼻尖上叶部。中隔软骨与前颌骨及犁骨之间呈舌沟

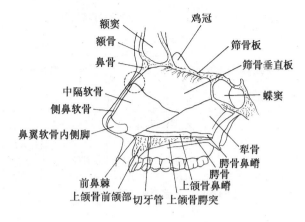

图 31-11　鼻中隔侧面观

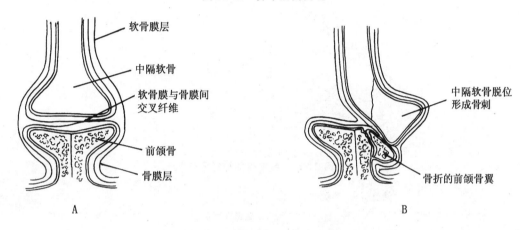

图 31-12　中隔软骨与前颌骨结合的情况

A. 中隔软骨与前颌骨结合的切面观　B. 常见外伤后该结合的情况

状结合(图 31-12)。沟内的纤维结缔组织使中隔软骨在骨性沟内有一定的可动度,以减少骨折的危险性。

（三）鼻腔的外侧壁

鼻腔外侧壁是个特殊区域(图 31-13),有 3 个鼻道与 3 个鼻甲。鼻甲粘膜含有丰富的静脉丛,可明显充血。检查及手术时影响视野,因此局部常用适当的血管收缩剂。下鼻甲在鼻中隔偏斜时常出现代偿性增大,往往因主诉鼻腔阻塞而手术纠正其大小及位置。鼻泪管开口于下鼻道梨状孔开孔后方约 1cm 处,因此鼻整形术后鼻内肿胀可暂时压迫上述结构,而出现流泪及鼻窦不通气等症状。

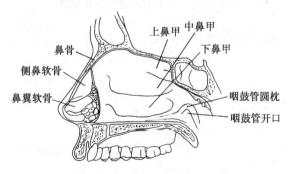

图 31-13　鼻腔的外侧壁

（四）鼻内部的神经、血供及淋巴回流

内鼻的神经和血管丰富(图 31-14、图 31-15、图 31-16)。鼻中隔前端的黎氏动脉丛,由于其丰富的血供而成为最常见的前鼻出血部位(图 31-17),同时该部位与中隔前部偏曲密切相关。

鼻内部即鼻腔内的动脉,主要来自颈内动脉的眼动脉分支筛前动脉和筛后动脉,及颈外动脉的颌内动脉分支蝶腭动脉、眶下动脉和腭大动脉。鼻腔后部及下部的静脉最后汇入颈内及颈外静脉,上部静脉则可经眼

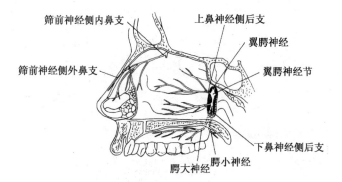

图 31-14　鼻腔外侧壁的感觉神经

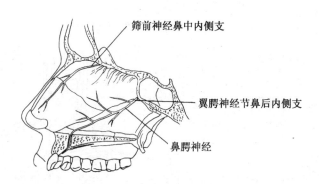

图 31-15　鼻中隔的神经分布

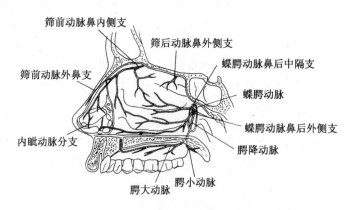

图 31-16　鼻腔外侧壁的动脉血供

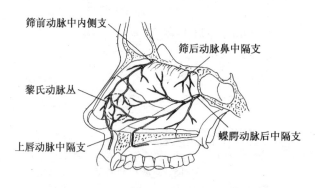

图 31-17　鼻中隔的动脉血供及黎氏动脉丛

静脉汇入海绵窦,亦可经筛静脉通入颅内的静脉和硬脑膜窦。鼻腔前 1/3 的淋巴管与外鼻淋巴管相连,汇入耳前淋巴结、腮腺淋巴结及下颌下淋巴结。鼻腔后 2/3 的淋巴汇入咽后淋巴结及颈深淋巴结上群。鼻腔的感觉神经为三叉神经第 1 支(眼神经)和第 2 支(上颌神经)的分支。嗅神经分布于嗅区粘膜中的嗅细胞,嗅神经的鞘膜由硬脑膜延续而来,故手术损伤嗅区粘膜继发感染可循此入颅,引起鼻源性颅内并发症。

第二节 鼻部整形美容手术器械

随着手术学的进步和发展,根据某一部位的解剖生理特点和设计的手术方法而制作的特殊手术器械,对外科医师来说非常重要,有时甚至是必不可少的。这些特殊器械的设计原则是:①能充分暴露手术野;②使手术操作更简便、精确;③减少对周围组织的刺激和损伤;④尽可能使切口位于隐蔽的部位。

(一)额镜与头灯

额镜的镜面是一个能聚光的、焦距约为 25cm 的凹面反光镜,中央有一小孔。镜体借一转动灵活的双球状关节连接于额带上。头灯是在额镜上附加光源,使对光较方便,或直接在额带上加纤维头灯,既适用于手术中使用,亦可用于术前对鼻内部情况的检查。

(二)前鼻镜

前鼻镜能较好地扩大观察视野,分成人型及小儿型,术前检查及术中均可使用。

(三)镊子

1. Castroviejo 的 2mm 有齿镊,适用于手术中的精细操作,如去除鼻翼软骨表面的纤维脂肪组织等。

2. Brown Adson 多齿镊,是手术过程中的多功能镊子。

3. 15cm 薄型直式有齿镊,用于术中鼻腔填塞时置入折叠的碘仿凡士林纱布(条)。

4. 枪状镊,用于旋转及取出鼻腔内麻醉用棉片或纱布。

5. Takahashi 镊,用于去除鼻中隔处的组织。

(四)剥离器

1. 齿科器械 直端用于剥离中隔软骨膜或骨膜,弯曲端用于剥离鼻中隔下缘位于中隔嵴上的软骨。

2. 骨膜剥离器 既可用于剥离中隔被覆,又可剥离鼻背部骨膜及软骨膜。

(五)组织剪

1. 曲形剪,用于去除过多的中隔前部及侧鼻软骨。

2. Foman 氏剪,用于分离解剖鼻翼软骨上下及鼻背部的皮肤组织。

3. Stevens Iris 直剪,用于分离鼻翼软骨与其内面的前庭皮肤。

(六)拉钩

1. Neivert 氏拉钩,用于拉开前鼻部的皮肤。

2. Foman 氏拉钩,用于协助鼻下 1/3 部位的手术。

3. 单齿拉钩,用于暴露鼻翼软骨,以利解剖。

4. 旋转拉钩,用于协助鼻尖部手术。

(七)骨凿

1. Neivert 外鼻骨骨凿(4mm),边缘隆起为保护器,用于鼻骨侧方的截骨。

2. 内鼻骨骨凿(6mm),有保护器,用于鼻骨侧方的截骨。

3. 前鼻骨圆凿(6mm),有双保护器,用于截除过多的前鼻骨。

4. 国内目前生产的鼻整形手术器械中,有大小两套带保护器的骨凿及一个无保护器的 4mm 宽骨凿。

(八)骨锉、骨锯与骨锤

Rees 氏双向骨锉,用于锉平骨的粗糙面。

(九)鼻尖塑形器

Rubin 氏鼻尖塑形器,用于鼻尖软骨塑形。

第三节　鼻部畸形的诊断、麻醉、切口及术后处理

一、诊断

在患者首诊的时候,除了解患者就诊的目的、以往手术史、患者对改变其鼻外形的特殊要求外,还需进行仔细、认真的检查,以获得明确的诊断。

(一)鼻背情况检查

观察有无外鼻畸形或缺损、鼻翼塌陷、皮肤变色、肿胀及皮肤损害,鼻背是隆起还是塌陷,鼻梁有否偏斜,外鼻皮肤有否触痛、增厚和变硬,皮肤的弹性、硬度、可动度、光滑度,以及鼻骨有无骨摩擦感、畸形和移位等。鼻骨前面或侧面及鼻上颌突出现不规则畸形时,患者往往有局部外伤史,但也有不少患者否认有外伤史,后者在施行手术时,截骨往往不能按照设计的线路进行,医生在术前对这一现象应有充分的思想准备。

(二)鼻尖情况检查

观察鼻尖的宽度和突度,检查者用拇、示指安放于鼻尖上、下并轻轻施压,即可感觉出鼻翼软骨的宽度、厚度及硬度。软骨越硬即说明其越厚。分裂鼻尖经此按压可以鉴别是裂隙内充满脂肪组织,还是双鼻翼软骨过厚过硬,前者经按压后鼻尖双穹隆可并拢,后者则无并拢现象。鼻尖皮肤越厚,软骨相对较薄,感觉到软骨阻力就越小,鼻尖塑形就比较困难,其获得理想鼻尖的机会将少于鼻尖皮肤薄者。

若要改变鼻长度,了解鼻中部组织的软硬度是估计术后效果、决定手术方法的必须手段。将示指置于鼻小柱处轻轻向上按压时,可感觉到强或弱的阻力(图31-18)。对鼻部较长且阻力较强者来说,常规的去除中隔前端部分软骨的方法能够达到较好的纠正长鼻的效果。若中部阻力较弱,特别是皮肤过厚者,用上述方法将会导致鼻小柱上缩,这时就应采用鼻尖旋转或缩短的方法来纠正其长鼻畸形。若用手指向后方即鼻棘方向压迫鼻尖,支撑弱者可出现鼻尖垂向上唇,这就提示医生在鼻整形时,需埋置永久缝线或组织移植来加固鼻尖支撑。

(三)鼻内情况检查

检查鼻前庭有无肿胀、糜烂、溃疡、皲裂、疖肿等;检查鼻中隔,包括中隔软骨及硬骨,是否有鼻中隔偏曲或嵴、距状突、穿孔及其位置等现象,有无出血点、糜烂、溃疡等;是否有鼻通气障碍;还需检查下鼻甲是否肥大,将检查的情况告诉患者。若下鼻甲肥大影响中隔手术操作,可在手术时缩小下鼻甲体积,并人为造成骨折以暴露手术野(图31-19、图31-20)。但术后鼻甲肥大现象仍可能逐渐复发。

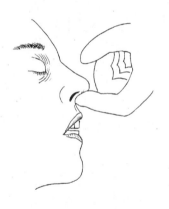

图31-18　鼻部组织软硬程度检测

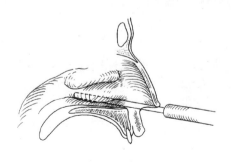

图31-19　双极电凝插入下鼻甲粘膜下层,以缩小鼻甲体积

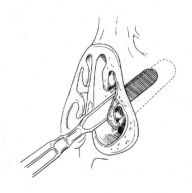

图31-20　人为造成下鼻甲骨折,以增加鼻腔内视野

另外还要听其发音,了解有无鼻塞引起的"闭塞性鼻音",及软腭麻痹或腭裂时出现的"开放性鼻音"。

（四）鼻底情况检查

鼻底过宽者,检查者可通过拇、示指压迫缩窄鼻底,可让患者对着镜子观察其变化而决定。这一点对手术设计是十分有益的。

（五）鼻部及面部是否对称、协调

注意是否有鼻部及面部的不对称现象并让患者了解这一点是非常重要的。若鼻部正位于一个不对称面部的中央,将夸大面部其他特征的不相称和不协调。

电脑技术有助于临床医师的术前诊断、设计及与患者在形象上的沟通。在检查、诊断的同时,还要了解患者的职业背景及文化教育层次,以确定患者的接受程度。

二、麻醉

鼻部整形美容手术,大多可在局部麻醉下进行,必要时在术前15～30分钟给患者以镇静剂。笔者多用含肾上腺素的1%～2%利多卡因或2%普鲁卡因局部注射,阻滞分布在鼻部的感觉神经(图31-21、图31-22)。若手术涉及鼻腔内组织,可用浸渍有2%～4%丁卡因的棉片或细纱条,内加少量1∶1 000肾上腺素液,稍挤干后填塞于鼻腔粘膜,约15分钟后取出,达到粘膜表面麻醉的目的。

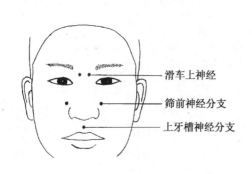

图 31-21　鼻部手术神经阻滞点	**图 31-22　鼻部神经支配分布**

如果患者已是第二次或多次手术、手术范围较大或涉及骨性组织、手术时间超过1小时、患者自己有要求者,可采用全身麻醉或根据情况予以基础麻醉加局部麻醉。基础麻醉要在麻醉师的监护下进行,常用镇静剂氟哌利多5mg、止痛剂芬太尼0.1mg静脉缓缓推注,可达到满意的麻醉效果。

在欧美等国家,面部整形特别是鼻部整形,首选全麻。全身麻醉的优点是安全、施术者及受术者双方均感到舒适、手术能进行得更完美更到位、可控制术中出血(通过调节血压)等。近年来,随着人们生活水平的提高,鼻部手术的全麻率逐年增高。

三、切口

鼻整形的手术切口很多,分鼻内切口、鼻外切口及鼻内外联合切口。

（一）鼻内切口

1. 鼻中隔贯通切口　即位于中隔前端的纵形切口,常用于鼻中隔整形手术(图31-23A)。

2. 软骨间切口　即位于侧鼻软骨与鼻翼软骨之间的横形切口,用于鼻尖及鼻翼整形等(图31-23B)。

3. 软骨内切口　即位于鼻翼软骨中央的横形切口,用于鼻尖及鼻翼整形等(图31-23C)。

4. 软骨下切口　即位于鼻翼软骨下缘的横形切口,用于鼻尖、鼻翼及鼻背整形等(图31-23D)。

5. 鼻翼边缘切口　即位于鼻翼缘稍内面的边缘切口,用于鼻尖、鼻翼、鼻骨及鼻小柱整形等(图31-23E)。

（二）鼻外切口

1. 蝶形或飞鸟形切口　即位于鼻翼缘外面、鼻尖及鼻小柱表面的切口(图31-24A)。

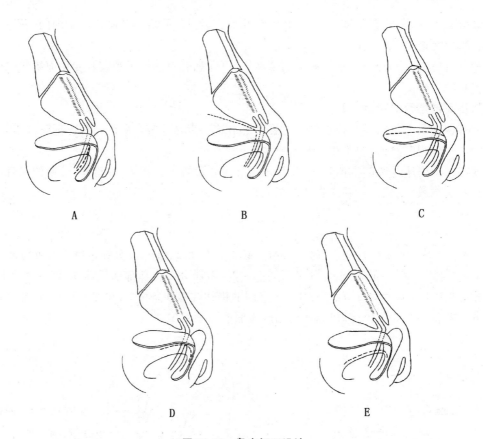

A   B   C

D   E

图 31-23 鼻内切口设计

A.鼻中隔贯通切口 B.软骨间切口 C.软骨内切口 D.软骨下切口 E.鼻翼边缘切口

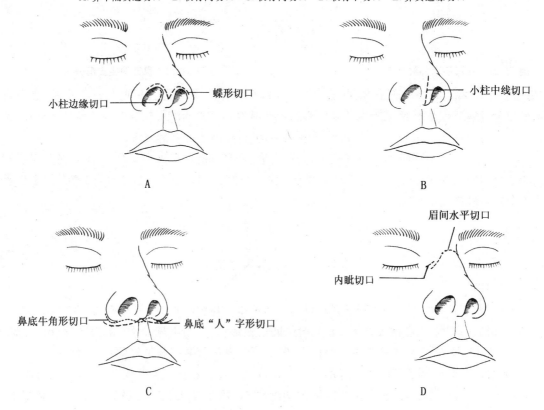

小柱边缘切口 —— 蝶形切口

A

—— 小柱中线切口

B

鼻底牛角形切口 —— 鼻底"人"字形切口

C

眉间水平切口

内眦切口 ——

D

图 31-24 鼻外切口

A.小柱边缘切口、蝶形切口 B.小柱中线切口 C.鼻底"人"字形切口、鼻底牛角形切口 D.内眦切口、眉间水平切口

2.小柱边缘切口　　即位于鼻小柱边缘的纵向切口(图 31-24A)。

3.小柱中线切口　　即位于鼻小柱中线的纵向切口(图 31-24B)。

4.鼻底"人"字形切口　　即位于鼻基底部的"人"字形切口(图 31-24C)。

5.鼻底牛角形切口　　即位于鼻基底部的牛角形切口(图 31-24C)。

6.眉间水平切口　　即位于鼻梁根部的横形切口(图 31-24D)。

7.内眦切口　　即位于内眦部的横向切口(图 31-24D)。

(三)鼻内外联合切口

1.经鼻尖下叶切口(Erich 切口)　　即位于双鼻翼缘内面经鼻尖下叶的联合切口(图 31-25A)。

2.经鼻前庭及小柱切口(Rethi 切口)　　即位于双鼻翼软骨下经小柱中部的联合切口(图 31-25B)。

3.鼻翼、小柱边缘切口　　即自双鼻翼缘延续至鼻小柱两侧终于鼻小柱根部的联合切口(图 31-25C)。

4.经小柱中部横切口(Rethi Meyer 切口)　　即经鼻小柱中部延伸至双侧鼻前庭处的横形切口(图 31-25D)。

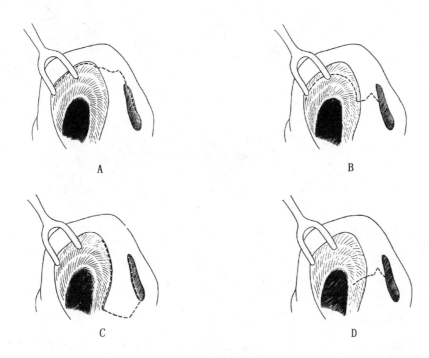

图 31-25　鼻内外联合切口

A.经鼻尖下叶切口　B.经鼻前庭及小柱切口　C.鼻翼、小柱边缘切口　D.经小柱中部横切口

四、术后处理

鼻整形手术除了外科手术后的一些常规处理外,非常重要的一点就是术后局部固定。正确的固定可以保持手术预期的效果,否则将影响手术效果或出现继发畸形。

涉及鼻部骨性组织的整形手术,术后固定尤为重要。其固定原则是鼻内、鼻外均匀加压,以保持其设计的良好外形,防止继发畸形的产生。中隔部的手术应在两侧鼻腔内均匀堵塞加压。单纯鼻部软组织整形可根据情况单纯行外鼻固定。固定的方法很多,外鼻可用纱布卷(图 31-26)、硅胶片、胶布、印模膏、石膏绷带等(图 31-27),或以贯通缝合法固定(图 31-28)。鼻腔内可填塞碘仿纱条或橡皮管、塑料管等以均匀抵御外部压力。外鼻固定一般维持 10 天,内鼻固定的留置时间说法不一,但应根据手术情况及患者的反应而定,以留置 5~7 天较为合适。

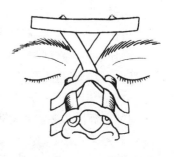

图 31-26　纱布卷固定

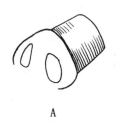 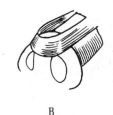 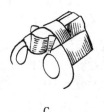 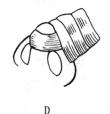 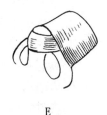

A   B   C   D   E

图 31-27　石膏绷带固定
A.鼻背石膏条　B.加鼻尖石膏条　C.鼻尖石膏条固定　D.加厚鼻背石膏条　E.完成

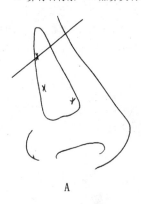 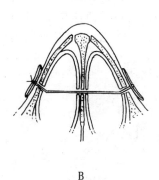

A   B

图 31-28　贯通缝合法固定
A.侧面观　B.切面观

第四节　鼻部皮肤病变及外鼻肿瘤

一、鼻部皮肤病变

(一)酒渣鼻

1.临床表现　尽管早在古希腊西波格拉底时代就有关于该病的报告,但首次将其命名的是 Hebra 医师(1845)。另有冠其"威士忌鼻"的,也有冠其"鼻部橡皮病"及"增生性痤疮"等等,至 1863 年,众多学者认为应称其为"玫瑰样痤疮(acne rosacea)"或"酒渣样痤疮"。酒渣鼻(brandy nose)系鼻局部血管运动神经失调引起的慢性皮肤疾病,病因目前尚未明了,国内多见于中年女性,国外多见于老年男性。其好发于颜面中部,以鼻尖、前额、下颏及两颊部多见,分布对称,也有仅发于两颊或鼻端者。病程缓慢,患者无明显自觉症状。组织病理主要表现为毛细血管扩张,皮脂腺、真皮结缔组织增生、肥大。鼻软骨往往不受累。其损害按进行情况可分为以下 3 期。

(1)红斑期　主要表现为鼻部弥漫性潮红、毛细血管扩张,尤以食用刺激性食物后或精神紧张时更为明显,红斑初为暂时性,继而持久不断。

(2)丘疹期　在红斑期基础上出现多数散在的红色丘疹,有的形成脓疱,但无明显的粉刺形成,鼻端常出现绿豆大小结节,但不化脓,毛囊口扩大。

(3)肥大期　患病期持久,鼻端部结节可增大,往往数个聚积使鼻端肥大突出,表面凹凸不平,或为鼻赘。国外有酒渣鼻恶变的报告,按其发生率的多少排列,依次为基底细胞肉瘤、鳞状细胞肉瘤及血管肉瘤。

2.治疗　在 20 世纪 20 年代,放疗曾被广泛用于酒渣鼻及其他皮肤病的治疗,但因远期出现了一些放射性皮肤恶变,故使这一方法受到限制。

(1)保守疗法　目前的保守疗法与普通痤疮相同。如行局部皮肤清洁,避免辛辣刺激性食物,禁酒、咖啡、浓茶;口服氯喹、菸酸及维生素 B_1、维生素 B_6 等。

(2)外科治疗　包括:①部分去除法。该方法由 Stromeyer 医师(1864)首次提出,即部分去除增生的皮肤及附件,保留部分皮脂腺等真皮组织而使之能够上皮再生。去除的方法可以通过冷冻、激光、电凝(刀)、多锋刀、磨削等。目前在国内整形界较为流行的是使用多锋刀,即用多锋刀在鼻部病变组织表层纵横反复切割,以破坏扩张的血管和增生的表皮、真皮及附件,使真皮中增生的结缔组织和肥大的腺体逐步萎缩而接近正常。②全部去除法。该方法由 Yon Langenbeck(1851)首次提出,即全部切除病损皮肤及附件,创面行全厚皮片游离移植,适用于鼻赘严重者。

(二)鼻红粒病

鼻红粒病(granuiosis rubra nasi)主要发生于儿童鼻部,病因不明,可能系末端循环不良或情绪紧张所致的血管舒缩功能失调及局部多汗的结果,常有家族史。通常于六七岁开始发病,好发于女童。皮肤损害特点为鼻端、鼻翼部发生多数密集红色粒状丘疹及弥漫性潮红,伴有局部多汗,无明显自觉症状,偶有延及颊、额部者。病程缓慢,通常至青春期自愈。该病应与酒渣鼻鉴别,后者多见于中年人,毛细血管扩张显著,伴有皮脂溢出,毛囊口哆开,晚期可引起鼻赘。

防治原则为改善末梢循环,避免情绪紧张,可酌情服用鱼肝油、复合维生素 B,局部可用激光或冷冻治疗。

二、外鼻肿瘤

(一)外鼻肿瘤的分类
鼻部皮肤的恶性肿瘤较常见的有两种。

1.基底细胞癌　基底细胞癌发展慢且不转移,常见于鼻翼、鼻尖、鼻背部及额部。初起为一隆起的灰色或黄色结节,由鳞屑覆盖,不红不痛,逐渐发展成一溃疡,再扩展破坏外鼻、面颊及上唇。除侵蚀性溃疡型外,尚有结节型。溃疡边缘较硬,与健康皮肤分界明显,有时呈火山口样。癌肿可沿骨膜、软骨膜扩展,远远超出肉眼所见范围。由于可能有色素沉着,故可呈棕色或蓝黑色,应与黑瘤鉴别。

2.鳞状细胞癌　较为少见,发展较快,易出血,可向深部发展及发生早期转移。

(二)鼻恶性肿瘤的治疗
采用电刀切除肿瘤,尚可继以放疗。行二氧化碳激光切除或气化肿瘤,或超低温冷冻,效果较好。整形外科的重点是鼻肿瘤切除后的鼻外形重建或创面覆盖,详见本章第十节"鼻部分缺损及全部缺损"。

第五节　鼻部外伤

外鼻突出于面部中央,易遭受撞击、跌碰,发生鼻外伤的机会较多,其中以软组织裂伤和鼻骨骨折多见。处理原则除止血、止痛、清创缝合和预防感染等与一般外伤处理相同外,对骨折的复位则有整形和恢复鼻功能的双重要求,必须在确诊骨折的类型和部位后,选择合适的手术方法进行复位。

一、软组织挫伤和裂伤

(一)临床表现
常见症状是鼻出血和局部疼痛、外鼻软组织肿胀及皮下淤血。如有鼻粘膜撕裂,擤鼻后可出现皮下气肿,触之有捻发感。

(二)治疗
单纯挫伤后 24 小时内冷敷,以控制血肿与肿胀的发展,必要时可予以在外鼻皮肤表面压迫包扎,鼻腔内至后鼻孔作鼻腔充填。24 小时后改用热敷,促使淤血和肿胀消退。有裂伤者须先止血,后作清创缝合。破损的皮肤和粘膜,应尽量保留,仔细对合修复,以防形成过多瘢痕。

二、鼻骨骨折

(一)临床表现

鼻骨上部厚窄、下部薄宽的特点决定了多数骨折发生在鼻骨下部,且侧面暴力引起的骨折较多。青年人常为大块骨片脱位,也可为粉碎性骨折,老年人则多为粉碎性骨折。骨折轻者多见一侧鼻骨脱位并陷入鼻腔,重者常为受击一侧的鼻骨及上颌骨额突被推向后内方,而对侧被挤向前外方,形成歪鼻畸形。正面的暴力可使鼻骨下段骨折,与上段脱离,或自中线处分离而成"八"字形展开,使外鼻变平坦、鼻根变宽。门诊时除局部触痛外,可感到双鼻骨不对称,有时可有骨摩擦感。X线鼻部侧位摄片,有助于鼻骨骨折(fracture of nasal bone)的诊断。

鼻骨骨折早期未予处理或处理不当,可遗留鼻根和鼻背部的歪斜、坍塌畸形。临床上,外形异常较为明显,并有不对称的骨性突起。部分病例可出现鼻背部增生隆起、鼻根宽大等畸形,状如驼峰鼻或歪鼻畸形。X线摄片可见鼻部陈旧性骨折影像。

(二)治疗

外形异位明显者予以骨折复位,无明显外形异常者可不予处理。

1.闭合复位 单侧鼻骨骨折者,用鼻骨复位钳或钝头器械,伸入骨腔置于骨折部位的后下方,用力向前上方抬起骨折部分,此时常可听见复位鼻骨时所出现的"咔嚓"声。复位器械伸入鼻腔远端深度不宜超过双眦连线,以免损伤筛板,引起颅内感染。复位后鼻腔内需加碘仿纱条填塞,留置5~7天,其间更换纱条1次,以起到内夹板固定作用。

如为双侧鼻骨骨折,一侧下陷而另一侧向前突起者,可用复位器械伸入下陷侧骨腔,置于鼻骨下向上抬,同时从鼻外用手指在对侧突起移位的鼻骨处加压,至整个外鼻恢复正常形态(图31-29),鼻中隔回到中线,鼻通气良好表示复位成功。

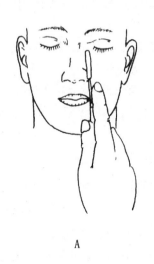 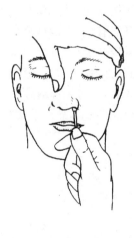

A B

图31-29 鼻骨骨折闭合式复位法

A.先将复位器放在鼻外测试插入鼻孔的深度,不超过内眦水平 B.复位器插入鼻孔,挑起下塌的鼻骨

2.鼻中隔开放复位 详见以下鼻中隔外伤的处理。在鼻中隔矫正后,再行鼻骨闭合复位,一般都较易恢复到正常位置。如仍不能复位,则行外鼻开放复位。

3.外鼻开放复位 适用于严重骨折或有骨碎片嵌顿者。作鼻梁正中皮肤切口或鼻尖飞鸟形切口,显露外鼻支架,在直视或触摸下,将主要骨碎片加以整复。如有嵌顿,可将梨状孔边缘骨质凿开一小部分使嵌顿骨片松解,再整复鼻骨。

4.开放性骨折的处理 在鼻骨复位后,逐层缝合外鼻皮下组织和皮肤,缝合时应无张力、对合整齐。粘膜撕伤要尽可能重新对合,保留鼻腔填塞至粘膜创面完全愈合。

5.鼻骨骨折后继发畸形的处理 治疗原则为改善明显的外形异常,维持鼻呼吸道通畅。对于骨突起、局部高出邻近组织者,可经鼻内切口用骨凿去除之。有鼻背宽大或驼峰鼻畸形者,处理方法见本章第十三节"驼峰鼻畸形"和第十四节"阔鼻畸形"。鼻根坍塌明显者可作自体骨移植,常取自体肋骨,经外伤切口入路,以微型螺钉固定肋骨于鼻根部或额鼻交界处。伴中隔偏曲而有通气不畅者,应同时行中隔偏曲矫正术,如中隔软骨嵌顿明显,可去除之。

三、鼻中隔外伤

(一)临床表现

鼻外伤常伴有中隔外伤,出现软骨脱位、弯曲、骨折以及粘膜撕裂等。中隔外伤可不伴明显的鼻骨骨折,折断的鼻中隔软骨可向后移位,形成重叠和增厚,使外鼻变短、鼻小柱收缩。中隔如发生脱位,可出现一侧或两侧鼻塞,中隔软骨下缘偏离中线。中隔粘膜下如出现血肿,则在中隔一侧或两侧显示膨隆;若继发感染,则成为鼻中隔脓肿。

鼻中隔外伤早期未处理或处理不当,可遗留继发畸形。临床表现为鼻中份处坍塌、歪斜,鼻背呈"S"形外形,这应与鼻骨骨折相区别。前者呈现的歪鼻是从鼻梁开始,并有一侧鼻骨的凹陷或隆起,单纯性鼻中隔外伤者,呈现典型的鼻背"S"形畸形,严重者鼻尖及鼻小柱均异位。X线片不易发现折断的鼻中隔,故意义不大。

(二)治疗

1.鼻中隔开放复位 作鼻前庭半贯通切口,剥起切口两侧的粘软骨膜及粘骨膜,清除血肿,复位或清除小块游离软骨,整复重叠的破裂软骨。对中隔移位,可在直视下试行复位,如不成功,可将中隔下缘软骨切去一小条,再将鼻中隔软骨重新置回上颌骨鼻嵴的槽中。术毕对剥离的鼻中隔粘软骨膜可采用褥式缝合或两侧鼻腔同时填压,以防发生中隔血肿。固定中隔位置及外鼻固定详见本章第三节"鼻部畸形的诊断、麻醉、切口及术后处理"。

2.鼻中隔血肿和脓肿的处理 血肿很难自行吸收,须早期手术清除,以免营养受碍导致软骨萎缩坏死或继发感染而成脓肿。引流切口要大,使血块易于吸除,血块除尽后,中隔两侧作对穿褥式缝合或填压,以防血肿复发。对鼻中隔脓肿须立即切开排脓,以免软骨感染、坏死形成鞍鼻。脓腔切开后,应仔细清除其中肉芽组织和坏死软骨碎片,脓腔用抗生素液冲洗。脓肿痊愈后,一般1~3个月后,要进行整形手术,以防鼻小柱收缩和发生鞍鼻畸形。

3.中隔外伤后继发畸形的处理 此类继发畸形较为复杂,一般鼻下部的软骨或硅胶的充填不能奏效,反易压迫鼻下部而致通气不畅。通常应作鼻背部整个的植骨或充填,将支点筑于鼻背部骨组织上,并在鼻根部作微型螺钉或钢丝捆扎固定。鼻尖或鼻小柱塌陷时间较长而有组织短缺者,处理见本章第八节"鼻尖整形及美容"和第九节"鼻小柱整形及美容"。

四、鼻邻近器官外伤

(一)临床表现

如合并颅前窝颅底骨折及硬脑膜撕裂可发生脑脊液鼻漏,表现为鼻内有淡血水样分泌物,继则渐变为清水样液体流出,检查液体中是否含有糖分,便可确诊。如泪骨和筛骨骨折,内眦韧带断离,则内眦间距增宽,鼻背变得异常宽扁。

(二)治疗

对合并有颅底骨折伴有脑脊液鼻漏者,应取头高位或半卧位绝对静卧,禁擤鼻,不用滴鼻剂,不作鼻腔填塞(出血不止者例外),应用磺胺类或抗生素严防感染,一般在2周内鼻漏常可停止。严重者转脑外科处理。

对泪骨或筛骨骨折错位者需切开皮肤,暴露骨折区域,尽可能在直视下复位。

五、儿童鼻外伤

儿童鼻部较小,加之鼻骨骨折后常伴有血肿、瘀斑和肿胀等,诊断远较成人困难,而X线检查,在儿童也易引起误诊。因此,对于儿童鼻外伤更要仔细检查,精确而适当的复位和清除血肿方可防止日后产生外鼻和鼻中隔畸形。

一般复位的原则虽都可以应用,但考虑到以后的鼻发育,禁用任何妨碍鼻骨或鼻中隔发育的广泛手术。鼻中隔脱位和偏斜影响鼻通气者,应尽量及时地采用保守方法矫治,以改善通气,防止因长期鼻塞引起其他鼻病和发育不良。

第六节　鼻孔狭窄与闭锁

鼻道狭窄与闭锁治疗的重要性在于既直接关系到维护人体生理平衡的鼻腔通气,又涉及外观,其发生部位可见于鼻前庭、鼻腔和后鼻孔。前部或后部的鼻道狭窄有先天性的,通常发生在外侧角。更多见的则是由于外伤、感染或手术等引起,还可继发于天花、狼疮、梅毒所致的鼻孔边缘溃烂、烧伤、肿瘤切除、放疗后等。医源性的鼻孔狭窄可见于鼻唇整形术后及鼻再造术后的组织收缩。在唇裂患者一期治疗术后,亦可见到不同程度的鼻孔狭窄。在部分或全鼻孔再造的患者中,组织收缩的概率很大,有的需经数次手术。后鼻孔狭窄或闭锁,造成患者张口呼吸、语音不清,不易治疗。术前可借助于造影、纤维鼻咽镜、BMR 等对后鼻孔狭窄、闭锁的部位及范围有所了解。笔者采用咽后壁粘膜瓣转移修复后鼻孔闭锁或狭窄。本节重点讨论鼻前庭处前鼻道的鼻孔狭窄与闭锁。

鼻前庭衬里及软骨的缺损形成瘢痕性收缩是前庭狭窄的常见原因,瘢痕往往累及前庭底部外侧角或鼻翼缘。手术方法的选择应根据前庭狭窄的部位、隆起壁的厚度及鼻翼的情况而决定。一般来说,单纯切除隆起组织是不合适的,术后将再度出现环形瘢痕,只有将"环"打开,修复缺损的皮肤和软骨,并进行良好的鼻前庭衬里组织的修复,才能解决环形瘢痕,可以采用耳郭复合组织或鼻外侧带蒂皮瓣转移修复。较小的瘢痕挛缩可在自体软骨移植的基础上进行"Z"改形,术后管形硅胶管或其他扩张管鼻孔维持是十分必要的。

（一）鼻前庭部分组织缺损引起鼻孔狭窄

1.鼻前庭内层皮肤及软骨部分缺损引起切迹瘢痕挛缩突向鼻前庭腔,可形成内侧或外侧狭窄。Meyer 提出通过前庭内切口去除隆起处的部分皮下纤维组织,将切取的中隔软骨片置入鼻翼软骨缺损处,软骨处贯穿鼻翼,褥式缝合固定(图 31-30)。此法适用于软骨缺损不大、鼻孔轻度狭窄者。

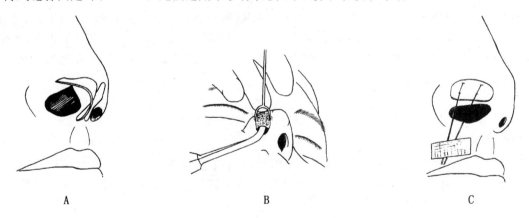

A　　　　　　　　　B　　　　　　　　　C

图 31-30　鼻前庭部分软组织缺损的修复
A.鼻翼上缘部分软组织软骨缺损　B.经前庭内切口切除部分皮下瘢痕组织,分离扩大
前庭腔隙　C.将切取的中隔软骨片置入鼻翼软骨缺损处,贯通软骨,鼻翼褥式缝合固定

2.鼻翼部分缺损造成鼻孔狭窄,可利用耳郭复合组织修复鼻翼(参见本章第八节"鼻尖整形及美容")。

3.鼻小柱部分缺损造成鼻孔狭窄,亦可利用耳郭复合组织修复鼻小柱(参见本章第十节"鼻部分缺损及全部缺损")。

4.前鼻孔狭窄及鼻前庭内层皮肤大部分缺损者,可在鼻孔处作切口,将鼻孔内的瘢痕组织全部切除直至完全通气,恢复正常鼻翼形态,然后在创面上作中厚皮片移植(图 31-31),术后需用硅胶管支撑固定 3～6 个月。如果前鼻孔边缘有膜性瘢痕,应尽量利用,可作锯齿状切开,行多"Z"整形,翻转入鼻腔内。其优点一是保持鼻孔边缘的圆滑和外形,二是可以避免线状植皮边缘的环形挛缩。

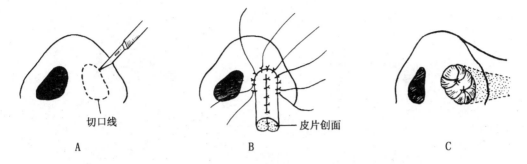

图 31-31　前鼻孔狭窄及鼻前庭内层皮肤大部分缺损的修复

A.切除阻塞鼻孔之瘢痕组织,直至完全通气　B.切取略大于鼻孔内创
面的中厚皮片,鼻翼缘缝合后推入鼻孔,内塞凡士林纱布　C.打包固定

(二)鼻前庭蹼状瘢痕引起鼻孔狭窄

鼻前庭蹼状瘢痕是鼻孔缘的蹼状瘢痕,覆盖在前鼻孔缘,可造成前鼻孔缩小及形态不良。

1.若蹼状瘢痕无法利用,可切除蹼状瘢痕,利用上耳轮复合组织修复创面(图 31-32)。

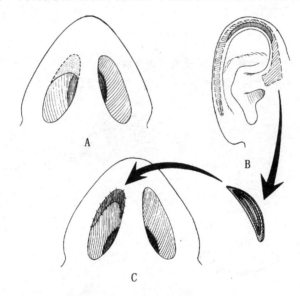

图 31-32　鼻前庭蹼状瘢痕修复

A.鼻孔蹼状瘢痕切除　B.切取耳郭复合组织　C.修复创面

2.若蹼状组织仍能利用,Meyer 等设计出立体"Z"改形来利用蹼状瘢痕自身组织松解开大鼻孔,将瘢痕蹼外层组织正中切开后转瓣修复两侧创面,内层组织同样正中切开,以修复中部创面(图 31-33)。

3.鼻前庭前部的蹼状瘢痕,可利用内折技术将瘢痕蹼修整后内翻重建鼻翼缘(图 31-34)。严重者可在内折的同时,行皮肤或复合组织移植来增加鼻前庭衬里。

4.若要形成鼻孔中央一小孔的环形蹼状瘢痕,可将瘢痕蹼内外层设计成反向的"S"形切口,以小孔为中心,外层及内层上下形成 4 个半月瓣,将内层瓣向外翻转,缝于鼻孔边缘侧面,将外层瓣向里卷,缝于鼻孔内创面(图 31-35)。

(三)鼻孔基部瘢痕挛缩引起鼻孔狭窄

1.可利用鼻旁带皮下组织蒂之岛状皮瓣,经鼻翼基部隧道转移至鼻孔内瘢痕松解后的创面(图 31-36)。

2.鼻孔基部瘢痕伴环形收缩者可采用鼻翼旁蒂在下方的三角皮瓣,将其与鼻翼基部交叉转位,中隔部的创面可予以游离植皮以开大鼻孔。

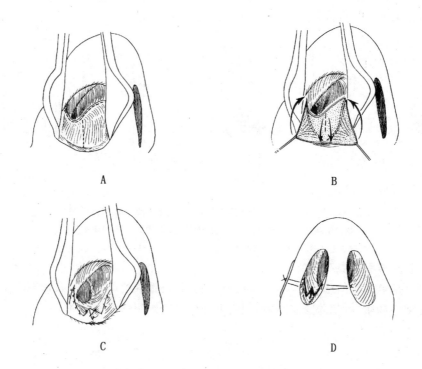

图 31-33 鼻前庭瘢痕狭窄 Z 成形术
A.蹼状瘢痕切口示意 B.蹼部外层及上缘切开 C.转瓣缝合后 D.褥式贯通缝合固定

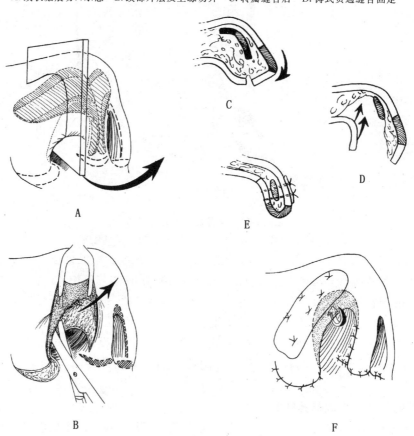

图 31-34 鼻前庭狭窄新月瓣修复
A.鼻孔蹼状瘢痕纵切面示意 B.蹼内外两层潜行分离 C、D、E.切面显示去除
蹼内纤维结缔组织,将外层组织内卷覆盖创面,贯通褥式缝合固定 F.缝合后示意

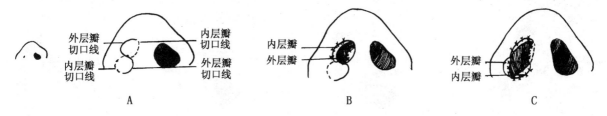

图 31-35　鼻孔缩小双向"S"瓣整形

A.设计双层反向"S"瓣切口　　B.上部瓣缝合后示意　　C.下部瓣缝合后形成与健侧对称之鼻孔

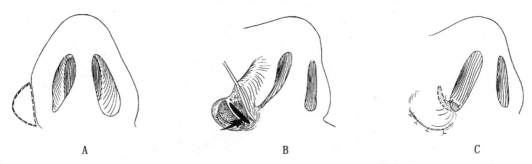

图 31-36　鼻唇沟皮下蒂岛状皮瓣修复鼻孔狭窄

A.鼻旁皮下蒂之岛状皮瓣　　B.切开鼻翼基部,松解鼻内瘢痕　　C.缝合后示意

第七节　鼻翼整形及美容

一、鼻翼畸形

鼻翼畸形多见于先天性疾病,唇裂患者往往合并鼻翼软骨发育不良,鼻翼下垂、陷落鼻翼肥厚、鼻翼缩窄等将明显影响鼻部的整体外观。

（一）鼻翼下垂

鼻翼缘应该是线条协调的弧线,不能过高、过低、过直或不对称。当鼻翼下垂时,可表现为前部、后部或全部鼻翼缘下垂,侧面观可遮住鼻小柱,形成假性小柱内陷畸形,应与真性小柱内陷相鉴别。下列方法可上提并纠正其畸形:①边缘切除法;②鼻翼软骨外侧脚及中隔软骨下缘修整法;③鼻翼衬里部分切除法。

1.边缘切除法　Deneckc 和 Meyer 医师首次提出治疗双侧唇裂鼻时予以鼻翼边缘切除(图 31-37)。这一方法又逐渐扩大至鼻翼基部切除,用于鼻翼下垂整形及鼻缩小整形(图 31-38)。手术方法:检视下垂的鼻翼缘部位,如上部下垂则上部行鼻翼缘切除,如下部下垂则下部切除。有些病例可行保留中份的上下部分同时切除,或沿整个鼻翼缘切除一圈。切口位于鼻内软骨下,切除鼻翼缘后,组织对位缝合于鼻内。鼻翼缘扩大切除法可将切口延伸至鼻唇沟,但应注意重建鼻翼缘的圆滑和自然。鼻唇沟切口最好用皮内缝合,以免留下明显瘢痕。

2.鼻翼软骨外侧脚及中隔软骨下缘修整法　由 McKinney 和 Stalnecker(1984)提出,即部分切除鼻翼软骨外侧脚下缘及中隔鼻尖端软骨以上提鼻翼。此法仅适用于皮肤菲薄者,采用鼻中隔下缘软骨切除术是提起鼻翼及鼻小柱的有效方法。

3.鼻翼衬里部分切除法　通过鼻内软骨间切口,切除外侧脚上缘软骨及衬里皮肤一条,亦可起到上提鼻翼的作用。但此法可能造成鼻翼边缘不规则或切迹畸形,应谨慎应用。

（二）鼻翼肥厚

鼻翼肥厚多见于黄色人种及黑色人种,在鼻翼肥厚的同时往往伴有鼻翼下垂,可切除肥厚及下垂的鼻翼组织(图 31-39)。

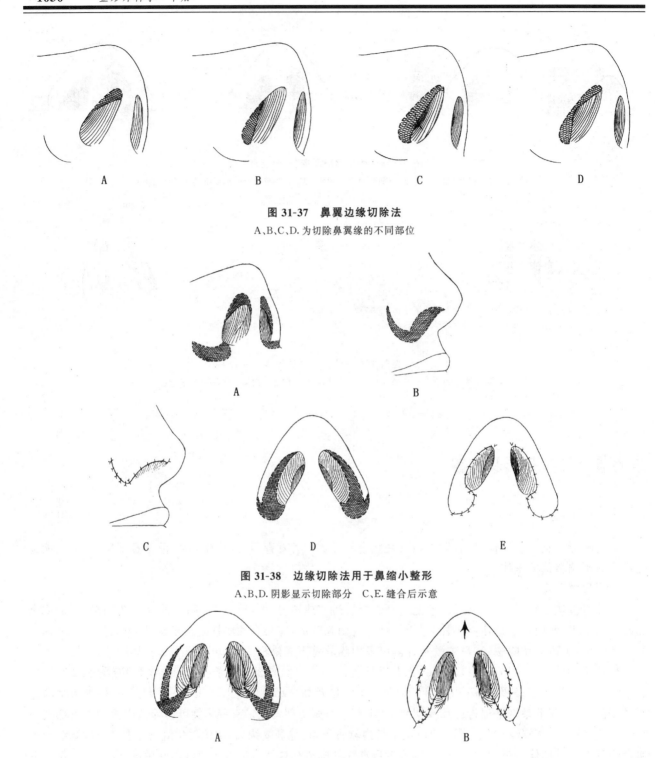

图 31-37 鼻翼边缘切除法

A、B、C、D. 为切除鼻翼缘的不同部位

图 31-38 边缘切除法用于鼻缩小整形

A、B、D. 阴影显示切除部分   C、E. 缝合后示意

图 31-39 鼻翼肥厚整形

A. 阴影为切除部分   B. 切口缝合后鼻尖略有抬高

（三）鼻翼上缩

鼻翼上缩多为先天畸形,易造成鼻小柱下垂之假象。其治疗方法是:作鼻前庭上方或鼻翼外侧基部切口,潜行分离鼻翼缘,在外鼻皮肤与前庭皮肤之间分离出一容纳植入体的腔隙,于鼻翼软骨外侧脚上方切取一椭圆形或长方形软骨,将其植入上缩鼻翼处分离之腔隙内,褥式固定移植体并留线向下牵引,用胶布固定于上唇。

（四）鼻翼塌陷

鼻翼塌陷亦称鼻翼缩窄,多见于白色人种,有单侧的,也有双侧的。除影响外观外,重者还有呼吸功能障碍,主要原因是鼻翼软骨及侧鼻软骨软化及发育不良,以致吸气时鼻翼塌陷。治疗方法是利用自体软骨或人工材料来加固其软骨的强度(图 31-40)。如果侧鼻软骨处也有塌陷,可取中隔软骨或其他材料,一半置入鼻骨深面骨膜下,另一半置入侧鼻软骨深层软骨膜下,将塌陷之软骨撑起(图 31-41),或用植入材料支撑侧鼻软骨,褥式贯通缝合固定至新的位置(图 31-42)。单侧鼻翼软骨缺损塌陷的治疗方法与双侧相似(图 31-43)。

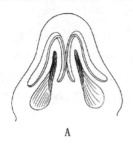
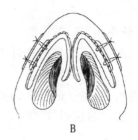

图 31-40　鼻翼塌陷治疗之一
A.鼻翼塌陷　B.用自体或人工材料加固软骨的强度,以纠正塌陷畸形

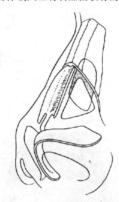

图 31-41　鼻翼塌陷治疗之二
取自体软骨或硬骨,一半置入鼻骨深面,另一半置入侧鼻软骨深面,以纠正侧鼻软骨塌陷

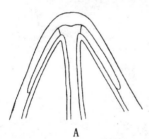
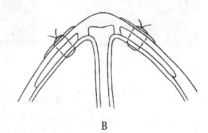

图 31-42　鼻翼塌陷治疗之三
A.经粘膜切开侧鼻软骨与中隔交界处　B.置入材料支撑并固定侧鼻软骨于新的位置

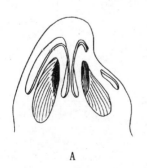
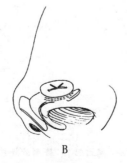
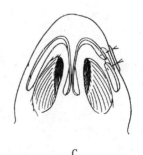

图 31-43　鼻翼塌陷治疗之四
A.单侧鼻翼软骨缺损引起鼻翼塌陷　B.经软骨间切口置入中隔软骨片后褥式缝合固定　C.术后正面观

二、鼻翼缺损

鼻翼缺损多见于外伤、烧伤及肿瘤切除术后。可根据其缺损的大小、厚度,选择局部皮瓣、鼻唇沟皮瓣、耳后岛状皮瓣或游离的复合组织瓣修复。

(一)局部皮瓣法

局部皮瓣法适用于较小面积的鼻翼单纯缺损,如"Z"形皮瓣(图31-44)、邻近旋转皮瓣等。沿短缩鼻翼缘横形切开,放开鼻翼缘游离端,使之与正常侧鼻翼缘在同一水平。如图31-44 设计蒂在一侧下部的皮瓣,旋转修复鼻翼缘放开后的创面,形成"Z"形皮瓣。蒂在内侧或外侧应视创面大小、邻近软组织的松弛程度等决定。如缺损稍大,或皮肤较为松弛,也可选用图31-45 的手术方法,即在缺损一侧设计旋转推进皮瓣,皮瓣边缘多在中线侧,并可在内眦部位作附加切口(图31-45)。

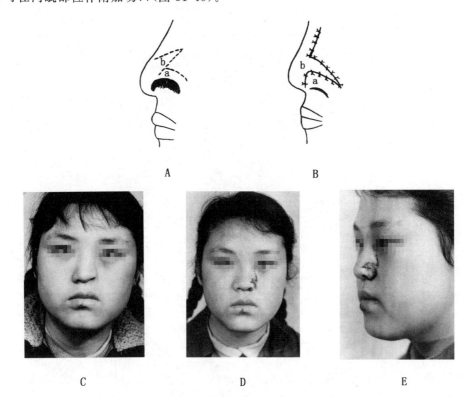

图 31-44　鼻翼缺损 Z 成形修复

A.鼻翼缘缺损区设计"Z"形瓣　B.转移"Z"形皮瓣　C.22 岁女性患者
左鼻翼缺损　D、E.应用内眦下三角形皮瓣 Z 成形术后,正、侧面观

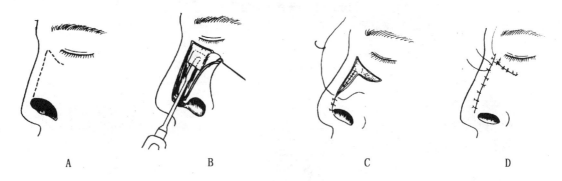

图 31-45　鼻翼缺损,鼻侧旋转皮瓣修复

A.鼻翼缺损设计邻近旋转皮瓣　B.切开鼻翼全层至鼻骨,在其深面剥离粘骨膜瓣以
延长鼻衬里　C.将皮瓣向下旋转与鼻尖创面缝合　D.上部缺损创面取全厚皮片修复

（二）鼻唇沟皮瓣法

鼻唇沟皮瓣法适用于较大面积的鼻翼缺损者。先按鼻翼缺损的大小在同侧鼻唇沟处设计一蒂在上的皮瓣。将鼻翼缺损处瘢痕切除并松解周围皮下组织,再按切口线切开皮瓣,将皮瓣修整后折叠缝合于缺损创缘（图 31-46）。供区创周皮下潜行分离后直接缝合,鼻孔内以碘仿纱条填塞。

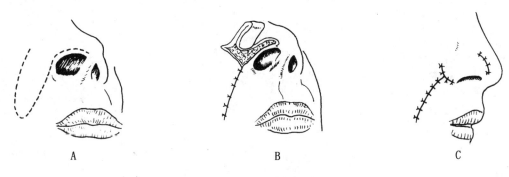

图 31-46　鼻翼缺损,鼻唇沟皮瓣修复

A.鼻翼缺损,设计鼻唇沟皮瓣　B.皮瓣修整后折叠缝合　C.缝合于缺损创面,供区拉拢缝合

（三）耳后岛状皮瓣法

耳后岛状皮瓣法适用于鼻翼缺损较大或伴鼻尖、部分鼻小柱缺损者。术前先用多普勒超声血流仪探查颞浅动脉和耳后动脉的行径,以美蓝做标记,利用上述两动脉之间的血管吻合网,根据缺损大小,切取位于同侧耳后的岛状皮瓣。切口选择患侧颞部"T"型切开。显露颞浅血管及其耳后降支或与耳后动脉的吻合支,通常在耳轮上缘至其上后方 3cm 的区域内。切取耳后皮瓣,应包含蒂在上的血管束。耳后皮瓣借其与颞浅血管束的吻合面得以延长蒂部,向前经皮下隧道到达鼻翼缺损部位;如嫌蒂不够长,可游离颞浅血管的蒂部。由于耳后皮瓣以血管网吻合方式与颞浅动、静脉相连,而蒂的延长必须靠游离颞浅血管束,故耳后皮瓣末端的血供有时不能得到良好保证（图 31-47）。通常,该皮瓣修复患侧鼻翼缺损有余,而若想同时修复过中线的鼻尖和鼻翼缺损则嫌不足,在设计时应注意这一点。此部分内容可参见第六章"皮瓣移植"及第七章"筋膜瓣移植"。

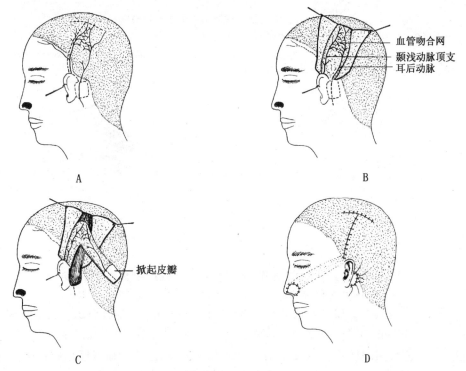

图 31-47　耳后皮瓣移植修复鼻翼缺损

A.鼻翼缺损,设计同侧耳后皮瓣　B.解剖出颞浅动脉顶支、耳后动脉及其血管吻合网

C.保留血管吻合网,掀起皮瓣　D.经皮下隧道修复鼻翼缺损,耳后创面植皮修复

（四）耳郭复合组织瓣游离移植法

耳郭复合组织瓣游离移植法适用于鼻翼全层缺损，而缺损周边组织正常、血供良好者。耳郭复合组织是修复鼻翼缺损的良好供体，可利用衬里或周边组织的血供进行游离移植。移植是否成功与切取及移植复合组织时的技巧密切相关（图31-48、图31-49）。

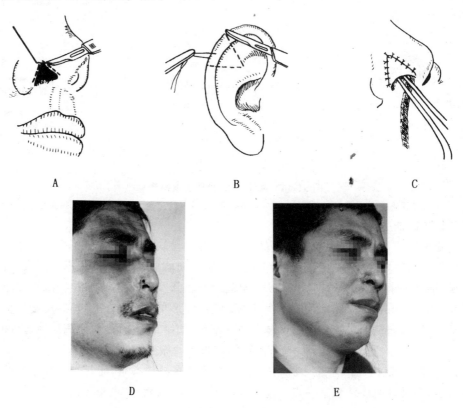

图 31-48　耳郭复合组织瓣游离移植修复鼻翼缺损

A.鼻翼全层缺损，切除边缘瘢痕组织　B.切取耳郭复合组织　C.间断缝合于鼻翼创缘，鼻孔内碘仿纱条均匀填塞　D.39岁男性，右鼻翼2/3缺损　E.耳郭复合组织瓣1.5cm×1.5cm游离移植术后3月

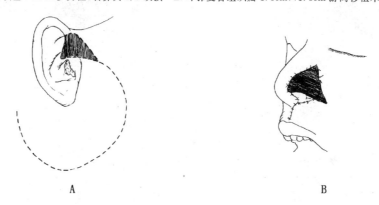

图 31-49　将鼻翼缺损上方软组织翻转作为衬里的耳郭复合组织移植

A.切取耳轮脚三角形复合组织　B.游离移植于鼻翼缺损处

术中应注意的是：①复合组织瓣离体后必须在3～6小时内移植；②复合组织瓣上的任何一边距离有血供的创缘不宜超过1～1.5cm；③行无损伤操作，复合组织瓣用带齿皮拉钩或缝线牵引，避免钳夹；④受区血供良好，应将血供差的瘢痕组织切除；⑤受区创面止血不用电凝，用压迫止血或医用胶止血代替；⑥用无损伤6-0针线全层间断缝合，避免皮下或皮内缝合；⑦术毕局部加压包扎；⑧10天左右拆线。

Denecke 和 Meyer（1964）提出切取的复合组织量必须较缺损处厚1mm、长1mm、宽1mm，以防其收缩后影响外形。F.Smith（1956）提出利用鼻外侧壁的皮肤翻转作鼻孔衬里，外覆耳郭复合组织，可使后者的成活率大大提高。Avelar、Psillakis 和 Viterbo(1984)报告利用面积为 30cm² 的耳后大型复合组织瓣修复鼻部缺损。

第八节　鼻尖整形及美容

一、鼻尖畸形

鼻尖畸形多系先天性,有家族遗传倾向。常见的有鹰钩鼻,鼻尖圆钝、低平,鼻尖过高、鼻尖裂及鼻尖隐裂等。

(一)鹰钩鼻

鹰钩鼻(aquiline nose)主要表现为鼻尖过长、下垂,面部表情肌运动时下垂更明显,鹰钩鼻往往伴有驼峰鼻畸形。其产生的主要原因有:①鼻翼软骨中间脚向下过度生长,或内侧脚过长;②鼻中隔软骨过长;③鼻中隔降肌肥大。

手术方法:

1.切除过长的鼻翼软骨　经鼻孔缘切口,切除过长的两侧鼻软骨下端或鼻翼软骨外侧脚上端及外侧部。图 31-50 示 5 种不同的鼻翼软骨内侧脚去除方法。通常东方人的鹰鼻畸形,以中间脚过长为多见,内侧脚过长较为少见,常伴以鼻中隔软骨形态异常为主。可以选择上述方法之一作为鼻中隔整形的辅助方法。此法也适用于鼻尖缩小整形。

2.切除过长的鼻中隔软骨　通过中隔前缘纵形切口,切除不同方向过长的中隔软骨,以纠正相应部位的隆起畸形(图 31-50)。

3.切断肥大增生的鼻中隔降肌　在口轮匝肌深层紧贴上颌骨切牙窝的上方切断鼻中隔降肌(图 31-51)。

4.修整切除过多的鼻尖部皮肤　在切除上述过长软骨后,轻者鼻尖部皮肤变化不明显,重者鼻尖部皮肤即显多余,可不必处理,任其自行回缩。如果有很多的软组织多余,也可将其修剪成形以塑造纠正后的鼻尖。

(二)鼻尖圆钝、低平

有学者提出,理想美观的鼻尖高度应是鼻长度的 1/2,而黄色人种及黑色人种的鼻尖高度往往达不到鼻长度的 1/2,表现为圆钝、低平,为种族特征之一。鼻尖圆钝、低平的治疗原则是抬高鼻尖、延长鼻小柱。

手术方法:

1.作鼻尖蝶形切口,分离解剖出鼻翼软骨,在鼻翼软骨外侧脚内、中 1/3 交界处将其切断,以延长鼻翼软骨内侧脚的长度,将两相邻内侧脚褥式贯穿缝合形成鼻尖支架,皮肤切口行 V-Y 推进以延长鼻小柱(图 31-52)。东方女性有时鼻翼软骨发育不良,触诊鼻翼较软,则此方法效果不佳,必须在切除鼻翼软骨后,于鼻尖及鼻小柱内移植一块软骨作为鼻小柱支撑,软骨片可取自鼻中隔,以改善其效果。V-Y 鼻小柱切口可以延长鼻小柱,但有时会遗留瘢痕切迹,影响美观,手术时应慎重选择。如果选用改良的阶梯形鼻小柱切口,可以避免此类瘢痕切迹。

2.鼻尖的外形在整个鼻造型中占有重要的地位,可应用自体鼻中隔软骨或组织代用品(膨体 PTFE)鼻尖植入,以纠正鼻尖圆钝(图 31-53A)、小柱角缺如(图 31-53B、C、D)等鼻尖缺陷,从而进一步美化鼻尖外形。切口多选用鼻腔内小柱旁切口,也可选用鼻小柱皮肤垂直切口。自体软骨或组织代用品应在鼻外先行雕刻,并选择合适的植入部位。充填的鼻尖外形可为分块状,即鼻尖一块、鼻小柱一块,也可雕塑成鼻小柱和鼻尖相连的"伞"状充填支架。以"伞"状支架外形效果较为良好,但应避免支架的异常扭曲和突起,保证植入后外形的圆滑和自然。雕塑的支架经鼻腔内切口植入预先分离的鼻尖、鼻小柱间隙,良好就位后用可吸收缝线(Dexon 等)固定于鼻翼软骨内侧脚上,缝合切口。术毕用透气胶纸围绕鼻尖压迫塑形,或可用石膏等外固定夹板固定 5～7 天(彩照 56)。

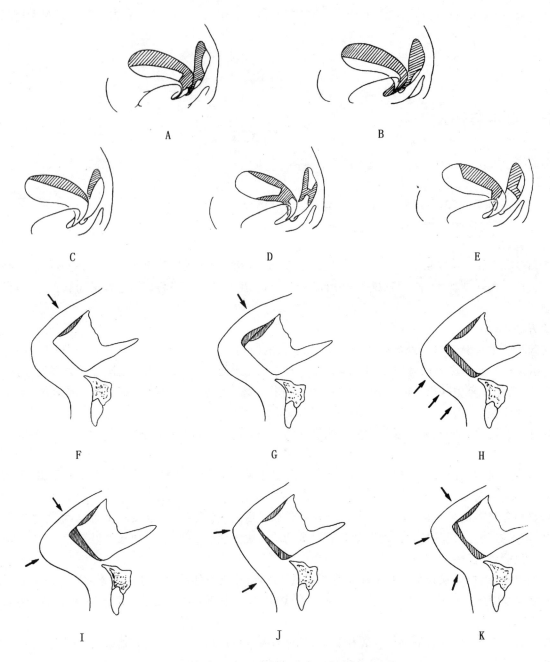

图 31-50　鹰钩鼻缩小整形

A～E.鼻翼软骨切除设计　　F～K.鼻中隔软骨部分切除设计

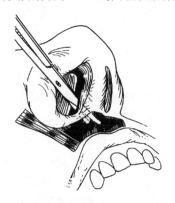

图 31-51　鼻中隔降肌切断术

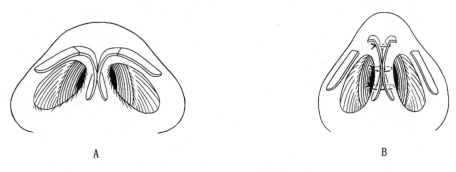

图 31-52 鼻尖圆钝整形

A.切断鼻翼软骨 B.缝合两侧鼻翼软骨内侧脚

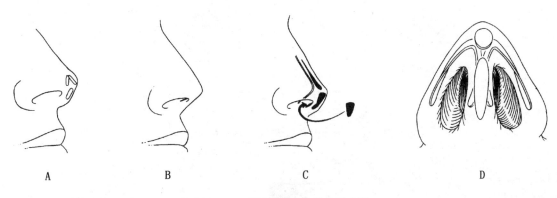

图 31-53 鼻尖圆钝,软骨移植充填

A.鼻尖软骨植入 B、C、D.鼻尖、鼻背采用鼻中隔软骨移植充填

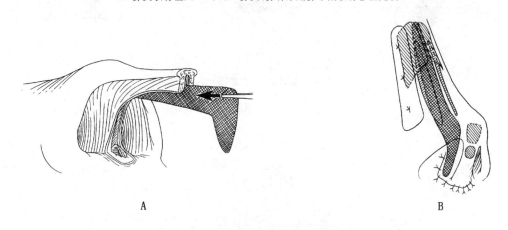

图 31-54 鼻尖圆钝及鞍鼻"L"形假体充填

3.鼻尖圆钝、低平合并鞍鼻者,可植入"L"形植入体,同时纠正上述两种畸形(图 31-54)。

4.利用延长鼻小柱的方法也可以抬高低平的鼻尖,参见本章第九节"鼻小柱整形及美容"。

(三)鼻尖过高

若鼻尖高度超过鼻长度的 1/2,可视为鼻尖过高,以白色人种多见。其治疗原则是降低鼻尖高度,同时缩短鼻小柱。

手术方法:

1.经鼻尖切口,切除鼻翼软骨外侧脚的上 2/3 部分及内、外侧脚相交的穹隆部软骨一块,缝合切缘两端软骨后,在软骨表面行多条平行软骨部分切断,以降低鼻尖高度(图 31-55)。必要时还需切除鼻翼内侧脚下部,穹隆处隆起的皮肤可不处理或局部切除。鼻尖多余皮肤可利用 Y-V 推进或部分切除来缩短鼻小柱。严重者鼻翼外侧基部可同时全层切除一部分(图 31-56)。

2.经鼻孔内切口将鼻翼软骨与皮肤、粘膜分离,切除部分鼻翼软骨外侧脚的上部及内侧脚的下部,以缩

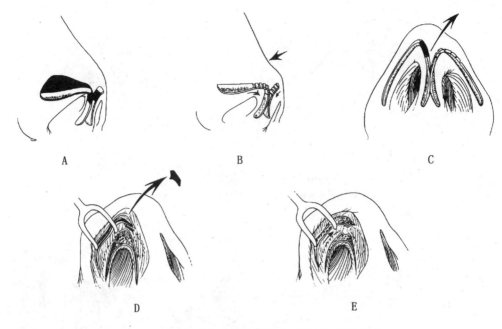

图 31-55 切除部分鼻翼软骨内、外侧脚,缩小鼻尖

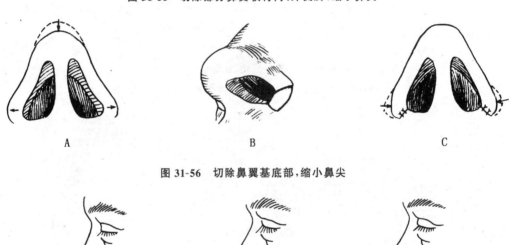

图 31-56 切除鼻翼基底部,缩小鼻尖

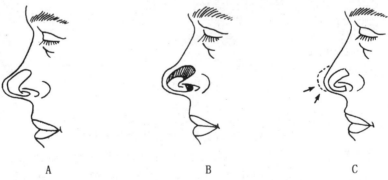

图 31-57 切除鼻翼软骨外侧脚上部,缩小鼻尖

短鼻尖高度(图 31-57)。

3.经鼻翼切口将鼻翼软骨内、外侧脚结合部软骨切除部分,同时去除部分前庭皮肤,在降低穹隆的同时,降低鼻尖高度(图 31-58)。

(四)鼻尖隐裂

鼻尖部具有纵向轻微的双角是美的标志,然而过于明显的横向鼻尖双峰是必须纠正的鼻尖隐裂畸形。手术方法是切除两鼻翼内侧脚之间的脂肪纤维组织,将双内侧脚行贯通褥式缝合(图 31-59)。必要时可在穹隆部切断鼻翼软骨予以重新塑形,或取自体耳软骨、组织代用品充填鼻尖部隐裂。

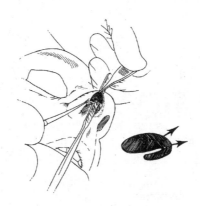

图 31-58　切除鼻翼软骨内、外侧交界区软骨,缩小鼻尖

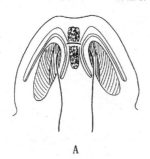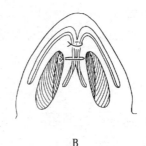

A　　　　　　　　　　　B

图 31-59　鼻尖隐裂修复

二、鼻尖缺损

鼻尖缺损多见于外伤及肿瘤切除术后,可根据其缺损组织的面积及深度采用不同的方法修复。若单纯皮肤缺损,可考虑耳后全厚皮片游离移植或邻近旗状皮瓣或双叶皮瓣转位修复。若缺损深达软骨组织,可考虑耳郭复合组织瓣游离移植或带蒂的鼻唇沟皮瓣、额部皮瓣及耳后皮瓣修复。

手术方法：

(一)鼻唇沟皮瓣法

在鼻唇沟处设计一略大于缺损面积的皮瓣,蒂在上方。先切开蒂部皮肤深达真皮下层,向两侧锐性分离,形成皮下蒂。按皮瓣的宽度切开蒂部及皮瓣达深筋膜层,将皮瓣及蒂部掀起,经皮下隧道至鼻尖缺损处,修复缺损创面,供区直接拉拢缝合(图 31-60)。

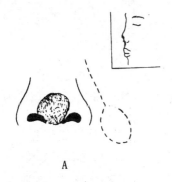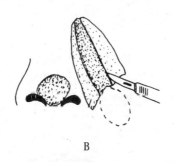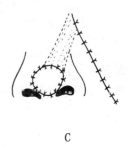

A　　　　　　　　　　B　　　　　　　　　　C

图 31-60　皮下蒂鼻唇沟皮瓣修复鼻尖缺损

(二)额部岛状皮瓣法

可采用以滑车上动脉为蒂的额部岛状皮瓣,一期修复鼻尖缺损。术前先用多普勒超声血流仪探测血管的行径,根据其血管走向设计面积略大于缺损的额部皮瓣。先切开蒂部皮肤,显露血管行径,于动脉两侧 1cm 处切开深筋膜,在帽状腱膜深层分离,掀起皮瓣经鼻背皮下隧道至鼻尖缺损处,修复缺损创面,供区直接拉拢缝合(图 31-61)。

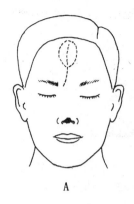
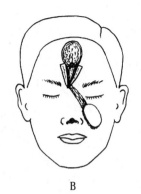

A　　　　　　　　　　　　　　　B

图 31-61　额部皮瓣修复鼻尖缺损

（三）耳后岛状皮瓣法

耳后岛状皮瓣法参见本章第七节"鼻翼整形及美容"。

第九节　鼻小柱整形及美容

一、鼻小柱畸形

鼻小柱畸形常见的有鼻小柱过短、鼻小柱内陷、鼻小柱下垂、鼻小柱偏斜等，多系先天性畸形。

（一）鼻小柱过短

根据鼻小柱过短的程度及伴随症状，可采用不同的治疗方法。

1.鼻小柱过短但鼻尖高度良好者，可切除两侧鼻翼与鼻小柱交界处边缘的部分组织，以延长鼻小柱（图31-62），切缘可用 5-0、6-0 的尼龙线连续缝合。

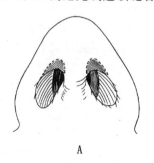
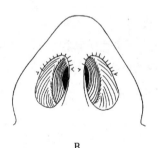

A　　　　　　　　　　　　　　　B

图 31-62　鼻小柱延长

2.鼻小柱过短合并鼻尖低平者，可利用鼻翼软骨外侧脚替代内侧脚的方法（参见图31-52），该法为软骨切断法。如果软骨较为坚挺，亦可用缝线贯通塑形缝合的方法来纠正上述缺陷（图31-63）。

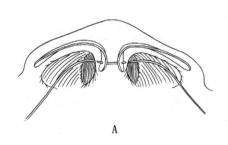
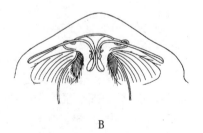
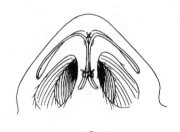

A　　　　　　　　　　　　B　　　　　　　　　　　　C

图 31-63　鼻尖低平、鼻小柱过短修复

3.鼻小柱过短合并鼻翼基部过宽者,可在鼻小柱基底部 V-Y 推进的同时,贯通鼻小柱基部及鼻翼软骨内侧脚褥式缝合,以延长鼻小柱,缩窄鼻翼基部的宽度(图 31-64)。

4.唇裂鼻小柱过短者,可利用上唇组织多个 V-Y 推进,延长鼻小柱(图 31-65)。

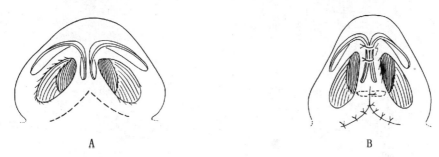

A　　　　　　　　　　　　　B

图 31-64　鼻小柱过短修复,采用鼻翼软骨内侧脚缝合及鼻底 V-Y 成形

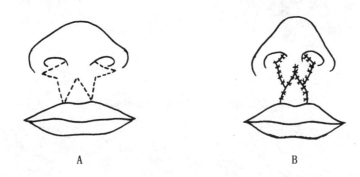

A　　　　　　　　　　　　　B

图 31-65　唇裂鼻小柱过短,上唇多方向 V-Y 鼻小柱延长术

(二)鼻小柱内陷

鼻小柱内陷在国外多见于鼻中隔过长整形术后,该现象在鼻的侧面观时明显影响鼻的外形美,其治疗方法分 3 类。

1.鼻小柱内陷但鼻尖高度正常者,可利用鼻中隔软骨或耳甲腔软骨卷曲移植充填内陷的鼻小柱。先在中隔前缘作纵形贯通切口,潜行分离鼻小柱,使其形成一能容纳软骨支撑的腔隙,按鼻小柱长度切取耳甲腔软骨,将其卷曲缝合以增强支撑力,然后置入分离的鼻小柱腔隙内,缝线贯通固定(图 31-66)。

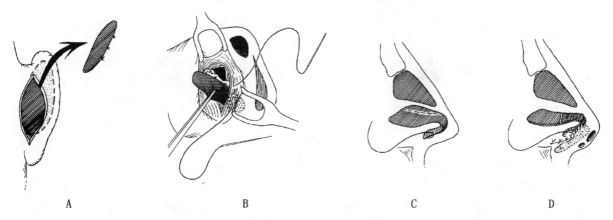

A　　　　　　　　B　　　　　　　　C　　　　　　　　D

图 31-66　耳软骨移植修复鼻小柱内陷
A.取耳软骨　B.鼻小柱充填　C.外侧脚部分切除　D.术毕

2.鼻小柱内陷合并鼻尖低平者,可用自体骨或代用品塑成"L"形,同时纠正上述两种畸形。

3.鼻小柱内陷合并中隔组织紧缩者,可行鼻中隔松弛切口,上部组织向下滑行,鼻棘部分凿除,以松弛中隔下部组织,同时以鼻小柱软骨植入(图 31-67),也可行单纯鼻中隔矩形瓣推进(图 31-68),或鼻中隔全层 V-Y 推进(图 31-69)。

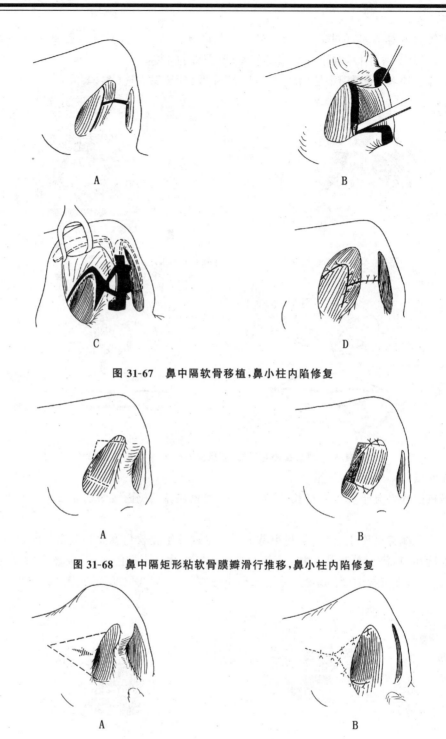

图 31-67　鼻中隔软骨移植，鼻小柱内陷修复

图 31-68　鼻中隔矩形粘软骨膜瓣滑行推移，鼻小柱内陷修复

图 31-69　鼻中隔粘软骨膜 V-Y 成形

（三）鼻小柱下垂

　　鼻小柱下垂同样也影响外鼻的侧面观，其主要原因是中隔组织量过多，因此可以梭形切除全层中隔组织来上提鼻小柱（图 31-70），也可行鼻小柱边缘切口切除部分皮肤软组织（图 31-71）。若伴有鼻小柱过宽，切口可设计在鼻小柱的前外侧，切除部分软组织以纠正上述畸形（图 31-72）。

（四）鼻小柱偏斜

　　鼻小柱偏斜可以由外伤性、医源性或先天发育异常的唇裂鼻引起。鼻小柱偏斜往往伴有鼻孔、鼻尖甚至鼻翼的畸形，需综合治疗。在纠正鼻小柱的同时，还需纠正鼻尖的位置、鼻孔的对称性及整个鼻下部的平衡。

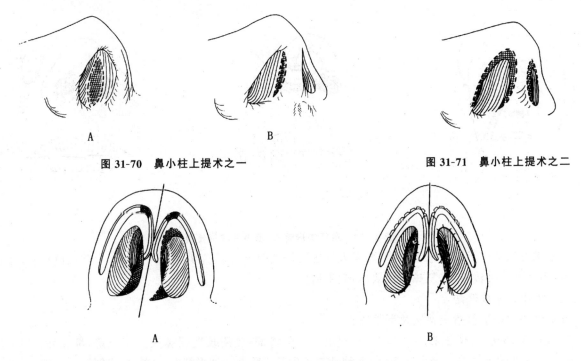

图 31-70 鼻小柱上提术之一　　　　　图 31-71 鼻小柱上提术之二

图 31-72 鼻小柱上提术之三

二、鼻小柱缺损

鼻小柱缺损多系外伤或肿瘤切除造成。若缺损仅累及鼻翼软骨内侧脚而鼻中隔完整者，可利用耳郭复合组织瓣游离移植。若合并鼻中隔缺损，可利用邻近鼻唇沟皮管或眉上皮管修复，或利用额部岛状皮瓣，或上唇人中区皮瓣修复。

手术方法：

（一）耳郭复合组织瓣修复法

在鼻尖、鼻中隔及鼻小柱基部作"工"形切口，分离皮肤、粘膜瓣，充分松解瘢痕，增加受区的接触面。按缺损创面大小，切取耳轮下方或耳垂部皮肤脂肪复合组织，供区创面修整后直接缝合。将耳郭复合组织面略行剖开，以增加其宽度，缝合于受区创面，局部加压包扎（图 31-73）。

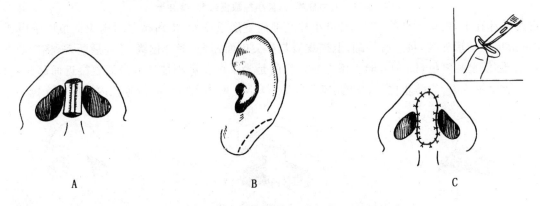

图 31-73 耳郭复合组织瓣游离移植，鼻小柱缺损修复

（二）鼻唇沟皮管法

沿鼻唇沟设计皮管，宽 1.8～2cm，长约 5cm，男性患者皮管下段设计在无须区。第一期手术先形成皮管。3 周后行第二期手术，即切断皮管下端，移植至鼻尖部，受区鼻尖部应切除或松解瘢痕组织，使其与皮管有较大的接触面。再过 3 周行第三期手术，即将皮管断蒂缝合于鼻小柱基部，形成鼻小柱，皮管后面切开，分别与鼻中隔两侧组织缝合（图 31-74）。

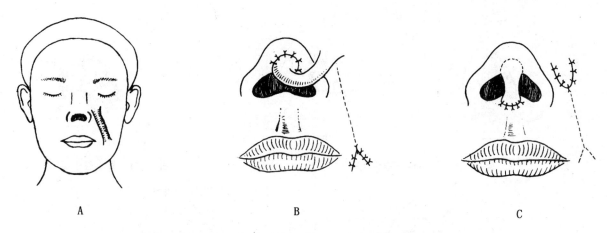

图 31-74 鼻唇沟皮管法,鼻小柱缺损修复

该手术方法适用于老年患者,及高加索人种皮肤松弛的患者。笔者应用耳后皮管、上臂内侧皮管、颈部皮管移植,用手臂携带转移,修复鼻小柱缺损,效果良好。

(三)人中带蒂皮瓣法

人中带蒂皮瓣法包括上蒂法及下蒂法。

1.皮瓣蒂部在上,位于鼻小柱基部,两侧位于人中嵴部,皮瓣长度视鼻尖高度而定,鼻尖部作"U"形切口。将人中皮瓣的远端去除表皮组织,向上翻转与鼻尖"U"形皮瓣创缘缝合,人中皮瓣创面全厚植皮,供区创面可直接缝合或全厚植皮(图 31-75)。

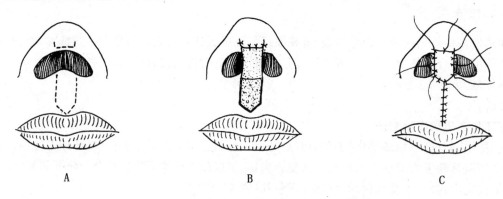

图 31-75 人中皮瓣法,鼻小柱缺损修复(蒂在上)

2.皮瓣蒂部在下,位于唇红峰谷处,沿鼻小柱基部向下形成皮瓣,皮瓣掀起后组织面植以中厚或全厚皮片。鼻尖部形成半圆形皮瓣,将上唇外翻,上提皮瓣与鼻尖创面瓦合,缝合创缘。3周后断蒂,将皮瓣下端缝合于鼻小柱基部,使上唇复位(图 31-76)。该方法的目的是为了再造鼻小柱体的表面更接近面部肤色,但男性有须区则不能使用该法。为防止皮片、皮管、皮瓣收缩,鼻小柱重建术后均应行鼻孔内橡胶管支撑3~6个月。

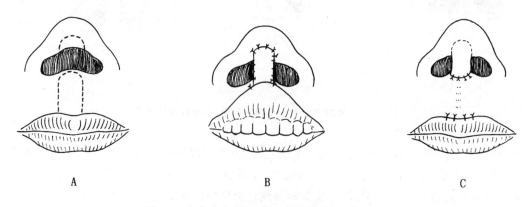

图 31-76 人中皮瓣法,鼻小柱缺损修复(蒂在下)

第十节　鼻部分缺损及全部缺损

鼻部分缺损及全部缺损多源于外伤或肿瘤切除术后。在 3 000 年前就有了"印度鼻"修复法,经过人类在实践过程中的经验积累,治疗方法亦越来越多。由于缺损范围、层次、毗邻结构的不同,修复方法千变万化。原则上,术前应明确缺损的组织量和缺损涉及的组织结构,然后制订切实可行的修复方法,即缺多少补多少,缺何组织结构补何组织结构。鼻的再造不仅再造外鼻,尚须再造鼻腔衬里;另一方面,鼻的位置在颜面中较为显著,鼻的立体结构和外形轮廓较为精细,单纯的修复组织成活,并非整复成功的标志。手术医师必须在保证整复组织成活和重塑精细鼻外形并有良好功能的矛盾中,探索一条极为艰难的道路,艺术的天分和扎实的整形外科操作技术是成功的关键。

一、皮肤移植

皮肤移植是一种传统且较简单的方法,仅用于外鼻皮肤缺失、皮下组织良好的病例。中厚或刃厚皮片由于其色泽较周边组织深且收缩率高,仅适用于全身情况衰弱且局部创面条件差的患者,其优点是容易成活。全厚皮片移植适用于基底血供良好的创面。在人体表面,不同部位皮肤的厚度是不同的,有学者报告:男性鼻背皮肤厚度约为 1.3mm,而鼻尖部约为 2.4mm,女性皮肤明显较男性薄。常用来作为供皮区的皮肤厚度经测量:鼻唇沟处约为 2.9mm,颏下部约为 2.5mm,锁骨上部约为 1.8mm,耳后部约为 0.8mm。

在临床上用来作为全厚皮片供区的首选部位是耳后,切取直径为 4～5cm 的全厚皮肤,在成人是完全可行的,供区创面可直接拉拢缝合。若两侧耳后取皮,其量足以覆盖整个外鼻的表面。耳前、鼻唇沟及颏下部可切取直径为 2cm 的皮肤。而锁骨上区是头颈部面积最大的供皮区,可提供整个鼻背表面的皮肤。值得注意的是,植皮区术后 3 个月应避免日照以防色素沉着。

皮肤移植仅适用于急诊的鼻皮肤挫伤、肿瘤切除(基底细胞痣)后的皮肤缺损等。应注意的是,鼻背部皮肤相对较厚,游离皮片移植虽能覆盖创面,但可遗留局部凹陷畸形,有时需行二期皮瓣修复。

二、复合组织移植

鼻部涉及软骨的缺损,需用复合组织移植。早期鼻部皮肤和软骨的缺损,经清创或边缘修整后,可用耳郭等复合组织(皮肤和软骨)即期移植。晚期鼻部皮肤和软骨的缺损,多已有组织结构的挛缩和异位,术前不易精确估计缺损量,故应在术中松解挛缩的瘢痕,使缺损的组织复位,然后测量修复的复合组织量。

(一)皮肤和软骨

Koenig(1902)首次报道利用复合组织移植进行鼻再造。鼻翼与耳郭组织解剖结构的相近,使耳郭成为修复鼻缺损的复合组织移植的首选供区(图 31-77)。鼻翼部较小的缺损,Argamaso(1975)认为首选部位是耳轮脚,该部位在无发区可切取 2cm 的复合组织,创面可利用颊部推进皮瓣修复。而目前认为复合组织游离移植的成活机制是:血供丰富的耳、鼻等组织含有较其他组织更致密的真皮下血管网,更易吸渗受植床的组织液,使移植组织保持湿润,直至建立新的血供。Rees 及其助手们(1963)用立体显微镜发现,人体复合组织移植后 48 小时,其组织边缘有血流出现,之后逐渐向组织中央扩展;同时还注意到若将温度降至 5～10℃,72 小时后仍有 94% 的离体复合组织是成活的。

复合组织上的任何一点,原则上说应不远离有血供的组织 5mm,这样切取的最大组织量可控制在 1cm 范围;但若有正常组织翻转作为衬里,切取范围可扩展达 3cm。

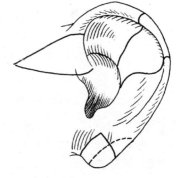

图 31-77　耳复合组织瓣移植
供区的几种选择

（二）皮肤和脂肪组织

Dupertuis(1946)报道采用耳垂皮肤脂肪复合组织移植，修复鼻尖部、鼻翼内侧及鼻小柱的小范围缺损，术前需考虑其术后皱缩率。另外，经过10年的随访观察，发现儿童的复合组织修复后能随着其生长发育而同步生长，即能与正常侧鼻翼保持对称。

三、皮瓣移植

鼻部较大的缺损或全层缺损（包括皮肤、软骨和粘膜），如半鼻缺损、全鼻缺损，应选择皮瓣修复，可以衬以骨性支架，或二期行骨支架植入术。鼻部邻近皮瓣质地和颜色与鼻部相近，是最佳选择，其缺点是供区遗留瘢痕，在颜面部较为明显。软组织扩张器的应用，可以使供区较大的植皮创面变成线状瘢痕，目前应用较广，效果也较为理想。

（一）局部鼻部皮瓣

鼻上半部及侧面的皮肤相对疏松些，根据这一特点，鼻部直径小于2cm的缺损，均能利用局部邻近鼻部皮瓣修复（图31-78）。这类皮瓣的缺点是，供区缝合在缺损大时会引起鼻翼缘上抬。

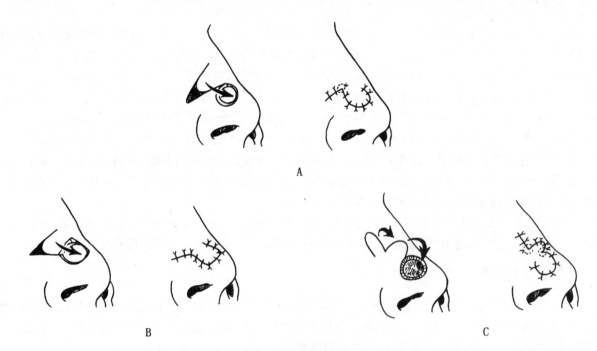

图31-78　局部皮瓣修复鼻背缺损

鼻尖部较大的缺损，可利用整个鼻背的旋转皮瓣，该皮瓣以内眦动脉为蒂，可旋转修复鼻尖缺损。鼻翼缘部分缺损也可利用同一原理予以修复（图31-79）。这些方法在鼻背遗留较多瘢痕，有色人种有时难以接受。

（二）鼻唇沟皮瓣

1. 皮下蒂皮瓣　在19世纪，欧洲的外科医师们首先提出利用鼻两侧颊面部组织来修复鼻部缺损。鼻唇沟处2～3cm的皮肤切取对面部器官的位置无明显影响，利用皮下组织作为皮瓣的营养蒂可修复鼻部缺损（图31-80、图31-81、图31-82）。

2. 旋转皮瓣　Dieffenbach(1845)提出鼻唇沟旋转皮瓣，其蒂在上方或下方，可局部转移修复鼻部缺损（图31-83）。

3. 推进皮瓣　Twyman(1940)提出可利用鼻唇沟处的颊部推进皮瓣修复鼻部缺损。

（三）额部皮瓣

Blair(1925)在总结比较鼻缺损的各种修复方法时，提出额部皮瓣是鼻部较大缺损的首选皮瓣。切取宽度为2.5～3cm的皮瓣，额部创面可以直接拉拢缝合，这样的宽度足可修复半鼻缺损。额部发际低者可设计斜形额部皮瓣或将蒂部尽可能下移以增加皮瓣长度，但蒂部必须包含滑车上血管束。额部皮瓣蒂在下，一侧

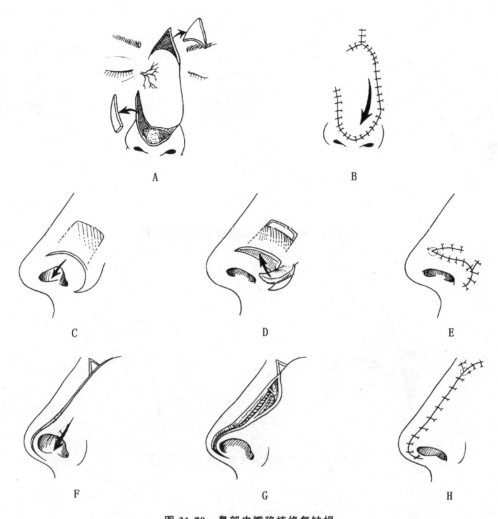

图 31-79　鼻部皮瓣移植修复缺损

A、B. 滑车动脉皮瓣移植　C、D、E. 鼻唇沟皮瓣移植　F、G、H. 鼻侧方旋转推进皮瓣移植

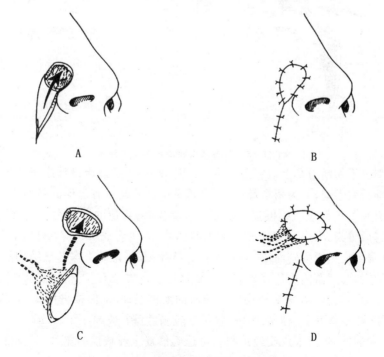

图 31-80　皮下蒂鼻唇沟皮瓣修复鼻缺损之一

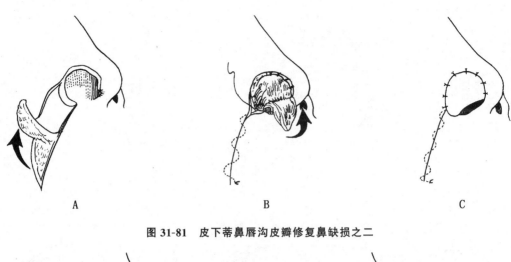

图 31-81　皮下蒂鼻唇沟皮瓣修复鼻缺损之二

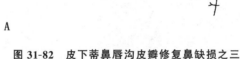

图 31-82　皮下蒂鼻唇沟皮瓣修复鼻缺损之三

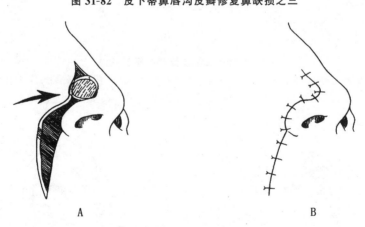

图 31-83　鼻唇沟旋转皮瓣修复鼻缺损

至鼻根边缘,另一侧则以不切断滑车上血管束为度。皮瓣远端在发际边缘设计成三叶状,中部一叶,翻转后成为鼻小柱,两侧两叶翻转后卷起,成为两个鼻翼。全鼻再造应注意是否有足够的鼻衬里组织,尤其是一期行鼻骨架植入的病例,应有良好的衬里组织覆盖。没有良好的支架,再造的鼻形态不良;没有良好的鼻再造的衬里,易致植入支架暴露后感染。植入的鼻支架材料有自体骨、人工合成材料等。衬里可用鼻中隔粘膜、鼻背骨膜或甚至是残余的鼻背瘢痕组织翻转而成,应起到覆盖鼻腔创面、帮助支撑鼻部结构的作用。额部皮瓣全鼻再造,供区缺损范围较大,可用游离皮片移植修复。供区缝合的方法有:①帽状腱膜纵形切开法,使两侧额部皮肤向中央靠拢,便于缝合,但本方法易损伤支配额肌的面神经;②双额推进皮瓣;③双颞旋转推进皮瓣(图31-84)。利用额部皮瓣修复鼻下半缺损的病例,效果常较满意(图31-85、图31-86)。

　　随着软组织扩张术的发展,额部皮瓣经扩张后可达到修复全鼻缺损的宽度,且额部创面能直接拉拢缝合(图31-87)。

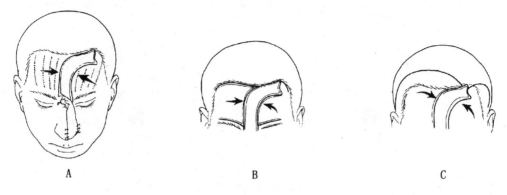

图 31-84 额部皮瓣部分鼻再造后供区的处理

A. 帽状腱膜切开法　B. 双颌推进皮瓣　C. 双颞旋转皮瓣

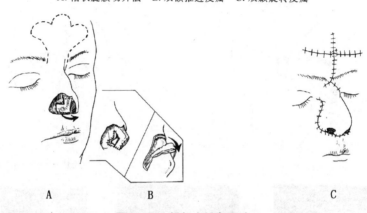

图 31-85 额部皮瓣鼻再造

A. 额部设计三叶皮瓣,长 6.5～7.5cm,远端宽 6.5～7.5cm,三叶皮瓣,每叶皮瓣宽 2.2～2.5cm,中叶窄一点,两叶宽一些

B. 用鼻背健康皮瓣作衬里,并置入支架　C. 手术结束,额部创面植皮修复,皮肤松弛者或西方年长患者,可拉拢缝合

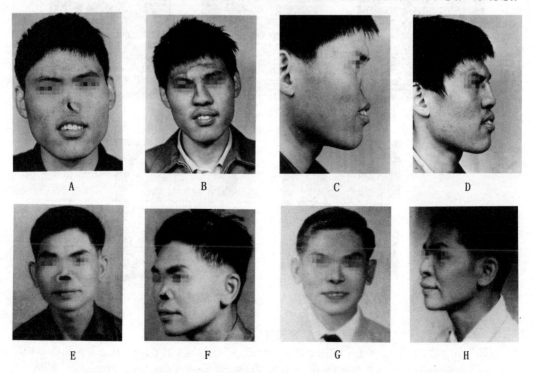

图 31-86 额部皮瓣全鼻再造术前、术后比较

A. 男性,22 岁,鼻缺损　B. 额部三叶皮瓣全鼻再造术后 3 月,额部供区游离植皮修复,鼻再造应用髂骨制成"L"形
支架　C. 术前侧面　D. 术后侧面　E、F. 男性,23 岁,先天性梅毒后鼻部分缺损,鼻小柱缺损术前　G、H. 术后

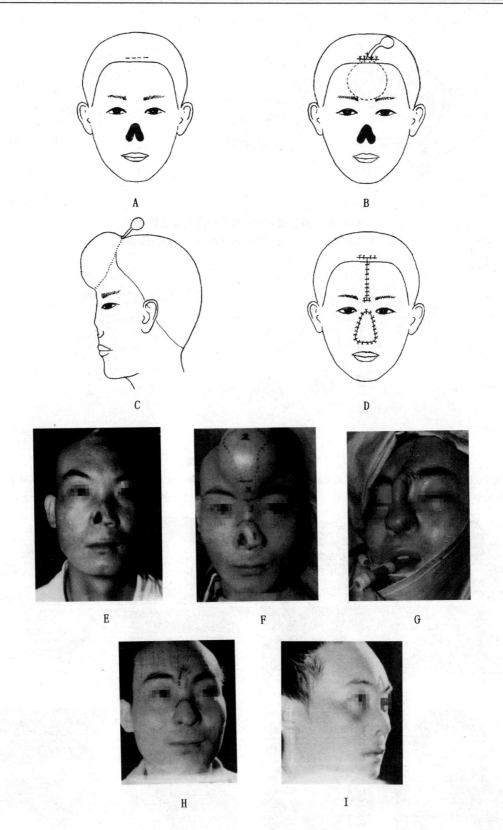

图 31-87　额部组织扩张器鼻再造

A. 术前切口设计　B. 置入组织扩张器 80～125ml　C.组织扩张后静置数周　D.鼻再造，
额部创面拉拢缝合　E. 右半鼻缺损　F、G.额部组织扩张器及额部皮瓣鼻再造　H、I.术后

（四）头皮镰状皮瓣

这是一传统的鼻再造术式，较多地为原苏联学者所推荐。过去较多采用额部横形皮瓣转移，以颞部筋膜

血管为蒂,为取得足够大的额部皮瓣,皮瓣切口超过中线,到对侧额部。为保证移植皮瓣成活,先作对侧额部皮瓣延迟,并在皮瓣下植皮,以作为移植皮瓣鼻再造的衬里。该手术较多用于严重畸形的鼻全缺损。当今则较多采用耳后皮瓣,以颞部筋膜血管为蒂修复鼻部分缺损。

以带血管、筋膜的头皮为蒂,将额部、耳后皮瓣转移至鼻缺损处,待其成活后(3周)断蒂,然后将头皮缝回原处(图31-88)。该法适用于不愿在额面遗留瘢痕或额面部组织无法利用者。

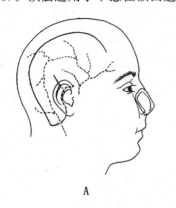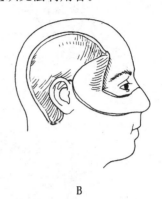

A B

图 31-88 额部镰状皮瓣移植鼻下部再造
A.设计耳后皮瓣,以颞浅血管为蒂的镰状皮瓣 B.皮瓣移植鼻再造

(五)远位皮瓣

1.皮管鼻再造 适用于头面部组织无法利用者,或者用于不愿造成额部供区瘢痕的患者。可采用上臂内侧、胸肩峰或腹部皮管移至前臂,再移至鼻部,或直接用上臂带蒂皮管修复鼻部缺损(图31-89)。

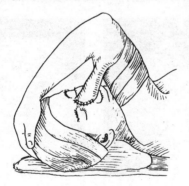

图 31-89 上臂内侧皮管鼻再造
全鼻再造皮管制备,(7~8)cm×12cm。第一次制备皮管,第二次皮管转移至鼻梁区,第三次切断上臂皮管蒂部行鼻再造

肩胸部及上臂皮管移植后,颜色强于腹部皮管。经前臂将腹胸部皮管携带转移需行4次手术。第一次是肩胸部或腹部皮管成形;第二次为皮管一端跳接在前臂;第三次是腹部另一端皮管断蒂,经手臂带至鼻部,上臂则于此时用石膏帽固定于头部;第四次为上臂部皮管断蒂,铺开后皮管覆盖于鼻部缺损创面。此法手术次数多,与额部皮瓣鼻再造相比,颜色并不十分理想,但对白色人种,该手术仍是良好选择。该法术后外形臃肿,可再进行一次手术将皮瓣修薄。其主要适应证是外伤或烧伤后期的鼻尖、鼻背缺损,有较好的鼻支架,但周围组织条件较差,邻近皮瓣的血管蒂可能受损,或缺乏良好的受区血管供显微游离移植之用。

2.游离皮瓣 Ohmori等(1979)报道应用带第2跖骨的游离足背骨肌皮瓣进行全鼻再造(图31-90)。这是一个设计良好的手术,但是术后颜色丑陋,而且移植跖骨不易塑形,供区损害较大。对于东方人而言,前臂游离皮瓣移植全鼻再造是一良好选择。笔者进行了数十例前臂皮瓣游离移植鼻再造,手术方法简单易行,皮瓣易于塑形,易于成活,供区损害不大,可用游离植皮修复。其缺点是再造鼻的颜色与额部皮瓣相比,仍不令人满意。但手术后2年,皮瓣的颜色会逐渐变浅,与周围皮肤相近(图31-91、图31-92)。近年来有应用腹部或前臂预制皮瓣,即在腹部或前臂预制一个需修复的鼻外形皮瓣,内植入衬里及软骨或骨性支架,然后将预制皮瓣经血管吻合游离移植至鼻缺损处。

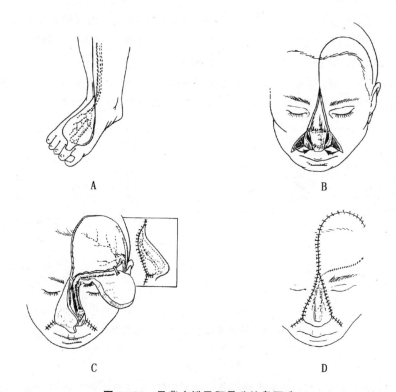

图 31-90　足背皮瓣及跖骨移植鼻再造

A.足背供区　B.面部受区制造鼻腔衬里　C.足背皮瓣血管与颞浅血管吻合　D.手术完成

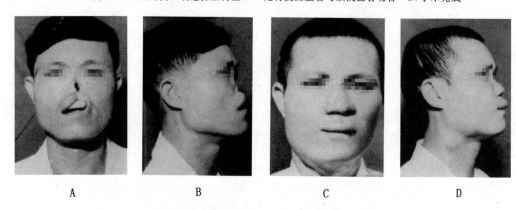

图 31-91　前臂游离皮瓣移植鼻再造之一

A、B.走马牙疳后遗症,鼻缺损及唇颊缺损术前　C、D.前臂游离皮瓣移植鼻再造及唇颊缺损修复术后

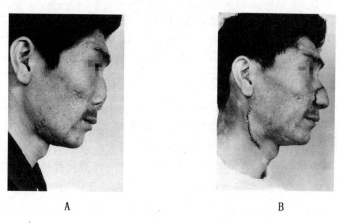

图 31-92　前臂游离皮瓣移植鼻再造之二

A.男性,30 岁,鼻部分缺损　B.前臂游离皮瓣移植鼻再造,术后 1 周,桡动脉及头静脉与甲状腺上动脉、颈外静脉吻合

第十一节　歪鼻畸形

歪鼻(deviation of nose)的病因有先天性的,亦有后天外伤引起的。根据其不同的歪斜方向可分为"C"型、"S"型和侧斜型歪鼻(图 31-93)。"C"型歪鼻主要是鼻骨及鼻中 1/3 的侧向歪斜,鼻尖基本位于中线;"S"型歪鼻主要是鼻骨及鼻中 1/3 呈相反方向歪斜,而鼻尖仍位于中线上;侧斜型歪鼻则整个鼻部均歪斜偏离中线。歪鼻畸形术前应判断造成歪斜的原因,"C"型及侧斜型歪鼻常常仅是鼻骨错位愈合所致,而"S"型歪鼻多半伴有鼻中隔软骨歪斜。

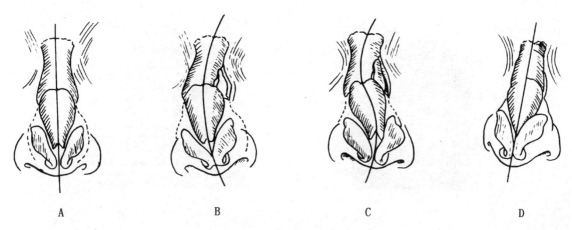

图 31-93　歪鼻畸形的分类
A.正常　B."C"型　C."S"型　D.侧斜型

手术方法:

（一）正中或旁正中鼻骨截骨

首先画出面部的中线及鼻背连线,截除过大一侧的部分骨组织或软骨组织,经过中隔整形,并将两侧鼻侧壁矫治对称,使鼻背中线位于面部中线上(图 31-94)。

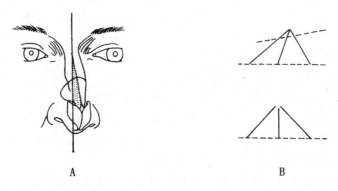

图 31-94　歪鼻纠正的几何原理

（二）鼻侧及中隔截骨

在两侧鼻上颌骨交界处截断上颌骨额突,同时中隔部截骨修整,最后将游离的上颌骨额突推向中线重新塑形。

（三）鼻中隔塑形

在歪鼻整复中若不同时矫正鼻中隔,则很难达到预期效果。作鼻中隔前缘切口,剥离和暴露鼻中隔及尾端、侧鼻软骨下部及鼻翼软骨上部,分开鼻中隔与鼻骨背侧和侧鼻软骨间的纤维连接部分。分离一侧鼻中隔之粘软骨膜,切断中隔与筛骨垂直板、犁骨的连接部,以使鼻中隔软骨整块松动。剪除过多之侧鼻软骨,使中隔复位后两侧鼻软骨的张力相等,切除过长的鼻中隔尾部,使双侧鼻前庭对称(图 31-95)。

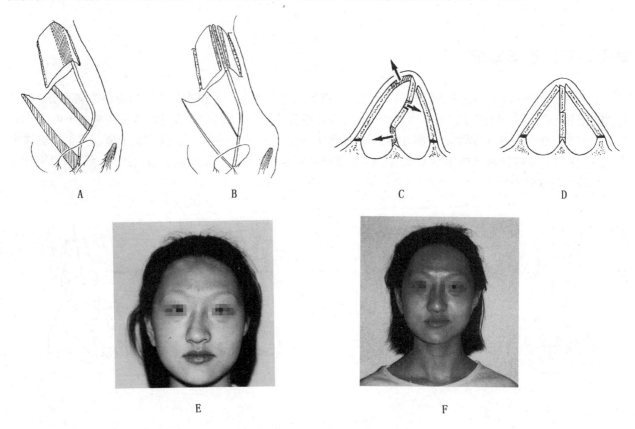

图 31-95　歪鼻纠正术

A. 鼻骨截骨部位(斜线区)　B. 鼻骨截骨后　C. 鼻中隔软骨截骨部位的选择
D. 手术结束后示意　E.16 岁女性,外伤性侧斜型歪鼻 2 年　F. 经鼻骨截骨矫正后 1 月

(四)术后固定

双侧鼻腔内填塞碘仿纱布条,使鼻中隔固定于正中位,外用胶布或印模膏固定。

第十二节　鞍鼻畸形

鞍鼻(saddle nose)是最常见的病态的鼻部畸形,表现为鼻梁的骨性和软骨部分向内凹陷,形如马鞍,鼻尖上翘,鼻孔朝前。其病因可由先天性、家族性(即种族特征)及后天获得,也可因梅毒感染、外伤或医源性引起。在西方国家,医源性鞍鼻较为多见,其中大多是由于广泛的中隔切除手术造成中隔软骨支架塌陷而产生鞍鼻畸形。国内较多见的是先天性鞍鼻。

单纯性鞍鼻仅表现为鼻梁平坦或凹陷、鼻尖支撑尚可或鼻尖表现为圆钝低平,鼻腔多无生理功能障碍。美容整形的目的只需填高鼻梁或抬高鼻尖,即可获得良好的外形。

复杂性鞍鼻除鼻梁塌陷明显外,往往伴有鼻中隔穿孔、上颌骨发育不良、鼻腔功能障碍等症状。此类畸形用简单的隆鼻手术,非但不能奏效,有时因皮肤过紧,反而会导致假体穿出、排异等,故应区别单纯性鞍鼻和复杂性鞍鼻。

值得一提的是,正常人的鼻梁可分为高、中、低鼻梁,后者表现为从鼻根部至鼻尖,整个鼻梁都较低平,是先天发育不良所致。国内隆鼻的对象中除鞍鼻外,还有相当部分的低鼻梁和中鼻梁者,通过隆鼻都能改善其容貌,增加美感。鞍鼻与低鼻梁者是隆鼻的绝对适应证,而中鼻梁者则是隆鼻的相对适应证,这一点在临床治疗中应予以重视,予以区分。

一、术前准备

在治疗鞍鼻患者前,首先需要明确两点,一是鞍鼻的严重程度,二是用何种材料充填。从理论上讲,自体骨或自体软骨是首选的,然而多年的临床经验已证实医用硅橡胶具有性能稳定、刺激性小、质地适中、便于塑形、能长期保存在组织内、不会变形等特点,以及手术操作方便、患者痛苦少、术后并发症容易处理等优点,是目前比较理想的充填材料。对鼻尖支撑良好的鞍鼻畸形,国内多采用医用硅橡胶。而 PTFE 充填具有易塑形、充填后与周围组织愈合、外观形态自然等优点,亦是一良好的充填材料。笔者对硅橡胶充填数次失败者,或形态不良的患者,选用阔筋膜移植,手术后效果也十分满意。

对那些伴有鼻尖圆钝低平或复杂性鞍鼻患者来说,如果用"L"形硅橡胶充填鼻部皮肤软组织张力较大者,宜选用自体软骨或自体骨移植,因为医用硅橡胶在有张力的情况下,易出现皮肤穿孔、破溃等并发症。

在明确上述两方面情况后,医患一起进行术前电脑设计,供术者及受术者参考。

二、手术方法及术后并发症

(一)单纯性鞍鼻矫正术

1.切口设计

鼻内切口:切口隐蔽,无明显瘢痕,术中出血少。

鼻外切口:手术操作方便,可抬高鼻尖皮肤,远期瘢痕不明显。

2.植入体定位 画出眉间至鼻尖的纵轴线、眉头与内眦连线中点的水平线,两线相交处即为植入体的上缘,植入体的宽度应根据患者鼻的长宽度及脸型而定(图 31-96)。

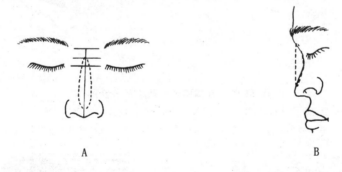

A   B

图 31-96 鞍鼻整形术前设计

3.分离 经切口用细长剪刀沿鼻背软骨表面潜行分离,用骨膜剥离器将鼻骨骨膜分离,以保证植入体位于鼻背筋膜的深层。分离范围上达鼻根部,下至鼻尖,两侧根据植入体宽度而定,应稍大于植入体宽度,以植入后软组织无过大张力为度。若植入"L"形物质,则需将鼻翼软骨内侧脚后方分离直至前鼻棘,分离完毕即可植入(图 31-97、图 31-98,彩照 57)。

4.术后固定 单纯性鞍鼻术后可不用任何固定。

(二)复杂性鞍鼻矫正术

本文所指的严重鞍鼻实际上是面中 1/3 发育不良,伴有鞍鼻,俗称"碟形面孔"。

术前应对鞍鼻的严重程度有充分的估计,尤其应行细检查鼻腔衬里粘膜是否有缺少甚至缺如。

对鼻腔衬里完全缺如的患者,可采用赝复体,撑入鼻腔内以抬高鼻尖、鼻梁。

对鼻腔衬里粘膜缺少或紧张的病例,手术采用梨状窝植骨及鼻背植骨。采用鼻尖鸟形切口和唇龈沟联合入路,取髂骨一块备用。鼻尖鸟形切口沿鼻翼软骨、鼻中隔软骨条分离,显露鼻骨和上颌骨鼻突。在鼻骨边缘上 1~1.5cm 处弧形切开鼻骨膜,并向下掀起以延长鼻衬里粘膜,待鼻衬里和鼻内层软组织位置下降,达到设计的位置。唇龈沟入路,将塑成"L"形的髂骨植入,上端固定于鼻骨,下端固定于鼻前嵴。鼻皮肤复位缝合,鼻背部打钉固定,并在梨状窝植入"山"形骨片,钢丝固定,缝合唇龈沟粘膜。

(三)鞍鼻术后并发症

鞍鼻整形是最为常见的手术,手术后并发症也十分多见。笔者曾为 1 例经过 8 次手术的患者进行再一次

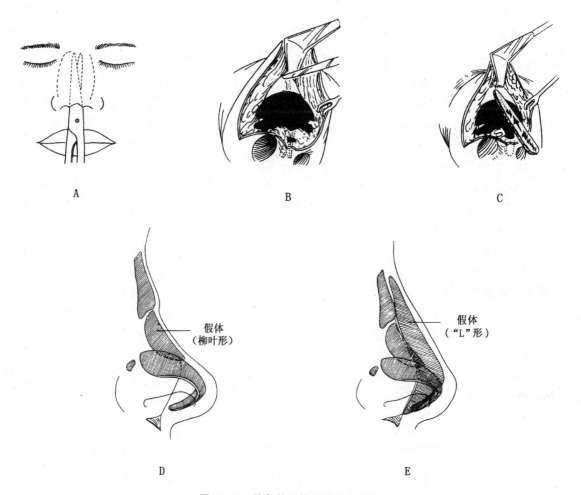

图 31-97 鞍鼻整形的两种手术步骤

A.取一侧鼻孔缘切口,用骨膜剥离子及剪刀分离鼻骨骨膜,造成假体腔隙,安放假体

B、C.取鼻尖海鸥形切口,分离鼻背骨膜,置入假体 D、E.安放柳叶形或"L"形假体

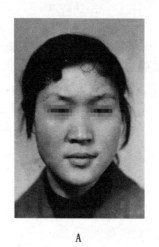

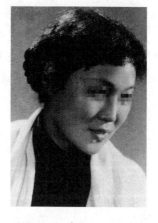

图 31-98 鞍鼻整形术

A.术前 B.术后

整形,出现假体滑脱、注射假体破溃及假体形态不良等并发症(彩照 58、彩照 59、彩照 60)。

第十三节　驼峰鼻畸形

驼峰鼻(hump nose)多系先天性鼻骨发育过度造成，少数与外伤后鼻骨错位愈合或后期骨痂增生有关，中国人驼峰鼻畸形的发生率远低于白色人种。

一、临床表现

驼峰鼻轻者仅表现为鼻梁部棘状突起，主要位于鼻骨下端与侧鼻软骨交界处。重者表现为鼻梁部宽大，有成角突起，常伴有鼻尖过长并向下弯曲，似"鹰嘴"样畸形。若同时伴有卜颌骨颏部发育不良或鼻额角过大，则在视觉感官上会明显加重驼峰鼻的程度。

二、术前准备

除必要的常规检查外，医生应对患鼻进行仔细的测量设计。先在鼻根至鼻头顶部下方2mm处画连线，连线前份即为手术需切除的骨性及软骨组织，再推动鼻尖使鼻唇角达到90°～100°左右，将其与静止鼻尖位之差距标明，即为将要缩短的鼻尖长度，也就是将要切除的中隔软骨前端的量。手术前务必与患者共同商讨设计手术方案，首先在电脑上显示患者的侧位像，医生将设计方案输入，经电脑处理即可显示患者的术后外观，在与患者达成统一意见后，用美蓝将上述设计线标于鼻背相应部位。

三、手术方法

（一）切口

国外多用鼻内切口，手术不在明视下，操作较难。由于鼻外切口具有术野暴露充分、操作方便等优点，国内多采用鼻外切口，但会遗留鼻尖瘢痕。

（二）潜行分离

用小弯剪自切口插入，将鼻背所有的可动部分与固定部分潜行分离，即将鼻翼软骨、侧鼻软骨、中隔软骨上端与其表面的皮肤分离，然后用骨膜剥离器将鼻骨与其表面的骨膜、肌肉、皮肤分离，并与其深面的粘膜分离(图31-99)。浅面分离范围：上端分离至鼻根部，两侧分离至上颌骨额突。

（三）截除驼峰

用骨凿将术前标记的突起的鼻骨、侧鼻软骨截除，然后用骨锉将截面锉平(图31-100)。如果是很轻度的驼峰，可直接用骨锉锉平，亦可用骨剪剪除驼峰(图31-101)。

（四）缩窄鼻背

用骨膜剥离器将上颌骨额突与其表面的骨膜等软组织分离，然后用电动或气动来复锯或骨凿在鼻面交界处将上颌骨额突锯断，同时横形截断鼻骨上方骨组织。应尽可能截在上颌骨额突起始部，以防台阶形成。若形成台阶，可部分截骨消除台阶，然后用双拇指将上颌骨额突推向中线(图31-102)。

如果患者的鼻基部不宽，也可采用Skoog的方法，将截除的驼峰表层片切去除后重新利用回植鼻背(图31-103)，或植入薄层硅胶鼻模以塑造鼻背形态。

（五）修整鼻下部畸形

如果同时伴有鼻下部过长，可解剖出侧鼻软骨的下端，适当地切除一部分。若有鼻尖下垂，可在鼻翼软骨内侧脚的后面将鼻中隔软骨的前端适当地切除一部分，然后缝合切缘两侧的鼻小柱与鼻中隔。合并有鼻翼过宽大者，可将鼻翼软骨的上缘、外侧缘切除一部分。若鼻尖过低，可用被截除的鼻骨或软骨充填支撑。

（六）术后固定

术后固定在驼峰鼻治疗过程中非常重要。固定正确可以保持手术预期的效果，相反将影响效果或出现继发畸形。因此固定的原则是鼻内、鼻外均匀加压，以保持其设计的良好外形，防止继发畸形的产生。固定的方

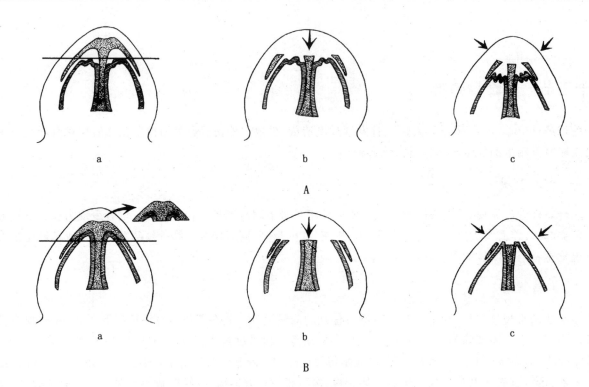

图 31-99　驼峰鼻修整

A、B. 显示不同条件下作鼻整形的方法　a. 截除鼻背驼峰　b、c. 缩狭鼻背的方法

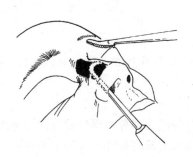

图 31-100　驼峰鼻锉平

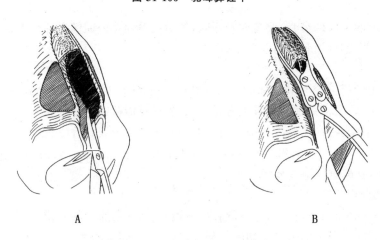

图 31-101　驼峰鼻剪除驼峰

A. 剪除突出之鼻中隔软骨　B. 凿去高出的鼻骨峰背

法详见本章第三节的"术后处理"。

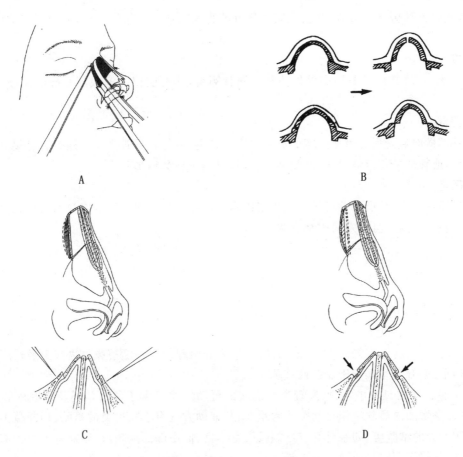

图 31-102　缩窄鼻背,治疗驼峰鼻

A.在两侧鼻内切口,经梨状孔的上颌骨鼻突凿骨　B.凿骨后截面观　C.凿去驼峰鼻背,缩狭鼻背后　D.截骨时有骨嵌入

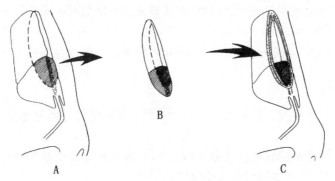

图 31-103　削去驼峰,再植部分鼻骨,矫正畸形

第十四节　阔鼻畸形

　　阔鼻(platyrrhiny)的病因有家族遗传的,如眶距增宽症,有外伤造成的,也有因医源性即不妥的鼻整形术后继发畸形。后两者造成的阔鼻,其常见特点是具有较大的上颌骨额突,且两侧鼻外侧壁的位置相距过远,在中线的结合是宽而平的骨板、骨痂及纤维组织,外观鼻梁宽阔,形似蛙鼻。

　　手术方法:

(一)旁正中截骨

于鼻梁中线两侧骨定点,其两点间距为将阔鼻的鼻梁部分修整为理想鼻梁所需缩窄的量,将两点与鼻底垂直画线,沿两垂线行鼻旁正中截骨,并去除其中部分的骨组织或纤维结缔组织,必要时可去除过多的鼻背皮肤软组织。

(二)鼻侧截骨

与治疗驼峰鼻一样,在两侧鼻面交界处截断上颌骨额突,尽可能使两侧截断基部的上颌骨额突大小对称。

(三)横向截骨

鼻骨上方基部横向截骨后方可使过宽的鼻骨块完全游离,方能将鼻骨推向中线。若鼻梁高度不够,可用术中截除之骨块,或其他部位自体骨,或硅胶鼻模充填,以纠正鞍鼻畸形。

(四)术后固定

术后可用贯通缝合固定,由于截骨线处的骨组织术后可能被外侧瘢痕组织牵拉而造成阔鼻畸形复发,因此,固定时应适当矫枉过正,且固定时间至少要 10 天。

第十五节　短鼻畸形

短鼻(short nose)的病因有先天性的,或由外伤、感染等引起的。轻度短鼻仅表现为鼻长度过短,重度短鼻可伴有鞍鼻畸形,亦有人将其归于复杂性鞍鼻。

在延长整个鼻长度的过程中,人们发现鼻外皮肤的可动度明显大于鼻内粘膜及前庭皮肤的可动度,因此,短鼻治疗中设法增加内鼻软组织可动度非常重要,其辅助方法有去除过突的鼻嵴、切断鼻中隔降肌、潜行广泛分离上唇龈沟处的粘膜等。如果合并有上颌骨发育不良、面中部凹陷畸形,则需将上颌骨前移;如果外鼻皮肤不够,可考虑额部带蒂皮瓣或游离植皮等。

(一)鼻中隔软骨前移

鼻中隔软骨前移适用于轻度短鼻。作鼻外切口或在鼻前庭中隔软骨下缘作纵形皮肤切口,贯通至对侧鼻前庭,潜行分离中隔粘软骨膜,取中隔上缘软骨片一条,宽约 3～4mm,切记不能取得太宽,以免供区出现鞍鼻畸形。切开鼻两侧软骨与中隔软骨相连处,使其下移,将切取之中隔软骨块植入中隔软骨下端,褥式缝合固定。

(二)鼻中隔复合瓣转移

鼻中隔复合瓣转移适用于鼻尖上翘的短鼻。设计一蒂在鼻前庭上方的复合瓣,向上转移增加鼻尖长度。

(三)唇颊沟粘膜瓣转移

唇颊沟粘膜瓣转移适用于鼻内软组织张力大的短鼻。设计两个蒂在中部的唇颊沟粘膜瓣,向上经软组织隧道增加鼻中隔软组织的量,此法亦可治疗鼻中隔穿孔。

(四)"L"形自体骨移植同时行粘膜松弛切口

"L"形自体骨移植同时行粘膜松弛切口适用于重度短鼻。取"L"形自体肋软骨或髂骨备用。广泛分离鼻背的可动部分,上至鼻根,下至唇龈沟,两侧至眶下。于两侧鼻骨背侧骨膜处作与鼻纵轴垂直切口,松解鼻骨骨膜,同时在鼻骨深面粘骨膜上作垂直切口,以松解鼻内软组织。鼻内松弛切口位置应尽量向上后,以便暴露的创面位于狭窄的三角沟内,不会出现中隔穿孔或瘢痕蹼而影响外形。

(五)术后固定

用贯通褥式缝合法固定"L"形植入体。固定时间为 10 天。

(谭晓燕、王炜、穆雄铮、郝新光、张涤生)

参考文献

〔1〕王大玫.美容外科简明手术学.昆明:云南科学技术出版社,1988.174～203

〔2〕宋儒耀,方彰林.美容整形外科学.北京:北京出版社,1992.269～305

〔3〕张为龙,钟世镇.临床解剖学丛书.北京:人民卫生出版社,1988.226～244

〔4〕张涤生,赵平萍.实用美容外科学.上海:上海科学技术出版社,1990

〔5〕张涤生,冷永成.整形外科手术图解.南京:江苏科学技术出版社,1995.300～331

〔6〕武汉医学院.耳鼻咽喉科学.北京:人民卫生出版社,1979.1～61

〔7〕萧玉峰.耳鼻咽喉科手术图谱.北京:人民卫生出版社,1992.155～227

〔8〕董昌林,方彰林.美容整形外科彩色图谱.北京:北京出版社,1992.109～172

〔9〕Bingham. Hawke Kwok. Atlas of Clinical Otolaryngology. Mosly Year Book. 1992. 89～127

〔10〕Jan A. Schwab, Wolfgang Pirsig. Complications of septal surgery. Facial Plastic Surgery. 1997. 13(1):3～13

〔11〕Joseph G. McCarthy. Plastic Surgery. W. B. Saunders Company. 1990. 1785～2004

〔12〕Rodolphe Meyer. Secondary and functional rhinoplasty. Grune & Stratton. 1988. 1～372

〔13〕Walter E. Berman. Rhinoplastic Surgery. The C. V. Mosby Company. 1989. 3～362

第三十二章　耳郭整形与美容

第一节　应用解剖

耳郭位于头颅两侧,左右对称,其上端与眉上的水平线齐平,下端位于经过鼻底的水平线上,与颅侧壁约构成 30°角。

耳郭分前外侧面与后内侧面,两侧面皮肤中间夹以薄而具有弹性的软骨支架。耳郭前外侧面皮肤很薄,皮下组织少,与软骨膜紧密粘连;后内侧面的皮肤稍厚,与软骨间有少量较松的皮下组织相隔,因此较为松动。耳郭软骨由黄色弹性纤维软骨板组成,其表面不平,形状与耳郭外形相似,仅耳垂处无软骨。

耳轮为耳郭卷曲的游离缘,其上方稍突起的小结节为耳轮结节,也称达尔文结节(Darwin's tubercle)。耳轮向前终止于耳轮脚,耳轮脚几乎呈水平方向位于外耳道口上方。耳轮前方有一与其大致平行的隆起,称对耳轮。对耳轮逐渐向上、向前分成二叉,分别称为对耳轮上脚和下脚,两脚之间的凹陷称三角窝。耳舟为耳轮与对耳轮之间的一长沟。对耳轮前方较大的凹陷部称耳甲,耳甲被耳轮脚分为上、下两部分,上部分称耳甲艇,下部分称耳甲腔。耳甲腔前面为外耳道口,其前外方有一小三角形突起称耳屏。在对耳轮的前下端,与耳屏相对处有一隆起称对耳屏。耳屏与对耳屏间的凹陷称耳屏间切迹。耳垂在耳郭的最下端,无软骨组织,仅由皮肤及皮下脂肪组织构成。耳郭各部的名称如图 32-1 所示。

耳郭软骨借韧带固定于颞骨上,主要有耳前韧带和耳后韧带。耳前韧带起自颞骨颧弓根部,止于耳轮和耳屏软骨板;耳后韧带起自乳突,止于耳郭后面的耳甲隆起。

耳郭的肌肉可分为耳外肌和耳内肌。耳内肌为细小的横纹肌,一般有 6 块。耳轮大肌、耳轮小肌、耳屏肌和对耳屏肌位于耳郭的前外侧面;耳横肌和耳斜肌位于耳郭的后面。耳外肌有 3 块,即耳上肌、耳前肌和耳后肌。耳上肌始于帽状腱膜,连接于耳郭后上面,它可提拉耳郭向上;耳前肌亦始于帽状腱膜,止于耳轮脚的前下部,它牵拉耳郭向前;耳后肌始于乳突,连接耳郭后的耳甲腔隆起,它牵拉耳郭向后。耳肌的运动受面神经支配。一般认为人类的耳外肌属退化性肌,活动甚微,功能几乎完全丧失。但目前这种看法正在改变,作为器官的一个组成要素,它们在维持耳郭的位置及预防其下垂方面均起着一定的作用。

耳郭的血液供应十分丰富,来自颈外动脉的颞浅动脉、耳后动脉和枕动脉。颞浅动脉分出 3～4 个耳前支,供给耳郭前面、耳和外耳道一部分血液(图 32-2)。

耳后动脉沿耳郭根部上行,发出数个耳后支分布于耳郭后内侧面(图 32-3);另外亦发出数条分支,分别穿过耳轮、三角窝、耳甲艇等处的软骨至耳郭的外侧面。枕动脉也常发出分支分布于耳郭后内侧面。

耳郭的静脉较细小,位于动脉浅面,在三角窝等处形成静脉网,最后汇集成数条耳前静脉,注入颞浅静脉。耳郭后内侧面的静脉,汇成 3～5 条耳后支,注入耳后静脉。

耳郭的淋巴结,少数汇入腮腺淋巴结。耳郭后内侧面的淋巴,大部分汇集于耳后淋巴结。

耳郭的神经分布非常丰富,有些区域受双重神经支配。来自颈丛的耳大神经为耳郭的主要感觉神经。耳大神经从胸锁乳突肌后缘中点穿入皮下浅层,沿颈侧方上行,于耳垂水平高度发出耳前支和耳后支。耳前支行走于耳郭前外侧面,分布于耳舟、耳轮中部、对耳轮、三角窝尖部、耳甲艇、耳轮脚的一部分和耳屏切迹下方的耳垂皮肤。耳后支则分布于耳郭后内侧面中部的皮肤。耳颞神经来自三叉神经的下颌支,它发出 3～4 支分支,分布于耳郭前外侧面上部分的皮肤。耳郭后内侧面上部分的皮肤则由枕小神经的分支分布。面神经的耳支和迷走神经的耳支亦分布于耳甲和三角窝等处。总之,耳郭的神经分布很复杂,迷走神经、面神经、耳颞

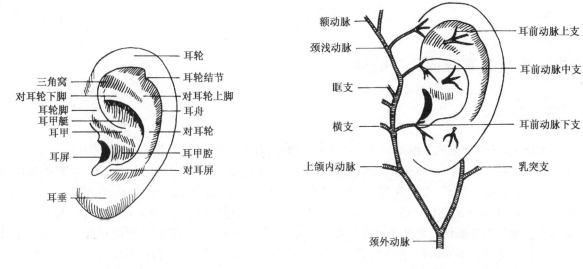

图 32-1　耳郭外形及各部名称

图 32-2　耳郭的动脉（前外侧面）

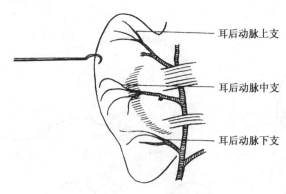

图 32-3　耳郭的动脉（后内侧面）

神经、耳大神经等在耳甲艇、耳甲腔和三角窝等处形成稠密的网；神经纤维在真皮、皮下、毛囊、软骨膜等处形成多种感觉末梢，即游离神经末梢、毛囊神经冠、梭形神经末梢和环层小体（图 32-4）。

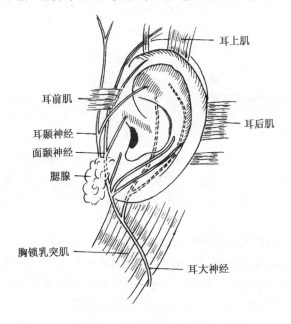

图 32-4　耳郭的神经分布

第二节 胚胎发育障碍与耳畸形

一、耳郭的胚胎发育

在胚胎学上,耳郭是由第一鳃弓(下颌弓)和第二鳃弓(舌骨弓)组织衍化而来(图 32-5A)。

在第 6 周的胚胎(11mm,38 天),围绕着下颌弓和舌骨弓的光滑表面,开始出现 6 个小丘状隆起(Hillocks),3 个小丘出现于下颌弓尾部,3 个小丘出现于舌骨弓头部(图 32-5B)。

至 6 周末,6 个分开的小丘开始融合(图 32-5C、D),其位置也从最初的腹侧向背外侧方向移动。

虽然小丘和耳郭各部结构形成之间的关系相当模糊,有人甚至认为小丘仅为暂时现象,因为它们在无耳郭的爬行类和鸟类动物中亦出现,但多数研究似乎表明小丘和耳郭各部分结构的形成有一定的联系。一般认为,来自下颌弓的 3 个小丘形成耳轮前缘小部分、耳轮脚及耳屏,来自舌骨弓的 3 个小丘形成耳轮后缘大部分、对耳轮及耳垂(图 32-5E)。位于两弓之间的第一鳃沟则形成外耳道。

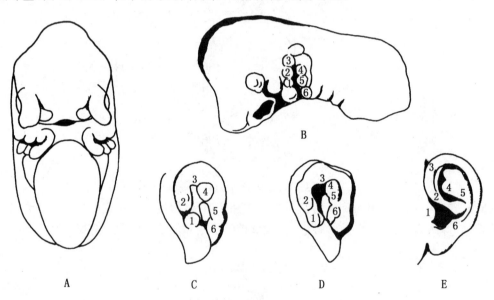

图 32-5 人类耳郭发育(Arey)

A.胚胎前面,长 12.5mm   B.侧面,11mm   C.侧面,13.5mm   D.侧面,15mm   E.侧面,成人

二、胚胎发育障碍与耳颌畸形

耳郭仅是第一、二鳃弓组织生长的一部分。除耳郭外,由第一鳃弓衍生的结构有上颌骨、下颌骨、颧骨、锤骨头、砧骨体、蝶下颌韧带、鼓膜张肌、腭帆张肌、二腹肌前腹、下颌舌骨肌、咀嚼肌、三叉神经等。由第二鳃弓衍生来的结构有颞骨茎突、锤骨柄、砧骨长突、镫骨、舌骨小角、茎突舌骨韧带、镫骨肌、茎突舌骨肌、二腹肌后腹、耳肌、表情肌、面神经等。

人类面部生长发育最迅速的时期发生在胚胎第 48 周末,这个时期也是产生发育畸形的关键时期。在人类胚胎 39 天的腹侧面,左右耳区域占有相当大的表面,其间只有很小的组织间隔,而下颌骨和有关的软组织将由此衍生。此时的胚胎,该两区域组织上的相似,使它们能对任何病原体、遗传因素或其他因素产生共同的影响,致使耳面颌部常同时存在畸形。这样的畸形习惯上称之为第一、二鳃弓综合征。

第一、二鳃弓综合征包括外耳、中耳、下颌支和髁状突、颧弓和颧骨的畸形,颞骨除岩部外亦常被累及,咀嚼肌、表情肌、腮腺和舌也会受到不同程度的影响,有时伴有面神经麻痹等,也可能有附耳、耳前窦道等。该综合征常常为单侧不对称性,偶尔亦有双侧性,但常以一侧更明显。

临床学家常根据某一突出的症状,或其本人在某方面的特殊兴趣而给予某疾病相应的名称和治疗。譬如文献中对第一、二鳃弓综合征就出现许多名称(表 32-1)。

表 32-1　第一、二鳃弓综合征和各种名称

使用鳃弓的名称	形态的名称	病因的名称
第一鳃弓综合征 the first branchial arch syndrome (Stark,1962)	半面短小症与小耳畸形 hemifacial microsomia and microtia (Braithwaite,1949)	面部发育不良 necrotic facial dysplasia (Keith, 1909)
第一、二鳃弓综合征 the first and second branchial arch syndrome(Grabb,1965)	耳下颌发育不良 otomandibular dysostosis (Francois, 1961)	先天性耳发育不良 inheritable auricular hypoplasia (Hanhart,1949)
耳鳃发育不全 auriculobranchiogenic dysplasia (Garonni,1971)	半侧小颌,小耳综合征 hemignathia and microtia syndrome(Stak, 1962)	子宫内面部坏死 intrauterine facial necrosis (Walker,1961)
口-下颌-耳综合征 oral-mandibular-auricular syndrome (Stark,1962)	半面短小症 hemifacial microsomia(Gorlin,1964)	
颅耳综合征 otocraniocephalis syndrome (Pruzansk,1971)	颅面短小症 craniofacial microsomia (Converse,1973)	耳颞下颌发育不良 temporoauromandibular dysplasia (Meulen,1983)

第一、二鳃弓综合征的命名易和另外一些由于第一、二鳃弓发育障碍引起的综合征(如 Treacher-Collins 综合征)相混淆,且第一、二鳃弓综合征中累及的颞骨大部分也并不来源于鳃弓组织。Gorlin 和 Pindborg 回顾文献上各种名称,根据患者外耳畸形、上下颌发育不全、半侧面部短小等特点,提倡应用"hemifacial microsomia"这一名称,即半面短小症。Converse 赞同 Gorlin 的意见,但考虑到该综合征尚有颅骨畸形,也有双侧性等因素,因此他对单侧者应用单侧颅面短小症或单侧颅面短小综合征(hemicraniofacial microsomia)的名称,对双侧者则用双侧颅面短小症(bilateral craniofacial microsomia)这一名称。目前欧美文献上普遍应用 hemifacial microsomia 这一名称,简称 HFM。

由于来自第一、二鳃弓的组织累及程度不同,HFM 的表现形式多种多样。许多患者耳畸形最突出而颌畸形不明显,相反也有颌畸形突出而耳畸形较轻的病例(图 32-6)。

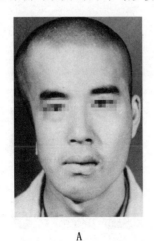 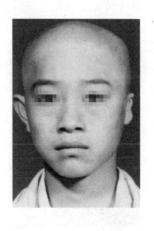

A　　　　　　　　　　　　　　　　B

图 32-6　单侧颅面短小症
A.右小耳,右颌畸形　B.左小耳,伴轻度颌畸形

还有不少患者存在于这两个极端之间,因此,在进行耳再造时要全面考虑。小耳畸形是 HFM 的一部分,除耳畸形之外,对于面部不对称者也要仔细估量颅颌面部骨和软组织的发育情况,制订全面合理的治疗计

划。

三、先天性耳郭畸形的分类

先天性耳郭畸形无论从病理或是从临床表现而言,都是变化多端的。为了治疗方法选择上的方便,可将其分为下列几类。

1.全耳郭畸形　是以整个耳郭的畸形或缺如为特征,如小耳畸形综合征。表现为整个耳郭畸形,伴有外耳道及颌骨畸形。

2.上耳郭畸形　是以上半耳郭的畸形为主,也可伴有耳郭其他畸形,如招风耳畸形、杯状耳畸形、猿耳畸形、隐耳畸形、贝壳耳畸形等。在治疗上,往往通过上半耳郭的整形即可达到目的。

3.下耳郭畸形　是以下半耳郭畸形为主,但也可同时伴有上半耳郭畸形,如裂耳畸形、耳垂畸形等。

4.其他　包括附耳、耳前瘘管等。

第三节　小耳畸形综合征

一、发生率与发病原因

(一)发生率

小耳畸形综合征(microtia syndrome),在国内有人称为先天性小耳畸形,该名词易与单纯性小耳畸形(abnormally small ears)相混淆。小耳畸形是耳郭先天性发育不良,常伴有外耳道闭锁、中耳畸形和颌面部畸形。其发生率因种族不同而有区别,国外文献上报道的发生率为1∶20 000～1∶2 000,一般认为在1∶7 000左右,在玻利维亚和日本要高一些。在我国,1978年中国福利会刘兴国报告的发生率为1∶3 439。男性多于女性,男女比例约为2∶1。以右侧畸形较多见,双侧者在10%左右。

小耳畸形综合征按耳郭发育情况可分为3度。

Ⅰ度:耳郭各部分尚可辨认,有小耳甲腔及耳道口,只是轮廓较小,耳道内面常为盲端(图32-7)。

Ⅱ度:耳郭多数结构无法辨认,残耳不规则,呈花生状、舟状和腊肠状等,外耳道常闭锁(图32-8)。

Ⅲ度:残耳仅为小的皮赘或呈小丘状,或者仅有异位的耳垂。

耳郭完全没有发育,局部没有任何痕迹的称为无耳症,极为罕见。

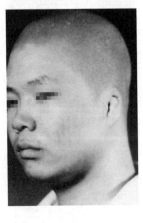　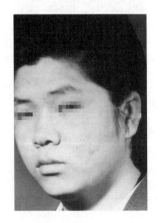

A　　　　　　　　　　B

图 32-7　Ⅰ度小耳畸形,应用一期法再造耳郭

A.术前　B.术后

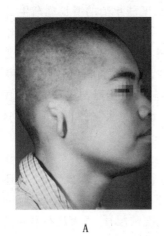
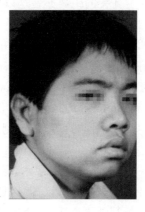

A   B

图 32-8　Ⅱ度小耳畸形,应用一期法再造耳郭

A.术前　B.术后

(二)病因

多数小耳畸形综合征患者不能发现特殊的致病因素,怀孕初期病毒性感染、先兆流产等母体因素亦可能是小耳畸形的发生原因之一。有人报道妊娠初期妇女服用镇静剂酞胺哌啶酮生下耳颌畸形的婴儿,动物实验也证明某些化学药物可能导致耳颌畸形。至于小耳畸形综合征是否有遗传因素目前尚无定论,经笔者诊治的两千余例小耳畸形综合征患者中,绝大多数患者有血缘关系的亲属中无小耳畸形者,其中还有 2 对容貌完全相同的单卵双生的孪生兄弟,一人为小耳畸形,另一人却正常。

(三)发病机制

Lockhardt(1929)首次证实小耳畸形综合征的发生与上颌动脉缺损有关。Mckenzie 和 Craig 认为最初缺损在镫骨动脉,镫骨动脉是胚胎期暂时的动脉系统,出现于胚胎的第 33 天,提供对第一、二鳃弓原基的血液供应,在胚胎发育正常的情况下,支持第一主动脉弓消失和颈外动脉发生前的关键期发育中面部的血液循环,约在胚胎 40 天时为颈外动脉系统替代。Poswillo 通过动物实验认为,在镫骨动脉形成之前发生出血、血肿形成扩散,可影响第一、二鳃弓组织分化,导致耳颌畸形。

二、耳郭再造的适应证与手术方法

小耳畸形综合征,需进行耳郭部分或全部再造。早在公元前 600 年左右,古印度的《吠陀经》中就有应用颊部皮瓣修复耳垂缺损的记载。Tagliacozzi(1597)描述了应用耳后无头发皮瓣修复耳郭上部和下部缺损。和他同时代的 Cortesi 则强调耳郭上部的修复有变皱弯曲的危险,而耳郭下部的修复效果较持久。他的这个观点至今仍是恰当的。Boyer(1822)认为对小耳畸形的治疗是切除残耳,因为当时人们认为外伤性缺损要比梅毒遗传标记体面些。Roux(1854)鉴于他同时代的人认为再造耳不可能,因此主张对耳郭缺损者配戴耳假体。

Szymanowski(1870)首次尝试全耳再造,他把皮瓣卷起来形成耳郭外形。Gilles(1920)把经过雕刻的肋软骨埋植于乳突区皮下,以后再掀起,用颈部皮瓣覆盖掀起后产生的创面,这是近代小耳畸形外科治疗的先驱。Pierce(1930)对 Gilles 的这个方法作了改进,应用游离皮片移植覆盖耳后沟处创面,在耳轮缘转移了一个细小的颈部皮管制造耳轮。此后的一段短暂时间内,一些学者曾应用异体软骨进行耳再造,因手术次数多、并发症多、美容效果差,造成当时的外科医师劝告患者不要行耳郭再造而配戴假耳。

现代应用自体肋软骨移植分期进行耳郭再造正式开始于 20 世纪 50 年代中期,Tanzer 把这一技术推向高峰。

(一)手术时机的选择

何时进行耳郭再造手术要从心理和生理两方面考虑。首先,孩子的缺陷是父母的心理负担,孩子上学后会引起同伴们嘲笑,容易影响儿童正常心理发育,因此从心理上考虑,手术越早越好,至少应在学龄前。

生理上,3 岁儿童的耳郭已达成人的 85%,儿童期耳郭生长迅速,成人时则缓慢。10 岁以后耳郭宽度几乎停止生长。耳轮至乳突的距离亦在这以后维持不变。耳郭的长度随年龄的增长逐渐生长,5～10 岁间的儿童,耳郭的长度仅比成人小数毫米,主要为软骨部分小,耳垂部分则和成人差不多。因此,此时期行耳郭再造,成年时双耳不会明显不对称。另一方面,由于耳郭位于头颅两侧,旁人不大可能同时看到双耳而像观察双眼那样进行比较,因此成年后即使双耳大小略有差别也无太大影响。手术时将再造耳做得稍大一些能使这种差别更为缩小。从肋软骨发育上考虑,一般认为 6 岁左右儿童的肋软骨已能雕刻成耳支架。国外较有影响的耳再造专家 Tanzer 和 Brent 等均认为手术年龄在 6 岁左右。我们也通过大量的再造耳郭病例,体会到 6 岁左右儿童的肋软骨,只要设计合理,能够雕刻出足够大小的耳支架。

(二)适应证

耳郭再造是一个困难、复杂的手术,目前仅能做到使耳郭的形状和正常耳大致相似,还不能使其各细微结构和软骨的弹性完全与正常耳匹配。因此,对于要求行耳郭再造,并能理解手术的困难,对结果又抱现实态度的受术者皆可进行耳郭再造手术,否则要慎重。年老体弱者宜配戴假耳,不宜施行耳再造术。

小耳畸形伴外耳道闭锁的患者,中耳锤骨和砧骨常融合和发育不全,镫骨也常有畸形,气导听力障碍明显,内耳虽也偶有轻微畸形,但骨导听力一般不受影响。双侧小耳畸形并伴外耳道闭锁的患者,一般应先考虑进行外耳道和中耳手术以改善听力。对于单侧小耳畸形并伴外耳道闭锁者,则先行耳郭再造术,以后再根据需要决定是否进行中耳手术。如技术条件许可,在耳科专家参与下,也可将耳郭再造和中耳手术全在一次手术中完成。

(三)耳支架材料的选择

适当的耳支架对进行满意的耳再造是个关键。半个多世纪以来,人们已应用过新鲜或保存的异体肋软骨和异种软骨作为再造耳支架,虽偶有成功的病例,终因吸收率高而未被普遍应用;也有人应用过新鲜或保存的异体耳郭软骨,取材上的困难和效果不确定,亦使其不可能被广泛应用。

硅橡胶因其组织相容性能好,在 20 世纪 60～70 年代曾被一些学者应用,其有减少痛苦、不吸收变形等优点。由于耳郭结构不平,覆盖的皮肤组织较薄,因此手术后不断有支架外露脱出等并发症出现,目前已很少有人应用。

有些学者曾应用健侧耳甲软骨或残耳软骨加健侧耳甲软骨进行部分耳再造甚至全耳再造,但多数人不能重复他们的手术方法,认为量不够。笔者的经验也认为量不够,且无法维持形状。也有人应用半月板软骨作为支架,这在取材上显然是不可取的。

应用自体肋软骨作为耳支架目前认为是最可靠和可取的方法。Tanzer 和 Brent 成功的关键之一就是坚持应用自体肋软骨,并取得了良好的效果。

(四)手术方法

耳郭再造手术方法很多,主要有分期手术法和一期手术法两种。Tanzer 的分期耳郭再造方法,经他本人的不断改进,从原来的 6 次手术完成耳郭再造,变更到为多数人接受的 4 次手术完成耳郭再造,即耳垂移位、切取雕刻肋软骨支架和埋植于乳突区皮下、掀起耳郭耳后植皮、耳屏和耳甲腔再造。每次手术间隔 1 月至数月不等。Brent 革新了 Tanzer 的技术,他把切取雕刻肋软骨支架和埋植于乳突区皮下放在第一次手术中完成,而把耳垂移位放在以后,这样避免了因耳垂移位产生的瘢痕影响立体支架与皮肤的贴附。日本 Fukuda 等把耳郭再造分两次手术进行,第一次手术将耳垂移位,切取雕刻、埋植肋软骨,加深耳甲腔和再造耳屏;6～12 个月后再行第二次手术,把耳郭从颅侧壁掀起,耳后和乳突区创面行游离皮片移植,完成耳郭再造。

一期法耳郭再造的手术方法又可分为:应用颞浅动脉筋膜瓣翻转覆盖耳支架,筋膜瓣表面植皮的方法;设计一个蒂在前的乳突区耳后皮瓣覆盖软骨支架的前面,用由该皮瓣延伸出来的一个皮下组织瓣覆盖软骨支架的后面,再在耳后创面上游离植皮;也可设计一个蒂在前的乳突区耳后皮瓣,再在皮瓣创面下方掀起一个皮下组织蒂的筋膜瓣,将软骨支架夹于两瓣之间,再在筋膜瓣表面植皮等。一期法有省时、经济、再造耳有一定的立体感等优点。

分期法与一期法的不足之处在于:耳后乳突区皮肤量不够应用,有时还要带上一些毛发。近年来发展起来的一个能有效再造耳郭的新方法是应用皮肤扩张法,它能解决再造耳郭时耳后乳突区皮肤量不足的问题,使再造耳的立体感更为突出。

三、分期法耳郭再造术

(一)Tanzer 四期耳郭再造术

1.耳垂向后横位移位。

2.切取肋软骨,雕刻形成耳支架后埋植于乳突区。

3.掀起耳郭,创面游离皮片移植。

4.耳屏和耳甲腔再造。

Tanzer 四期耳郭再造术示意见图 32-9。

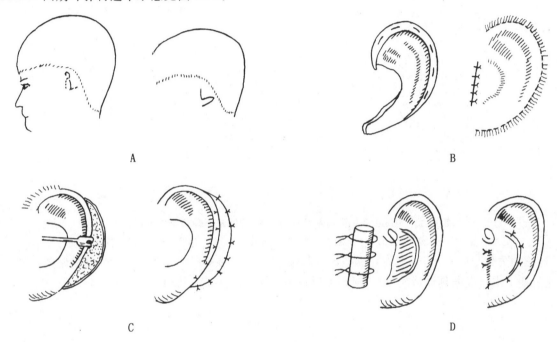

A

B

C

D

图 32-9　Tanzer 四期耳郭再造术示意

A.第一期手术　B.第二期手术　C.第三期手术　D.第四期手术

(二)Brent 耳郭再造术

第一期手术为整个耳郭再造的最主要步骤,包括从对侧胸壁切取肋软骨与雕刻形成耳支架(图 32-10)。

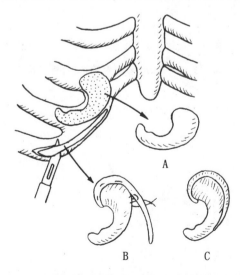

A

B　　C

图 32-10　Brent 耳郭再造术第一期手术:切取肋软骨与雕刻耳支架

A.支架的主体部分　B.以第 8 肋软骨作耳轮缝合于支架主体　C.雕刻拼接好的耳支架

由前向后分离乳突区皮肤,制成囊腔并插入肋软骨耳支架(图 32-11)。

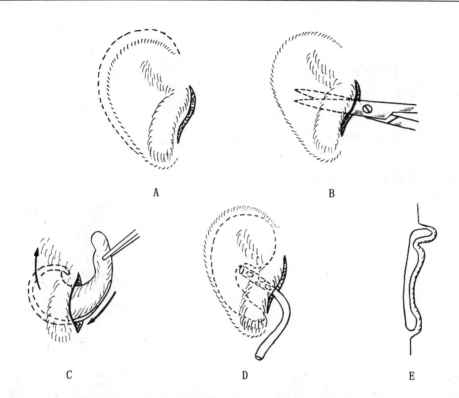

图 32-11 Brent 耳郭再造术第一期手术:分离皮下口袋与插入耳支架

A.耳前切口 B.分离皮下口袋 C.插入软骨支架 D.放入引流管 E.用油纱布充填耳郭凹陷部分

另外三期为较小的手术,分别为耳垂移位(图 32-12)、再造耳屏(图 32-13)和从颅侧壁掀起耳郭(图 32-14)。此三期手术可根据具体情况单独进行,或以各种不同的方法结合进行。

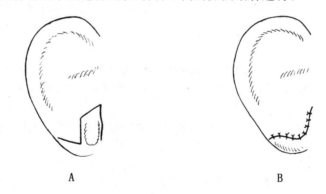

图 32-12 Brent 耳郭再造术:耳垂移位

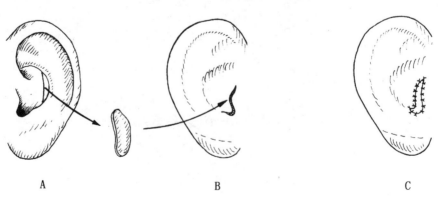

图 32-13 Brent 耳郭再造术:用健侧耳甲软骨移植,耳屏再造

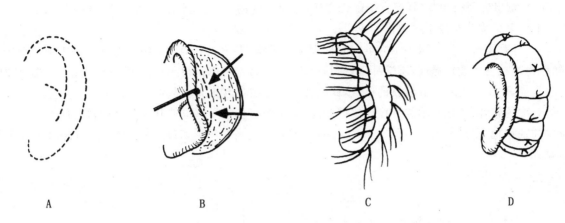

图 32-14 Brent 耳郭再造术:从颅侧壁掀起耳郭,耳后植皮

四、一期法耳郭再造术

(一)术前准备

男患者术前最好剃除头发,女患者则剃除发际以上 10cm 头发。

术前用透明胶片描下健侧耳郭的形状及大小,将它翻转后即成再造耳的模型。

关于再造耳的定位,以往认为耳郭长轴与鼻梁平行,因此常用平行四边形来确定再造耳的位置(图 32-15)。

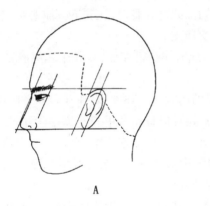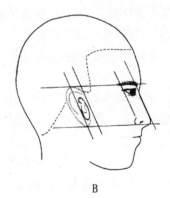

图 32-15 一期法耳再造:用平行四边形确定再造耳郭位置

但实际上许多人的耳郭长轴与鼻梁并不平行,由于有些患者患侧面部较健侧明显短小,因此我们仅将耳模翻转置于患侧,参考健侧外眦至耳轮脚的距离,结合耳垂的位置,利用目测来确定患者(或家长)和医师都认为合适的再造耳位置。

儿童患者宜在全麻下进行手术,成年患者亦可在局麻下手术。

(二)手术方法

手术可分两组人员同时进行,一组切取肋软骨,另一组处理残耳组织和掀起皮瓣。

1. 切取肋骨及皮肤 在患者右胸壁第 7 和第 8 肋软骨处作菱形皮肤切口,切取皮肤及皮下组织 40～50cm²,该皮肤由助手修成全厚皮片备用。在此创面下暴露肋软骨膜,再切开分离软骨膜(亦可在外侧面保留部分软骨膜)。然后根据肋软骨发育情况及耳支架的需要量,选择切取 1～3 块肋软骨。

切取时应尽量完整地切取肋软骨联合部,取毕缝合软骨膜,分层缝合,皮肤切口一般经皮下潜行分离后能直接拉拢缝合。

2. 雕刻耳郭支架 按术前准备的耳模雕刻拼接耳支架,三角窝处可以完全洞穿,耳后处亦可形成 2～3 个洞孔以利引流。耳轮缘另加一细条肋软骨以使其更为突出,在对耳轮的下面垂直加一块长方形软骨块以加深耳甲腔、维持耳颅角。拼接软骨时可用细钢丝,亦可用 3-0 丝线。对于成年患者,雕刻后的支架要比耳模小

3mm 左右,儿童患者则稍大些(耳郭支架雕刻方法,参见下述的"应用皮肤扩张法耳郭再造术")。

把切下的菱形皮肤及皮下组织修剪成全厚皮片或厚中厚皮片备用。

3.耳屏、耳垂再造　另一组手术人员同时处理残耳组织。多数患者的残耳中部选择少许组织留作再造耳屏用,然后将蒂在下的残耳掀起,制造耳垂,残耳血供丰富,蒂部可以留得很小而不至于坏死。根据需要降低或升高的程度,决定耳垂后下方横线的位置,此线在设计上要连接准备掀起的耳后皮瓣。

面部对称的患者,其残耳垂位置往往比健侧高,手术时将横线下移以使其向下移位;面部不对称者,其残耳垂位置往往偏前下方,此时将横线上移,必要时还应在下方作"V"形切口、"Y"形缝合,以将耳垂往上推进(图 32-16)。

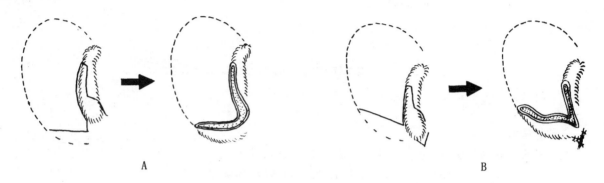

图 32-16　一期法耳再造:耳垂再造

A.耳前残耳组织转移再造耳垂　B.耳前残耳组织转移再造耳垂,并进行耳垂 V-Y 整形

除耳屏处留少许软骨外,尽量切除残耳卷曲的软骨。切除残耳软骨时,在其下方应避免损伤靠近乳突前壁的耳后动脉,上方尽量保留耳后动脉与颞浅动脉之间的交通支。

有的患者有残留的小耳甲腔,往往还与耳屏同时存在,此时应尽可能保留,并于耳甲腔上半部纵形切开将其扩大。

4.设计耳后皮瓣、筋膜瓣,安放支架　按耳模或雕刻好的肋软骨支架大小,在耳后乳突区设计一个皮瓣,其边缘要比耳模大 1cm 左右,皮瓣后上方往往要进入发际。设计时标出耳甲腔部位,其下部与耳垂部切口相接。然后自上而下切开皮肤,深度达毛囊的根部,在这一层次由后向前掀起皮瓣;再在其下方掀起一个同样形状、但边缘超出皮瓣 1cm 的皮下组织筋膜瓣。掀起此两瓣时注意勿损伤相当于耳甲腔部位的皮肤及皮下组织,此区作为两瓣的蒂,其内有耳后动脉及耳后动脉与颞浅动脉的交通支(图 32-17A、B、C)。

5.埋入耳软骨支架、筋膜瓣表面植皮及加压打包　将雕刻好的耳支架置于两瓣之间,并将加深耳甲腔的软骨块与颅侧壁固定缝合。随后取一根细硅胶管,在其顶端剪数个侧孔,经产生负压使支架与皮肤紧密贴附。用 5-0 丝线间断缝合两瓣边缘,最后在皮下组织筋膜瓣表面植以全厚皮片或中厚皮片(图 32-17D、E、F)。

术后将引流硅胶管外接负压装置,保持负压引流通畅,一般当天晚上可引流出较多积血,以后减少至仅为渗液。负压引流管保留 5 天左右后拔去。常规应用抗生素 3～5 天,1 周后间断拆除胸部缝线,12 天左右去除头部敷料,拆除再造耳及耳后区缝线,拆线后仍需包扎数天,包扎时注意在耳后沟处用纱布填塞。术后 3 周可去除全部敷料,仔细拔除耳轮缘处头发,半年内避免过度压迫再造耳。

(三)术中、术后并发症

1.胸膜损伤　术中如操作不够谨慎,剥离不充分,切取肋软骨时会撕破胸膜。一旦发生,应当即给氧,并用圆针缝合胸膜,必要时应行胸腔引流。

2.感染　移植的软骨感染是最严重的并发症。一旦发生,几乎没有治愈的可能性,最终结果是移植的软骨液化、排出。

3.软骨支架裸露　软骨支架外露,一般是由于包裹其前面的皮瓣坏死或其后面的皮片部分坏死所致,常发生在耳轮缘处。其主要原因为乳突区皮瓣和皮下组织筋膜瓣远端血供欠佳、皮瓣张力过大、术后包扎压迫过紧等。米粒状裸露软骨可自愈,但此处会遗留耳轮缘内陷。稍大的裸露软骨必须用颞浅动脉岛状筋膜瓣转移覆盖,然后在筋膜瓣表面植皮修复。

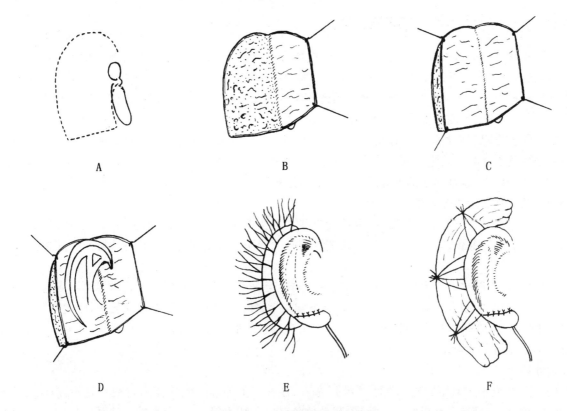

图 32-17 一期法耳再造手术步骤

A.以残耳区为蒂,在耳后制成皮瓣 B.在皮下掀起耳后皮瓣 C.在皮下制造耳后筋膜瓣

D.在皮瓣及筋膜瓣之间埋入耳软骨支架 E.在筋膜瓣表面植皮 F.植皮区打包加压

4.缝线外露 常发生在耳轮缘,移去即可。如果固定支架的钢丝外露,一般亦可移去而不影响支架的稳定性。

再造耳一般随时间的延长而轮廓更为清楚,耳甲壁软骨块也能预防由于皮片收缩引起的耳颅沟变浅。血供良好、无并发症的再造耳的自体肋软骨的吸收率轻微,一般不会影响其外形。在掀起耳前皮瓣时细心剪断头发的毛囊根部,能有效地预防术后再造耳耳轮缘部头发的过度生长。

此法能应用于发际线正常高度的各种类型小耳畸形患者的耳郭再造(参见图 32-7、图 32-8)。

一期法耳郭再造还可以与外耳道成形术同时进行(图 32-18)。

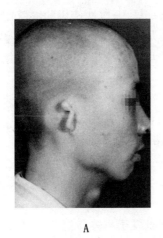

图 32-18 典型小耳患者,应用一期法再造耳郭与外耳道成形术同时进行

A.术前 B.术后

五、应用皮肤扩张法耳郭再造术

乳突区皮肤进行扩张后再造耳郭,笔者于 1989 年开始应用,至今已完成两千余例。随着经验的积累和技术的不断改进,目前在乳突区皮肤的扩张过程中已很少出现并发症。经扩张后的乳突区皮肤完全足够覆盖立体软骨支架的前外侧面及耳轮缘的前后面。因此耳轮缘不像一期法再造的那样带有毛发。经扩张后的皮肤变得很薄,再造耳的轮廓能显现得很清楚。另一方面,从耳后发际处作切口剥离皮下后植入扩张器,在皮肤扩张过程中实际上也起着皮瓣延迟的作用,在行耳郭再造时这一蒂在前的皮瓣的血供更为可靠,基本上不会出现在一期法再造耳郭时耳轮缘皮肤因其位于远端皮肤血供欠佳而易坏死的现象。现在,对小耳畸形患者,只要乳突区皮肤完好无损,基本上都可应用这一方法再造耳郭。

(一)皮肤扩张器的选择与植入

耳后乳突区无毛发皮肤面积量有限,且此处皮肤本来就很薄,不能进行无限量扩大。应用过大的扩张器只会把后上方的毛发及颈部皮肤也扩大,对再造耳郭并无帮助。因此,常规选用 50ml 肾形皮肤扩张器(彩照 61)。

对成年患者,有时也可应用稍大一些的皮肤扩张器,但决不超过 100ml。对外伤性、部分耳缺损较少的患者则可选用 30ml 的皮肤扩张器。为方便患者的日常生活,注射壶均应内置于颈部皮下,因此要确认质量可靠。应在手术台上、在植入扩张器前仔细检查经高压消毒后的扩张器有无渗漏,确保术后顺利进行扩张。

植入扩张器的手术操作过程:

1. 设计切口。

2. 处理残耳组织 典型的先天性小耳畸形患者,残耳的下部分一般均作为再造耳垂用,应予尽多地保留。残耳的上部分一般均含有扭曲的软骨,这部分软骨对再造耳无用处,且会影响再造耳上部的外形,因此应切除,多余的皮肤也应一并切除(彩照 62A)。

3. 潜行分离乳突区皮肤口袋,植入皮肤扩张器 于耳后进入发际内 0.5cm 处作平行于发际线的纵切口,切口长约 4cm,深达毛囊根部,在这层次向前小心分离作皮下口袋(彩照 62B)。

分离面积要稍大于扩张器底面积,以利于以后扩张和避免扩张器被挤成锐角顶破皮肤。彻底止血后植入事先选择好的皮肤扩张器,务必使肾形面朝前(彩照 62C)。

放入扩张器时尽量用钝口器械,避免使用锐利器械,以免刺破扩张器囊壁。注射壶内置于近颈部的毛发皮肤下。

置放带有侧孔的引流管一根,切口作皮下、皮肤两层缝合(彩照 63A)。

包扎敷料不能太紧,以免压迫皮肤引起坏死。引流管外接简易负压瓶(彩照 63B)。

4. 术后引流及简易负压瓶的制作 取 500ml 塑料输液空瓶一只、一次性使用的输液器一套。用排气管针头插入输液瓶中,将其中残留的液体及空气尽量抽尽,拔出针头,将引流管与输液瓶用输液器管相连接即成。置放乳突区扩张器患者,一般术后即能起床活动。该简易负压引流瓶重量轻、携带方便、密封性好、灭菌可靠。输液瓶有容量标记,可观测流量,能及时了解出血的情况。

术后保持负压引流通畅,一般情况下引流管于术后第 2 天拔除。如患者疼痛剧烈,引流出的血液较多且呈鲜红色,则应拆去敷料检查,必要时拆除缝线,取出扩张器重新止血后再放入。

术后 1 周拆线,拆线后第 3 天开始经扩张器注射壶注入灭菌生理盐水,首次可注射 5～10ml,以后视皮肤的柔软度等情况每隔 2～3 天注射 1 次,每次注水 5ml 左右。一般 1 个月左右即可完成注水扩张。扩张完成后最好原位维持 1 个月左右,此时扩张的皮肤上应有清晰的血管可见,然后准备行第二期耳郭再造术。

5. 皮肤扩张期常见的并发症及处理

(1)感染 手术时的局部污染、扩张期间的频繁穿刺污染,或继发于身体其他部位的感染等,均能引发感染。最初表现为扩张的皮肤充血明显、皮温升高、腔内积液增多、局部疼痛等。处理方法是:从其下部、离扩张囊 1cm 处作小切口,向腔内插入细导管保持负压引流,辅以抗生素治疗,常可继续扩张。如感染得不到控制,则须取出扩张器,待半年后再重新置入。

(2)扩张器外露 耳后乳突区皮肤较薄,扩张过程中成角的扩张囊易突破皮肤以致扩张囊外露。故手术剥离的腔隙应比扩张器稍大,放置时尽量使扩张器折叠处位于底面。如在扩张过程中发现扩张囊成角处有突破皮肤的趋向时,应回抽后重新注水以改变成角的位置,免于局部的持续压迫。一旦发生,如破损在周边部位,则抽水减压,将破孔与基底部缝合,愈合后可继续扩张。如发生在中央部位,即使缝合也不可能愈合,须取出扩张器,按一次法再造耳郭,或过 3 个月至半年后再重新放置扩张器进行扩张。

(3)血供障碍　易发生于注水后期,此时期皮肤已变薄,对再增加的压力变化适应性较低,注水量过大时极易引起血供障碍,尤其在成年患者更易发生。其临床表现为:注水后皮肤变白,数小时后周围部转红,但中间部仍苍白,次日该处出现水泡。因此在后期注水过程中,如出现较大范围的皮肤苍白现象,应立即回抽减压。一旦局部皮肤已出现水泡,则即使回抽也无效,最终该处皮肤坏死,需取出扩张器,改行一次法行耳郭再造,或待半年后重新放置扩张器进行扩张。

(4)切口裂开　扩张至后期,由于体积显著增大,致使已愈合的切口拉力增大裂开,此时扩张囊周围已有纤维包膜形成,因此虽然裂开部分囊外露,但一般不会感染。因扩张已接近完成,扩张的乳突区皮肤已基本上覆盖耳郭的前外侧面及耳轮前缘,故可取出扩张器行耳郭再造术,除耳后皮片移植稍多些外,对手术最终效果影响不大。

(二)取出扩张器,切取自体肋软骨行耳郭再造术

一般患者在完成扩张、原位维持 1 个月后,经扩张的皮肤已变得很薄,表面的毛细血管清晰可见,此时即可行耳郭再造术。

术前准备、耳模的制作及再造耳的定位等与一期法耳郭再造术类似。

手术分两组人员同时进行。一组人员切取胸壁皮肤及肋软骨;另一组人员取出扩张器,掀起皮下组织筋膜瓣,雕刻肋软骨耳支架行耳郭再造术。

于右胸壁切取肋软骨,在右侧胸壁切取肋软骨较为安全可靠,同侧或对侧的肋软骨对支架的雕刻并无多大影响。一般情况下,对于 6~9 岁的儿童切取 3 块肋软骨,对于发育良好的 10 岁以上的儿童切取 2 块肋软骨,成年患者则往往切取 1 块肋软骨即够应用。手术操作过程如下。

在右胸第 7 和第 8 肋软骨处作切口,切取的皮肤及皮下组织量要比在一次法时少一些,为 30~40cm²,在此创面下暴露肋软骨(彩照 64A)。

切取肋软骨及缝合皮肤的方法与一次法时相同。笔者在获取的肋软骨前侧面保留软骨膜,用以预防软骨移植后的少许吸收以及促进生长,而肋软骨膜的内后侧则留在胸壁上以利于肋骨的再生(彩照 64B)。

把切下的皮肤及皮下组织修剪成全厚皮片或厚中厚皮片备用。另一组人员同时进行耳部手术,操作过程如下。

1. 设计皮瓣切口(彩照 65)。考虑到扩张皮瓣在扩张器取出后的即刻回缩,覆盖软骨支架的皮瓣切口要设计得大一些。

2. 按设计线切开皮肤,取出皮肤扩张器(彩照 66)。注意尽量不划破扩张囊,因为经皮肤穿刺注入的生理盐水不能保证绝对无菌。

3. 小心剥去皮瓣及乳突区部位的纤维包囊(彩照 67)。去除包囊后皮瓣内表面的新鲜渗血创面,有利于软骨支架移植后能得到及时的营养供应,减少软骨的吸收。

4. 在头皮下潜行分离 1cm 后掀起蒂在前的皮下组织筋膜瓣(彩照 68)。掀起此瓣时易出血,须仔细止血。

5. 按耳模大小雕刻、拼接耳支架,方法与在一次法耳再造时的雕刻相同。经扩张后的乳突其皮肤量增加,且很薄,因此支架雕刻时加深耳甲腔的软骨块可以与健侧等高,使支架的立体感更为突出(彩照 69)。在一次法再造耳郭时,因覆盖支架前外侧面的皮瓣量不够,往往无法做到这一点。

6. 将肋软骨耳支架置放于两瓣之间,支架耳轮缘的下端插入耳垂,放置带侧孔的引流管(彩照 70)。

7. 尽量将皮下组织筋膜瓣包裹于耳轮缘,特别是在耳轮下部分与耳垂相接处(彩照 71)。

8. 经扩张的皮瓣覆盖支架的前外侧面及整个耳轮的前后缘(彩照 72)。

9. 皮瓣没有覆盖到的皮下组织筋膜瓣表面及乳突区面,行全厚皮片或厚中厚皮片游离移植(彩照 73)。

10. 植皮区包堆包扎(彩照 74)。

术后处理与一次法再造耳郭时相同。术后第 5 天拔除负压引流管,但再造耳郭的拆线可以稍早些,一般十天左右拆除头部敷料、拆除再造耳及耳后植皮处缝线。

术中、术后的并发症也基本上与一次法再造耳郭时的并发症相同。经扩张后的乳突区皮肤变得很薄，在负压作用下能紧贴在立体软骨支架的表面，包扎时持久的压迫极易引起该处皮肤坏死。特别是在耳轮缘处，与一次法再造耳郭不同，由于经扩张的皮肤有回缩倾向，因此即使很小的软骨裸露也很难自愈，在回缩力的作用下，有时甚至越来越大。预防的方法是包扎时避免纱布在耳轮缘处的压迫，术中将皮下组织筋膜瓣尽量包裹支架的耳轮缘部。因为扩张后的皮肤菲薄，固定拼接支架的钢丝、缝线也较一次法中更易外露，因此在拼接软骨支架时，一定要将钢丝等埋藏于隐蔽处。

一般对6岁以上的儿童就可应用皮肤扩张法再造耳郭。儿童耳后乳突皮肤柔软、弹性好，很容易扩张，扩张过程中儿童一般也能配合，应用自体肋软骨移植再造耳郭后效果满意（彩照75）。

一般在耳郭再造术后至少半年，根据患者需要行耳道与耳屏成形手术，完成耳郭再造的全部步骤。完满的再造耳应该是：从前面看有耳轮、对耳轮、耳舟、耳甲腔、耳道、耳屏等结构，从后面看有正常的耳颅角（彩照76）。

六、与耳郭再造有关的外耳道成形

先天性小耳畸形患者绝大多数外耳道闭锁，父母带着孩子就诊时最关心的往往是听力，认为孩子患侧耳朵是全聋的，或者认为只要在皮肤上开一个洞就能完全恢复听力。对此，医生要从耳部的胚胎发育来解释听力问题，纠正他们的错误概念。

在胚胎发育上，中耳与外耳主要来自第一、二鳃弓组织。5周的胚胎上，耳郭在这两个鳃弓上以6个小丘的形成出现，而内耳则出现于3周的胚胎，来源于外胚层组织。由于组织来源不同，小耳畸形患者主要是外耳与中耳的发育畸形，内耳往往并不累及，所以听力的气导部分障碍明显，而骨传导往往是正常的。

一般来说，单侧小耳畸形的患侧大约有40%的听力，再加上健侧听力正常，除在判断方向上稍差外，对语言发音及平时生活并无多大影响，因此对这类患者是否进行外耳道成形增进听力手术，历来有所争议，其主要反对理由是手术并发症多、提高听力的程度甚微且往往不持久。近年来随着技术的进展，耳科医师多倾向于手术。耳科医师和整形医师在手术的先后上也存在着分歧。再造耳缺乏弹性，会影响耳科医师手术操作，因此耳科医师都愿意先行中耳手术；但外耳道手术后常使乳突区皮肤产生瘢痕，影响整形医师充分利用该处皮肤进行耳郭再造，这种矛盾至今仍无法解决。

中耳手术需要有适当的乳突气房发育，以使有足够的间隙形成外耳道。当乳突气房发育不良时，外耳道的形成则极其困难，因为其前面的颞颌关节不能被改变，上面鼓室很低，后面乙状窦位置前移，下面有面神经。正常情况下，在乳突中形成外耳道进入中耳腔的通路几乎不存在，因此气房不发育者，不宜行耳道成形术。另一方面，对于气房发育良好者，虽可行外耳道成形增进听力，但笔者认为重建鼓膜应用的自体筋膜并不是组织移植，而仅是一种帮助愈合的生物性敷料，术后易发生感染流液等复杂情况。外耳道是在去除部分乳突骨质和气房的基础上形成的，鼓室成形术后患者即有形成瘘的倾向。术后初期移植的皮片在骨面生长良好，耳道表面也逐渐变平光滑，但以后随着皮片的收缩，中耳腔或剩余乳突气房的粘膜会长入耳道内，粘膜暴露在空气中会引起慢性持久的分泌，刺激周围引起慢性炎症，每逢患者感冒就会产生脓性液，一旦出现这种情况，处理相当困难。

正常生理情况下，乳突气房内的液体通过咽鼓管向外排放，手术的干扰改变了这一正常流向，瘘的形成使其反向流至耳道内，因此这样的手术从某种意义上来说是非生理的，把干耳变成湿耳。预防该并发症的方法是：外耳道应尽量做得宽大，接近乳突根治术时所形成的腔，术中注意保持中耳腔粘膜完整，以维持乳突-咽鼓管排液系统不受影响，耳道壁尽量用皮瓣覆盖等。但完全做到这些困难较大，过于宽大的耳道不但外形丑陋，而且影响耳郭再造。因此虽然恢复听力对患者有一定的吸引力，但对单侧小耳畸形、健侧听力正常的患者，要权衡术后可能发生的感染流液、再造耳道内要经常清除皮屑的麻烦，以及对某些体育运动如游泳的限制等，是否值得同时进行目前提高听力不甚理想的中耳手术，应慎重考虑。

总之，对于双侧小耳畸形、外耳道闭锁的患者，可以首先考虑进行外耳道成形增进听力的手术。但对于单侧小耳畸形的患者，笔者的经验是进行部分外耳道成形，深度在1cm左右，不进入中耳腔，尽量用局部皮瓣向内翻入覆盖之。手术基本上没有改变乳突-咽鼓管流向,故术后无感染流液等并发症,这样患者虽未增进听力,但因耳屏后方有了"耳道"这一结构,心理上能得到一定的满足,也可使再造耳的外形更加完好。

七、耳郭再造与患侧面颌部畸形的矫正

先天性小耳患者常伴有面部发育不对称畸形,患侧面部短小,患者多数要求先行耳再造,甚至一些面部畸形很严重的患者,也往往因要求耳再造而来住院。轻度面部不对称者,再造耳郭后视觉上的差异不明显,一般无需行颌面部整形。重度者,除小耳外,下颌骨(主要是下颌支)发育上的畸形也较显著,患侧下颌支常短小,偏向内侧,严重者甚至缺如。下颌体弯向短小的下颌支,颏部偏居患侧,颜面正中矢状线和下颌正中矢状线不相一致。下颌骨的这种畸形并非表现在同一平面,而是三维空间上的变化。因下颌健侧与患侧生长的不均衡,所致面部的不对称随患儿的发育日趋严重,一般认为直至成年后方告停止。下颌骨畸形的三维空间改变再加时间因素而更为复杂。上颌骨除固有的发育不良可能外,其正常的向下生长也会由丁下颌骨的发育不良而受到阻碍。上、下颌骨及其牙槽突的发育不良,可导致牙𬌗面向患侧倾斜和健侧开𬌗。

对于这些患者,一般要根据其年龄、颌畸形程度等进行口腔正畸疗法或外科手术治疗,恢复正常的功能和外形。以往常用的骨移植等方法,手术复杂,效果不太理想。McCarthy 等自 1989 年起应用骨延长器进行下颌骨的逐渐延长术,认为此法在颅颌面整形中免除了植骨、颌间固定等步骤。此法时间虽长,但与应用皮肤扩张法再造耳郭同时进行,则并不增长时间。至于上颌骨和局部软组织的发育不良,在儿童时期行下颌骨延长后,正常长度的下颌运动理应能促进上颌及周围软组织的发育,颌间关系也会逐渐得到自然矫正。因此,手术虽仅延长下颌骨,却获得了三维空间变化的效益。下颌骨骨延长器有口外骨延长器及口内骨延长器两种,口内骨延长器更加理想,但并发症较前者多。

下颌骨延长术一般仅适用于 12 岁以前的儿童,而耳郭再造则要在 6 岁以上,因此,耳郭再造同时进行下颌骨延长术的手术年龄为 6～12 岁。具体手术步骤如下。

耳郭再造应用皮肤扩张法,扩张器为 50ml 肾形。下颌骨延长采用不锈钢小型口外骨延长器。

手术分两期进行。

第一期:置放骨延长器,并埋入扩张器。小耳畸形伴有重度下颌发育不良者,其耳垂位置较健侧明显低下,手术时先将耳垂向上移位,然后经此切口(或稍向下延长)向下暴露下颌骨,如此操作,不会因延长下颌骨而增加切口瘢痕。注意需将腮腺向上推移和慎勿损伤面神经分支。在骨膜上平面暴露下颌骨,于下颌角上方,用电或气锯行下颌骨骨皮质层切开术,有时口腔侧骨皮质层锯开较困难,可用骨凿辅助。在手术操作全过程中务须尽量减少周围骨膜与软组织的损伤。按拉力方向插入 4 根克氏针。克氏针自下颌缘上方皮肤另作的 4 个 1mm 大小切口穿出,以放置固定延长器。留置引流片,分层缝合切口。在耳后发际线内另作 4cm 长切口,向乳突区皮下剥离腔穴,埋入 50ml 肾形皮肤扩张器。术后 1 周拆线,其后第 3 天即开始注水扩张,3 周左右完成,并转动延长器的螺旋使下颌骨每天延长 1mm 左右,连续 18 天。

第二期:2 个月后取除延长器、克氏针及皮肤扩张器,切取自体肋软骨行耳郭再造术。为防止复发,去除延长器后尚需在口内放置橡皮块数月,以维持后部开𬌗。

第四节　附耳及耳前瘘管

一、附耳

附耳(accessory ear),俗称小耳朵,为位于耳屏前方的赘生组织,常出现于耳屏至口角的连线上,是由第一鳃弓发育异常所引起的。附耳的形状、大小多种多样,多数还含有软骨组织,有的与耳软骨相连,有的则伸入到面颊部皮下组织,或深及腮腺筋膜上方。

治疗方法是将附耳切除,并切除其含有的软骨组织,适当调整创口缝合。附耳患者常伴有同侧面部发育

不良,因此在切除软骨时可仅将其隆起部分切除,面部皮下部分则保留,以免加重面部畸形。对位于耳屏前方,并与耳屏融合在一起的附耳,则在切除时可以利用其再造耳屏。

二、耳前瘘管

耳前瘘管(preauricular fistula)是一种较常见的耳部先天性疾病,因形成耳郭的第一和第二鳃弓的小丘状结节融合不全,或其间的第一鳃裂封闭不全所致。此病常有家族史,可一侧或双侧同时存在。瘘管口很小,可位于耳前或耳周的各个不同部位,但以耳屏前方接近耳轮脚的部位最常见。耳前瘘管一般不发生于耳后内侧面。

瘘管经皮下向内下方迂曲伸展,或有长短不一的分支。瘘管多属盲管,止于耳郭软骨式外耳道软骨,有时深及腮腺筋膜,少数甚至与鼓室或咽腔相通。瘘管壁内衬复层鳞状上皮,管腔内有鳞屑和断毛,瘘管内经常有少许乳酪样并有异臭味的分泌物溢出,或用手指可以挤出。因瘘管口狭小,管道走行曲折,因此分泌物常排流不畅,导致慢性化脓性感染,并时有急性发作,局部红肿疼痛,最后形成脓肿而破溃。急性发作的间隔时间长短不一,有的患者甚至经数年才会发作一次。经常发作者,其瘘管口附近组织带有瘢痕。

耳前瘘管的治疗方法是完整彻底地进行手术切除,手术应在炎症完全消退的静止期内进行。儿童患者的手术宜在全麻下进行,成年人则宜在局麻下进行。深在的耳前瘘管切除时,应防止损伤面神经。

手术时先用无尖注射针头将美蓝液经瘘管口缓缓注入,使管壁着色,围绕瘘管口作梭形切口,分离瘘管周围残留组织。术毕须加压包扎,以防止发生血肿或感染。一般术后伤口可一期愈合,少数患者局部瘢痕严重,手术切除后创面较大而不能直接无张力缝合时,可考虑行游离皮片移植术,其皮片可取自对侧耳后,以求色泽一致。

由于手术前无法进行瘘管内彻底的消毒,手术过程中如切破瘘管壁,则易污染创面,除了术中冲洗好外,术后抗生素用量需大一些。若发生感染,可采取多种抗生素混合液湿敷换药等措施进行处理。

第五节　招风耳

招风耳(flaring ear,bat ear)又称隆突耳畸形,是一种较常见的先天性耳郭畸形,一般认为是由胚胎期耳轮形成不全或耳甲软骨过度发育所致。这两部分畸形可能单独存在,也可能同时发生。招风耳以双侧性较多见,但两侧畸形程度常有差异,通常在其父母兄妹中亦能发现同样的畸形。

正常耳郭的耳甲与耳舟成90°角,招风耳患者的耳甲与耳舟间的角度大于90°,通常在150°以上(图32-19)。对耳轮上脚扁平较严重者,其耳甲与耳舟间的角度完全消失(成180°角),对耳轮及其上下脚亦完全消失,整个耳郭与头颅面成90°角。极其严重的,其耳轮缘亦不卷曲,整个耳郭无卷曲回旋部分,形成茶碟样结构。因此亦常将这种极严重形式的招风耳称为贝壳耳(shell ear)。

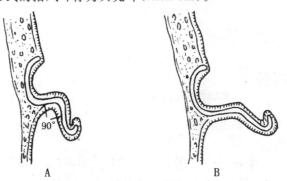

图 32-19　正常耳郭和招风耳耳郭的耳甲与耳舟间的角度(横切面)

A.正常耳郭　B.招风耳

耳甲软骨的过度发育,除增加耳甲壁宽度外,一般不使耳郭外形明显增大。

为了不影响儿童正常的心理发育,一般可在 5～6 岁时即行手术,此时耳郭仅与成人耳郭相差数毫米,手术对其发育影响不大。双侧耳郭整形宜在一次手术中完成。

矫正招风耳的原则是设法重新形成对耳轮及其上脚,减少耳甲壁宽度,使耳轮至乳突距离小于 2cm,还常常需要矫正过分前倾的耳垂。切口部位要隐蔽,形成的对耳轮要平滑,对严重的无对耳轮下脚者还需形成对耳轮下脚及三角窝。

招风耳的整形手术方法很多,其中以变更耳甲壁的手术方法较为简单。其不外乎两类,一是在耳颅沟处切除一条梭形的皮肤和软骨,再将耳甲软骨缝合于乳突骨膜;另一类是直接在对耳轮下方切除一椭圆形耳甲软骨。另外,以形成对耳轮折叠隆起的手术方法较多,原理主要是改变耳郭软骨前外侧表面或改变耳郭软骨后内侧表面,使其折叠成形。下述 3 种方法具有一定的代表性。

(一)Mustarde 法

此法是将缝线穿过软骨,在耳后内侧面应用褥式缝合形成对耳轮折叠。此法对耳郭软骨薄的儿童较适用,因为软骨薄,容易弯曲成形,对软骨厚的受术者则不适用。它的优点是由于软骨未被切开,因此如果手术不理想,可以再行修整;缺点是易复发。

(二)Stenström 法

此法也称软骨前外侧面划痕法。软骨膜对维持软骨的形状起重要作用,如果切除软骨膜和部分表面软骨,则会释放软骨表面的自然张力,使软骨向着未切开骨膜的一面弯曲。根据这一原理,Stenström 通过耳后内侧面耳轮尾部的小切口插入类似锉刀的短齿器械,在耳前外侧面相当于对耳轮部位进行划痕,使其自然弯曲形成对耳轮。本法产生的对耳轮平滑,因为软骨未全层切开,如效果不理想也很容易再次手术。

(三)Converse 法

Converse 法是当前普遍选用的术式。此法即在耳后内侧面软骨沿对耳轮长度纵形切开,然后将其卷曲缝合形成对耳轮。此法效果可靠,缺点是术后如外形不佳,则难以再次手术矫正。

目前常用的是经过改良的 Converse 法,其术式及操作步骤如下。

1.折叠耳郭,制成对耳轮外形　用示指及拇指将耳郭向颅侧壁轻压折叠,以显现对耳轮及其上脚的轮廓,用美蓝标出(图 32-20A)。绘出其上部需达耳舟沟的上部分,并注意耳轮外缘需留有 4mm 宽的软骨,否则会引起耳轮缘变形弯曲。

2.绘文耳软骨　用注射针头沿折叠耳郭轮廓从皮肤刺入,穿透软骨后在耳后内侧面皮肤穿出,然后在针头上涂以美蓝液,退出针头,如此即可在耳郭后内侧面皮肤及软骨上留有美蓝痕迹,绘文出耳软骨的切口线(图 32-20B)。在中线设计耳后皮肤切口位置。

3.切开皮肤　在耳郭后内侧面两排美蓝点中央作纵形切口(图 32-20C),将皮肤和皮下组织在软骨膜表面向两侧分离,直至全部露出软骨膜上两排美蓝点标记(图 32-20D)。

4.切开软骨　软骨上按美蓝标记作两道切口,两切口向下方逐渐靠近,上方则逐渐分开。上方切口间的软骨暂不切开,待缝合过程中如需要时再切开,但切开时须保持一定间隔,不可连续切断(图 32-20E)。对于极严重的对耳轮下脚发育不全者,可在下脚部位亦作一切口。

5.缝卷耳软骨　将两道切口间的梨状软骨条用细丝线内翻缝合成管状,形成对耳轮及其上脚(图 32-20F)。如果梨状软骨条太厚,不容易卷成管状时,则应将其削薄后再卷成管状,形成对耳轮。梨状软骨下端狭窄部则不缝合,但应切除耳轮尾部的不规则突起。如下脚部位也已作切口,此时亦应卷缝合成管状。

6.缩小耳甲腔　随后在耳甲软骨的游离缘切除一椭圆形软骨片,以缩小耳甲软骨的宽度,使耳轮与颅侧壁的距离保持在 2cm 左右(图 32-20G)。当切除耳甲缘上部分软骨时,可能会在对耳轮下脚的外侧边缘产生一类似尖形的突起,此时应予以斜形修正。手术至此有时还会发现耳郭的下 1/3 部过度前倾突起,可将耳软骨前面的切口向下延长,切除一小块软骨。如对耳屏的软骨也太突出,则可通过把原皮肤切口向下牵拉,暴露和修剪该处软骨。另外,因为卷缝成的管状对耳轮容易向后滑动,使耳甲软骨的切缘明显尖锐突出,因此亦需将对耳轮边缘与耳甲软骨游离边缘缝合固定数针,以防止其滑到耳甲软骨下边。

7.切除多余皮肤　软骨部分整形完毕后,随即切除耳后内侧面多余的皮肤,在切口两侧各切除一条(图

32-20H、I)。在耳垂部,往往需要切除较多的皮肤以矫正耳垂外翻畸形。

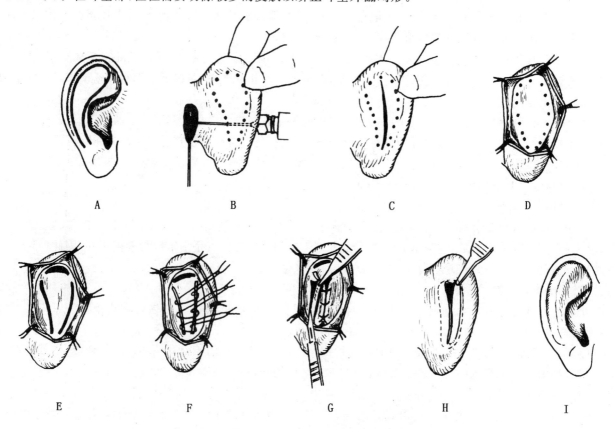

图 32-20 Converse 法招风耳整形

A.折叠耳郭,制成对耳轮外形 B.绘文耳软骨 C.切开皮肤 D.暴露耳软骨

E.切开耳软骨 F.缝卷耳软骨 G.缩小耳甲腔 H.去除多余皮肤 I.手术结束

耳甲部软骨切除较多者,常常会使其耳郭前外侧面耳甲部皮肤过多而产生皱褶。对于这种情况,一般可以不予切除,过一段时间会自然减轻甚至消失。

对于极其严重形式的招风耳即贝壳耳的整形,则除上述步骤外,还要进行耳轮缘成形,即在耳轮缘后内侧软骨表面用1号刀片或尖齿器械划痕,使其卷曲成形。

对于仅有对耳轮形成不全的招风耳,可应用另一种较为简单的手术方法进行整形。具体方法如下。

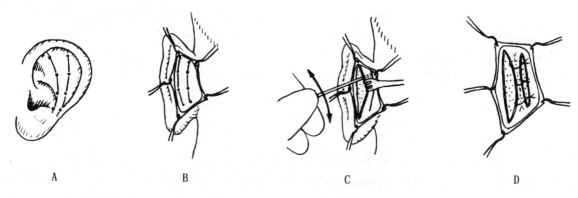

图 32-21 对耳轮不全招风耳整形

A.折叠耳轮,显示对耳轮,用美蓝标记 B.绘文耳郭软骨 C.切开、分离对耳轮区软骨 D.卷曲对耳轮软骨

用示指及拇指折叠耳郭,显示耳轮、对耳轮外形,用美蓝绘出对耳轮及其上脚的轮廓,并用注射针头穿刺耳,用美蓝绘文耳软骨(图 32-21A、B)。随后沿外侧标记点切开软骨,以暴露软骨的前外侧表面,再用尖齿器械或手术刀尖在其表面划痕,以减少卷曲软骨的表面张力(图 32-21C),使其向后内侧面卷曲耳软骨。划痕或切痕时要注意避免划破全层软骨,同时应避免过度卷曲。

用 3-0 丝线穿过切开的对耳轮软骨边缘与内侧的美蓝标记线处软骨,作内翻倒置缝合,以形成对耳轮管(图 32-21D),最后缝合皮肤。

在对侧耳郭进行同样手术后,用湿纱布填塞耳郭凹陷部分,用棉垫及绷带加压包扎,以维持所需外形轮廓及位置,预防血肿形成,伤口一般不放置引流条。

术后一般常规应用抗生素 3 天,10 天左右去除敷料拆线。常见的并发症有血肿、感染等。血肿可引起耳郭软骨坏死,后果严重,预防方法为术中仔细止血,术毕包扎要可靠,术后如发现出血,应立即打开敷料,仔细检查,重新止血。一般情况下,如无血肿形成不会发生感染,如已感染,则应引流并用抗生素纱布湿敷。

ZaoLi 法及笔者的术式:ZaoLi 招风耳整形手术经过见图 32-22。

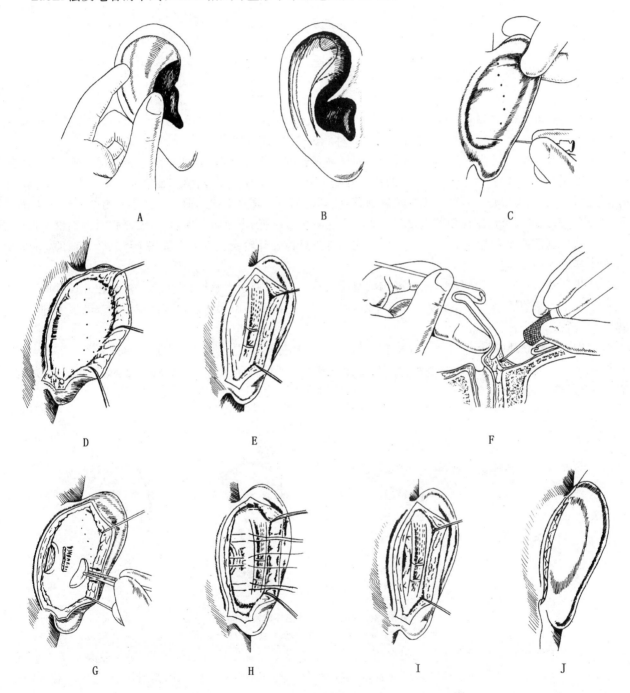

图 32-22　ZaoLi 招风耳整形

A.折叠耳郭,显示对耳轮　B.绘出对耳轮　C.绘文耳软骨　D.切开皮肤,暴露耳软骨

E.缝卷耳软骨　F.切断耳后肌　G.切除耳甲腔软骨　H、I.缩小耳甲腔　J.缝合皮肤

笔者采用的手术方法与 ZaoLi 法相似,但软骨切开方法略有差异,下面的方法是笔者所在医院门诊中常规的术式:①在耳郭前面模拟画出对耳轮及耳轮脚的标志。②按对耳轮的标志线用 7 号注射针头蘸美蓝穿刺耳郭全层,使耳郭软骨染有美蓝。③切开耳后皮肤,暴露出点状蓝染的耳软骨背面。④沿着点状蓝染的耳软骨,切开耳软骨全层,直至耳郭前面的皮下,并在软骨前表面作多条小切口,不要切透软骨全层。⑤将形成对耳轮轮廓的软骨向后卷曲对合,缝合 3～4 针,然后切除耳后多余皮肤。对于仅对耳轮不明显的轻度招风耳,手术至此已达到治疗目的,但对耳颅角较大的病例尚需按 ZaoLi 方法。⑥切断耳后肌,暴露耳甲腔区的软骨,在耳甲腔区切除半月形的软骨,或按 Converse 法,切除一条耳甲软骨。⑦将耳软骨与乳突区的筋膜缝合 3针。⑧缝合皮肤。

第六节　杯状耳

杯状耳(cup ear)又名垂耳,是一种介于招风耳和小耳畸形综合征之间的先天性畸形,约占各种先天性耳畸形的 10%。双侧性较多见,但左右不一定对称,有一定的遗传性。

杯状耳有 4 个主要特征:①耳郭卷曲,轻者只是耳轮的自身折叠,重者则整个耳郭上部下垂,盖住耳道口。②耳郭前倾,亦即招风耳,但与单纯的招风耳畸形有所不同,耳舟、三角窝多变窄而并不消失。③耳郭变小,主要是耳郭长度变短。耳郭上部分位置前移,使耳轮脚位于耳屏垂线的前面。严重者整个软骨支架和皮肤均减少,因此局部整形不能使其恢复正常大小。④耳郭位置低,严重者更明显,且常常伴有颌面部畸形。

杯状耳也常被称为卷曲耳、垂耳等。因为它的外形好像在耳轮缘上穿了一条绳子将其收紧似的,所以也有人将其称为环缩耳。

杯状耳畸形对容貌影响较大,还会影响戴眼镜,因此一般皆应手术整形。耳郭下垂遮盖住外耳道口者,宜及早手术以免影响听力。一般 6 岁后即可手术,双侧可在一次手术中完成。伴有严重颌面部畸形者,应从整体考虑,制订全面治疗方案。

彻底矫正杯状耳畸形,应修复耳郭所有各部分的解剖缺损。首先应矫正卷曲或下垂的耳郭上部分,矫正后即可见到耳郭上部分软组织量不足,耳舟、三角窝狭小;还可见到整个耳轮长度不足,此时如需要可将其延长,否则整形后的耳郭会明显比正常者小,最后再形成对耳轮和矫正耳甲畸形(图 32-23)。

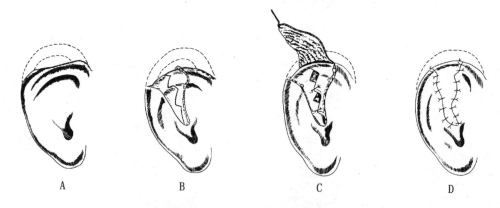

图 32-23　Barsky 法矫正杯状耳畸形
A.术前　B.耳软骨"Z"形切开　C.缝合耳软骨　D.缝合皮肤

有关矫正杯状耳畸形的手术方法很多,但每种方法都难以全面矫正各部分畸形,因此效果常不理想,仅能对外形有所改善。对轻、中度杯状耳畸形者,可以进行耳郭局部整形;重度者,因其组织缺损严重,往往需要进行部分耳郭再造术才能奏效。

较常用的手术方法是在耳郭后内侧面,距耳轮缘至少 1cm 处作一与耳轮上缘平行的切口,以暴露卷曲变形的软骨;然后弧形掀起,适当地放置于耳舟处软骨的后内侧面,用细丝线间断缝合数针固定(图 32-24)。

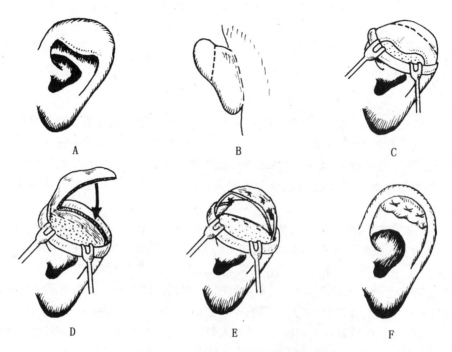

图 32-24　Tanzer 法杯状耳整形术

A.术前　B.耳后皮肤切口　C.制造耳软骨两块瓣　D.提起一软骨瓣　E.使两软骨瓣交叉缝合　F.术毕皮肤加压缝合

　　如形成的耳轮缘卷曲不明显,可应用划痕法使其卷曲。

　　此法可延长耳郭的长度,恢复耳轮的正常外形。对于伴有明显招风耳畸形者,则可按招风耳的整形方法形成对耳轮、减少耳甲宽度等,但形成的新耳郭三角窝、对耳轮角不明显。

　　术后常规应用抗生素 3 天,10 天后去除敷料,拆除缝线。

　　为矫正耳郭上缘的卷曲,Ragnell 法采用耳郭上部软骨"Z"形切开,交叉延长,能有效地矫正耳郭上缘的卷曲畸形。耳郭上部软骨延长后,对耳轮上、下脚及三角窝不明显,可采用缝卷软骨的方法,即招风耳矫正法来弥补(图 32-25)。

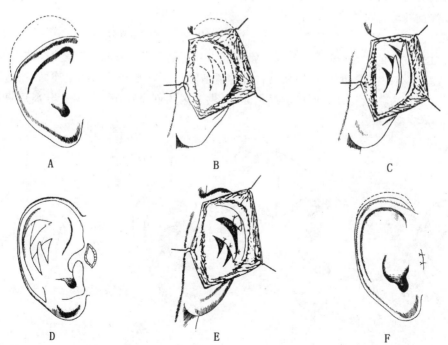

图 32-25　Ragnell 杯状耳畸形矫正术

A.术前　B.耳软骨"Z"形切开设计　C、D、E.交叉缝合耳软骨　F.手术完成

第七节 隐耳

隐耳(cryptotia)又称埋没耳、袋耳,为耳郭的一种先天性发育畸形。其主要表现为耳郭上半部埋入颞部头皮的皮下,无明显的耳后沟,如用手指向外牵拉耳郭上部,则能显露出耳郭的全貌,但松开后,因皮肤的紧张度和软骨的弹性又使其回复原状。轻度隐耳畸形者,仅耳郭上部皮肤短缺,耳软骨的发育基本上不受影响;重度畸形者,除皮肤严重短缺外,耳郭上部的软骨也明显发育不良,表现为耳轮部向前卷曲、舟状窝变形、对耳轮亦常屈曲变形等。

隐耳畸形在日本人中发生较多,中国人也较常见,轻者不易引起患者注意;在欧美地区则罕见。畸形以男性居多,男女之比约为 2:1;右侧多见,右侧、左侧之比约为 2:1,双侧畸形者约占 40% 左右。

隐耳除对容貌产生一定的影响外,由于耳郭上部埋入皮下,无耳颅沟,因此患者无法戴眼镜,淋浴时水亦容易流入耳道内,给患者生活带来诸多不便,应及早治疗。1 岁以内的婴儿可试行非手术疗法,即按患儿耳郭上部的形状制作特殊的矫正装置,然后将其固定于耳郭上部,使其保持持续牵拉状态,该处紧张的皮肤逐渐松弛,显露出耳郭外形。1 岁以后则宜手术治疗。成年人要求矫正者一般皆可手术。儿童须在全麻下手术,双侧隐耳宜在一次手术中完成;成年人则可在局麻下进行手术。

隐耳主要表现为耳郭上部皮肤量不足,因此手术原则主要是将此处皮肤切开,使埋入皮下的耳郭软骨充分显露出来,由此产生的创面应用游离皮片移植或局部皮瓣转移等方法覆盖。重度隐耳患者的耳软骨亦常发育不良,或合并有其他畸形,所以也应进行适当矫正。

手术方法:

(一)植皮法

该法较简单,即在耳郭上部沿耳软骨边缘切开,将软骨翻开直至耳甲软骨根部,然后在耳郭后面及颅侧壁的创面上应用游离皮片移植覆盖。由于此法术后皮片易收缩而影响手术效果,因此应用者不多,目前多采用局部皮瓣转移的方法。

(二)应用皮瓣旋转移植的方法

本法适用于轻、中度的隐耳畸形且耳上发际线较高的患者,方法简单易行。

应用三角形推进皮瓣的方法,设计一个以耳郭上部为基底的三角形皮瓣,皮瓣尖端伸入发际线内。掀起此三角形皮瓣,皮瓣尖端的毛发部分,可用剪刀将其毛囊剪除。剥离翻开耳郭的粘连面,制造耳后耳颅沟,然后将三角形皮瓣向下后方折放于耳后所形成的创面上。供瓣区的创面则在两侧潜行分离后直接拉拢缝合(图32-26)。

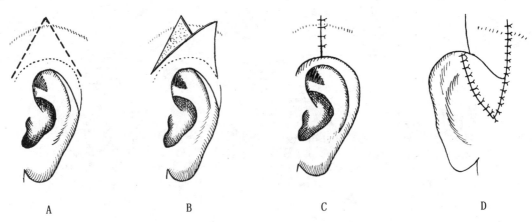

| A | B | C | D |

图 32-26 局部皮瓣转移的隐耳矫正方法
A.耳轮上方设计的三角皮瓣 B.掀起三角皮瓣 C.将三角皮瓣转移,重建耳后耳颅沟 D.术后耳后面

(三)推进皮瓣加植皮法

对于重度隐耳畸形或耳上发际低的患者,仅用局部皮瓣转移时不能覆盖全部创面,可应用此法。

1.乳突部推进皮瓣加植皮法 在乳突区设计蒂在下方的三角形推进皮瓣(图 32-27A)。沿设计线切开,在掀起此三角形尖端的同时,剥离翻开耳郭的粘连面使耳郭复位,然后将此三角形皮瓣完全掀起后,向上方推进转移在所形成的耳后沟创面上,耳郭后内侧面的创面和乳突部近发际处的创面,则用全厚皮片游离移植覆盖(图 32-27B)。

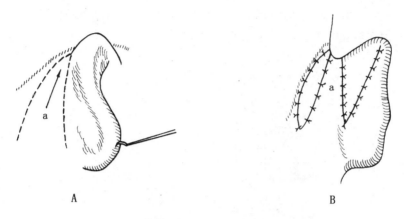

图 32-27 乳突部推进皮瓣加植皮法矫正隐耳畸形

A.制造推进皮瓣 B.皮瓣两侧游离植皮

2.耳上方旋转皮瓣加植皮法 在相当于耳轮脚上方设计一个蒂在下方的三角形皮瓣。按设计线切开,掀起三角形皮瓣,剥离翻开耳郭的粘连面使耳郭上部复位,然后将此皮瓣转移覆盖于耳颅沟处,其余创面行全厚皮片游离移植。为方便手术,皮片可取自耳后沟的下部(图 32-28)。

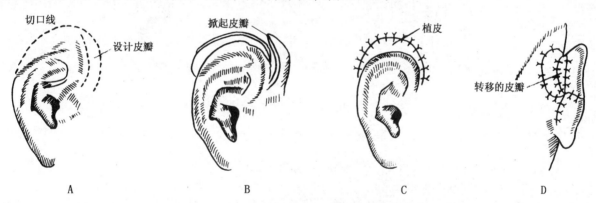

图 32-28 耳上方旋转皮瓣加植皮法矫正隐耳畸形

A.耳轮脚上方设计旋转皮瓣切口,构成耳轮上缘 B.掀起耳轮上方旋转皮瓣 C.耳后植皮 D.旋转皮瓣修复耳颅沟,周围植皮

术后常规应用抗生素 3 天,用局部皮瓣转移法者术后 1 周拆线,用皮瓣加植皮法者术后 12 天拆线。

第八节 猿耳

猿耳(satyr ear)也叫尖耳、猩猩耳,或妖耳。其特征是耳郭上部尖角状突起,此部位耳轮扭曲,耳轮沟消失,耳轮缘与对耳轮缘之间的耳舟窝成为一窄沟。猿耳为先天性发育畸形,系胚胎初期耳郭形成过程中第 4 个小丘发育异常所致。猿耳畸形在形态上可分为两类:①梭形猿耳。是典型的猿耳畸形,耳郭上部尖形如梭,耳轮及部分对耳轮存在,但扭曲。②扇形猿耳。耳郭上部尖形,但耳轮及对耳轮结构消失,类似于招风耳或隆突耳外观,或贝壳耳外观。

　　猿耳也常与招风耳、隐耳等耳郭先天性畸形同时存在,因此在治疗上要全面考虑。轻度猿耳畸形一般无须治疗,重度者则须行手术矫正。

　　猿耳畸形的治疗原则是:①对梭形猿耳需缩短耳轮、减少尖角畸形。②对扇形猿耳需矫正尖形畸形及招风耳畸形。

　　常用的手术方法:沿耳轮舟的折痕处切开皮肤,在软骨膜表面掀起皮瓣,于耳郭后内侧面广泛潜行分离皮瓣直至耳后沟。仔细解剖耳舟、耳轮软骨,分别在耳舟软骨的前外侧面、耳轮软骨的后内侧面划痕或纵形切开,但不切透对侧的软骨膜,使它们分别向相反方向卷曲,如此耳轮的弯度会自然矫正。最后将皮瓣向前推进,缝合固定,耳舟部用油纱卷曲压迫,塑形包扎(图32-29)。

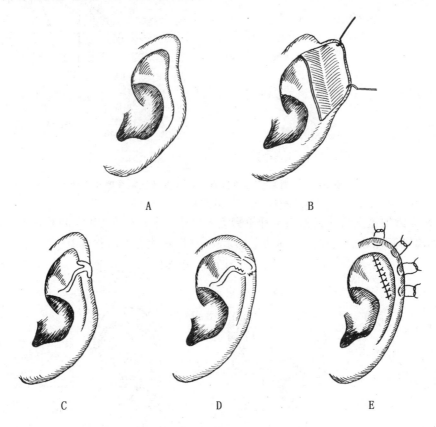

图 32-29　猿耳矫正术

A.术前　B.切开耳轮皮肤,耳轮软骨划痕整形　C、D.切除部分耳轮,缩小尖角耳郭畸形　E.作耳轮及对耳轮沟加压固定

　　术后常规应用抗生素3天,1周后拆除缝线,拆线后最好塑形包扎,在耳轮沟即耳舟内加压数月,以利于维持矫正后的耳郭形状。

第九节　耳垂畸形

　　耳垂的形态变异较大,南非少数部落的黑色人种甚至根本无耳垂。耳垂的形状大致可以分为圆形、扁形和三角形3类,其附着于面部皮肤的程度亦不同,从完全游离、部分粘连乃至完全粘连。其与面部所成角度的变异亦很大。耳垂为扎耳眼的部位,一般只要不影响配戴耳饰,即可认为是正常的。

　　先天性耳垂畸形主要有耳垂过大、过长,及耳垂尖角、耳垂粘连、耳垂裂、耳垂缺失等;而获得性耳垂畸形,则主要为耳垂缺损和配戴耳饰不当引起的耳垂裂、耳垂瘢痕疙瘩等。

　　耳垂畸形或缺损虽无任何功能障碍,但因影响美观,且耳垂为妇女配戴耳饰的部位,因此,对要求耳垂整形或再造的患者,除瘢痕增生倾向者外皆可手术。

在东方民族中,耳大被认为有福,因此耳垂过大、过长畸形在男性,国内几乎没有人来要求修复。少女耳垂过长者,常要求整形修复。

一、耳垂尖角畸形、粘连

耳垂过尖、粘连在临床上表现为耳垂过小或缺失,需采用局部皮瓣转移进行耳垂再造。单纯性粘连而存有耳垂的患者,手术方法简单,只要在耳垂与面部粘连处切除一块三角形皮肤及脂肪组织后直接缝合即可。

二、耳垂裂

耳垂裂的修复也较简单,可切开裂缘形成新鲜创面后直接拉拢缝合;亦可将裂缘锯齿状切开,交叉对合后拉拢缝合。

对于要求保留耳垂穿孔者,可以从一侧边缘掀起皮瓣卷曲成耳垂孔,缝合切口时可应用"Z"改形缝合,以延长耳垂和避免直线瘢痕。

三、耳垂缺损

耳垂缺损的修复再造方法很多,但均要在耳后乳突区与颈上部遗留瘢痕,效果不太理想,患者也难满意。主要的修复与再造方法有以下几种。

(一)应用耳后乳突区皮瓣折叠的方法

在耳后乳突区设计一双叶皮瓣,为防止术后收缩,每叶均要比健侧耳垂稍大些,后叶要更大些。然后掀起此皮瓣,将其折叠形成耳垂,再切除耳郭下部缺损缘处的瘢痕组织,将创缘与新形成的耳垂上缘缝合。掀起皮瓣后遗留的创面,可以直接拉拢缝合或移植全厚皮片(图 32-30)。

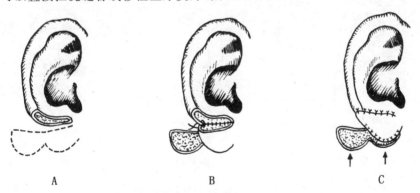

图 32-30　耳垂缺失,耳后乳突区皮瓣形成耳垂的方法
A.乳突区设计双叶皮瓣　B.折叠双叶皮瓣,再造耳垂　C.供区创面拉拢缝合

(二)Converse 法耳垂再造

在耳后乳突区设计一个皮瓣,皮瓣应大出健侧耳垂的1/3。掀起皮瓣后,将其后上部分与耳轮缘上创面缝合,然后在皮瓣背面及乳突区创面上进行全厚皮片移植。术后由于皮片收缩,会将皮瓣边缘卷向耳后内侧面,而形成较自然的耳垂形态(图 32-31)。

(三)Brent 法耳垂再造

按健侧耳垂的大小、形态,在耳的乳突区设计一个"尾"状分叉皮瓣,皮瓣可稍大些。将皮瓣向前上方掀起,相互折叠缝合形成耳垂。乳突供瓣区创面可直接拉拢缝合,耳后部分创面行全厚皮片移植(图 32-32)。

(四)Zenteno Alanis 法耳垂再造

按健侧耳垂大小与形态,在相当于耳垂位置的下方,设计一个蒂在上方的纵向皮瓣,使弧线 bd 与 ab 等长、弧线 ca 与 cd 等长,然后掀起皮瓣,将皮瓣前上方旋转形成耳垂,掀起皮瓣形成的创面直接拉拢缝合(图32-33)。

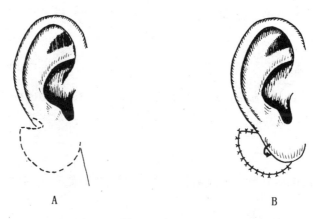

图 32-31 耳垂缺失,Converse 法耳垂再造

A. 设计乳突区皮瓣　B. 掀起皮瓣形成耳垂,创面植皮修复

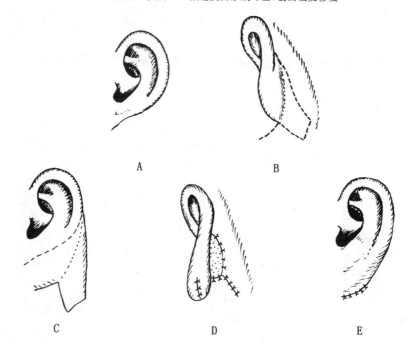

图 32-32 耳垂缺失,Brent 法耳垂再造

A. 耳垂缺损　B. 皮瓣切口设计　C. 掀起皮瓣　D. 形成耳垂,创面植皮　E. 手术完成

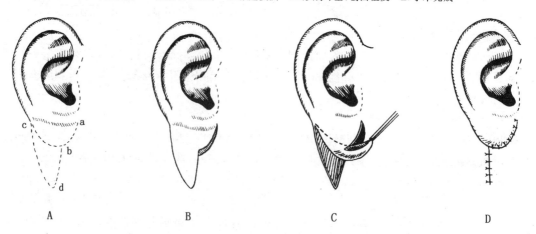

图 32-33 耳垂缺失,Zenteno Alanis 法耳垂再造

A. 皮瓣设计:bd=ab,ca=cd　B. 切开皮肤　C. 形成皮瓣并旋转推进　D. 手术完成

第十节　耳郭外伤与耳郭缺损

一、早期处理

耳郭位于头颅两侧，由于切割伤、咬伤、挤压伤、撕裂伤等损伤，可造成耳郭缺损畸形。耳郭撕裂伤常常与头皮撕脱伤同时发生，只要还有少许皮肤组织相连，特别是耳后动脉主干未被切断时，都应进行原位缝合。缝合时应作无创伤缝合，注意针距，以免影响血供和有利于引流，一般均能成活。为保证撕脱头皮再植的成活，即使有少许组织相连，也可考虑撕脱头皮的血管吻接。

对于无挫伤、伤口较整齐的小块完全断离的耳郭组织，只要其长度不超过1cm，即可行原位缝合再植，术后用含抗生素的敷料包扎固定，一般可望成活。

大块耳郭组织或全耳郭断离，原位缝合再植成功是不可能的。应用显微外科技术吻合血管进行回植可望成活。耳周的血管较丰富，而且动脉及静脉的直径多半在0.5mm以上，只要具备显微外科技术，再植就能成功。但由于撕脱伤，组织损伤严重，能找出血管进行吻合的机会是很小的。再植耳郭比再造耳郭要容易一些，应争取进行撕脱耳郭再植。如不能进行耳郭再植，可用下述方法处理。

1. 剥去离断耳郭的皮肤组织，将耳软骨缝合于缺损部位的软骨残端上，再应用同侧颞浅筋膜血管瓣向下翻转，覆盖包裹耳软骨支架的前外侧面和后内侧面，最后在筋膜瓣表面植以全厚或中厚皮片。皮片可利用剥下的断离耳郭皮肤，不足部分可从对侧耳后沟处切取。如此再造的耳郭成活虽然保证，但形态欠佳，也不能维持正常的耳颅角，如缺损较大，颞浅筋膜血管瓣也难以到达其下端部分。

2. 去除离断耳郭后内侧面的皮肤与皮下组织，暴露后内侧面的软骨，在软骨上开几个洞窗，把如此形成的耳前外侧面皮肤软骨缝合于离断部位，再在耳后乳突区掀起一个旋转皮瓣，覆盖于耳郭后内侧面的创面上。这个方法虽然比较简单方便，但它破坏了耳后乳突区皮肤的完整，如不成活则增加了以后再造耳郭的困难。

3. 剥去离断耳郭前后面的皮肤组织，将耳软骨支架埋植于耳后乳突区或腹壁皮肤下，作为以后再造术耳郭的支架。理论上原位自体耳软骨为最理想的再造耳支架材料，但目前再造耳郭时，包裹支架的皮肤远未达到正常耳郭皮肤的厚度和柔软度，因此再造的耳郭难以呈现正常的凹沟与凸处，也不能维持耳颅角的稳定性。

二、晚期修复

耳损伤与撕脱伤后如早期处理不当或未作处理，会遗留耳郭各部位的缺损，须行整形手术修复。

(一)耳轮缺损

较小的耳轮缺损可切开缺损边缘，适当增加附加切口后直接拉拢缝合。

较大的耳轮缺损，可应用Antia-Buch双向推进耳轮的方法来拉拢缝合缺损(图32-34)。此法成功的关键是，充分游离整个耳轮及耳轮沟的耳轮复合组织瓣。

切口要切透软骨，但不要破坏耳后面的皮肤，耳郭后内侧面的皮肤要在软骨膜面潜行分离，使其缝合后无张力。

(二)耳郭上1/3缺损

耳郭上部小块缺损，可应用对侧耳郭复合组织块游离移植来修复，游离移植的复合耳郭组织，其长、宽度一般不能超过1.5cm。

耳郭上部稍大的缺损，如果患者原来的耳甲腔发育良好，则可以应用Davis耳甲皮肤软骨复合组织瓣转移来修复(图32-35)。

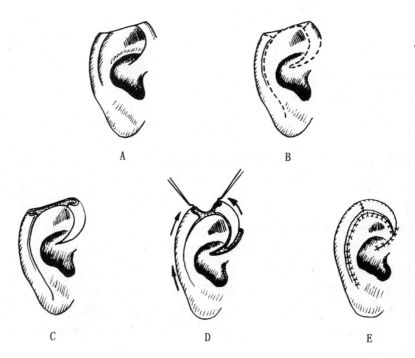

图 32-34　耳轮部分缺损,Antia-Buch 双向推进耳轮手术方法

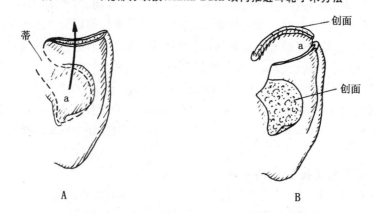

图 32-35　Davis 耳甲皮肤软骨复合组织瓣修复耳上部缺损

A.耳甲区复合组织瓣设计,蒂在耳轮脚区　B.耳甲区复合组织瓣旋转修复耳轮,供区创面植皮

(三)耳郭中 1/3 缺损

耳中部 1/3 为耳郭缺损最常见的部位,修复方法较多,一般均需软骨(取自健侧耳或肋软骨)作支架。临床上按如何应用皮肤覆盖软骨支架,将手术方法分为 5 种。

1.耳后乳突区皮瓣法　适合于耳后乳突区无瘢痕的患者,在耳后乳突区设计一个推进皮瓣,根据蒂的位置又可分为:

(1)蒂在前的耳后乳突区皮瓣法　以缺损缘部为蒂,根据缺损的大小在耳后及乳突区设计皮瓣。将皮瓣由后向前掀起推向缺损缘部,折叠包裹支架,乳突区创面用游离皮片移植覆盖。其支架可取自体软骨,也可采用组织代用品。

此法修复耳郭中部缺损虽简单省时,但皮瓣血供不能完全保证,缺损缘蒂部还要行二期修复切除瘢痕。

(2)蒂在后的耳后乳突区皮瓣法　根据缺损的大小,设计一个蒂在乳突区、较缺损略宽的推进皮瓣。其手术步骤是:切除耳郭缺损缘的瘢痕组织,在耳后乳突区设计一蒂在发际区的皮瓣,由前向后掀起皮瓣,向前方推进后覆盖软骨支架,并与缺损周缘的皮肤缝合。术后 3～4 周行皮瓣断蒂术,连同移植的软骨一同掀起折叠后缝合。乳突区的皮瓣供区行全厚皮片游离移植。Converse 描述的方法与此相似。

2.带蒂皮瓣移植修复耳郭缺损——隧道法　适用于耳郭上部较大的缺损、乳突区皮肤完好无瘢痕者,取肋软骨作耳郭软骨支架。

（1）Converse 隧道法之一　将耳郭连同缺损处压向乳突区皮肤，用美蓝按缺损缘大小在乳突区皮肤上画出切口线。按标记线作切口切开皮肤，在乳突区皮下潜行分离出比耳郭缺损面积略大的口袋，切开缺损处边缘，尽量切除瘢痕组织，将耳郭缺损处切口的后内侧缘缝合于乳突区皮肤切口的前缘。取肋软骨雕刻成耳轮缺损的形状，将其缝合于耳缺损缘上下端的软骨上，并置放于剥离的腔内，然后将乳突区皮肤切口的后缘与耳缺损缘切口的前外侧缘缝合。术后经常用棉签清洁隧道，3～6 周后沿移植外缘 5mm 处切开皮肤，在软骨底面的皮下组织层中进行分离，注意软骨底面尽多地留有皮片下组织，不可外露软骨。最后在软骨底面的皮下组织上与乳突区创面上行中厚或全厚皮片游离移植（图 32-36）。

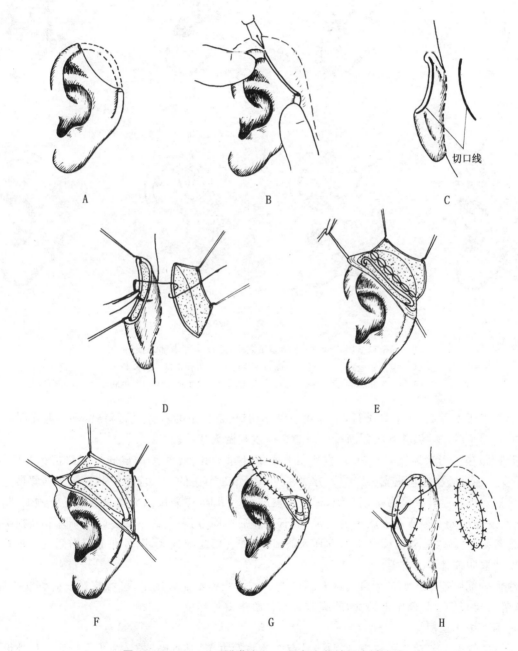

图 32-36　Converse 隧道法之一，耳郭上部缺损皮瓣移植
A.术前，虚线为耳郭设计线　B.设计耳郭创缘瘢痕切除　C.耳后切口设计　D.缝合耳郭后方
创缘　E.后方创缘缝合完成　F.移植软骨　G.缝合前方创口　H.3～6 周后断蒂，手术完成

（2）Converse 隧道法之二　切取肋软骨，雕刻成耳郭缺损部位的支架备用（图 32-37A、B）。在缺损缘的

上、下方作切口(图 32-37C),在乳突区皮下潜行剥离形成皮下隧道(图 32-37D、E)。将乳突区上方切口的上缘与缺损区上方切口的后缘、乳突区下方切口的下缘与缺损区下方切口的后缘互相缝合(图 32-37F)。将软骨支架埋植于乳突区的皮下间隙内,并将其上、下端分别与耳郭软骨的断端缝合固定,最后缝合切口(图 32-37G、H)。

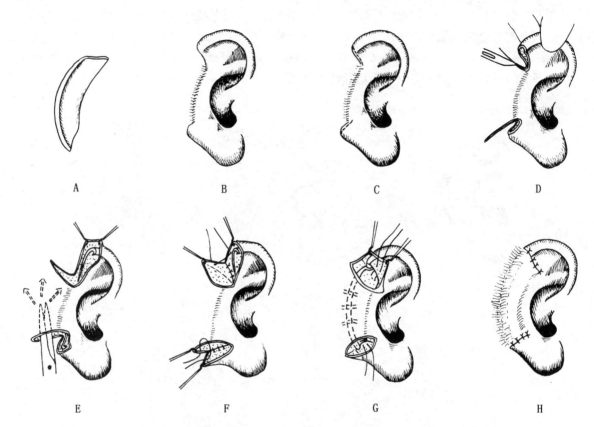

图 32-37　Converse 隧道法之二,修复耳郭中部缺损
A.再造耳软骨支架　B.术前　C.在缺损缘上、下方作切口　D、E、F.在
耳后皮下作隧道,并作隧道后缝合　G.植入耳软骨支架　H.缝合皮肤

　　第二期手术于术后 2~3 个月进行,沿耳轮边缘作切口,自移植的软骨深面剥离,将耳郭连同软骨掀起,形成合适的耳颅角后,耳后、乳突区创面行中厚或全厚皮片游离移植。

　　3.皮肤扩张法　当缺损较大时,耳后乳突区皮肤常不够应用,此时可用皮肤扩张器扩张耳后乳突区皮肤,再应用皮瓣推进法覆盖包裹支架。扩张方法参见本章第三节中的"五、应用皮肤扩张法耳郭再造术"。

　　4.皮管法　如耳后乳突区为瘢痕组织,无正常皮肤可应用时,可采用颈部皮管修复。于颈侧部乳突下制备细长皮管,皮管的大小视所需皮肤多少而定。皮管制备后 3 周,切断它的下端并转移到耳郭缺损端的上方。再经 3 周后断蒂,将断端修整后缝合于下方耳郭缺损端。如耳郭缺损较大,则可在上臂内侧制备皮管来修复,并根据需要切取肋软骨作为支架。

　　5.颞浅血管筋膜瓣法　如耳后乳突区和颈部皮肤均为瘢痕不能应用时,可掀起颞浅血管筋膜瓣向下翻转,覆盖软骨支架来修复耳郭中部缺损,筋膜瓣表面行游离皮片移植。

　　(四)耳郭下 1/3 缺损

　　耳郭下部的缺损常包括耳垂缺损,修复方法参见本章第九节"耳垂畸形"。为了保持修复后外形的稳定,有时还要移植软骨以维持耳下部的形状。

第十一节 菜花耳

耳郭受挤压或捻挫等闭合性创伤后,常可导致软骨膜下渗血形成血肿,引起耳软骨缺血坏死,随后机化为结缔组织.纤维结缔组织的增生和收缩,以及软骨的坏死等病理变化,使耳郭逐渐增厚而皱缩,表面呈现许多不规则形的突起,突起间为深浅不等的皱褶缝隙,类似菜花,因此将其称为菜花耳(cauliflower ear)。各种原因引起的耳软骨感染,也会导致各种菜花耳畸形。

菜花耳畸形的整形是一个十分困难的手术,一般在炎症完全消散、病情稳定后进行。可于耳郭前外侧面沿耳轮边缘 0.5cm 处作切口,小心地在高低起伏不平的皮肤和软骨间进行剥离,以形成皮瓣,暴露变形的软骨。然后将增厚的软骨适当削薄,并松解平整或雕刻塑形,使其符合原有的解剖形态。最后将翻开的皮瓣舒平覆盖在经切削的软骨面上,并切除过多的部分。缝合切口后,按耳郭的形态用棉球及松软纱布填塞妥帖后加压包扎。由于皮瓣的剥离范围不能太广,否则会因血供障碍而发生坏死,因此常常要分数次手术才能完成菜花耳的整形,其最终手术结果也往往令人失望,临床上几乎未见到过完美无瑕的修复效果者。

近年来,临床上对于软骨坏死较多,但皮肤组织相对松弛的菜花耳畸形,一般应用切取自体肋软骨雕刻成支架的方法来修复。对于严重的菜花耳畸形,由于其耳后乳突区的皮肤常完好无缺,且其耳垂部分因无软骨常不累及,因此索性切除皮肤软骨及增厚变形的耳郭上部,保留未累及的下部及耳垂,在耳后乳突区植入 50ml 肾形皮肤扩张器,扩张皮肤后二期行耳郭再造术(方法参见本章第三节"小耳畸形综合征")。

第十二节 瘢痕性耳道狭窄与闭锁

外耳道部位烧伤、创伤或感染后的瘢痕挛缩,会引起外耳道狭窄甚至闭锁。狭窄或闭锁一般发生在耳道口或近耳道的部位。如为酸碱烧伤,则耳道深部也会狭窄,除影响外形及听力传导外,因耳道深部的分泌物不能及时排出,会引起炎症甚至外耳道胆脂瘤。

外伤等引起的耳道口较单纯的瘢痕性狭窄,可切除瘢痕条索后行"Z"改形等修复。烧伤等引起的较广泛的瘢痕,则须在狭窄或闭锁的耳道口切开,切除耳道口的瘢痕组织,必要时可切除部分耳甲软骨,使外耳道口比正常略大些。然后逐步进入耳道,切除所有瘢痕组织,直至正常管腔部位。切取中厚皮片一块,使其肉面向外包裹于粗细合适的橡皮管或硅胶管上,塞入耳道内。内侧端的皮片缘因与耳道深部的正常皮肤很难缝合,因此可多留些,让其重叠在耳道深部的正常缘上,外侧端的皮片缘可与耳道口创缘缝合数针。

包扎固定,术后十天左右拆线。拆线后耳道内必须坚持放置橡皮条半年左右,以防再次狭窄。

第十三节 烧伤后耳郭畸形

单纯的耳郭部位的烧伤并不多见,一般为耳轮缘部烧伤,愈合后遗留耳轮部瘢痕或缺损。严重的耳郭烧伤常与面颊部烧伤一起发生,伤愈后遗留耳郭畸形及其周围面颊部瘢痕。耳郭部常见的畸形是外耳皮肤瘢痕增生,瘢痕可为条索状至片块状不等,常影响耳郭外形。其表现为耳轮缺损、部分或整个外耳缺损;耳垂甚至整个耳郭的粘连,面颊部的瘢痕与耳郭的瘢痕连在一起会形成隐耳或桥状瘢痕粘连,特别是耳垂与乳突部之间的皱褶处常有部分皮肤幸免烧伤而残留,创面瘢痕愈合后由于瘢痕挛缩形成深的囊袋,皮脂腺的分泌排出受阻,易引起反复感染。颈部的瘢痕也会牵拉耳郭向下,加重耳郭的畸形。治疗应根据不同的畸形部位区别对待。

1.单纯的耳轮部瘢痕或轻微耳轮缺损,一般无须修复。严重的耳轮缺损,可在颈部或上臂内侧预制细长皮管,分期移植于耳轮边缘。如果耳后乳突区皮肤完好、耳轮中间部缺损较大时,亦可在皮肤扩张后采用皮瓣推进并插入软骨条修复。

2.外耳皮肤上的增生性瘢痕,如果不是瘢痕疙瘩,可将增生性瘢痕切除直达软骨膜面,然后行中厚皮片移植。如果为瘢痕疙瘩,也可将其切除后行中厚皮片移植修复,术后作放射治疗,以防瘢痕疙瘩的复发。

3.对于范围较小的条索状或蹼状瘢痕粘连,只要乳突区还有小部分正常皮肤存在,可采用改形或 V-Y 推进等方法矫正。

对于范围较大的耳郭粘连,则需切除瘢痕组织、彻底松解粘连,注意切勿暴露耳软骨,使耳郭复位,形成的创面行全厚皮片移植。术后要较长期应用模型压迫所形成的耳后沟,以防止皮片收缩、粘连复发,但实际上这很难为患者接受,也不易做到。因此在手术时要尽可能分离颅侧壁组织,甚至可以伸入到耳甲底部以形成深沟,创面尽量移植较厚的皮片以减轻日后的收缩。

4.对于耳垂部粘连、瘢痕中有窦道或囊腔者,松解粘连时需彻底切除窦道或囊腔的上皮壁。如果耳垂下部、颈部皮肤的瘢痕挛缩明显,则须同时切除松解后行皮片移植或转移皮瓣(或经扩张后的皮瓣)修复,使耳垂向上复位。

5.烧伤后耳郭缺损的患者,多数乳突区皮肤也为瘢痕组织,无法利用;颞区头皮亦为瘢痕组织,严重者瘢痕与颅骨粘连,颞部动、静脉不复存在。这种情况只能应用远位皮管转移行耳郭再造术。

(庄洪兴、王炜)

参考文献

〔1〕庄洪兴.先天性小耳畸形的治疗.中华整形烧伤外科杂志,1988,4:17

〔2〕庄洪兴,罗家麟,廖杰,等.耳颌畸形的治疗.中华整形烧伤外科杂志,1996,12:196

〔3〕刘兴国.新生儿先天性畸形发生率.中华医学杂志,1978,58:24

〔4〕Bennun RD. Mulliken JB. et al. Microtia:a microform of hemifacial microsomia. Plast Reconstr Surg. 1985. 76:859

〔5〕Brent B. The correction of microtia with autogenous cartilage grafts:the classic deformity. Plast Reconstr Surg. 1980, 66:1

〔6〕Fukuda O. Yamada A. Reconstruction of the microtic ear with autogenous cartilage. Clinic in Plastic Surgery. 1978. 5:351

〔7〕Poswillo Dl. The pathogenesis of the first and second branchial arch syndrome. Oral Surg. 1973. 35:302

第三十三章　面部皱纹及轮廓的整形与美容

第一节　面部除皱手术的历史与现状

过了青春期之后,或是中年之后,人体表面的组织、结构老化、松弛及萎缩等改变,可引起皱纹,包括面颈部、眶周(上、下睑及眉等)、乳房、腹部及四肢皮肤的皱纹、松弛和萎缩性变化等。去除面颈部皱纹的外科技术称为除皱术(rhytidoplasty)或面提升术(face lifting),又称面提紧术。

除皱手术技术经历了一个由简到繁、分离平面由浅到深的发展过程。Hamra(1992)和高景恒(1994)将除皱手术技术的发展划为三代成形的手术技术,即皮下分离提紧的第一代技术,皮下分离加表浅肌肉腱膜系统(SMAS)分离提紧的第二代技术,深部平面提紧的除皱术和其后的复合除皱术的第三代技术。按照分离平面的深度,也有人将骨膜下除皱术称为第三代除皱术。

在20世纪初就有了面部除皱外科手术的记载。1901年,Hollander描述了耳前后切口的下面部除皱术。20世纪20年代后期开始出现了皮下分离的第一代除皱术。1926年,Noel和Hunt分别报道了冠状切口的前额皮下分离除皱术,Rees等于20世纪30年代进行了多例前额皮下分离除皱术。至20世纪60年代,面颈部皮下分离的全面部除皱术已在西方国家成为流行的安全美容手术,在我国北京及上海也开展了这类手术。

到了20世纪70年代,产生了SMAS下分离的第二代除皱技术,使面颊下颌区、颈部等外形得到明显改善。1974年,Skoog首创了SMAS悬吊技术,将皮肤和SMAS作为一个单位推进,产生皮肤持久提升的效果。1976年,Mitz和Peyronie首次报道了SMAS的较详细的解剖学研究结果。

此后的20年,对SMAS的研究和应用成为除皱外科的焦点,从而使SMAS-颈阔肌提紧技术成为安全的除皱技术而被广泛应用。Hamra(1990)描述了深部平面除皱术。其要点是将SMAS-皮肤瓣大范围整体分离,在颧肌表面甚至鼻唇沟部位释放游离SMAS并提紧,此法对矫治鼻唇沟有显著效果。Hamra(1992)以其大量病例阐明了复合除皱术是以深部平面除皱技术为基础,术中掀起皮肤和眼轮匝肌、颈阔肌的复合肌皮瓣,因此达到除皱的明显效果,但这是危险的手术方法,容易损伤面神经分支。

长期以来,鼻唇沟一直影响着除皱手术的术后效果,各种术式要么对其矫治不明显,要么需加用某种辅助技术(如局部填充术或吸脂术等),但均不能产生理想的效果。至20世纪80年代后期,许多人开始关注这个焦点问题,并也取得了某些进展。如Mendelson(1989)的广泛SMAS分离加颧弓骨膜固定技术,Barton(1992)的将皮肤皮下和SMAS作为复合颊部瓣掀起,松解和分离SMAS的深部附着技术,以及Owsley(1993)的颧脂肪垫分离悬吊、再固定技术等等。但以Hamra的深部平面除皱(1990)和复合除皱(1992)技术的效果最佳。

1989年,Furnas在解剖研究和手术过程中,均观察到面部支持韧带的存在,它们可作为除皱术中解剖分离的标志,其中更重要的则是切断和重建某些韧带能提高手术效果。笔者所在医院的研究(1992)和临床实践也证实了Furnas韧带的存在和意义,同时相信这为面颈部老化机制的探讨研究亦提供了一项有益的线索。从前额到颧骨的广泛骨膜下平面分离面部提紧术的观点,归功于Tessier,他早在1979年就描述了这种方法。Psillakis(1988)采用这个技术,进行了尸体解剖研究,并描述了应用骨膜下分离105例手术的4年经验。Ramirez(1992)对此技术在有效性的关键点和安全性方面作了改善。他描述了颞深筋膜下平面分离,在颞肌表面向颧弓延伸,认为这是通向颧弓的安全入路,因为分离平面是在面神经颞支之下进行。Ramirez也创用了后切口技术,即在完成深部平面提升后作切口,游离浅部瓣在外侧颧弓、耳和颞下颌关节处的附着。1993

年,Tobin 报告了他的广泛骨膜下剥离的冠状提升术经验,包括一百余例的手术,或者单独施行,或者结合传统的下面部提升术。Tobin 骨膜下除皱术式是在 4 个平面上进行:开始的冠状切口入路是在典型的帽状腱膜下平面;到眉弓嵴时,进入深层骨膜下水平;到颞区是在颞浅筋膜之下平面;第四个平面是在咬肌筋膜下分离,被称为咬肌内平面。Tobin 骨膜下除皱技术结合了以往诸多学者的经验与术式原则,已被越来越多的医师所接受。但在许多有经验的外科医师中,关于选择最好的外科技术方面,却有着相当多的争议。选择基于诸多因素,有关技术方面的争论则多集中在分离的范围和平面。毫无疑问,较广泛、较深平面的分离要承担较多并发症的风险,以及较长时间的恢复期。提倡小范围、浅部平面分离者,认为手术结果也能持久;或者他们认为较低的并发症发生率是支持小范围、浅平面分离的正当理由。然而小范围、浅平面的各种术式,近期效果总是存在这样或那样的局限性;远期效果也总不尽如人意。因此,除皱技术和与其相关的面颈部巨微解剖学研究,近年来有了长足的进展。

与国外相比,国内除皱术开展较晚,但发展较快。张涤生、赵平萍等(1984)发表了《面部提紧术 112 例报告》,其中首例开展是在 1965 年,大部分是在 1980 年以后进行的。高景恒(1987)将 SMAS-颈阔肌除皱技术用于临床。宋业光(1990)报告了骨膜下分离的除皱术。王志军等(1992)报道了中国人 SMAS、面部韧带等的研究结果,提出了 SMAS 的 3 种不同构成区域及 SMAS 的解剖学定义,并提出 SMAS 腱膜性部分作为表情肌的"中间腱"假说。

第二节　皮肤老化的病理及临床表现

一、皮肤老化的病理改变

皮肤老化是人体老化的外部表现,与遗传、年龄(自然老化,又称时程老化)及紫外线照射(光老化)密切相关。皮肤老化的主要病理改变是皮肤变薄,弹性降低,皮下组织萎缩,深层软组织结构松弛下垂,另外也有肌肉及其附着区结构进行性萎缩等。皮肤的自然老化引起表皮、真皮厚度变薄。而光老化早期虽有厚度的轻度增加,但由于光老化与自然老化同时进展,因此皮肤总的趋势是变薄。表皮细胞渐呈扁平,角质层水合能力下降,正常角质层含水量约 10%～15%,老年人仅为正常的 75%,所以皮肤表现为干燥。真皮细胞也渐呈扁平,真皮纤维母细胞合成胶原纤维能力下降,胶原含量逐渐下降。婴儿及年轻人的皮肤,I 型胶原含量约占 70%,Ⅲ型胶原占 30%;当皮肤老化时,两者比例逐渐倒置。真皮内弹力纤维变性,失去弹性,真皮乳突层的弹力纤维网减少甚至消失。

真皮胶原纤维合成减少和弹力纤维变性,是皮肤老化引起皱纹、松弛及下垂的主要原因。由于皮脂腺与汗腺上皮萎缩,皮脂和汗液分泌明显减少,皮肤表面的水脂乳化物不足,以致皮肤中和碱性物质能力下降,表面粗糙、干裂。另外,老年人皮下脂肪减少,失去支持作用,加上重力因素,引致皮肤皱襞形成和下垂。从总体定量的角度看是组织量减少和松弛。前已述及,影响皮肤老化的因素除遗传、自然老化过程外,尚与环境因素明显相关。其中重要的一项是光化性损害——光老化,病理改变主要是真皮上部弹性物质广泛沉积,胶原纤维嗜碱性变,弹性纤维分解,表现为皱纹粗而深,皮肤松弛。因此,过度日光浴者或长期户外工作者,皮肤往往过早老化。有证据表明,吸烟者面部皮肤皱纹的发生与增加程度是非吸烟者的 5 倍。人体皮肤老化还与机体营养、代谢等相关。如维生素 A、C、E 和硒作为食物中的抗氧化剂,可保护机体不受正常代谢产物自由基的损伤,起到抗衰老作用。若缺乏上述成分,则会影响正常代谢,自然会加速皮肤老化。另外,情绪变化如忧愁过度能加速皮肤老化;较强烈、频繁的表情肌收缩易出现面颈部皱纹;肥胖的人突然消瘦易导致松垂。

二、面颈部老化的临床表现

(一)面颈部皱纹

由于皮肤、皮下组织及肌肉各种老化的病理改变呈进行性加重,面颈部皱纹形成,颊部的鼻唇沟变得明显，颏下和颈部下垂的皮肤与颈阔肌松垂呈"羊腮"样改变(也称"火鸡脖子")。一般说来，约 30 岁后开始有上、下睑皮肤松弛，逐渐形成三角眼和睑袋，在外眦外侧形成鱼尾纹；约 40 岁后眼睑皮肤松弛加重，鼻唇沟明显，眉间和前额开始出现皱纹并渐渐加重；50 岁后颌、颏、颈部皮肤显现松弛下垂，鼻尖渐变扁平；60 岁后颞、颊区皮肤和皮下组织明显变薄，各部位皮肤松垂和皱纹更趋明显。Guy 等人将面部老化的皮肤皱纹分为自然性皱纹、动力性皱纹、重力性皱纹和混合性皱纹(图 33-1)。

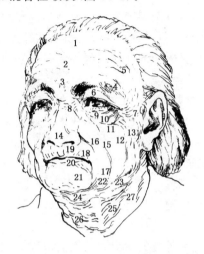

图 33-1　面颈部老化皱纹示意图

1.毛发稀疏和发际后退　2.前额皱纹和下垂　3.眉间皱纹　4.眉下垂　5.颞部皱纹和下垂　6.上睑松垂　7.外眦皱纹　8.鼻根皱纹　9.下睑松垂和皱纹　10.下睑脂肪假性疝出　11.颧袋形成　12.颧颊皱纹　13.耳前皱纹　14.鼻尖下垂　15.颊袋和脂肪萎缩　16.深的鼻唇沟　17.颌前皱纹和囊袋　18.口周皱纹　19.上唇变薄和变长　20.唇红变薄和萎缩　21.颏垫下垂和后退　22.颊颌皱纹　23.颈部皱纹　24.颏下脂肪堆积　25.颈阔肌囊袋　26.颈部正中皱纹　27.颌下腺下垂

1.自然性皱纹(orthostatic lines)　又称体位性皱纹，多位于颈部，呈横向弧形，与生理性皮纹一致。自然性皱纹与皮下脂肪堆积有关。随年龄增大，皱纹加深，纹间皮肤松垂。

2.动力性皱纹(dynamic lines)　因表情肌的长期收缩所致。额肌收缩产生前额横纹，在青年时即可出现。鱼尾纹是由于眼轮匝肌的收缩作用引起，也称笑纹。某些女性 20 岁时已开始显现鱼尾纹，可能与多笑有关。眉间垂直皱纹是皱眉肌的作用。鼻根部横纹是降眉肌的作用。鼻中隔降肌收缩产生鼻小柱横形皱纹。口轮匝肌收缩产生口周的细密纵向皱纹，多在 40～50 岁时出现。

3.重力性皱纹(gravitative lines)　即在皮肤及其深面软组织松弛的基础上，再由于重力的作用而形成皱襞和皱纹。重力性皱纹多分布在眶周、颧弓、下颌区和颈部。上睑皮肤松弛形成细密皱纹，严重者下垂形成三角眼，甚者影响视力。颈部皮肤、皮下和颈阔肌松弛，可形成"羊腮"或称"火鸡颈"。

4.混合性皱纹(combination lines)　由多种原因引起，机制较复杂，如鼻唇沟处的皱纹。口周皱纹可由多种因素所致。

(二)鼻唇沟在老化过程中的变化

鼻唇沟的长度和深度等形态学方面的个体差异较大，它是唇颊区——面内侧区显现老化的最重要征象。前已述及，鼻唇沟属于混合性皱纹，其形成机制比较复杂，结合近年来的研究结果，可归纳为如下两点。

1.鼻唇沟是上唇表情肌活动的产物　Barton、Zufferey 等人的尸体解剖观察结果，证实了多条面肌参与鼻唇沟的构成，按其对鼻唇沟形成机制方面的重要性，依次为：提上唇鼻翼肌、上唇提肌、颧小肌、口角提肌、颧大肌、颊肌、笑肌等。正是由于这些表情肌长期、持续的活动，最终产生并加深了鼻唇沟。因此，面瘫患者鼻唇沟消失(见于年轻患者)或变浅(见于老年患者)。

2.鼻唇沟代表着两个皮肤区域的结合线　Yousif 的观察结果证明，鼻唇沟外(上)侧区域不含有表情肌附着，因此也就没有肌肉支持；在沟的内(下)侧，表情肌伸入皮肤，支持该区域抵抗重力和老化过程中的松弛效应。老化过程中，没有受到支持的鼻唇沟外侧皮肤和软组织的下降速率，远大于内侧的皮肤和软组织。正是这种两个相邻皮肤区域下降速率的差异，产生并加深了鼻唇沟。

在对面部脂肪分布的观察中,发现鼻唇沟内、外侧分别为无脂肪区和多脂肪区。鼻唇沟内侧,口轮匝肌和提上唇鼻翼肌表面,几乎无皮下脂肪,真皮与肌纤维紧密连结;鼻唇沟外侧区域为多脂肪区,皮下脂肪最厚,其皮下有颧脂肪垫,其深面又是颊脂肪垫。因此认为,鼻唇沟内外侧脂肪分布的差异,是鼻唇沟产生并加深的机制之一,即肥胖可形成并加深鼻唇沟,消瘦也可产生并加深鼻唇沟。前者是由于"鼻唇隆起",后者是由于皮肤松垂所致。

上述鼻唇沟形成机制的两种观点,可分别归纳为动态机制学说和静态机制学说。按照形态与功能相统一的观点,实际上应将两者结合起来,共同解释鼻唇沟的形成机制才算完整,即在形态学差异的基础上,表情肌的收缩始动了鼻唇沟的动态变化过程。鼻唇沟的变化过程并非是独立的,与其伴随的是其周围组织结构和形态的老化改变,如颊部、上下唇等。

根据 Mendelson(1992)的划分,面部可被认为由两个区域组成,即外侧区和内侧区,两区的分界是沿眶外缘的垂线。外侧区反映了其深面咀嚼肌功能,这里有两块大的深层肌肉:颞肌和咬肌,起、止两头均附着于骨,走行与皮肤平行。外侧区还有颧弓和腮腺。内侧区与面部表情肌密切相关。表情肌起于深面的颧骨体和中央的上、下颌骨,附着于内侧区的皮肤。内侧区的固有特性是比咀嚼区更富活动性,开颌时,运动路线也向中央的口集中,所以即使是咀嚼动作,内侧区的运动度也大于深部是颞下颌关节的耳周部位。内侧区组织的易活动性,使它们易于随着老化而变得松弛。只有这里的老化改变发展到很严重程度时,才有可能扩展到外侧的咀嚼区。

在内侧区内,鼻唇沟又将该区域分为外侧的颊部和内侧的口周部。年轻化的颊部,表现为从颧弓到鼻唇沟的连续横向的丰满突起倾向,鼻唇沟内侧的口周部及上、下唇也有突起的弧度。随着老化的进展,这种丰满的双突外形被一系列的皱与沟所破坏,年轻、圆形、丰满的外形逐渐丧失。初始时,丰满变扁平并不明显,最终颊部出现斜向的凹陷,即颊中部沟,它再次将颊部分成明显的内外侧两份(图 33-2)。随着与老化有关的松弛的加重,斜向的皱和沟向内侧移动,形成"手风琴"样集中。皱的高度和沟的深度呈进行性进展,方向愈来愈变得纵向。皱、沟渐向口周部移动的结果,使颊部似乎变大。年轻时相对平坦挺直的上唇,也变得像皱似的隆起圆滚,上唇的隆起和下移改变了口裂,使其加深、加长并下垂,变得像木偶的嘴沟。在某些个体,木偶嘴沟融入外侧的鼻唇沟,参与形成此区的皮肤袋样隆起。伴随颊部的明显移位,下唇也发生变化,它失去了原有的平坦挺直,变得圆隆。这一点夸张了木偶嘴沟的深度。颏皱褶也渐加深、加长,并下转,最终形成唇颏沟。Mendelson(1992)将纵向的鼻唇沟分为 4 个重叠的区域,每一区由沟内侧的相关解剖定义(图 33-3)。

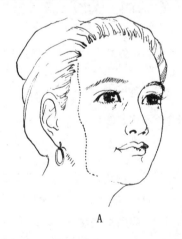
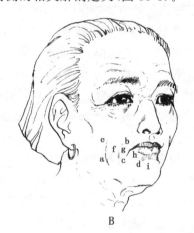

A   B

图 33-2　面部老化分区

A.沿眶外缘下降的假想线将面部分为外侧咀嚼区和内侧表情区,内侧区又被鼻唇沟分为外侧的颊部和内侧的口周部。
年轻化的面部,鼻唇沟内外的颊部和口周部显示丰满的双突外形　B.随着老化,圆形丰满的双突外形被沟和皱所破坏
a.颊中部沟　b.鼻唇沟　c.木偶嘴沟　d.唇颏沟　e.颊突　f.鼻唇皱　g.上唇皱　h.下唇皱　i.颏突

传统的皮下分离除皱术,获得了切口附近区域的最大效果,即为咀嚼区的最外周部分,而这里又恰是老化改变最轻的部位。某些效果是通过皮肤张力传递到内侧区域,就是说内侧区域的效果是通过牺牲咀嚼区效果而获得的,从而使耳周区皮肤达到了非自然的紧张度。这并不能产生可见的畸形,因耳周区皮肤有着与生

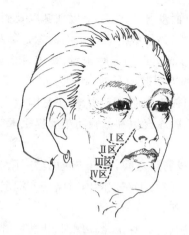

图 33-3 鼻唇沟的 4 个区

Ⅰ区.位于鼻旁 Ⅱ区.位于上唇外侧 Ⅲ区.下唇外侧的皮肤袋样隆起 Ⅳ区.位于颊外侧

俱来的如年轻人似的皮肤张力。然而面部老化的最重要部位——鼻唇沟区,却未能获得同样效果的矫治。随着老化的进一步发展,未矫治的鼻唇沟区畸形持续加重,而咀嚼区似乎因过去的"过度紧张"效果,抵抗了老化。两个区域之间的差异,随着时间推移而增大。这就解释了为什么过去经历过传统除皱术的人倾向于具有不自然的、继发老化的外貌。

第三节 面部除皱术相关解剖学

面部除皱技术的发展史,也是面部解剖学研究的发展史。可以说,每一项新的技术或术式的出现,都是在其相关的解剖学研究成果基础上完成的。因此,要熟悉和掌握每一项除皱技术,均需熟悉和掌握相关解剖学的内容,这样才能避免并发症的发生,并能提高手术效果。

一、面颈部皮下脂肪分布特点

面颈部各区皮下脂肪量有较大差异,可分为多脂肪区、少脂肪区和无脂肪区(图 33-4)。现分述如下。

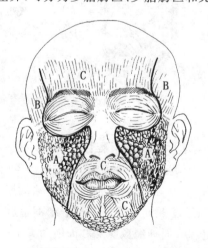

图 33-4 面颈部皮下脂肪分布特点

A.多脂肪区 B.少脂肪区 C.无脂肪区

(一)多脂肪区

多脂肪区位于鼻翼外平均 1.9cm、口角外上平均 1.8cm 处,是皮下脂肪最厚的部位,平均厚 0.8cm,一般在鼻唇沟外上方。这里的皮下脂肪位于由表情肌围成的三角形凹窝内,窝的上界是眼轮匝肌下缘;内侧界是上唇的表情肌;外侧界是颧肌。窝底有面动脉终末支、上唇动脉以及面神经颊支分支等通过。此凹窝的下内方恰好是多脂肪区和无脂肪区的分界线,该界线的表面解剖标志是鼻唇沟。这种解剖学特点似乎是鼻唇沟形成的机制之一,由此能解释肥胖即可形成明显的鼻唇沟,消瘦也可形成明显的鼻唇沟,前者是由于"鼻唇隆起",后者是由于皮肤松垂所致。不同原因引起的鼻唇沟畸形,可采用不同的方法矫治。如系由"鼻唇隆起"引致,可采用局部梭形切除、吸脂、除皱术辅以吸脂等方法。如果是因消瘦皮肤松垂引致,则可采用除皱术、局部用聚四氟乙烯条充填,以及筋膜、脂肪、胶原充填和颊脂肪垫上提手术等方法。

(二)少脂肪区

颞区缺乏皮下脂肪。在皮肤和颞浅筋膜之间,仅有少量的薄层脂肪分布。为此,如颞区除皱的手术入路选择颞浅筋膜浅面分离,则需注意如下问题:①在发际内时略偏向深层,以保护浅层的毛囊不受损伤;②达发际外时略偏向浅层,以免损伤面神经颞支。

耳垂下及乳突下区域是第二个少脂肪区。这里是颈阔肌-耳韧带所在部位。术中分离只能采取锐性方法,既要注意不能分破皮肤,又要小心避免损伤仅有薄层 SMAS 覆盖的耳大神经、颈外静脉等结构。

(三)无脂肪区

口轮匝肌和眼轮匝肌表面几乎无皮下脂肪分布,真皮和轮匝肌纤维直接连结。因此这两个部位容易产生短小细密的皱纹;并且在上唇的口轮匝肌和提上唇鼻翼肌的上外缘,一方是真皮和其深面的多量脂肪相对疏松连结,另一方是真皮与肌纤维紧密连结,两者交界线即为前述的鼻唇沟。另外,额肌表面也几乎少有皮下脂肪分布。手术中,在少脂肪区和无脂肪区以锐性分离为主,其他区域以锐钝结合方法分离。

二、面部皮肤支持韧带的特点及意义

面部皮肤支持韧带与手指的 Grayson 韧带和 Cleland 韧带的功能相似,是皮肤和 SMAS 与周围组织结构的固定装置。Furnas(1989)描述了颧弓韧带、下颌骨韧带、颈阔肌-耳韧带和颈阔肌-皮肤前韧带。除皱术中,有必要通过离断和重建某些韧带,达到最大程度的提紧效果(图 33-5)。

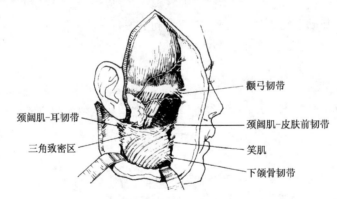

图 33-5　面部皮肤支持韧带

(一)颧弓韧带

颧弓韧带(zygomatic ligaments,ZL)为 2～3 束腱性致密结缔组织束带,位于耳屏间切迹游离缘前方4.3cm处,恰好在颧小、大肌起始部后方,起始于颧弓前端下缘,穿过各层软组织抵止到真皮。神经血管和 ZL 毗邻关系密切:①面神经颞支通过 ZL 下方,到达韧带前方的颧小、大肌和眼轮匝肌深面;②面横动脉多数经过 ZL 的下方,少数穿过韧带中部,如经过下方则距离韧带下缘不超过 1.0cm;③细小的感觉神经支和面横动脉分支伴随 ZL 斜向浅面的皮下、皮肤,面神经颞颧支和面横动脉走行于 ZL 附近时位于 SMAS 的深面。

除皱术中分离无论是在皮下还是在 SMAS 下进行,均需在皮下剪断 ZL,才能获得较充分的提紧。在韧带存有血管时,常常需要在直视下止血。

(二)下颌骨韧带

下颌骨韧带(mandibular ligaments,ML)位于下颌体前 1/3 的条状区域,在下颌骨下缘之上 0.6cm,距下颌角点 5.3cm。ML 起始于下颌体骨面,穿过肌层和皮下脂肪抵止于真皮。ML 由平均 12 束(8～15 束)的结缔组织小带组成,小带呈双排平行并列。如欲矫治颌下颈阔肌松垂和"火鸡颈"畸形,需剪断 ML。

(三)颈阔肌-耳韧带

颈阔肌-耳韧带(platysma-auricular ligaments,P-AL)是指颈阔肌后上缘连于耳附近的一层薄的但坚韧的结缔组织结构。该结构在颈阔肌后缘、上缘均与面部 SMAS 相接,此 SMAS 愈近耳垂周围皮肤时愈薄且致密。耳垂附近特别是下方、下后方,SMAS 及腮腺包膜、胸锁乳突肌腱纤维、颈阔肌悬韧带等组织结构紧密融接,在耳垂下后方形成一略呈尖向下的三角形致密区。将连结于颈阔肌后上缘与致密区的那部分 SMAS 称为 P-AL。SMAS 及 P-AL 等各层组织紧密愈着,需锐性分离。将 P-AL 离断后,要把断端重新拉紧固定在三角形致密区,或乳突区的筋膜、骨膜上,此即韧带的重建技术,以保持颈阔肌的弓状后上缘形态,提紧颈阔肌。

(四)颈阔肌-皮肤前韧带

颈阔肌-皮肤前韧带出现率低,约为 20%,起于颈阔肌前上缘,斜向前上止于浅层的真皮。皮下潜行分离时,颈阔肌-皮肤前韧带可能将分离平面导向分离层次过浅,致使分离层次错误。

(五)SMAS-颧颊部韧带

SMAS-颧颊部韧带(SMAS-malar ligaments,SMAS-ML)也称咬肌皮肤韧带。该韧带纵向排列于咬肌前缘。最上一组偏后,位于耳下基点前 4.2cm 的咬肌起始部表面,其余的均位于下颌角点前 3.9cm 的垂线上。SMAS-ML 由多条致密结缔组织束带组成,平均 6.8 束,粗细不等,长短各异,最上和最下两组短而粗韧,中间的较细长薄弱。最上一组多为 1 束(1~2 束),起于近咬肌起始部的咬肌筋膜表面,斜向前、浅方向,止于SMAS。最下一组多为 2 束(1~3 束),起自下颌体近上缘骨面,斜向上、浅方向,止于颈阔肌。中间的几束起于咬肌筋膜前缘或(和)颊咽筋膜,分别在颊脂肪垫的上、后、下缘走向浅面的 SMAS。SMAS-ML 与神经、血管的关系较密切。最上一组的上方紧邻面神经颧支和面横血管分支。少数情况下,血管经过韧带的下方。腮腺管也横行于最上一组的附近。最下一组的上方有面动脉、面前静脉经过,下方有面神经下颌缘支经过。有时血管、神经通过韧带的束与束之间,中间的几束排列于咬肌前缘,因此,面神经颊支由后向前通过这种栅栏样结构到达前方的颊脂肪垫浅面(图 33-6)。

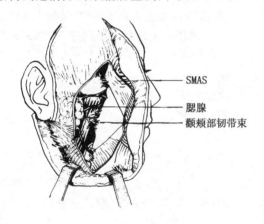

图 33-6　SMAS-颧颊部韧带

（图中标注：SMAS　腮腺　颧颊部韧带束）

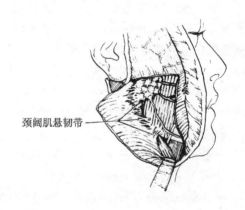

图 33-7　颈阔肌悬韧带

（图中标注：颈阔肌悬韧带）

国外已有文献报道,除皱术中离断 SMAS-ML,证实对矫治面内侧区老化征象包括鼻唇沟十分有效。同时应十分注意勿损伤面神经分支。

(六)颈阔肌悬韧带

颈阔肌悬韧带(suspensory platysma ligaments,SPL)位于腮腺、颌下腺与胸锁乳突肌前缘之间,上段位于腮腺与胸锁乳突肌之间,附着在 SMAS 的深面;下段位于下颌角及颌下腺与胸锁乳突肌之间,附着在颈阔肌深面。SPL 由双层纤维性筋膜构成,前层为腮腺包膜与颌下腺包膜相互移行部分,后层是增厚的胸锁乳突肌纤维鞘。深面从上到下分别起始于茎突下颌骨韧带表面,茎突舌骨肌、二腹肌后腹表面;浅面附着在 SMAS(上段)和颈阔肌(下段)的深面(图 33-7)。SPL 和附近的神经、血管关系密切:①面神经颈支出腮腺叶下极,紧贴韧带前面下降一段距离后,分支入颈阔肌;②颈外静脉在韧带后方的胸锁乳突肌浅面下降;③耳大神经在韧带后方前上行,距耳垂点 2.0~3.6cm 范围内斜穿 SPL 上段,分支入腮腺等;④面前静脉沿颌下腺上缘后行穿过 SPL 中、下段汇入颈外静脉。另外,颈丛的部分皮神经也向前穿过 SPL 下段。SPL 的作用似乎是在下颌角上下方向深面牵拉悬吊颈阔肌-SMAS,保持了颈侧区具有的从低到高的圆滑美感曲线。皮肤和颈阔肌的松垂会破坏此区域的曲线美。

三、表浅肌肉腱膜系统

在面部皮下脂肪层的深面,存在一个浅层的连续的解剖结构,由肌肉、筋膜、腱膜组织排列构成,称为表浅肌肉腱膜系统(SMAS)。

(一)SMAS 的延伸范围

SMAS 向上过颧弓和颞浅筋膜延续,进而通过颞浅筋膜再向上和帽状腱膜连续,向前上接眼轮匝肌、额肌,向后上接耳上肌、耳后肌和帽状腱膜。SMAS 向下移行为颈阔肌。颧颊区的 SMAS 向前接眼轮匝肌和颧肌外缘;颈阔肌向前连接颧肌和口周肌。耳垂下方颈阔肌后缘以后移行为胸锁乳突肌浅面的颈浅筋膜;耳前SMAS 向后渐薄融入耳-面移行处的皮下和耳郭、外耳道的软骨膜。在耳-面移行的纵形带状区中,SMAS 与深面的腮腺筋膜和浅面少量的致密皮下组织紧密结合,形成纵形致密区。最近有人将其称为腮腺皮肤韧带。

(二)SMAS 的各部构成

依各部位 SMAS 结构,可将其分为 3 种区域:①肌性区域;②腱膜性区域;③混合性区域。

1.肌性区域 SMAS 的肌性区域包括额肌、眼轮匝肌、颧大小肌和颈阔肌所占据的范围。颈阔肌上缘能到达的高度个体差异极大,绝大部分的颈阔肌上缘位于耳下点的水平或以下 1.8cm 的水平。耳屏游离缘距颧大肌外缘 5.0cm。颧肌上段和眼轮匝肌略偏后,颧肌下段略偏前。肌性部分多数较发达,耐牵拉。

2.腱膜性区域 包括:①胸锁乳突肌区;②耳前区;③颞区。

(1)胸锁乳突肌浅面的颈浅筋膜与颈阔肌连续,少数情况(约 15%)下肉眼见其中有横形肌束。光镜下见颈浅筋膜由多纤维的致密结缔组织构成,薄且与深浅面界线不清,内有不连续的肌束。因此认为胸锁乳突肌浅面的颈浅筋膜符合 SMAS 的结构特征,称为胸锁乳突肌区 SMAS。为了治疗耳下颈侧区的膨出松垂,需将胸锁乳突肌区 SMAS 连同颈阔肌一并分离,然后作成双叶瓣向后上悬吊固定在乳突区筋膜-骨膜上。此法兼有重新紧缩颈阔肌-耳韧带和治疗耳下颈侧区膨出松垂的双重作用。操作时要注意保护位于 SMAS 和胸锁乳突肌之间的耳大神经与颈外静脉。

(2)耳前区 SMAS 腱膜性范围上至颧弓下缘,下至颈阔肌上缘,平均距离为 3.6cm;后界是耳屏的垂线,前界是颧肌外缘,距离为 5.0cm。耳前腱膜性区域中肉眼可见散在肌束,多是横形,也有纵形。光镜下见 SMAS 内有不连续的横形肌束,薄而致密,与皮下组织和腮腺筋膜无明显分界。术中分离此区的 SMAS 时,其深浅面均需锐性分离。

(3)颞区的颞浅筋膜在颧弓水平续 SMAS,再向上移行为帽状腱膜。颞浅筋膜前下部接眼轮匝肌,前上部接额肌,后部接耳后肌及其腱膜,并通过耳后肌、帽状腱膜与枕肌相连。镜下见颞浅筋膜由致密结缔组织构成,其中有连续的肌层。因此颞浅筋膜符合 SMAS 的结构特征,称为颞浅筋膜 SMAS。颞浅血管、耳颞神经及其分支由下向前上走行过程中,开始在颞浅筋膜的深面、深层,逐渐到中层、浅层及至皮下,即边走行,边分支,边斜向浅层。

上述各腱膜性区域的 SMAS 致密坚韧,耐牵拉。

3.混合性区域 40% 的人存在着混合性区域。该区域位于颧肌下半附近的颊脂肪垫浅面,通常为包括颧大肌下 1/2 外缘在内的 1.6cm 宽的带状范围。其结构特点是:薄的纤维膜连结着纵形、横形肌束,膜的浅、深面有多量的脂肪。

(1)纵形肌束 为颧大、小肌下半薄弱且渐分束处,最终编入口轮匝肌。另一纵形肌束是笑肌,与颧大肌后缘之间也分开一段距离并以薄膜和脂肪连接。

(2)横形肌束 颈阔肌的前缘渐薄弱且分束,编入口轮匝肌。

(3)膜浅面的脂肪 指鼻唇沟外上方的丰富皮下脂肪,即鼻唇隆起的外下部分。

(4)膜深面的脂肪 包括颊脂肪垫,尚有通过其间的面神经颊支。

该混合性区域的肌束与肌束间易分离,薄弱的纤维膜又不耐牵拉,因此也称此区为"SMAS 的薄弱区"。

这种情况下很容易造成分离平面错误而误入颊脂肪垫，损伤面神经颊支。组织切片示颊脂肪垫区表面的皮下脂肪明显厚于其他部位。皮下脂肪的深面由后向前分别是 SMAS、颧肌。SMAS 与颧肌缘相接，两者在同一平面，颧肌浅面的皮下脂肪中未见有 SMAS 或其他筋膜结构。没有明显薄弱区的情况或者是由于颧肌发达，始终未分离成束连至口周肌；或者是因为颈阔肌发达，厚密的颈阔肌前缘和颧肌、口周肌相汇。

SMAS 的延伸范围和各部构成见图 33-8。

(三)SMAS 与深、浅面组织结构的关系

1.SMAS 与浅面组织的关系　SMAS 浅面是皮下脂肪层，面部皮下层的脂肪各部位厚度不均。

2.SMAS 与深面组织结构的关系　SMAS 深面的脂肪量很少(颊脂肪垫区除外)，不能构成一个连续的脂肪层。面部各区 SMAS 深面的情况叙述如下。

(1)腮腺区　腮腺筋膜浅面几乎没有脂肪，SMAS 和腮腺筋膜连接紧密，耳屏前的腮腺筋膜与 SMAS 连接更为紧密。腮腺筋膜是纤维性的薄膜，很少能单独被完整剥离，往往愈着在 SMAS 深面，一同从腮腺实质上被分离下来，在腮腺前缘移行于较疏松的组织，面神经分支在这一层次中向前行进。

(2)咬肌区　咬肌筋膜浅面有薄层脂肪，或分布在咬肌上端，或分布在咬肌下端，中段脂肪量较少。咬肌区的 SMAS 与腮腺 SMAS 连接疏松，易被分离破碎(图 33-9)，咬肌区 SMAS 下往往可见隔着半透明的咬肌筋膜深面的面神经颧颊支。但在正常人体中，各结构间分隔不明显，解剖时要十分小心，防止损伤面神经。

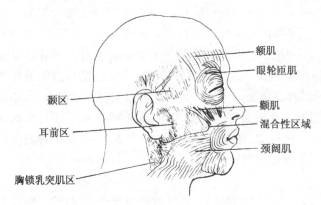

图 33-8　**SMAS 的延伸范围和各部构成**

图中标注：额肌、眼轮匝肌、颧肌、混合性区域、颈阔肌、颞区、耳前区、胸锁乳突肌区

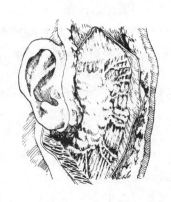

图 33-9　**腮腺咬肌区 SMAS 深面情况，示 SMAS 被掀起之后，隔着半透明的咬肌筋膜能见到面神经颧支、颊支和下颌缘支**

(3)颊脂肪垫区　颊脂肪垫位于咬肌前方、颊咽筋膜浅面，往往掩盖咬肌前缘甚至前 1/3。脂肪垫外被薄膜。此区的 SMAS 有两种情况：一是耳前腱膜性部分在此区上半浅面和颧肌外缘相接；二是此区下半浅面恰是 SMAS 的混合性区域。这些"接合部"带来的问题首先是相对薄弱不耐牵拉；其次是解剖分离平面相对不规则。这两点都易使分离平面错误而误入颊脂肪垫、损伤面神经分支和面血管分支的机会增加，故应按阶梯状除皱技术在此区后部转向浅层的皮下层中分离。

(4)颧弓区　SMAS 与颧弓浅面愈着较疏松，原因是面神经颧支过颧弓浅面时被颞中筋膜衬覆，在神经支周围有多量脂肪包绕。SMAS 与颧弓骨膜间存在着颞中筋膜、颞深筋膜浅层。

(5)颞区　颞浅筋膜 SMAS 深面的组织结构以颞浅动脉额支为界，上下有所不同：上方是帽状腱膜下疏松结缔组织，下方是颞中筋膜及其中的面神经颞支。颞浅筋膜 SMAS 容易被钝性分离。颞浅筋膜与颞中筋膜只是结构上的不同，浅筋膜是致密结缔组织，中筋膜是疏松结缔组织，两者之间无明显的分界。

(6)胸锁乳突肌区　此区内的 SMAS 与胸锁乳突肌纤维鞘紧密愈着，需锐性分离。耳大神经行于两者之间。近乳突区时，SMAS 和胸锁乳突肌纤维鞘及胸锁乳突肌抵止腱纤维，三者几乎融为一体，不能解剖分离。

(7)下颌、颌(颏)下区　颈阔肌 SMAS 深面除各种韧带外，余部与深面组织结构连接疏松，尤其是下颌缘下方，很容易钝性分离。值得注意的是：颈阔肌深面和下颌体骨膜之间有一紧密的愈着点，位于下颌角点前 3.9cm 处，恰在 SMAS-颧颊部韧带最下束的下方。下颌缘支及其分支通过该愈着点之间走向前方。如需矫治颌(颏)下松垂、皱纹，则应在剪断下颌骨韧带的同时，分离该愈着点，并注意保护下颌缘支。

四、颞区筋膜结构特点

在颞区的皮下组织和颞肌之间由浅入深的结构是：颞浅筋膜、颞中筋膜、颞深筋膜浅层、颞浅脂肪垫（常称颞部脂肪垫）及颞深筋膜深层和颞深脂肪垫（常称颞部脂肪垫上部）。

（一）颞浅筋膜

颞浅筋膜是 SMAS 过颧弓向颞区的延伸，因是致密结缔组织性筋膜并含有肌性成分。颞浅筋膜 SMAS 富含血管，其浅面与真皮之间有少量皮下脂肪组织。在颞浅动脉及其额支的前下方，颞浅筋膜深面是颞中筋膜，两者易被锐、钝性分离，但有面神经后位颞支（颞支Ⅰ、Ⅱ）在颧弓上方 1.0～1.5cm 左右跨越两层之间，从颞中筋膜进入颞浅筋膜的耳前肌，发支支配耳前肌和在耳前肌中前上行到达额肌深面。在颞浅动脉及其额支的后上方，颞浅筋膜借腱膜下疏松结缔组织与颞深筋膜相隔，极易钝性分离而并未跨越神经血管。

（二）颞中筋膜

颞中筋膜是一层多脂肪的筋膜性结构，由疏松结缔组织构成。后下方在腮腺上缘和颧弓浅面附近较厚，向上向前渐薄，至颞浅动脉及其额支的后上方时消失在腱膜下疏松结缔组织中。眼轮匝肌外缘附近亦较薄，移行为眼轮匝肌深面的筋膜。但颞中筋膜这一层次结构定义，尚有争议。

颞中筋膜来自腮腺筋膜。从腮腺上缘起始，包覆着面神经颞支及各神经支之间的脂肪，走向前上方。颞支先是在其中偏深层，斜向前上方时渐浅出。后位颞支先浅出到耳前肌和额肌；前位颞支在眼轮匝肌外缘稍外方浅出到眼轮匝肌和与眼轮匝肌相接处的额肌。许多神经支至眼轮匝肌深面才浅出进入肌层，后位颞支浅出颞中筋膜进入耳前肌的位置不恒定，平均在颧弓上方 1.0～1.5cm 左右。它们的分支分布到耳前肌和额肌。颞中筋膜的浅面是颞浅筋膜 SMAS，深面与颞深筋膜浅层之间隔有帽状腱膜下疏松结缔组织的延续部分，极易钝性分离。颞中筋膜的重要临床意义在于面神经颞支行于其中。由此可以说明如下两点：①小心在颞中筋膜浅面（包括颧弓浅面部分）分离可以获得颧弓上下连续的 SMAS 瓣；②SMAS 各部分中均无面神经主干走行，但有分支进入 SMAS 的各肌性部分完成支配功能。在接近眼轮匝肌外缘时，已有部分神经支陆续浅出颞中筋膜到达颞浅筋膜 SMAS 深面，应在直视下钝性分离。

（三）颞深筋膜浅层

颞深筋膜起始于颞上线，向下覆盖颞肌。在颞浅脂肪垫上缘处，颞深筋膜劈分为浅深两层，位于颞浅脂肪垫浅面的称为颞深筋膜浅层（下简称浅层）。它在颞浅脂肪垫上缘与深层愈着处称融合线。因脂肪垫上缘形态不同，融合线可呈斜向后下的直线状、弓向上的弧线状和曲线状。最高点距颧弓上缘 3.7cm。

浅层沿脂肪垫浅面向下，过颧弓浅面后与咬肌筋膜连续，与颧弓骨膜间剥离时不易被分开。该层次一般情况下不宜进入，此处分离易损伤面神经分支。向前方在眶上缘和外缘处与颞深筋膜深层融合后移行为骨膜，向后至颞窝后界骨膜。浅层在颧弓上 1.0～1.5cm 范围内较薄弱。浅层的浅面隔着腱膜下疏松结缔组织与颞中筋膜相接，两者极易分离。深面是颞浅脂肪垫，可被钝性分开。但是，脂肪垫中有横形的脂肪间隔，它间断地附着在浅层的深面。

（四）颞浅脂肪垫

颞浅脂肪垫（superficial temporal fat pad,STFP）位于颞深筋膜的浅深层之间。其前上大部分由脂肪组织构成，后下部分是致密结缔组织筋膜板，它来自 STFP 中的横形脂肪间隔。STFP 上界和融合线一致，下界是颧弓上缘，前界到达颞窝的前界，后方至耳屏点前 2.4cm 时移行为上述的致密结缔组织筋膜板。浅垫的后、上部较薄，前、下部较厚，最厚处位于眼轮匝肌外缘附近，眼轮匝肌外缘点深面处厚度为 0.42cm。STFP 有两种特别成分：①横形脂肪间隔；②较粗的弓形颞中静脉。和其他部位的脂肪间隔不同，STFP 中的间隔致密，附着在颞深筋膜浅层或深层。这些横形间隔向后下延伸就成为 STFP 中非脂肪成分——结缔组织筋膜板。STFP 中有较粗的颞中静脉，由前上弓形走向后下，斜穿颞深筋膜深层，并有可能进入颞深脂肪垫，最后注入颞浅静脉中。弓形颞中静脉的最高点距颧弓上缘 2.4cm，整个情形如同框架围绕着 STFP，它接受眼轮匝肌、颞肌和颞浅、深脂肪垫的静脉属支，最后注入颞浅静脉。此外，STFP 中有较多的微小动脉分支。

（五）颞深筋膜深层

由融合线向下，颞深筋膜分出颞深筋膜深层（下简称深层）。它向下分隔颞浅、深脂肪垫，在颧弓上缘移行为颧弓深面和上缘的骨膜。深层向前至颞窝前界和眶上、外缘，与颞深筋膜浅层融合后移行为骨膜，向后至颞窝后界与前界情况相同。深层为致密的腱膜性组织，较浅层厚。深层的浅面是STFP，本应很容易分离，但由于前述的横形脂肪间隔附着，故需锐、钝性结合才能分离。

（六）颞深脂肪垫

颞深脂肪垫(deep temporal fat pad，DTFP)与STFP相比，较薄较小，其中混杂有颞肌肌束。DTFP上界最高处距颧弓上缘1.8cm，前界近眶外缘，后界至耳轮脚附近，向下过颧弓深面与颊脂肪垫相连。耳前3.0～4.0cm、颧弓上0.8～1.0cm范围内较厚，厚度约0.36cm。DTFP的浅面是颞深筋膜深层，两者之间有薄层颞肌，深面是颞肌和颞肌肌腱。DTFP中有较丰富的细小动脉网，近上缘附近有较多的静脉支，回流到STFP中的弓形静脉。

颞区筋膜结构见图33-10。

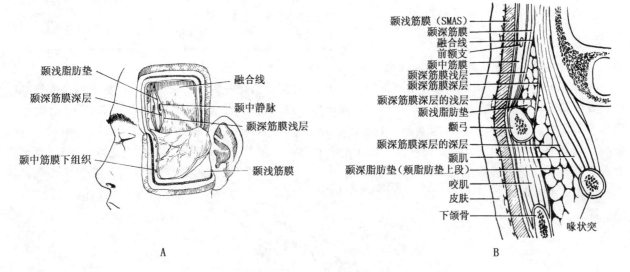

图 33-10　颞区筋膜结构

A.颞部筋膜结构　B.颞部筋膜结构剖面

五、面神经腮腺外分支

面神经腮腺外段的走行、分支情况要点如下：①各支在腮腺周缘的浅出位置；②各支的体表投影；③各支的走行平面等。现分述如下。

（一）体表标志点、线

腮腺外面神经分支的情况及其一些体表标志点、线如图33-11所示。

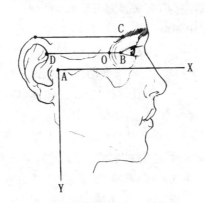

图 33-11　体表标志点、线

A.耳屏点　B.眼外眦点　C.眉梢点　D.B点与耳轮脚的交点

O.眼轮匝肌外缘切点　X轴和Y轴确立一个平面直角坐标系

1.以眼耳平面为参考平面。此平面中,过耳屏点(A)和眶下缘最低点的水平线为横向水平参照线(AX线)。

2.分别过眼外眦点(B)和眉梢点(C)作 A 线的平行线,得 B 线和 C 线。A 线与 B 线的距离是眶下缘最低点至眼外眦的垂直距离 AB;B 线与 C 线的距离是眼外眦至眉梢的垂直距离 BC(各值见表 33-1)。

3.B 线与眼轮匝肌外缘相交(O 点),B 点至 O 点距离定为眼外眦至眼轮匝肌外缘的距离 BO;B 线与过 A 点的垂线相交点 D 恰在耳轮脚上,B 点至 D 点的距离定为眼外眦至耳轮脚的距离 BD(各值见表 33-1)。

4.过耳屏点 A 向前的水平线 X 轴和向下的垂直线 Y 轴确立一个平面直角坐标系。面神经各分支在腮腺周缘的浅出点以坐标点(X,Y)表示。

表 33-1　标志点、线之间的距离(单位:cm)

	AB	BC	BO	BD
范围	1.04~1.83	1.53~2.36	2.44~3.42	7.25~8.47
$\bar{x}\pm s$	1.40±0.20	1.95±0.23	2.90±0.29	7.89±0.36

(二)面神经各分支在腮腺周缘的浅出位置

在计算机上,使用二维区域的质心概念,用 Fortran 语言对面神经颞、颧、颊支及下颌缘支和颈支等 5 组神经支的腮腺浅出点坐标进行统计和科学计算,算出坐标点的密度,即浅出点区域的质心(X,Y)。各质心的坐标分别是:颞支(2.15,1.03)、颧支(3.44,1.72)、颊支 (2.73,4.04)、下颌缘支(1.72,5.98)、颈支(1.49,6.48)。连接各质心即上述 5 个坐标点成一曲线。其意义为:①反映本组材料腮腺轮廓的平均情况;②是面神经各支在腮腺缘浅出的最大密度线(图 33-12),曲线上 T、Z、B、M、C 为颞、颧、颊支及下颌缘支和颈支在腮腺缘浅出的最大密度点。

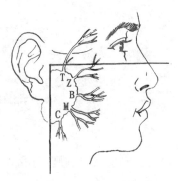

图 33-12　面神经 5 组神经支的腮腺浅出点及其连线

(三)面神经分支走行平面及毗邻关系

1.颞支　各颞支出腮腺上缘进入颞区后有来自腮腺筋膜的包覆,各神经支之间围有亮黄色的脂肪,此层结构即颞中筋膜。各颞支在颞中筋膜中斜向前上,开始是后前排列关系,逐渐转变成上下排列关系。随着颞中筋膜愈向上前愈薄,各颞支也渐走向浅层,这种趋向浅层的速率,后位颞支大于前位颞支。光镜下显示在颧弓上 0.5cm 时,各颞支仍位于颞中筋膜深层,距离浅面的颞浅筋膜平均约 0.3~0.5cm;距皮面平均约0.7~0.8cm。颧弓上 1.5cm 时,颞浅筋膜中出现耳前肌,颞中筋膜已较薄,后位颞支渐浅出颞中筋膜到达耳前肌深面,并有分支进入该肌;前位颞支仍在颞中筋膜中,但偏浅层走向前上。到达额肌、眼轮匝肌外缘附近,后位颞支及其分支由耳前肌进入额肌深面;前位颞支及其分支陆续浅出颞中筋膜进入眼轮匝肌深面(图 33-13)。

2.颧支　各颧支在腮腺上前缘浅出后,于颧弓下前行,通常此处的腮腺前缘最突出,而颧肌起始部又最靠后,所以颧支到达颧肌的行程很短。颧支一般位于咬肌筋膜间,菲薄的咬肌筋膜浅面是 SMAS 的腱膜性部分。多数情况下,颧弓下方的腮腺-咬肌交界处有薄层脂肪分隔 SMAS 和咬肌筋膜。

上位颧支分支经过颧弓韧带的束间走向前方;下位颧支分支经过颧弓韧带下缘附近走向前方。颧支在颧弓下方 1cm 范围内向前行进,面横动脉主干及其分支伴随着颧支。此区 SMAS 下分离时,面横动、静脉可作为颧支的标志。

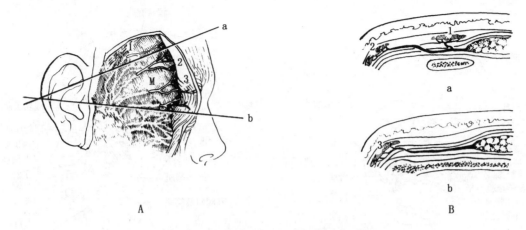

图 33-13　面神经颞支与颞中筋膜的关系

A. 前位颞支后穿出并分支到眼轮匝肌　M 示颞中筋膜,箭头示颞支　B.后位
颞支提前穿出颞中筋膜分支到耳前肌和额肌　1.耳前肌　2.额肌　3.眼轮匝肌

3.颊支　各颊支与咬肌筋膜关系最为密切,也较复杂。咬肌筋膜的厚薄上、下不一致,上前部分较薄弱,下后部分较厚韧。各颊支与咬肌筋膜关系有两种情况:①颊支位于筋膜的深面,至咬肌前缘时穿出到达颊脂肪垫浅面(65%);②颊支位于筋膜间,在咬肌中、前带时陆续浅出到 SMAS 深面,而且上位颊支要比下位颊支提前穿出咬肌筋膜(35%)。因此,SMAS 下分离时,咬肌下半神经支不受损伤的保险系数远大于上半神经支。

颊支常出现上、中、下颊支,在颊脂肪垫区,较多的颊支分支进行吻合形成颧颊支吻合、颊支吻合,又有更多的分支走向表情肌深面和颊脂肪垫中。此区域的神经支多属于"二级吻合"后和"末级吻合"后分支,数量较多,浅面被覆着 SMAS 与颧肌的接合部及薄弱区。

4.下颌缘支　在面血管后方的下颌缘支均有厚韧咬肌筋膜覆盖,咬肌筋膜与 SMAS 之间尚有薄层脂肪间隔。跨面血管时,下颌缘支穿出咬肌筋膜有多量分支经过面血管的深浅面。在面血管前方附近,神经穿过颈阔肌在下颌体上的愈着点和 SMAS-颧颊部韧带的最下组,到达颈阔肌和下颌体之间,陆续分支入下唇肌。

5.颈支　刚浅出腮腺的一段距离是垂直下降,浅面与颈阔肌之间有薄层疏松结缔组织。越过面前静脉的浅面斜向前下到达颌下腺鞘膜与颈阔肌之间,陆续分支进入颈阔肌。颈支在下颌角至颌下腺的一段距离时邻颈阔肌悬韧带的前方。

六、表情肌

(一)表情肌的特点

1.表情肌属于皮肌,位置较浅,起于骨止于皮肤,甚至完全不固着于骨上。

2.表情肌表面不覆盖深筋膜(颊肌除外),肌纤维固着于皮肤,当其收缩时,直接引起皮肤的运动。

3.表情肌收缩时,使面部皮肤拉紧,改变其形状和外观,产生喜、怒、哀、乐各种表情。当其松弛时,有弹性的皮肤就返回原来的状态,故面肌的对抗作用较弱。

4.表情肌主要集中于面部的眼、耳、鼻、口周围,这些肌肉有些是环形的,具有括约作用;有些呈辐射状,具有开大作用。人类由于语言关系,口周围的肌肉出现了高度分化。

(二)表情肌的分群

按表情肌的位置,可分为以下 5 群:①颅顶肌。包括枕肌和额肌。②外耳肌。包括耳上肌、耳前肌和耳后肌。③眼周围肌。包括眼轮匝肌、皱眉肌和降眉肌。④鼻肌。包括鼻孔压缩肌、鼻孔开大肌、鼻中隔降肌、鼻棘肌、鼻背肌和提上唇鼻翼肌。⑤口周围肌。浅层包括口轮匝肌、上唇方肌、颧肌、笑肌和三角肌;中层包括犬齿肌和下唇方肌;深层包括切牙肌、颏肌和颊肌。

表情肌分布示意见图 33-14、图 33-15。

1.颅顶肌　位于颅顶部皮下,与颅部的皮肤和皮下组织共同组成头皮。头皮与颅顶的骨膜借疏松组织相

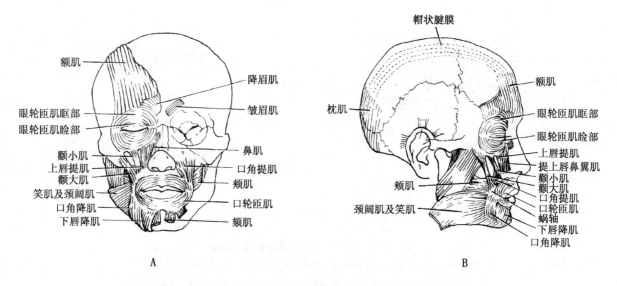

图 33-14 表情肌

A.正面观 B.侧面观

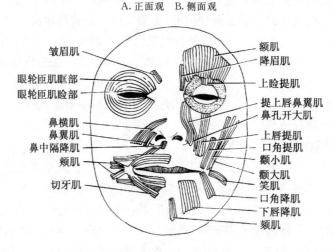

图 33-15 表情肌示意图

隔,故颅顶肌收缩时,头皮可前后移动。颅顶肌属于阔肌,其肌腹分为两部,后部叫枕肌,前部叫额肌,二肌腹之间联以帽状腱膜。该膜覆盖颅顶中部,为一坚韧的纤维板,与头部皮肤紧密结合为一层,膜的两侧部分为耳上肌及耳前肌的起点,并有部分纤维移行于颞浅筋膜。

(1)枕肌 位于枕部两侧的皮下,起自上项线的外侧半和乳突部上面,肌纤维斜向上外方,移行于帽状腱膜的后缘。此肌向后方牵引帽状腱膜,与额肌共同作用时,使睑裂开大。枕肌受面神经的耳后支支配。

(2)额肌 居于额部皮下,宽阔菲薄,较枕肌发达。该肌起自帽状腱膜(该膜分为两层,包绕额肌的上部),肌纤维向前下方,止于眉部皮肤并和眼轮匝肌相互交错。其深面的筋膜,止于眶上缘的上部。该肌内侧的肌纤维下部与对侧者相连,上部稍微分开。此肌两侧共同作用时,向前牵拉帽状腱膜,使头皮向前,并使额部皮肤产生横纹(如仰视或惊讶时),上提眉部眼睑,使眼睁开,所以该肌是眼轮匝肌的拮抗肌。额肌受面神经颞支支配。

2.外耳肌 在人类属于退化肌,位于耳郭周围。

(1)耳上肌 是外耳肌中最大的一块肌,呈三角形,肌腹阔而薄,起自帽状腱膜,抵止于耳郭软骨。作用为上提耳郭。

(2)耳前肌 较小,常缺如,起自帽状腱膜,止于耳郭软骨前部。作用为牵引耳郭向前。

(3)耳后肌 起自乳突外面,止于耳部软骨后面。作用为牵引耳郭向后。

3.眼周围肌

(1)眼轮匝肌 围绕睑裂周围的皮下,为椭圆形扁肌,深面紧贴于眶周骨膜和睑筋膜的浅面。该肌分眶部、睑部及泪囊部。

睑部：为3部中最大的，位于最外周部分，在眼眶的前面。肌纤维起自睑内侧韧带及其周围的骨性部，肌束呈弧形，弓向外侧。在外眦处，上、下部肌纤维相互交错止于皮肤，部分肌纤维移行于邻近诸肌（如额肌和上唇方肌）。作用是使眶部周围皮肤产生皱纹（包括鱼尾纹），使眉下降，上提颊部皮肤，使睑用力闭合。

睑部：位于眼睑皮下，起自睑内侧韧带及其邻近的骨面，肌纤维弓向外侧，在睑外侧韧带附近，上、下睑的肌束相互会合，止于睑外侧韧带。肌束很薄，其深面穿插上睑提肌。作用为眨眼，并能舒张额部皮肤。

泪囊部：位于睑部深面，起自泪骨的泪后嵴和泪囊的深、浅面，弓向外侧，与睑部肌纤维结合。作用为使眼睑紧贴于眼球上，防止外来异物侵入和藏于结合膜囊内，同时使泪囊扩大，囊内产生负压，以促进泪液流通。

眼轮匝肌受面神经的颞支和颧支支配。

（2）皱眉肌　位于眼轮匝肌眶部和额肌的深面，两侧眉弓之间，起自额骨鼻部，肌纤维斜向上外，终于眉部皮肤。该肌收缩时牵眉向下，使鼻根部皮肤产生纵沟，出现皱眉的表情。皱眉肌受面神经颞支支配。

（3）降眉肌　是额肌的延续部分，起自鼻根部，向上终于眉间部皮肤。该肌收缩时牵引眉间部皮肤向下，使鼻根部皮肤产生横纹。

4.鼻肌

（1）鼻孔压缩肌　位于外鼻下部的两侧皮下，在上唇方肌深面，起自上颌骨犬齿及外侧门齿的齿槽，肌纤维先斜向上外方，然后绕过鼻翼渐增宽，弯向内方，在鼻背与对侧者借腱膜相连。该肌收缩时使鼻孔缩小。

（2）鼻孔开大肌　居于鼻孔压缩肌的内侧部，较弱小。肌纤维向上止于鼻翼软骨的外侧面。该肌收缩时牵引鼻翼向下外方扇动，尚能使鼻孔开大。

（3）鼻中隔降肌　分深、浅两部，浅部起自口轮匝肌；深部起自上颌骨内侧门齿的齿槽嵴，止于鼻中隔软骨的下面。作用为牵引鼻中隔下降。

鼻肌均由面神经颊支支配。

5.口周围肌　是一复杂的肌群，其中只有口轮匝肌是环形的，余肌皆呈放射状排列。为便于叙述，人为地将表情肌划分为浅、中、深3层，实际上这3层是相互掩盖、相互交错的。

（1）浅层

1）口轮匝肌　位于口裂周围的口唇内，为椭圆形的环形扁肌，上至外鼻，下至颏结节的上方。肌纤维部分起自下颌骨及下颌骨的门齿窝，部分起自口角附近的粘膜和皮肤内，部分肌纤维是颊肌、犬齿肌、颧肌和三角肌的延续。其他所有至口周围的肌肉，皆交错编织于该肌内。口轮匝肌收缩时可使口裂紧闭，并可作努嘴、吹口哨等动作；若与颊肌共同动作，可作吸吮动作。一侧面瘫时，该肌张力消失，口涎外溢，同时努嘴、吸吮、吹口哨等动作皆丧失。口轮匝肌受面神经颊支和下颌缘支支配。

2）上唇方肌　位于眶下部的皮下，上部肌束被眼轮匝肌遮盖。起点分3部：内侧部，为该肌的最内侧部分，起自上颌骨额突的下部，平梨状孔上缘附近；眶下部，居该肌的中部，最宽，起自眶下缘至眶下孔之间的部分；颧部，是该肌的最外侧部分，肌纤维部分起自颧骨前面，部分由眼轮匝肌眶部延续而来。这3部分肌纤维向下集中于上唇，终止于上唇、鼻翼和鼻唇沟附近的皮肤内。该肌收缩时上提上唇，牵引鼻翼向上，使鼻孔开大，同时使鼻唇沟加深。上唇方肌由面神经颊支支配。

3）颧肌　位于上唇方肌的外下侧，起自同名骨的前面，肌束斜向内下方，终于口角的皮肤和颊粘膜，部分肌纤维移行于口轮匝肌。颧肌又分为颧大肌及颧小肌两部分。该肌收缩时牵拉口角向上外方活动，呈现笑容。

4）笑肌　由少数横形肌束构成，部分起自腮腺咬肌筋膜，部分起自鼻唇沟附近皮肤，还有部分肌束与颈阔肌后部肌束相连。肌束向内侧，集中于口角，终于口角皮肤，并和三角肌结合。该肌收缩时牵引口角向外侧活动，显示微笑面容。

5）三角肌　又称口角降肌，位于口角下部皮下，呈三角形，起自下颌骨下缘（自颏结节至第1白齿之间的部分），肌束斜向上内方，遮盖颏孔，逐渐集中于口角，部分肌纤维终于口角皮肤，部分肌纤维移行为犬齿肌，部分肌纤维至上唇移行于口轮匝肌。该肌收缩时使口角下垂，产生悲伤、不满和愤怒的表情。三角肌受面神经下颌缘支支配。

（2）中层

1）犬齿肌　又称口角提肌，位于上唇方肌和颧肌的深面，起自眶下孔下方的犬齿窝，肌束斜向下外方，集中于口角，部分肌纤维终于口角皮肤，部分肌纤维与三角肌结合，部分肌纤维至下唇，移行于口轮匝肌。该肌收缩时上提口角。犬齿肌受面神经颊肌支支配。

2）下唇方肌　又称下唇降肌，位于下唇下方两侧皮下，外侧部分被三角肌遮盖，起自下颌体前面的斜线，肌束斜向内上方，与口轮匝肌相互交错，终于下唇的皮肤及粘膜。下唇方肌收缩时使下唇下降，产生惊讶、愤怒的表情。

（3）深层

1）切牙肌　位于口轮匝肌的深面，上下各二，起自上、下颌骨侧切牙的牙槽嵴与犬牙牙槽嵴之间，肌束向外侧终于口角皮肤及粘膜。切牙肌收缩时牵引口角向内侧。

2）颏肌　又称颏提肌，位于下唇方肌的深面，起自下颌骨侧切牙及中切牙的牙槽嵴部，肌束向内下方渐增宽，与对侧者靠近，终于颏部皮肤。该肌收缩时上提颏部皮肤，使下唇前送。颏肌由面神经下颌缘支支配。

3）颊肌　位于面的深部，被犬齿肌、颧肌、笑肌和三角肌遮蔽，内面贴于口腔粘膜，为一长方形扁肌。起点呈弧形，起自下颌骨颊肌嵴、上颌骨牙槽突的后外面及颊咽缝。起自上述各部位的肌束，向前至口角，部分终于口角皮肤，部分混入口轮匝肌，其中一部分肌纤维于口角后部上下交叉。该肌中部，对着上颌第2磨牙附近处，被腮腺管所贯穿。颊肌与口轮匝肌共同作用，能作吸吮、鼓腮、吹口哨等动作。在咀嚼时，颊肌与舌共同协作，使食物在上下列牙齿之间磨碎。该肌瘫痪时，食物便堆积于口腔前庭内，在中风患者若见有食物堆积于口腔前庭，则是颊肌瘫痪的佐证。在表情动作中，颊肌收缩使口裂向两侧张大，例如在大哭和大笑时；单侧收缩使口角拉向同侧。该肌与咬肌之间隔以筋膜（颊咽筋膜），为表情肌中唯一被有筋膜者。颊肌受面神经颊肌支支配。

第四节　面部除皱手术的安全分离平面

根据面颈部解剖特点，目前的除皱技术有3个安全分离平面：皮下脂肪层、SMAS下层和骨膜下层。

（一）皮下层分离

面颈部在皮下脂肪层分离行除皱术是第一代除皱术。该术操作简单、安全，术后反应轻微，对鼻唇沟治疗效果较好。但因其未将老化松垂的深部组织复位，故术后远期效果不持久。

（二）SMAS和帽状腱膜下层分离

SMAS从额颞部下延至颈部，是连续的解剖层次，且面神经分支均走行于其深面的结构中，故SMAS下的大范围分离是安全的。其分离平面为：额部是在帽状腱膜下、耳前在颊部的SMAS下、颈部在颈阔肌下分离。考虑到颞浅血管走行在颞浅筋膜SMAS内，加之面神经颞支在颞区的走行特点，因此颞区分离保持在颞浅筋膜SMAS的浅面或深面均是安全的，但深面分离应停止在额肌和眼轮匝肌外缘附近，以免损伤浅出入肌的面神经分支。SMAS下分离悬吊的手术技术，称为第二代除皱术。

（三）骨膜下分离

面部老化包括皮肤、肌肉、脂肪的全部软组织松垂，丧失了年轻时与骨骼的平衡关系。随着从眶周、上颌骨、颧骨体和部分颧弓及鼻骨上的骨膜下剥离，将额颞部、颧颊部、眉鼻部和唇部等部位的全层软组织上提拉紧，使面部的肌肉起止点提紧，起到面部软组织松弛部分全面提紧的作用。这种第三代除皱技术操作复杂，如有较熟练的颅面外科技术，可避免该手术损伤大、反应重等缺点。但该技术适用于上半或上2/3面部除皱。

第五节　面部除皱手术适应证、术前准备及麻醉

一、适 应 证

除皱手术并非"有求必应"，而需要严格选择适应证。其标准的确定要考虑：①面颈部老化的部位、性质、程度；②年龄；③全身健康状况；④求术者的动机、心理状况等因素。

（一）面颈部老化状况

老化改变包括前已述及的松垂和皱纹，这些改变有部位、性质、程度的不同。一般来讲，除皱手术对于明显的前额横纹、鱼尾纹、耳屏前纵纹以及颊、颌下松垂者，效果确切可靠；对于重力性皱纹的术后效果较持久；对于动力性皱纹如额纹、鱼尾纹的近期效果良好。目前的除皱技术对于鼻唇沟的治疗仍不理想，而对于上、下唇的纵纹则仅是略有改善。

传统的拉皮除皱术，仅是紧缩皮肤，效果也仅能保持2～5年。目前的除皱技术矫治了与老化改变有关的许多组织，如脂肪、肌肉及面颈部的其他深部组织，同时能紧缩皮肤。对于许多人，手术效果是持久的，脂肪的再松垂和肌肉的再松弛是有限度的，但皮肤会随着时间推移而复发松弛。现代除皱技术究竟能使除皱效果维持多长时间？国内外的普遍认识是5～10年。

（二）年龄

除皱手术的适宜年龄为40～60岁。有面部老化改变而要求除皱，笔者为其进行除皱的受术者年龄为29～76岁。手术不能阻止老化的发展，但能治疗和预防老化征象。随着主客观需求的变化，30～40岁者要求作除皱术的人逐渐增多，但应只将其列为小范围局部手术的相对适应证。

（三）全身状况

受术者应无重要脏器如心、脑、肝、肺、肾等病变；为非瘢痕体质；无皮肤病和血液系统疾病；高血压病、糖尿病等经内科治疗已得到有效控制。处于消瘦期时效果优于处于肥胖期，长脸型者优于宽脸型者。

（四）心理状况

随着社会的进步和医学模式的转变，了解并掌握要求美容手术者的心理状况和求医动机，已成为评价手术效果的标准之一，除皱手术也不例外。术前需仔细了解求术者的要求、动机，排除存在异常心理状态者，如：①期望值过高，要求脱离实际者；②作为解决爱情、婚姻或事业中存在的问题者；③顺应周围人的要求者，等等。另外，对于正处在人生重要转折点的求术者，应劝其度过这段时期后再来手术。接诊时即应讲清除皱手术的主要方法步骤和预期效果，也应告知手术技术的局限性及手术并发症，这样可避免一部分适应证的选择错误，也使求术者有了必要的思想、心理准备。

二、术前准备

面部除皱手术术前准备包括常规的询问病史、体格检查及除皱术前特殊准备等。

（一）询问病史

大部分除皱患者需住院治疗，所以需按常规询问病史。询问时应特别注意以下几点：①出血性疾病史。②用药史。如曾服用阿司匹林、双嘧达莫、维生素E和激素类，以及中药人参、丹参等，应停用5～10天方可手术。③月经史。手术时间最好安排在月经中期。

（二）体格检查

按住院患者常规作物理检查和实验室检查。尤应注意下述化验指标正常者方可施行除皱手术：①血红蛋白量；②出、凝血时间和凝血酶原时间；③肝功能；④血、尿糖值等。

（三）特殊准备

1.术前照相　包括面颈部正位、侧位及45°角斜位。根据情况可加摄颈阔肌位，显示颈阔肌索带，即保持

头微仰、牙咬紧、口略张,此时颈阔肌处于收缩状态。如要观察对比动力性皱纹分布和程度情况,则可拍摄静态和笑态时的相片。

2.术前用药　术前 2 天开始每日肌内注射维生素 K 或术前 1 日肌内注射立止血。术前 30 分钟肌注阿托品、地西泮和立止血各 1 支(分别为 0.5mg、10mg 和 1～2 单位)。精神紧张者,手术前夜应酌情口服镇静安眠药。

3.术前头发准备　术前 2～3 天开始用 1∶5 000 苯扎溴铵液洗头,每日 1～2 次。苯扎溴铵液洗头之前应将肥皂水清洗干净。术前 1 天剪去切口区头发,如作上面部除皱术并且是发际内切口,则在额发际后 5～6cm 处剪去宽约 2～3cm 的头发,两侧斜向耳轮上脚,其余长发扎成小辫。

三、麻醉

面颈部除皱术可采用全麻插管、局部浸润麻醉加基础麻醉或局部浸润麻醉。麻醉药为利多卡因和布比卡因加用 1∶20 万肾上腺素溶液。皮肤切口采用 0.5％利多卡因加 1∶20 万肾上腺素液;皮下分离区采用 0.25％利多卡因加 1∶20 万肾上腺素溶液。另外亦可选用 0.25％利多卡因 100ml 加入 0.375％布比卡因 5～10ml 以增强麻醉时效。

肾上腺素的作用主要是止血、延缓局麻药的吸收等,因此可增加利多卡因用量至 10～15mg/kg。近年报道的用于腹部去脂的肿胀技术是一种新的局麻肿胀技术,使用的利多卡因浓度为 0.1％～0.5％。由于局部低浓度麻醉药的超量注射(肿胀注射),使得麻醉效果不减且增加,止血效果增强,分离更容易。但在面部除皱手术时,局麻药中的肾上腺素用量应控制,肾上腺素浓度过高可造成面部分离皮瓣坏死,以及患者情绪紧张等。

第六节　面部除皱手术的切口和术式选择

面部除皱手术术式的选择取决于皮肤松弛改变和皮肤皱纹的部位,一般可分为 4 种基本术式:①前额除皱术;②颞部除皱术;③面颈部除皱术;④中面部除皱术。临床上根据具体情况灵活选用或结合应用。切口的选择则是根据所选用的术式和患者发际情况而定。

一、切口选择

(一)额部切口

1.发际切口　适于前额高者(7cm 以上)。切口设计:沿额发际或发际内 1～2mm,在额颞发际交界处进入发际内(颞发际内切口),或接颞发际切口。该切口除使前额减低外,分离范围相对减少,但切口显露是其缺点。

2.发际后切口　适于前额低者(6cm 以下)。切口沿额发际后 5～6cm,即颅面外科冠状切口,能使前额增高,切口隐蔽,虽然分离范围相对增大,但是如果头皮夹使用确当,可减少出血。

(二)颞部切口

1.发际切口　适于眉梢与鬓角之距离较大者。切口沿颞发际或发际内 1～2mm 弯向下后。术后眉梢与鬓角之距离明显变小,而且该切口较显露,术前须向患者讲明。

2.发际内切口　适于各种患者,而鬓角与眉梢距离较小者只能选此切口。切口设计:沿颞发际内 4～7cm 的凸向后的弧形切口。该切口隐蔽,但术后鬓角缩窄或消失,分离范围增大。

(三)耳前、后切口

此切口的变化有 3 点:①耳屏前或耳屏后切口均可采用,但均需注意保护耳屏软骨免受损伤;②耳后切口可设计在颅耳沟的下 2/3,或颅耳沟稍上方的耳郭侧;③由耳后切口转沿枕发际斜向下约 4～6cm,也可进入枕发际约 2～4cm。

除皱手术常用手术切口见图 33-16。

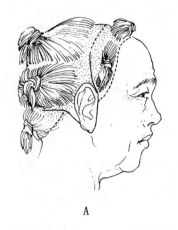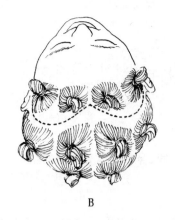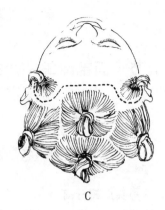

图 33-16　除皱手术常用手术切口

A.额颞部发际缘或发际后切口,耳前、后切口　B.发际后切口　C.额发际切口,颞发际后切口

二、术式选择

(一)额部除皱术

采用冠状切口或额发际切口,治疗前额皱纹、眉间皱纹、鼻根横纹及眉和上睑的皮肤松弛(或称老年性三角眼),即面部上 1/3 除皱术。

(二)额颞部除皱术

额颞部除皱术亦称上1/2面部除皱术。将上述切口下延至颞区,既治疗上述皱纹改变,又可矫治面中1/3部的皮肤松弛。

(三)颞部除皱术

作颞发际或发际内切口,并适当下延至耳前,用以矫治面上、中1/3的皮肤松弛效果确切。如果手术处理得当,还可提高外眦和眉梢水平。

(四)面颈部除皱术

可将颞区切口延伸至耳前和耳后。该术式适用于面颈部广泛的皱纹改变,包括面上部及眼周皮肤松弛、颧颊部松垂、鼻唇沟明显、颌颈部松垂和皱纹(也称"羊腮"或"火鸡脖子")。

(五)全面颈部除皱术

将前述各式式结合应用一次完成即全面颈部除皱术,以治疗面颈部整体皮肤及皮下软组织松垂。该术式的优点是避免局部除皱术后术区与非术区的不协调外观。但因切口长,分离区广泛且不在同一平面上,操作步骤较多,加之出血较多等而致手术时间延长,使受术者负担增加,故宜择情而定。

(六)中面部除皱术

中面部除皱术即 Faivre(1989)报道的眶下区除皱术。作下睑缘切口,分离眶下区骨膜及软组织,能够补充颞面部除皱术对眶下区的提紧不足。

(七)复合除皱术

Hamra(1992、1998)在深部除皱术基础上提出了复合除皱术的概念和手术技术,后经积累经验和完善技术而写成专著出版。手术技术要点是形成包括眼轮匝肌、颊脂肪、颈阔肌在内的复合肌皮瓣,提紧并重新固定。而复合的另一含义是将额部除皱术、上下睑成形术、颈部成形术等与面颈部除皱术结合应用,一次完成。

(八)骨膜下除皱术

骨膜下除皱术即通过冠状切口入路(也可辅以口内入路),在前额、眉区、眶周、颧弓上下、上颌骨等骨膜下分离,然后将分离的软组织全部提紧固定,以矫治全层软组织松垂,恢复软组织与颅、面骨的正常解剖关系。骨膜下分离区以外的部位仍采用皮下或 SMAS 下分离并提紧。

(九)除皱术的辅助手术

根据不同需要,可在除皱术中加用其他辅助技术,如吸脂、皮肤磨削、假体填充以及皮肤扩张术等等。其目的是完善或增强除皱手术效果。

第七节　面部除皱手术的外科技术

一、额部除皱术

额部除皱术能消除或改善前额、眉间、鼻根皱纹,矫治鱼尾纹,矫治眉与上睑皮肤的下垂。其手术步骤如下。

(一)头皮瓣分离

按前述方法设计切口线和麻醉。平行于毛根毛囊斜形切开头皮至帽状腱膜下疏松组织,边切开边用止血钳或头皮夹止血。额区在帽状腱膜下锐、钝性剥离;颞区在颞深筋膜浅层表面锐性剥离,直达眶缘及眉间,如果采用骨膜下除皱,则在至眶上缘 2.0cm 时,可切开骨膜,以骨膜剥离子在骨膜下剥离,到达眶缘、鼻骨、颧骨、上颌骨外上方骨膜下。

(二)处理表情肌

将头皮瓣向下翻转,充分显露眉间鼻根部。在中线切开帽状筋膜和腱膜,显露皱眉肌和降眉肌,细心将它们切断或部分切除。如是切除则应注意两点:①慎勿过分切除,以免造成此区缺损,导致术后鼻根部凹陷畸形;②切断外侧的皱眉肌时注意保护眶上血管神经束,后者邻近皱眉肌的抵止点(图 33-17)。然后,在眶上缘水平以上的额肌明显处,纵横切断帽状腱膜和额肌,注意避开眶上血管神经束。如额纹过深,可用电刀切除眶上缘 1.5~2.0cm 以上的部分额肌,或切断横形额肌,增加额瓣延展长度和提供愈着创面的作用(图 33-18)。额肌切除者的术后效果优于单纯额肌切断者。需注意切除额肌时层次准确,不损害脂肪组织,以防术后额区凹凸不平。同时,两侧额肌应部分保留,以防止额肌功能丧失。

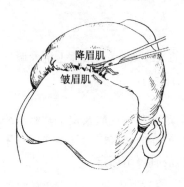

图 33-17　额部除皱术时切除降眉肌和皱眉肌

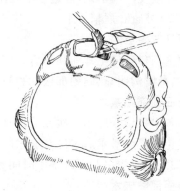

图 33-18　额部除皱术时切除部分额肌

(三)拉紧头皮瓣,缝合切口

向上并向后拉紧头皮瓣,先行 4 点固定:第一点在中央,此点张力较小;第二点在眉梢垂直对应处,此点张力最大;第三点在眉梢水平对应处(耳轮脚附近);第四点位于眉中点垂直对应处,第三、四点处张力适中。调整眉的高度需十分注意双侧的对称性。固定方法:拉紧头皮瓣,在预固定点切开前缘至与后切缘吻合处,用 3-0 涤纶线缝合帽状腱膜和皮下组织,再缝皮肤。固定且双侧对称后,切除多余头皮,分两层间断闭合切口,针距不可过密(8~10mm)。

在上海,则多采用 3 定点头皮提紧固定,俗称 Key-Suture,即关键缝合点。在顶部中央作第一点提紧固定,第二、三点定点缝合在双侧耳郭上方颞部,即外眦平面上方,决定皮肤提紧的松紧度,然后缝合其他部位头皮。

二、颞部除皱术

(一)安全区和危险区的确定

颞区面神经的安全区有两层含义，即在皮下分离是安全的，此处没有面神经分支；其次是在 SMAS 层下分离，有安全范围。

颞区面神经的安全、危险区警戒线是面神经颞支 I 的体表投影线。简化确定此线的方法是连接下述各点所成的弧线：耳屏前 1.7cm(a)、外眦水平外 5.1cm(b)、眉梢水平外 3.5cm(c)，以及眉梢垂线上 2.1cm(d)，见图 33-19。线前为危险区，线后为安全区。另过外眦点外 2.9cm 作半弧是为眼轮匝肌外缘，此危险区内如果保护颞浅筋膜及其下的疏松组织不受损害，即能确保颞支不受损伤。

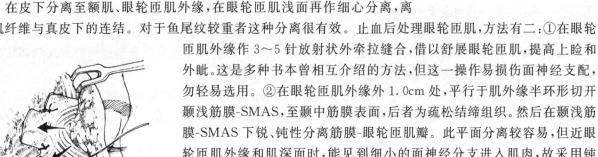

图 33-19　颞区分离时安全与危险区警戒线

(二)分离

按前述方法设计切口线和局部麻醉。平行于毛根毛囊斜形切开头皮，在颞浅筋膜浅面锐、钝性分离，正确掌握分离层次。过浅损害毛囊毛根，可致术后秃发；过深如进入颞浅筋膜内，可致出血较多；至于进入颞中筋膜内损伤面神经颞支，则属于解剖不熟悉造成的分离平面错误，应谨慎避免。

(三)处理眼轮匝肌

在皮下分离至额肌、眼轮匝肌外缘，在眼轮匝肌浅面再作细心分离，离断肌纤维与真皮下的连结。对于鱼尾纹较重者这种分离很有效。止血后处理眼轮匝肌，方法有二：①在眼轮匝肌外缘作 3～5 针放射状外牵拉缝合，借以舒展眼轮匝肌，提高上睑和外眦。这是多种书本曾相互介绍的方法，但这一操作易损伤面神经支配，勿轻易选用。②在眼轮匝肌外缘外 1.0cm 处，平行于肌外缘半环形切开颞浅筋膜-SMAS，至颞中筋膜表面，后者为疏松结缔组织。然后在颞浅筋膜-SMAS 下锐、钝性分离筋膜-眼轮匝肌瓣。此平面分离较容易，但近眼轮匝肌外缘和肌深面时，能见到细小的面神经分支进入肌肉，故采用钝性分离，保护这些入肌的神经分支。视鱼尾纹程度决定眼轮匝肌下分离范围为 0.5～1.5cm。分离毕，将颞浅筋膜-眼轮匝肌瓣外牵拉紧与外切缘对合缝合，切除多余部分或重叠缝合固定(图 33-20)。这是一项容易损伤面神经颞支的操作，一般情况下此处除皱不宜暴露面神经向眼轮匝肌的分支。Triner(1998)提出"哨兵"静脉的概念，见到"哨兵"静脉后，在肉眼下或内窥镜下的分离即应停止。"哨兵"静脉是颞浅静脉的末梢部分，位于额骨-上颌骨联合的眶外侧及颧-上颌骨联合上方区域的颞深浅筋膜之

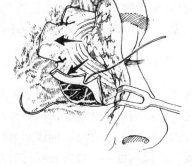

图 33-20　眼轮匝肌-颞浅筋膜SMAS 瓣的形成与缝合

间。在该"哨兵"静脉的内侧，即是面神经颞支入肌点，此处不宜分离，以防止神经损伤。

(四)拉紧皮瓣，缝合切口

首先在外眦水平对应处固定一针，这一针决定了外眦的高低。拉紧头皮皮肤瓣，边切边缝，分皮下、皮肤闭合切口。发际外皮肤用 5-0 尼龙线或 5-0 丝线缝合。

三、面颈部除皱术

面颈部除皱术可用以治疗颞颊部、下睑和颈部的皮肤松弛与皱纹，矫治鱼尾纹和鼻唇沟深陷。其操作方法及步骤如下。

(一)安全区和危险区的确定

颊颌区关于面神经的安全区与危险区警戒线，即为 SMAS 层下腮腺周缘的轮廓线。较简单的确定方法是过耳屏点向前和向下分别作水平线及垂直线，再于此坐标系中标出如下各点(X,Y)：(2.2,1.0)、(3.4,1.7)、(2.7,4.0)、(1.7,6.0)，各值的单位是厘米。弧形连接上述 4 点即成腮腺轮廓线。线前方为危险区，线

后方为安全区（图 33-21）。

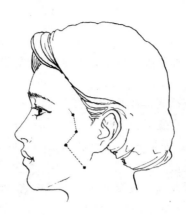

图 33-21　颊颌区分离时安全与危险区警戒线

（二）皮下潜行分离

设计耳前、耳后切口线，行局部浸润麻醉。首先从画线上端的颞部至耳垂切开皮肤，在颞颧颊区皮下潜行分离，范围大致是眼轮匝肌外缘、颧大肌外缘（耳屏游离缘前 5.0cm）和鼻唇沟的曲线外侧。如鼻唇沟明显，分离范围宜超过鼻唇沟，以离断相应表情肌在沟的真皮深层的附着部。剪断颧弓韧带和下颌骨韧带，它们分别位于耳屏间切迹前方 4.3cm 处和下颌角前 5.3cm 处。颞颊区分离后以湿纱布填塞止血，操作转向耳后与颌下颈部。耳后沿画线切开皮肤后，在乳突附近和胸锁乳突肌区分离。耳后区 SMAS 浅面有很少的皮下脂肪，SMAS 与真皮连结，需锐性分离。到了颌下颈区则可钝锐结合在颈阔肌浅面分离。颈部分离范围视松垂畸形程度而定，最大可达颈中线附近，但需注意皮肤及皮下组织有一定厚度，防止因分离过浅造成皮肤坏死或部分坏死，术后皮肤花斑形成。

面颈部皮下分离结束，直视下仔细止血。最常出血的部位是颧弓韧带处（面横动脉分支）、鼻唇沟附近（上唇动脉分支）和下颌角后的胸锁乳突肌浅面（颈外静脉属支）。可采取电凝止血和缝扎较大出血点等多种止血方法。

（三）SMAS-颈阔肌瓣的形成和提紧、固定

沿耳前皮肤切口前 0.5cm 和颧弓下缘下 1.0cm，切开 SMAS，形成三角形 SMAS 瓣。在腮腺筋膜表面即安全区内锐性分离 SMAS，尽量不剪破腮腺筋膜，以免术后并发腮腺瘘。过了腮腺周缘到达易损伤面神经的危险区后，采取钝锐结合方法在咬肌筋膜表面分离，直到腮腺前缘。分离到此为止，只有很有经验的医师可继续向内侧分离。在咬肌上、下端附近常有薄层脂肪覆于咬肌筋膜表面，而咬肌中段则可透过咬肌筋膜见到面神经颊支。SMAS-颈阔肌瓣的分离范围，向前可至颧大肌外缘，向下至颌下颈区上部。不可由 SMAS 下分离延至颧肌下平面，这样定会损伤面神经颧肌支。在耳垂下前 0.5cm 处，SMAS-颈阔肌瓣的后下切口，用刀以 40°角切向后下达胸锁乳突肌后缘处，即切断颈阔肌-耳韧带。胸锁乳突肌区 SMAS 剥离以锐性为主，所以更应注意避免损伤耳大神经。如 SMAS 瓣分离超出咬肌前缘时，在咬肌前缘切断 SMAS-颧颊部韧带（或称咬肌皮肤韧带），注意慎勿损伤颊支，没有经验者不要进行这一操作。除胸锁乳突肌区外，其他部位的 SMAS-颈阔肌瓣剥离少有出血，应谨慎进行电凝和结扎止血（图 33-22A）。

SMAS-颈阔肌瓣的提紧固定有两个要点：①以较大的力量将 SMAS-颈阔肌瓣提向后上，在耳屏前的颧弓根处，以 3-0 涤纶线将 SMAS 瓣的后上角固定在颧弓根表面的骨膜上，缝两针。此处固定作用最大，但不能超过耳屏游离缘向前 1.7cm 的范围，因 1.7cm 向前的颧弓浅面已开始有面神经颧支经过。也可将 SMAS-颈阔肌瓣向后上提紧固定在颞浅筋膜上，这种方法固定的 SMAS 瓣时间久了有可能再松垂。也可采用双重固定的方法。②重建颈阔肌-耳韧带。将耳垂下方掀起的 SMAS-颈阔肌瓣拉向后上，以 3-0 涤纶线固定在耳垂下后方的三角形致密区；或固定在乳突区的筋膜、骨膜上（图 33-22B）。最后剪除 SMAS-颈阔肌瓣的多余部分，两切缘对合缝合，应避免重叠缝合，以防产生局部膨隆。缝合后的 SMAS-颈阔肌瓣的前端和下端，时常会产生"猫耳朵"，应注意修平。

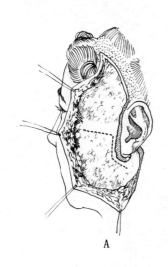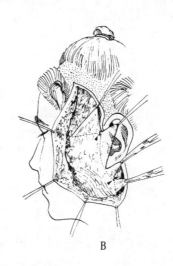

图 33-22　SMAS-颈阔肌瓣的形成和提紧、固定

A.SMAS 瓣的形成,颈阔肌-耳韧带离断　B.SMAS 瓣的颧弓骨膜固定,韧带的重建

(四)皮肤瓣提紧,闭合切口

将皮肤瓣向后上方以中等张力提紧,行 3 点剪开固定:①外眦水平相对处。此点决定了外眦的上斜高度(根据患者的要求而定)。②耳后乳突区。此点的张力最大,要充分展平颈部、耳垂等处的多余皮肤。③耳垂部位。此点的适当处理决定了术后新形成的耳垂形态。切除多余皮肤,并分皮下、皮内和皮肤进行多层细致缝合(图 33-23)。

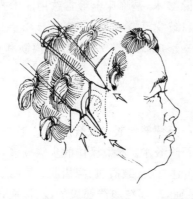

图 33-23　皮肤瓣提紧,闭合切口:先行外眦水平
相对处、耳后乳突区及耳垂部位的 3 点剪开固定

四、中面部除皱术

中面部除皱术即改良 Faivre 技术。沿下睑睫毛下 2mm 横形切开皮肤,通过眼轮匝肌达眶下缘,切开眶缘骨膜,在骨膜下分离上颌骨与部分颧骨体的表面,向下可达 4cm 处,注意勿损伤眶下血管神经束。分离后,向上提紧骨膜及软组织,将分离的骨膜提紧重叠缝合,眼轮匝肌瓣固定缝合在眶外侧骨膜上,皮肤提紧缝合。中面部除皱术可补充额、颞、面部除皱术的不足,使鼻唇沟上部深陷沟变浅。另外,这也是矫治睑袋及轻度下睑外翻的常用技术。

五、额颞部除皱术

额颞部除皱术也称上 1/2 除皱术,即将额部除皱术式与颞部除皱术式联合应用。方法是先行颞部的皮下层分离,后行额部的帽状腱膜下或骨膜下层分离。两个平面分离结束形成颞浅中筋膜蒂瓣,称为颞颞额蒂,内含颞浅血管、面神经颞支(图 33-24)。皱眉肌、降眉肌、额肌和眼轮匝肌等的处理,完全与单独的额部除皱术与颞部除皱术相同。

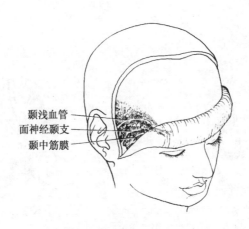

颞浅血管
面神经颞支
颞中筋膜

图 33-24　颧颞额蒂的形成

六、额颞面部除皱术

额颞面部除皱术切口是将上述的额颞部除皱术之切口向下延至耳垂下沟水平。术中形成较小的 SMAS 瓣，上提固定。此术式因无耳后切口，所以常有多余的软组织和皮肤堆积在耳垂周围，术后需要 1～3 个月才能平复。此术式比较适合于男性短发者。

七、颞面颈部除皱术

颞面颈部除皱术也称扩大下 1/2 除皱术，是临床上最常选用的术式之一，可治疗眶周皮肤松弛、面颊部松垂和皱纹，矫治鼻唇沟、颌颈部松垂和皱纹等畸形。扩大的下 1/2 除皱术是将颞部除皱术式与面颈部除皱术式联合应用。术中分离层次上下统一，形成 SMAS-颈阔肌瓣。离断和重建颈阔肌-耳韧带、处理眼轮匝肌等操作方法参见上述有关部分。

八、全面颈部除皱术

全面颈部除皱术是将上述的额、颞、面颈部除皱术联合应用，一次完成。手术操作始于颞部，然后下延至面颈部，再转至前额，从而完成全面颈部除皱术。术中操作的步骤较多，如眼轮匝肌的治疗、SMAS-颈阔肌瓣的形成和提紧固定、颈阔肌-耳韧带的重建，以及皱眉肌、降眉肌、额肌的切断或部分切除等。分离平面各部位有别，如额部在帽状腱膜下和骨膜下平面，颞部在颞浅筋膜的浅、深面，面颈部在皮下和 SMAS-颈阔肌下等等。再加上全长切口的分层细致缝合，致使手术时间长达 3～4 个小时左右。手术创伤大且时间长，致使患者负担加重，体质较差者尚需输血。因此，若选择全面颈部除皱术，要求有较高技术水平的术者和较好身体状况的患者。如不具备上述条件，宜行分期手术完成。

九、复合除皱术

复合除皱术是 Hamra 在其深部除皱术基础上发展而成的除皱技术。复合除皱术的适应证包括颧颊部与颌颈部严重老化松垂及复杂的二次手术等等。复合除皱技术的显著特点在于：通过手术使患者的面颈部整体年轻化。复合除皱术是在第二代除皱手术基础上的深化。

（一）复合除皱术的概念及内容

复合除皱术是指掀起一个复合肌皮瓣，该瓣的蒂部是下面部的颈阔肌及其面动脉、上面部的眼轮匝肌及其眶下血管。复合瓣的血供允许了过大的张力，这在皮下分离的皮肤瓣是不可能的。双蒂肌皮瓣的掀起，使面部 3 种深部结构——眼轮匝肌、颧脂肪垫和颈阔肌，恢复相互间的解剖关系。总之，通过下述简表和图，可知复合技术的主要功能及与以往技术的对比情况（表 33-2、图 33-25）。

表 33-2　各种除皱技术的比较

手术技术	解剖学改变
皮下分离	只是皮肤拉紧
皮下分离＋SMAS-颈阔肌技术	皮肤拉紧、颈阔肌复位
深部平面除皱术	皮肤拉紧、颈阔肌复位、颊脂肪复位
复合除皱术	皮肤拉紧、颈阔肌复位、颊脂肪复位、眼轮匝肌复位

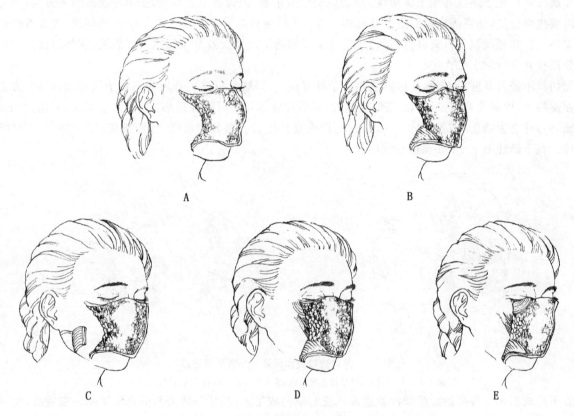

图 33-25　各种除皱手术包括在组织瓣中的解剖成分

A.皮下分离除皱术　B.Skoog 除皱技术　C.加用 SMAS 技术的皮下分离除皱术　D.深部平面除皱术　E.复合除皱术

　　眼轮匝肌、颊脂肪垫和颈阔肌的松弛改变发生在 40 岁以后。它们向下移位，造成与皮肤的关系、各自之间的关系发生异常变化，逐渐出现以下老化征象：眼轮匝肌松垂产生颧部弦月征——睑袋表现之一；颊脂肪松垂产生鼻唇沟，其后方继发凹陷；颈阔肌松垂破坏了颌、颏、颈部的正常轮廓线（图 33-26）。

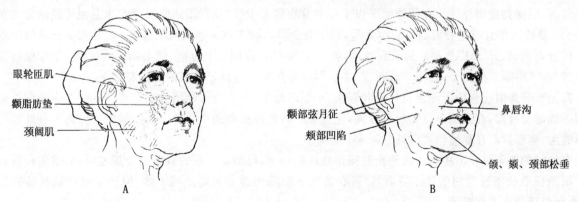

图 33-26　面深部 3 种结构松垂引起的老化征象

A.面部易松弛的 3 部分结构　B.面部结构松弛后的表现

这3种解剖成分需在同一复合瓣中被掀起,术中获得均等的提升和复位,如此才能达到恢复它们固有的解剖关系的目的。复合除皱术的另一个含义是:将全面颈部除皱术与下睑成形术,甚至上睑成形术和颈成形术等数种技术结合应用,一次完成。

(二)手术操作

术前可标记要复位的深部组织成分,即眼轮匝肌、颧脂肪垫和颈阔肌的体表投影,以及标记出颧肌和皱眉肌的体表投影。

手术在全麻插管或局麻下进行。

1.画线　标记下颌线和颏下皱褶线。颌线标记十分重要,因为其上方是在SMAS-颈阔肌下分离,下方是在颈阔肌浅面分离,还需画出颈部皮下分离的下界。从颏突斜向后下至耳垂前2.0cm的斜线,代表着面部皮下分离(外侧)和颈阔肌下分离(内侧)的界线,这条线的后下延线大致是颈阔肌颈部后缘。这些画线是术中的解剖分离指导线(图33-27A)。

如切口不经过耳屏后方,则耳前画线要位于耳屏前,以防破坏耳屏。耳后切口位于颅耳沟的稍上方之耳郭后面皮肤上,以钝角弯向发线内。该角度越大,耳后皮肤坏死的可能性越小。如患者前额很高(超过7cm),其前额切口作在发线上,或发线内1～2mm,这样头发长出后会紧邻切口线,将面部切口线与额部切口线弧形连接。在下睑睫毛下2mm画切口线(图33-27B)。

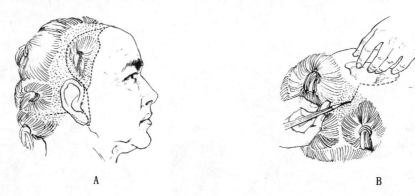

图 33-27　手术切口线和面颈部分离的标记线
A.除皱手术切口设计,可设计在发际内,或在发际缘　B.除皱耳后切口设计

2.下睑成形术　按照治疗睑袋的肌皮瓣法施行下睑成形术。睑袋整形可与面部除皱术一期完成,也可分期完成。

3.面颈部分离　与第二代除皱术(SMAS-颈阔肌技术)不同的是:耳前皮下分离范围小,大部分是在SMAS-颈阔肌深面分离;颌线以下的颈部单纯作广泛的皮下分离。其步骤是:①先作皮下分离,沿耳前切口切开皮肤,用剪刀作皮下分离。耳前皮下分离范围:前至颏突与耳垂前2.0cm的连线,向上到颧弓,向下至颌线。耳前区皮下分离结束后,行颞区皮下分离,然后转向耳后、颈部皮下分离。按耳后画线切开皮肤,组织剪朝下分离,以保持皮瓣厚度。在颌线水平以下一直分离到颈中线,见到颈阔肌后缘时注意保持颈部分离在肌上平面。要特别注意防止分离的皮肤瓣太薄,影响其血供。②SMAS-颈阔肌下分离。上述皮下分离结束后回到耳前分离区,切开SMAS和颈阔肌后缘,以剪刀在SMAS-颈阔肌下分离,此平面无大血管。至咬肌前缘附近遇到SMAS-颧颊部韧带,需将其剪断,但要特别注意勿损伤与韧带毗邻的面神经颊支。

向上前分离时应辨明眼轮匝肌外缘和颧大、小肌起始部,由此进入颧肌浅面分离。这时要离断颧弓韧带以利于掀起复合瓣,在直视下行颧肌上分离,注意韧带附近可见有面横动脉分支。颧肌上分离至鼻外侧并越过鼻唇沟,离断颧肌在鼻唇沟真皮处的附着。

有经验的医师可在术中需将眼轮匝肌保留在皮肤瓣上,以确保真正的双蒂复合瓣血供。如术前辨明有明确的眼轮匝肌松垂所致的弦月样畸形,则可在直视下剪除小部分眼轮匝肌下缘,但必须保持颧脂肪的完整性,否则会遗留永久性畸形。

最后将耳屏前腮腺表面软组织切除或剪除少许,目的是使术后此区域产生凹陷的正常外貌。此时,半侧分离及成形结束。以同样方法分离和成形对侧。

4. 额部分离　复合除皱术的额部分离及表情肌（皱眉肌、降眉肌和额肌）的处理，与标准的额部除皱术基本相同（参见"额部除皱术"）。

至此，额、面、颈部瓣已完全移动，向上外方向牵拉复合瓣，3 种老化成分均在瓣上重新复位（图 33-28）。

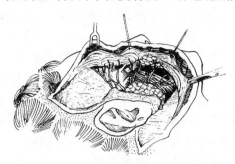

图 33-28　复合肌皮瓣经多平面分离后被掀起示意图

5. 颏颈部整形　Hamra 提出的复合除皱术，在颏颈部切开整形的手术操作不适合于中国人情况。这是因为：①颏下切口瘢痕遗留，难被中国人接受；②中国人少有西方人那种严重的"火鸡颈"畸形，多数的颏颌下松垂可通过颈侧方进行颈部 SMAS-颈阔肌瓣后提紧而矫正。

6. 闭合切口　朝外上方向提紧复合瓣，将面部颈阔肌后缘上提固定在耳垂前的腮腺筋膜上，能有效地使颈阔肌复位。

以较大力量上提瓣的上部分，张力传递到颧大小肌、鼻和上唇，颧脂肪被拉向后上方而复位，下睑的眼轮匝肌也随同复位。在耳轮上点剪开皮瓣，真皮对筋膜缝合。缝合时要包括深筋膜，防止耳上部前拉移位。注意此时大量皮肤上提，鬓角会被暂时上移约 3cm。耳后皮瓣以中等张力上提，适当的张力可使耳垂附近没有猫耳畸形。切除多余皮肤，横褥式连续缝合皮下，但上切缘针距均小于下切缘。准确对合发线，间断缝合皮肤。

在双侧眶上缘横置一条引流管，开始闭合额部切口。首先额正中缝 1 针，防止双侧不对称。以较大张力上提额部瓣，这种张力直接传导到眶外侧、颞区，舒展了眶外侧区的多余软组织。在额颞切口交界处是闭合切口的第 2 针。颊部瓣向上拉，颞部鬓角瓣向下拉，随即切除鬓角下多余的无发皮肤，使鬓角恢复到原来的位置（图 33-29）。在眉水平对应处缝第 3 针。然后调整所需眉的高度，使双侧眉对称，即在眉中点垂直对应头皮处缝第 4 针，在眉内端垂直对应处无张力下缝第 5 针。先缝帽状腱膜减张，再连续缝合头皮皮肤。

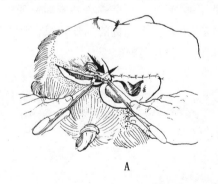
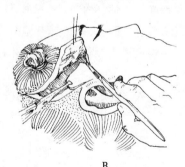

| A | B |

图 33-29　闭合额颞部切口并使鬓角复位

A. 将颊部瓣向上拉，颞部鬓角瓣向下拉，确定皮肤切除量　B. 切除鬓角下多余的无发皮肤

最后关闭下睑成形切口。将眼轮匝肌在骨膜上对合 1～2 针。第 1 针是将肌深面与近眶下缘的骨膜提紧缝合，复合瓣即会向上内方向推进。第 2 针位于外眦部的骨膜上，悬吊更下外的眼轮匝肌，此时可见膨隆的眼轮匝肌已变得平整。将切缘的皮肤潜行分离 1～2mm，然后将皮肤切口缝数针，不需密缝，否则影响引流。

各切口均涂以抗生素膏，清洗外耳道，敷料包扎。

十、骨膜下除皱术

骨膜下除皱术已有十余年的历史（Tessier，1980），近年来又有了新的发展。上半面部骨膜下除皱是一较易操作的技术,技术及解剖熟练的医师可减少术后反应,减少手术并发症。此处简要介绍改良的骨膜下除皱技术。

(一)麻醉

手术在全麻插管下进行。为了止血和易于分离,可同时将前额、面颊与颈部的软组织进行肿胀浸润。

(二)口内入路分离

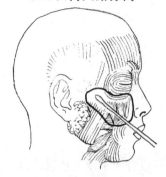

最先开始的入路是通过犬齿窝。以电刀作一小的横切口,电刀分离上颌骨前方的软组织约 1cm,然后用骨膜剥离子掀起上颌骨表面骨膜,向内侧至鼻骨表面,上至眶下缘,外侧到颧骨表面和颧弓前段(图 33-30),避免损伤眶下神经。可作盲视分离,也可作较大的切口在直视下分离。一旦骨膜和表面的软组织被游离,用锐利的骨膜剥离子分离颧骨和上颌骨表面软组织与咬肌的某些附着。在口内操作,将骨膜剥离子推进到颧弓,然后转向颧弓下剥离,转动切割以切断肌纤维与咬肌筋膜在颧弓下缘附着的联系。操作是在腮腺导管和面神经颊支之深面进行,所以重要的是避免分离进入浅层。此阶段没有必要完全离断咬肌,因为在后来的冠状入路时将会完成。闭合口内粘膜切口,也可推迟此缝合,待到全部手术完成时,宜再次检视创口,置引流后再缝合。

图 33-30　骨膜下除皱术经口内入路分离范围

(三)冠状入路分离

视患者前额高度采用前额发际线或发际内冠状切口,双冠状瓣被掀起。在颞部头皮内,切口延向上,然后弯向下,终于耳前,与下部的联合除皱术切口接续。如手术仅限于骨膜下提升,切口可留在耳后。切开后,在帽状腱膜下分离。分离到眉上约 2～3cm 时,切开骨膜至骨表面,外侧切开颞深筋膜浅层。通过筋膜的切口微弯向下,延伸到耳轮脚顶部与耳屏两点的中间水平,此处至少应在颧弓后段上 1～2cm。

通过颞深筋膜浅层的切口是重要的,因其避开了损伤面神经颞支及颧支的危险。分离或者在颞浅脂肪垫的浅层,或者在其深层,它们均会通向颧弓。这是分离的关键步骤。到达颧弓后,从其上缘的骨膜深面锐性分离骨膜(图 33-31,参见图 33-10)。全长颧弓表面骨膜被完全游离,再继续向颧骨体下缘行骨膜下剥离,此部位须小心,有直接损伤面神经颧支的可能性,但只要在骨膜下分离,即可避免损伤其浅层的面神经分支;另一方面若有过度牵拉,也可伤及神经支。骨膜下剥离到达眶周,在眶下方与开始的口内入路分离的腔隙相通。眶周骨膜下剥离有程度的不同。较广泛的剥离,会较高地提起眼外角,而且可完全游离外眦韧带的附着,在提升和固定骨膜软组织瓣时,即会大幅度提升眼外角,不需重新固定,也能获得优良的远期效果。所有上述操作如在带有冷光源的拉钩直视下操作,能增加手术的安全性,也可在内窥镜下操作。

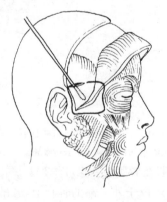

图 33-31　骨膜下除皱术颞肌筋膜下分离示意图:分离是在颞深筋膜
浅深层之间——颞浅脂肪垫中进行,由此向下导入颧弓骨膜下剥离

颧骨和上颌骨的骨膜下剥离结束后,换用锋利的骨膜剥离子,在表浅的咬肌纤维之下分离。因咬肌筋膜很薄,使得分离平面不得不进入咬肌内,而在最表浅的下面进行。面神经颊支和腮腺导管跨过咬肌表面,分离时易致损伤,因此要强调精细地操作(图 33-32)。没有经验者宜避免这一步操作。

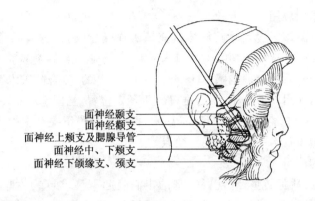

面神经颞支
面神经颧支
面神经上颊支及腮腺导管
面神经中、下颊支
面神经下颌缘支、颈支

图 33-32　骨膜下除皱术咬肌浅层分离范围

　　最后分离的部位是眉间。在鼻背表面分离骨膜,向外侧游离皱眉肌、降眉肌于鼻骨的附着区,上唇提肌和口角提肌没有骨膜附着,也靠这种操作游离。

　　至此骨膜下剥离全部完成,但组织仍未彻底移动,这是由于有纤维组织仍附着在耳软骨、颞下颌关节等部位。以组织钳向上牵拉组织瓣,可证明上述附着。也有人使用锐利的骨膜剥离子,通过"后切",游离这些后端附着部。这种"后切"是在瓣的深面,从颞深筋膜浅层上的切口之后端开始,向下延伸直到组织瓣被完全游离。剥离的下限由于靠近面神经主干而受到限制。"后切"不要向下超过耳屏水平(图 33-33)。

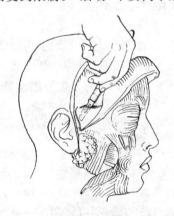

图 33-33　骨膜下除皱术的"后切"操作:在组织瓣的深面,
从上到下锐性剥离在耳软骨、颞下颌关节等部位的纤维附着

　　最后的操作步骤是处理前额肌肉,参见"额部除皱术"。

(四)闭合切口

　　将游离的组织瓣用力向上牵拉,张力主要在组织瓣的外侧部,因为手术的主要目的是提升中面部,而非前额。切除多余皮肤时,按原切口的样子,即斜切口以减少毛囊损伤。分层减张缝合。

　　如计划作下面部除皱术,可按多种标准术式进行,如 SMAS-颈阔肌技术。颊部的皮下分离尽量少些,因颊部皮肤与 SMAS 的附着被分离,会降低深层骨膜下提升的有效性。

十一、除皱术中辅助操作技术的应用

(一)皮肤扩张器的应用

　　Man(1989)报道在除皱术中应用扩张器反复扩张分离的皮瓣。在面颈部除皱术中,将适当大小的扩张器置于已分离的皮瓣下,暂时缝合切口,注水扩张,至皮瓣显白、指压血管反应缓慢时止。扩张 2～3 分钟后放水恢复皮瓣血供。如此反复数次,能增加切除的皮肤宽度,借此提高除皱术效果。从理论而言,该方法安全、简单、有效,但实际上并未获得广泛接受和应用。

(二)吸脂术的应用

　　除皱术中多有应用吸脂术者,对下颌下、颏下和颈区堆积的皮下脂肪进行抽吸,可明显提高除皱术效果。

(三)局部假体充填技术的应用

Binde 等(1990)报道于颧颊区置入硅胶假体行充填术作隆颧,因西方人颧弓平坦者较多见,对东方人种,此术式很少采用。除皱术中,选择上颊龈沟的口内入路,在上颌骨或颧突表面骨膜下,植入切削成形的硅胶块,以治疗局部凹陷,增加术后的丰满美感。Hamra(1992)在他的"复合除皱术"中,以硅胶假体行隆颧术。但是,颧颊区的假体植入术,如用口内入路,不易准确置于预定位置,且固定困难,一旦发生纤维囊挛缩,可致面部形态改变,所以应慎重采用此项技术。Tobin(1993)报道了骨膜下提升术中,于冠状入路在颧颊区植入假体,可以固定,从而克服了该技术中的上述某些缺点。

(四)颊脂肪垫切除术的应用

老年性松垂改变可累及颊脂肪垫,致使颧颊部的丰满隆起下移,加重了"腮区悬垂"的老化形态改变。Matarasso(1991)报道了颊脂肪垫切除技术。除皱术中 SMAS 瓣掀起后,在咬肌前缘辨明面神经颊支,在颊支之间剪开脂肪垫的包膜,牵拉并切除移位下垂部分的颊脂肪垫,断端结扎或电凝止血。颊脂肪垫切除术可单独使用,但需于口内入路进行。

面部除皱手术效果见彩照 77、彩照 78、彩照 79。

第八节 面部除皱手术并发症的预防和处理

除皱手术因分离层次多而复杂,分离平面广泛,所以理论上讲难免会发生各种并发症。在实践中须积极预防并发症的发生,及早认真处理已发生的并发症,这应包括在提高除皱术的技术水平和术后效果的各种课题研究中。下面叙述除皱手术中常见、重要并发症的发生原因及处理要点。

(一)血肿

血肿是除皱术后最常见的并发症,发生率各家报道不一,总体约为 0.9%~8%。Baker 等(1977)报道为 4%~5%,较大血肿发生率是 3.7%,男、女之比为 2:1。Pitanguy 报道男性之血肿发生率高达 7.7%,2~20ml 的小血肿发生率是 10%~15%。除皱术并发血肿,往往于术后 10~12 小时出现。临床表现为疼痛加剧,患侧面部饱满,眼睑、口唇肿胀,颊粘膜瘀斑。如有上述表现,应即刻打开包扎,见有皮肤张力明显增高,感觉减退或麻木,即有血肿可能。如检视证明有波动感,则可证实。一旦确诊,应立即拆开数针缝线引流,或者穿刺抽吸,然后加压包扎。

除皱术后并发血肿的原因是:

1. 血压增高 Morehead 和 Tobin(1993)进行回顾性研究,分析了除皱术后并发血肿的原因,初步得出结论:术中和术后血压升高是并发血肿的最主要原因。为此应避免各种能使患者血压升高的因素,如术中的麻醉、给药、情绪紧张,及术后的疼痛、咳嗽、呕吐等。

2. 术中止血不彻底、术后包扎不妥 除皱术中应熟悉易出血的部位,并行结扎止血,如额颞部除皱术的颞浅血管额、顶支,颧弓韧带附近的面横动脉分支,及下颌角后下部位的颈外静脉属支等等。如术中渗血较多,放置引流片或负压引流管是防止血肿形成的可靠方法,应于术后 24 小时或 48 小时拔除。手术结束要求轻加压包扎,压力均匀,于耳郭后、前额等部位放置适量纱布衬垫以防压伤。

3. 术前患者曾服用某些药物 如阿司匹林、保泰松、激素类等消炎药,以及双嘧达莫、安妥明、维生素 E 等血管扩张和抗凝药。服用上述药物者,须于术前停用 2 周方可手术,术后 1 周再继续服用。术前两天常规应用维生素 $K_1$10mg 肌内注射,每日 1 次,是有益的。

(二)神经损伤

除皱手术可能损伤的主要神经有耳大神经、眶上神经、眶下神经和面神经。前 3 种为感觉神经,因损伤后仅有相应区域的感觉异常,且终能代偿或恢复,所以未受到重视而致发生率较高。面神经永久性损伤致相应部位面瘫,后果严重,故而外科医师十分重视,因此损伤发生率也较低。下面分别叙述有关问题。

1. 关于面神经损伤问题 依据面神经的分支、走行、吻合及分布特点,考虑关于面神经支的安全性包括两方面内容。一是区域问题。面神经通过逐级反复分支,数量逐级放大,支配范围增大,所以受损代偿作用增强。从这个意义上讲,如以腮腺浅出部位算作中心,由此越向外周,面神经支的安全性越大。二是走行平面问题。越向中心,走行平面越深,起保护作用的组织、结构增多而安全性增大。外科医师若能熟悉关于面神经的解剖学知识,掌握除皱手术的各种技术,则永久性面神经损伤的发生几乎罕见。鉴于此,国外许多学者提倡新开展某种除皱技术时,要经过尸体解剖学习、验证,这在国内许多医院都因客观情况而较难实现,因此必须学习、掌握已有的书本、文献知识,才能尽量避免面神经支损伤这一严重并发症的发生。事实上,其发生率国外报道仅为 0.9%(Bake,1983)。多数的面神经支损伤是局部的、暂时的,数周乃至数月均能恢复。

面神经支损伤的范畴至少应包括如下 3 个概念:①暂时性麻痹。由于术中局麻药对某一神经支的异常阻滞作用所造成,可于数小时后完全恢复。②神经力弱。因表情肌附近的少数小分支离断所造成。前已述及,在 SMAS 下分离至额肌、眼轮匝肌和颧肌外缘时,须钝性分离,或者分离平面转浅进入皮下脂肪层中。神经力弱一般只有主观感觉而无客观表现,常在临床中遗漏。③永久性面瘫。由于某神经支(干)离断造成,越是靠近腮腺浅出部位,损伤后的累及范围越大、麻痹程度越深。如术中确认有神经支(干)被离断,应即行神经吻合术;如术后发现面瘫,一经确诊并辨明损伤部位后,则尽早行探查神经修复术。这是治疗该严重并发症的最有效措施。

除皱手术中造成面神经损伤尤其是前额肌支的损伤最常见,笔者所在医院已处理前额肌支一侧永久性损伤 5 例。引起前额及眉不对称、健侧前额横纹明显高于患侧、患侧横纹消失眉降低时,唯一的处理方法是在入肌点处切断健侧额肌支。

2.关于感觉神经损伤问题　眶上神经伴眶上血管经眶上孔(或切迹)达额部,分支分布于上睑、结膜、额部骨膜和颅顶部的皮肤。额部除皱术时,掀起冠状瓣至眶上缘上 1cm 时,改行骨膜下剥离,容易见到眶上孔(眶上缘中、内 1/3 交界处)及穿出的眶上血管神经束。如此可避免眶上神经的损伤。眶下神经与眶下动脉伴行,自眶下孔穿出至面部散开,分布于下睑皮肤及结膜、鼻外侧鼻前庭的皮肤、上唇及附近颊部的皮肤和粘膜。眶下孔位于上颌骨前面犬齿窝的上方,距眶下缘的距离,成年男性平均为 8.9mm,成年女性平均为 8.4mm,骨膜下直视剥离时常能见到。耳大神经绕胸锁乳突肌后缘,向前上方,斜越胸锁乳突肌表面,向下颌角方向走行,沿颈外静脉后侧,与其平行上升,其表面被 SMAS(颈阔肌或颈浅筋膜)覆盖。上行到达腮腺表面时,分成前、中、后 3 部分终末支,分布到腮腺咬肌区皮肤、腮腺、耳郭后面及乳突部皮肤。耳大神经损伤后,耳郭后面下部皮肤有明显的麻木。除皱术中分离此区 SMAS 瓣时,往往见到耳大神经,宜在神经表面保留薄层组织。重建颈阔肌-耳韧带时,应避免缝扎耳大神经。如有耳大神经损伤,应于术中即时吻合。

(三)皮肤坏死

除皱术并发较大面积全层皮肤坏死少见,小面积和表浅坏死则时有发生。发生的原因如下:①血肿未得到及时处理而导致感染、皮肤坏死,故应积极预防及及时处理发生的血肿。②皮肤瓣分离过薄损伤血供,除可引起皮肤坏死外,还易产生真皮粘连的畸形改变。所以术中分离应掌握皮肤瓣分离的正确均匀厚度,根据要求和不同部位,宜带适量皮下脂肪。③吸烟者皮肤坏死发生率高于不吸烟者,有报道高达 12 倍(Rees,1984)。另外,张力过大亦可造成缝缘坏死、电刀误烧局部可致点状坏死等。

皮肤的表浅坏死仅遗留色素异常。全层坏死面积较大者,经积极处理控制后,可于 3~4 周内行皮片移植术。

(四)秃发

除皱术后并发明显秃发的发生率约为 1%~3%。秃发常见原因如下:①头皮瓣分离过薄,损伤了毛囊,或使用电刀分离时损伤了毛囊。②张力过大,缝缘瘢痕形成,毛囊变性;即使无明显张力,若边距过宽、针距过密,也能引起缝缘秃发带,但此种情况亦有 3~6 周后细发再生者。鉴于上述原因,头皮瓣分离时不宜使用电刀;应掌握正确的平面,保留一定量的皮下脂肪(内有毛囊);通过缝合帽状腱膜减张;缝头皮时边距应仅涉及两排毛发,针距以 6~7mm 为宜。

(五)增生性瘢痕

除皱手术切口瘢痕增生常位于耳垂周缘和乳突区。原因之一是皮肤缝合张力过大。上述两部位是面颈部除皱术的关键固定点,是张力集中部位。缝合时可作深层褥式上提缝合减张,切口分层缝合减张。深层可用深部打结的缝合方法,以减轻缝线反应引起的瘢痕增生。如有缝缘瘢痕增生的迹象时,可采用确炎舒松A20～40mg,作瘢痕边缘注射,每周1次,连续3～4周,对一些病例有减轻瘢痕的作用。

(六)色素沉着

色素沉着发生在血肿、瘀斑部位,因含铁血黄素积淀所造成。多数情况需6～8个月消退,个别病例可持续更长时间。治疗无显效,故应积极预防能导致皮肤瘀斑、血肿形成的各种因素,如影响皮肤瓣血供的术式等。防止血肿形成的各种因素即能防止色素沉着的发生。

(七)明显的疼痛

除皱术后少有明显的术区疼痛甚至剧痛,如发生则提示有血肿可能。耳郭和额区的火辣样疼痛,提示有包扎压迫过紧的可能,应及时检视是否有足够的敷料衬垫耳后和额区,否则可能发生受压坏死。Banshery(1990)报道一病例,于除皱术后2周时因腮腺瘘引起颊部胀痛,经压迫包扎后痊愈。

(八)感觉异常

除皱术后,在耳大神经分布区如颊部、耳垂附近、耳郭后面下部等区域的皮肤有感觉迟钝或麻木,可持续数天至数周。如感觉丧失,长达数月无恢复趋向,则提示有耳大神经离断,若再有断端痛性神经瘤的症状和体征,即可确诊。应手术切除神经瘤,吻合离断的神经。经额部冠状切口后,多有头皮感觉迟钝、麻木、瘙痒等异常情况,这是由于眶上神经分支在切口区被离断所致。个别还有切口区顽固性麻木、奇痒的报道。这些都是行冠状切口、帽状腱膜下分离的缺点之一,需进一步研究解决。

(王志军、高景恒、王炜)

第九节　面部轮廓整形及美容

面部轮廓美是人类形体美的首要条件及最显著的标志,也是一个人一定行为、文化特征的外表征象。面部轮廓与人面部软组织特别是骨组织的结构及形态相关,有人将蛋形面孔、柳叶眉、新月眼、秀鼻、樱桃口作为女性妩媚、清秀、恬静、和善、温柔的面容轮廓,而将方形面孔、宽额、蚕眉、大眼、耸鼻、大口、方形下巴作为男性刚强、威武的面容。面部轮廓形态美在不同民族、不同年龄层次有不同的美学内涵,并随不同的时代文化背景而有一定的变迁。面部轮廓的形态也可因先天性或后天性因素而破坏,包括骨及软组织结构和功能的破坏。

面部轮廓整形及美容是用外科技术进行面部软组织、骨组织的修整,使其恢复正常形态、功能或给予美化,近年来称为面部轮廓外科(facial contouring surgery)。笔者应用显微外科技术、颅面外科技术进行了数以百计的面部轮廓整形。查阅1990～1998年网络中有关面部轮廓外科的文献有一百六十余篇,其中涉及到面部先天性畸形、外伤后畸形、肿瘤切除后面部轮廓畸形的修复,以及面部轮廓的美容整形等,因此,从目前使用"面部轮廓整形及美容"这一名词的实质内容而论,它几乎包含了面部整形的各个方面。随着颅面外科、面部显微修复外科及面部美容外科的发展,面部轮廓外科的概念将会得到进一步深化与发展。

关于面部轮廓外科的定义,目前尚未取得学术界的共识。我们将面部轮廓外科的定义局限于面部轮廓整形美容,笔者认为:面部轮廓外科应是研究人体面部轮廓美学标准,用外科方法修复和改善获得性面部轮廓缺陷,或使正常面部形态得到美学的完善。而先天性面部骨结构轮廓畸形的整形,应属于颅面外科范畴。

本章仅就因头颅、颧弓、下颌形态引起面部轮廓变化而进行的整形及美容进行叙述。

一、颧弓缩小整形

在面部轮廓形态中,蛋形面孔轮廓被认为是能给人以慈祥、和蔼的美感,颧弓的肥大或高耸则正好破坏了上述的美感。用外科手术方法可使面部骨骼轮廓改形。颧弓高耸或肥大,表现为面部中1/3向前或向两边凸出,面部上1/3及下1/3凹陷低平,使面部显得粗犷,而失去和谐的美感,这种面形在东方人群中较为多见,常有人要求改变这种面形,特别是女性颧弓肥大、高耸,显示出男性化倾向者。在一些地区内,由于封建意识的影响,常视女性颧弓肥大为不吉利的面容,因此要求进行颧弓缩小整形的女性远较男性为多,他们要求将颧弓肥大的棱形面部轮廓变成蛋形面形。

引起颧弓高耸、肥大以先天性因素居多,而外伤、面部血管瘤、淋巴管瘤及骨纤维结构发育不良等,可引起一侧或双侧颧弓良性肥大畸形或不对称,需进行手术矫正。

(一)适应证

1.颧弓良性肥大引起面部轮廓不良。

2.外伤性或骨纤维结构发育不良,造成一侧或双侧颧弓肥大或两侧不对称。

3.可医治的血管瘤、淋巴管瘤及神经纤维瘤等引起的颧弓肥大。

4.无心、肾、肝、肺及血液系统等重要器官疾患,心理状况良好,年龄在 60 岁以下者。

(二)禁忌证

1.因颧弓区恶性肿瘤引起颧弓肥大者。

2.伴有心、肺、肝、肾或血液系统疾病者。

3.年龄超过 60 岁。这不是手术的绝对禁忌证,而是手术的相对禁忌证。

4.伴有心理障碍者。

(三)手术设计

颧弓缩小设计是目前较难测量的,我们可采用电脑模式图与受术者取得一致意见后再进行手术。手术前作以下测量是必要的,包括两侧颧弓最高点的距离,两侧颞窝、额骨、颧骨间距离及两侧上颌骨颧骨缝间的距离等,以便于手术前后进行对比。

(四)手术种类

颧弓缩小整形的手术方法以日本、韩国及我国报告较多。手术方法种类依手术切口及截骨方法的改进而加以区分。

1.按手术切口种类分类　包括冠状切口、口内颊沟切口、口内切口加耳前小切口及冠状切口加口内颊沟切口等。

2.按颧骨截骨方法分类　包括颧骨截骨移位、颧骨突削平、颧骨突磨平及颧骨上颌骨 3 处截移位法等。

对于 30 岁以上的患者,颧弓缩小整形多半与面部骨膜下除皱同时进行。

(五)术前准备

1.进行全身体格检查,排除手术禁忌证。

2.女性应该在月经期后进行手术。

3.术前常规应用维生素 K_1,每日 10mg,连用 3 日。

4.摄头颅正、侧位片及颧弓位片,有条件者可进行颧弓三维 CT 摄片。

5.测量颧弓宽度、面上 1/3 宽度及颧弓凸度。

6.采取冠状切口或耳前切口者,术前常规用 1:5 000～1:2 000 苯扎溴铵洗头 3 天;口腔内切口者,术前洁齿并作口腔清洁。

(六)双侧颧弓缩小的手术方法及步骤

手术方法以笔者所施行的截骨缩小整形方法为例。

1.麻醉　取气管内插管全身麻醉,经鼻腔插管。

2.切口

(1)颧弓缩小加面中、上部骨膜除皱患者取冠状切口。

(2)颧弓向侧方及前方凸出严重,或需要进行骨膜下除皱者,采用冠状切口加口内切口。

(3)单纯性颧弓向侧方明显凸出或伴有向前方凸出者,采用耳前切口加口内切口。

(4)颧弓凸出不严重,只需削除或磨平部分颧骨者,采取口内切口。

(5)切口下作局部膨胀法浸润麻醉,以便于减少出血和利于手术操作。采用 0.1%～0.25%利多卡因加 1:20万肾上腺素浸润切口周围皮下或粘膜下。

3.暴露颧骨　冠状切口暴露颧骨：切开头皮，从一侧耳轮脚到另一侧耳轮脚，直达帽状腱膜下掀起头皮，两侧在颞浅筋膜深层掀起头皮。以下步骤为：①在两侧眉弓嵴切开骨膜，进入额骨骨膜下。用骨膜剥离子分离颅骨膜，直达眶上缘，凿断眶上孔下缘骨桥，游离眶上血管神经束。②继续分离眶内骨膜，达眶内 1.0cm。③在额骨颧突处，切开颞深筋膜浅层，在颞深筋膜深浅层之间进入颧骨弓的骨膜下，分离颧骨的外表面和内表面及下缘的骨膜。④颧骨弓分离的前缘达眶外侧缘，颧骨弓分离的后缘在颞颌关节前方。⑤颧骨下边缘的骨膜与咬肌附着点相连，不易分离，需用弯形骨膜剥离子剥离。⑥在颧弓与上颌骨相连区域的后方用骨膜剥离子分离上颌骨颧突后的骨膜，及上颌骨翼突的部分骨膜。⑦在眶下外侧，分离上颌骨颧突前方的骨膜。

本术式⑤、⑥、⑦步骤的骨膜分离操作不易，可采用口内切口。特别是患有淋巴管瘤、血管瘤或骨纤维结构发育不良的颧弓肥大患者，可采用口内附加切口。这对颧弓下缘及上颌骨颧突内、外侧骨膜分离的暴露较为方便。上述操作完成后，颧弓前面、内面、下面及上颌骨颧突前面、内面的骨膜沟已被分离，颞肌前方的附着区被游离（图 33-34）。

4.颧骨截骨，颧弓缩小（3 处截骨）

（1）颧弓前方截骨　在额骨颧突及上颌骨颧突中部，距眶腔外侧缘 0.6～0.8cm 处，于垂直方向截断颧骨。

（2）颧弓后方截骨　在颞下颌关节前方 0.6～0.8cm 处，截断颧弓后方。

完成（1）、（2）步骤截骨后，颧骨已完全游离。有时颧弓下缘骨膜不完全分离，则颧骨下方有软组织相连的蒂部，可提供切断颧骨的血供。

（3）上颌骨颧突截骨　在完成上述截骨后，有时颧弓下部尚显得凸出，即面中 1/3 前凸矫正尚不明显，我们创造了进行上颌骨外侧方截骨使面部轮廓美化，但需注意切勿切开上颌突，慎勿损伤眶下神经（图 33-35）。

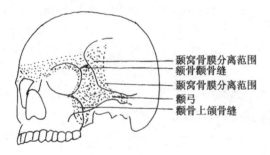

图 33-34　颧骨及其周围骨膜分离范围

颞窝骨膜分离范围
额骨颧骨缝
颞窝骨膜分离范围
颧弓
颧骨上颌骨缝

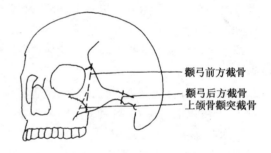

图 33-35　颧弓截骨设计

颧弓前方截骨
颧弓后方截骨
上颌骨颧突截骨

（4）颧骨旋转移位及固定　将截下的颧骨向上提起 1～1.5cm，使部分颧弓骨充填于颞窝，并向后旋转 15°～30°，而使凹陷的颞窝部分显得丰满、平坦、自然。从上颌骨颧突取下来的一块楔形骨片可遗弃，或插到旋转的颧骨及额骨颧突截区之间，用细钢丝或微型钢板螺丝钉固定上提及旋转的颧骨。

5.骨膜下除皱　完成颧骨截骨，颧弓缩小的操作后，提紧上半面皮肤、SMAS 及骨膜，剪除多余头皮皮肤，以达到骨膜下除皱的目的。颧弓缩小加骨膜下除皱的手术效果远比一般性骨膜下除皱效果为优，这是由于颧弓缩小手术进行了上半面部广范围的骨膜下分离，使上半面部皮肤、肌止点及 SMAS 松弛得到矫正，而且因为颧弓上移，颧弓下缘附着的软组织也提紧，所以达到了上、下面部全面提紧的效果（彩照 80）。

（七）单侧性颧弓肥大的缩小整形

单侧性颧弓肥大是因体表肿瘤，如血管瘤、淋巴管瘤所引起，需要同时切除血管瘤、淋巴管瘤。对这类患者，术前应仔细进行 X 光平片、CT 及三维 CT 片分析，在了解了血管瘤侵犯骨的范围后再进行手术，必要时作被侵蚀的颧骨截除。

上颌骨的骨纤维结构发育不良，常引起一侧颧骨肥大、两侧面部不对称。确诊后可采用冠状切口加口内切口，作肥大侧颧弓截骨缩小整形，同时对患侧上颌骨前突部分进行片状截骨，手术效果良好。手术过程中遇有出血，可采用纱布进行暂时性填塞。

（八）术后处理

面部帽状腱膜下置负压引流，并包扎 3 天。术后常规使用抗生素 5 天，8～10 天拆线。

（九）并发症的预防及处理

1.出血　颧弓缩小整形手术可发生头皮切开及颞浅血管切断后的出血，这些出血表浅，易于控制。在分离颧弓前后骨膜及颧弓截骨时，也容易发生出血，多半在颞深筋膜深、浅两层分离时，易发生颞深静脉损伤出血，应予控制。遇有出血较多而不易控制时，可采用明胶海绵充填或纱布充填压迫，可达到止血的目的。

2.面神经损伤　在笔者数十例的颧弓缩小整形中，没有发生过面神经损伤的并发症。因此，只要手术医师熟悉面神经解剖，是可以避免这种并发症的。面神经颞支或颧支容易发生损伤，术中注意头皮切口是在耳前起始，并在颞浅筋膜下及帽状腱膜下分离头皮，颞支即不会损伤。颧支损伤往往是因为在分离颧骨骨膜时损伤了颧弓下方 1cm 范围内的软组织，颧支在此横行向前方，所以在分离颧弓骨膜时，应用骨膜剥离子仔细分离骨膜，不要损伤下方的神经。

3.术后张口困难　因颧弓截骨或骨膜分离时伤及颞下颌关节，或是因为截骨后骨固定不良，可影响颞下颌关节的活动。

4.术后面部轮廓不良　颧弓高耸肥大的受术者，常伴有下颌角肥大，应同时设计进行下颌角缩小整形，否则即使颧弓缩小了，下颌角肥大仍存在，面孔呈倒梯形，会让人产生不快。

二、颧弓扩大整形

（一）概述

颧弓扩大整形是西方民族施行的一种术式，这是因为西方人面容中 1/3 没有明显的标志性凸出，所以就有人要求进行颧弓扩大整形。由于外伤性颧骨骨折、颧部凹陷，也可进行颧骨扩大及再造整形。在颅面畸形中，Treacher-Collins 综合征畸形以颧眶发育不良为特征，也以矫正眶颧畸形为主要内容。其方法也是颧骨扩大整形及眶发育不良的眶扩大和再造。作为美容性质的颧弓扩大整形，主要是采用自体组织或代用品种植。

（二）手术切口及颧弓扩大方法

颧弓扩大整形最常用口内切口，也可用耳前切口或冠状切口，尚可采用睑下缘切口等。手术方法根据手术切口及种植材料而有所区别。

1.颧骨截骨植骨颧弓扩大整形　手术方法类同颧弓缩小整形，多半采用冠状切口或口内切口，该切口手术暴露较好，颧骨截骨植骨时骨固定较易操作。切开皮肤，暴露帽状腱膜及眉弓嵴，在骨膜下分离，暴露颧骨，于额骨颧突及上颌骨颧突处截骨，并在颧骨后给予部分截骨或完全截骨，使颧骨弓扩大，于前方植骨，颧骨截骨植骨处以微型钢板固定。

2.组织代用品移植颧弓扩大整形　可采用耳前小切口及下睑缘切口，在眶下缘骨膜下分离放置组织代用品。常用的植入假体有硅橡胶颧弓假体、颧弓膨体聚四氟乙烯，以及颧弓多孔聚乙烯，上述 3 种高分子化合物都有颧弓假体成品出售。另外亦可用块状种植物根据所需的形态进行塑形植入。

三、下颌角肥大方形面孔整形及颏成形

对下颌角的形态，东方人与西方人的审美观点有所区别，东方女性希望下颌角圆而隐蔽，正如东方四大美女西施、貂蝉、杨贵妃、王昭君的面部轮廓一样呈卵圆形。下颌角肥大使面部呈方形，方形面孔或下颌角肥大是女性男性化的面容；颏部的美学形态是圆形，似靴形头部，轻度前倾，因此要求改变方形面部轮廓进行下颌角缩小，或进行颏成形，是为了使面部轮廓显示女性妩媚、清秀、恬静、和善、温柔的外貌，这是东方人美容整形的重要内容。使方形面孔整形成卵圆形面孔，可以通过下颌角缩小整形、咬肌肥大整形及颊脂肪垫摘除等得到矫正。

（一）下颌角缩小整形

1.适应证　下颌角骨性肥大、咬肌肥大。

2.手术设计　手术设计时需与受术者取得下颌角缩小范围的共识。电脑模拟设计是一较为客观的方法，可进行下颌角正、侧位片摄片以估计下颌角切除范围，但手术医师应在术前就使受术者认识到：手术设计只

能是手术结果的预测,不能用手术结果来对手术设计进行分分毫毫的检测,因为手术过程中会使手术设计的有些内容不能完全达到;而双侧下颌角经过手术后应该缩小,并且两侧应该相对对称,这是手术设计及手术结果应达到的共同目标。

3.术前准备

(1)摄头颅正、侧位片及下颌骨全景片,检查下颌角肥大程度及咬肌肥大状况。

(2)行下颌角缩小整形电脑模拟设计。

(3)作洁齿准备。

(4)术前应用维生素 $K_1$10mg 肌内注射,每日 1 次,连续 3 日。

4.手术方法

(1)麻醉 采用全身麻醉气管内插管,经鼻腔插管,或在局部麻醉下手术。全身麻醉也应在切口区注射 0.1%～0.25%利多卡因加 1：20 万～1：10 万的肾上腺素,以减少出血。局部麻醉:口外切口采用 1%利多卡因加 1：10 万或 1：20 万的肾上腺素,作下齿槽神经阻滞,每侧注入 1.5～2.0ml 局部麻醉药液,并采用 0.5%～1%的利多卡因加 1：10 万或 1：20 万的肾上腺素,在下颌支颊粘膜作浸润麻醉。

(2)手术切口 有口内切口、口外切口、口内切口加口外小切口等 3 种形式。采用口内切口或口内切口加口外小切口两种方法较好,但手术操作较复杂。口外切口是下颌角后方切口,因局部切口瘢痕明显,当今已很少采用。

(3)手术步骤

1)下颌角截骨 在下颌支前方龈颊沟区切开粘膜,直达下颌角骨膜下,长 3～4cm。用骨膜剥离子在骨膜下分离咬肌,于下颌支后缘、下颌角后缘及下颌体近下颌区的咬肌附着处进行分离,并用下颌缘骨膜剥离子,分离下颌内侧缘肌附着区。此区域的骨膜及肌肉附着区很难分离,有时需借助于一下颌后方口外皮肤小切口,长约 0.5cm,伸入 4mm 的骨膜剥离子分离下颌角后方的肌附着点。用细柄长摆动锯,从口内作下颌角斜形截骨,一般截除 3.5～4.0cm 长、1.5～2.5cm 高的下颌角。也可选用来复锯,从口外小切口伸入,截除下颌角。为防止口外切口因来复锯灼伤皮肤,可在来复锯柄套以导尿管或塑料管。另外尚有采用下颌角垂直矢状截骨,或倒"L"形截骨,以达到下颌角缩小的目的(彩照 81、彩照 82、彩照 83)。截骨后仔细止血,加压包扎,如有口外小切口,可安放橡皮片引流。

2)部分咬肌切除 在下颌支前方龈颊沟区切开粘膜,直达下颌角骨膜下,长 3～4cm。用骨膜剥离子在骨膜下分离咬肌,在下颌支后缘、下颌角后缘及下颌体近下颌区的咬肌附着处进行分离,用长血管钳夹住内层咬肌的上下部分,予以切除,注意切除量和两侧对称性。给予仔细止血,加压包扎,可安放橡皮片引流。

3)颊脂肪垫摘除 少数患者可进行颊脂肪垫摘除术。在部分咬肌切除后,或在下颌角骨性肥大截除下颌角后,暴露颊脂肪垫,予以摘除。

(二)颏成形

颏成形用于颏部后缩者,可采用下颌骨颏部截骨前移颏成形或假体植入颏成形等手术方法。

1.下颌骨颏部截骨前移颏成形

(1)麻醉 用 1%～2%的利多卡因加 1：20 万的肾上腺素行双侧下齿槽神经阻滞麻醉。

(2)切口 切开颏部唇颊沟粘膜,直达肌肉及骨膜。在齿龈边缘留有 1.0cm 的粘膜及其下方的肌肉,便于手术结束创口闭合时的缝合。

(3)截骨前移颏成形 用骨膜剥离子分离颏部骨膜达颏部下缘,造成左右 5～6cm 长的下颌骨暴露区,用来复锯或摆动锯作颏部截骨,使颏部截骨前移,用微型钢板螺丝钉固定,或钢丝结扎固定。颏部前移范围应根据患者的缺陷情况而随机设计。遇有颏部后缩又短小者,可采用颏延长,即在颏部截骨时于截骨间隙中植入骨片,用微型钢板螺丝钉固定,或钢丝结扎固定。缝合肌肉及粘膜,加压包扎。

2.假体植入颏成形 除了截骨前移颏成形外,也可采用假体植入颏成形。

(1)麻醉 用 1%～2%的利多卡因加 1：20 万的肾上腺素行双侧下齿槽神经阻滞麻醉。

(2)切口 切开颏部唇颊沟粘膜,直达肌肉及骨膜。在齿龈边缘留有 1.0cm 的粘膜及其下方的肌肉,便于手术结束创口闭合时的缝合。

（3）制造颏部假体植入间隙　用骨膜剥离子分离颏部骨膜达颏部下缘，造成左右 5～6cm 长的下颌骨暴露区，植入假体。假体有硅橡胶颏成形假体、聚四氟乙烯颏成形假体，以及多孔聚乙烯颏成形假体等。缝合肌肉及粘膜，加压包扎。

（王炜）

参考文献

〔1〕 王志军,高景恒.面部表浅肌肉腱膜系统的解剖学研究.实用美容整形外科杂志,1992,3(3):115

〔2〕 王志军,高景恒.颜面除皱术的解剖学研究及手术进展.中华整形烧伤外科杂志,1993,9(4):292

〔3〕 王志军,高景恒,李吉.面神经腮腺外分支及吻合.实用美容整形外科杂志,1993,4(2):92

〔4〕 土志军,高景恒,王毅彪,等.关于除皱术中面神经安全区与危险区.中华医学美容杂志,1995,1(1):5

〔5〕 张涤生,等.面部皮肤提紧术 112 例报告.上海医学,1984,7:621

〔6〕 高景恒.除皱手术的进展.实用美容整形外科杂志,1990,1:37

〔7〕 Antonio T. Subperiosteal lifting. Aesth Plast Surg. 1991. 15:155

〔8〕 Binde WJ. Submalar augmentation:A procedure to enhance rhytidectomy. Ann Plast Surg. 1990. 24:200

〔9〕 Faivre J. Subpalpebral lifting. Am J Cosmet Surg. 1989. 6:71

〔10〕 Furnas DW. The retaining ligaments of the cheek. Plast Reconstr Surg. 1989. 83:11

〔11〕 Gonzalez-Ulloa M. The history of rhytidectomy. Aesthet Plast Surg. 1980. 4:1

〔12〕 Hamra ST. The deep-plane rhytidectomy. Plast Reconstr Surg. 1990. 86:53

〔13〕 Hamra ST. Composite rhytidectomy. Plast Reconstr Surg. 1992. 90:1

〔14〕 Knize DW. Limited incision forehead lift for eyebrow elevation to enhance upper blepharoplasty. Plast Reconstr Surg. 1996. 97:1334

〔15〕 Man D. Stretching and tissue expansion for rhytidectomy:An improved approach. Plast Reconstr Surg. 1989. 84:561

〔16〕 Matarasso A. Buccal fat pad excision:Aesthetic improvement of the midface. Annals of Plastic Surgery. 1991. 26:413

〔17〕 Mendelson BC. Correction of the nasolabial fold:Extended SMAS disection with periosteal fixation. Plast Reconstr Surg. 1992. 89(5):822

〔18〕 Morehead JM. Jobin HA. Postrhytidectomy hematoma. anesthesia. and blood pressure:A retrospective analysis. Am J Cosmet Surg. 1993. 10(1):25

〔19〕 Owsley JQ. Lifting the malar fat pad for correction of prominent nasolabial folds. Plast Reconstr Surg. 1993. 91(3):463

〔20〕 Owsley JQ. Jr. SMAS-platysma face lift:A bidirectional cervicofacial rhytidectomy. Clin Plast Surg. 1983. 10:429

〔21〕 Psillakis JM. et al. Subperiosteal approach as an improved concept for correction of the aging face. Plast Reconstr Surg. 1988. 82:389

〔22〕 Ramirez O. The subperiosteal rhytidectomy:The third-generation face-lift. Ann Plast Surg. 1992. 28:218

〔23〕 Ramirez O. et al. The extended subperiosteal facelift:A definitive soft tissue remodeling for facial rejuvenation surgery. Plast Reconstr Surg. 1991. 88:2278

〔24〕 Ruess W. Owsley JQ. The anatomy of the skin and fascial layers of the face in aesthetic surgery. Clin Plast Surg. 1987. 677:14

〔25〕 Satch K. Mandibular contouring surgery by angular contouring combined with genioplasty in Orientals. Plast Reconstr Surg. 1998. 101:461～472

〔26〕 Tessier P. Face lifting and frontal rhytidectomy. In:J. F. Ely(Ed). Transactions of the 7th international congress of Plastic and Reconstructive Surgery. Rio De Janiero. 1980. 393

〔27〕 Tobin HA. The extended subperiosteal coronal lift. Am J Cosmet Surg. 1993. 10(1):47

第三十四章 乳房整形与美容

乳房美学包括女性及男性乳房美学两个方面。

女性乳房是一功能器官,人们将女性乳房喻为生命之源泉,以乳汁养育新的生命。

女性乳房更是一形体器官,是女性形体美最显著的标志。丰满而有弹性的女性乳房,是女性妩媚的象征,是女性具有青春活力、具有爱和被爱自信的象征。失去乳房的中、青年妇女,有着失去第二性征的遗憾,会产生自卑、失望、羞愧的心态,精神上受到压抑,从而失去社交、恋爱、结婚,以至生活的勇气。

对女性乳房美的追求,是人的天性之一,是人的本能特征。有关追求女性乳房美的历史记载可追溯到4 000~5 000年之前;人类对女性乳房美的追求,在人类具有意识的起始阶段,有了男女两性之间的追求就开始了。这种追求,在男女性之间是一致的,是人类意识及文化的表现,对这种追求的内容及形式,受一定文化和社会背景的约束或发展。

关于女性乳房整形的历史,在公元前,即有人采用女性乳房切除治疗巨乳畸形,现代乳房缩小整形的方法更是层出不穷。乳房扩大整形,直到19世纪及20世纪初才有人开始摸索进行,如应用石蜡注射、乳白色海绵充填、大块脂肪组织游离移植等,这些方法都已成了历史。1963年,Cronin及Gerow发明硅橡胶假体充填,成为现代乳房扩大整形发展的基础。

女性乳房整形,是一门带有艺术性的医疗技术,入门容易,但技艺成熟则非常困难。新的手术方法亦不断出现,乳房缩小整形的英文文献,从国际互联网一个网址中就可查及9万多篇。

女性乳房的美容整形,是通过外科手术来达到目的的,即通过外科方法在人体上进行雕塑,是一项医学塑造艺术。女性乳房是呈半流动状态的固态组织,不同的体位能显出不同的美感,这给女性乳房美容整形的预测及设计带来困难,因此,乳房雕塑程度的估测不易被外科医师所掌握。作为一名优秀的整形医师,应具备熟练的外科技巧和深刻的艺术洞察力,并能根据受术者全身各部分的形体表现,制订出乳房雕塑的总体设计及实际操作步骤。

乳房的美容整形也用于男性。男性乳房的过度发育,及乳头、乳晕的畸形,也需要进行美容和整形。

第一节 女性乳房的应用解剖

(一)位置及结构

女性乳房为半球形或水滴形,位于上胸部,由乳房的皮肤、乳腺、筋膜及乳头、乳晕所构成。

乳房的功能部分是一种变化的皮下腺体,即乳腺。它为胸部浅筋膜的深、浅两层所分隔并包绕,从上部起至锁骨肋骨结合处,外侧达腋中线,内侧弧形至胸骨中线,下部即乳房下皱襞,位于第6肋间。老年妇女,或是增大的乳房,乳房下皱襞可降到第7肋间隙。

乳房在锁骨中线上位于第3~6肋骨之间,或是第2~6肋间隙之间,内起胸骨旁,外达腋前线。圆锥形乳房最富美感。

两乳房之间的谷区称为乳沟。

乳房的上2/3部分附着于胸大肌筋膜及前锯肌筋膜表面,下1/3部分附着在腹直肌及腹外斜肌筋膜的表面。

乳头直径一般为0.8~1.2cm,乳头有15~20个乳腺导管开口。乳头的正常位置有许多不同的确定方法。多数学者认为:胸骨上切迹至乳头的距离,一般为18~24cm,平卧位时升高2~3cm;乳头间距平均为

18～24cm，胸骨中线至乳头距离为9～12cm；乳房下皱襞至乳头的距离为5～7cm，平均6cm。

乳晕直径为3.5～4.5cm。乳晕皮肤有色素，一般呈棕褐色，介于乳头肌与腺体之间。乳晕区有许多小圆形凸起，为乳晕腺。

乳腺小叶是乳腺的基本功能单位，每一个小叶由10～100个末端导管的扩大部分——腺泡所构成。

20～40个乳腺小叶汇合形成大的导管，最终形成乳腺导管。大约15～20个乳腺导管在乳晕区形成乳腺窦，以输乳孔开口于乳头。

乳房的实质组织包括结缔组织、血管、神经及淋巴组织。乳房的纤维结缔组织从乳腺小叶表面到乳房前面浅筋膜的浅层，构成乳房的悬韧带，即Cooper韧带。该层结构对乳腺起支撑作用，表面附着于皮肤，浅筋膜的深层扩展附着于胸肌筋膜。

（二）血液供应

乳房的血液供应主要来自胸廓内动脉的肋间穿支、胸外侧动脉、胸肩峰动脉的胸肌支、肋间动脉的外侧穿支，以及肩胛下动脉的分支等，这些丰富的血管，在乳房内互相吻合形成血管网。

乳房内侧及中央部分的血液供应，主要来自胸廓内动脉的肋间穿支。该动脉的第1～4肋间穿支，在胸骨旁穿过肋间隙，于胸骨外缘穿出胸大肌附着部，进入乳房的内侧缘，提供乳房50%以上的血液供应。在怀孕及哺乳时，乳房增大，该血管包括动脉、静脉，较正常成倍地增粗。

胸外侧动脉是来自腋动脉的分支，在胸外侧壁下降到胸小肌及前锯肌表面。该动脉的乳房分支与肋间动脉的外侧穿支，提供乳房外侧的血液供应，这是乳房血液供应的第二个来源。

胸肩峰动脉的胸肌支，在胸大、小肌间下降，穿过胸大肌筋膜到乳腺的分支，成为乳房来自后表面的血液供应。

乳房的静脉往往与动脉伴行。当乳房肥大时，乳房的动、静脉也相应地增粗，其直径可达5～6mm。静脉回流主要为与动脉相应的伴行静脉，分别回流至奇静脉或半奇静脉和腋静脉。

乳头及乳晕的血供分别来自胸廓内动脉及胸外侧动脉。内侧及上方，来自胸廓内动脉；外侧及下方，来自胸外侧动脉及肋间动脉外侧穿支。

乳房的上述血液供应，在乳房皮下及乳腺内交织成网。这是乳房缩小整形中，虽有多种切口设计及皮瓣乳腺组织移植，而不易造成乳房组织坏死的原因。

（三）神经支配

第3～6肋间神经的外侧支，为乳房的支配神经。乳房中部及乳头、乳晕的神经支配，来自T_3、T_4、T_5肋间神经的前内侧支及前外侧支。保护肋间神经向乳头的分支不受损害，是保持乳头良好感觉的重要途径，至少应保持其中之一的神经支配不受损害，这一点十分重要。乳房的内侧及下方，由第2～6肋间神经所支配。

其交感神经与胸外侧动脉乳房支及肋间动脉乳房支相伴行进入乳腺，支配皮肤、血管、乳头、乳晕的平滑肌及腺体组织等。

第2肋间神经的皮下分支外侧皮支，向外侧及末端，经过腋部与正中神经的上臂皮神经及第3肋间神经构成神经丛，称为肋间臂神经。乳房扩大整形，即隆乳术后引起上臂疼痛，与该神经受压或损伤有关。

乳房血管、神经解剖见图34-1。

（四）淋巴回流

乳房的淋巴网非常丰富，腺体内各小叶间有着稠密的淋巴网。除乳头、乳晕和腺体中部的小部分淋巴管汇集形成乳晕下淋巴丛外，极大部分的腺体内淋巴管都汇集到胸大肌筋膜，形成深筋膜淋巴丛。乳房的淋巴输出有4个途径：①约75%淋巴沿胸大肌外缘流向腋淋巴结，继而达锁骨下淋巴结，这是最主要的途径。在这外侧的途径上约有20～30个淋巴结存在，直接达锁骨下淋巴结再流向锁骨上淋巴结。但亦有少量淋巴（多来自乳房上部）流向胸大、小肌间淋巴结，直接到达锁骨下淋巴结。②约25%淋巴（多来自乳房中央区和内侧）沿肋间隙流向胸骨旁淋巴结，继而直接经胸前导管或右淋巴导管进入静脉。胸骨旁淋巴结沿着胸廓内动、静脉排列，一侧仅有3～4个。③乳房深部淋巴网还沿着腹直肌鞘和肝镰状韧带通向横膈和肝。④乳房皮肤淋巴网与胸壁、颈部、腹壁的皮肤淋巴网有广泛的联系。因此，一侧乳房的淋巴不仅可流向对侧乳房，还可流向对侧腋窝，甚至两侧腹股沟的淋巴结。

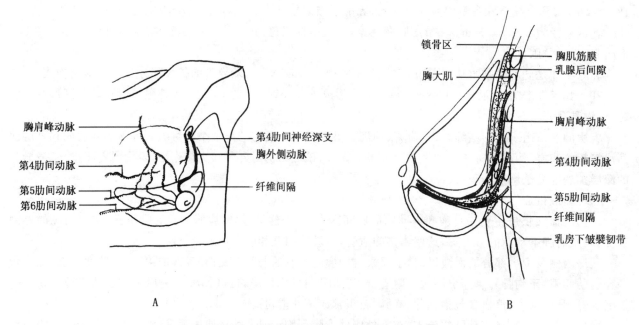

图 34-1　乳房血管、神经解剖（仿 Wuringer E，乳腺解剖研究，1998）

（五）乳房内部支持结构

以往对乳房的支持结构均概括为 Cooper 韧带。近来 Wuringer（1998）对 28 个乳房标本作了较详细的解剖研究，发现所有标本中均见到致密的横形纤维隔，该横形纤维隔起自第 5 肋间的胸肌筋膜，从乳房内侧到外侧，并走向乳头，该纤维间隔分成腺叶的组织，向上及向下分布。该横行纤维隔在乳房内侧缘及外侧缘变厚，走向垂直的韧带，止于胸壁。

垂直方向的韧带有内侧韧带及外侧韧带。内侧韧带中，深韧带强壮，起于胸骨及第 2～5 肋骨；浅韧带较薄弱，由连接皮肤及深韧带的起始处开始。外侧韧带中，浅韧带较强壮，深韧带较薄弱。外侧浅韧带与深韧带有着相同的起源，均于胸小肌外侧缘起自胸肌筋膜，在腋中线止于腋部筋膜及皮肤，起着对乳房的悬吊作用（图 34-2）。

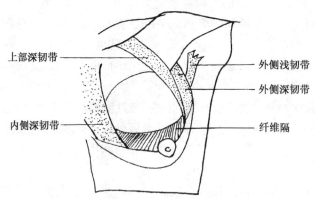

图 34-2　乳房韧带解剖（仿 Wuringer E，乳腺解剖研究，1998）

第二节　乳房扩大整形

一、概述

女性的形体特征是由流畅、圆润、优美的曲线构成,而丰满的乳房则是女性妩媚的象征。因此,对不发育和发育不良的小乳房进行乳房扩大整形(俗称隆乳术,augmentation mammaplasty),就成为整形外科医师长年研究的课题。

Gesun(1899)报道将液体石蜡注入乳房来达到隆乳目的,但后来由于出现许多严重的并发症而被废弃,这些并发症如乳房石蜡瘤、肉芽肿、破溃、瘘管及皮肤橘皮样等。20世纪初,国外有些医生用液体硅橡胶注射隆乳,术后出现类似石蜡隆乳的并发症,包括包囊形成、结节、硅橡胶游走栓塞及肝炎等,偶有死亡,因而被禁用。时至今日,在我国边远地区,个别以经营为目的的"美容师"还继续用液体硅橡胶注射隆乳,造成未婚少女双侧乳房硬化,必须作双侧乳房全切除方能挽救。在20世纪50年代,Berson、Bames及Malimiac应用游离真皮脂肪移植,Congacre(1954)应用上腹部旋转皮瓣作隆乳,但由于供区组织量的限制,且手术复杂、创伤较大,以及植入的脂肪被液化吸收或部分纤维化,也逐步被废弃。目前将发展完善的各种肌皮瓣移植应用于乳房再造术中,是某些乳房切除后隆乳的良好选择。

Pangman(1954)应用乳白色海绵制成充填物作隆乳术,这是世界上第一次应用乳房假体作隆乳术。

Cronin和Gerow(1963)报告了用他们发明的硅橡胶囊假体进行隆乳,一直应用至今,普遍认为是一种较好的隆乳假体。经过假体工艺、材料的不断优选和完善,目前广泛应用的乳房假体有硅凝胶充填的硅橡胶囊假体和硅橡胶囊上有一个活瓣的可充注式的乳房假体(可注入生理盐水或右旋糖酐)。采用上述假体隆乳可取得令人满意的效果。

随着乳房扩大整形技术的逐步成熟,以及人民生活水平、社会文明程度的不断提高,要求行隆乳术的人数逐渐增多。

女性小乳症的原因,多见于先天发育不良或哺乳后腺体萎缩,雌激素水平低下,少数系由外伤、炎症及腺体的破坏所致。

隆乳术的适应证为:①乳房发育不良或乳房在分娩后萎缩;②体重骤减后体形消瘦、乳房萎缩;③青春期前乳腺组织病变导致乳房发育不良;④单纯乳腺切除或行改良根治保留胸大肌的早期乳房癌术后;⑤乳房形态不良与身体整体形态不相称者;⑥两侧乳房大小不对称、轻度下垂或乳头凹陷等。

隆乳术的禁忌证为:①乳房组织有炎症或手术切口附近有皮肤炎症者;②机体其他部位有感染病灶,或心、肝、肾等重要脏器有病变者;③瘢痕体质者;④要求隆乳术者心理准备不足,或有不切合实际的要求的手术者;⑤患有精神分裂症或精神异常者;⑥患有免疫系统或造血系统疾病者;⑦乳房癌术后复发或有转移倾向者。

二、隆乳术的假体评述

(一)医用硅橡胶的性能

1.在很宽的温度范围内能保留许多合乎要求的性能,在适中的温度下寿命无限。

2.具有一定的惰性,无毒、无味,不引起免疫排斥反应及过敏反应,无致癌、致畸、致突变作用,不易老化,耐化学剂,有一定的机械性能,与机体有良好的组织相容性。

3.硅橡胶属介电体,表面易带有静电,尘埃、沙絮易被吸附,若被带入组织内,可引起异物反应。

(二)乳房假体的评价

硅凝胶乳房假体(silicone gel implant)运用于临床隆乳术始于1963年。在全世界有数以百万计的妇女应用此种假体进行乳房充填。1992年,美国FDA公布硅凝胶乳房假体对人体有害,会引起免疫系统失调,导致各种自身免疫性疾病,如硬皮病、类风湿性关节炎、红斑狼疮、脉管炎、甲状腺炎等,劝说人们不要用硅凝胶假体作隆乳,美国医学杂志称此为"美国病"。但美国医学界另一批整形外科专家对此进行大量研究,到目前为止,他们认为还没有任何报道说明硅凝胶假体可以直接引起上述疾病。Mayo Clinic(1994)研究了 824 例妇女硅凝胶乳房假体隆乳术后,与 1 634 例没有应用硅凝胶乳房假体种植的妇女作对比,其结缔组织疾病发病率相似。Heggers 等活体动物实验的结论是,硅凝胶能诱发细胞免疫反应,但在人体无事实依据。Openheimer 等报道硅凝胶周围包囊形成并发生挛缩,经研究发现有可能是产生了肉瘤现象,而 Ress 等报道将等量的硅凝胶注入数种动物体内未发现有癌的形成。我国用硅凝胶假体隆乳已经十多年,仅报道 1 例置硅凝胶假体受术者患乳房癌。近年来报道女性患乳房癌的占全身各类恶性肿瘤总数的 7%～10%,这些乳房癌患者几乎均未置放硅凝胶假体。因此硅凝胶假体隆乳会致癌的说法缺乏根据。迄今为止也未见到硅凝胶引起全身中毒症状的报道。但硅凝胶假体的置入会影响 X 线检测乳腺肿块。美国整形外科学会教育基金会主席 Brody 等人认为,硅凝胶假体仍是一种隆乳假体的安全选择。Brody 及德国 Bohmert 强调指出:

1.有强有力的证据证明乳房硅凝胶假体不会致癌。

2.理论上推测乳房假体种植后会影响乳腺癌的早期发现,现在已经证实只要进行乳房摄像,及时由医生或患者自己检查,这种危险性是较低的。

3.硅凝胶假体种植会引起免疫性疾病及风湿病类疾病是没有足够证据的,近年来流行病学资料证明该假体是安全可靠的。Bohmert(1997)描述了他们的一千两百余名硅凝胶隆乳受术者中,结缔组织疾病的发病率与对照的未种植硅凝胶假体的妇女相比,没有增高的趋势。

4.外科手术中将假体取出后证明,过去描述的由假体引起的身体组织的异常,大多数是不能确定的。

5.实验证明,硅凝胶不会引起与免疫相关及毒性相关的物质的扩散。

6.实验证明,不存在因为假体种植而引起不明原因的疾病。

7.硅凝胶致畸或致突变是没有根据的。

8.在母乳内没有发现硅的证据。

9.硅凝胶假体内的硅凝胶,即使假体破裂后也不会向远处扩散。

但是,硅凝胶假体应用于隆乳术后仍有一定的并发症,如纤维囊性化病、假体破裂等。国外报道假体应用 10～15 年后假体破裂的发生率可高达 20% 以上。在我国,极少数受术者安放硅凝胶假体后有关节酸痛,取出后症状好转。

硅橡胶假体经过几十年的发展和不断改进,国内外已报道过许多种类,如单囊型、多腔型、双层囊膜型、充注式硅橡胶假体以及聚胺酯包被的硅橡胶假体等。其目的都是为了防止硅凝胶的外渗漏、减少组织反应及纤维包膜囊增厚硬化的形成、保持乳房术后有美好丰满的形态。实验证明医用硅凝胶具有半透膜的性质,蒸馏水、高渗盐水,及高、低分子右旋糖酐、葡萄糖液等均可通过硅凝胶半透膜,而硅凝胶不能透过半透膜。实验结果表明,硅凝胶充注假体能够较好地保持原有容量,保持乳房术后的良好形态。盐水充注假体植入人体后,假体内的盐水并不会因时间的推移而消失,这是由于体内液体与囊内液体等渗平衡的缘故。

为了克服硅凝胶渗漏的缺点,Ashlay 制成用薄层聚胺酯包被于硅橡胶囊之外的乳房假体,经短期随访取得了良好效果。但新型聚胺酯包被硅橡胶假体置入人体后,假体组织周围巨噬细胞保持在长期功能状态,虽有延缓和抑制成纤维细胞产生纤维化的作用,不发生挛缩,但 Hester、Okunski 和 Chowdary 研究表明,异物反应强烈,还产生金黄色葡萄球菌感染,引起炎症反应,因此对该假体的应用目前还存有争议。

盐水充注假体植入人体后是比较安全的,但假体渗漏、假体破裂、充注的盐水被手术室空气污染后有霉菌感染等并发症,在临床上已发现过多例。

目前应用最为普遍的是单腔硅凝胶假体和盐水充注式硅凝胶假体。经历了三十多年的临床实践,虽然使用硅凝胶假体仍存在并发症,如纤维包膜形成等,但现在还没有发现更好的替代品,因此,该材料仍是隆乳术的首选假体。

(三)乳房假体的类型

乳房假体类型较多,在临床中常用的有:光面硅凝胶假体、外阀型毛面双层假体、毛面硅凝胶假体、光面盐水充注假体及毛面盐水充注假体等。

三、隆乳术的外科技术

(一)隆乳术的形体设计

隆乳术是为女性重塑形体,使其更具有女性健康、妩媚的特征。

1.安放假体的位置及其容积选择　重塑的乳房应是位置正常、形态优美、体积适中。位置是:位于第2～6肋之间,卧时流向外侧,坐位及立位时呈水滴样垂于胸壁;内侧可挤向胸骨旁线,外侧位于腋前线。形态以半球形为佳,体积宜在350ml左右,种植的假体宜为矫枉过正,宜超过一般女性乳房的体积为优,术后呈现丰满型乳房。选择乳房假体大小应仔细与受术者商讨,并根据原有乳房的大小来设定。原有乳腺组织比较少、乳房在100～150ml左右者,可选择200～260ml之间的假体,具体根据受术者的职业、性格及要求而定。对于胸壁平坦、乳腺组织明显萎缩,如同男性者,可选择240～280ml假体。乳房假体尚需根据身高及胸廓宽、厚度而变更,瘦弱、薄、窄胸壁者以选用220～240ml左右假体为宜,而肥胖、厚、宽胸壁者可选用240～280ml的假体。另外还应根据胸部皮肤及肌肉紧张状况,来作为选择假体大小的参考。较松弛者,选择较大的假体种植;较紧张者,宜选择较小的假体。

职业需要及特殊个人的需要,亦是选择假体大小的依据。曾遇有一国外来沪的华人妇女,种植了350ml假体,受术者仍感不够大,后来又更换500ml的假体。

2.假体安放层次及容积选择　假体安放在不同层次,其容积选择略有差别。安放在胸肌下的假体容积可略大于安放于乳腺下的假体容积,约大20ml,其术后形态效果相似。

3.选择假体的凸度　假体分为低凸度及高凸度两种,这应与受术者商讨。手术医师要提出有关形体设计的利与弊,供受术者选择参考,使受术女性理解好莱坞、港台演员在舞台及剧照上的乳房形态美与实际生活中乳房形态美的相同之处及不同之处,供受术者选择假体容量的参考。

不同类型的假体,其凸度不一,术前外科医师应有所了解(表34-1)。

表 34-1　乳房假体大小的几种类型举例

类型	性质	容积(ml)	直径(cm)	凸度(cm)	类型	性质	容积(ml)	直径(cm)	凸度(cm)
低凸度	硅凝胶假体	110	8.7	2.5	高凸度	硅凝胶假体	190	9.5	4.0
		140	9.0	3.0			230	10.0	4.3
		170	9.7	3.4			260	10.5	4.6
		200	10.4	3.4			300	11.0	4.8
		230	10.4	3.6		盐水充注假体	120	9.0	2.1
		260	11.5	3.8			150	9.7	2.4
		320	12.3	4.1			180	10.4	2.7
		350	12.8	4.3			210	10.9	2.9
高凸度	硅凝胶假体	100	8.7	2.3			240	11.5	3.0
		130	9.0	3.0			270	12.1	3.2
		160	9.4	3.5					

(二)隆乳术的麻醉选择

隆乳术可采用全身麻醉、高位硬膜外麻醉及局部麻醉等。

1.全身麻醉　适用于精神心理较紧张的受术者。一般采用静脉麻醉,也可采用气管内麻醉,但在国内临床上较少采用全身麻醉进行隆乳术。

2.高位硬膜外麻醉　是一种较为安全、易于外科医师手术操作的麻醉方法。笔者在临床上多半选用这类麻醉方法。

3.局部麻醉　是一种安全、有效且能减少术中出血的麻醉方法,这种麻醉由手术医师自己操作。局部麻醉分为肋间神经阻滞麻醉及局部浸润麻醉两种。局部麻醉应有术前用药,如哌替啶(度冷丁)、异丙嗪、地西泮等。

(1)肋间神经阻滞麻醉　采用1%利多卡因加1:10万肾上腺素,在腋中线第3～7肋间进行神经阻滞,但神经阻滞会有一定的并发症,如气胸、血肿、感染及神经痛等。

（2）局部浸润麻醉　是一种安全、有效、并发症较少的麻醉方法。采用 0.5％利多卡因加 1∶10 万肾上腺素，作手术切口浸润麻醉及由切口进入到乳腺下或胸肌下入路的浸润；采用 0.25％利多卡因 80～120ml 加 0.375％布比卡因 5ml 加 1∶10 万肾上腺素，作胸肌筋膜下或乳腺下浸润麻醉。其穿刺点为：①在腋窝前皱襞、胸大肌外缘进针，向第 2 肋间胸骨旁线方向穿刺；②在乳房外侧中部由腋前线向第 3 肋间方向穿刺；③在乳房下部平乳房下皱襞，由腋前线刺入皮肤向第 4 肋间方向穿刺。在上述 3 个穿刺点作扇形浸润麻醉，每一穿刺点注射利多卡因 20ml，注射时宜在胸廓表面，以防引起气胸。

（三）切口设计

在受术者坐位时设计手术切口及乳腺下或胸肌下分离范围，安放假体囊腔的范围，从第 2 肋间到乳房下皱襞，内侧达胸骨旁线，外侧达腋中线，用美蓝作出标记，假体囊腔直径约为 15～16cm。

隆乳术中常用的切口有腋窝横皱襞切口、腋窝前皱襞切口、乳晕下切口及乳房下皱襞切口。过去尚有腋前线切口，目前已很少采用（图 34-3）。

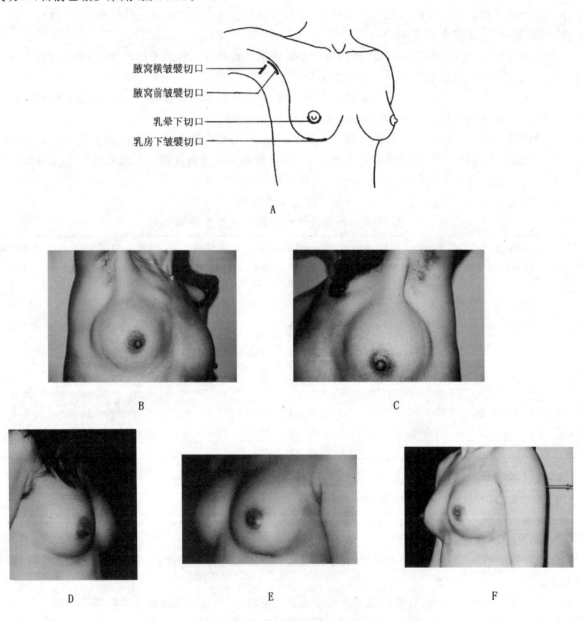

图 34-3　隆乳术手术切口设计

A.手术切口设计　B.隆乳术腋窝横皱襞切口，术后无瘢痕（B、C 为同一受术者）　C.隆乳术腋窝横皱襞下切口，位置及缝合不良，有瘢痕　D.隆乳术乳晕下切口，术后瘢痕不明显　E.隆乳术乳房下皱襞切口，术后 10 天　F.隆乳术乳房下皱襞切口，术后半年无瘢痕

1. 腋窝横皱襞切口　在所有切口中,腋窝横皱襞切口最为隐蔽,且因切口与皮肤皱襞一致,术后瘢痕不明显,不损伤乳腺组织。但腋窝切口经皮下进入胸大肌下间隙距离较长,设计范围线下缘的胸大肌内下方和外下方附着点分离不足,术后可造成乳房假体上移、外形欠美观。但如果有好的隆乳术剥离子,手术医师有足够经验,则可避免发生这种形态不良的后果。

2. 腋窝前皱襞切口　切开皮肤、皮下组织后即显露胸大肌外侧缘,解剖位置浅,不易损伤重要血管、神经和乳腺组织,很容易进入胸大肌下间隙,或乳腺下间隙分离容易、出血少。但切口方向与皮肤纹理垂直,术后瘢痕明显,穿泳装或戴乳罩不能掩盖,植入假体因腋窝切口或隆乳囊腔制造不良,假体位置容易向上方移位。如切口位置低下,易损伤第 4 肋间神经分支,造成乳头、乳晕感觉减退(彩照 84、彩照 85)。

3. 乳晕下切口　该切口小,乳晕皮肤呈褐色,有结节状乳晕皮脂腺掩饰,瘢痕不明显。以乳头为中心,切口在胸大肌下间隙可用手指分离,对胸大肌的附着处分离较充分,止血较彻底,术后假体位置自然、逼真(彩照 86)。为防止损伤乳腺管,或防止术后会影响乳头的感觉与勃起,在乳晕切口后,沿乳腺表面分离到乳房下皱襞,然后在下皱襞区进入乳腺下或胸肌筋膜下,可防止乳腺管及乳头平滑肌神经支配的损伤。

4. 乳房下皱襞切口　该切口较隐蔽,与皮肤纹理基本一致,切口瘢痕不明显,不损伤乳腺组织及重要神经血管;切口处胸大肌肌肉组织较薄、显露好,进入胸大肌下容易,较易分离胸大肌部分附着区,止血彻底;假体植入方便,假体植入后,不易向上移位。此切口也适用于乳腺下埋植假体。但该部位是受力最大处、引流最低位、各层组织最薄处,如并发血肿、感染,可致假体外露、切口裂开等。

笔者认为1、3、4切口优点较多,术后乳房外形美观,但切口选择还需征求受术者的意见。

(四)切开分离及隆乳囊腔的制备

假体可安放在乳腺下或胸肌下,甚至皮肤下,以胸肌下为优。制备一个大小适宜、形态及位置良好的假体安放囊腔,是手术后乳房形态良好的重要条件。

以乳晕下切口胸肌下隆乳术为例:受术者取平卧位,双上肢外展80°,在其乳晕 3～9 点处用美蓝标出,再标出胸骨中线、两边的腋中线及乳房上界和下皱襞线。将假体的底盘中心置于乳头,在胸壁上画出大于假体直径约 5cm 的标线,乳房假体埋入的囊腔为圆形,直径 15～16cm。

沿乳晕下设计的切口线切开皮肤、皮下组织,在腺体筋膜表面下剥离至乳腺体下缘。用甲状腺拉钩将腺体拉向上方,显露胸大肌筋膜。沿胸大肌走行方向切开筋膜,用组织剪或长血管钳插入胸大肌下略行分离后,术者可将示指、中指插入胸大肌下潜在腔隙内,沿胸壁乳房假体标线进行剥离。

当剥离至内下方时,会遇到腹直肌前鞘的延续部与胸大肌筋膜的交错部位,此处比较坚韧。必要时可用隆乳剥离子钝性分开几处后,再用手指分离。剥离时应注意尽量不用剪、切割等锐性剥离,以免造成隆乳囊腔内出血。如遇腺体组织较多或乳晕切口较小时,可于显露腺体后,将腺体以放射状切口,切开全层达腺体后筋膜层,钝性分开筋膜前脂肪层及胸大肌筋膜,进入胸肌下,再依次进行剥离。在胸肌筋膜切开后,应在肋骨表面进入胸肌下间隙,以免误入胸腔。

剥离完一侧后,在隆乳囊腔内塞入湿热的有带盐水纱布止血,再处理另一侧。

(五)植入假体

接触假体前,手术医师及助手应进行手部清洁,防止异物随假体植入囊腔。取出囊腔内有带纱布,检测无明显出血后,备庆大霉素 16 万单位或头孢拉定 1g,以及地塞米松 5mg 注入囊腔。检查假体有无渗漏。用甲状腺拉钩(或适用于儿童的"S"形拉钩)拉开胸大肌并向上提起,充分显露埋植腔隙,将假体置入腔隙内。假体植入前,在囊腔下缘放负压引流管。

(六)分层缝合

依次将胸大肌筋膜、腺体及皮下组织、皮肤缝合,并固定引流管。

(七)隆乳术术后处理

1. 术毕,乳房四周垫敷料,使乳房固定并塑形,再适当加压包扎。

2. 负压管接 2.66kPa(20mmHg)负压球,放置 3 天。一般引流球内每天吸出渗出液小于 20ml 时,即可考虑拔除引流管。

3. 经换药、拔除引流管后,配戴定型乳罩。

4.术后常规使用广谱抗生素 5～7 天,酌情使用止血药。

5.术后 6～7 天拆线。嘱受术者 1 个月内避免上肢剧烈运动,定期作乳房按摩,防止假体纤维囊形成。

(八)隆乳术的并发症及处理

1.出血及血肿　隆乳术中及术后出血是较为常见的并发症,应予避免。不应在月经期间手术。手术前应作血细胞及出、凝血时间检测,排除有血液疾病的可能。术前 2 日应用维生素 K_1 10mg/日。术中囊腔制备完成后,用有带热盐水纱布置入囊腔内止血,术毕在囊腔内置负压引流。

2.形态不良　隆乳术后形态不良最为多见的是乳房位置过高,这是因为隆乳囊腔制备不良,特别是假体安放在胸肌下附着点及下外侧胸肌筋膜分离不充分。此形态最多见于腋窝切口,隆乳术后形态失去水滴形,如同拳击选手发达的胸肌肥大;也可由于胸肌下腔隙狭窄,引起术后乳房形态如管状。只有在术前作好隆乳囊腔的设计,并采用隆乳剥离子有效地分离胸肌附着点,制成足够大的囊腔,才可预防这类并发症的发生。

3.乳房下垂　这是由于隆乳囊腔过大,超过乳房下皱襞所致。此类并发症多半发生在假体置于乳腺下的病例,也可发生在乳房皮肤松弛及假体过大的受术者。

4.纤维囊形成　隆乳术后纤维包囊形成是较为多见的。防止手术过程中过多损伤、防止出血和血肿、防止异物进入隆乳囊腔、防止术后乳房损伤等,是防止及减少包囊形成的有效手段。一旦纤维囊形成,必须进行手术治疗。纤维囊形成较多发生在假体置于皮下,如改良乳房癌根治术后植入假体的患者,也容易发生在乳腺组织较少,假体植入在乳腺下的受术者。

Baker(1975)提出的隆乳术后纤维囊分级是有参考价值的,其分级如下:Ⅰ级,乳房柔软,如同没有手术的正常乳房;Ⅱ级,轻度变硬,乳房假体可扪及,但外表看不出;Ⅲ级,中度变硬,乳房假体容易扪及,并能看到;Ⅳ级,严重变硬,疼痛敏感,假体扭曲(彩照 87)。

5.假体外露　较为少见,较多发生在乳房下皱襞切口的受术者,一旦发生宜取出假体(彩照 88)。

6.假体肉芽肿　也是较为少见的,曾见于采用第一批国产假体的受术者,更换假体后情况可改善。

7.假体破裂或假体渗漏　多见于国产假体及应用 5～10 年以上的进口假体。一旦发生,必须取出假体,更换假体,或终止隆乳(彩照 89)。

8.上臂疼痛　可能是由于肋间臂神经受压所致。虽然少见,但是较难处理,可采用理疗、神经封闭等方法治疗。

9.感染　是十分少见的,但也曾发生在美容院进行的隆乳术后。严重者造成胸肌间隙广泛感染,只有通过取出假体、清创引流才能解决。

10.气胸或脓胸　也是十分少见的并发症。因手术在分离胸肌时进入胸腔,可造成液气胸、血气胸或脓胸等并发症。预防方法是分离胸肌时,宜在直视下进行,并且在肋骨表面分离胸肌,不要在肋间分离胸肌,以免进入胸膜腔。

(张杏梅、王炜)

第三节　乳房肥大症及乳房下垂的乳房缩小整形原则

乳房缩小整形(reduction mammaplasty)是以切除部分乳房皮肤、乳腺组织,使乳房形体缩小和乳房位置改善,并进行乳头、乳晕整形的一类整形技术。乳房缩小整形术是用于乳房过度发育及乳房下垂的整形术。

乳房的过度发育使乳房的体积过度增大,形成乳房肥大症(mammary hypertrophy,macromastia),俗称巨乳症。乳房肥大给女性带来精神上及肉体上的痛楚。

乳房肥大常常在不同程度上伴有乳房下垂(mammary ptosis)。严重的乳房肥大及乳房下垂,其乳房下缘可超越脐孔,甚至到达耻骨水平,造成形体臃肿,行动不便,肩部、背部酸痛,平卧时有胸部受压及窘迫感。天气炎热时,两侧乳房之间以及乳房下皱襞区,常常处于浸湿状态,易生痱子、湿疹等皮炎之类的皮肤疾病。

巨大的乳房或严重下垂的乳房,使女性失去匀称、苗条的曲线美的轮廓,代之以粗壮的形体,使患者羞涩,深受难以启齿的肉体及心理上的压力,失去自信及参加社会生活的勇气。

一、乳房肥大症及乳房下垂的临床表现和分类

(一)临床表现

乳房肥大可分为 3 类:乳腺过度增生性乳房肥大、肥胖型乳房肥大及青春型乳房肥大。由于病理及临床症状的区别,在治疗方法上也略有差别。

1.乳腺过度增生性乳房肥大　表现为乳腺组织过度增生,肥大的乳房坚实,乳腺小叶增生明显,常有压痛。在月经周期期间,常常有自发性疼痛,并伴有乳房下垂,较多发生于已婚育的妇女。严重的病例,由于乳房的赘生及经久的胀痛,给患者带来心理上及肉体上的折磨,她们会要求医师作乳房全切除,以解除其多年来的痛苦。

2.肥胖型乳房肥大　表现为整个乳房匀称的肥大。在组织结构上,是以乳房中的脂肪匀称增生、脂肪细胞肥大为主;在手术中可发现乳房皮下有脂肪增生,在乳腺组织之间,也有脂肪增生及浸润。这类乳房肥大的患者常伴有全身性肥胖,肥大的乳房虽可能伴有不同程度的乳房下垂,但较乳腺过度增生性乳房肥大为轻。

3.青春型乳房肥大　是一种在青春发育期发现的乳房渐进性增大,并过度发育,乳腺组织增生、肥大。乳房表现为匀称性肥大,乳房下垂不明显,这类患者有时有家族史。

乳房下垂是一种乳房形态及位置的异常,表现为乳房整体的位置下降。乳房下垂的下降程度以其下缘超过乳房下皱襞的厘米数来表示。Lalardrie(1988)描述乳房下垂的方法是较为实用的,他将乳房下垂分为腺体性乳房下垂及皮肤性乳房下垂两种(图 34-4)。

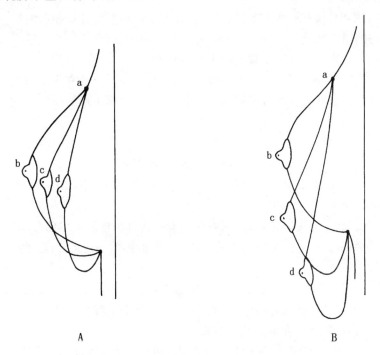

图 34-4　乳房下垂分类(仿 Lalardrie 的分类)
A.腺体性乳房下垂(ab=ac=ad)　B.皮肤性乳房下垂(ab<ac<ad)

(二)分类

根据乳房肥大及乳房下垂的程度,一般可分为 3 类,即轻度肥大下垂、中度肥大下垂和重度肥大下垂(表 34-2)。

表 34-2　乳房肥大及乳房下垂程度的分类

名称	乳头下降(cm)	切除的乳房组织量(每侧)(g)
轻度肥大下垂	1～7	<200
中度肥大下垂	7.1～12	200～500
重度肥大下垂	>12.1	>501

二、乳房缩小整形原则、术前准备及并发症

(一)手术内容

1.乳头、乳晕的向上移位及整形。

2.切除肥大、松弛的乳房皮肤、皮下组织,制成半球形的乳房皮肤外壳。

3.切除过度增生的乳腺组织,矫正下垂的乳房形体,制成半球形的乳房实体。

4.对于轻度及中度肥大的青春型乳房肥大,应尽可能保留乳腺导管的畅通及完整,以保持乳房的泌乳功能。

(二)手术原则

乳房缩小整形手术的原则是使肥大及下垂的乳房经过手术以后,达到外形及功能良好的目的。

1.缩小、再造的乳房大小合适、位置良好。

2.缩小、再造的乳房为半球形,形态良好,两侧对称。

3.乳头、乳晕感觉良好。

4.皮肤切口隐蔽、瘢痕少,没有猫耳畸形,没有局限性凹陷性畸形或乳房扭曲畸形。

5.尽可能保持乳房的泌乳功能。

6.缩小、再造的乳房质感良好,具有正常乳房组织的弹性。

乳房缩小整形手术是不容易达到尽善尽美的效果的。女性乳房是一具有半流动性的实质组织,随着体位改变而有不同的美的效果。只有具备丰富经验的外科医师,经过多例手术的经验,才能使乳房缩小手术达到较理想的"雕塑"的效果。

(三)术前准备

1.全身状况良好,没有心、血管、肝、肾、肺等器官的器质性疾病。

2.对于没有控制的高血压病、胰岛素依赖的糖尿病、垂体功能障碍、甲状腺功能障碍,以及严重的贫血患者等,不宜进行这种手术。

3.了解患者的心理状况,有心理障碍,以及家属对患者进行乳房整形手术的心理准备不足者,不宜手术。

4.对于重度乳房肥大的患者,应作好输血准备,也可在术前抽取一定的血液,供术中或术后自身输血之用。

5.进行局部检查。患者应取坐位检查,重度乳房肥大者需要立位检查。记录乳头位置、乳头与胸骨切迹中点的距离、乳头与锁骨中点的距离;测量乳房下垂的程度,即乳头下降离乳房下皱襞中点的距离,测量乳房中点的胸围和乳头中点的胸围,测量乳头及乳晕的直径。

6.于患者坐位时进行手术切口设计,并用记号笔标出,同时应留有术前照相记录,包括正位、左右侧位及左右斜位。

(四)并发症及其预防和处理

1.出血　包括术中及术后出血。乳房缩小整形手术中的出血是较为常见的。双侧性重度乳房肥大缩小整形手术,其手术范围比乳房根治手术要大得多。因此,手术过程中要严格止血,对于重度乳房肥大缩小整形手术,应准备输血。术后出血的病例中,如有少量渗血,可加压包扎,应用止血药物,并严密观察;明显的出血或活跃的出血,应进手术室止血。

2.血肿　由于术中止血不彻底,或术后引流不畅,造成血肿,可集于皮下,也可集于乳腺组织内。轻的血肿,可用针筒抽吸;重者必须切开引流。

3.感染　乳房缩小整形术后感染较为少见。由于哺乳期手术,乳房或全身存在潜伏性感染因素,手术后感染可发展;术前及术中的一些因素也可能造成感染。感染有急性感染及慢性感染两类。前者宜予以积极的抗炎处理,必要时应作切开引流。慢性感染常因急性感染处理不当,或局部存有异物或坏死组织,造成创口长期不愈合,宜彻底清创,消灭死腔,改善局部组织血供,以控制感染。

4.创口裂开,皮瓣坏死　肥大乳腺组织切除较少、乳房皮肤切除过多、术后局部皮肤缝合张力太大,可造成创口裂开和血肿。感染也可能造成创口裂开。皮瓣转移后血供不良,可造成皮瓣坏死。术前进行精确的手术设计,术中细致操作,术后防止血肿、感染及皮肤缝合张力过大等,是防止创口裂开及皮瓣坏死的关键。

5.乳头、乳晕坏死　乳头、乳晕移植因为蒂部血供不良,可造成移植乳头、乳晕坏死。其原因是乳头、乳晕的蒂太长或蒂部血供途径受损害。一般而言,乳头、乳晕移植,其蒂宽与移植距离之比宜在 1:2~1:1,即乳头、乳晕的蒂宽 5cm 时,移植乳头、乳晕的距离宜在 5~10cm;超过此范围,宜作双蒂移植,以防止移植乳头、乳晕的血供不足。

6.形态不良　乳房缩小整形术后形态不良包括乳房过大或过小、乳房位置不良、乳房失去半球形形态、双侧乳房形态不对称、双侧乳头位置和饱满度不对称及乳头凹陷等。这些都可通过精密的手术设计及细致的操作进行预防。一般术后出现这些情况,常常需要经过再次手术予以矫正。

7.丑陋的切口瘢痕及乳房硬块形成　由于手术创伤大,可造成局部皮肤瘢痕;乳腺及皮下组织坏死,可造成局部硬块。

8.乳头感觉丧失。

9.泌乳功能丧失　对于轻度乳房肥大及下垂的病例,手术过程中应尽可能只切除乳房下部,防止乳腺导管的损伤,以保护其泌乳功能。特别是对于未婚青年,则更应如此。

10.乳房再发育　少数患者经过乳房缩小整形后,乳房可再度发育增大,需要再次手术整形。

第四节　乳房缩小整形

一、手术方法及分类

乳房缩小整形的手术方法很多,在临床应用中,较有推广价值的手术方法只有十几种。

乳房缩小整形手术中有较多的手术操作,如果每变化一个手术操作,就成为一种手术方法的话,手术的种类是繁杂而令人难以掌握的。乳房缩小整形的主要内容及手术变化介绍如下。

1.乳头、乳晕移位方法的变化　如皮瓣蒂在上乳头和乳晕移植、皮瓣蒂在下乳头和乳晕移植、皮瓣蒂在两侧乳头和乳晕移植,以及皮瓣蒂在乳房上、下方的乳头和乳晕移植,另外尚有乳头和乳晕附着在乳腺体上及乳头和乳晕游离移植等。

2.乳房缩小整形乳房皮肤切除及整形的变化　乳房皮肤的整形是指乳房多余皮肤、皮下组织的切除,及周围皮肤的皮瓣转移整形,包括乳房三皮瓣整形法,改良 Strömbeck 法及改良 McKissock 法(王炜,1985),乳房内侧、外侧皮瓣旋转整形(Strömbeck 法、McKissock 法、Marchac 法、Lejour 法等),以及乳房外上方和内下方皮瓣旋转移植整形(如"L"形、"B"形切口整形)等。

3.瘢痕形态的变化　乳房缩小整形以术后瘢痕形态来命名手术名称,是一简易的命名方法,如"Y"形瘢痕(三瓣法)、"T"形瘢痕(二瓣法)、直线瘢痕(二瓣法)、"L"形瘢痕(二瓣法)及环形瘢痕法等(表 34-3)。

4.切除、悬吊方法的变化　肥大、增生的乳腺组织的切除及悬吊,因切除方法和悬吊方法的不同而变化,因而有不同术式。

表 34-3　临床实用乳房缩小整形手术的分类

分类	乳房皮肤切除及皮瓣转移	切口及瘢痕	乳头蒂位置	手术方法及特点
三瓣法	乳房内侧、外侧及下方皮瓣转移,乳房中、下部皮肤切除	皇冠形、"Y"形瘢痕	蒂在上或两侧,或上、下方	改良 Strömbeck 法、改良 McKissock 法 手术设计操作规范,易掌握 手术后瘢痕较大 适用于轻、中及重度乳房肥大缩小整形 并发症较少
内、外侧二瓣法	乳房内侧及外侧皮瓣转移,乳房中、下部皮肤切除	元宝形、"T"形瘢痕	蒂在上或两侧,或上、下方,或在乳腺体上	Strömbeck 法、McKissock 法、Pitanguy 法、Lalardrie 法 手术操作灵活性大 手术后瘢痕较大 适应范围广
外侧二瓣法	乳房外下区域皮肤切除,乳房外上皮瓣及内下方皮瓣转移	"L"形或"B"形切口,术后"L"形瘢痕		Mayer 法、Regnault 法、改良 Mayer 法 手术操作容易 切口瘢痕显露于乳房外侧
环形缩小法	乳晕周围皮肤切除,周围皮肤荷包口转移缝合	圆形切口瘢痕	蒂在乳腺上	Himderer 法、Hester Bostwick 法 切口瘢痕小 手术操作容易 适用于轻、中度乳房肥大
环形及下部缩小法	乳晕周围及下部皮肤切除,两侧皮瓣转移	蘑菇形切口,直线瘢痕 圆形加方形切口,直线加小横形瘢痕	蒂在上或两侧,或上、下方	Lejour 法、Marchac 法 设计规范,操作变化大 瘢痕较小,整形形态好

二、基本技术

笔者常以改良 Strömbeck 法及改良 McKissock 法,作为乳房缩小整形的基本技术,即三瓣法乳房缩小整形。该方法不是最佳术式,但是较易掌握的术式。有关内容叙述如下。

(一)适应证及术式评价

1.轻度或中度乳房肥大及下垂(改良 Strömbeck 法)。

2.中度或重度乳房肥大及下垂(改良 McKissock 法)。

3.手术设计规范,易为初学者掌握。手术操作步骤规范,易于推广。

4.可用于乳房肥大、乳房下垂或双侧乳房不对称者。

5.手术后乳房下面留有"Y"形瘢痕(三瓣法)或"T"形瘢痕(二瓣法)。

6.术后,乳房乳腺导管常被切断,因而失去泌乳功能。

(二)麻醉选择及体位

乳房缩小整形可采用高位硬膜外麻醉或全身麻醉,全身麻醉以气管内麻醉为主。在全麻或硬膜外阻滞麻醉后,仍可用 0.25%利多卡因加 1:10 万肾上腺素作局部浸润,以减少出血。

可取平卧位进行手术,也可采用 30°半卧位进行手术。对于后者,应采用气管内麻醉。亦有人喜欢采用患者半卧位手术。

(三)乳头、乳晕移植定位

乳房肥大或乳房下垂者,其乳头、乳晕的位置低于正常。设计一个恰当位置的乳头、乳晕,是手术成功与否的一个重要因素。

患者取坐位,设计乳头、乳晕的上移位置,用美蓝标出,并用 2%碘酊固定。

1.在锁骨中点定点 c,在乳房下皱襞中点定点 b,连接 cb,穿过乳头中点,构成锁骨中线,或乳房中线。

2.在胸骨切迹中点定点 s。

3.在剑突下中点定点 x。

4.在乳房中线上定点 n,作为新建的乳头中点的位置。该点距胸骨切迹中点(点 s)的距离为 18～22cm 左右,即 sn 线长。

sn 线长是一个变数,根据受术者的身高、胸围的不同而变化。决定 sn 线的长短有以下几种方法可供参考。

(1)身高的(12%～12.5%)±1cm 为 sn 线的长度,也就是新建乳头的中点距离胸骨切迹中点的距离,即:身高×(12%～12.5%)±1cm=sn。例如一名身高 160cm 的女性,重建的乳房在 250～350ml 之间时,其 sn 线长=160×12.5%±1=19～21cm,平均为 20cm;或 160×12%±1=18.2～20.2cm,平均为 19.2cm。这是参考值,应结合以下因素综合定出点 n 的位置。

(2)乳房下皱襞中点到乳房表面乳房中线的体表投影,作为新建乳头中点的位置(图 34-5),可作为点 n 定点的参考。

(3)双侧上臂中点的连线,与乳房中线的交汇点,也可作为新建乳头中点的位置,作为点 n 定点的参考。

综合上述 3 个因素,取其平均值,作为新建乳头中点的位置。该点 n 距剑突下中点距离约为 10cm,即 xn 线(图 34-6)。

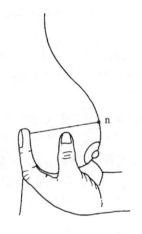

**图 34-5　乳房缩小整形基本
技术之一:新乳头定位方法**

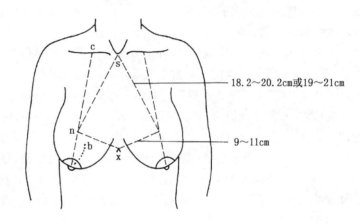

图 34-6　乳房缩小整形基本技术之二:新乳头定位方法
c.锁骨中点　s.胸骨切迹中点　x.剑突中点
n.新乳头的位置　b.乳房下皱襞中点

5.以点 n 为中心、2.5cm 为半径画圆,该圆周的 2/3 构成乳晕的周边,圆周的 1/3,是乳晕下方皮肤切除的部分,因此重建乳晕直径大约为 3.3～3.4cm(图 34-7)。

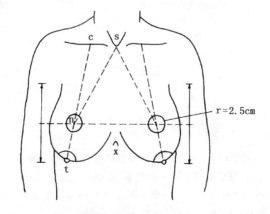

图 34-7　乳房缩小整形基本技术之三:乳晕的设计
c.锁骨中线　s.胸骨切迹中点　x.剑突中点　t.原乳头的位置

6.测量原乳头到新建乳头距离,可评定乳房肥大及下垂的程度,决定乳头、乳晕带蒂移植的方法。1～7cm 为轻度乳房肥大及下垂,乳头、乳晕可采用单蒂移植;7.1～12cm 为中度乳房肥大及下垂,乳头、乳晕仍可采用较宽的单蒂移植,超过 10cm 以上时可考虑采用双蒂移植;大于 12.1cm 为重度乳房肥大及下垂,只有采用乳头、乳晕双蒂移植,方能防止移植的乳头、乳晕术后血供不良。

(四)乳房皮肤切口设计

乳房肥大的皮肤切口设计是乳房缩小整形的又一关键。切除乳房中、下部分的多余皮肤,然后进行周围皮瓣转移整形。为减少两侧皮瓣旋转之后在中线区缝合的张力,于乳房下皱襞中部,设计一小的三角皮瓣,以缓冲缝合张力,可防止术后创口愈合不良或创口裂开。

1.乳房皮肤切除量的估计 Marchac 的方法是较为简易的方法(见下述的 Marchac 术式);也可用拇、示指对捏的方法估计皮肤切除的量;尚可在麻醉情况下用 3 把血管钳,分别夹住准备制成三皮瓣的顶部,使其靠拢,根据靠拢的张力及乳房形态,决定要切的乳房皮肤范围。

2.乳房内、外侧皮瓣的设计 以新设计的乳头中心点 n 为中心,分别设计乳房内侧皮瓣及乳房外侧皮瓣。

乳房内侧皮瓣的设计:在乳房内下方设计一三角形皮瓣,以新设计的乳头中点 n 出发,设计一斜线,向内侧与垂直线夹角约为 30°～65°,终止于乳房内下象限的 m 上,nm 长约 8～8.5cm。nm 线构成乳房内侧三角形皮瓣的外侧缘。该皮瓣下缘的设计是从 m 点出发,向乳房下皱襞的内侧终点 a 画一弧度向上的弧形线,构成内侧皮瓣的下缘,即 ma 线。

乳房外侧皮瓣的设计:在乳房外下方设计一可旋转移植的三角形皮瓣,从点 n 出发,设计一向外下的斜线,终于点 l,斜线与垂直线的夹角也为 30°～65°。nl 线长为 8～8.5cm,为外侧皮瓣的内侧缘。皮瓣的下缘是从点 l 出发,与乳房下皱襞外侧终点 b 画一弧形线,构成外侧皮瓣的下缘,即 lb 线。

乳房内、外侧皮瓣的内侧缘等长,即 nm=nl=8～8.5cm,这是构成缩小后乳房下半中线的长度。因乳晕的半径设计为 2.5cm,所以,该线从乳晕边缘到再造乳房下皱襞的距离应是(8.0～8.5)−2.5=5.5～6.0cm。该线太长,手术后显示乳头、乳晕位置位于乳房中部,位置太高;该线太短,使乳头、乳晕位置过低。

内、外侧皮瓣之间的夹角设计:即 nm 与 nl 之间的夹角,宜控制在 60°～130°之间,这是根据乳房肥大程度及皮肤松弛情况而确定的。乳房皮肤松弛及乳房肥大严重者,由于切除组织较多,夹角较大,反之则较小(图 34-8)。

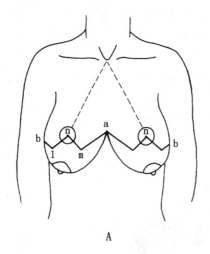
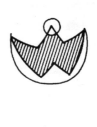

A   B

图 34-8 乳房缩小整形基本技术之四:乳房
皮肤切除范围及乳房内侧、外侧旋转皮瓣设计
A.nlb=乳房外侧皮瓣;nma=乳房内侧皮瓣 B.皇冠形切口,线条区为切除皮肤范围

3.Wise 模板在乳房内、外侧皮瓣设计中的应用 Wise(1956)设计的乳房缩小整形皮肤切口模板,是一种简易的乳房内、外侧皮瓣的设计图样,可供设计乳房时参考(图 34-9)。

4.乳房下方三角形皮瓣的设计 这是 Strömbeck 法及 McKissock 法改良的手术切口,即在乳房下皱襞

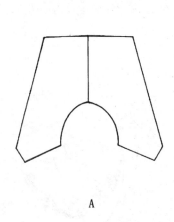 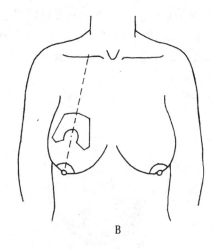

A　　　　　　　　　　　　　　　　　B

图 34-9　乳房缩小整形基本技术之五：Wise 模板的内侧缘作为皮肤切口设计的参考

A. Wise 模板　B. Wise 模板在乳房缩小整形中的应用

中部设计一底边为 2～3cm 的三角形皮瓣,皮瓣蒂部在乳房下皱襞上,三角形皮瓣可设计为等腰三角形或等边三角形。乳房皮肤切除后插入到乳房内、外侧皮瓣之间。该设计的优点是:可使乳房内、外侧皮瓣对合时张力降低,使创口愈合良好,减少创口裂开的机会,同时也使再造的乳房下皱襞较为饱满。缺点是:有些人瘢痕较为明显(图 34-10、图 34-11)。

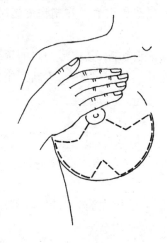 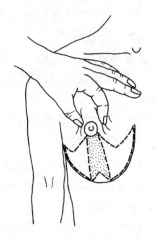

图 34-10　乳房缩小整形基本技术之六：

乳头、乳晕单蒂移植的乳房下皱襞三角形

皮瓣设计(改良 Strömbeck 法)

图 34-11　乳房缩小整形基本技术之七：

乳房下皱襞三角皮瓣的设计,乳头、乳晕

垂直双蒂移植(改良 McKissock 法)

5.乳房下方多余皮肤切除的设计　在乳房内、外侧皮瓣和下方三角皮瓣之间,及乳房下皱襞以上的皮肤均要切除,以缩小乳房的表面积。

(五)手术操作步骤

1.再次核实手术切口设计　手术开始时,患者由坐位变为卧位手术。术前设计中,特别是两侧乳房肥大程度明显不一时,由于重力之故,使乳头位置设计略有偏差,在卧位时可稍作更改,重新绘制切口线,用碘酊标记。

2.乳房根部结扎,使乳房皮肤绷紧　采用粗的橡皮管结扎乳房根部,或设计可伸缩直径大小的乳房根部套环,在乳房基底部根据需要扣紧,使半流动的乳房体固定、皮肤绷紧,并使乳房手术时减少出血,有利于乳头、乳晕带蒂皮瓣去上皮手术的操作。

3.乳头、乳晕带蒂皮瓣的制作　乳头、乳晕带蒂移植需制成带真皮下血管网及皮下筋膜蒂的乳头、乳晕皮瓣。首先在其蒂部去上皮,采用 15 号刀片削去蒂部的上皮,制成宽 6.0～7.0cm 的皮下筋膜蒂,以保证乳头和乳晕有足够的血液供应。去除上皮时切忌过深,防止真皮层下血管损伤,减少乳头、乳晕的血供。

乳头、乳晕皮瓣的蒂部可设计在两侧(Strömbeck 法),也可设计在上、下方(McKissock 法),也可以蒂在上方,或在内侧皮瓣边缘,或直接在乳腺体上等(图 34-12)。

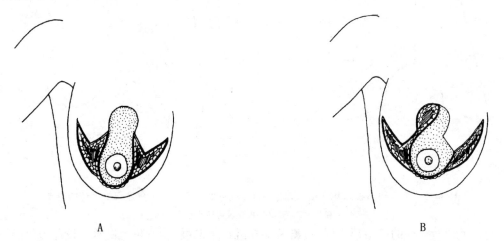

A　　　　　　　　　　　　　　　B

图 34-12　乳房缩小整形基本技术之八:乳头、乳晕移植蒂部制备的几种方法

A.蒂部在上方　B.蒂部在内上方

4.乳房内、外、下皮瓣的制作及乳房下部皮肤切除　在乳头、乳晕皮瓣蒂部制作完成后,去除乳房根部结扎,作乳房下皱襞以上多余皮肤切除,切除时皮肤切开后用电刀切开,以减少出血。在制作皮瓣时注意乳头、乳晕皮瓣的蒂部血供不受损伤。

5.肥大的乳腺部分切除,进行乳房体缩小　在乳房中下部作乳腺楔形切除,其楔形切口的顶点位于再造乳头的中心。乳腺部分切除后,将乳腺组织在胸肌筋膜前部分游离,使其旋转定位缝合,重新固定在胸肌筋膜上(彩照 90、彩照 91)。

(六)手术操作注意事项及术后处理

1.确当地应用乳房套环。

2.皮肤切开后,应用电刀、电凝止血,要做到细致、到位。

3.减张皮肤、皮下组织及乳腺组织,定位缝合。

4.乳头、乳晕及皮肤采用 5-0 线缝合,或作皮内缝合。皮肤对合时宜采用先筋膜层缝合,再皮下层缝合,最后皮内缝合,防止张力性缝合,以减少术后瘢痕。

5.创口内置负压引流,术后常规预防性应用抗生素。

6.用松软敷料定型包扎。

三、垂直双蒂乳房缩小整形

垂直双蒂乳房缩小整形(McKissock 法)是由 McKissock(1972)报告的。其手术内容是:乳头、乳晕皮下蒂移植,其蒂设计在垂直上、下方;乳房肥大的中下部皮肤切除,应用乳房外侧皮瓣及内侧皮瓣转移,修复缺损;乳腺部分作中下部楔形切除,然后作乳腺在胸肌筋膜下部分游离,旋转作对合,使乳腺成锥体形组织块。目前多采用改良术式,其乳头和乳晕垂直上、下蒂的术式被多种乳房缩小整形术所采用。

(一)手术适应证及评价

1.手术切口设计规范,易为初学者掌握,又易在手术过程中变化操作。

2.手术切口为元宝形,手术后有较明显的"T"形瘢痕。

3.适应范围较广,多用于重度乳房肥大的整形,也可用于轻、中度乳房肥大缩小整形或乳房下垂的矫正。

4.乳头、乳晕以垂直的上、下方蒂移植,乳头、乳晕皮瓣血供较好,除特别严重的乳房肥大移植外,较少发生乳头、乳晕坏死。

5.切口宽大,从乳房下方进路进行乳腺下部部分肥大乳腺切除,便于乳腺部分切除后,塑造半球形乳房实体。

6.手术过程中如果乳腺导管被切断,术后会失去泌乳功能。

(二)手术方法及步骤

1.**乳头、乳晕移植定位**　术前坐位定位乳头的位置及定点 n。乳头的位置,距胸骨切迹中点 19～21cm,或 18.2～20.2cm(参见上述的"乳房缩小整形的基本技术")。

2.**乳房皮肤切口设计**　设计乳房外侧皮瓣及乳房内侧皮瓣。从点 n 向外下方设计点 l,向内下方设计点 m,连接点 nl 及 nm,形成 lnm 夹角,为 60°～130°,nl＝nm＝8.0～8.5cm,然后再设计 lb 及 ma 弧形线,分别抵达乳房下皱襞的外侧终点及内侧终点,完成两皮瓣的设计(参见上述的"乳房缩小整形的基本技术")。

3.**乳头、乳晕移植及垂直双蒂乳头、乳晕皮瓣的制作**　在乳晕下方设计宽约 6.0～7.0cm 去上皮皮下筋膜蒂的垂直双蒂乳头、乳晕皮瓣。为保护乳头、乳晕移植的血供,应防止上皮去除过深,也要防止皮下筋膜蒂下方的血供被破坏。同时,在移植折叠缝合乳头、乳晕边缘时,要避免张力过大,压迫乳头、乳晕皮瓣蒂部的血供。对特大的乳房及特别严重的乳房下垂,如乳头、乳晕下垂达脐孔与耻骨之间者,即使应用垂直双蒂乳头、乳晕移植,也很难保证乳头、乳晕移植后的血供。这时只能采用乳头、乳晕全部切下,完全游离移植,移植中需遵循游离皮片移植的原则。在全厚乳头、乳晕皮肤移植时,乳头可保留其部分皮下组织,保持移植后的乳头形态,但保留的皮下组织不宜过多,以防移植乳头不能存活。术后移植物需要良好加压、制动,防止皮下出血。

4.切除乳房下方及两侧的皮肤。

5.**制作皮瓣**　在乳房内、外侧皮瓣浅筋膜层下分离,制成可旋转移植的皮瓣,便于手术完成后的皮肤缝合,也便于有足够的手术野进行乳腺部分切除、塑形及悬吊。

6.**重塑乳腺实体**　切除乳房下半两侧及中部的乳腺组织,采取楔形切除方式,使保留的乳腺组织在胸肌筋膜表面分离,作下垂乳腺的正位悬吊,固定于胸肌筋膜上,并对乳腺切除边缘作大衣襟样叠合缝合,重塑半球形的乳腺实体。

7.**创口缝合**　关闭皮肤创面,分别进行筋膜层、皮下层及皮肤组织缝合,为减少瘢痕,多半采用皮内连续缝合。

8.**术后包扎**　置负压引流,以松软的外敷料包扎定型(图 34-13)。

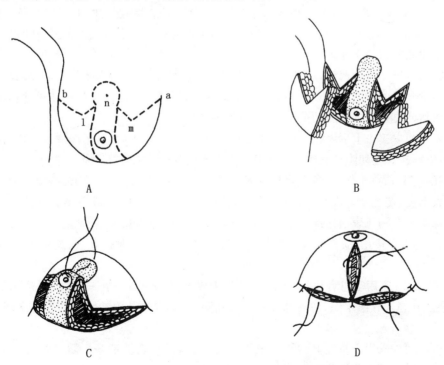

A　　　　　　　　　　　　　B

C　　　　　　　　　　　　　D

图 34-13　McKissock 乳房缩小整形

A.皮肤切口设计　B.切除乳房皮肤、皮下组织,乳头、乳晕垂直双蒂去上皮,准备移植　C.乳头、乳晕双蒂移植　D.皮肤缝合

四、"L"形乳房缩小整形

"L"形乳房缩小整形(Meyer 法)是 Meyer、Martinoni(1971)最先报告的,后来又经改良。其实乳房外侧横形瘢痕乳房缩小整形,已有多名作者报道过,如 Hollander(1924),Glaesmer 及 Amersbach(1929),Mare(1932),Dufourmentel 及 Mouly(1961),宋儒耀(1989)等。

（一）手术适应证及评价

1.是较为方便的术式,并便于在术中变化设计。由于设计较容易,术中灵活性较大,需要有经验的医师操作。

2.以上方及双侧作为乳头、乳晕皮瓣的蒂,因此不易发生移植后乳头、乳晕血液供应不良。

3.适用于轻、中度乳房肥大及下垂,有时也用于重度乳房肥大及下垂。

4.对于轻度乳房肥大,缩小整形可以不破坏乳腺导管,不妨碍术后泌乳功能。

5.术后瘢痕正好在乳房外侧显露部位,Meyer 的反"L"形术式术后瘢痕隐藏,有些改良的正"L"形术式术后瘢痕明显。

6.乳头的感觉神经可能被切断。

（二）手术设计及外科技术

1.乳头、乳晕带蒂移植的定位　患者取立位或坐位,设计新乳头、乳晕的位置。

Meyer 设计新的乳头位于锁骨中线下方 16～19cm 处,宜参照上述"乳房缩小整形的基本技术"的乳头定位方法,位于乳房下皱襞乳房最突出处,或是在胸骨切迹下外侧 18.2～20.2cm(或 19～21cm)与锁骨中线交接处。

2.手术切口设计　乳房皮肤切口设计形如站立的鸟形。皮肤切口的范围包括鸟形的头颈部或上部及尾体部或下部两部。

鸟形头颈部的切口设计:先定位顶部及内侧切口线。顶部切口线位于锁骨下方 14～17cm(Meyer,1997)或 16～19cm(Meyer,1988),笔者认为如果乳房肥大不甚严重,其切口线上缘,相当于新定位的乳头、乳晕上缘;内侧线定在胸骨中线外侧 8～10cm 处(Meyer,1988、1997)。鸟形头颈部外侧切口线设计,是根据乳房皮肤的松弛程度及乳房乳腺的肥大程度来决定切除范围的,这一概念性的叙述,对于经验较少的医师来说,常会使其犹豫不决。术前如采用 Marchac 推挤法设计皮肤切除范围的,对 Meyer 术式切除皮肤范围的确定会有所帮助(参见下述的 Marchac 法)。

鸟形尾体部的切口设计:内侧切口线同上。下边缘切口线位于乳房下皱襞上 2～3cm 处,画一弧形线,凸面向下,止于乳房下皱襞的腋前线终点处。尾体部上边缘切口线的设计,应根据皮肤松弛程度及乳房肥大程度,用两指夹捏法估计要切除的皮肤的范围,来定出上界。

3.乳头、乳晕带蒂皮瓣去上皮　按设计切开皮肤,鸟形切口图完成后,整个区域去上皮,保留真皮及皮下血管网与乳腺组织相连。在切除乳腺组织及乳腺组织塑形方法上,本术式分为 3 种类型。

"L"形切口第一型:适用于轻、中度乳房肥大及乳房下垂的病例。乳头、乳晕带蒂皮瓣的设计为蒂在上及两侧,乳晕周围去上皮,在乳晕下方 2～3cm 处进入乳腺组织,切开乳腺,切除下半乳房的皮肤及部分肥大乳腺,使下垂的乳腺组织在胸肌表面作部分分离,并使其上提悬吊。为使乳头、乳晕上提,部分侧方乳头、乳晕皮瓣的蒂需切除,但应保证其乳头、乳晕去上皮蒂部宽度不要小于 5cm,保护乳头、乳晕血供不受损害(图 34-14)。

"L"形切口第二型:适用于以乳房轻、中度下垂为主要特点的患者。乳头、乳晕带蒂皮瓣的蒂在下及两侧,在乳头、乳晕上方进入乳腺组织,切除部分肥大的乳腺,使下垂的乳腺在胸肌筋膜上作部分分离,并使之上提悬吊。

"L"形切口第三型:适用于重度乳房肥大及下垂者。其乳头、乳晕带蒂皮瓣的蒂位于上、下方,即采用 McKissock 的垂直双蒂乳头、乳晕移植。

4.创口缝合　完成乳腺切除、悬吊及乳头、乳晕蒂制作后,将乳头、乳晕与上切口边缘组织缝合,并进行皮肤缝合,放置负压引流。

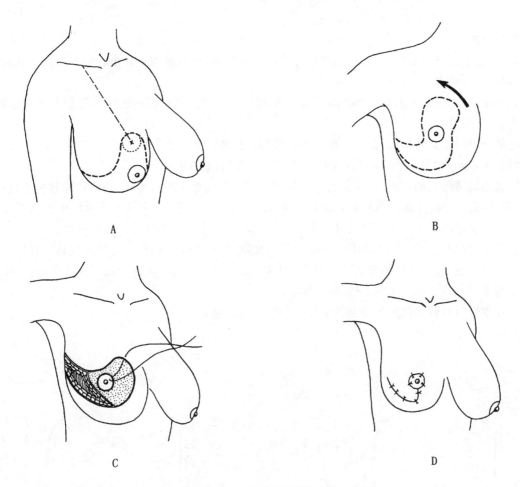

图 34-14 "L"形切口第一型

A."L"形乳房缩小整形皮肤切口设计　B.将乳房推向上方,见到乳房下方切口设计形态

C.切除乳房皮肤、皮下组织,进行乳腺切除塑形,乳头、乳晕皮瓣蒂去上皮移植　D.皮肤缝合

五、直线及短横瘢痕乳房缩小整形

直线及短横瘢痕乳房缩小整形(Marchac 法),是一种切口瘢痕较小的乳房缩小整形技术,手术后仅留有乳房下半一条直线瘢痕及一条短横瘢痕。该术式还设计了一种乳房肥大组织量切除的预测方法。这是综合了 Strömbeck 法及乳晕周乳房缩小整形手术优点的一种术式。

Marchac 法可用于轻、中度乳房肥大及下垂的整形,对于重度乳房肥大也可应用此法,唯乳头、乳晕移植采用垂直双蒂移植。熟练掌握此方法即掌握了一种良好的手术操作技术。

(一)手术设计

受术者取坐位,绘制手术切口设计。

1.绘制乳房中轴　在离胸骨中线约 10cm 处,通过乳头中点,绘制一垂直线,上达乳房上方,向下超越乳房下皱襞中点到季肋缘。

2.乳房上界的确定　将乳房上推,绘出乳房上皱襞的界限。

3.乳房切除范围的预测　将乳房推向外侧,在乳房内侧绘出与季肋部乳房中轴相连的垂直连线;将乳房推向内侧,在乳房外侧绘出与季肋部乳房中轴相连的垂直连线。乳房内侧及外侧的垂直连线之间,是乳房多余皮肤切除的界限。

4.乳房下界切口的设计　乳房内、外侧切口线平行下降至乳房下皱襞上方约 5cm 处,画一平行于乳房下皱襞的弧线,与内、外侧两线相交。将内、外侧切口线靠拢,确定切除的范围,不会造成切除的张力。

5.乳房下直线瘢痕的确定及乳头、乳晕周切除范围的确定　在内、外垂直线间画一圆,作为乳头、乳晕周去上皮组织的范围。乳房内侧及外侧垂直线与乳房下方弧线的距离约为 5cm,这是乳房下方直线瘢痕较短的依据。

（二）外科技术

1.作乳头、乳晕周围皮肤切口，并去上皮。行下部皮肤切除，作乳房缩小整形。遇有乳房下垂的病例，则宜保留下部皮肤，仅作去上皮处理。

2.在乳房下部水平线外侧，作深部乳房下部组织切除，深处可达胸肌筋膜表面，深层上界可达原先确定的乳房上界。

3.在内侧及外侧垂直切口处，切除内侧及外侧乳腺。上界切除线是乳晕下方2cm的水平线，在乳晕下向上延伸，类同Pitanguy技术，使中部乳腺组织切除达到预先估测的切除量。

对于巨大的乳房肥大的病例，在保留乳腺中柱部分周围作乳腺组织的切除，预防切除过多的乳腺组织。

4.用2-0可吸收缝线在胸大肌筋膜表面及乳腺组织后方作乳房悬吊，直达原先确定的乳房上界，位于乳晕的稍上方。乳腺组织固定后使两侧的乳腺下半游离，缝合，一个半球形的乳房体即形成。

5.缝合乳晕周围的皮肤。对已设计的5cm的垂直皮肤切口作皮下缝合，即可见形成新的乳房下皱襞线。切除乳房下方过多的皮肤及脂肪，矫正猫耳畸形（图34-15）。用可吸收缝线缝合皮下及皮内，乳晕周围用5-0可吸收缝线缝合；用5-0不吸收缝线作皮内连续缝合。

该手术在术后数月就有良好的外形效果，时间越久，效果越好。

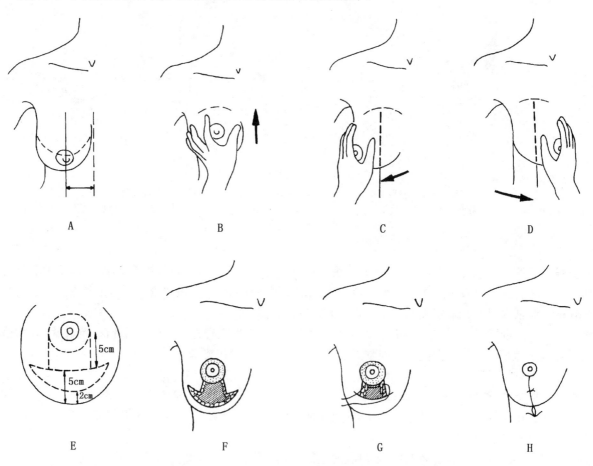

图34-15　直线及短横瘢痕乳房缩小整形（Marchac法）

A.乳房中轴设计　B.乳房上界的划定　C.将乳房推向外侧，乳房内侧皮肤切口线划定　D.将乳房推向内侧，乳房外侧皮肤切口线划定　E.切口设计　F.皮肤及乳腺切除　G、H.乳腺塑形，皮肤皮下缝合

六、直线瘢痕乳房缩小整形

直线瘢痕乳房缩小整形（Lejour法），是一种术后乳房下方为直线瘢痕的乳房缩小整形技术，是Dartigues的改良术式。

本手术在欧洲受到广泛推荐。采取乳房蘑菇形切口，以乳头、乳晕上方为去上皮的皮瓣蒂，行中部乳腺组织切除、乳房下部及乳晕周围的皮肤皮下组织切除。乳房形态的整形主要靠乳腺组织的再塑形，手术后立即效果显示乳房下方不平整，但手术后远期效果良好。Lejour 有一千余例的临床经验报告。

该手术方法既可用于轻、中度乳房肥大，也可用于重度乳房肥大。乳房缩小整形效果的评价有 4 方面：形态良好，两侧对称，瘢痕细小；乳头感觉良好；尽可能于术后保留泌乳功能。Lejour 曾随访了 170 例手术患者，仅有 1 例乳头感觉丧失、7 例感觉减退。

该手术的原则有 3 点：①广泛的乳房下部皮肤及皮下组织分离，减少皮肤缝合张力，减少瘢痕；②畸形矫枉过正，以便取得较好形态；③作脂肪抽吸，去除不必要的组织，便于乳房缩小的塑形。

对于乳房的脂肪抽吸，Lejour 描述了好几种优点：使乳房软化便于成形，有利于乳头、乳晕长蒂移植；有利于保护乳房的血管、神经及实质组织；能减少缝合皮肤张力；当术后患者减肥时，不致发生乳房下垂等。

手术步骤包括：手术设计；皮下浸润注射血管收缩药物，乳头、乳晕皮瓣蒂部去上皮；脂肪抽吸；手术切除乳房皮肤和部分乳腺组织及再塑形。

1. 手术设计　①绘制乳房中轴，同 Marchac 法；②乳房上界的确定，同 Marchac 法；③乳房切除范围的预测，同 Marchac 法。

在乳房内侧及外侧垂直线确定后，将两线在乳房下皱襞上方相交成一弧线。

乳晕上方的切口设计线位于新乳头上方 2cm 处，新乳头位置确定方法参见前述的"乳房缩小整形的基本技术"。从此点出发，在乳房内、外侧各绘一弧线，相交于两垂直直线，相交点的位置，根据乳房大小而变化。

2. 皮下浸润　取半卧位手术，麻醉后在乳房下部作 0.5% 利多卡因加 1：10 万肾上腺素 20ml 局部浸润，以减少手术过程中出血，对巨大乳房则用 40ml 的 0.5% 利多卡因浸润。笔者认为采用 0.25% 的利多卡因浸润较妥。

3. 乳头、乳晕皮瓣蒂去上皮　从乳头、乳晕上部设计线到其下 2cm 区域去上皮。

4. 脂肪抽吸　在乳房下部切口线上方作一小切口，用 6mm 三孔钝头脂肪抽吸管，在乳房上部、内侧及外侧进行抽吸。

5. 手术切除及再塑形　沿着切口线切开皮肤，必须保护乳头、乳晕蒂不受破坏。为此，宜在乳头、乳晕去上皮皮瓣的皮肤下留 0.5cm 厚的脂肪，乳腺部分切除如同皮下乳房切除的进路一样。切除乳房下中部的乳腺组织。切除范围向上方到第 3 肋间处，即乳房上界画线处，在胸肌筋膜表面切除。如果是巨大的乳房，乳腺实质的切除包括乳头、乳晕下的乳腺组织，其乳头、乳晕带蒂移植的蒂可长达 10～12cm，将乳腺组织悬吊缝合，用缓慢吸收缝线，缝合两侧及上部乳腺组织，矫正乳房下垂。行皮下、皮内皮肤缝合，矫正乳房下皱襞的猫耳畸形（图 34-16）。

七、环形切口乳房缩小整形

环形切口乳房缩小整形是一种以矫正乳房下垂为主的乳房缩小整形技术，包括 Himderer 法及 Hester Bostwick 法。该手术方法切口瘢痕小而隐蔽。Himderer 法是环乳晕切口、乳房下垂的矫正术式，也可用于轻、中度乳房肥大；而 Hester Bostwick 法，则有环乳晕切口及类似 Lejour 法切口，该手术方法切口瘢痕小而隐蔽。

手术切口：在乳晕外围，乳头、乳晕的血供在位于中央部分的乳腺上，或包括乳晕周围相连的环形去上皮的皮肤蒂上，手术后乳晕周的去上皮区域作荷包样缝合。

手术设计：先作乳头定位，估计乳房皮肤需切除的范围及乳房上界的位置（参见前述的"乳房缩小整形的基本技术"及"Marchac 法"）。手术切口形如环形（图 34-17），或是如 Lejour 法切口（图 34-18）。

外科技术：在乳晕周围作皮肤切口，乳晕周围去上皮，或乳晕保留在中央乳腺上，周围由皮下进入乳腺，切除过多的乳腺，周围作较广泛的皮肤分离。作下垂乳腺组织悬吊，然后缝合皮肤。

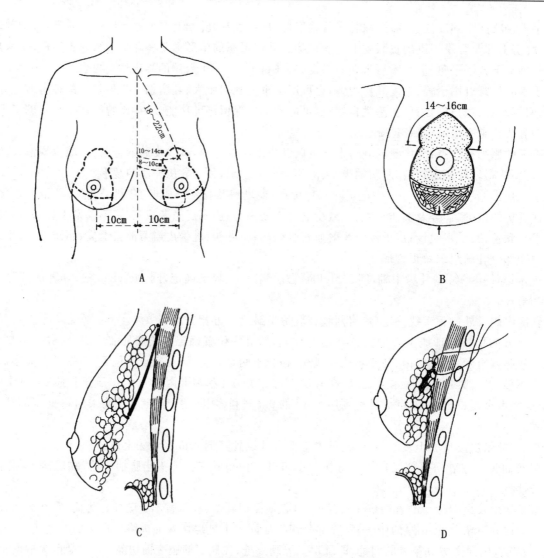

A

B

C

D

图 34-16 直线瘢痕乳房缩小整形（Lejour 法）

A.新乳头定位及乳房皮肤切口设计 B.乳头、乳晕去上皮皮瓣蒂制备，乳房皮肤及部分乳腺组织切除 C、D.乳腺组织悬吊及再塑形

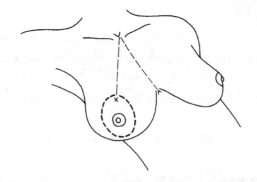

图 34-17 环形切口乳房缩小整形，皮肤切口设计

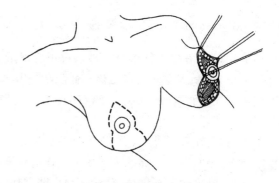

图 34-18 环形切口乳房缩小整形，皮肤切口设计类似 Lejour 法，乳头、乳晕的移植血供来自乳腺组织的附着区

第五节　乳房再造概述

乳房形态不良可造成女性心理上的压抑和缺陷,而乳房的缺失,则更易导致女性形体、精神上的创伤。这类精神上的创伤,通过乳房再造(breast reconstruction)可以不同程度地弥补。

乳房再造及乳房缺失的原因,最多见的是乳房良性或恶性肿瘤切除后乳房缺失;也可能因为外伤及烧伤,造成乳房缺失;亦有先天性发育不良造成一侧乳房缺失或两侧乳房缺失需进行乳房再造;异性癖的患者,由男性变为女性,也需进行女性乳房再造。

一、乳房再造时机选择

乳房再造时机的选择因乳房缺失的原因不同而有区别。

外伤性乳房缺失、先天性乳房发育不良性乳房缺失,宜等待女孩至发育年龄时进行再造;变性术后乳房再造时机的选择,随受术者身体及心理准备的情况而定。

乳腺癌乳房切除后的乳房再造可即刻施行,也可在第一次手术后 3~6 个月后进行二期乳房再造,即在完成化疗后进行。如果是乳腺癌手术后需进行放射治疗的患者,则宜在停止放疗后 6~12 个月后进行,待放疗后皮肤及皮下瘢痕软化后,或"趋于软化"时进行。

所有乳房再造的患者,特别是乳房癌术后的患者,必须是身体健康、情绪稳定,没有精神及心理障碍,没有癌症复发的危险,而且对侧乳房是健康的,没有恶性肿瘤。

二、乳房再造术的内容

1.乳房再造首先要解决皮肤缺失的修复。皮肤缺失的修复方法可应用组织扩张器,使皮肤扩张,增加皮肤的面积;采用局部皮瓣转移修复,包括上腹部逆行或旋转皮瓣移植;采用腹部皮瓣或皮管转移、背阔肌肌皮瓣移植、腹直肌肌皮瓣移植,以及显微外科游离皮瓣移植等。

2.在乳房皮肤修复的同时,或修复之后的一定时期要进行乳房半球形形态的塑造,包括应用肌皮瓣移植、假体移植等。

3.乳腺癌根治术后常伴有腋窝前壁缺失及锁骨下空虚区域,需进行畸形的整形,常可用肌皮瓣移植进行修复。

4.乳头及乳晕的再造。

5.修正双侧乳房的不对称性。

第六节　即刻乳房再造

在乳腺癌进行乳房切除后同时进行乳房再造,称为即刻乳房再造(immediate breast reconstruction)。

即刻乳房再造是乳腺癌治疗的重要环节,包括了形体缺陷治疗、心理治疗及社会医学治疗的内容。近十多年来,这项治疗已为欧美乳腺癌术后妇女及整形外科医师所接受,并对其设计了多种治疗方法;但在我国,还只是在很少的病例中进行即刻乳房再造。由于该项治疗方法的重要性及必要性,可以预测在不远的将来,随着社会经济和文化的发展,此医疗手段会得到进一步的推广。

乳房肿块小,没有扪及肿大的淋巴结,作乳房癌乳房切除改良性根治手术,保留胸大肌,或切除胸大肌手术后,可立即作乳房再造。

研究证明,乳房癌手术后行即刻乳房再造的病例,无论从局部肿瘤复发率还是从生存率进行比较,都不比对照组危险。这是本手术能广泛开展的原因。

即刻乳房再造,在乳腺肿瘤切除后,立即将组织扩张器置于皮下,先注入 50～150ml 盐水,术后即有乳房隆起形态;乳头、乳晕再造及乳房形态的再塑造,可安排在以后。这种安放组织扩张器的手术一般在半小时左右完成。即使进行局部皮瓣转移,或背阔肌肌皮瓣转移,其手术在 2 小时左右也能完成,因此,该术式的推广是完全有可能的。

即刻乳房再造术宜选择创伤较小、手术时间较短、成功率较高的乳房再造术。常选用的方法有:局部组织扩张器种植、二期安放硅凝胶假体,或背阔肌肌皮瓣移植加硅凝胶假体种植等。

(一)组织扩张器即刻乳房再造

选择乳房癌改良根治术后的患者,其乳房有皮肤残留并存留有胸大肌、锁骨下区饱满,无畸形。由于皮肤量不足,宜采用组织扩张器,增加皮肤组织量,经过 4～6 个月后,再植入硅凝胶假体。手术在全麻或高位硬膜外麻醉下进行,由于手术过程中出血很少,不必为乳房再造术而备血。

1. 组织扩张器种植囊的制备　将组织扩张器置于胸大肌下,以及前锯肌、腹外斜肌、腹直肌筋膜下。组织扩张器种植囊的制备,内侧在胸骨旁线外 1cm 处,外侧达腋前线及腋中线之间,上方超过第 3 肋间,下至第 6 肋,在乳房下皱襞下 1～2cm 处。临床经验证明,下方应超过乳房下皱襞,以使术后假体纤维囊形成时,不致因为纤维囊挛缩而引起乳房位置上移的缺陷。这种组织扩张器对后来种植假体,较少形成纤维囊挛缩而造成再造乳房位置偏高。近来有一种新一代的毛面组织扩张器,为 Maxwell 组织扩张器,其表面有很多小孔结构,有 300～800μm 直径的硅凝胶的凸起。此类扩张器可减少纤维囊形成,在更换毛面硅凝胶假体时,可以不去除纤维囊。

2. 组织扩张器的选择　安放组织扩张器的容积视患者身高、体型及对侧乳房大小而定。Bohmert(1997)安放 400～800ml 的组织扩张器作为乳房再造安放假体的囊腔。对于东方人,安放 400～500ml 的组织扩张器已足够。组织扩张器宜选择毛面组织扩张器,以防止扩张后纤维囊收缩。Mentor 生产的 Becker 双腔组织扩张器,内腔注入盐水,外表面为毛面,外腔有硅凝胶。

3. 组织扩张器囊的肌肉修复　组织扩张器宜安放在肌肉下,并对覆盖的肌肉进行修复。如在胸大肌下制成空隙后仍不足以覆盖放入的组织扩张器,则还应分离前锯肌、腹外斜肌及腹直肌筋膜,并将前锯肌边缘与胸大肌边缘作必要的缝合。如遇前锯肌不完整的病例,可取背阔肌肌瓣移植,覆盖组织扩张器囊。

4. 组织扩张器内注入盐水　为保证手术成功,手术过程中应在组织扩张器内注入盐水 50～150ml。

5. 置引流后关闭皮肤切口　不但要在皮下安放引流,而且在组织扩张器的肌肉下囊腔内也要安放引流。

6. 术后组织扩张器内充注盐水　根据乳房皮肤组织的松紧程度及组织愈合情况,给予注入盐水,在 1～2 周内注入盐水 50～100ml。与一般组织扩张器使用方法一样,在注入盐水时应观察被扩张皮肤的血供状况,不要引起患者的疼痛;也需观察被扩张皮肤的张力,防止张力太高、皮肤血供不良、创口裂开等并发症。

充注盐水的量,应超过设计埋入硅凝胶假体容积 150ml 左右,并使组织扩张器在体内安放 4～6 个月后再更换硅凝胶假体。

7. 硅凝胶乳房假体的植入　需要进行二期手术埋入硅凝胶假体,替代组织扩张器。

更换假体的条件是:组织扩张器植入后的一侧乳房较健侧轻度下垂,组织松软,外形良好。

切开组织扩张器纤维囊腔,取出组织扩张器,修复乳房下皱襞的囊腔。因组织扩张器安放时下界超过乳房下皱襞,故应切开组织扩张器的下边囊腔壁,依据健侧乳房下皱襞的位置,重新固定腔壁到胸壁上。

选择与对侧乳房相称容量的毛面的乳房硅凝胶假体植入。根据对侧乳房的形态,对再造乳房的假体囊腔作必要的修整,特别是外侧及下方宜进行必要的修整。

8. 乳房癌术后的化学疗法　在安放组织扩张器期间,其他有关乳腺癌的化疗可同时进行。

9. 乳头及乳晕的再造　在第二期植入硅凝胶假体的同时,应进行乳头及乳晕的再造(参见本章第十节"乳头及乳晕的再造")。

(二)背阔肌肌皮瓣移植即刻乳房再造

参见下节"背阔肌肌皮瓣移植乳房再造"。

第七节　背阔肌肌皮瓣移植乳房再造

背阔肌肌皮瓣移植进行乳房再造,提供了一良好的组织供区,是一较常用的手术方法。该皮瓣移植不但可用于乳房皮肤缺损的修复,还可采用其丰富的皮下组织来塑造乳房形体。由于背阔肌扁平、宽大,利用肌瓣在乳房再造的同时,可修复乳房癌根治术后锁骨下区空虚及进行腋窝前壁空虚区域的充填和再造。乳房癌根治术后造成胸大肌不全或缺失,背阔肌肌瓣早期可作为组织扩张器的覆盖组织,二期手术可作为硅凝胶假体的覆盖物,以免假体直接植入皮下,引起严重纤维囊挛缩。

一、适应证与禁忌证

(一)适应证

1. 改良乳房癌根治术后即刻乳房再造。
2. 乳房癌根治术后二期乳房再造。
3. 先天性乳房不发育乳房再造。
4. 乳房误切除后乳房缺损的再造。
5. 外伤性乳房缺损的再造。
6. 乳房癌根治术后,应用腹直肌乳房再造术后,行腋窝前皱襞缺失及锁骨下区空虚的修复。

(二)禁忌证

1. 胸腔手术后背阔肌已被切断。
2. 乳房癌根治术后,胸背动静脉已被结扎。
3. 乳房癌放射治疗后,胸背动静脉已被损毁。

二、背阔肌应用解剖

背阔肌是背部大块扁平三角形肌肉,起自下6个胸椎、腰椎、骶椎棘突及后髂嵴,部分起自下3～4肋骨及肩胛骨下角,是一块巨大的肌皮瓣、肌瓣供区。背阔肌由胸背动静脉所供养,胸背动静脉是腋动静脉的分支肩胛下动静脉的终末支。成年人胸背动脉直径在1.5mm以上,静脉直径有2.5mm。背阔肌由胸背神经所支配(参见第八章"肌皮瓣移植"第三节"七、背阔肌肌皮瓣")。

三、乳房再造所需组织量的估测

乳房癌根治术后,各个患者的乳房再造所需的组织量是不一样的,手术医师在术前应对其进行测量,并设计出再造乳房三维结构所需的组织量。为达到这个目的,可通过测量健侧乳房的多项指标,以作为重建乳房的参考。测量时应让患者取立位或坐位。测量内容如下:①锁骨中点到乳头的距离;②乳头到乳房下皱襞中点的距离;③胸骨中线到乳头的距离;④乳头到腋前线的距离。测量患侧:①锁骨中点到乳房下皱襞中点的距离;②测量相当于乳头水平胸骨中线到腋前线之间的距离。将健侧乳房测量结果减去患侧测量结果,可作为设计移植皮瓣长宽及埋植扩张器或乳房假体容积的参考。如果健侧乳房下垂,再造的乳房需有更大的皮瓣移植(图34-19、图34-20)。

在设计再造乳房的组织量时,应使再造乳房的下皱襞低于健侧1～2cm,以避免种植假体后纤维囊收缩,造成再造乳房位置过高。同样,再造乳房内侧及外侧的范围,也应较健侧乳房的内、外侧超出1～2cm。

患侧乳房锁骨下及腋部前皱襞空虚者,在设计移植肌皮瓣时,除考虑皮肤缺损的修复以外,还应考虑用肌瓣再造腋窝前皱襞。

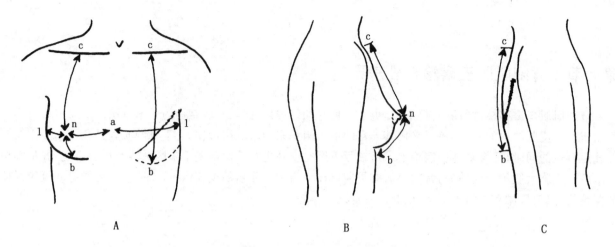

图 34-19　乳房再造乳房皮肤缺损的估计方法（Bohmert，1997）

A. 健侧及患侧胸部测量，健侧：cn＝20cm，nb＝7cm，ln＝11cm，na＝11cm；患侧：cb＝20cm，al＝13cm

B. 健侧胸部测量：cn＝20cm，nb＝7cm　C. 患侧胸部测量：cb＝20cm

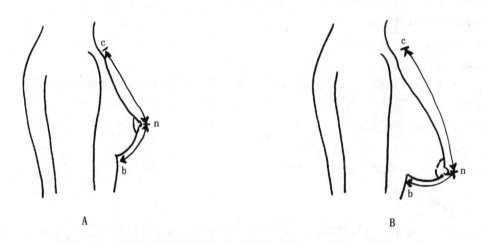

图 34-20　乳房皮肤性乳房下垂，皮肤组织量的测量（Bohmert，1997）

A. 正常形态乳房测量：cn＝20cm，nb＝7cm　B. 皮肤性乳房下垂乳房测量举例：cn＝26cm，nb＝10cm

四、乳房再造形态塑造的设计

乳房再造不仅是为了填补皮肤缺损、增加胸部的隆起，而且要使隆起的形态具有正常乳房形态的水滴形曲线，并保持两侧对称。

健康的年轻女性乳房为水滴形，年长妇女的乳房皮肤松弛，并下垂。

乳房上部，即乳头上方与胸壁呈斜坡形，大约呈 45°角，而乳头下方的乳房与胸壁成钝角。

为达到上述形态的塑造，可采取两种途径。首先设计恰当大小及形态的肌皮瓣，并安插在恰当的位置，其次是选择适当容积和形态的乳房假体或组织扩张器植入。

背阔肌肌皮瓣移植多半采用梭形皮瓣，皮瓣外附有大片的肌瓣。移植肌皮瓣修复的位置与再造乳房的形态密切相关。其最佳效果是将梭形皮瓣移植到再造乳房的下部，构成再造乳房的下外侧部分。但是由于乳房癌根治术胸部切口瘢痕的位置是变化的，因此，移植肌皮瓣的位置往上受原切口瘢痕位置的制约。移植肌皮瓣可横形插入原切口瘢痕内，也可垂直或斜形插入原切口瘢痕内（图 34-21、图 34-22）。

为了取得乳房再造成半球形的效果，移植的肌皮瓣可设计成枫叶形，移植后将枫叶形皮瓣的叶尖缝在一起，构成半球形，符合乳房再造的需要（图 34-23）。

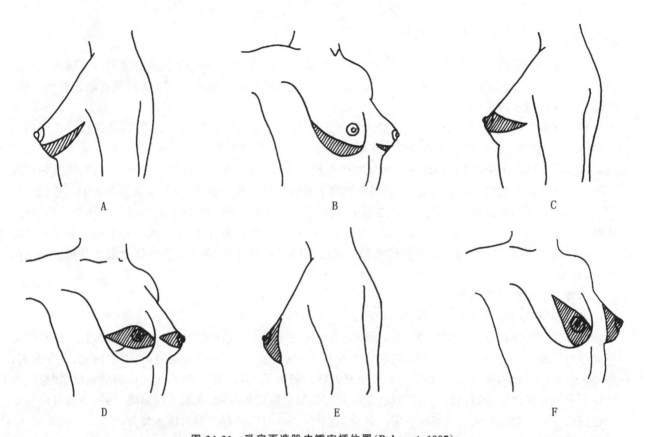

图 34-21 乳房再造肌皮瓣安插位置（Bohmert，1997）

A、B.移植肌皮瓣安插在乳房下部　C、D.移植肌皮瓣安插在乳房中部　E、F.移植肌皮瓣安插在乳房中部

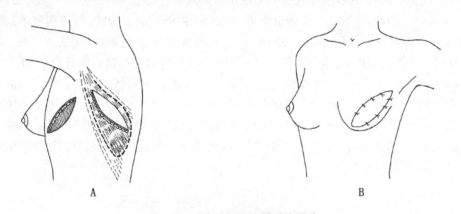

图 34-22 背阔肌肌皮瓣乳房再造

A.手术设计　B.手术结果

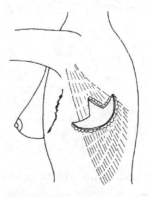

图 34-23 枫叶形背阔肌肌皮瓣乳房再造

五、背阔肌肌皮瓣乳房再造技术

无论是梭形背阔肌肌皮瓣或是枫叶形背阔肌肌皮瓣,其设计必须位于胸背动脉所供养的范围内,因此,只有了解背阔肌及其胸背动静脉体表投影,才能使梭形肌皮瓣或枫叶形肌皮瓣位于血液供应较良好的区域。

(一)背阔肌肌皮瓣设计

1.后背阔肌肌皮瓣设计　首先定出胸背动静脉起点处的体表投影,即点a。在背部设计移植皮瓣的纵轴,移植皮瓣在纵轴上设计并绘制切口线。在腋窝下方2.5cm,与背阔肌前缘后方1.5～2.5cm平行线的交叉处,设计点a,此点近似胸背动静脉的起始处的体表投影;在骶髂关节上缘设计点b;ab两点的连线构成该肌皮瓣的纵轴。根据乳房再造的需要,在皮瓣纵轴线上设计移植的肌瓣或肌皮瓣(参见图8-22)。

2.横形背阔肌肌皮瓣设计　该皮瓣主要用于乳房再造。首先标记出胸背动静脉起始处的体表投影,即点a。在腋窝下方2.5cm处,与背阔肌前缘后方1.5～2.5cm的平行线的交叉处,设计点a,点b在肩胛下角下方3～5cm处,ab线构成横形背阔肌肌皮瓣的纵轴。根据乳房再造的需要,在皮瓣纵轴线上设计移植肌瓣或肌皮瓣(参见图8-23)。

(二)背阔肌肌皮瓣的切取

患者取斜卧45°位,供区侧肩外展90°,前屈30°～60°。

沿皮肤先切开前缘及下缘切口设计线,采用电刀分离皮下组织,直达肌肉表面,辨别背阔肌前缘。沿着背阔肌前缘与胸壁之间进行钝、锐性分离,达肌肉前缘后3～5cm处,可见到胸背动静脉,继续向上、下方分离,向下分离使背阔肌连同皮肤一并掀起,向上分离背阔肌达腋下4～7cm处。切断、结扎旋肩胛动脉,如果胸外侧动脉也起源于肩胛下动脉,也应予以结扎。此时背阔肌肌皮瓣已被掀起,根据不同需要,切取适当量的肌瓣或肌皮瓣供移植。移植后的供区可拉拢缝合修复,必要时进行皮瓣转移或游离植皮修复。

(三)乳房再造

背阔肌肌皮瓣准备完成后,在胸壁原乳房癌根治切口处或在乳房下皱襞的外下方切开皮肤,于乳房皮肤下作广泛分离,上达第2肋间,下至乳房下皱襞下方1～2cm,内侧到胸骨旁线,外侧到腋前线外1～2cm,并在外侧皮下,制造一个能容背阔肌皮瓣前移的皮下隧道。该隧道应处于第2、3、4肋的区域,宜宽大,防止转移的背阔肌肌皮瓣蒂部受压或扭曲。将背阔肌上部固定在第2肋骨表面的筋膜或骨膜上,下部固定在乳房下皱襞下方1～2cm处,内侧固定在胸骨旁线区,再在背阔肌下安放乳房假体。一般根据对侧乳房大小来决定安放假体的容积。对于少女青春期乳房,乳房假体100～160ml已足够;而对于乳房较大的女性,可安放200～240ml的乳房假体,或更大的假体。遇有胸壁皮肤缺损较多,背阔肌肌皮瓣移植后,胸部皮肤及背阔肌瓣下方难以安放足够容积的假体时,应安排组织扩张器,待组织扩张后,二期再安放乳房假体。

手术完毕,在肌瓣下留置负压引流。

六、术后处理

用松软的敷料覆盖创口,并对安放假体的周围用定型的松软敷料作衬垫,胸部加压包扎。

由于背阔肌肌皮瓣的血供来自胸背动脉,血管直径较粗,血供丰富,只要避免蒂部受压,该皮瓣移植后,不会有移植坏死的并发症发生。

负压引流维持3～5天,待每日引流少于20ml时拔除。术后8～10天拆线。

第八节　横形腹直肌肌皮瓣移植乳房再造

横形腹直肌肌皮瓣(transverse rectus abdominis myocutaneous flap),简称TRAM皮瓣,是一供区组织量丰富、手术操作方便、手术过程中不用改变手术体位的一种皮瓣,而且该皮瓣切取后,供区可拉拢缝合,同时达到腹壁整形的效果,较易为患者所接受。

一、横形腹直肌肌皮瓣的应用解剖

TRAM 皮瓣的血供来自腹壁上动脉及腹壁下动脉的吻合支。腹壁上动脉是胸廓内动脉的延续,腹壁下动脉来自髂外动脉,腹壁上、下动脉有两条伴行静脉,动脉及静脉外径为 2mm 以上,在腹直肌下两血管形成不同的吻合形式。因此借助于腹壁上、下动脉吻合,以腹壁上动脉为蒂,可制成整个下腹部横形腹直肌肌皮瓣供移植,作乳房再造,见图 34-24(参见第八章"肌皮瓣移植"第三节"九、腹直肌肌皮瓣")。

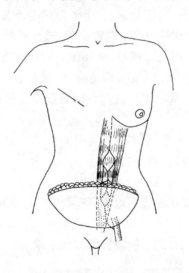

图 34-24　单蒂腹直肌横形肌皮瓣解剖示意图:显示腹壁下
动脉与腹壁上动脉吻合情况(仿 Bohmert,乳房整形外科,1997)

腹壁上、下动脉在腹直肌深层行走,有多个肌皮穿支,肌皮穿支穿过腹直肌前鞘进入腹壁皮肤。其穿支明显地集中于脐周,从脐上 3cm 到脐下 8cm 的区域内有较多的皮肤穿支,外侧达中线外侧 6～7cm,与腹壁浅、肋间动脉互相吻合。穿支直径较粗,脐孔外侧方数支皮动脉中常有一支较粗大,称为脐旁皮动脉,可制成脐旁皮瓣。

Moom 及 Talor 研究证实,腹壁上、下动脉吻合有 3 种形式,大多数有两个吻合网(57%),约有 29% 仅有一个吻合网,14% 有 3 个平行的吻合网(图 34-25)。这种吻合形式在书本中多次被引用,但即使如此,在临床上应用单蒂腹直肌肌皮瓣作乳房再造,有时仍难以避免皮瓣坏死的结果。实践证明上述吻合形式有时不足以提供 TRAM 皮瓣的血液供应,因为有 10% 左右的病例,其吻合支不足以提供下腹部皮瓣的血供。

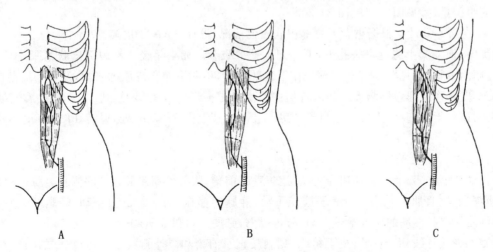

图 34-25　腹壁上、下动脉吻合的 3 种形式
A. 2 个吻合网(57%)　B. 1 个吻合网(29%)　C. 3 个吻合网(14%)

二、单蒂横形腹直肌肌皮瓣乳房再造

Hartrampf(1982)首先报告应用单蒂腹直肌肌皮瓣作乳房再造。用对侧腹直肌肌皮瓣,携带脐以下的下腹部皮瓣,以对侧的腹壁上动、静脉为血供来源。为防止血管蒂受损,需将对侧腹直肌与腹壁上、下血管共同构成移植皮瓣的蒂。

(一)单蒂横形腹直肌肌皮瓣移植的安全性

单蒂 TRAM 皮瓣移植作乳房再造,由于腹壁上、下动脉吻合不良,可能造成移植皮瓣的坏死,这种血管吻合的变化发生率在 10%左右。当今较多的临床医师认为,选择双蒂 TRAM 皮瓣作乳房再造较为安全。如果采用单蒂 TRAM 皮瓣移植时,可采用游离移植,或在带蒂移植遇有血供不良时,采用腹壁下动、静脉与胸背动、静脉进行吻合,因此,在准备 TRAM 肌皮瓣移植时,应尽可能保留一段较长的腹壁下动、静脉,以便在必要时作血管吻合。只有这样,其手术成功率才能与背阔肌肌皮瓣移植乳房再造相似。

(二)适应证

1.类同于背阔肌肌皮瓣移植乳房再造,但本术式更具有皮肤及皮下组织量大的优点,有时作乳房再造无需安放乳房假体,也能达到乳房形体再造的目的。

2.由于本术式可同时进行腹壁整形,因此,对于多产妇及中年妇女,腹壁肥胖并且松弛,要求同时进行腹壁整形的患者更为适用,多余的腹部皮肤及皮下组织,正可用于乳房再造。

(三)禁忌证

1.季肋区已进行横腹部切口手术后,或下腹横腹部切口手术后。

2.下腹部旁正中切口或正中切口术后。

3.已进行乳房癌根治,同侧胸廓内动脉已结扎,同侧不能进行 TRAM 皮瓣移植者。

(四)麻醉及术前准备

行全身麻醉,或高、低位硬膜外麻醉。

在欧洲,强调术前应停用阿司匹林类药物 1 周,并禁止吸烟 6 周,这是一项细致的术前准备措施。

该手术创伤较大,宜备输血。

(五)手术设计

TRAM 皮瓣移植乳房再造的手术设计要兼顾两方面,即既要保证移植肌皮瓣成活,又要达到乳房体确当塑形的目的。

1.健侧乳房的测量　估计患者乳房再造所需的组织量,测量锁骨中点到乳头及乳房下皱襞中点的距离,并测量腋前线到相当于乳头水平胸骨中线间的距离,两者与患侧对比,可估测出所需皮瓣的大小,及塑造乳房形态所需的组织量(参见图 34-19、图 34-20)。

2.TRAM 皮瓣的设计　根据患者下腹部皮肤松弛情况,设计 TRAM 皮瓣。

一般情况下,肌皮瓣上缘起自脐孔下,下缘到耻骨上皱襞。如果年轻女性腹部皮肤紧张,上下范围可缩小,两翼可达髂前上棘(参见图 34-24)。预先作下腹部对捏,检测下腹部皮肤的张力,及可切取范围。

3.TRAM 皮瓣移植到患侧胸部　如果乳房癌原切口是横形的或斜形的,则 TRAM 皮瓣安插在原切口瘢痕内;如果切口位于上胸部,则可在相当于乳房下皱襞或其上方 2～3cm 处,设计 TRAM 皮瓣移植受区的切口。

(六)外科技术

1.在耻骨联合上方、骨上皱襞处切开皮肤,达腹直肌前鞘、腹外斜肌腱膜。在健侧腹直肌前鞘作"L"形切口,于腹直肌深层、腹直肌后鞘表面可查及腹壁下动、静脉的存在,向下解剖腹壁动、静脉的起始段,切断结扎。注意尽可能保留肌瓣端的血管蒂长度,并防止损伤,必要时可供血管吻合。

2.按皮瓣上缘设计线切开皮肤、皮下组织,见到腹直肌前鞘和腹外斜肌腱膜,将皮瓣的两翼在两侧腹外斜肌腱膜表面掀起,直达腹直肌前鞘的外缘约 2.5～3cm。由于皮瓣的掀起在腹外斜肌腱膜表面进行,腹壁上、下动脉进入皮瓣的穿支已包括在皮瓣内,在脐下特别是脐旁动、静脉亦已包括在皮瓣之内。

3.腹壁上、下动脉的皮肤肌肉穿支在脐孔上、下方,经腹直肌前鞘进入皮肤。在腹直肌前鞘外缘,切开腹

直肌前鞘边线,将脐下同侧腹直肌前鞘及部分对侧前鞘,连同一侧腹直肌一并包括在皮瓣内,保护肌皮血管穿支,制成肌皮瓣,保护好上部的肌肉蒂,以供移植。

4.作胸部受区切开,容纳移植肌皮瓣。

5.根据受区需要,修整肌皮瓣的大小及形态,部分区域去上皮,作乳房形体塑形。

6.在上腹部作隧道,与胸部切口相通,容 TRAM 皮瓣能顺利进入胸部切口内。

7.检查移植肌皮瓣的血供,血供良好时,作肌皮瓣移植,完成乳房再造。一般情况下,移植时皮瓣的组织量能够再造一形态良好的乳房。

为保护腹壁的强度,Bohmert 等(1997)保留了 25%～30%的外侧腹直肌前鞘及腹直肌,使内侧的腹直肌前鞘及腹直肌包括在皮瓣之内,这是一项有经验的临床技术操作。

8.将上腹壁皮肤、皮下组织广泛游离到季肋处,使其向下拉向耻骨上皱襞区切口缘,作腹壁整形。作腹壁腹直肌前鞘修补,作脐孔再造,完成腹壁整形。

9.在胸部、下腹部切口内置负压引流。

三、双蒂横形腹直肌肌皮瓣乳房再造

该法是采用双侧腹直肌及其下方的腹壁上动、静脉为蒂的肌皮瓣移植,为一安全的术式。由于有双侧的腹壁上动、静脉为蒂,其手术成功率得到提高。其手术方法同单蒂 TRAM 皮瓣乳房再造(图 34-26)。

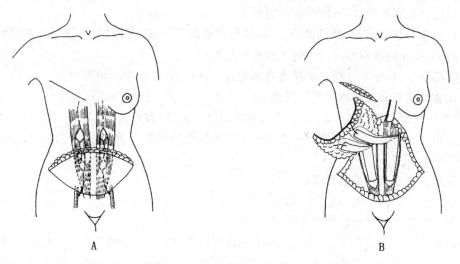

图 34-26　双蒂腹直肌横形肌皮瓣乳房再造

第九节　显微外科组织移植乳房再造

应用显微外科组织移植是乳房再造的新途径,手术必须由具有熟练显微外科技巧,和具有显微外科组织移植临床经验的小组来完成。整形外科医师把显微外科乳房再造(microsurgical breast reconstruction),称为"最后选择",即其他手术方法不能达到乳房再造的目的时,可选用显微外科组织移植乳房再造。以笔者之见,显微外科组织移植乳房再造虽然有难度较大,在成功、失败之间没有中间道路可选择,令术者及患者在选择此类手术时顾虑重重等遗憾,但是这类乳房再造,无论是受区或是供区,受吻合的血管都在 2mm 左右,血管吻合难度并不高,并且在乳房形态的塑造中,术者自由度较高。因此,如果受区没有广泛放射性损伤或广泛感染性瘢痕的情况,又在一个技术精良的手术小组工作之下,该手术的成功率是可以达到 95%～98%以上的。这是一个值得推广的手术方法。

由于显微外科组织移植乳房再造的难度及有失败的可能性,在乳房再造手术中,这类手术作为第一选择是不必要的。

一、适应证与禁忌证

(一)适应证

1.具有乳房再造的适应证(参见本章第七节"背阔肌肌皮瓣移植乳房再造")。

2.具有显微外科组织移植的适应证(参见第九章"显微外科技术在整形外科的应用"及第六章"皮瓣移植")。

3.难以施行带蒂移植乳房再造者。

(二)禁忌证

1.同乳房再造的禁忌证(参见本章第七节"背阔肌肌皮瓣移植乳房再造")。

2.对有心血管疾病、糖尿病、结缔组织疾病及易引起血管栓塞的疾病者,不宜选择此手术。有严重抽烟习惯者,尽可能不要选择本手术,但停止吸烟1~2个月后能适应者,也可考虑选择此手术。

二、供区选择

1.移植区域组织量大,可作乳房再造、形体塑形。

2.移植组织供区的受吻合血管外径在1.5mm以上。

3.组织移植后供区损害较少,不留严重功能损害。

已被选用的游离移植供区有:背阔肌肌皮瓣、横形腹直肌肌皮瓣、大网膜、下腹壁或腹股沟皮瓣、臀上或臀下动脉肌皮瓣、大腿外侧横形皮瓣及大腿内侧横形皮瓣等。

4.供区皮瓣切取方便,手术过程中不需要过多地改变体位,供区修复简单易行。

(一)横形腹直肌肌皮瓣游离移植乳房再造

TRAM皮瓣具有稳定的腹壁下动、静脉作为皮瓣的供养血管,血管直径在1.5~2.0mm以上,有丰富的皮下组织供乳房再造的形体塑形,是被欧美学者选用的乳房再造的组织游离移植的供区(皮瓣切取手术方法与带蒂TRAM移植相同)。

(二)臀大肌肌皮瓣游离移植乳房再造

参见第八章"肌皮瓣移植"第三节"十、臀大肌肌皮瓣"。

(三)髂腹股沟游离皮瓣移植乳房再造

髂腹股沟游离皮瓣在有些妇女是一可供移植、组织量大的供区,主要用于髂部脂肪堆积及皮肤松弛者。

该皮瓣由旋髂深动脉及静脉所供养,皮瓣动脉外径在1.5~3mm,有两根伴行静脉,直径在2~4mm。该皮瓣的血管位置较深、血管壁较薄,切开腹股沟韧带,在股动脉上方或髂外动脉的末端可发现该血管的起始部。该皮瓣宜包括部分腹内斜肌,以保护皮瓣的血供。

(四)其他显微外科组织移植供区选择

除了上述较为常用的组织供区作为乳房再造游离皮瓣移植的供区之外,尚有下列供区也曾被不同地区的学者所描述或选用过。

大腿外侧横形皮瓣,包括阔筋膜张肌肌皮瓣;大腿内侧横形皮瓣,其血管是来自股薄肌的旋股内侧动脉的穿支;下腹壁皮瓣,即腹壁浅动脉或旋髂浅动脉所供养的下腹壁或髂腹股沟皮瓣;另外亦有大网膜等。大网膜移植可作为胸部及臂丛放射治疗后神经炎的修复和治疗。

三、术前准备

显微外科组织移植乳房再造的成功与否,与选择一良好的移植组织供区、准备良好的受区、精细完成每一手术步骤的设计和操作,以及进行精密的术后处理等有关。

1.供区血管状况的估测:血管状况良好,血管外径在1.5mm以上,有较长的可供吻接的动、静脉蒂。

2.受区血管状况的估测:受区没有严重放射治疗史,没有广泛炎症瘢痕,受区有吻接的动、静脉,外径在1.5mm以上,并有良好的皮肤覆盖。

3.患者身体及心理准备:患者身体健康,没有实质性脏器疾病;患者及其主要家属对手术成功或失败的可能有所理解,并对术中可能改变手术方案、切取移植静脉等手术操作有所理解。

4.进行健侧乳房的测量,决定显微外科乳房再造的组织移植的容量。

5.停止吸烟 1 周以上,并适当地备血。

6.术后有良好的住院环境。

四、受区血管的选择

乳房再造受区血管的选择与一般肢体组织缺损显微外科修复不一样,胸部缺乏较粗大的血管可供吻合,必须在附近区域选定较粗的血管供吻接。另一方面,可供作乳房再造的组织皮下脂肪较多,较多的移植组织的血管蒂较短,会给手术操作带来不利因素。

胸背动、静脉是首选的受区吻接血管,肩胛下动脉也可以作为受区吻接的血管。有人采用腋动、静脉作端侧吻合,但手术难度较大。

经过放射治疗的病例,胸背血管及腋部血管受损伤,造成受区血管损害,可采用静脉移植,与颈部血管吻接,但由于距离太远,需要长段血管移植,因而较少被选用。

胸廓内动、静脉,在早期显微外科乳房再造时常被选用。这是一良好的受区血管,特别是经过哺乳的妇女,其胸廓内动、静脉直径较粗大,而对没有哺乳的妇女,其静脉则较细小。为取得胸廓内动、静脉,多在第 4 肋间,也有在第 2～4 肋间胸骨旁区,切断一小段肋骨,以暴露胸廓内动、静脉。由于胸廓内静脉直径较细小,或是两条胸廓内静脉之间有多个吻合分支,不便使用,因此往往不得不选用静脉移植与颈外静脉吻合。

五、游离皮瓣的切取、移植及术后处理

常用游离皮瓣如腹直肌肌皮瓣、臀大肌肌皮瓣、髂腹股沟皮瓣及背阔肌肌皮瓣等的切取、移植及术后处理,参见第六章"皮瓣移植"、第八章"肌皮瓣移植"及第九章"显微外科技术在整形外科的应用"。

第十节　乳头及乳晕的再造

乳头及乳晕的再造是乳房再造的最后步骤。

乳头及乳晕的再造只是形式上的再造,没有功能,没有感觉,只要达到美观的目的,因此要求再造乳头及乳晕的位置、凸度、大小、形态及色质与健康侧相对称。

一、乳头再造

乳头再造(nipple reconstruction)的位置、大小、形态及凸度因人而异。乳头再造可选用局部皮瓣移植,或是游离复合组织瓣移植。后者可取自对侧乳头,或取自小阴唇,目的是使移植物成活后有乳头的凸出形态。

(一)游离复合组织瓣移植乳头再造

1.对侧乳头移植乳头再造　当对侧乳头有 7mm 以上的高度时,取其顶部 3～4mm 供游离移植,在与对侧相对称的位置,制造乳头再造受区创面,密切缝合,并打包加压缝合。

2.小阴唇组织瓣游离移植乳头再造　在对侧乳头短小,不能提供组织移植时,可选用小阴唇组织瓣移植乳头再造。

3.耳垂复合组织瓣游离移植乳头再造　对侧乳头色浅或呈粉红色的患者,可选用耳垂组织移植。

(二)局部皮瓣移植乳头、乳晕再造

局部皮瓣移植乳头、乳晕再造是一种成功率高且简单易行的手术。在再造乳房适合处设计乳头及乳晕的位置,绘制直径为 4～5cm 大小的圆圈切口线,其内为"丌"切口线。按切口线切开表皮及真皮浅层,掀起圆圈两翼的断层皮片,在圆圈下中部制成一蒂在中央的组织瓣,使其竖起成凸出的乳头,用两翼的断层皮片覆盖

组织瓣腹侧的创面,上 1/3 区域去上皮;取阴部外侧皮片游离移植,制造乳晕,打包加压包扎。一般 10~12 天拆线(图 34-27)。

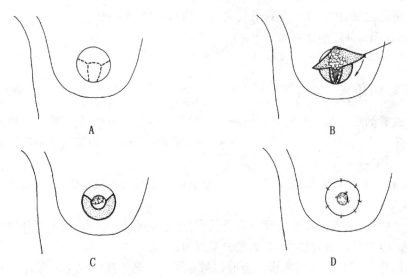

图 34-27 乳头、乳晕再造

A.皮肤切口设计 B.中央皮瓣掀起,两侧带蒂皮片用以包裹再造乳头腹侧 C.乳头再造完成 D.游离植皮作乳晕再造

二、乳晕再造

采用游离植皮作乳晕再造(areolar reconstruction),皮肤可取自腹股沟或阴部外侧。有人取自上臂内侧,但术后留下的瘢痕在易暴露的区域,应尽可能避免选用。

再造的乳头或乳晕颜色与对侧不协调时,可采用文身方法矫正。

第十一节 乳头内陷

乳头内陷(nipple inversion)是指乳头凹陷于乳晕之中,轻者乳头失去凸起,部分乳头凹陷于乳晕之中;重者乳头外观缺失,完全陷于乳晕平面之下,呈火山口样畸形。

一、临床表现

乳头内陷多半是先天性畸形,也可能因外伤、炎症、肿瘤,及手术造成乳头内陷。如巨乳缩小整形术后易有乳头内陷并发症,反复乳腺炎症也可能造成乳头内陷。先天性乳头内陷并不十分少见,只有较严重者才要求诊治。笔者随机抽取上海地区成年健康妇女乳腺病普查记录 200 份,乳头内陷发病率为 2%,与 Schwager (1974)统计的乳头内陷成人发病率 1.76% 相似。乳头深陷于乳晕之中,凹陷乳头内可积存污垢或油脂,造成奇痒、湿疹或炎症。严重乳头内陷则难以让婴儿吮吸乳汁,给患者带来心理上的压抑或生活上的不便。

乳头内陷,常为双侧性,两侧凹陷程度不一,也可以是单侧性的。

乳头内陷可以是外表乳头"完全缺失",其实是反向生长,深陷在乳晕之中。较轻的病例,可以用手使内陷乳头挤出,或用负压吮吸,使乳头突出体表;重者则内陷乳头无法被挤出。内陷乳头被挤出后,一般较为细小,而且常常没有明显的乳头颈部。在临床上可将乳头内陷分为 3 类:Ⅰ型乳头内陷,乳头部分内陷,乳头颈存在,能轻易用手使内陷乳头挤出,挤出后乳头大小与常人相似;Ⅱ型乳头内陷,乳头全部凹陷在乳晕之中,但可用手挤出乳头,乳头较正常为小,多半没有乳头颈部;Ⅲ型乳头内陷,乳头完全埋在乳晕下方,无法使内陷乳头挤出。

前来就诊的乳头内陷患者中,既有青春少女,也有已婚或已育妇女,在不少Ⅰ、Ⅱ型乳头内陷的已育妇女中,内陷乳头还可喂育儿女,婴儿仍可吮吸乳汁。

乳头内陷的病理表现为乳腺管短缩,乳头内肌肉发育不良,乳头下较少有纤维肌肉组织,乳头下组织空虚,缺少支撑组织,并在乳腺管间充塞有短缩的纤维束。

二、治疗原则

乳头内陷以手术治疗为主,一般患者都有物理治疗的历史,因无效而请整形外科医师相助。而物理治疗确是有效的方法,持续低压负压吸引有助于使内陷的乳头得到矫正。

乳头内陷的整形手术方法有二十余种,并且不断有新的方法报告,有些手术方法术后易复发。笔者在临床实践中认为,单纯施行乳头部分切除的乳头内陷整形手术,术后易复发。Broadbent 及 Woolf 手术、新月形乳晕瓣手术,及改良的 Pitanguy 手术都是较易操作且复发率较低的手术方法。

为使手术成功,应注意下列原则。

1.松解引起乳头内陷的纤维束,必要时切断部分或大部分短缩的乳腺导管。

2.组织移植充填空虚的乳头。

3.在乳头颈部制造一狭窄环,防止被充填到空虚乳头内的组织疝出,可采用荷包口缝合,或作乳头颈部部分皮肤切除,以缩窄乳头颈。

4.必要时作皮瓣移植,加大乳头或制造乳头颈。

5.术后作一定时间的乳头牵引,防止乳头内陷的复发。

三、组织瓣转移乳头内陷整形

组织瓣转移乳头内陷整形是一种适用于Ⅰ、Ⅱ、Ⅲ型乳头内陷整形的手术方法。笔者(1992)将其称为新月形瓣乳头凹陷矫正术。几经改良,其可适用于多种类型的乳头内陷畸形。

1.麻醉 用1%利多卡因加1:20万肾上腺素作乳头根部浸润麻醉。

2.牵引乳头 用1号丝线或3-0尼龙线在乳头上、下方缝合两针,使内陷乳头被牵引出乳晕表面。

3.切口设计 有3种:①乳头、乳晕下新月形切口;②乳头、乳晕"S"形切口;③乳头、乳晕横切口。前两种切口适合于乳头颈缺失及乳头细小的患者,可利用旋转乳晕皮瓣转移加大乳头。

4.乳晕皮瓣的设计 ①新月形乳晕瓣;②双侧新月瓣;③单侧或双侧乳晕三角瓣(图34-28、彩照92)。

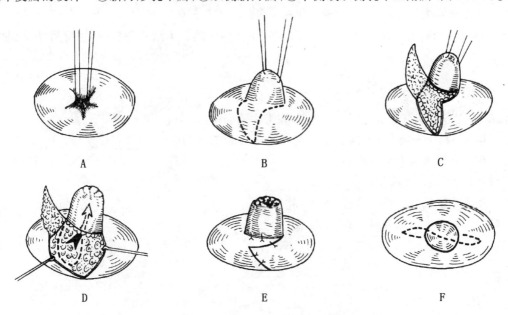

图34-28 新月形乳晕瓣乳头凹陷整形

A.牵引乳头 B.新月形乳晕皮瓣设计 C.切取新月形乳晕瓣 D.设计乳腺组织旋转瓣 E.手术完成 F.双侧乳晕三角瓣乳头凹陷整形的切口设计

5.切断乳头纤维束 在乳头切口内分离乳腺导管,切断乳腺导管间短缩的纤维束。如果还不足以放松乳头牵引线,检测乳头内陷被矫正的情况,常常需要切断部分或大部分乳腺导管,畸形才能矫正。

6.乳腺组织瓣制备 在切断乳腺导管间纤维束及部分乳腺导管后,有时不能矫正乳头内陷,需要在乳头下方及乳晕下方设计乳腺组织瓣充填乳头及乳头颈,即设计(0.6~1.0)cm×(1.5~2.0)cm 的乳腺组织瓣,此瓣尖端正是切断乳腺导管的下方。乳腺组织瓣的蒂在远方,因此设计时应注意其血供,防止移植后组织血供不足而坏死。

7.缝合 将新月形乳晕皮瓣插入乳头颈部,乳头颈部作荷包口缝合,防止移植充填乳头的乳腺组织瓣回纳,造成乳头内陷复发。

8.固定与拆线 固定乳头牵引线,术后 7 天拆线。

四、改良 Pitanguy 法

改良 Pitanguy 法(1983)是一种简易的乳头内陷矫正手术,适用于 Ⅰ 型及 Ⅱ 型乳头内陷畸形。笔者对此进行了一定的技术改良,也适用于 Ⅲ 型乳头内陷。

1.麻醉 手术在局部麻醉下进行,采用1%利多卡因加 1:20 万肾上腺素作乳头根部浸润麻醉。

2.牵引 将内陷乳头挤出,用 1 号线在乳头上方缝合两针,使乳头牵引出体表。

3.横切口 沿乳头中央横轴处切开乳头,切口线部分进入乳晕区。

4.切断纤维束 沿上半及下半个乳头的乳腺管周围彻底分离乳头纤维束,使之剪断,放松乳头牵引线,测试内陷的乳头是否得以矫正。对 Ⅰ 型乳头内陷,这样分离、切断纤维束后,再加外翻的缝合,常能矫正乳头内陷畸形;但对 Ⅱ、Ⅲ 型乳头内陷,则常常还需进行下面的几种改良。

5.乳腺组织瓣转移 分别在 2 点、8 点部位的乳晕下方设计乳腺组织瓣,约 0.8cm×0.8cm×1.5cm,蒂在乳头部位,切断一半或大部分乳腺导管,其中一块乳腺组织瓣翻转充填空虚的乳头,另一组织瓣充填剪断乳腺导管后留下的乳头颈区空虚。

6.缝合 在乳腺瓣供区的空虚处作乳头颈部的紧缩缝合,防止移植的乳腺瓣回纳;或采用乳头颈部荷包口缝合,缩窄乳头颈部。

7.辅助三角乳晕皮瓣移植 一般来说,上述手术已能矫正乳头内陷畸形,但有时用手挤压已经凸出的乳头,还会回纳内陷,此时可在乳晕 2 点或 8 点处制备 0.5cm 高的三角形乳晕皮瓣,插入到乳头颈部,目的是制造乳头颈部及缩窄乳头颈部(类似新月形乳晕瓣)。

8.固定与拆线 用胶布固定乳头牵引线,防止乳头回纳内陷。术后 1 周拆线,去除乳头牵引线(图 34-29)。

五、Broadbent 及 Woolf 技术

Broadbent 及 Woolf 技术适用于 Ⅰ、Ⅱ、Ⅲ 型乳头内陷的整形。

1.麻醉 用1%利多卡因加 1:20 万肾上腺素作乳头根部浸润麻醉。

2.牵引 用 1 号线缝合牵引内陷的乳头。

3.横切口 作乳头、乳晕横切口。

4.移植 作乳头下乳晕组织瓣移植(图 34-30)。

乳头凹陷应用非手术治疗有时也有效(彩照 93)。

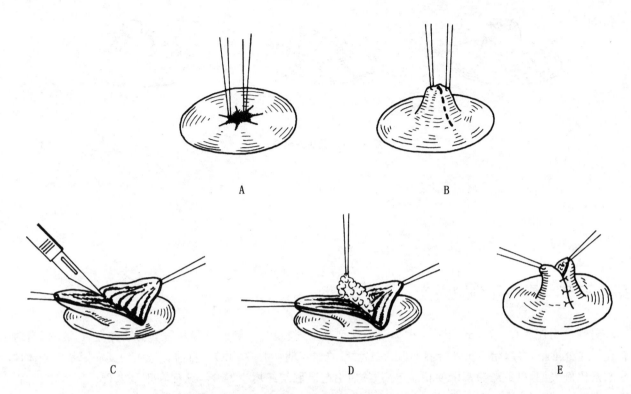

图 34-29 Pitanguy 乳头凹陷整形及改良 Pitanguy 技术
A.提起乳头 B.切口设计 C.切开乳头 D.制造乳腺旋转瓣 E.手术完成

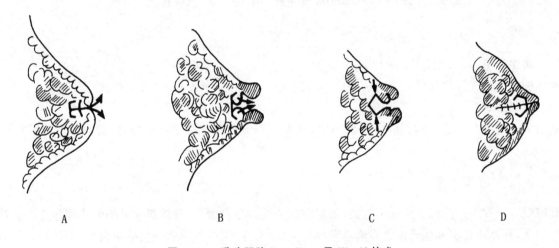

图 34-30 乳头凹陷 Broadbent 及 Woolf 技术

第十二节 乳头缩小整形

乳头肥大或过长,可采用乳头缩小整形。可选用乳头中央部分切除,或乳头一侧切除;也可选用乳头顶部分楔形切除(图 34-31)。

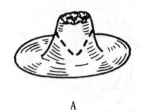
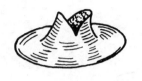
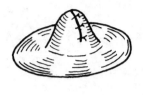

A　　　　　　　　　　B　　　　　　　　　　C

图 34-31　乳头缩小整形

（王炜）

第十三节　男性乳房肥大症

男性乳房肥大（gynecomastia）又称男子女性型乳房，表现为一侧或双侧乳房呈女性样发育、肥大，有时有乳汁样分泌物，多起始于男性青春期（12～17 岁）或老年期（50～70 岁）。目前普遍认为其病因是由于体内性激素比例失调，以致雌激素浓度相对增高，从而引起乳腺组织增生发育。该症在正常人群中发生率较高。Vatall（1975）报告在 306 名预备役军人中，有 36% 的人不同程度地患有该症（并有随年龄增加的趋势），Carlson（1980）检查了 100 名退伍军人，发现有 32% 的人患有此症。其他如两性畸形、某些全身性疾病及某些药物，也会引起男性乳房肥大。但由于该症的症状与体征均不甚明显，故临床上并不多见。

一、病理

（一）肉眼观察

大体标本见乳腺肿块扁平，呈盘状，质韧，无完整包膜，切面呈灰白色，并可见孔状导管断面。

（二）组织形态

常可见乳腺导管扩张，上皮增生，呈乳头状，基本上不形成腺泡和小叶结构，腺管间的纤维组织也有增生。

二、病因及临床表现

乳腺发育与许多内分泌激素作用有关，如雌酮能使乳腺导管增生，黄体酮在雌酮的协同作用下会使乳腺的腺泡增生，垂体生长素和催乳素也影响着乳腺的生长、发育。国内外学者研究结果表明，男性乳腺增生与这些激素失调有密切关系。如血液中雌激素增高或相对增高（即雄激素不足），或雄激素受体缺陷（在睾丸女性化中可见），亦或乳腺组织雌激素受体对雌激素敏感度增高等，均可导致各种类型的男性乳房肥大症的发生。

（一）原发性男性乳房肥大症

1. 特发性男性乳房肥大　特发性乳房肥大只是乳腺体积增大，状如青春期少女乳房，其乳头、乳晕发育良好，生殖器官及其他器官不伴有发育异常及相关的病变。患者多为儿童期 6～8 岁男孩，肥大的乳房内除有乳腺导管增生，尚有许多腺泡，常为单侧、弥漫性，往往可自行消退。

2. 青春期男性乳房增大　发病者多为青春期男性（12～17 岁），约 3/4 病例为双侧受累。常在乳晕下形成 2～3cm 的盘状肿块，并随时间推移而逐渐增生，可达到女性乳房大小程度。本病多无明显自觉症状，但少数患者可出现乳腺胀痛或压痛，常在 1～2 年内自然消退，偶有持续存在者。研究表明，在青春期男性乳房发育的病例中，血浆雌二醇含量较睾酮含量高，并随机体发育成熟而逐渐达到正常成年男性的水平。

3. 老年性男性乳房肥大　老年男性有时会发生不同程度的睾丸萎缩或功能衰竭，致使血液内总睾酮浓度和游离血清睾酮浓度降低,导致雌二醇含量相对增高,从而引起老年男性乳房肥大。患者年龄多在50～70岁,初起时为一侧乳房增大,继而对侧亦增大。临床上常可在乳晕下扪及一个 3～4cm 的肿块,边界清楚,与周围组织不发生粘连,推之移动,质地较硬,并有轻度压痛,常在 1 年内自然消失。少数病例在乳房肥大消退后,乳腺内还留有小硬结,此硬结偶可发展为乳腺癌。

(二)继发性男性乳房肥大症

1.性腺功能减退引起男性乳房肥大　一般常见于原发性睾丸功能衰竭或减退的男子,亦见于继发性(垂体及下丘脑病变)性腺功能减退的患者。其原因在于血液中睾酮与雌二醇的比例下降。本病可见于大多数 Klinefelter 综合征患者。

2.全身性疾病引起的男性乳房肥大

(1)迁延性疾病的恢复期　有些疾病使体重严重降低之后,在恢复期体重增加时,促性腺激素的分泌和性腺功能恢复正常,产生了一种类似第二青春期的现象,临床上称之为进食增加性乳房肥大,可在数月至1～2 年内消退。

(2)血液透析治疗后　肾衰患者血液透析后数周或数月后,由于饮食增加可引起乳房肥大。此外,尿毒症患者常出现激素水平异常,如血清睾酮浓度降低、血清雌激素及催乳素浓度升高等,亦可导致乳房肥大。

(3)肝功能受损　男性乳房肥大也见于肝功能受损时。肝功能受损时,肝脏降解雌激素的过程发生障碍,但雄激素的降解过程未受影响,致使雌激素、雄激素比例失调,雌激素浓度相对增高,从而引起乳房肥大。

(4)甲状腺功能亢进引起男性乳房肥大　在甲亢的男性病例中,约有 $10\%～40\%$ 的患者并发此症,这是由于血循环中甾类蛋白增多,游离睾酮含量正常,而游离的雌二醇增多,从而刺激乳腺组织增生。

此外,男性乳房肥大常伴发于隐睾症、睾丸萎缩、睾丸炎、Reifenstesin 综合征、肾上腺功能障碍、截瘫、糖尿病、麻风、结核、高血压、风湿性关节炎及溃疡性结肠炎等疾病。

3.肿瘤性男性乳房肥大

(1)女性化肾上腺肿瘤　肾上腺皮质增生及良、恶性肾上腺肿瘤,可直接分泌雌激素或产生过量的雌激素前体,后者在组织中转化为有效的雌激素。此类肿瘤多为恶性,在诊察时常可发现腹部肿块。

(2)睾丸间质细胞的肿瘤　较为罕见,大多数为良性肿瘤。睾丸间质细胞能产生过量的雌二醇。过量的雌激素抑制了垂体的黄体分泌素,导致正常睾丸间质细胞的雄激素产量不足,从而促使男性乳房肥大。

此外,起源于睾丸生殖成分的恶性肿瘤,如睾丸良性或恶性畸胎瘤等,常可产生人体绒毛膜促性腺激素(HCG),HCG 刺激睾丸间质细胞,从而产生大量的雌二醇,刺激乳腺增生。Gillbert(1940)报道 102 例睾丸畸胎瘤病例,均伴有男性乳房肥大。

4.药物性男性乳房肥大　临床上某些疾病(如前列腺肥大等)需长期服用雌激素(如己烯雌酚等),此类药物可直接刺激乳腺增生、肥大。另外,如螺内酯、甲腈咪胺与双氢睾酮竞争细胞表面受体,亦可引起乳腺增生、肥大。

三、诊断及辅助检查

青春期及老年男性无明显原因出现乳房肥大,或有上述全身性疾病、上述药物长期服用史而出现乳房肥大,或单纯出现乳晕下块状物,伴轻压痛,质地柔软,一般即可诊断。

X 线辅助诊断较为简便易行,该症 X 线表现可分为以下 4 种类型。

1.纤维型　又称腺体型,最为常见。乳晕下区呈现三角形或锥形致密阴影,有的尚合并有刷状或树枝状突起阴影,向下放射,伸入周围脂肪组织。所谓“单侧性”高度男性乳房发育症,常能在对侧所谓“正常”的乳腺软组织摄影片上见到乳晕下较小的树枝状阴影。

2.大结节型　又称肿块型,表现为圆形或卵圆形、密度大致均匀的致密块影(真性男性乳腺发育症)。此型不仅有乳腺管增生,而且有腺小叶增生,亦有称其为假肿瘤型。有时尚可出现哑铃状改变。

3.分泌型　一般因雌激素治疗所致。乳腺管造影有助于本型与导管扩张症及乳头状瘤病鉴别。

4.假性男性乳房发育症(脂肪性乳腺)　因脂肪组织过多,可形成假性男性乳房肥大,一般见于全身性肥胖症。在乳腺软组织摄影片上,不能看到乳腺管增生或乳腺密度增高区,所见仅为增多的脂肪组织。

四、鉴别诊断

1. 男性乳腺癌。多见于老年男性,常为单侧乳房内肿块;肿块质地坚实,不规则,边界不清,常无触痛,早期可出现乳晕皮肤粘连及腋窝淋巴结肿大或转移;少数可见乳头血性溢液。X 线显示:肿块多位于外上 1/4 部位,呈偏心性,边缘不清,呈毛刺状伸展;而男性乳房肥大的肿块位于乳晕后,呈中心性,边缘较光滑、整齐。

2. 许多肥胖男性,随着躯体增胖,乳房脂肪也渐增多。双侧乳房呈对称性肥大、隆起。乳房内无肿块扪及,无触痛。

五、治疗

原发性男性乳房肥大多系暂时性,一般多逐渐自行消退。对于继发性男性乳房肥大、症状明显者,以及青春期乳房肥大经久不退,为改善外观,可采用以下治疗方法。

(一)病因治疗

对睾丸肿瘤、甲状腺功能亢进及肝病等,应针对病因予以治疗。因外源性雌激素或药物引起的男性乳房肥大者,应停用相关药物。

(二)药物治疗

应用三苯氧胺、甲睾酮等,一般可使部分患者的疼痛缓解、肿块消退。

(三)手术治疗

对于肿块疼痛明显,药物治疗无效,或乳房肥大明显影响外观者,可采用手术治疗。该手术一般均可在局麻下进行。要求进行手术整形的男性乳房肥大患者,其乳腺增生一般均在 100ml 以上,因此患者常伴有不同程度的乳房皮肤松弛下垂。在手术方法上有 3 种术式可供选择:①乳晕下半圆形弧形切口。切开皮肤,深入到乳腺周筋膜,摘除肥大的乳腺组织块,置负压引流,缝合皮肤。②横乳晕、乳头切口。切开皮肤,深入到乳腺周筋膜,摘除肥大的乳腺组织块,置负压引流,缝合皮肤。③在乳晕及乳房外侧作"L"形乳房缩小整形及切除肥大的乳腺组织块,置引流,缝合皮肤(参见本章第四节"乳房缩小整形")。术闭胸廓加压包扎,2～3 日拔除负压引流。如果乳房肥大较轻,小于 50ml 者,常采用①、②型切口,只要止血彻底,无需住院治疗(彩照 94)。

(袁荣、王炜)

参考文献

〔1〕王炜.巨大乳房或乳房下垂三瓣整形法.上海医学,1987,4:208

〔2〕王炜.乳头凹陷及其新月形瓣矫正术.实用美容整形外科杂志,1992,3:189

〔3〕王炜.乳房整形及再造.临床外科杂志,1994,2:162

〔4〕朱锡琪.乳房外科学.上海:上海医科大学出版社,1995.71

〔5〕谷振声.实用乳腺外科病理学.北京:人民军医出版社,1991.34

〔6〕林家壁.多乳房症.中华病理学杂志,1985,14:129

〔7〕徐开.乳腺疾病影像诊断与治疗学.上海:科技教育出版社,1996.161

〔8〕裘法祖.外科学.北京:人民卫生出版社,1986.825

〔9〕Ahn CY, Shaw WW. Berns S. Clinical experience with the 3M microvascular coupling anastomotic device in 100 free-tissue transfers. Plast Reconstr Surg. 1994. 93:1481

〔10〕Bohmert H. Gabka CJ. Plastic and reconstructive surgery of the breast. New York;Stuttgart Thieme. 1997

〔11〕Brody GS. Conway DP. Deadped DM. et al. Consensus stalement on the selationship of breast implants to connective-tissue disorders. Plast Reconstr Surg. 1992. 90:1102

〔12〕De Cholnoky T. Augmentation mammaplasty:surrey of complication in 10 941 patients by 265 surgeons. Plast Reconstr Surg. 1970. 45:573

〔13〕Gonzalez Ulloa M. Meyer R. Smith JW. et al. Aesthetic plastic surgery vol 4. St. Louis;The C. V. Mosby. 1988

〔14〕Lejour M. Vertical mammaplasty and liposuction of the breast. Plast Reconstr Surg. 1994. 94:100

〔15〕Marchac D, Sagher U. Mammaplasty with a short horizontal scar:evaluation and results after 9 years. Clin Plast Surg, 1988, 15:627

〔16〕McKissock PK. Reduction mammaplasty by the vertical bipedicle flap technique. Clin Plast Surg, 1976, 3:309

〔17〕Nichels LG, et al. Radiography of gynecomastia and other disorders of the male breat. Radiology, 1977, 122:127

〔18〕Park AJ, Black RJ, Sarhadi NS, et al. Silicon gel-filled breast implants and connective tissue diseases. Plast Reconstr Surg, 1998, 101:261

〔19〕Wuringer E, Mader N, Posch E, et al. Nerve and vessel supplying ligamentous suspension of the mammary gland. Plast Reconstr Surg, 1998, 101(6):1486

第三十五章　手术减肥与体形塑造

第一节　历史发展与现状

早在 1890 年,法国的 Demars 和 Marx 就报告了 1 例在修复巨大脐疝时切除腹壁皮肤和脂肪的病例,美国的 Kelly(1899)称之为皮肤脂肪切除。1905 年,法国的外科会议上有类似的病例报告,Desjardins 切除腹部皮肤和脂肪重达 22.4kg。1911 年,Amedie Morestin 报告 5 例腹部横向椭圆形切除,同年 Jolly 提出低位横向椭圆形切除。Schepelmann(1918~1924)主张纵向中线切除,从剑突到耻骨联合。其后腹部皮肤、脂肪切除技术演变成为 3 种术式:①纵向中线切除;②横向切除;③联合纵向和横向切除。

Kelly(1899)首次提出沿脐周的椭圆形切除后直接缝合,其后 Weinhold(1909)、Babcock(1916)、Schepelmann(1918)、Thorek(1924)、Kuster(1926)、Flesch-Thebesius(1931)、Wheisheimer(1931)、Galfer(1955)、Pick 和 Barsky(1960)等人亦有各种类型的腹部切口。到了 20 世纪 60~80 年代,已有 Callia 切口(1965)、Casfanares 切口(1967)、Pitanguy 切口(1967)、Serson 切口(1971)、Regnault 切口(1972~1975)、Gunati 切口(1984)和改良的 Callia 切口(1984)等(图 35-1)。

20 世纪 20 年代,法国医师 Dujarrier 企图通过小切口刮除脂肪技术塑造某著名舞蹈演员的下肢,导致感染和血管损伤,不幸造成截肢的恶果。鉴于这种惨痛的教训,刮除脂肪技术被遗弃长达数十年。直到 20 世纪 40 年代,加利福尼亚的整形外科医师 John Pangman 又开始进行颏下脂肪刮除并取得成功,但仅适用于此局部。在 20 世纪 60 年代,联邦德国的 Josef Schrudde 对一名女大学生刮除踝部脂肪,术后达到踝部减肥和塑形的目的。总结其后 15 年内 150 例踝、膝、臀和大腿的脂肪刮除,虽然大多数结果是满意的,但仍有血肿、血清肿、凹凸不平等并发症,因此阻碍了该技术的发展和推行。

20 世纪 70 年代中期,意大利的两兄弟(Arped 和 Geoge Fisoher)开始利用吸引器通过小管依靠负压进行皮下脂肪抽吸,但仍有血肿、血清肿和大的假性粘液囊肿等并发症。与此同时,瑞典的 Kesselring 首次利用金属吸管连接约 50.66kPa 的真空泵抽吸大转子区的皮下脂肪,获得良好的效果。法国的 Illouz(1979)利用改良的吸管,即直径为 1.0cm 的圆头管抽吸皮下脂肪,获得满意的效果。

20 世纪 80 年代,Illouz 开始使用低张盐水注射进入抽吸区以增加脂肪的抽吸量,称之为湿性抽吸技术(wet technique of liposuction)。与此同时,有人提出不用盐水的干性抽吸亦获得同样的结果。Klein(1987)首先将大剂量稀释的、含有肾上腺素的利多卡因浸润皮下,作为脂肪抽吸的局部麻醉方法,称之为肿胀局麻技术(tumescent technique),获得较好效果,使该项技术被更多的整形美容外科医师所接受,并视其为一项安全的、失血少的、组织损伤轻的、麻醉作用时间长的、止痛效果好的麻醉技术。

在整个医学史的发展过程中,外科医师选择术式要考虑最好的效果和最少的并发症发生。这是寻求技术发展必须遵循的基本原则,美容外科医师更需要严格遵循这一根本原则。脂肪抽吸技术由减肥发展成为成形和体形塑造技术,这就是由最初的高并发症发生率减少到最轻最少的并发症发生率的过程。

脂肪抽吸技术于 20 世纪 80 年代初流行到美国,开拓者是美国的 Teimourian、Courtiss 和 Grazer。该项技术获得了很快的发展,并超过欧洲。由单纯的腹部脂肪抽吸扩大到身体的各个部位;由单纯的减肥发展为体形塑造;由高并发症发生率减少到极少极轻的并发症发生,脂肪抽吸术真正成为美容和整形外科规范化的手术。

整形外科医师最早仅对大多数肥胖的患者,用切除大量有腹壁、臀和四肢悬垂的囊袋皮肤及脂肪,达到

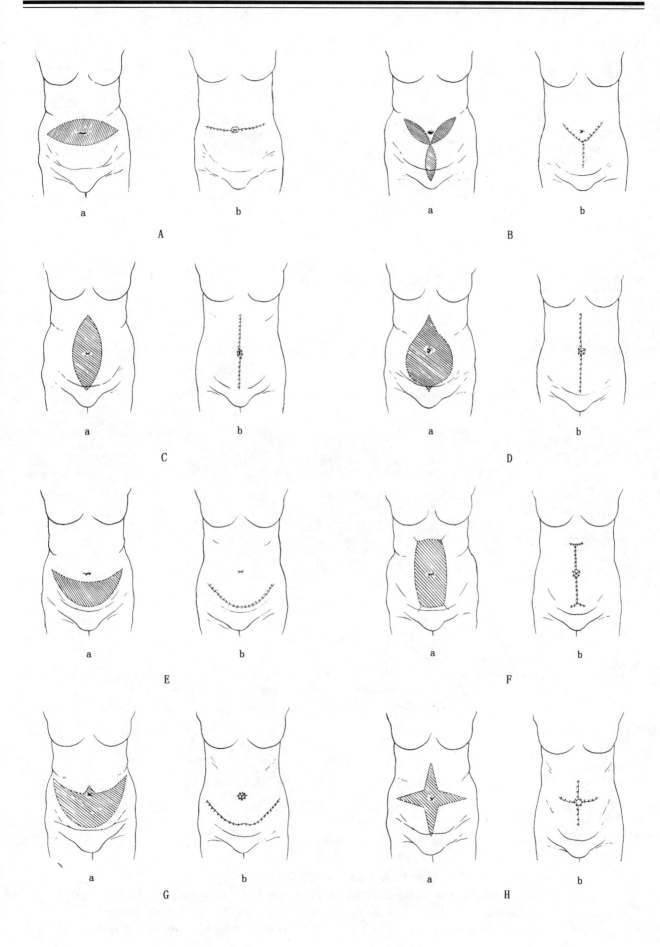

<table>
<tr><td>a</td><td>b</td><td>a</td><td>b</td></tr>
<tr><td colspan="2">A</td><td colspan="2">B</td></tr>
</table>

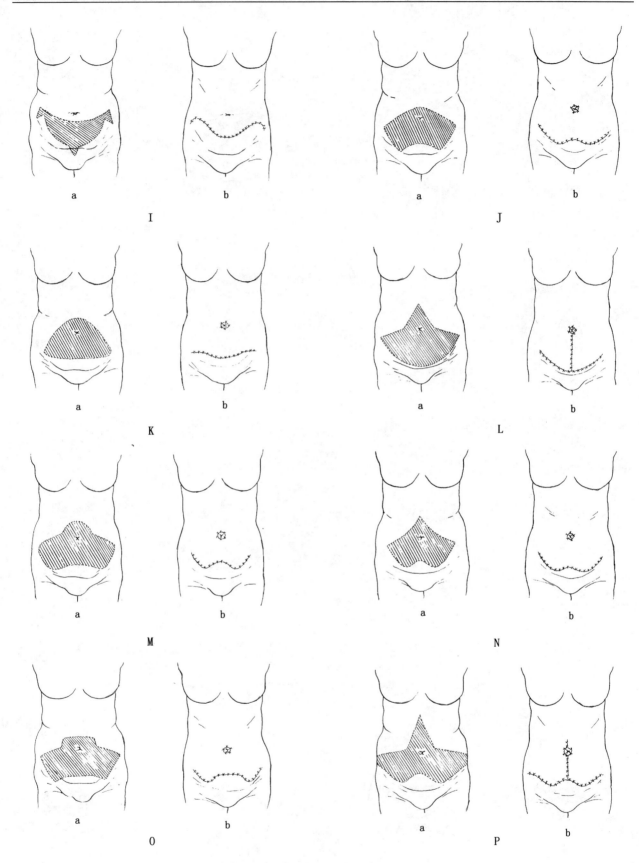

图 35-1 腹壁减肥成形术切口的演变

A. Kelly(1899)　B. Weinhold(1909)　C. Babcock(1916)　D. Schepelmann(1918)　E. Thorek(1924)　F. Kuster(1926)

G. Flesch-Thebesius(1931)　H. Galfer(1955)　I. Pick 和 Barsky(1960)　J. Callia(1965)　K. Pitanguy(1967)

L. Casfanares(1967)　M. Serson(1971)　N. Regnault(1972)　O. 改良的 Callia(1984)　P. Gunati(1984)

减肥的效果,未能完全实现整个体形塑形的美的体现。20世纪70年代后期,由于脂肪抽吸技术的出现,使体形塑造获得了迅速的发展。1984年,美国脂肪抽吸仅有55 900人,至1988年增加到101 000人,最多的是妇女,少数为男性。抽吸部位由腹部扩大到髋、臀、大腿、小腿、躯干、上肢和面部等全身各部位。脂肪抽吸利用在面部除皱术中,1988年美国已达48 490例,比1984年增加了24%。腹壁成形术中使用脂肪抽吸辅以脂肪切除者增加45%,利用在巨乳缩小术中增加了71%。在美国,人们对美容手术的好感和需求逐年增加,1982年对其欣赏者占32%,1990年增加到50%,某些单位高达83%。这说明随着技术的发展,美容安全系数增高,求术者亦随之而增加。我国的求术者也将会随着两个文明建设的发展和技术水平的提高而增加。

　　脂肪抽吸技术1987年传到我国,由济南市中心医院的韩秉公和周兴亮率先开展,并在1988年报告了102例经验,其后各大医院相继开展此项工作。笔者所在医院开始于1987年,至今已实施千余例,取得了良好的减肥和塑形的安全效果。但国内外有的医院出现因严重并发症导致死亡的例证,至今仍影响着部分医院下决心开展此项技术。也有些医院在开展此项工作中,注意严格选择适应证和预防并发症的发生,冲破了诸多障碍,使工作顺利地开展起来,并已将其视为减肥和体形塑造的安全术式。

第二节　肥胖的基本概念和塑形的原理

　　体形是魅力的象征,人类历史上最早记录的体形是丰满的侧面形象。随着年龄的增长,人的体形在不断变化,主要表现在丰满的前胸和膨胀的腹部。体形塑形的基本基础是身体脂肪分布的变化,如某些区过多,而在其他区域则缺乏,随着年龄的增长其分布不断变化。因此体形塑形应该是重新调整脂肪分布的过程。

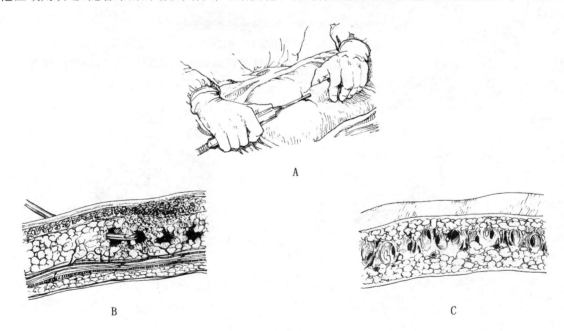

A

B　　　　　　　　　　　　　　　　　　　　　　C

图 35-2　脂肪抽吸操作

A.抽吸手法　B.正在抽吸　C.抽吸完成后,保留皮下筋膜组织

　　脂肪抽吸辅以脂肪切除(suction assisted lipotomy,SAL),是在传统的松弛皮肤和皮下组织切除的基础上联合脂肪抽吸技术,可广泛用于身体各个部位。脂肪抽吸技术是利用套管通过负压或超声、电子技术等,将浅筋膜层间隔内的脂肪抽出。抽吸操作应尽量保护间隔不被损伤,因间隔是皮下与深组织附着结构,内有神经、血管和淋巴,从而可减少术中出血(图35-2)。因此,手法要轻柔、精细,避免粗暴。面和四肢的脂肪利用较细的管抽吸,躯干和大腿的脂肪利用大且粗的管抽吸。抽吸中的隧道概念已流行数年,经10年的实践验证,采用2.8~4.0mm直径的小吸管抽吸,不仅抽吸效果好,且抽吸后局部无复发,塑形的长期效果也是好的。

一、皮下脂肪层及其临床意义

Gasperoni 等人(1989)将皮下脂肪层命名为浅筋膜系统(superficial fascial system,SFS)。浅筋膜系统的脂肪分为两层:①蜂窝层;②板状层(图 35-3)。蜂窝层脂肪组织位于真皮下浅层,广泛分布于全身,它是由小的脂肪球组成,紧密地嵌在表浅筋膜纤维隔内。肥胖时此层将会增厚。板状层脂肪组织位于深层,在浅筋膜层和肌肉筋膜之间,是由大的脂肪球松散地嵌在广泛的筋膜间隔(垂直的或斜的纤维隔)内,因此比蜂窝层脂肪更疏松。它仅出现在某些区域,如腹部(特别是在腹直肌中下区相对应的皮下区)、髂窝、大转子区、大腿上1/3 的内侧面、上臀后面等。肥胖患者板状层增厚比蜂窝层明显,一般板状层增厚是正常人的8～10倍,蜂窝层是正常人的2倍,因此肥胖者可呈现畸形体形,女性腹部呈现小提琴形畸形(即凸型)。有些区域仅有蜂窝层(没有板状层),如大腿的前面、大腿中段的内外和后面、大腿下 1/3、小腿后部、踝部和上臂的前外和后面等。然而在前后胸中线、腹股沟、臀和乳房下皱襞,表浅筋膜层直接与深面的肌肉筋膜和骨膜形成粘连带(有人称韧带)。在髂嵴区,表浅筋膜直接与骨膜粘着。

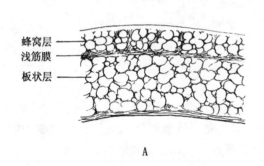
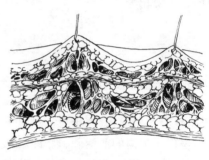

蜂窝层
浅筋膜
板状层

A　　　　　　　　　　　　　　　B

图 35-3　脂肪组织分层及全层抽吸后

A.脂肪分为蜂窝层和板状层　B.全层抽吸后

根据上述解剖特点,真皮下层即蜂窝层脂肪抽吸术后可获得良好的皮肤回缩,达到满意的局部塑形的目的,因此,国外学者为达到减肥和塑形,要求进行全层(即浅层和深层)脂肪抽吸(massive all layer liposuction,MALL),抽吸完成后仅保留真皮下层脂肪团,其术后塑形效果较好(图 35-4)。

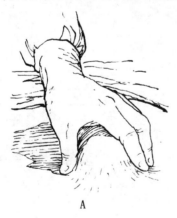
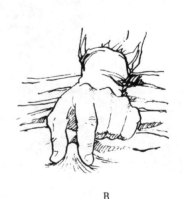

A　　　　　　　　　　　　　　　B

图 35-4　全层抽吸前后皮肤厚度比较

皮肤层主要是真皮层,全身各部位厚度不同。男性比女性皮肤厚,外侧比内侧厚,后面比前面厚,年轻人比老年人厚,毛孔明显的人比毛孔不明显的人真皮层厚。厚皮肤区,脂肪抽吸后回缩力强,术后塑形好。

二、脂肪细胞

(一)生理功能

皮下脂肪细胞即体细胞,体细胞是营养和能量的贮藏库,对外环境有绝缘作用。体细胞围绕人体的肌肉和骨骼系统,保持着人体的形态。随着年龄的变化,脂肪堆积增加,肌肉缩小,人体形态发生变化,即肥胖。局部性脂肪堆积可引起局部畸形。

脂肪细胞来源于胚胎的间质细胞,数量是恒定不变的,大小是变化的。青春期女孩其臀部的脂肪细胞增大,这可能是由于性激素变化引起的。例如,一位 12 岁女孩腕部受伤,将腹部皮肤和皮下脂肪移植到腕背,至青春发育期时移植于腕背的皮肤肥胖、肿胀,呈现明显畸形改变。Larsson 等人(1984)报告腹部脂肪细胞较积极地参与体内代谢,该区脂肪细胞释放更多的脂肪酸,对激素的影响有更大的反应。由于脂肪酸的增加,引起甘油三酯升高、胰岛素的活性降低。因此,腹部、腰部、髋部脂肪多的人易患糖尿病、心肌梗死、脑卒中等。

（二）分类

脂肪细胞有两种:白色脂肪细胞和褐色脂肪细胞。白色脂肪细胞呈球形,直径在 $70\sim120\mu m$,该细胞与甘油三酯的库存和溶解有关,在体内燃烧可产生能量。白色脂肪细胞是脂肪抽吸的主要对象。褐色脂肪细胞是直径较小的细胞,直径在 $25\sim50\mu m$,细胞内含有丰富的腺体和丰富的血管。

脂肪细胞在体内分为成熟的脂肪细胞和未成熟的前脂肪细胞。成熟脂肪细胞,胞浆内积聚脂滴,呈圆形,对外界机械损伤抵抗力较小,失去分裂和增殖的能力。前脂肪细胞,胞浆内无积聚的脂肪滴,呈梭形,对外界机械损伤抵抗能力强,有分裂和增殖能力。在一定条件下,两者可以相互转化。

三、浅筋膜层

浅筋膜层是脂肪细胞沉积的框架,是由结缔组织形成的纤维隔样框架,其脂肪细胞堆积在框架的间隔内,即为一个独立解剖结构或层次或系统,将脂肪细胞分成浅、深两层。浅层脂肪和浅筋膜系统最主要的功能是对身体起到保护作用。浅筋膜系统的第二个作用是允许在肌肉骨骼架上的软组织滑动。第三个作用是保持一定位置和状态及深脂肪的局限化,如在髂嵴和大粗隆区,也常出现于乳房下皱褶、腹股沟、臀部皮肤皱褶、关节皱褶区等。因此该系统可起到预防肥胖的移动,或由于年龄因素引起另一区脂肪堆积的作用。浅筋膜系统在瘦弱的人较明显,因为肥胖的人脂肪细胞从浅筋膜内膨出,筋膜被覆盖。目前有人认为全层脂肪抽吸(即浅、深脂肪均抽吸),皮肤回缩力强,塑形效果好。

四、脂肪小丘或脂肪团

脂肪小丘或脂肪细胞团是由于脂肪细胞在浅筋膜间隔室内膨胀,受到间隔室的限制而形成橘皮样面膩外形,增生的脂肪细胞形成膨出的脂肪团。其皮肤表面如小山丘样凹凸不平,常常出现在臀、髋和大腿。这些部位脂肪细胞的脂肪酸成分不同于其他部位的脂肪细胞(图 35-5)。

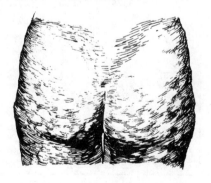

图 35-5　脂肪小丘

五、体形分类

大多数体形塑造是在女性的腹部、髋和大腿。Grazer 和 Klingbeil(1980)分析了腹部成形手术的体形。Sheldon 根据对牛津大学女学生体形的调查,将其分为 3 种解剖型:①外胚层体形;②内胚层体形;③中胚层体形。外胚型主要是瘦弱、细长形;中胚型是肌肉强壮、直线形;内胚型是圆的腹和躯干、短的肢体和小手小脚形。然后再根据这些类型和程度确定级别。这种等级的分类方法为:1 指最小级;4 为中间级;7 指最大级。随着年龄的老化,体形在不断变化,由外胚层体形可以发展为中胚型或内胚型,即成为向心性肥胖。

六、标准体重与肥胖等级

人体内脂肪贮量显著超过正常人的一般平均量的称为肥胖(obesity)。积存于皮下的脂肪占全身脂肪总量的50%。衡量皮下脂肪多少,可用如下方法进行综合衡量:①视诊,观察皮下脂肪的饱满程度以及分布;②估计皮下脂肪厚度,常用指捏法估量;③测量体重,正常人的身高和体重有一定比例,我国人体身高和体重的正常数值见表35-1。

表 35-1　我国正常男人的身长与体重表

身高 \ 体重 年龄	15～19	20～24	25～29	30～34	35～39	40～44	45～49	50～60	总平均
153	46.5	48.0	49.1	50.3	51.1	52.0	52.4	52.4	50.3
154	46.8	48.5	49.6	50.7	51.5	52.6	52.9	52.9	50.7
155	47.3	49.0	50.1	51.2	52.0	53.2	53.4	53.4	51.2
156	47.7	49.5	50.7	51.7	52.5	53.6	53.9	53.9	51.7
157	48.2	50.0	51.3	52.1	52.8	54.1	54.5	54.5	52.1
158	48.8	50.5	51.8	52.6	53.3	54.7	55.0	55.0	52.6
159	49.4	51.5	52.3	53.1	53.9	55.4	55.7	55.7	53.1
160	50.0	51.5	52.8	53.6	54.5	55.9	56.3	56.3	53.6
161	50.5	52.1	53.3	54.3	55.2	56.6	57.0	57.0	54.3
162	51.0	52.7	53.9	54.9	55.9	57.3	57.7	57.7	54.9
163	51.7	53.3	54.5	55.5	56.6	58.0	58.5	58.5	55.5
164	52.3	53.9	55.0	56.3	57.4	58.9	59.2	59.2	56.3
165	53.0	54.5	55.6	56.9	58.1	59.4	60.0	60.0	56.9
166	53.6	55.2	56.3	57.6	58.8	60.2	60.7	60.7	57.6
167	54.1	55.9	56.9	58.4	59.5	60.9	61.5	61.5	58.4
168	54.6	56.6	57.6	59.1	60.3	61.7	62.3	62.3	59.1
169	55.4	57.3	58.4	59.8	61.0	62.6	63.1	63.1	59.8
170	56.2	58.1	59.1	60.5	61.8	63.4	63.8	63.8	60.5
171	56.8	58.8	59.9	61.3	62.5	64.1	64.6	64.6	61.3
172	57.6	59.5	60.6	62.0	63.3	65.0	65.4	65.4	62.0
173	58.2	60.2	61.3	62.8	64.1	65.9	66.3	66.3	62.8
174	58.9	60.9	62.1	63.6	65.0	66.8	67.3	67.4	63.6
175	59.5	61.7	62.9	64.5	65.9	67.7	68.4	68.4	64.5
176	60.5	62.5	63.7	65.4	66.8	68.6	69.4	69.5	65.4
177	61.4	63.3	64.6	66.5	67.0	69.5	70.4	70.5	66.3
178	62.2	64.1	65.5	67.5	68.6	70.4	71.4	71.5	67.1
179	63.1	64.9	66.4	68.4	69.7	71.3	72.3	72.6	68.0
180	64.0	65.7	67.5	69.5	70.9	72.3	73.5	73.8	69.0
181	65.0	66.6	68.5	70.6	72.0	73.4	74.7	75.0	69.8
182	65.7	67.5	69.4	71.7	73.0	74.5	75.9	76.2	70.7
183	66.5	68.3	70.4	72.7	74.0	75.2	77.1	77.4	71.6

* 女性平均减少2.5kg。

通常确定某人是否肥胖,多以体重计算。标准体重的计算方法较多,主要有:

1. 标准体重(kg)=身高(cm)-105(男);标准体重(kg)=身高(cm)-105-2.5(女)。

2. 标准体重(kg)=〔身高(cm)-100〕×0.9。

3. 标准体重(kg)=身高(cm)-105(160cm身高以下者);标准体重(kg)=身高(cm)-100(165cm身高以上者)。

4. 标准体重(kg)=身高(cm)-100-$\dfrac{身高-150}{4}$。

5. 标准体重　北方人(指长江以北的人)理想体重(kg)=(身高-150)×0.6+50;南方人(指长江以南

的人)理想体重(kg)＝(身高－150)×0.6＋48。

上述公式计算时,以体重超出或低于 5%～10% 为标准体重。根据体重情况,如超过标准 11%～19% 者,为轻度肥胖;超过 20%～29% 者,为中度肥胖;超过 30% 以上者,为重度肥胖。

近年来认为衡量肥胖以腰围和臀围为标准,更能反映肥胖的程度。对于男性,即体重在 67～72kg 者,腰围不能超过 88cm;体重在 81～86kg 者,腰围不能超过 91cm;体重在 90kg 者,腰围不能超过 96cm;体重在 103kg 者,腰围不能超过 100cm。女性以指捏皮肤法测定,即用拇指和示指捏起皮肤及皮下组织,厚度超过 2cm 者为肥胖。

七、肥胖与疾病的关系

临床上将肥胖分为两大类:单纯性肥胖和神经-内分泌或代谢失常性肥胖,也称病态性肥胖或症状性肥胖。单纯性肥胖又分为体质性肥胖和过食性肥胖。

(一)单纯性肥胖

单纯性肥胖(simple obesity)是错误营养的最常见形式。然而遗传、激素和饮食规律被认为是引起肥胖的主要因素。肥胖的父母,其子女 50% 是超体重的。对孪生的研究已提示肥胖与遗传因素有关,外环境因素对肥胖无影响。但社会、经济、种族和人体因素对肥胖仍有强烈的影响。吃同样饮食的两个个体,一个可以发生肥胖,另一位仍可保持正常,其确切原因尚不清楚,估计遗传和环境因素(饮食)有最大的影响。1986 年对印第安人的研究证明,分娩后母亲肥胖可引起新生儿肥胖,约 21% 是正常的代谢率,清楚地说明了遗传因素的影响。美国亚利桑那(Arizona)国家健康学院承认遗传因素对肥胖的影响,认为存在有肥胖遗传基因。营养丰富和久坐久卧的生活习惯,也是肥胖的主要原因。

肥胖体形可分为男性肥胖体形和女性肥胖体形(图 35-6)。女性肥胖体形呈小提琴样肥胖,偶尔正常男性青年肥胖者也有呈此种女性肥胖特征的。如果女性肥胖呈男性型则是一种病态肥胖。典型肥胖型包括:①男性肥胖型;②女性肥胖型。异常肥胖型包括:①男性呈女性肥胖型;②女性呈男性肥胖型。

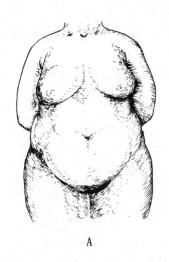
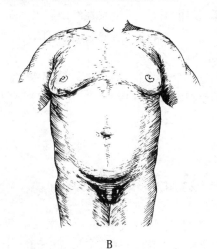

A　　　　　　　　　　　　　　　B

图 35-6　肥胖体形

A. 女性肥胖体形　B. 男性肥胖体形

通常有些疾病与肥胖有关,特别是由于内分泌性疾病引起的脂肪代谢异常,可致肥胖症或脂肪堆积异常,或称症状性肥胖(symptomatic obesity),即为神经-内分泌性肥胖。

20 世纪导致死亡的重要原因之一是超体重和病态性肥胖。病态性肥胖超体重达 45kg 或更重。通过饮食治疗、外科手术或脂肪抽吸减少脂肪,对于病态性肥胖患者的生理和化学改变有重要意义,特别是对于糖尿病患者。肥胖除可增加血管负担外,还与糖尿病相关。不是所有的肥胖者都会发生糖尿病,但胰岛素与理想体重之间有明确的关系。肥胖需增加胰腺分泌胰岛素的量,即肥胖增加了对胰岛素的需求量,肥胖与血清中胰岛素含量呈平行关系。脂肪抽吸可改善肥胖(糖尿病前期)和糖尿病患者的病情,以及糖尿病患者的饮食和血清胰岛素水平。如恰当应用,亦可改善严重糖尿病患者的病情。

(二)神经-内分泌或代谢失常性肥胖

这种类型疾病包括：

1.**间脑性肥胖** 是间脑器质性疾病的结果。间脑损害引起自主神经内分泌功能障碍,表现为间脑综合征。

2.**肥胖性生殖无能症** 此病也称 Frohlich 氏综合征。它是视丘下垂体邻近由于感染、肿瘤或外伤等损害,而致食欲、脂肪代谢及性腺功能异常,以肥胖及生殖器不发育为主要表现,常发生在少年阶段。

3.**垂体性肥胖** 真正的垂体性肥胖见于活动性嗜碱性细胞瘤所致的库欣综合征,及嗜酸性细胞瘤所致的肢端肥大症。

4.**甲状腺性肥胖** 甲状腺功能紊乱(减退或亢进),少数可引起肥胖。

5.**皮质醇性肥胖** 由于肾上腺皮质增生,腺瘤或腺瘤所致肾上腺皮质功能亢进、皮质醇分泌过多,以致出现一系列症候群,临床上称为皮质醇增多症或库欣综合征。

6.**胰腺性肥胖** 因胰腺疾病引起肥胖者为糖尿病和胰岛 β 细胞瘤患者。国内文献报道,胰岛 β 细胞瘤中约 40% 伴有肥胖。

7.**性腺性肥胖** 切除性腺或放射线照射损伤性腺常可出现肥胖。这是因为性腺功能丧失所致的自主神经功能障碍是肥胖发生的基础。

8.**双侧多囊卵巢综合征(Stein-leveathal 氏综合征)** 此类患者可有肥胖、多毛症及月经失调。

9.**痛性肥胖(Dercum 氏病)** 在肥胖的基础上形成多数疼痛性皮下脂肪结节,分布全身。痛性肥胖多见于绝经期妇女。要与风湿热、腹膜炎、变态反应等疾病鉴别。

10.**颅骨内板增生症(Morgagni-Stewart-Morel 三氏综合征)** 本病甚为罕见。国内仅有少数病例报告,几乎均为女性,症状大多出现在绝经期之后。该病主要表现为肥胖、头痛、颅骨内板增生、多毛症(男性化现象),常伴有精神失常。

11.**肥胖-通气不良综合征** 又称 Pickwickian 氏综合征。其病因未明,主要表现为矮小肥胖、肺通气功能减低、嗜睡、发绀、杵状指、继发性红细胞增多症、周期性呼吸、右心衰竭等。

12.**性幼稚-色素性视网膜炎-多指(趾)畸形综合征** 又称 Laurence-Moon-Biedl 三氏综合征。国内仅有少数病例报告。

13.**药物性肥胖** 由于精神病或某些疾病,长期服用氯丙嗪、胰岛素或促进蛋白合成制剂,可使患者食欲亢进而招致肥胖,停药一段时间后肥胖逐渐消失。

第三节 设备及其发展

以手术减少脂肪的技术,从历史发展的角度来看,是由 20 世纪 20 年代用刮除的方法,发展到 20 世纪 70 年代用负压吸引技术;从真空泵 5~8mm 金属管,发展到 20 世纪 90 年代用注射器负压和 2~3mm 细金属抽吸脂肪以达到小范围塑形的目的;由 50.66kPa,发展到快速升压接近负 101.33kPa 的快速抽吸。近年来国外又发展了超声和电子塑形设备。

(一)负压脂肪抽吸系统

负压脂肪抽吸系统由 3 部分组成,即真空泵负压装置、连接导管和各种型号的金属吸管。

1.**真空泵负压原理** 真空就是无空气。在封闭的瓶内达到真空,可通过电动机将瓶内空气抽空。一般真空仅达 99.1kPa 的负压,也就是相当于一个大气负压。在真空情况下,1atm 相当于在海平面水平和标准温度下是 101.3kPa、29.9inHg、1033g/cm^2、14.7psi。最大的真空=1atm=101.3kPa=29.9inHg=1033g/cm^2=14.7psi。最简单的真空负压系统是利用 20~50ml 的注射器。

2.**连接导管** 常用质地较硬的透明硅胶管,达到真空负压后管道亦不能被吸瘪,可实现连续的真空,又能看到抽吸物的质和量。

3.吸管 目前国内用的吸管是金属的。国外有用透明硬塑料制成的,但常用的还是金属管。金属吸管管径有 5mm、3.7mm、3.0mm、2.5mm、2.0mm、1.8mm。管端有相对应的双孔或呈"品"字形的三孔。国内上海、山东等地均有生产(图 35-7)。

自从肿胀局麻技术应用以来,使负压抽吸技术损伤大大减少,出血也明显下降,据不完全统计,出血量是抽吸量的 5% 以下。

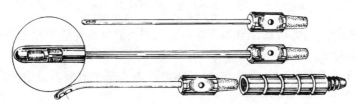

图 35-7 负压脂肪抽吸管

(二)超声脂肪塑形系统

该系统由意大利首先生产,主要是利用超声震荡原理将细胞震碎,然后再挤出或吸出,理论上不损伤血管神经。国内已有数家医院使用,但实际应用起来产生效果慢,仍有血管神经损伤。实践证明此系统尚不能完全代替负压抽吸系统。

(三)电子医学脂肪抽吸系统

该系统由意大利经多年研究于 1994 年发明并推出,它是超声去脂的新设备。这项技术的原理是在两个电极之间产生一个高频电场,依靠这个高频电场使局部过多的脂肪组织团块破碎,液化成乳糜样,并将其吸出,每治疗 1 小时,大约可吸出脂肪 1kg。此种设备的实际疗效还需进一步的临床实践加以总结和评价。

第四节 手术选择、术前准备、麻醉及术后处理

一、手术选择

此项技术的最终目标是:①单纯的体形塑形;②减肥及体形塑形;③某些疾病治疗的要求。因此对就诊的患者要考虑以上 3 项内容,从而进行手术选择。目前外科手术减肥有如下 4 项具体技术:①脂肪抽吸技术;②皮肤脂肪切除技术;③腹壁成形技术,此项技术中可选择广泛的全腹壁成形术和小范围的腹壁成形术;④腹部皮肤脂肪切除和脂肪抽吸同时进行,亦称联合术式。

根据上述情况,对具体患者的具体要求采用不同的术式。大多数情况以脂肪抽吸,即全层抽吸为首要选择。目前仅对那些有明显腹壁松弛和皮肤呈裙样或囊袋样改变者,采用腹壁成形、皮肤脂肪切除或同时进行脂肪抽吸。

脂肪抽吸的一次安全量是 2 000ml 以下。笔者常采用的是少量多次抽吸,一次抽吸的最大量是 2 000ml。一次抽吸量在 1 000ml 以下在门诊进行;1 000～1 500ml,门诊抽吸需留察 48 小时;1 500ml 以上者需住院抽吸;超过 2 000ml 者需要自体输血。

应该认识到,脂肪抽吸失血 1ml,则约有 0.5～1ml 血管内血再进入组织内。在外科选择性手术时,不提倡输用库血,其主要原因是会增加肝炎和后天性免疫性缺陷综合征的感染率。因此脂肪抽吸体形塑形术应避免输用库血,积极主张进行自体输血。

二、对患者的选择和准备

此项技术从历史发展的观点来看,是一项并发症发生率很高的技术,且少数并发症是严重的。因此对患者要进行严格的选择和严密的术前准备,积极采用各种安全措施,这是防止一切并发症的重要手段。

1.手术切除多余皮肤和皮下组织及脂肪抽吸术是一项人为的创伤手术,此项手术的安全保证取决于受

术者的健康状态及切除和抽吸量。因此,术前进行全面的身体检查及追问病史,对全身重要脏器的功能进行全面评估,如心血管功能等,往往具有重要意义。术前需查清体内潜在性疾病,尤其对 50 岁以上的老年人,应特别注意有无高血压、高血脂、高血糖等。腹部减肥成形的患者需特别注意其呼吸功能,尤其是对胸式呼吸所占比例的估价,以防止术后腹式呼吸受限、胸式呼吸不能完全代偿引起通气不足而致成人呼吸窘迫综合征。对腹、腰、髋部肥胖的患者要注意冠状动脉粥样硬化性心脏病等潜在疾病的可能,从而可预防和减少并发症的发生率。

2.对中、重度肥胖的求术者,需特别注意鉴别是否为病态性肥胖。对病态性肥胖的求术者要特别加以说明,更重要的是治疗原发疾病。

3.吸烟对整形外科手术是禁忌的。因此,有吸烟嗜好的患者至少术前需忌烟 2 周,术后继续至少忌烟 2 周。

4.对长期服用抗凝药、血管扩张药及激素类药的患者,术前 1～2 周也要停用,如阿司匹林、维生素 E、双嘧达莫等。

5.减肥部位和周径的测定示意见图 35-8。

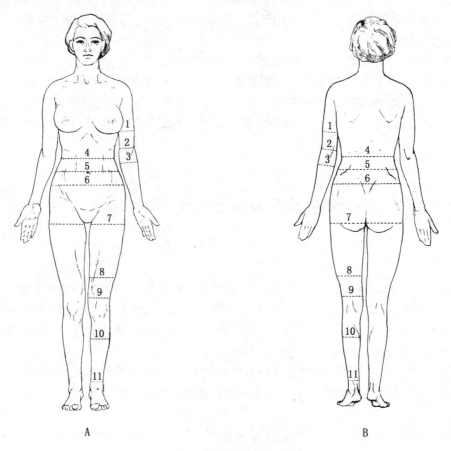

A   B

图 35-8　减肥部位周径测量示意图

A.正面观　B.背面观

1.肘上　2.肘　3.肘下　4.腹正中　5.脐孔　6.髂前上棘　7.大转子水平　8.膝上　9.膝　10.小腿正中　11.踝上

6.标记。术前站立位标出抽吸范围,抽吸部位皮下重要的神经血管走行,及切口部位的选择等。

7.手术当天(进入手术室前)静脉输入糖盐水或林格液 1 000～1 500ml,以避免在脱水状态下手术,可减少术后深静脉栓塞的发生率。

三、麻醉选择

此项技术可选择的麻醉是:局部麻醉、全身麻醉和神经阻滞麻醉。抽吸量在 1 000ml 以下者采用局部麻醉。根据笔者经验,大多数患者在 2 000ml 以下的安全抽吸量范围内,均可采用局部肿胀麻醉。

（一）局部麻醉

常用局部肿胀麻醉技术,简称肿胀技术。该技术由 Klein(1987)首先报告。实践证明这是一项有效、简单、安全的麻醉技术,提高了该手术的安全性,有推广价值。这是脂肪抽吸体形塑造首选的麻醉方法。

1.肿胀麻醉液的配制　①利多卡因的浓度是 0.05％～0.1％；②肾上腺素液的浓度是1：200 万～1：100 万；③2％～3％碳酸氢钠 10～20ml。

2.注射方法　直接缓慢地注射配制液到皮下,以 60～80ml/min 的注射速度,注射量是吸出量的 1～1.5 倍,使抽吸区中或重度肿胀(图 35-9)。

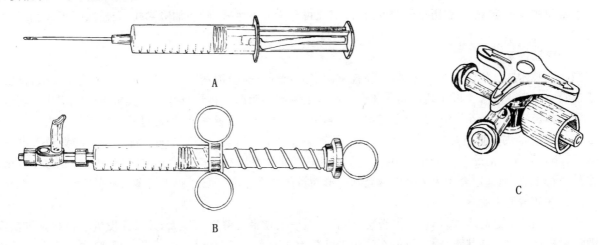

图 35-9　注射器式脂肪抽吸器及三通管接头
A.普通型一次用注射器　B.自动抽吸式注射器　C.三通管接头

3.利多卡因的用量　常规皮下局麻一次用量一般不超过 400mg/h。Klein 报告的肿胀技术,利多卡因最大用量为 35mg/kg(浓度必须在 0.05％～0.1％)。此种剂量大大超过规定的用量。

4.肾上腺素用量　为 0.035mg/kg,浓度在 1：200 万～1：100 万,很少出现心率增快和血压升高的表现。

利多卡因用量与血浆浓度峰值呈线性关系。每千克体重增加 1.0mg,峰值浓度上升 0.1μg/ml。一般情况下,利多卡因中毒与用量相关,也与血浆浓度峰值相关。血浆峰值在 3～6μg/ml 时,患者可出现轻度头痛、头晕、恶心、呕吐；血浆峰值在 5～9μg/ml 时,出现中枢神经系统症状；10μg/ml 时,患者出现惊厥和昏迷。然而超剂量的利多卡因(35mg/kg)血浆峰值在 4μg/ml 以下,即血浆峰值在中毒峰值以下,其原因是：①肾上腺素的局部应用使局部血管收缩药物吸收减慢；②脂肪与利多卡因有亲和性,可延缓吸收 12 小时；③药物注射后随脂肪抽吸而吸出,即抽出的脂肪与液体中有大量的药物。

实践证明 Klein 肿胀技术是一项麻醉效果好、抽吸量多、损伤轻、出血少、手术安全的技术。它为脂肪抽吸的推广提供了更简便的有效技术,也为整形外科其他手术提供了广阔的前景。

（二）神经阻滞麻醉

神经阻滞麻醉包括硬膜外、腰麻或臂丛及其他周围皮神经阻滞麻醉,均可达到止痛效果,但达不到肿胀麻醉的技术效果,因此采用上述麻醉的同时,应局部注射 0.05％利多卡因的肿胀液,以达到肿胀技术的其他效果。

（三）全身麻醉

对那些术前恐惧,但仍要求减肥和塑形的患者,可采用全身麻醉,同时抽吸局部也采用肿胀局麻技术。

四、术后处理

脂肪抽吸完成后,在抽吸区置入闭式负压引流,加压包扎,记录抽吸量,其他处理同常规术后处理。

第五节　手术技术

一、术式分类

手术减肥发展至今,根据历史的演变过程,目前可分为如下术式:脂肪抽吸术式、开放减肥术式和联合术式。

(一)脂肪抽吸术式

脂肪抽吸术式又称闭式减肥手术。此项技术的发展过程是从单纯刮除术发展为刮除及负压吸引,再发展为快速吸引。近年来又发展了超声震荡和产生高频电场破坏脂肪团再将其吸出的技术。该两项技术理论上对血管和神经破坏性较小。不管是负压吸引还是超声或电子脂肪抽吸系统,均通过一种金属管进入皮下进行抽吸或经震荡将皮下脂肪抽出,一般都需在隐蔽部位选择小切口(1.0~1.5cm),将吸管和探头置入皮下来完成。近年发展起来的肿胀麻醉技术,对负压抽吸所造成的损伤大大减轻、出血量明显减少,已成为一项比较安全的流行术式,而且适合于大多数以减肥和塑形为目的的求术者。负压吸引设备价格便宜。

(二)开放减肥术式

这是一项较古老的术式,国内开展得也比较早,但该项技术医源性创伤大,并发症发生率相对较前者高,少数可出现严重并发症甚至死亡。目前在临床上可分为如下术式:①全腹壁成形术;②下腹壁成形术;③倒状上腹壁成形术;④单纯皮肤脂肪浅筋膜切除术。

(三)联合术式

联合术式即开放式与脂肪抽吸术式联合进行或同时进行。目前国外较流行的术式是选择脂肪抽吸,同时辅以进行皮肤脂肪筋膜切除。对于脂肪抽吸辅以全腹壁成形是否会增加并发症的发生率和危险因素,目前尚无统一认识。Huger(1979)报告了腹部皮肤血供的3个区带。Ⅰ区带:主要由腹壁深上、下动脉穿支供应。全腹壁成形术后此种血供被中断。Ⅱ区带:主要由下腹壁深、浅动脉供应。全腹壁成形术后大量的血液供应被中断,仅存少部分后部的旋髂深动脉穿支。Ⅲ区带:主要由节段穿血管(肋间、肋下、腰动脉)供应。全腹壁成形术后,血管仍然保持(图 35-10)。

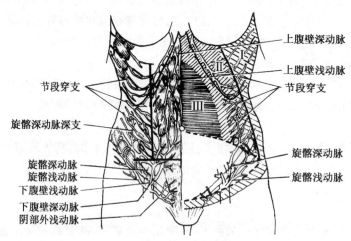

图 35-10　腹壁皮肤血管解剖结构及分区

Ⅰ区带.由腹壁深上、下动脉穿支供应　Ⅱ区带.由下腹壁深、浅动脉供应　Ⅲ区带.由节段血管供应

根据上述血供,腹壁成形术后腹壁再抽吸脂肪时可分4个区:Ⅰ区是安全抽吸区,即由腹壁皮肤血管节段穿支供应。Ⅱ、Ⅲ区是主干血供和直接穿支区,平行于血管抽吸是安全的,不会影响Ⅰ区带的血供。Ⅱ区是受限抽吸区,相当于一个倒"U"形区,是腹壁成形术分离皮瓣的保留部分(随意方式的血供),向下牵拉该区

覆盖下腹部分,有可靠的血液供应。Ⅲ区是仔细抽吸区,也是分离皮瓣的中间区,向下牵拉覆盖下腹区,其血供是不可靠的,是腹壁成形术的危险三角区。因此抽吸时要仔细进行操作,避免损伤真皮下血管。Ⅳ区即全腹壁成形切除区,是不受限的全层抽吸区(图 35-11)。

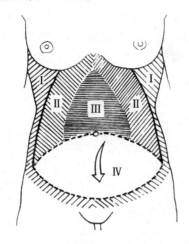

图 35-11　腹壁脂肪抽吸区的分区
Ⅰ区.安全抽吸区　Ⅱ区.受限抽吸区　Ⅲ区.仔细抽吸区　Ⅳ区.不受限抽吸区

二、脂肪抽吸技术

脂肪抽吸技术(liposuction technique)常常采用局部肿胀麻醉。根据抽吸的需要划出抽吸范围和选择切口,切口约 1.0cm。右手持吸头,于切口皮下 1cm 深度准确插入吸管,左手掌握抽吸深度,吸管侧孔朝向皮肤面,反复拉锯式抽吸。如在松弛的腹部,可用左手将抽吸皮肤握起在其中抽吸,边抽吸边观察抽吸量和抽吸颜色。抽吸部位一次抽出物均为黄色脂肪,重复抽吸时有血性液体抽出。一个方向抽吸后,可呈放射性方向进行移位抽吸。将整个划区皮下脂肪全层抽出,仅保留真皮下血管网样皮肤组织,即为全层脂肪抽吸。抽吸完后,手指捏起的皮肤应在 1.0cm 以下,且平整,无凹凸不平现象。

周兴亮(1991)首次提出相对禁区的概念,即在腹、臀、股 3 个部位,将各主要皮支血管的穿出点及其周围区域划为相对禁区。位于腹正中两侧,相当于腹直肌前鞘的纵形区域,腹股沟韧带内、中 1/3 交点及该韧带斜向上方的腹壁,股内侧沿大隐静脉走向的区域和臀上、下缘中部为相对禁区。在上述相对禁区内抽吸时,注意不要损伤该区的神经、血管和淋巴管(图 35-12)。

脂肪抽吸的具体操作技术如下。

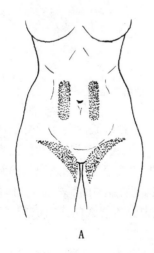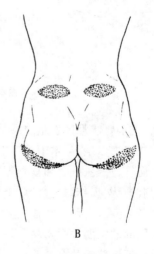

A　　　　　　　　　　　　　B

图 35-12　抽吸的相对禁区
A.前面观　B.后面观

（一）面、颊和颈区的脂肪抽吸术

若该区仅存脂肪堆积，无皮肤松弛，作脂肪抽吸就可以达到美的塑形。如有皮肤松垂和皱纹者，在面部除皱手术的同时可进行脂肪抽吸，使术后达到锦上添花的效果。

面、颊和颈区的脂肪抽吸切口分别位于颞区发际内、耳垂沟后、鼻前庭和颏下（图35-13）。抽吸时，注意吸管的侧孔要朝向皮肤进行抽吸。面部的脂肪位于皮下层即SMAS的浅层，面部抽吸必须位于此层。面神经分支（颞、颧、颊、下颌缘和颈支）均位于面部SMAS的深层。必须了解面区的解剖结构，才可避免术中损伤面神经，同时又不损坏SMAS单元的功能（图35-14）。

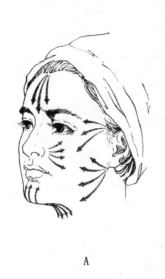
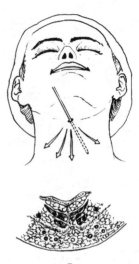

A　　　　　　　　　　　　　　　　B

图35-13　面、颈部脂肪抽吸入路

A.面部抽吸入路及方向　B.颈部抽吸深度

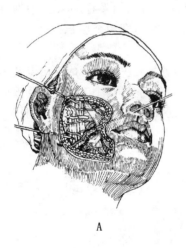
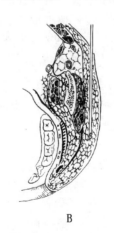
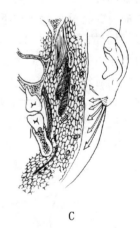

A　　　　　　　　　B　　　　　　　　　C

图35-14　面部脂肪抽吸的深度或层次与相邻解剖结构

A.正面　B、C.断面及吸管入路

颊和颈区抽吸前，要注意区别脂肪层是位于颈阔肌浅层，还是位于颈阔肌深层或舌骨肌浅层。必要时术前用冠状磁共振检查加以确定，术中可有的放矢地进行操作。如果在颈阔肌深层抽吸时，注意慎勿损伤颈深部结构和颈部大血管、神经、气管和食管等。因此同样需要严格掌握抽吸深度和熟悉颈部的解剖结构。在浅层抽吸时，于内侧注意勿损伤颈前静脉，于外侧注意勿损伤颈外静脉。如有颈阔肌松弛，可作颈部除皱术。一般抽吸量不超过200ml。检查无出血，缝合切口。根据出血情况决定是否置入闭式引流后，加压包扎。

（二）上肢和胸部的脂肪抽吸术

此区多数情况下皮肤松弛合并有脂肪堆积，常常需要进行皮肤脂肪筋膜切除减肥和塑形术。少数情况需单纯进行脂肪抽吸。

手术多数采用局部肿胀麻醉，受术者取平卧位，双上肢外展。上肢多在肘关节入路，远离尺神经沟，避免损伤上臂的主干神经和血管,操作要在深筋膜浅层进行。术后加压包扎,瘀斑多数在 10 天～3 周内吸收(图 35-15)。有时可同时进行胸外侧和腋部皮下脂肪抽吸,其切口入路在腋部(图 35-16)。通常利用 3mm 以下的抽吸管进行抽吸。

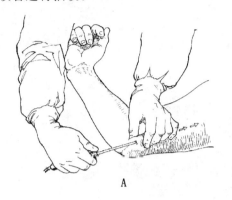 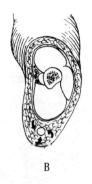
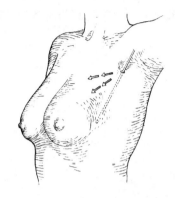

图 35-15 上肢脂肪抽吸深度及层次　　　　　　　　　　　图 35-16 胸部脂肪抽吸的入路

(三)乳房脂肪抽吸术

巨大乳房有 3 种类型:①腺体型;②脂肪腺体型;③单纯脂肪型。后两者可采用脂肪抽吸,前者需手术切除。对轻度巨大乳房和皮肤张力较强的受术者,可单纯采用乳房的脂肪抽吸,其切口入路在乳晕缘。

此区的脂肪抽吸多数利用 3mm 以下的抽吸管,因脂肪致密,需高压抽吸。其抽吸层次应位于皮下脂肪层。对中、重度巨乳者,可在乳房缩小术同时进行乳房脂肪抽吸(图 35-17)。

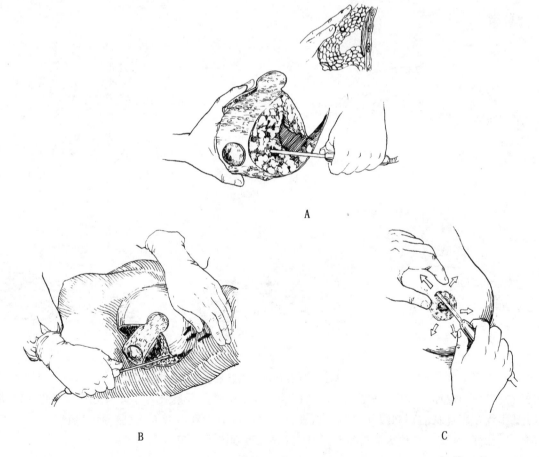

图 35-17 乳房脂肪抽吸的入路及抽吸

(四)腹部脂肪抽吸术

1.腹壁相关解剖结构　腹壁的下界是耻骨联合,沿腹股沟韧带向外延长到髂前上棘及髂嵴,外界至腋前线;上界有剑突沿肋缘两侧延伸。腹部皮肤下脂肪分为浅层(蜂窝层)和深层(板状层),其深部为腹直肌前鞘和腹外斜肌及其腱膜。生育过的妇女下腹正中两侧腹直肌分开距离较宽,此区内腹壁较薄,抽吸管易穿入腹壁进腹腔。腹部皮肤血管主要来源于腹壁上、下动脉及伴行静脉和穿支血管,其次是肋间、肋下和腰血管。其神经是髂腹下神经和肋间神经(图 35-18、图 35-19)。

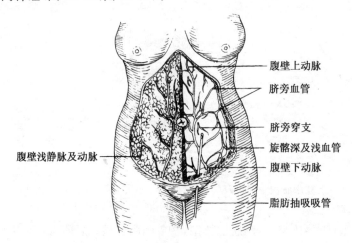

图 35-18　腹部抽吸层次与相邻解剖结构

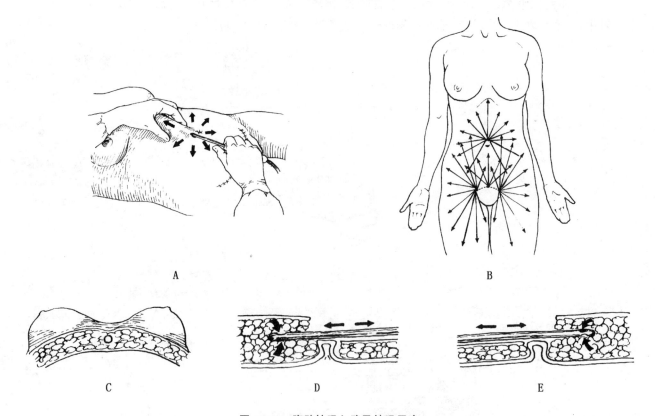

图 35-19　腹壁抽吸入路及抽吸层次

2.抽吸技术　划定抽吸范围。平卧位划定抽吸区,常选用肿胀局麻技术。采用阴阜和脐孔周围切口。该区抽吸时要注意在腹直肌前鞘和腹外斜肌浅面进行。腹壁浅血管和脐旁血管(脐周围)抽吸时应注意在浅层进行,以免损伤此区血管。其他区应进行全层均匀抽吸,否则术后会呈现凹凸不平。

(五)臀、髋和大腿部的脂肪抽吸术

臀、髋和大腿脂肪堆积所引起的畸形,一般分为 7 种形态(图 35-20)。

类型 I:大腿内、外侧和髋均有畸形。此类畸形可通过单纯脂肪抽吸而获得塑形,常有部分患者皮肤也松弛,需手术切除。

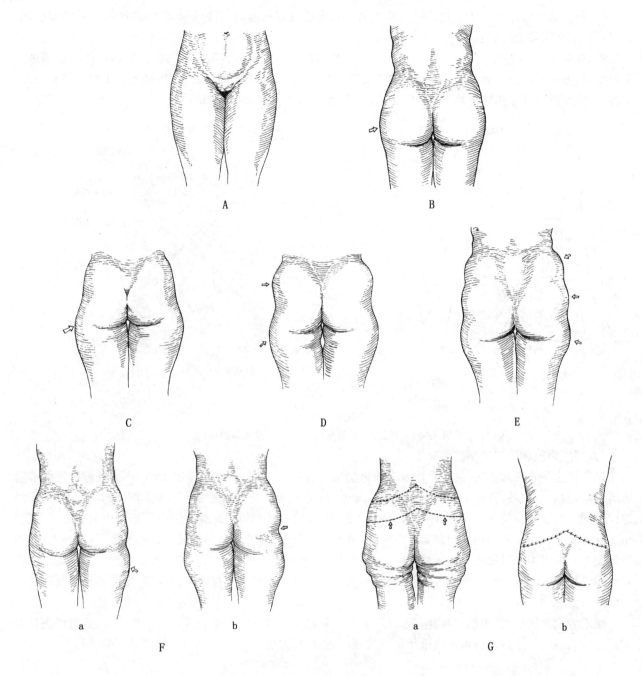

图 35-20　臀、髋和大腿部脂肪堆积的 7 种类型

A.类型Ⅰ:大腿内、外侧和髋脂肪堆积　B.类型Ⅱ:典型马裤腿　C.类型Ⅲ:大粗隆区脂肪堆积　D.类型Ⅳ:髋、
臀、大腿呈小提琴样改变　E.类型Ⅴ:肥胖型　F.类型Ⅵ:两侧脂肪堆积不对称　G.类型Ⅶ:肥胖及松弛

　　类型Ⅱ:呈典型的马裤腿。这种畸形通过单纯脂肪抽吸可以达到塑形。小的畸形需抽吸 750ml,大的畸形需抽吸 1 000ml 以上。

　　类型Ⅲ:这种类型除大粗隆的脂肪堆积畸形外,尚合并有中央臀凹陷。此种畸形需要脂肪抽吸辅助皮肤脂肪切除术。

　　类型Ⅳ:这种类型的畸形,在髋、臀、大腿上部呈小提琴样畸形。马裤畸形和髋部脂肪堆积常采用联合皮肤切除术。

　　类型Ⅴ:又称肥胖型,这是一种内胚层型体形。体形失衡,即为小的胸部和大的下躯干(大髋、大臀、粗大腿)。此类畸形常常需要多次脂肪抽吸和皮肤切除,才能达到减肥塑形的效果。

　　类型Ⅵ:这种畸形呈两侧不对称性,因先天或后天创伤所引起。此种畸形需手术加以纠正。

类型Ⅶ:这种畸形是由于老化、萎缩、消瘦而导致皮肤过多松垂,也可因病态性肥胖经治疗后消瘦引起。此型需手术切除多余的皮肤。

臀、髋和大腿部的皮下脂肪具有浅层(蜂窝层)和深层(板状层)脂肪组织,因此,此区脂肪抽吸必须进行全层抽吸,方可获得较好的塑形。此区的皮下血管主要是臀上、臀下动脉的分支;神经主要来自骶神经、股后皮神经、股外侧皮神经和臀下神经;其切口多选择在骶尾部及臀沟(图 35-21)。

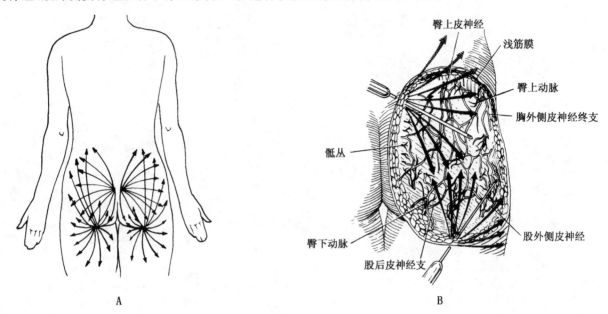

图 35-21   臀、髋脂肪抽吸的入路及邻近的解剖结构

(六)膝、小腿和踝部的脂肪抽吸术

该区往往是直接暴露区,常有女性要求该区的形态塑造。早在 20 世纪前叶,Dujarrrer 就施行过踝部脂肪刮除术,但宣告失败,直到 20 世纪 60 年代,Schrudde 才获得成功。该区皮下层的重要解剖结构是:大隐静脉、小隐静脉、隐神经及腓肠神经和淋巴结构。大隐静脉、隐神经和淋巴结构主干位于小腿内侧的皮下深层。小隐静脉和腓肠神经位于小腿后部的皮下深层,靠近深筋膜层。在这些区域抽吸时以抽吸浅层(即蜂窝层)脂肪较安全。一方面浅层抽吸皮肤回缩力强,塑形效果好;另一方面可避免损伤上述解剖结构。而小腿脂肪抽吸多在内后、后和外侧面,前内侧皮下脂肪较薄,其下即为胫骨。切口多选择在内外踝、腘窝内外侧及胫骨上部(图 35-22)。

受术者取俯卧位,多采用局部肿胀麻醉。吸管主要保持在皮下浅层脂肪进行水平抽吸,必要时可进行皮下深层脂肪抽吸。术后用弹力网或带加压包扎,以避免血肿发生。

三、全腹壁成形术

全腹壁成形术(all abdominal wall plasty)或塑形术有 8 个或 9 个主要步骤:①切口选择;②皮肤分离;③如果需要,分开的腹直肌和腹外斜肌行重叠缝合;④切除多余皮肤、皮下组织及缝合切口;⑤脐孔移位和重建;⑥上腹脂肪抽吸;⑦邻近脂肪抽吸;⑧猫耳皮瓣的修整和抽吸;⑨引流和加压包扎。

1. 切口选择   受术者取站立位,划定所选择的切口。切口类型前面已描述,但目前多数人愿采用 Regnault(1975)报告的下腹横"W"形切口,其切口部位可根据个人习惯而定。"W"的两臂可位于髂嵴上或髂嵴下,笔者采用两臂在髂嵴上的切口,这样有利于髂窝的塑形。有人喜欢用倒"T"形切口,此种切口对髂腰部塑形优于"W"形切口,但会增加下腹正中瘢痕。

2. 皮肤分离   按选择切口切开皮肤与皮下脂肪浅筋膜,达到深筋膜浅层两侧切口,注意结扎腹壁浅动脉。根据需要(如果腹部脂肪层较厚),沿切口进行脂肪抽吸,以便塑造腹部形态,然后在腹壁深筋膜浅层用电刀进行分离,直到剑突和两侧肋弓。分离到脐部时,在脐孔周围切开皮肤,于其周围保留较多脂肪即保留较多的血管,以保证脐部皮肤的存活。

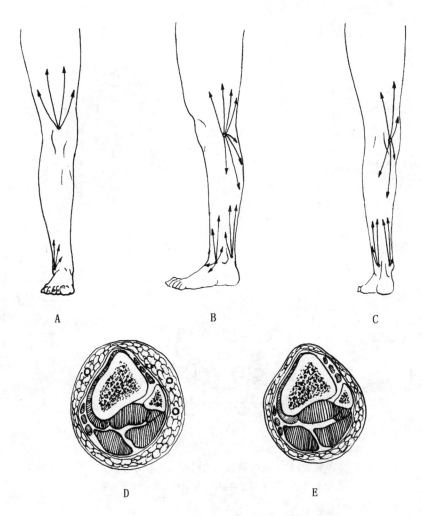

图 35-22 下肢脂肪抽吸的入路和抽吸层次

A、B、C.入路及抽吸方向　D.抽吸层次　E.抽吸术后

3.腹壁缩紧缝合　在分离解剖完成之后,进行腹壁缩紧缝合。首先间断缝合拉紧下腹直肌前鞘,必要时再缝合上腹直肌前鞘。通常用 4 号丝线或 0-3 的棉纶线。有时在下腹两侧需要转移腹外斜肌筋膜瓣,两侧腹外斜肌行 8 字缝合,以便再次缩紧下腹。

以上步骤见图 35-23、图 35-24。

4.切除多余皮肤及缝合切口　在腹壁缩紧后将患者置于屈腹位(即屈曲髋膝关节),使腹壁松弛,向下拉紧分离的腹部皮肤瓣,切除多余的皮肤,并于脐孔相应腹部皮肤切开 2.0～3.0cm,定位脐孔。缝合皮下与皮肤(多用 0-3 棉纶线缝合),见图 35-25。

5.脐孔重建　在上腹皮下脂肪浅筋膜较厚部位进行脂肪抽吸,以便进一步塑形上腹后进行脐孔重建。新脐孔位于髂嵴最高点连线与腹中线的交点。在此点设计直径为 2cm 的圆形切口,切除其皮肤,将原脐孔移至皮肤切口区并定位缝合。在脐孔 3、9 点位将皮肤缝合在腹直肌前鞘上使脐孔外翻,6、12 点仅作皮对皮缝合,使脐孔如同青壮年,然后缝合其余皮肤(图 35-26)。

6.上腹脂肪抽吸　上腹再作脂肪抽吸,有人认为会影响皮肤瓣的血液循环,因此上腹以不进行脂肪抽吸为好。但也有人认为细管抽吸可进一步塑形上腹,获得好的整形效果而且又不影响上腹皮肤的血供。

7.邻近脂肪抽吸　腹壁成形后,对在髂腰部、髋部和大腿内侧的脂肪堆积,可辅以脂肪抽吸,使其获得更好的塑形效果。

8.猫耳皮瓣的修整和抽吸　如切口区不平,可对猫耳皮瓣进行修剪或抽吸,使切口更加平滑。

9.引流和加压包扎　最好采用闭式负压引流及适度弹力绷带加压包扎,以预防血肿、血清肿或感染的发生(图 35-27)。

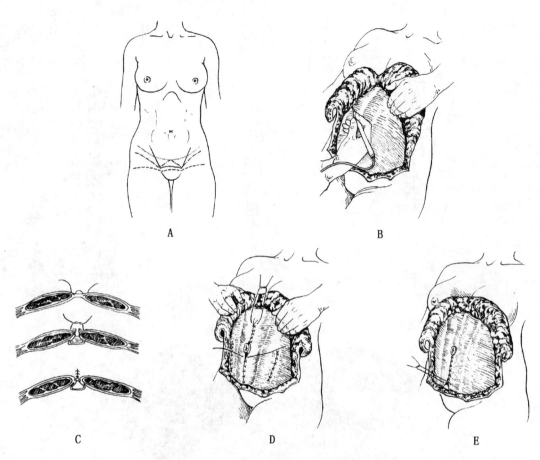

图 35-23　全腹壁减肥成形手术的基本步骤
A.切口选择　B.皮瓣分离层次　C、D、E.腹壁缝合缩紧术

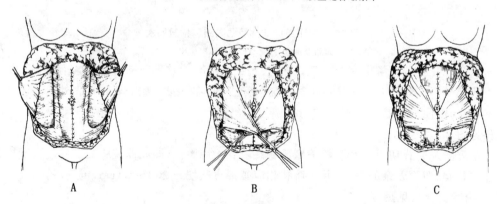

图 35-24　腹外斜肌筋膜瓣成形转位缩紧固定术
A.腹外斜肌筋膜成形术　B.转位术　C.缩紧缝合固定术

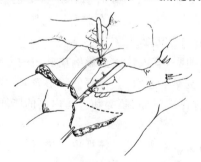

图 35-25　多余腹壁皮肤切除缝合术

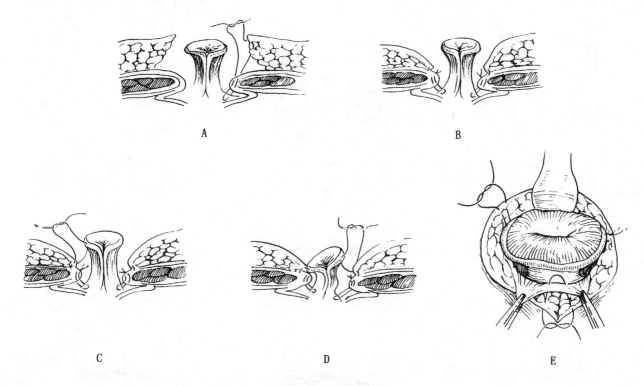

图 35-26　脐孔重建术

A、B、C、D. 3、9 点位皮肤缝合固定在腹直肌前鞘上　E. 6、12 点位皮对皮缝合

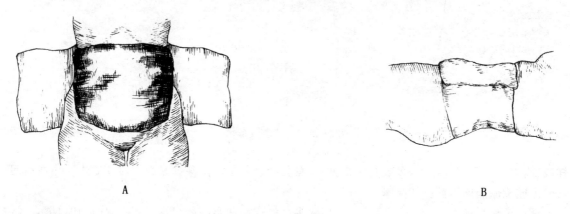

图 35-27　术后包扎

四、下腹壁成形术

部分患者仅有下腹部脂肪堆积、松弛等畸形,可采用全腹壁成形术的切口,分离仅达脐部;也可同时进行下腹部脂肪抽吸和下腹壁缩紧缝合,切除多余皮肤,以达到腹部塑形的目的。

如脐孔无移位,则此种术式剥离范围小,患者负担轻,对下腹畸形明显者可达到塑形目的(图 35-28)。

五、上腹壁成形术

某些特殊病例适合于上腹壁成形术。这类患者的肥胖和畸形主要表现在上腹。切口位于乳房下皱襞。其分离范围仅在上腹,脐孔可移位,也可不移位,根据需要而定。其他具体操作与全腹壁成形术相同,个别情况需同时进行乳房缩小术。当然也可以利用此切口进行全腹壁成形术(图 35-29)。

六、皮肤脂肪浅筋膜切除术

此种术式适用于无明显肌肉松弛而仅有皮肤松弛已形成囊袋样改变的部位,如下腹裙样改变、上臂内侧

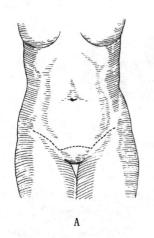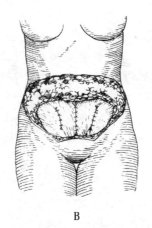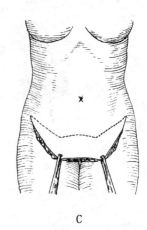

图 35-28　下腹壁成形术

A.切口设计　B.分离皮瓣及下腹壁缩紧　C.切除多余皮肤后缝合

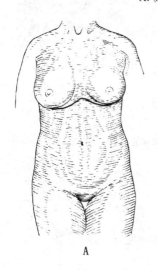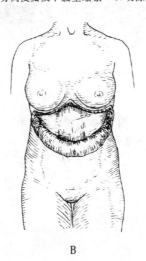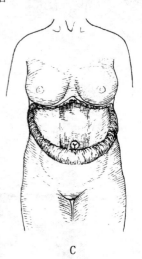

图 35-29　上腹壁成形术

A.切口设计　B.剥离到脐孔上　C.剥离到脐孔下

囊袋样改变,多发生于中老年人,多数有家族史,也有肥胖患者是由于某种原因消瘦或重力作用而引起。

（一）上肢皮肤脂肪浅筋膜切除术

1.上臂内侧根据松垂程度作椭圆形切除,切除多余的皮肤和脂肪组织及浅筋膜,保证切口缝合线位置在上臂内后侧,尽量避免损伤头静脉等主干浅静脉,切口端延伸至肩背或在腋部弯曲向前,切口线呈"L"形或"Z"形(图 35-30、图 35-31)。

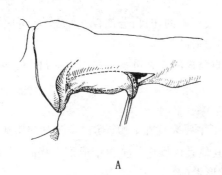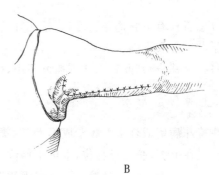

图 35-30　上臂皮肤筋膜切除 L 成形术

2.如松垂皮肤脂肪囊已延伸至前臂,可在前臂作椭圆形切除,并在切口上下端作 Z 成形。在切口两缘也作成连线"W"形(图 35-32、图 35-33)。

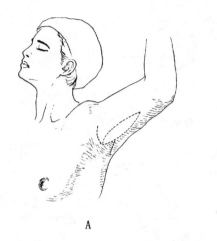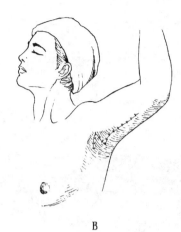

A　　　　　　　　　　　　　　　B

图 35-31　上臂皮肤筋膜切除 Z 成形术

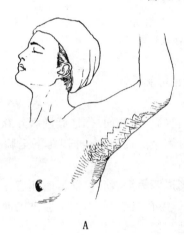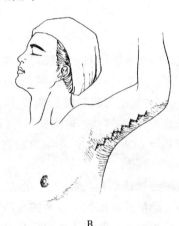

A　　　　　　　　　　　　　　　B

图 35-32　上臂皮肤筋膜锯齿形切除成形术

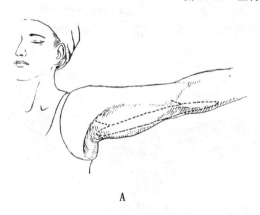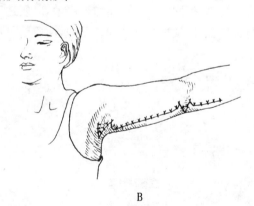

A　　　　　　　　　　　　　　　B

图 35-33　上臂、前臂联合皮肤筋膜切除 Z 成形术

3.如肘部皮肤松垂,可作新月形切除,其缝合线位于鹰嘴上缘,一定要注意避免在肘顶作切口(图 35-34)。

4.手背皮肤松垂,可在手背尺侧与手掌皮肤交界处作两缘锯齿状切除,切口线位于手背尺侧。严重手背松弛,单纯作尺侧皮肤切除是不充分的,需在手背桡侧作辅助切除,切口位于第 2 掌骨桡侧弯向第 1 掌骨处,呈"S"形(图 35-35)。

5.上臂内侧切口深达深筋膜浅层,注意不要切开深筋膜,否则将会损伤下面的肱动脉、正中神经和尺神经。

图 35-34 肘部松弛皮肤切除缝合术

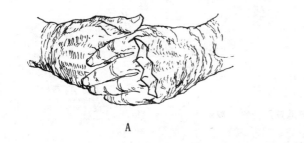
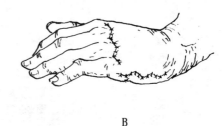

图 35-35 手部松弛皮肤锯齿形切除成形术

（二）下肢、臀部皮肤脂肪浅筋膜切除术

术前 2～3 天清洗双侧大腿、腹部、会阴部及臀部。术前 1 天也可剃毛。

1.大腿内侧皮肤脂肪浅筋膜切除术

（1）将受术者置于平卧位，两大腿置外展外旋位，以便显露大腿的后内侧面，作连续硬膜外麻醉。

（2）在髂前上棘下 3cm 处，作沿腹股沟韧带下平行向大腿内侧至后内侧面，再转向下至膝关节上的倒"L"形切口线。

（3）按组织线切开皮肤及脂肪浅筋膜层，并向前后潜行分离形成两大瓣。分离前瓣时注意在大隐静脉浅层进行，并在大隐静脉周围保留较多的脂肪和浅筋膜，保留该静脉还可以保留较多的下肢淋巴回流。后瓣在深筋膜浅层，即在阔筋膜张肌浅面向后分离，分离范围取决于松弛程度。然后拉开已分离的前瓣，张力适度，切除多余的皮肤脂肪和浅筋膜组织。后瓣上端可作"V"形切除，以利于后瓣的上提和预防猫耳畸形形成。如果脂肪还厚，可同时辅助作脂肪抽吸术，以便达到更好的大腿塑形。缝合 2～3 层，即作浅筋膜层缝合和真皮下脂肪缝合，以便减小皮肤切口张力，此两层可用 3-0～5-0 棉纶线缝合；皮肤层用 3-0 尼龙丝线缝合（图 35-36）。

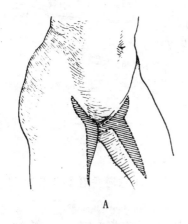
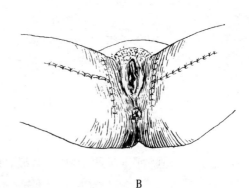

图 35-36 大腿内侧皮肤筋膜切除缝合术

2.臀部皮肤脂肪浅筋膜切除术 对仅为臀部大粗隆区皮肤松垂，单纯用脂肪抽吸不能达到塑形目的者，可采用此种技术。然而对此区域脂肪明显堆积者，用脂肪抽吸减肥和塑形则更为恰当。

（1）对臀部皮肤松垂者，可在臀下皱褶（臀沟）处作椭圆形切除。如大粗隆区皮肤松垂已形成马裤样畸形，可在切口外侧向下延长至马裤畸形处，在深筋膜浅层分离，止血后切除多余皮肤，加以缝合（图 35-37）。

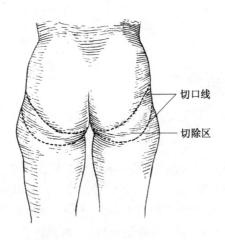

图 35-37　臀部皮肤筋膜切除缝合术

(2)如合并有大腿内侧皮肤松垂者,可在臀部切口内端与大腿内侧减肥塑形处相连续,即形成臀和大腿内侧联合皮肤脂肪筋膜切除术(图 35-38)。

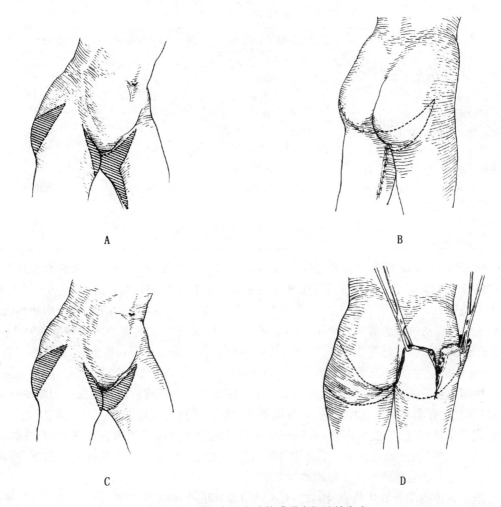

A

B

C

D

图 35-38　臀、大腿皮肤筋膜联合切除缝合术

第六节　并发症的预防与治疗

一、危重并发症的防治

在1984～1988年间,Teimourian报道了美国整形和再造外科学会进行的减肥手术(腹壁成形术、皮肤脂肪切除术和脂肪抽吸术)效果和并发症的调查,其应答率为39%,总例数为112 756例,单纯脂肪抽吸术75 591例。3种术式有8种主要并发症,包括肺梗死、心肌梗死、脑血管意外、脂肪栓塞、大块皮肤坏死、麻醉意外、深静脉栓塞、输液反应,死亡者15例。此外还有血肿、血清肿、感染、腹腔穿孔、肠穿孔、周围神经损伤等。其3种术式总体并发症发生率是:脂肪抽吸0.1%,皮肤脂肪切除0.9%,腹壁成形2.0%。死亡率分别是:脂肪抽吸2/75 591例,皮肤脂肪切除2/10 603例,腹壁成形11/26 562例。其中死亡的主要原因是肺梗死和肺脂肪栓塞综合征(11/15例)。上述结果表明,脂肪抽吸的并发症和死亡发生率最低,其余依次为皮肤脂肪切除和腹壁成形;腹壁成形的并发症和死亡率发生最高(表35-2)。

表35-2　3种减肥术式并发症比较

	大量脂肪抽吸术	皮肤脂肪切除术	腹壁成形术
例数	75 591	10 603	26 562
并发症(10万例发生率)	12	10	3
死亡	2.6	18.9	41.4
心肌梗死	0	18.9	3.8
脑血管意外	13	9.4	11.3
肺梗死	11.9	56.5	248.5
脂肪栓塞	1.3	0	15.1
大块皮肤坏死	6.6	424.4	858.4
麻醉意外	30.4	103.7	150.6
输液反应	13.2	9.4	41.4
深静脉栓塞	33.1	150.9	203.7

通过Grazer和Goldwyn报告的并发症与Teimourian报告的比较,显示减肥术式的严重并发症仍然是肺梗死和肺脂肪栓塞综合征。Voss腹壁成形患者肺梗死的发生率是6.6%(相当高)。Hester等人研究报告,肺梗死的发生率是1.1%、感染率为1.1%、失血率为14.2%。Fredericks报告,美国推荐脂肪抽吸辅助脂肪切除(SAL)后5年的脂肪抽吸患者死亡率是13/20万～13/10万,死亡的主要原因是栓塞的发生。Hunstad和Withers报告在脂肪抽吸量超过900ml时,可发生巨蛋白血症。Grazer等人指出,脂肪栓塞综合征的发生率是1/9 000。综上所述,主要危及生命的并发症仍是肺梗死和肺脂肪栓塞综合征。因此,如何预防和治疗肺梗死和肺脂肪栓塞综合征是非常必要的。近年来有些学者提出腹壁成形或皮肤脂肪筋膜切除联合脂肪抽吸,并发症并未增加,但也有学者反对这种结论,认为以单纯脂肪抽吸更为安全。

肺梗死的主要临床特点:①发生率在0.2%～0.3%;②除急性呼吸窘迫综合征等外,尚有胸痛和昏迷;③常发生在术后5天以后;④肺梗死的死亡率是10%;⑤死亡病例中2/3发生在梗塞后30分钟内;⑥危重紧急患者的唯一救治办法是体外循环下取出血栓。

肺脂肪栓塞综合征的主要临床特点:①发生率是1.13/1万;②常发生在术后72小时内;③呼吸急促窘迫;④PO_2和PCO_2值均降低;⑤胸片有广泛散在的瘀斑;⑥尿内可查到脂肪颗粒。

Mathews和Grazer报告完成三千余例体形塑形术而没有发生肺梗死和肺脂肪栓塞综合征,其主要原因是术中和术后采用了三联处理方案,即给予充足的血容量、乙醇输入和早期活动。

1. 充足的血容量　禁食5～7小时已有1 000～1 500ml液体丧失,由于大量的脂肪抽吸和手术分离引起有效循环量的丧失,因此于患者于术前应补给林格液12～15ml/kg,即补给1 000～1 500ml林格液。手术抽吸 2 小时要维持尿量在 300ml,作为术中输液的标准之一。其次,输液量应是抽吸量的 2~2.5 倍,以林格液为主,方可保证充足的血容量。

失血量的计算:据文献记载,失血量占抽出量的 8%~54%不等,平均为 25%~33%,即失血量占抽出量的 1/4~1/3。抽出物经静止后分 4 层。顶层是油层(三酸甘油酯层);第二层是大量的脂肪细胞(包括完整的和破碎的);第三层是水溶性血清、血浆局麻药、游离血红蛋白等;第四层是底层,是有形细胞层。

另外还可以根据如下方法随时计算失血量。利用整数的抽吸量进行离心,如果离心结果细胞成分占 10%,这就说明抽吸量为 1 000ml,失去的有形细胞成分是 100ml。如果该患者的血球压积是 40(即 100ml 血中有形细胞成分为 40ml,100÷40=2.5),那么该患者的失血量是 2.5×100ml,等于 250ml;如果血球压积是 30(100÷30=3.3),那么失血量是 3.3×100=330ml。假如离心 100ml 抽吸液,有形细胞成分占 20%,那么 100ml 抽吸液中有形细胞成分占 20ml,如果患者血球压积是 45(那么 100÷45=2.2),失血量为 2.2×20ml,等于 44ml。

2.乙醇的静脉输入　乙醇的作用为:①扩张血管;②渗透性利尿作用;③对抗血小板聚集;④溶解脂肪为脂肪酸。一般 35~50g 时作用最大。通常利用 5%的乙醇葡萄糖溶液输入,血中乙醇浓度不超过 0.8mg/dl。

3.早期活动　是术后处理的三联方案之一。无论门诊或住院患者,均应指示患者适时下床活动,卧床患者也要在床上活动,避免一个体位,可采用床上的多种体位。

笔者所在科室对全腹壁成形术后 3 天内发生的 3 例呼吸窘迫综合征病例,及时进行处理,3 例均在 24 小时内缓解。其主要经验是:①及时发现呼吸困难,及时处理;②松解腹部加压包扎,增加腹式呼吸力度;③持续给氧。分析后认为可能是此类患者术前以腹式呼吸为主,胸式呼吸较弱,由于手术区域在腹部,术后又加压包扎,限制了腹式呼吸,胸式呼吸又不能完全代偿腹式呼吸,因而致使术后慢性缺氧。

二、晚期并发症的防治

晚期并发症包括顽固性外形不规则、两侧不对称、瘢痕、慢性疼痛、慢性变硬、色素沉积、色素消退、持久性感觉改变、瘘和慢性感染、淋巴瘘等。

1.顽固性外形不规则　青少年脂肪抽吸术后很少有凹凸不平,老年者大量抽吸或抽吸层次和范围不均,常可引起术后外形不规则。小区域的凹陷可采用脂肪颗粒移植;较大面积的不规则即凹凸不平,对高出部分可采用二次抽吸。术中坚持全层均匀抽吸,可预防此情况的发生,即抽吸后皮肤与筋膜间仅保留真皮下血管网样皮肤。

2.两侧不对称　两侧脂肪抽吸后不对称的主要原因是两侧抽吸管粗细不一致,粗管侧脂肪抽吸量大,细管侧抽吸量少,容易引起不对称。预防的主要技术方法是:①准确地划定抽吸区域;②给予相同的抽吸量;③给予准确的抽吸范围。一旦发生不对称,可二次抽吸加以矫正。

3.瘢痕　此种并发症对单纯脂肪抽吸是不常见的,除非在抽吸时破坏其皮下血管网导致缺血坏死而引起瘢痕增生,这往往是因为用了容易引起大的负压的粗管。因此在抽吸时应尽量采用细管,均匀地抽吸真皮下脂肪,避免损伤其皮下血管网。一旦发生,除常规处理瘢痕外可行超声按摩。

4.慢性疼痛　与不恰当的手术操作和切口设计在受压点以及增生性瘢痕相关,可采取激素局部封闭或切除瘢痕等措施进行治疗。

5.色素沉积　因过度脂肪抽吸损害真皮下血管网,引起皮肤缺血所致,特别是在小腿,所以预防方法是术中避免损伤真皮下血管网。一旦发生,术后 4~6 个月在损伤组织修复、色素消退的同时,可采用超声按摩并避免暴晒;也可利用 4%的氢醌,其对顽固性病例是有效的。

6.色素消退　此情况比色素沉积更为少见,偶尔与白斑病有关。可利用阳光下照射和联合使用三甲呋色素(又称三甲呋苯吡喃酮)进行治疗。

7.慢性硬变　这是由于低度感染继发的循环紊乱、水肿和细胞炎症所引起的硬变。皮肤循环受到破坏也可引起。采用超声按摩及锻炼是有帮助的。

8.持久性感觉改变　脂肪抽吸后的感觉改变是暂时的,持久性感觉改变仅发生在皮肤切除的病例,尤其多见的是腹壁成形皮瓣远端和新建立的脐周围感觉持久性改变。

9.瘘和慢性感染 瘘常常发生在低度感染和伤口不愈合时,多由异物引起。为减少感染发生,术前、术中和术后应常规静脉输入抗生素。一旦发生瘘和低度感染,常规切除瘘管和低度感染区,多数可一期愈合。

10.血清肿、血肿和假性囊肿 常发生在门诊患者,多因术后加压包扎不够,或由于术前使用抗凝和扩血管药物等因素引起。因此,适当的压力包扎和术后恰当引流可预防其发生。一旦发生血清肿和血肿,常需再次引流和加压包扎而愈合。少数需切开止血。如形成假性囊肿,需予以囊壁切除。

11.淋巴瘘 此种并发症是罕见的,因淋巴损伤所引起。所以术中注意保护淋巴管不受到损伤是重要的。多数通过加压包扎可愈合。

12.皮肤坏死 吸烟的受术者皮肤坏死发生率高,术中皮肤循环损伤可引起坏死。小面积坏死可自行愈合,大面积皮肤坏死,需皮片或皮瓣移植加以修复。

13.顽固性水肿 由于静脉和淋巴回流受阻所引起,常发生在小腿和踝部抽吸之后。多数在术后3~4个月后方可恢复。尤其是那些低蛋白的患者更易发生,可利用利尿剂如速尿等缓解水肿。

第七节 晚期处理

术后即刻并发症的防治或处理已在上节中描述,本节仅进一步说明晚期或迟发并发症的处理。

(一)超声治疗

超声是通过热和非热效应,促进伤口愈合。超声的4种治疗效果是:①刺激组织愈合;②缓解术后疼痛、痉挛;③促进血肿吸收;④增加结缔组织可塑性,即软化硬块。因此,超声对整形外科患者的术后水肿、创伤、粘连、瘢痕组织,以及肌肉分离治疗等均有益处。

术后2~3天可开始进行超声器治疗。治疗时间和剂量是不同的,取决于患者和治疗处。用超声器慢慢地在皮肤上移动(每分钟为155cm²),可持续3~5分钟;连续的治疗每次可减少剂量;每周可进行3次(表35-3)。

表 35-3 超声器治疗临床剂量

剂量(W/cm²)	治疗目的
0.1~1.0	促进伤口愈合
0.5~1.0	缓解疼痛和痉挛
0.5~1.5	促进血肿吸收
1.0~1.5	增加瘢痕和结缔组织塑形

(二)心理护理

心理护理包括术前和术后心理护理。如术前心理工作做得完善,术后受术者的心理状态稳定,对各种并发症的发生有心理准备,康复就会迅速。

(三)美容辅导

美容辅导是心理康复的主要组成部分。术前应说明术后发红、瘀斑、肿胀等常常需要3~4周或更长的时间才可消退,术后3~4周可恢复正常活动。

(四)避免阳光暴晒

手术后避免阳光暴晒4~6周,因为阳光可延迟伤口愈合和正常色素的恢复。手术后6周方可进行日光浴。手术后至少2个月应避免穿暗色游泳衣。

(周兴亮、高景恒、薛志辉)

参考文献

〔1〕 刘金超,高景恒.腹部减肥腹壁成形术后合并 ARDS 三例.实用美容整形外科杂志,1990,1(1):28

〔2〕 周兴亮.减肥术.见:查元坤,戴永贵.现代美容外科学.北京:人民军医出版社,1995.394~418

〔3〕 Chang KN. Surgical correction of postliposuction contour irregularities. Plast Reconstr Surg,1994,94:126

〔4〕 Courtiss EH. Large-volume suction lipectomy:an analysis of 108 patients. Plast Reconstr Surg,1992,89:1068

〔5〕 Courtiss EH. Reduction mammaplasty by suction alone. Plast Reconstr Surg,1993,92:1276

〔6〕 Dillarud E. Suction lipoplasty a report on complications, undesired result and patient satisfaction based on 3511 procedures. Plast Reconstr Surg,1991,88:239

〔7〕 Gasperoni C. Rationale of subdermal superficial liposuction related to the anatomy of subcutaneous fat and the superficial fascial system. Aesth Plast Surg,1995,19:13

〔8〕 Grazer FM. Abdominoplasty and body contouring. In:McCarthy JG. Plastic Surgery. Philadelphia:W. B. Saunders Company,1990.3929~4028

〔9〕 Grazer FM. Atlas of suction assisted lipectomy in body contouring. New York:Churchill Livingstone,1992.1~401

〔10〕 Klein JA. The fumescent technique for liposuction surgery. Am J Cos Surg,1987,4:263

〔11〕 Klein JA. Tumescent technique for local anesthesia improves safety in large volume. Plast Reconstr Surg,1993,92:1085

〔12〕 Laub DRjr. Fat embolism syndrome after liposuction. A case report and review of the literature. Annals of Plastic Surgery,1990,25:46

〔13〕 Matarasso A. Abdominolipoplasty. A system of classification and treatment for combined abdominoplasty and suction-assisted lipectomy. Aesth Plast Surg,1991,15:111

〔14〕 Matarasso A. Liposuction as an adjunct to a full abdominoplasty. Plastic Reconstr Surg,1995,95:829

〔15〕 Newman J. International study of 63 073 liposuction procedures. Am J Cos Surg,1990,7:110

第三十六章　内窥镜在整形美容外科的应用

第一节　概述

(一)内窥镜整形美容外科的兴起

内窥镜技术是一项新的手术方法。内窥镜(endoscope)包括一个精细的导管,附有微型摄像机及光导纤维,能传输图像并显示在电视屏幕上。因此,临床中需通过人体上的小切口剥离出腔隙,以便插入内窥镜,使外科医师进行手术操作。如切开、剥离、电凝、冲洗、缝合、修复等,都可在显像屏幕监测下进行操作,从而代替了传统的手术野直视下进行手术。这也要求外科医师重新学习和经过初步训练,以使手眼协调,积累新的感官认识。

内窥镜技术应用于骨科、妇科、普外科、胸外科等已有十余年历史,其中包括关节镜(arthroscope)、腹腔镜(abdominoscope)、胸腔镜(thoracoscope)等,可用来施行胆囊摘除、阑尾切除、子宫切除、输卵管卵巢切除、输卵管结扎、子宫粘连松解、腹腔粘连松解、肺叶切除等。然而内窥镜用于整形美容外科不过几年。1992年9月,美国整形外科学会年会在华盛顿特区举行学术交流会,美国Vasconez等及其助手最早放映了额部内窥镜除皱术30例的录像带。同年11月在洛杉矶整形外科学会会议上,美国Isse作了内窥镜额部手术61例的经验报告。1993年9月,在巴黎举行的第十二届国际美容整形学术会议上,也有了7篇关于额、面除皱术的论文报告。内窥镜技术介入整形美容外科领域,逐渐为许多学者所接受并得到积极推广。Fodor认为这是整形外科发展中的又一里程碑,将同微血管吻合、颅面外科、组织扩张器等技术一样,必将促进整形外科的发展。随着应用内窥镜技术的整形美容论文报道的不断推出、国际间专题讨论会的不断举行,其应用范围日益扩大,传播也愈趋迅速。Toledo指出,显像-内窥镜技术尚在发展的早期阶段,对今后的整形外科将带来重大冲击。显然,这是一项减少手术损伤的划时代技术创新。整形外科医师熟悉的一部分传统操作将被闲置,新的内窥镜技术将有待掌握。

1994年6月,在上海举行的第二届全国整形外科学术会议上,会议主席作了内窥镜在整形外科应用的文献介绍,法国Marchac作了有关内窥镜面部整形外科的报告,并作了录像表演,首次将此项技术介绍到我国。1994年8月,在兰州举行的第十五届全军烧伤整形学术交流会上,第四军医大学西京医院作了内窥镜除皱术的临床应用报告。1996年该院发表了"内窥镜除皱术的临床应用",内窥镜的应用在中国有了起步。

另外,Bostwick、Eaves和Nahai合编出版了《内窥镜整形外科》一书,这是一部集中论述该项技术的专著。

总之,内窥镜技术应用于整形美容外科正在兴起和发展,虽然有些方法比较成熟,但对于手术成功的程度,仍需继续观察和验证后才能肯定。目前在整形与美容外科领域,已经应用内窥镜施行额部除皱术、中面部及全颜面除皱术、隆乳术及其相关的假体检查,还有挛缩包膜松解术、腹直肌松垂的腹壁整形术和辅助切取肌瓣等,其应用范围不断扩大并已进入技术探索阶段。

(二)掌握内窥镜技术操作步骤

掌握内窥镜新技术,手术医师都要有一个学习过程与时间,才能达到良好的手术效果。术者需要改变其原有的手术习惯,逐步适应在内窥镜下进行手术操作,特别是在使用内窥镜电视时,还需要适应在二维空间进行操作。

在内窥镜技术应用于患者之前,手术医师必须进行仔细的专门训练,包括:①熟悉内窥镜有关材料,如文献及设备等;②熟悉较细微的解剖层次知识,以适应内窥镜下要求;③在新鲜尸体上进行基本技术的操作训练,在内窥镜下辨认有关组织解剖;④从作内窥镜额部除皱、隆乳术入手,并应用于临床。

第二节　内窥镜整形美容外科的设备

内窥镜在临床医学上应用于体腔的诊治达百余年历史,皮下内窥镜应用亦有十余年,然而引起整形美容外科界的重视才不过 5 年,但其发展迅速,应用范围亦不断扩大。这除了内窥镜技术本身具有切口小、创伤少、术后恢复快、瘢痕少等许多优点为医师和患者乐于接受外,专用器械的研制也起了十分重要的作用,许多学者开展内窥镜整形美容技术,也总是与实用的特殊器械的制作相结合。

开展内窥镜技术所用的设备主要包括:内窥镜、显示系统、专用的内窥镜下手术操作器械,以及建立内窥镜手术室。

(一)内窥镜

一般选用直径 4mm 的内窥镜施行面部整形美容手术,镜头镜面向下倾斜 30°角。应用于躯干、乳房的内窥镜一般直径为 10mm(图 36-1)。

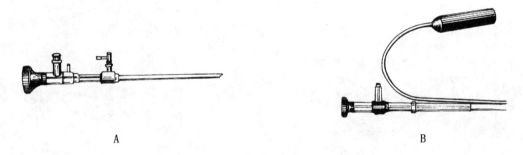

A　　　　　　　　　　　　　　　　　B

图 36-1　用于面部和乳房整形的内窥镜

(二)内窥镜配套装置

内窥镜配套装置包括光电转换系统、录像显像、光导纤维、冷光源等。

(三)内窥镜专用器械

内窥镜专用器械包括各种不同规格弯度的剥离器、持针器、拉钩、深部活检钳、电刀电凝头等,随各部位手术需要而略有差异。这些专供内窥镜下进行手术操作的工具,整形美容外科医师可根据原有的器械,加上自己的实践经验予以改进和创造。

(四)建立内窥镜手术室

在常规手术室基础上加以设置,如光源、电源、录像内窥镜系统及专用器械的保管、消毒、使用、清洗制度,同时将人员的训练及手术时手术组成员的位置等定型化,即建立了内窥镜手术室。

第三节　内窥镜额部骨膜下除皱术

内窥镜技术引进整形美容外科是从内窥镜额部骨膜下除皱术(endoscopic subperiosteal forehead lifting)开始的,国外已报道过多例,国内亦有开展,手术操作也日趋成熟。该技术适用于轻、中度额部除皱而不必切除头皮者。

(一)术前准备

术前进行常规查体及实验室检查。术前 2 日洗头,手术前晚及当日早晨用 1∶1 000 苯扎溴铵洗头 1 次。

切口周围头发可编成为数撮,用橡皮筋扎紧。选用直径 4mm 的内窥镜。准备配套的内窥镜显示系统及手术器械、深部电刀、电烙等。

（二）手术方法与步骤

1. 切口　于额部发际内 1～2cm 作正中及旁开 4～5cm 处 3 个纵形切口,各长 1.0～1.5cm,同时作鱼尾纹除皱和中面部除皱术者,在颞部发际内作 1.5cm 的斜切口,深达颞浅筋膜下。

2. 剥离与内窥镜下操作　从额部小切口插入剥离器,在帽状腱膜下剥离,抵眶上缘下 2～3mm,切开骨膜,在骨膜下剥离,到眉弓处,使整个额部腔隙相通。从另一个切口插入 4mm 直径、前端 30°角弯曲的关节镜。打开套管上的冲洗开关,边冲洗边吸出冲洗液,洗至液体清亮、视野清楚为止(或减慢冲洗速度),于内窥镜下继续行骨膜下剥离至鼻根、眶上缘和颞侧缘。此时术者左手持内窥镜(助手协助),右手操作。

3. 切断肌肉　通过内窥镜视野传输图像至显示屏幕指引下操作(图 36-2),先从前正中线处向上横形切开骨膜,把眉间降肌与鼻根处皮下组织分开,两侧面达皱眉肌。把眉间降肌前外侧连至额肌肌腹的纤维切断,取出一段,避免损伤周围组织。

处理皱眉肌:皱眉肌起自上颌骨鼻突眶缘,相当于上睑眼轮匝肌内侧上部、深部肌纤维处。在内窥镜下将它从内侧眶上嵴处的止点剥开,仅剥开此肌的内侧半。仔细剥离并查出此肌内、外侧半之间的滑车上神经,神经外侧有较大的静脉,故仅将皱眉肌的内侧半骨附着点处切断、钳出。松解其与额肌肌腹的联结。这些操作一步一步进行,避免损伤滑车上血管神经束。在内眦稍上方切断部分眉间降肌和帽状腱膜(图 36-3)。

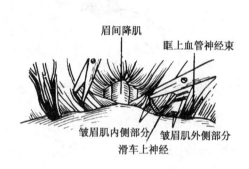

图 36-2　内窥镜下所见额部帽状腱膜下结构

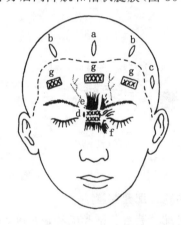

图 36-3　切除部分眉间降肌,保护滑车上神经
a. 正中切口　b. 正中旁切口　c. 颞部切口　d. 横断并咬除眉间降肌　e. 切断皱眉肌或自骨膜上分离其止点　f. 切断部分眉间降肌和眼轮匝肌　g. 额肌必须作交叉切口并咬除之,使肌力减弱

额肌肌腹的处理是为了矫正额部皱纹和眉的不对称,仅达到使肌力减弱的目的,共有 3 处。中间者位于眉间降肌和皱眉肌上方 1.5～2.0cm 处以上,作横切口或许多纵横交叉切口,两侧的对应部位亦作同法处理。皱纹重者才钳除部分额肌。行压迫止血与电凝止血。

4. 颞眶骨膜分离　经颞部发际内 1.5cm 斜切口,自颞深筋膜浅、深层之间向下剥离至颧弓上方,于颧骨前及后的骨膜下分离,于额部切口内剥离眶外侧颞眶区骨膜,提紧并切除部分颞部头皮,悬吊缝合颞浅筋膜至颞深筋膜、骨膜或骨钻孔上。另外,还要经额部小切口,向顶枕部作帽状腱膜下剥离,把额顶头皮向枕部滑行 2cm 左右,使额部皮肤和眉区上提。

5. 头皮牵引及固定　在颞部、额部切口的颅骨上钻孔,注意避开矢状窦,将额部帽状腱膜、颞部颞浅筋膜及颞深筋膜向后与颅骨钻孔区锚状固定。在法国,常采用组织胶固定。

6. 术后包扎　术后包扎时将头皮尽量向枕部推进,使额部皮肤绷紧、皱纹舒平,负压引流 24 小时。额部用平坦纱布适当加压及全头部加压包扎 7～10 天。

额部骨膜下除皱术能矫正额部皱纹、眉间皱纹、鼻根皱纹及眉下垂,其依据是通过皮肤和肌肉的位置改变与肌力调整,使之达到额眉除皱及眉区提紧的效果,呈年轻化外形。

本方法的优点是,切口小、术中失血量少、损伤轻、瘢痕少,没有或较少发生发际内切口的瘢痕性秃发,易被就医者接受。内窥镜指引下切除部分皱眉肌、眉间降肌及部分额肌,视野清楚,操作准确,可避免损伤知名神经及血管,术后不遗留额部及头皮的感觉障碍,减少了术中损伤,且静脉和淋巴管不受损伤,术后水肿轻、消肿快、恢复快。手术效果证明,该法较传统的冠状切口额部除皱术有许多优点,值得推广施行。

第四节 内窥镜颜面部除皱术

经过近几年的探索阶段,内窥镜下作中、下面部除皱术不断有所进展,其中以 Ramirez(美国)、Campo(墨西哥)为代表。其共同特点都是在内窥镜额部除皱术的基础上,发展为内窥镜面部除皱术(endoscopic facelifting),并可作为一项独立的手术。其次,两者都是以内窥镜辅助,作骨膜下面部除皱术,也就是说,骨膜下剥离逐渐成为颜面部除皱术的发展趋向。Ramirez(1994)认为,内窥镜技术与面部骨膜下剥离除皱的结合,是理想的必由之路。Campo(1996)报道,在过去 12 年内作过几种骨膜下除皱术,证明此法能有效地改变组织结构,包括深部组织重新定位、恢复皮肤适当的张力,以及矫正眼睑、颊和颈部老年化的特殊标志。移动多种组织至原来在骨面附着的位置,能重建其张力及体积,并完整地恢复皮下组织的形态及皮肤的活动,保持其自然表情。应用内窥镜技术,已取得与开放切口同样优良的效果,并且省去了冠状切口和切口瘢痕,以致冠状切口法仅适用于需要切除额顶头皮,或向前推进头皮缩短额部发际与眉间距离的病例。

(一)适应证

主要适用于青、中年人,仅有轻度的面颊皮肤松弛,无明显的皮肤过多,以及面部肌肉有松弛而无过剩者。颌下、颏下有脂肪堆积者不必受限制。

然而在临床上,国内外有经验的整形外科医师则是采用内窥镜下除皱术加直视下面部除皱术,即:上半面部采用内窥镜下除皱术,下半面部采用直视下 SMAS 及皮肤提紧除皱、颏下区脂肪抽吸。

(二)颜面部除皱术骨膜下剥离的基本步骤

除皱术包括骨膜下剥离(图 36-4)、深部组织提紧和悬吊以及间接的皮肤牵引。耳前、耳后皮肤过剩松弛者,施行皮下小范围剥离,作必要的切除,不必拘泥于不切除皮肤。另外,在颜面部除皱中,临床上应视患者具体情况,选择施行额部除皱、上面部除皱(包括鼻小柱平面以上)、中面部除皱(不包括额部)、全颜面除皱以及面颈部除皱等方法。在这些手术操作中,内窥镜下操作只是一部分,其余与传统方法相似。下面叙述骨膜下剥离步骤。

1. 切口 切口有下列几种,根据不同手术范围进行选择:①额正中切口、旁正中切口及颞部斜切口,均同额部除皱术。②上齿龈沟切口,与唇裂修补术者相同。该切口可用于部分病例的骨膜下剥离。③必要时可作下睑类似睑袋切口。④耳上方切口。

2. 骨膜下剥离技术 ①作上面部除皱者需通过额部正中切口和旁切口,作额部骨膜下剥离直至眶上缘。②从正中切口插入内窥镜,横向剥离骨膜,由额眶外侧缘至对侧额眶外侧缘面。③按前述额部除皱术方法处理眉间降肌、皱眉肌。④从颞部切口进入,作颞部深、浅筋膜间剥离,抵颧弓上缘 1cm。⑤从上齿龈沟切口剥离颧部、下眶缘,保护眶下神经从其两侧骨膜下剥离。⑥通过耳上切口,于骨膜下由后向前剥离。以上步骤见图 36-5。⑦然后从颞中央切口插入内窥镜,观察颧弓的骨膜剥离。此时可让助手扶持内窥镜,术者从另一个切口伸入钳、剪,切开颞深筋膜的浅层,直抵颧弓上缘。切开骨膜,骨膜下剥离整个颧弓。注意一定要在骨膜下,才不会伤及其下缘的面神经额支。此时剥离的腔隙已与上述齿龈沟切口和耳上切口剥离的腔隙相通,于是颞顶筋膜和颞筋膜皆从其附着点剥开。⑧在颧弓下方改用钝圆形剥离器,剥离 SMAS 和咬肌之间,抵颊部下1/3区。

这样,所有中面部表情肌群完全松解,颞深筋膜的浅层已剥离,骨附着点已剥开。由于表情肌得到松动,能更好地使中面部软组织移位,可以牵拉颞深筋膜向上外方,带动 SMAS 上提。

经过这些剥离操作后,应十分重视查证两侧面部的剥离范围对称与否,务必使其松动性一致。查证的方

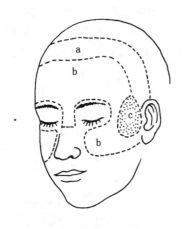

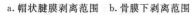
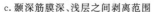

图 36-4　骨膜剥离区域

a. 帽状腱膜剥离范围　b. 骨膜下剥离范围

c. 颞深筋膜深、浅层之间剥离范围

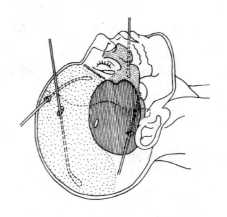

图 36-5　内窥镜骨膜下除皱的范围

法为剥离时是否达到皮肤上的剥离界线,用骨膜剥离器探查腔隙范围,以及用内窥镜观察,再就是牵拉两侧中面部软组织,看是否能向外上方提拉至对称位置。重复查证完毕才进行下述步骤,进行分段悬吊。

(三)分段悬吊

1. 作睑袋整形切口,取下睑缘下切开,剥离睑板前皮下组织,钝性剥离眼轮匝肌下缘,抵上唇提肌群,内侧达眶下神经,外侧至颧肌。把这些肌肉缝合固定至眶下缘骨膜。有时需要将肌肉缝合固定并上提至眶下缘的骨钻孔上。这样便使鼻唇沟和颊内侧区得到悬吊。

2. 作颊外侧组织的悬吊,即借助于面颊侧方的 SMAS 提紧,这部分手术在直视下完成,手术较为彻底并且安全,应注意避免损伤面神经。

3. 从颞中央切口伸入内窥镜,钳取颞深筋膜浅层上缘向上外提拉,侧面部皮肤及其深部组织皆随之提移向上外方,予以悬吊缝合固定,在小切口的内窥镜下,此操作不易。

4. 通过耳上切口把颞深筋膜浅层缝至颞肌 2～3 针,但不要使耳部皮肤皱成团。如果耳前皮肤过剩,可予以切除缝合。

5. 检查眉上提是否至需要的高度,可用头皮悬吊、推进头皮向后或包扎时提拉额部等矫正。

(四)上、下眼睑处理

由于颊部已有不同程度的提升,致下睑皮肤富余,切除它相当于通常睑袋整形术切除皮肤量的 60%～80%。中面部组织的提升加强了眶隔的张力,眶脂回纳,大多数病例已不必再作眶脂切除。

由于额眉及上睑已上提,因此只有上睑眶脂明显增多者才作小切口来将其切除。通常只是当皮肤和眼轮匝肌多余时,才用传统的上睑切口。

(五)颊下部和颈部处理

颊下部和颈部皮肤松弛较轻者,与通常的颈部除皱术方法相同。松弛较明显者,在耳后乳突区作切口,分离并提紧颈阔肌。有脂肪堆积者,可作颏下区颈部吸脂。尚可在下龈沟作 1～2cm 切口,行颏部骨膜下剥离,注意勿伤及颏神经。这样就把颏部肌群和颈阔肌上部、内侧延伸部分松解,以便拉颈阔肌向后,改善颊下部和颈部的表情与皱纹,松弛的颈阔肌得到适当的固定缝合。

修整耳垂区皱褶,切除多余皮肤并修整之。

酌情剥离耳前腮腺区、下颌角颈区皮下的 SMAS 层,作 SMAS 提紧及修整多余皮肤后缝合。

(六)手术并发症与效果

根据 Avir 等报道,由 4 个国家 4 名医师对施行的 545 例骨膜下颜面除皱术者进行了较长期的随访,其具体并发症有:①面神经额肌支永久性损伤为 2%,暂时性损伤者为 6.5%;②头皮出现秃发区为 0.3%,出现宽而紧的瘢痕为 3%;③皮肤发痒为 56%;④外观不对称为 0.3%;⑤上唇暂时感觉不良为 10%。罕见的并发症包括:上睑下垂、睑外翻、眼球干燥症各为 1 例,复视、感染各 0.3%,暂时性的笑时两侧不对称为 1%。

由此可见,并发症是少的,其效果也证明了内窥镜骨膜下颜面部除皱术的开展,明显限制了冠状切口除皱术的适应证。

总之,骨膜下颜面部除皱术是有效、可靠、可重复和安全的手术。

第五节　内窥镜在乳房美容整形的应用

一、内窥镜隆乳术

内窥镜隆乳术(endoscopic augmentation mammaplasty),传统的是腋部切口隆乳术,其优点是切口隐蔽,缺点是盲目下剥离腔穴及胸大肌起点,从而导致隆乳效果欠佳。如不对称或偏高,是因盲目操作往往难以确切地在胸大肌下剥离乳房内下象限所致。盲目剥离亦会明显增加术中失血量,加重术后的疼痛、水肿和瘀斑。即使改用乳晕缘切口,仍然是盲目下操作。

内窥镜隆乳术可在胸大肌下明视剥离腔穴,看清楚胸大肌起点和胸前筋膜,使其能准确地被剥离,避免过多超出乳房下皱襞,对改善乳房假体的安放位置及防止轻度下垂或不对称均有帮助。

(一)手术方法与步骤

1.术前患者取站立位,于乳房下皱襞下方1.5～2cm处作出弧形标记,为胸大肌下隆乳术剥离腔穴的下限。

2.行全身麻醉。患者平卧,两上肢外展90°,固定于木板上。消毒铺巾后显露乳房及周围手术野,必要时面颈部亦予消毒,以使术中患者转头向左、右侧而不污染手术野。

3.于腋顶部下方腋中线处顺胸大肌外侧缘下方作2.5～3.0cm的横切口,分离皮下组织抵胸大肌外侧缘筋膜。切开筋膜,显露胸大肌外侧缘深面。先用手指分离肌肉,再用尿道扩张金属探条作胸大肌下钝性剥离,初步造出腔穴。

4.插入内窥镜拉钩,提举胸大肌,再取直径10mm、前端呈30°角斜面的直视内窥镜,经拉钩下面的圆筒内插入。另取一个短筒插入切口,防止切口过于挤紧,通过此短筒内插入电烙器具,即可进行内窥镜下操作(图36-6)。

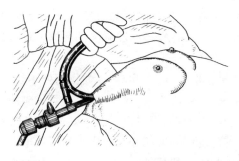

图36-6　内窥镜下隆乳术

5.自胸大肌下缘中段起,逐渐用电刀向下缘切断肌肉起点,亦切开肌肉前面的胸大肌筋膜,全露出黄色的乳腺腺体-脂肪组织即止。注意距胸骨外侧缘0.5～1.0cm附近时,仔细辨认胸廓内动脉的皮肤穿支,予以保留,若损伤则作电烙止血。

6.转回胸大肌下缘中段处,分离腔穴下方达乳房下皱襞外2cm。向腔穴外侧电切剥离,仅达乳腺腺体外缘,不可达胸大肌外缘,以避免损伤4～5肋间神经皮支,保护乳头感觉。分离至乳房外缘、下缘时,手术医师会感到组织变薄了,表示腔穴外侧宽度已经足够。提防电烙烙及皮下脂肪和真皮,造成皮肤Ⅲ度烧伤点。

7.检查腔穴情况,冲洗、电烙止血。至此,内窥镜下操作即告完成。取盐水充注式乳房假体沿注液管卷起,经切口送至腔穴内。必要时可用金属探条协助展平假体。根据选定的假体容量注入生理盐水180～220ml,加地塞米松 2mg,对比两侧乳房大小,确认对称后拔除注液管。如位置不对称,可排液、取出假体,重新插入内窥镜检查腔穴四周剥离程度,作相应的修整。

8.当认为假体的位置及两侧大小对称后,分层缝合切口,腋部及乳房区加压包扎。可以不放负压引流管。术后 7 天拆线。

(二)术中说明

1.施行右侧隆乳术时,术者站于患者右肩背方向,进行内窥镜下操作较为方便。但右撇子作左乳房手术时,操作往往不够顺手。

2.为了进行内窥镜下剥离,助手提举拉钩费力时,野平久仁等在手术台旁竖起三关节式装置,以供调整和固定拉钩位置、减轻助手劳动强度。

3.内窥镜隆乳术初期需 3.5 小时左右完成。随着操作的熟练与定型,可减少至 1.0~1.5 小时内完成,一侧隆乳的内窥镜下操作约 20 分钟左右,其余操作与传统的腋下进路相同。

4.内窥镜隆乳术并发症少,如血肿很少、两侧隆乳不对称可设法避免、术后肿胀轻且恢复快,该法有较多优点。

5.虽有文献报道经脐上缘小切口,用腹腔镜经剥离隧道至乳腺筋膜下作隆乳;或经腋部切口行胸大肌前隆乳术,然而为了保护乳腺腺体,选用腋部切口作胸大肌下内窥镜辅助的隆乳术是切实可行的方法。中国年轻女性乳房比西方人小,整个形态亦较小,内窥镜下腋路胸大肌下隆乳法是恰当、易行的。另外,经腋部切口,术后可早期按摩乳房。

二、隆乳术后的内窥镜假体检查与挛缩纤维囊切开术

采用充注式乳房假体或硅胶乳房假体作隆乳术后,常见的并发症为假体渗漏(或破裂)和包膜囊纤维化挛缩致乳房硬化。隆乳术后应用内窥镜技术,主要是为检查硅胶乳房假体有否渗漏,以及作内窥镜挛缩纤维囊切开术(endoscopic incision of contracted fibrocapsule)。

沿原切口(腋部、乳房下皱襞或乳晕等)作 10mm 切口,剥离皮下抵囊膜(有时需分离开胸大肌)。保留周围囊膜,避免损伤假体而不用电烙切开。切开囊膜,取出套管,放入内窥镜(4mm 直径、前端呈 30°角斜面的关节镜)及其微型摄像机。囊内充注液体使之扩大,靠冲洗抽吸清除血液及组织碎片。

先看囊膜,薄的囊膜呈浅红色,膜外的腺体脂肪组织及血管清晰可见,增厚纤维化的囊膜呈灰白色,缺乏红润。囊膜越厚,所见到的变化越多。

完整的硅胶乳房假体表面光滑,保持透亮而反光。如假体表面有硅胶溢出,则溢出处有很薄的硅胶附着,相对应的囊膜变为混浊,不再是粉红色。但在完整的和破损的假体上均可出现许多小水珠,所以这不是假体渗漏的专有表现。检查完毕,则重新改换假体。

内窥镜下亦能安全地施行挛缩囊膜切开术。为此,需要加作两处小切口,一个供牵引假体和抽吸,另一个供电烙电切。诸切口间分开一定距离,以便检查某一特定部位并可作囊膜切开术。吸引器是钝头的,又可作拉钩使用,它向近端斜形开口,故不会把假体抽吸至管内。在内窥镜直视下,把电切头插入至实施囊膜切开处。术者一手持电刀,另一手压及乳房皮肤与电切处相对应。当压摸电刀尖时,可感知并判断乳房组织的厚度。助手一手扶住内窥镜,另一手作抽吸。然后一步步把囊膜按所需的方向切开,可呈弧形由一个乳房象限起弯向对侧,作出许多条松解切口。

完成囊膜检查与切开后行电烙止血,拔出各种器械管和内窥镜,缝合切口,放负压引流管。

迄今为此,文献上关于内窥镜作囊膜切开术的报道还不是很多,经验还不够丰富,尚需不断实践和积累经验。

三、内窥镜乳房缩小整形术与乳房悬吊固定术

(一)适应证

应用内窥镜乳房缩小整形术(endoscopic reduction mammaplasty)与内窥镜乳房悬吊固定术(endoscopic suspending mastopexy)尚在探索阶段。Faria-Correa MA(巴西)于 1992 年 11 月进行了这方面的尝试,两

年多时间内共56例。适应证主要为乳房轻度下垂（Ⅰ度、Ⅱ度）而没有明显肥大、皮肤弹性良好而无明显皱缩的青中年女性；其次是年轻女性两侧乳房大而不对称者。因此要严格选择适应证。

（二）手术方法与步骤

患者取平卧位，按隆乳术安排手术组及有关显像内窥镜设备。手术床应能摇起，使患者在术中可取坐位。

竖起乳房呈圆锥体，标出乳房基底与胸大肌筋膜的底线，向上再标出乳房基底拟予切除的增大部分，形成皮肤上两个环形标记线。若仅作乳房悬吊固定术，则小切口在乳房下皱襞；如计划作乳房缩小整形术，则切口选在乳房增大区切除线（皮肤标线上环）附近，高于乳房下皱襞。

麻醉以取硬膜外阻滞麻醉为佳。为减少出血，加1∶50万肾上腺素的冷生理盐水作乳房基部切除区局部麻醉，达胸大肌浅面。

1.切口　在乳房下皱襞处作两个1～2cm切口，必要时可在腋部作第3个切口，以利于施行腺体组织切除和缝合结扎。

2.剥离　提起乳房呈圆锥状，经切口伸入组织剪作乳房与胸大肌筋膜间初步剥离，再用金属尿道探子剥离及手指探查、剥离。乳房后剥离的腔隙要足够大，以使下垂的乳房由胸壁外下方推移至内上方。亦可借助内窥镜下检查、钝性剥离和电烙止血，并从另一个切口伸入长而较窄的拉钩将乳房组织提高，与乳房顶部外提拉结合。

3.乳房组织切除　在内窥镜下将乳腺基底部分切除，保留其中段及顶部，不伤及乳腺管。所用内窥镜为关节镜，它的内筒套入外筒可以旋转，两者皆有侧口，当乳房组织突出于筒口中时，靠抽吸加旋转截切将它切下。若乳房组织内纤维组织多，过于坚韧而切除困难，可改用刀切、剪切或电烙切除。按设计范围切除圆锥形乳房的底部，乳房的功能和感觉均可保留。乳房的上端切除少一些或不切除，但朝向腋部处可以切除。行内窥镜切除乳房底部及腋部时，可以从提、推乳房去感知乳房体积在缩小。一旦达到切除范围的设计线，则重塑乳房呈新的外形。

4.乳房的悬吊固定　止血后即作乳房的悬吊固定，目的是把乳房缝合固定于胸大肌筋膜上。此时改用腹腔镜的持针器进行缝合。应注意在悬吊固定乳房的上部边缘10、12、2点钟处、其他边缘及基底部置许多缝合点，使乳房组织贴于胸壁，数周后乳房基底与胸大肌筋膜之间的瘢痕成熟，将使乳房永久悬吊固定于该区，呈上提状态向前突起（图36-7）。

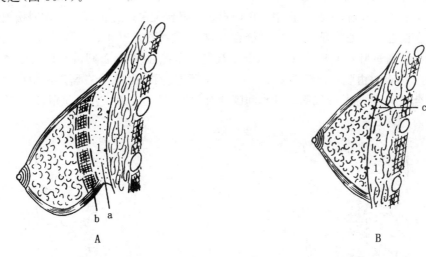

图36-7　内窥镜下乳房缩小及悬吊整形

a.宜切除的乳腺增生部分　b.体表的标志区及缝线固定位置　c.乳腺组织固定于胸壁

5.包扎与术后处理　置负压引流，48～72小时后拔除，可选用朱昌等提出的隆乳术后外固定改进法，用透明粘胶带重新塑形乳房，再加塑形乳罩悬吊，至术后2～3周。后者还应长期配戴，有助于术后的远期效果。

（三）手术评价

乳房因组织增生，重量大而下垂，经过内窥镜施行乳房缩小整形术与悬吊固定术，术后效果持久与否，不单取决于手术方式本身，同时也随医师掌握的技术程度而异，亦与乳房皮肤弹性如何、重量如何及患者自我感觉而异。一个重要的因素是,在术后应重视乳房的塑形包扎,持续使用半杯状乳罩。乳房轻度下垂者和年轻人作此手术的远期效果较好。术后可保留乳腺腺体功能而皮肤瘢痕少。

第六节 内窥镜在腹壁整形的应用

内窥镜腹壁整形术(endoscopic abdominoplasty)已有 4~5 年历史,其中以 Faria-Correa MA(巴西)和 Johnson(美国)为代表。按腹部皮肤、脂肪堆积和腹部肌肉筋膜变化的程度不同,操作上亦各有差异,至今已积累了一定数量的病例。如同其他部位的内窥镜整形美容术一样,内窥镜腹壁整形可进行精细的手术操作,切口小,组织损伤少,遗留瘢痕少,从而达到腹壁整形美容的目的。有些学者为此还设计制作了一些适用器械,如螺旋状的缝合器、改进的内窥镜持针器、经皮缝合装置及带光源的内窥镜拉钩等。关节镜和腹腔镜及其有关附件,仍然很常用。

(一)适应证

怀孕生产后轻、中度腹壁畸形,包括腹壁皮肤仍具弹性,无明显皱纹或过剩者;轻度的皮下脂肪堆积;轻度或中度的腹直肌松弛,脐周围稍下垂,都为施行内窥镜腹壁整形美容术的适应证。因此,施行手术时,必须一例一例地对皮肤、皮下脂肪和肌肉筋膜状态作出判断。

(二)手术方法与步骤

1.切口 患者取平卧位,两上肢外展,安排好手术组成员及录像内窥镜设施。画出耻骨上阴毛内横形切口线 2.5cm,脐部作四边形或"Y"形切口。在皮肤上定出腹壁前正中线、脂肪堆积范围、经耻骨上和脐部切口的吸脂方向、左右侧腹直肌边缘,以及正中线两侧腹直肌及其前鞘纵形劈开的预定范围。

2.腹壁吸脂术 通过耻骨上及脐部切口,进行常规的腹壁皮下层吸脂术,保护血管、神经穿支。

3.腹直肌处理 完成吸脂后,经切口剥离达腹直肌前鞘。脐周围需保留一些软组织蒂,以预防脐坏死。然后沿正中线剥离,由耻骨上经脐至剑突下,可在直视内窥镜下施行,并在镜下剥离至腹直肌外缘,形成大的内窥镜操作腔隙,作必要的电烙止血。用长的 0 号尼龙线或 1 号丝线,由耻骨上经脐至剑突下小切口,中段缝至白线数处,拉紧、固定于皮肤外,作为腹壁正中线在内窥镜下操作腔隙的标记线。为加固松弛的腹直肌,下一步将腹直肌左右侧在接近中线处分开,再作皱褶缝合。用粗尼龙线作水平半褥式连续缝合,逐步拉紧腹壁,把结打在腹直肌前鞘内。通过耻骨上和脐部切口,能直视缝合则在直视下,否则需利用内窥镜下操作,以供照明、提拉腔隙及缝合。缝合时由耻骨上缝至脐部,再由剑突下缝至脐部。汇合在脐周围中线时,软组织往往多余而隆起。连续缝合完毕,再在其缝线间隙处作间断缝合加固,尽量拉紧腹直肌前鞘,以缩紧腰围,缝线结仍然作在腹直肌前鞘内(图 36-8)。

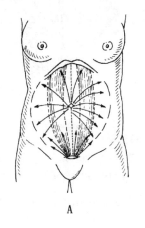
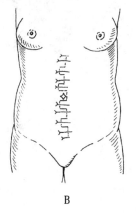

A   B

图 36-8 内窥镜腹壁整形

4.脐部处理 内窥镜下检查前鞘缝合情况、操作腔隙范围止血情况及吸脂术边缘是否平整,予以必要的补充处理。冲洗腔隙,修整脐周围切口的皮肤、皮下,作脐部皮肤→腹直肌前鞘→切口边缘皮肤的间断缝合,形成位于中线的耻骨至剑突中点的脐眼。然后拔除前正中线的标记缝线。

　　5.术后处理　脐部用纱布填平,负压引流 4～7 天,防止血浆肿,用弹性带包扎 3 周,腹壁需继续塑形包扎 2～3 个月。6 周内减少重体力劳动,预防会增加腹内压的疾病如咳嗽、便秘等,但可逐步进行腹肌运动的训练。

(钟德才)

参考文献

〔1〕艾玉峰,钟德才,鲁开化,等.内窥镜除皱术的临床应用.中华整形烧伤外科杂志,1996,12:243～244

〔2〕钟德才,鲁开化,艾玉峰.内窥镜美容整形外科的兴起与发展动向.中华整形烧伤外科杂志,1995,11:449～451

〔3〕野平久仁彦,新富芳尚,山本有平,他.内視鏡を用いた経腋窩法による大胸筋下乳房増大術.形成外科,1995,38:905～910

〔4〕Abramo Ac. Full facelift through an endoscopic approach. Aesth Plast Surg. 1996, 20:59

〔5〕Antonio F del campo, Lucches, Maria del PCL. The endo-facelift, basics and options. Clinics Plast Surg. 1997, 24(2):309～327

〔6〕Correa MAF. Videoendoscopic subcutaneous techniques for aesthetic and reconstructive plastic surgery. Plast Reconstr Surg. 1995, 96:446～452

〔7〕Daniel RK, Tirkanits B. Endoscopic forehead lift:an operative technique. Plast Reconstr Surg. 1996, 98:1148～1157

〔8〕Dowsden RV, Anain S. Endoscopic implant evaluation in capsulotomy. Plast Reconstr Surg. 1993, 91:283～287

〔9〕Fodor PB. Endoscopic Plast Surgery. Aesth Plast Surg. 1994, 18:31～32

〔10〕Ho LCY. Endoscopic assisted transaxillary augmentation mammaplasty. Br J Plast Surg. 1993, 46:332～334

〔11〕Howard PS, Oslin BD, Moore JR. Endoscopic transaxillary submuscular augmentation mammaplasty·with textured saline breast implants. Ann Plast Surg. 1996, 37:12～16

〔12〕Ramirez OM. Endoscopic full facelift. Aesth Plast Surg. 1994, 18:363～370

〔13〕Scheflan M, Millard GF, Gornette B, et al. Subperiosteal facelifting, complications and the dissatisfied patient. Aesth Plast Surg. 1996, 20:33～36

〔14〕Vascoonez Lo, Core GB, Gamboa M, et al. Endoscopic technique in coronal facelifting. Aesth Plast Surg. 1994, 18:106

第三十七章 手的解剖、检查及功能评定

第一节 手的功能解剖

人类的手具有非常精确而又复杂的功能,其相关解剖包括臂丛神经以及从肩胛带到指端的各类结构。以下结合本专业特点仅介绍腕和手部的功能解剖。

一、手的功能

(一)手的姿位

1.休息位 当睡眠或休息时,前臂及手部肌肉松弛,此时手呈现出一种特殊的自然状态,称之为休息位。表现为腕关节背伸 10°～15°,轻度尺偏,拇指尖靠近示指远侧指间关节桡侧,其余四指呈半屈状,且指尖指向舟骨结节(图 37-1)。当被动屈、伸腕关节时,各手指将随之出现相应的伸、屈动作。正确了解手的休息位及其变化是诊断和治疗手部伤病的重要基础。如某指屈肌腱断裂,该指在休息位时不是半屈反而伸直,当用腱移植术修复屈肌腱时,将手指的位置调节到休息位作吻合,其张力最佳。

2.功能位 是能最大限度发挥手的功能的体位。此时腕背伸约 25°～30°、尺偏 10°,掌指关节屈 30°～45°,近侧指间关节屈 60°～80°,远侧指间关节屈 10°～15°,拇指的腕掌关节充分外展,拇指呈对掌位,其他四指分开。如将一个网球握在手中,即可基本体现出功能位的状态(图 37-2)。在临床工作中,手部骨折的复位或指关节融合均应置于功能位。

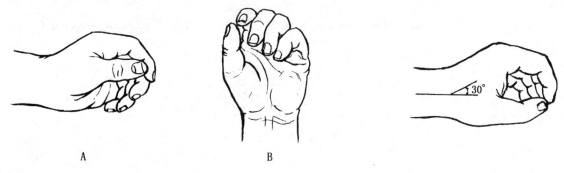

A   B

图 37-1 手的休息位   图 37-2 手的功能位

(二)手的运动功能

1.捏持 是手指的精细动作,包括指腹捏持、指尖捏持和拇、示指的侧方捏持,以及多指的抓捏、旋扭等动作。

2.握 是手指和手掌用力屈曲的结果,用于粗重工作时。

3.提 是手指用力屈曲持物的动作。

4.夹 即两手指彼此靠近持轻细物体的动作。当伸直夹物时,主要是骨间掌侧肌收缩;当指关节屈曲夹物时,则是骨间掌侧肌和屈指肌共同收缩的结果。

5.推 即腕关节背伸,手掌触物,前臂和上臂肌肉共同用力的动作。

6.弹拨 是指端突然而急剧的屈、伸动作,可两指协同,也可单指进行。多见于某些弦乐演奏及生活动作中,与指甲的存在关系较大。

了解手的动作,除用于手伤病时体检外,还在手康复的作业训练中具有重要意义(图 37-3)。

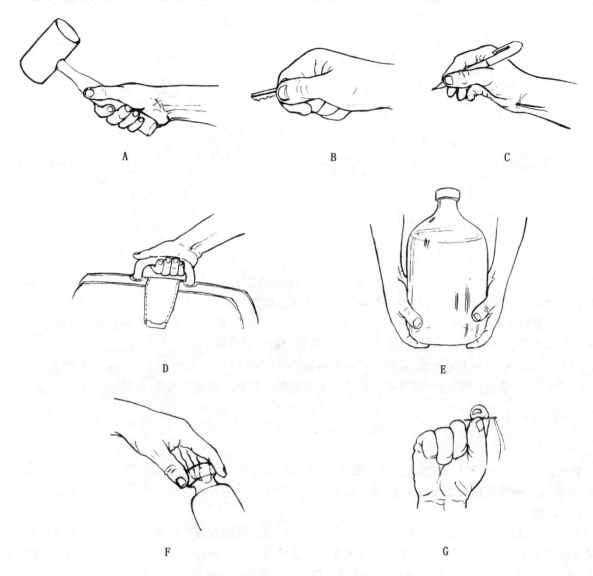

图 37-3　手的各种动作
A.握　B.旋　C.执　D.提　E.搬　F.拧　G.捏

(三)手的感觉功能

手掌侧的感觉,特别在指端是人体最为敏感的部位,有利于发挥手的复杂功能。手除了具有灵敏的痛、温、触、压等感觉外,实体感觉是其特殊之处。实体感觉是上述各种感觉以及生活经验积累,通过大脑综合分析后的一种特殊功能,使人类能在不用眼看的情况下,仅靠手的接触就可辨别出是何种物体,并做一些精细动作。当指腹皮肤缺损行皮片移植术后,有可能恢复粗大的感觉,但实体觉却不能恢复。强调手的感觉功能,是为了在手损伤后的修复手术中重视感觉神经的修复。

(四)手的功能分区

从手的结构和功能来看可划分为 3 个部分:①Ⅰ区包括拇指及大鱼际区,主要是对掌、对指功能。②Ⅱ区包括示、中指及相应的 2、3 掌骨,可协同拇指的对指功能;又因 2、3 掌骨相对固定,其纵轴与桡骨纵轴接近重合,故起到了力的传递作用。③Ⅲ区包括环指、小指、小鱼际区及第 4、5 掌骨,其主要功能是加强握力,形成横弓(图 37-4A),也有将其分为 4 个区的(图 37-4B)。

(五)手功能的特殊性

1.利手与非利手的功能差异较大,这在手功能重建及医疗鉴定中有一定意义。

2.手的部分性功能障碍,其代偿能力较强,尤其是小儿期发生的部分性功能障碍,成年后往往出现令人

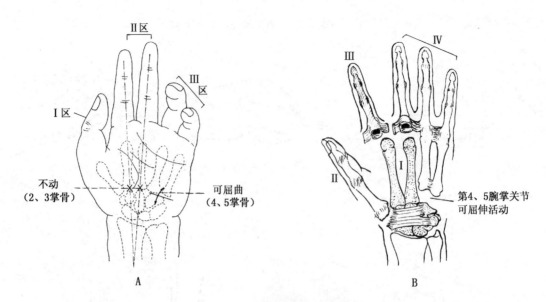

图 37-4　手的功能分区

惊异的代偿效果。故对小儿进行复杂的手部功能重建术宜慎重。

3.前臂旋转功能的好坏直接影响手功能的正常发挥,在处理前臂损伤时应注意保护旋转功能。

4.与下肢假肢的效果相比较,目前尚无能恢复手部功能的理想假手。

5.上肢短缩(特别是上臂短缩)对手功能的影响较小,这与下肢短缩时对功能的影响大不相同。

6.利用肌腱、肌肉、神经移位或移植术重建手部功能的研究和应用较下肢多,也更为深入。

二、手的表面解剖

(一)指纹

手指腹的皮纹各不相同,有强化指腹感觉等作用,是刑事侦查中的一项重要依据。随着指端修复中植皮及皮瓣的广泛应用,可使指纹发生变化,因而成为法医鉴定中一个值得注意的问题。

(二)掌纹

手指近、远侧指间关节处皮纹基本与关节线平行,指根部皮纹则在近节指骨基部水平,远离掌指关节,远侧掌横纹则与掌指关节水平相近。掌中横纹是掌浅弓血管的弧形最高点。大鱼际皮纹与中指尺侧纵轴线的交点,相当于掌深弓血管的远端和正中神经大鱼际肌支分支处。近侧腕横纹平行于桡腕关节面(图 37-5)。在掌纹的深面缺乏皮下组织,直接与屈肌腱鞘相连,故此处的切割伤往往累及腱鞘及屈肌腱、关节囊。

(三)鼻烟窝

腕关节在中立位,拇指背伸,轻度外展,于腕背桡侧可见一尖端向远侧的三角形凹陷。其尺侧缘为拇长伸肌腱,桡侧缘为拇短伸肌腱,远端是第 1 掌骨基部,近端为桡骨茎突,底部为大多角骨及舟骨结节背侧。在此窝内有头静脉、桡动脉浅支及桡神经的拇指皮支(桡神经浅支)经过(图 37-6)。当上述肌腱断裂,鼻烟窝轮廓变得不清晰,而舟骨骨折时,鼻烟窝肿胀,并出现压痛。

(四)腕掌侧肌腱

腕关节于中立位,用力握拳,此时在腕横纹处可见到或摸到几根弦状隆起的肌腱:正中最明显者为掌长肌腱,其桡侧为桡侧腕屈肌腱,前臂尺侧缘为尺侧腕屈肌腱;在尺侧腕屈肌腱和掌长肌腱之间为中、环指的指浅屈肌腱。正中神经则位于掌长肌腱与桡侧腕屈肌腱之间,且略偏掌长肌腱侧,其位置较浅,作腕部正中神经阻滞时应注意此点。尺神经和尺动、静脉位于尺侧腕屈肌腱桡侧,桡动脉位于桡侧腕屈肌腱桡侧(图 37-7)。

(五)肌性标志

手掌桡侧隆起是大鱼际肌,尺侧为小鱼际肌,手背各掌骨间为骨间背侧肌。当正中神经或尺神经损伤后,这些肌肉相应地萎缩。

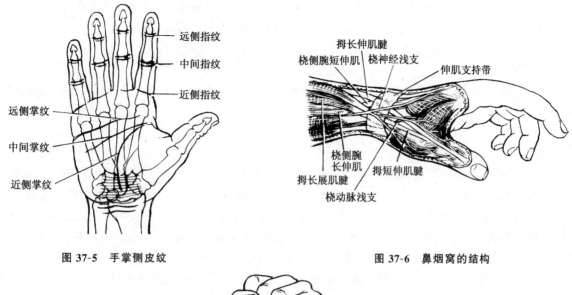

图 37-5　手掌侧皮纹　　　　　　　　　图 37-6　鼻烟窝的结构

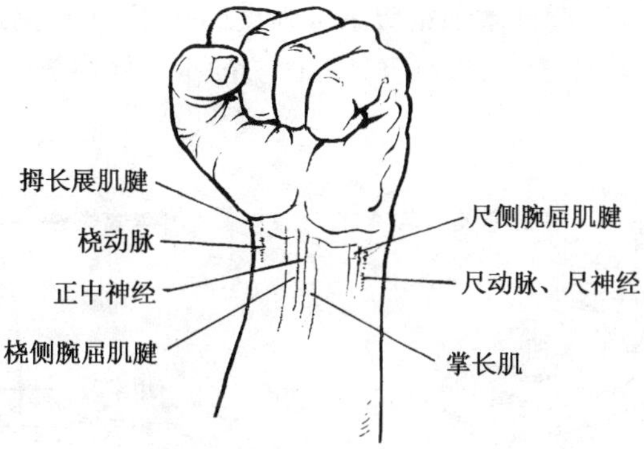

图 37-7　腕掌侧表面解剖

（六）骨性标志

豌豆骨位于腕横纹远侧和小指尺侧纵轴的交点,它与远侧的钩骨共同成为腕横韧带的附着点之一,而尺神经和尺血管紧邻其桡侧。舟骨结节位于腕横纹远侧与中指桡侧纵轴的交点上,它是示、中、环、小指自然屈曲时的纵轴交点,为掌、指骨骨折复位时判断是否有旋转移位的重要标志。桡骨茎突和尺骨茎突易于看到和扪及,是了解有无骨折移位、畸形以及桡腕关节、尺桡下关节是否稳定的标志。此外,桡骨茎突处压痛可提示拇短伸肌腱、拇长展肌腱腱鞘炎;尺骨茎突远侧压痛则可能有三角软骨或韧带损伤。

（七）虎口

位于第 1、2 掌骨间的软组织间隙称为虎口,即相当于拇、示指间的指蹼。皮肤下面在背侧为第 1 骨间背侧肌,掌侧为拇内收肌。正常虎口可外展约 90°,它的存在有利于拇指对掌、对指功能的发挥和加强握力。如内收肌挛缩或皮肤瘢痕挛缩使虎口狭窄,将明显影响手的功能。虎口背侧皮肤感觉是桡神经的单一支配区,常作为判断有无桡神经损伤的标准之一。

三、手的功能解剖

（一）皮肤的特点

1.掌面皮肤

(1)在皮内及皮下有大量的神经末梢结构及复合神经网,故感觉特别敏感。指腹表皮内的 Meissner 小体对轻微触觉敏感,而下方存在的 Merkel 触盘感受一般触觉;真皮内 Ruffini 小体与热感觉有关,Krause 小体与冷感觉有关;真皮深层的环层小体与压力觉有关,而痛觉则由末梢的无髓鞘纤维传导。

(2)没有毛发及皮脂腺,故持物较稳定。由此也可提示手掌侧包块不能诊断为皮脂囊肿。

(3)角质层特别厚,以增加对物理损伤的抵抗力。

(4)真皮与深筋膜或骨膜(指端或关节)有一种复杂的纤维筋膜结构相连,并形成细小间隔,脂肪、结缔组织充填其间,与骨膜相连者又称为骨皮韧带。因此使得掌侧皮肤移动性较小,利于持物。掌侧皮肤缺失用其他部位皮瓣或皮肤移植修复后缺少此种结构,捏持细小或圆形物体易于滚动、滑落。

(5)掌、指横纹有利于手指屈曲活动。在先天性痴呆症时常见缺乏或走向异常。

2.手背皮肤

(1)皮肤较薄,主要是角质层和透明层薄,皮下组织少而静脉和淋巴管多,故易受创伤,炎症时容易扩散,肿胀明显。

(2)皮肤弹性好,移动性大,有利于手指充分屈曲。但创伤时易撕脱。

(二)指甲

指甲是指端的一种特殊结构,包括甲板、甲床、甲基质、甲上皮、甲下皮、甲半月和内侧的甲沟。甲板是表皮角质层的衍生物,而皮肤的颗粒层、棘细胞层和基底层则转化为甲基质和甲床。甲半月的形成尚不太清楚。甲上皮与甲根背侧表皮相连,甲下皮则是指甲游离缘处甲床延伸部分,与指端皮肤相连(图37-8)。指甲的功能包括:①甲床与指骨骨膜紧密相连,甲板坚硬,因此是远节指骨的良好保护层,也是远侧指骨骨折后的一种天然外固定物;②防止指腹软组织向背侧旋转,而使指端有良好的捏持功能;③指腹所受压力被指甲阻挡,并产生一反作用力使指腹受压更明显,起到增加指腹感觉强度的作用;④可辅助完成生活中的一些特殊动作,如剥果皮、搔抓、解绳结和弹拨小物体等;⑤指甲也是人体美的重要修饰部分。缺乏指甲的手指会给人一种怪异的感觉。

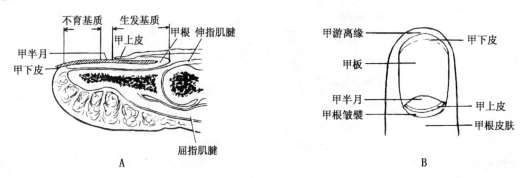

图 37-8　指甲的结构

(三)掌腱膜

掌腱膜是位于手掌皮下组织深面的一层坚实筋膜,近侧与掌长肌腱和腕横韧带相连,远侧分为4束止于示、中、环、小指腱鞘和掌指关节侧副韧带上。中央呈三角形较厚,两侧变薄,延伸为大、小鱼际筋膜。掌腱膜与皮肤之间有纵形纤维相连,起到固定手掌皮肤的作用,便于握物。由于掌腱膜坚韧,手掌深部感染难以向掌侧穿出,故炎症时手部水肿表现在手背更为明显。由于掌腱膜与屈肌腱鞘相连,当其挛缩时(例如掌筋膜挛缩症),可使手指掌指关节屈曲,不能伸直(图37-9)。

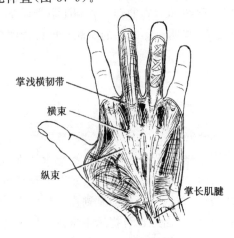

图 37-9　掌腱膜

（四）骨、关节和韧带

1.骨

（1）指骨 除拇指仅有近、远节指骨外，其他四指均由近、中、远三节指骨组成。从指骨纵断面看，背侧呈一直线，而掌侧呈轻微的弧形凹陷，这可能与屈肌腱较为粗大有关；从横断面看，均呈向背侧突出的双曲线。

（2）掌骨 有5根掌骨，其纵断面形态近似指骨，而横断面则近似于底边向背侧的三角形。这种结构使得手背皮下的掌骨面较平滑，较少有表面组织的摩擦和损伤；而掌面三角形间隙容纳骨间掌侧肌，以尽可能少地减少掌侧厚度，以利握物。

（3）腕骨 分近、远两排。近排腕骨包括舟骨、月骨、三角骨和豌豆骨。月骨和部分舟骨的近侧对应桡骨下端，形成桡腕关节。远排腕骨包括大多角骨、小多角骨、头状骨和钩骨，前3个远排腕骨分别与第1、2、3掌骨形成腕掌关节，钩骨与第4、5掌骨形成腕掌关节。临床上以舟骨、月骨、大多角骨出现病变较为常见，与其解剖结构有一定关系：①舟骨大部分是关节软骨面，仅在腰部后方及前方有血管经桡腕韧带进入骨内，故腰部或近端骨折易发生近侧骨块的缺血坏死。而腰部外侧面在腕关节桡偏时可直接受到桡骨茎突的撞击，是发生骨折的解剖基础。舟骨的骨化中心可为两个或更多，当为两个时则形成双舟骨变异，刚好在腰部一分为二，常易误诊为陈旧性骨折。②月骨的尺、桡、远、近侧均是关节软骨面，血供来自掌、背侧韧带的小血管，当完全脱位、韧带断裂或慢性损伤血管堵塞时，均可产生缺血性坏死。月骨由两个骨化中心融合而成，如不融合，小的一个称为月上小骨。月骨偶尔与三角骨融合为一，但两者之间仍存在一假性骨折线，这些均值得注意。③大多角骨有3个关节面，最重要的是与第1掌骨形成的马鞍状关节，它是各掌指关节中活动度最大的关节，直接影响拇指功能。大多角骨掌面偏内有一个沟，桡侧腕屈肌腱通过其间；背面有两个隆起，中间凹陷，拇长伸肌腱由此经过。

（4）籽骨 在拇指掌指关节的掌侧有两个小的籽骨，而拇长屈肌腱就在这两个籽骨之间经过。若籽骨位置异常，则发生先天性腱鞘炎的机会增加。此外，还可在拇指指间关节、示指和中指掌指关节掌侧，偶尔在环、小指掌指关节处发现籽骨。

（5）副骨 手部副骨均在腕骨附近，文献报道数目较多，但临床工作中并不常见。了解可能出现的副骨对腕部骨病损的鉴别诊断有一定意义（图37-10）。

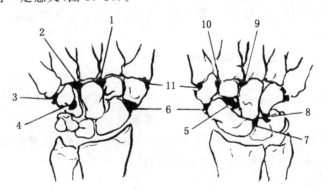

图37-10 腕骨的副骨

（6）其他少见情况 ①一些儿童指骨骨骺密度极高，称为象牙骨骺，一般并不影响指骨发育，不能轻易判定为骨骺炎。②儿童指骨骨骺可能呈锥状，其原因与骨骺中央供血不足有关。一般认为，单指锥状骨骺为一种变异，而多指锥状骨骺常属病理性。

2.关节和韧带

（1）指间关节 是一种屈戌关节，除拇指仅一个外，其他四个手指均有近侧和远侧两个指间关节。指间关节的关节囊较薄弱，靠四周的韧带和肌腱加强其稳定性。在侧方有从指骨头侧上方斜向前下至另一指骨基底部的侧副韧带加强。侧副韧带可分为束状部和扇形部，后者又称为副侧副韧带。侧副韧带的束状部在伸直位时松弛，屈曲时紧张，故指间关节在伸直位固定过久，松弛的束状部挛缩，手指就难以屈曲。反之，副侧副韧带在伸直位较紧张，屈曲位松弛，但由于它较薄弱，其制动位置对关节活动影响不大，因此，侧副韧带挛缩时仅切除束状部即能矫正畸形（图37-11）。在关节掌面有掌侧副韧带，该韧带中、远侧部分由纤维软骨板组成，远端与指骨骨膜相连,近侧部分为纤维组织与近端指骨骨膜相连,两侧与副侧副韧带连接。在指间关节屈曲时,主要是近侧纤维膜发生皱褶,而软骨板不会变形,从而保证了屈指肌腱在软骨板表面的正常滑动。正因为掌侧副韧带远端是由软骨板与骨膜相连,两者抗张力强度差别较大,故其发生撕裂的机会就大大超过近端的纤维膜与骨膜相连处。

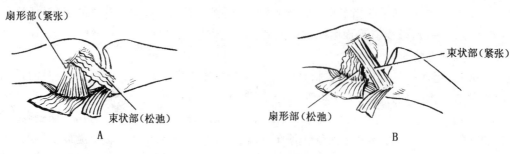

图 37-11　指关节侧副韧带

A.指间关节伸直位　B.指间关节屈曲位

　　(2)掌指关节　属于多轴球窝关节,除屈、伸动作外,在伸直位可有一定程度的侧向活动。拇指掌指关节还有轻度的旋转动作。掌指关节的韧带结构与指间关节基本相同,但侧副韧带的作用显得更为突出,而掌侧软骨板的强度却较指间关节薄弱。拇指掌指关节处的籽骨被包裹在副侧副韧带与软骨板连接处内,如有必要切除籽骨时,应同时修复副侧副韧带和软骨板的连接处。

　　(3)掌骨头横韧带　在 2～5 掌骨头之间有 3 条掌骨头横韧带,宽约 1cm,与相邻的掌侧软骨板相连。该韧带的主要作用是握物时控制掌骨不能过度分散,从而加强握力。在韧带的掌侧有指固有血管神经束,背侧有骨间肌腱膜经过。第 1、2 掌骨头之间无此种结构,以利于虎口的开大和拇指活动。

　　(4)掌骨间关节　在 2～5 掌骨基底部的侧方有 3 个掌骨间关节,是一种矢状面的微动关节,其关节囊与腕掌关节相通。在关节的掌侧和背侧分别有韧带加强。

　　(5)腕掌关节　即由掌骨基底部与远排腕骨所形成的关节,其组成关系前面已描述。在腕掌关节中,第 2、3 腕掌关节最稳定,很少活动;环指腕掌关节有 15°左右的屈、伸活动;小指腕掌关节有 30°左右的屈、伸活动。拇指腕掌关节特别重要,有屈、伸、收、展和部分旋转动作,该关节一旦强直在非功能位,拇指大部分功能即将丧失。

　　(6)腕骨间关节　包括近、远排腕骨间关节(腕中关节)和各腕骨间关节两种。腕中关节由于近、远排腕骨位置不在同一平面,故其关节线如一开口较大的"U"形,其尺侧较平缓、桡侧较直。当舟骨腰部骨折后,腕中关节的活动力线就通过骨折线,是影响骨折愈合的原因之一(图 37-12)。各腕骨间关节较多,彼此之间以骨间韧带和掌、背侧的韧带相连,血供也从这些韧带进入各个腕骨。腕掌侧桡腕韧带(桡头、桡月、桡舟等韧带)和头钩韧带之间有一间隙,刚好是月骨的远侧部,为掌侧韧带结构的薄弱区。此间隙在腕背伸时变大、掌屈时变小,故过度背伸位受力时,月骨易从此间隙向掌侧脱位(图 37-13)。

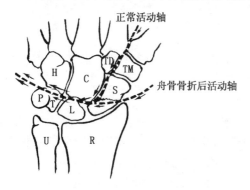

图 37-12　腕中关节力线和舟骨骨折后力线的变化

TM.大多角骨　TD.小多角骨　C.头状骨　H.钩骨

S.舟骨　L.月骨　T.三角骨　P.豌豆骨

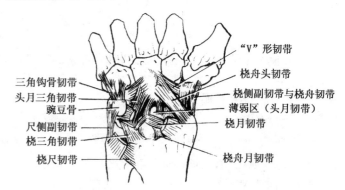

图 37-13　月骨掌侧脱位的解剖基础

(7)桡腕关节 是桡骨下端与舟、月骨组成的关节。其桡骨下端关节面存在向尺侧倾斜20°、向掌侧倾斜15°的生理角度,是桡骨下端骨折复位时的一个重要标志,也与腕部的正常活动范围有关。腕部的屈、伸动作由桡腕关节和腕中关节共同完成,在不同活动范围,上述两关节所占比率不同(图 37-14),也就是说,行桡腕关节固定术后,腕部仍保留一部分屈、伸动作。

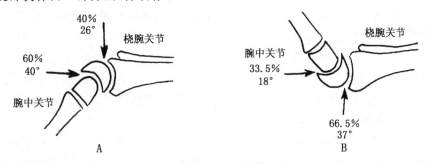

图 37-14 腕关节屈、伸活动时,桡腕关节和腕中关节的活动度
A. 掌屈时 B. 背伸时

(8)桡尺下关节 包括两个部分:一是尺骨头环状面与桡骨尺侧切迹构成的旋转关节面,二是尺骨头远侧与三角软骨之间的屈、伸关节面。这两个关节面彼此相连,关节腔呈"L"形。桡腕关节造影时,若造影剂进入桡尺下关节腔,多提示三角软骨破裂。桡尺下关节与桡尺上关节一起,司理前臂旋转功能,无论上或下关节,在前臂旋转时均是桡骨围绕尺骨转动,而尺骨固定不动。从这一解剖特点来看,尺桡骨干双骨折时,两骨均需坚强固定,才能早期训练旋转功能而又不影响骨折愈合。此外,当前臂旋转障碍时,若行尺骨头切除,不但旋转功能改善不明显,还会造成腕关节不稳,带来新的问题。

(五)肌肉和肌腱

肢体活动时,存在动力肌、协同肌和拮抗肌。如动力肌为伸指肌,伸腕肌则是协同肌。由于手部功能复杂,为了充分完成功能或在修复功能障碍时,均应注意不同肌组的作用。

1.前臂旋转肌 前臂旋后动作主要由正中神经支配的旋后肌产生,但在屈肘位时,肱二头肌是协同肌;而在伸肘位时,拇长、短伸肌和拇长展肌起到协同肌的作用。旋前动作由正中神经支配的旋前圆肌和旋前方肌控制,其他肌肉的协同作用不明显。当前臂肌缺血性挛缩时,旋前方肌易受累及,从而产生旋前位固定畸形。

2.屈腕肌 动力肌为正中神经支配的桡侧腕屈肌和掌长肌,以及由尺神经支配的尺侧腕屈肌。所有的屈指肌均为协同肌。掌长肌腱细长,约 14cm 左右,是自体肌腱移植时的首选材料,也是重建拇指对掌、外展及第 1 骨间背侧肌功能的可选择移位肌腱之一。当桡神经损伤后将屈腕肌腱移位到手背侧,可重建指总伸肌功能。

3.伸腕肌 包括桡侧腕长、短伸肌及尺侧腕伸肌,均由桡神经支配。伸指肌为其协同肌。桡侧腕长伸肌腱移位,可重建拇指对掌或环、小指间关节伸直功能;尺侧腕伸肌腱移位,可重建拇指内收及屈曲功能。

4.屈指肌 前臂屈指肌分深、浅两层。浅层为正中神经支配的指浅屈肌,起屈近侧指间关节的作用。其解剖特点是,4 条指浅屈肌腱完全独立,而肌腹部分也可基本分开,特别是环指的指浅屈肌具有独自的肌膜包裹。因此,示、中、环、小指可分别屈曲近侧指间关节。利用这一特点,指浅屈肌腱移位(特别是环指)重建拇指对掌功能,可不屈曲其他手指而单独使拇指完成外展对掌动作。深层有指深屈肌和拇长屈肌。指深屈肌桡侧部分由正中神经支配,尺侧部分由尺神经支配,能屈曲近、远侧指间关节。到示指去的指深屈肌是独立的,故示指可单独屈曲,而到中、环、小指的指深屈肌腱在起始部连成一片,故该三指不能各自独立屈曲。拇长屈肌是一个完全独立的双羽状肌,由正中神经支配。它的腱索上无蚓状肌附着,故在手掌部断裂后近端回缩较多,需扩大伤口才能找到。也正因为如此,在指部断裂后,可利用前臂下段肌腱的延伸性,直接将近侧断端前移到拇指末节重建其功能,无需行腱移植术。

5.内在肌

(1)大鱼际肌 包括拇短展肌、拇短屈肌、拇对掌肌和拇内收肌。拇短展肌由正中神经支配,其功能除使拇指外展之外,还有部分纤维止于拇伸肌腱膜,故有协助伸拇作用。在重建拇外展功能时,移位腱止点应从拇指深头及近节指骨基部桡侧越过指背固定在尺侧,以保证伸拇力量不致减弱。拇短屈肌浅头为正中神经支配,而拇内收肌为尺神经支配。此外,由于拇短展肌、拇短屈肌、拇对掌肌及拇内收肌斜头纤维走行方向与虎口较为垂直,仅拇内收肌横头和第1骨间背侧肌与虎口方向平行,故虎口扩大矫形术中,以切断后两部分肌肉的腱止点为主。如剥离肌止点太多,术后拇内收能力将减弱,且重建的虎口呈深凹的"V"形,极不美观。

(2)小鱼际肌　包括浅层的掌短肌和小指展肌、深层的小指短屈肌和小指对掌肌,均由尺神经支配。掌短肌收缩可使小鱼际皮肤下凹,并有轻度外展小指作用;小指展肌除外展小指外,还因部分纤维止于小指指背腱膜,故可协助屈掌指关节和伸指间关节,表现出类似蚓状肌的作用;小指短屈肌止于近节指骨的掌尺侧,故有屈掌指关节和外展小指的双重作用;小指对掌肌起到使小指和拇指相互捏持的作用。

(3)骨间肌　分骨间掌侧肌和骨间背侧肌两组,均由尺神经支配。骨间掌侧肌共3块,为单羽状肌,它收缩时使示、环、小指向中指靠拢;骨间背侧肌有4块,为双羽状肌,它收缩时使示、环指离开中指,使中指向尺或桡侧活动,同时可使各掌骨相互接近。小指和拇指的外展分别由各自的外展肌控制(图37-15)。

(4)蚓状肌　共4条,分别起于掌部指深屈肌腱外膜的纤维结缔组织上。第1、2蚓状肌为单羽状肌,起于示、中指指深屈肌腱桡侧,其腱索绕过掌指关节桡侧与骨间肌腱索共同形成伸肌腱膜的侧索,由正中神经支配;第3、4蚓状肌为双羽状肌,起于中-环指、环-小指指深屈肌腱的相邻两侧,其腱索同样参与形成伸指腱膜的侧索,由尺神经支配(图37-16)。蚓状肌的单一动作是使掌指关节屈曲、指间关节伸直。但在手的活动中,它是与骨间肌,特别是骨间掌侧肌共同产生作用的,正因为这种协调作用,手指才能完成许多精细动作。一旦蚓状肌、骨间肌麻痹,目前的功能重建方法均不能满意地恢复手指的精细功能。尺神经损伤时,骨间肌和3、4蚓状肌麻痹,手指关节的动力失衡,出现环、小指掌指关节过伸、指间关节屈曲的爪状畸形;正中神经损害时虽有1、2蚓状肌麻痹,但骨间肌正常,手指的屈伸肌力仍能相对平衡,基本上不出现爪状畸形。

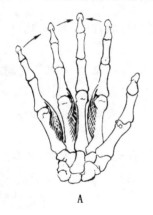
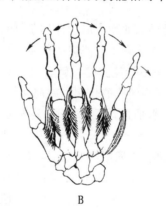
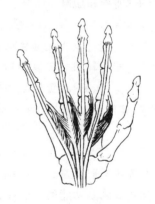

图 37-15　骨间肌

A.骨间掌侧肌　B.骨间背侧肌

图 37-16　蚓状肌

6.屈指肌腱　共有9条,除拇指仅1条外,其他四指各有深、浅腱1条。浅腱末端分为两条止于中节指骨掌面两侧,深腱在其下方通过而止于远侧指骨基部掌面(图37-17)。屈指肌腱的腱纤维表面有腱内膜,多条纤维合成腱索,表面覆以束膜。肌腱的血管神经束即分布在肌腱后1/2的内膜和束膜之间,因此在行肌腱吻合时,缝线宜穿过肌腱中部而在前方打结,以减少对肌腱血供的影响。整个肌腱外面包以腱外膜,在有腱鞘部分腱外膜表面还有一层滑膜,其分泌的滑液有利于肌腱的营养。无腱鞘部分腱外膜周围尚有一层薄的疏松结缔组织,在作腱游离移植时,应将移植腱和这一层疏松结缔组织膜一起完整取下,这样移植腱不易和新腱床直接粘连,有利于肌腱滑动。

手部屈肌腱根据解剖特点可分为5个区,对临床工作有一定指导意义。Ⅰ区即腱末端区,从中节手指到深腱止点,此区仅有深腱,损伤后修复效果良好。Ⅱ区即鞘管区,过去也称"无人区",包括从远侧掌横纹到中节指骨的浅腱止点之间。此区腱鞘窄而厚,深、浅腱彼此重叠,损伤修复后粘连机会大,效果较差。Ⅲ区即手掌区,从腕横韧带远侧到屈肌腱鞘的止点。蚓状肌即在本区内附着在深腱的表面。由于腱周疏松结缔组织较多,又有肌肉覆盖,故本区腱修复后效果较好。Ⅳ区即腕管区,9条屈肌腱被紧密地包容在坚实的腕管内。屈

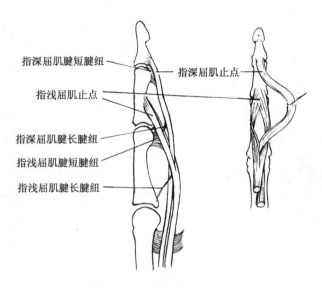

指深屈肌腱短腱组

指深屈肌止点

指浅屈肌止点

指深屈肌腱长腱组

指浅屈肌腱短腱组

指浅屈肌腱长腱组

图 37-17　手指部指深、浅屈肌肌腱

肌深、浅腱有尺侧滑囊包裹,而拇长屈肌腱为桡侧滑囊包裹。9条肌腱排列为3层,浅层为中、环指浅腱,中层为示、小指浅腱,深层为拇长屈肌腱和4条深腱。此区内如多条肌腱在同一平面断裂,修复后彼此粘连机会较大,可影响手指精细动作。V区即前臂区,从肌肉肌腱交界处到腕管近侧。本区疏松结缔组织较多,即使是同一平面多条肌腱断裂,也易用腱周组织或筋膜瓣将吻合口分隔,而减少彼此粘连。拇长屈肌腱分区与上述分区基本相同,仅因拇指无中节指骨,Ⅱ区变得较短。但因拇指的掌指关节拇长屈肌腱的两侧各有一个籽骨,形成一个小的骨纤维管道,修复后的肌腱容易在此处产生粘连。

过去文献强调Ⅱ区屈肌腱损伤后不宜一期修复,自显微外科技术发展以后,加之各种预防粘连措施的开展,目前对任何部位的屈肌腱损伤均可一期修复,包括深、浅腱和腱鞘同时修复,并取得了良好的效果。

屈指肌腱在手部的滑动幅度,各指有一定差异,了解此点对肌腱的修复或移植具有临床指导意义(表37-1)。

表 37-1　屈指肌腱在手部各关节的滑动幅度(单位:mm)

		远侧指间关节	近侧指间关节	掌指关节	腕关节	腕掌关节	共计
示指	浅腱	0	16	16	16		48
	深腱	5	20	15	16		56
中指	浅腱	0	16	26	46		88
	深腱	5	17	23	38		83
环指	浅腱	0	11	21	40		72
	深腱	5	12	15	45		77
小指	浅腱	0	8	17	40		65
	深腱	3.5	11	15	45		74.5
拇指			12	8	23	20	63

7. 屈指肌腱鞘和滑囊

(1)屈指肌腱鞘　内层为滑膜性腱鞘,外层为纤维性腱鞘。滑膜性腱鞘分为两层,直接覆盖在肌腱表面者为脏层滑膜,在纤维性腱鞘内面者为壁层滑膜,肌腱移动是两层滑膜间的移动。滑膜性腱鞘从掌指关节近侧开始,直至肌腱的远侧止点,但拇指的滑膜性腱鞘与桡侧滑囊相通,小指则与尺侧滑囊相通(图37-18)。纤维性腱鞘并非一完整管道,呈不规则节段性分布,在关节及指骨部形态各不相同。由于纤维性腱鞘与指骨骨膜相连,形成骨纤维管,故可使屈肌腱在滑动时不离开骨面,保证充分屈指,也可挤压滑液进入腱纤维内,给予其营养。通常将纤维性腱鞘称为滑车,2~5指滑车分为环状和交叉形两类,前者5个,后者3个,拇指滑车仅3个,两个环形一个斜形。由于滑车功能特别,故在行腱移植术时需同时选择性修复1~2个滑车,以保证上述功能的完成(图37-19)。

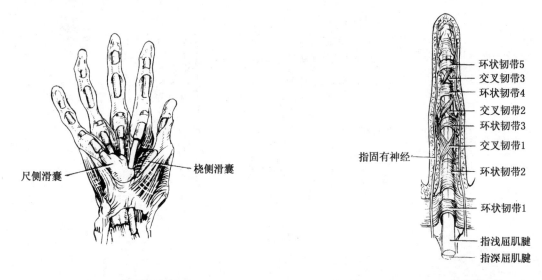

图 37-18　手掌侧腱鞘和滑囊　　　　　　　　图 37-19　屈指肌腱滑车

（2）腱系膜和腱纽　两者都是滑膜性腱鞘包裹肌腱后与深部组织的连系部分，因此都在肌腱的背侧。这种结构在掌、腕部呈长片状称为腱系膜，在手指腱鞘内呈节段性分布称为腱纽。腱系膜和腱纽内包含进入肌腱的血管、神经和淋巴管。在指深、浅屈肌腱的止点附近，腱纽呈三角形，较恒定，称为短腱纽。在这两种肌腱的近侧尚有细长的长腱纽，其位置、形态和数目变异较大，通常有 1～3 条（图 37-20）。由于腱鞘内屈肌腱纽是血供通道，故屈肌腱的血供也呈节段性，这点在行单纯浅腱切除时甚为重要，除应注意保护深腱的腱纽外，还应保留浅腱的短腱纽，因为多数深腱的长腱纽起于浅腱的短腱纽。

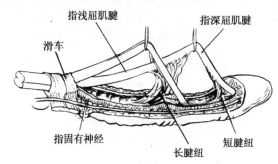

图 37-20　屈指肌腱腱纽

（3）滑液　滑液除了润滑肌腱，减少物理损伤外，主要是对屈指肌腱的前部 1/2 无血管区提供营养。随着显微外科技术的发展，在肌腱切割伤修复的同时，也可修复腱鞘，这给肌腱的愈合及减少粘连带来明显好处。

（4）腱鞘和指血管、神经的关系　由于屈指肌腱在掌指关节和指间关节处的结构不同，因此经腱纽进入肌腱的血管方式也不一样。在掌指关节附近，仅有浅腱的长腱纽，故指固有血管分支经此进入浅腱，而该处深腱无血管进入；在近侧指间关节，指固有血管分支则经浅腱的短腱纽再进入深腱长腱纽，同时供应深、浅腱；而在远侧指间关节没有浅腱，血供是经深腱的短腱纽进入深腱（图 37-21）。笔者在腱鞘内注入美蓝时，发现各指间关节附近有横形细小通路与指血管神经束相连接，美蓝由此通道流出并将指血管神经束节段性染色，这点可解释屈指肌腱鞘内麻醉方法的机制。

8.伸指肌腱

（1）手背伸指肌腱　拇指有拇长、短伸肌腱各 1 条，前者止于远节指骨基部，后者止于近节指骨基部。拇短伸肌腱对稳定拇掌指关节非常重要，即使拇长伸肌腱正常，拇短伸肌腱断裂后，拇掌指关节也不能完全伸直，故两腱同时断裂均应修复。这点与指深、浅屈肌腱断裂仅修复深腱后不影响屈指功能不同，是非手外科医师容易忽视之处。指总伸肌腱在腕背呈扇形分布到 2～5 指，且在手背伸腱之间彼此有斜形纤维相连。这种结构使得腕背某一伸肌断裂后，断腱手指尚可因其邻近伸腱牵拉而使其掌指关节有一定伸直功能。此外，示指和小指尚各有 1 条独立的固有伸肌腱，它们都位于指总伸肌腱的尺侧，当指总伸肌腱断裂或肌麻痹后，示

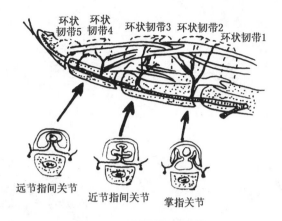

图 37-21 屈指肌腱的血供

指和小指仍能伸直,这一现象称为 Horns 征。在拇长伸肌腱陈旧性损伤时,示指固有伸肌腱是最常用的移位腱。

(2)指背伸肌腱 因其比较薄,故称为指背腱膜,这是一个比较复杂的指背解剖结构。指背腱膜由指总伸肌腱、骨间肌和蚓状肌腱索共同组成。指总伸肌腱在近节指骨背侧延续部称为指背腱膜中央腱,止于中节指骨近侧,主要起到伸掌指关节和近侧指间关节的作用;骨间肌腱经掌骨头横韧带背侧、蚓状肌腱经掌骨头横韧带掌侧向远侧行走,在近节指骨侧方两者会合成指背腱膜的外侧腱,然后分出一内侧索加入中央腱。在相似水平处,中央腱亦分出外侧索加入外侧腱,然后外侧腱绕过近侧指间关节侧方,移行到中节指骨背侧,最后尺、桡两侧的外侧腱会合止于远侧指骨背侧基底部,主要起到伸远侧指间关节和协同伸近侧指间关节的作用。在接近外侧腱止点,两条侧腱之间有横行的三角韧带相连,而在近侧指间关节两侧浅面有一层较薄的纤维组织,它绕过外侧腱在中央腱止点附近会合,该结构的斜行部称为 Cleland 韧带,横行部称为 Grayson 韧带。以上 3 种韧带均起到防止外侧腱过度移位和协调近、远节指间关节的功能(图 37-22)。指背腱膜的功能发挥有赖于屈指肌力的平衡和指总伸肌与骨间肌、蚓状肌力的平衡,特别是后者更为重要(表 37-2)。当骨间肌、蚓状肌力减弱,将发生爪形手畸形(掌指关节过伸、指间关节屈曲);当两者肌力过强,则出现鹅颈畸形(掌指关节和远侧指间关节屈曲、近侧指间关节过伸);中央腱止点断裂或内侧索、三角韧带及 Cleland 韧带破裂,可发生纽孔畸形;指背腱膜止点断裂,则发生锤状指畸形(图 37-23)。

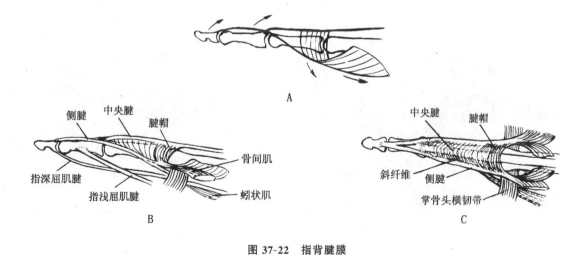

图 37-22 指背腱膜

表 37-2 手指关节肌力平衡因素

	伸展力/屈曲力
掌指关节	指总伸肌/骨间肌、蚓状肌、指深屈肌、指浅屈肌
近侧指间关节	指总伸肌、骨间肌、蚓状肌/指深屈肌、指浅屈肌
远侧指间关节	骨间肌、蚓状肌/指深屈肌

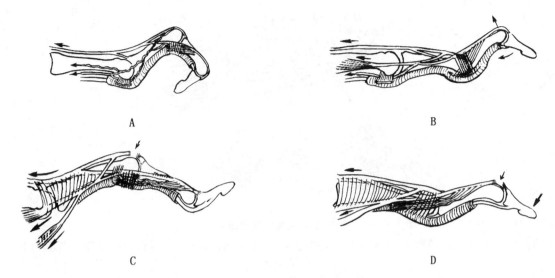

图 37-23 指背腱膜病变所致的畸形
A.爪形指 B.鹅颈畸形 C.纽孔指 D.锤状指

拇指指背腱膜是以拇长伸肌腱为主体,桡侧加入拇短展肌腱索,尺侧加入拇收肌腱索。拇短伸肌腱主要是稳定掌指关节,以利于拇长伸肌充分发挥伸拇功能。临床工作中应注意的是,在拇指近节指骨背侧,上述腱索彼此呈膜状相连,仅主腱处略增厚。当拇长伸肌腱在该部位断裂时,不了解此点者常向近侧去寻找"回缩"的断端,由于有腱索与邻近肌腱相连,这一部位的拇长伸肌腱断裂后不会产生明显回缩,往往切口近侧一增厚的腱膜就是近断端。

(六)骨纤维管

1.腕管 是腕部最主要的骨纤维管,其顶部是腕横韧带,后壁为桡腕关节和腕中关节,桡侧壁是舟骨结节和大多角骨结节,尺侧壁为豌豆骨及钩骨钩。腕管内有指深、浅屈肌腱各 4 条,拇长屈肌腱 1 条和正中神经。屈指肌腱被尺侧滑囊、拇长屈肌腱被桡侧滑囊包裹,而正中神经在滑囊之外,位置最为表浅(图 37-24)。如腕管腔变小(如骨折移位)、内容物体积增大(如滑囊炎)或出现新的内容物(如占位性包块、变异肌腹),则腔内压力增加,在长期屈伸活动中首先受到这种压力变化影响的就是正中神经,从而出现相应的神经功能障碍。

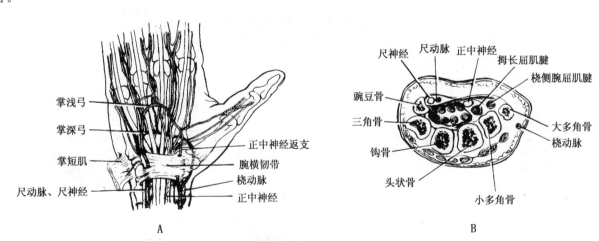

图中标注(A):
掌浅弓
掌深弓
掌短肌
尺动脉、尺神经
正中神经返支
腕横韧带
桡动脉
正中神经

图中标注(B):
尺神经 尺动脉 正中神经
豌豆骨
三角骨
钩骨
头状骨
拇长屈肌腱
桡侧腕屈肌腱
大多角骨
桡动脉
小多角骨

图 37-24 腕管、正中神经、尺神经及尺、桡动脉

2.尺管 位于腕部尺侧,前壁为腕掌侧韧带及掌短肌,后壁为腕横韧带及豆钩韧带,桡侧壁为尺侧腕屈肌腱、豌豆骨及小指展肌,尺侧壁为钩骨钩。尺管可分为近、中、远 3 段,近段称为 Guyon 管,相当于尺神经深、浅支分叉处;中段称为豆-钩管,是豌豆骨和钩骨钩部的一段斜行间隙,为小指短屈肌覆盖;远侧段称为对掌肌管,位于小指对掌肌深部。尺管内有尺神经、尺动脉和两条尺静脉经过,如尺神经在 Guyon 管受压,则尺神经手部支配区感觉和运动均异常;如在豆-钩管处受压,则仅有内在肌功能障碍而无感觉异常;如在对掌肌管受压,除无感觉障碍外,小指外展肌功能往往没有障碍(图 37-25)。

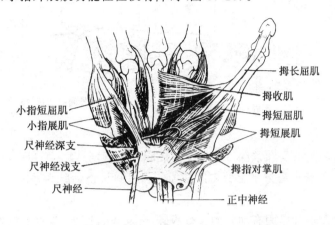

图 37-25　尺管

(七)血管的解剖特点

1.掌弓　尺、桡动脉的终末支在手掌形成深、浅两弓,以保证手的血供(图 37-26)。掌浅弓约有 60% 主要由尺动脉终末支供血,约 30% 是尺、桡动脉终末支均衡供血,其他 10% 为各种少见变型。掌深弓以桡动脉终末支为主形成,约 95% 与尺动脉终末支吻合,形成完整深弓,其余 5% 桡动脉终末支不与尺动脉吻合。值得注意的是,浅弓有变异,深弓也常不完整,如尺、桡动脉之一突然不能供血,则将导致手的相应半侧缺血坏死。故在作尺、桡动脉结扎或形成尺、桡动脉皮瓣时,应常规预先检查掌弓是否完整。

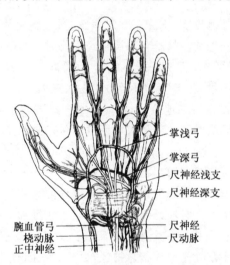

图 37-26　掌弓血管

2.指动脉　包括指固有动脉和指背侧动脉两种,前者是手指血供的主要来源。拇指固有动脉约 80% 来源于桡动脉浅支发出的拇主要动脉,而拇指背动脉多数由桡动脉浅支本身及其分支第 1 掌背动脉而来。示指桡侧固有动脉多由掌深弓或深、浅两弓共同发出,而尺侧固有动脉则由指总动脉发出;中、环指固有动脉由指总动脉发出;小指桡侧固有动脉由指总动脉发出,尺侧固有动脉由深、浅弓共同发出。这 4 个手指的指背动脉均来源于掌背动脉,通常较纤细,两侧交通呈网状,且与指固有动脉相通,主要为手指近、中节背侧结构提供血液(图 37-27)。每一手指尺、桡侧固有血管均在关节附近和指端部位相互交通,这是手指侧方逆行岛状皮瓣的解剖学基础(参见图 37-26)。

3.掌背动脉　共 4 条。第 1 掌背动脉由桡动脉浅支发出,2～4 掌背动脉由掌深弓的穿支和腕背动脉网的交通支吻合形成。各掌背动脉在指蹼处与指总动脉有交通支,由此可在手背形成以某一掌背动脉为轴心的顺行或逆行皮瓣。由于第 1 掌背动脉位置较恒定,终末支达示指背侧,故可以其为轴形成有 4～5cm 长血管蒂的岛状皮瓣,用来修复虎口或拇指背侧的皮肤缺损。

4.骨间背侧动脉　是骨间总动脉的背支,为前臂伸肌群的营养血管。在其上段有较多皮支供应前臂背侧

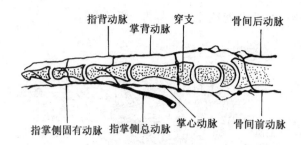

图 37-27　手指动脉血供

皮肤,其末梢与尺、桡动脉的腕背支和掌深弓的穿支形成腕背血管网。因此可利用前臂背侧近端皮肤,以骨间背动脉远侧为蒂做成逆行岛状皮瓣修复手背皮肤缺损,其较用尺、桡动脉为蒂的皮瓣创伤小,且不牺牲主要血管。

5.手指静脉　手指掌侧静脉是固有动脉的伴行静脉,分支少且细小,数目及位置也不恒定。指背静脉粗,交通支多且恒定。手指静脉内瓣膜是由掌侧向背侧开放,这就决定了指背静脉是手指血液回流的主干,故在手指血供重建时,指背静脉的通畅与否是一个极为重要的问题。

(八)神经的应用解剖

1.尺神经

(1)尺神经在前臂独立支配的肌肉仅尺侧腕屈肌,该肌肌力强,而尺神经的肌支主要在近端肌腹处,故临床上可以切断该肌在豌豆骨的止点,逆行分离至血管神经束入肌腹处,将腱端上移至上臂,这是一种重建屈肘功能的良好方法。

(2)尺神经在前臂中下段分出掌侧皮支,支配手掌尺侧感觉;在腕关节近侧 5～7cm 处分出手背皮支,支配手背尺侧及环、小指近节背侧皮肤感觉。故腕背部尺神经损伤时,上述部位感觉仍然存在。

(3)腕尺管内尺神经分为深、浅两支。深支支配小鱼际肌、骨间肌、3 及 4 蚓状肌、拇内收肌及拇短屈肌深头;浅支支配掌尺侧近掌指关节及小指、环指(多为尺侧)的皮肤感觉。

(4)尺神经对手部精细功能支配占主导地位,当其与正中神经同时在前臂发生缺损后,有时牺牲正中神经来修复尺神经,而正中神经损害后的对掌功能障碍可用腱移位术来纠正。

2.正中神经

(1)前臂正中神经肌支支配除尺侧腕屈肌和指深屈肌尺侧头以外的所有屈肌,以及旋前圆肌、旋前方肌。

(2)手部正中神经肌支支配除拇内收肌和拇短屈肌深头以外的大鱼际肌支诸肌,以及 1、2 蚓状肌。大鱼际肌支多数在出腕管后即分出,手掌刺伤时较易受损。蚓状肌支较纤细,少有单独损伤。

(3)正中神经皮支支配手掌桡侧及桡侧三个半手指感觉。大鱼际及掌心皮支是在腕管近侧发出,而拇、示、中指及环指桡侧皮肤分支均在手掌处先形成指总神经,再分为指固有神经到相应手指。

3.桡神经

(1)前臂桡神经干仅包括从肱骨外上髁到旋后肌上缘这一段,无主要分支。肱桡肌及桡侧腕长伸肌支约 95% 起于肱骨外上髁上方,故前臂桡神经损伤能保持大部分伸腕功能。

(2)桡神经前臂肌支又称为骨间背神经,从桡神经干分出后即进入旋后肌管。旋后肌上缘通常为肌性和腱性组织共同形成,完全是腱性者(称为 Frohse 弓)仅 1/5,旋后肌下缘多为腱性组织。骨间背神经通过的旋后肌这一潜在性间隙称为旋后肌管(图 37-28),神经容易在此管的上、下缘受压而出现所有的伸指肌、尺侧腕伸肌及旋后肌的麻痹。

(3)桡神经浅支在肘关节下缘由桡神经干发出,下行支配腕背桡侧、手背桡侧、虎口及拇、示、中指近节背侧的皮肤感觉。

4.前臂皮肤的感觉神经　前臂皮肤的感觉神经均是从上臂神经干发出的皮支。值得注意的是,前臂掌面偏桡侧的皮肤感觉不是由正中神经、桡神经支配,而是由肌皮神经的一终末支(前臂外侧皮神经)支配。同样,偏尺侧皮肤是由前臂内侧皮神经支配。

5.前臂的交通支　前臂及手部正中神经和尺神经之间常有不同程度和类型的交通支,这点在电生理检

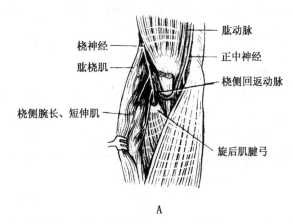

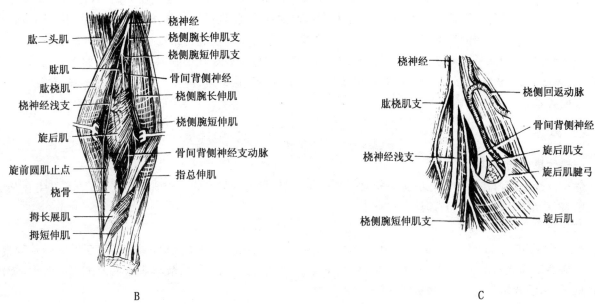

图 37-28　旋后肌管及相关结构

查中较为重要。临床上仅单根神经损伤,而电生理检查结果则除此神经受损外,另一根神经也有部分功能障碍。此时除考虑肢体外伤水肿、炎症、废用等因素外,还应注意到两神经之间的分支交通问题。此点在术前诊断及法医学鉴定中有一定意义。

第二节　手部检查及诊断

手部检查及诊断与人体其他部位相同,包括病史、物理检查和特殊检查等项目。有的检查和诊断内容已在功能解剖中提到,以下重点介绍与手部伤病相关性较大的问题。

一、病史

(一)畸形

首先应分清畸形是先天性还是后天性,这在多数情况下易于区别,而对某些病例易于混淆。如产伤所致颈 5、6 神经根损伤(Erb 瘫)形成的"受贿手",或颈 8、胸 1 神经根损伤形成的"爪形手"(Klumpke 瘫),在出生后即可发现,但属于产伤类的后天性损伤;先天性拇指腱鞘狭窄之"扳机手"于出生后不易发现,当 1~2 岁注意到时,并不能认为是后天因素所致。此外,出现畸形到就诊时间的长短,直接影响到手术的难易和治疗效果。对先天性畸形的诊断常不能只看到表面现象(如关节屈曲挛缩),而应考虑到内在结构也可能存在问题(如血管、神经等),以免一次矫形过度而引起血管、神经损伤。

(二)疾病

手部疾病以关节炎症和良性包块多见,不同的年龄、性别和病程有一定鉴别意义。如男性拇掌指关节反复、骤发的关节炎,可能是痛风的关节表现之一;中老年女性近侧指间关节、掌指关节对称性炎症,以类风湿多见;老人远侧指间关节慢性炎症,出现 Heberden 结节,则是骨关节病的特征。手部良性包块以腱鞘囊肿多见,但在手指掌侧的腱鞘囊肿常较小而硬,容易误诊为纤维性结节。指甲附近或甲下痛性结节可能是血管球瘤。沿肌腱蔓延生长的包块可能是腱鞘巨细胞瘤或结核性滑膜炎。而指骨膨胀性破坏以内生性软骨瘤较多见。

(三)创伤

外伤是手部损害中最常见又最复杂的问题,诊断较容易,治疗和功能重建却较为困难,在病史中需详细了解致伤原因。这里值得强调的是,应对高压注射伤和动物咬伤,特别是人咬伤予以重视,这类小型伤口处理不当,极易发生难以控制的感染和组织坏死。致伤环境,包括污染程度和污染物性质、初期处理过程,以及从受伤到接受治疗的时间等。此外,尚应了解组员有无影响组织愈合或存在易感因素的疾病,如糖尿病、动脉硬化症、类风湿病、结核病及慢性肝病等。笔者曾比较有无全身性疾病的手外伤患者的术后感染率,发现伴有全身性疾病者术后感染率高达 25%。

二、检查

(一)休息位的异常

休息位是手部内在肌和外在肌张力相对平衡的位置。休息位的异常表示这种平衡失调,通常发生在某一肌腱断裂、肌群麻痹或关节僵直时。

(二)畸形

1. 爪形手(claw hand)　尺神经病损的爪形手局限在环、小指,且被动活动正常,伴手部尺侧感觉异常;前臂缺血性挛缩之爪形手可累及全部手指,包括掌指关节甚至腕关节在内,被动活动也无法改善畸形;烧伤所致爪形手,手背瘢痕明显,且病史清楚。

2. 铲形手(spade hand)　正中神经、尺神经两者低位损伤后,大、小鱼际肌均萎缩,掌指关节伸直,指间关节屈曲,掌弓消失而手掌变得平坦。此种畸形与手部伸直位石膏管型固定过久,肌肉萎缩、关节伸直位僵直表现类似,但两者病因有明显不同。先天性手发育不良引起的铲形手易与外伤后铲形手区分。

3. 手指鹅颈畸形(swan neck deformity)　常是手内在肌挛缩的典型表现,多发生在骨筋膜间室综合征、脑性瘫痪、类风湿性关节炎时,掌指关节向尺侧偏斜、骨间肌被动牵张等情况下;也可以是多种原因使指总伸腱张力增加或指浅屈腱、近侧指间关节掌板破裂失去关节平衡所致。拇指的鹅颈畸形则多为拇长伸腱止点断裂、拇短伸腱过度牵拉所引起。手背烧伤后畸形,也是引起手指鹅颈畸形的常见原因。

4. 手指纽孔畸形(Boutonnière deformity)　指背腱膜的中央腱断裂或侧腱向掌侧滑脱,即产生纽孔畸形。外伤、烧伤是常见的致因。有时因类风湿性关节炎累及伸指结构,使其松弛也可出现这种畸形。

5. 锤状指　由指背腱膜远侧止点断裂或远节指骨背侧基底部撕脱性骨折引起,常伴有近侧指间关节轻度过伸表现。

6. 拇内收畸形　虎口瘢痕挛缩、正中神经损伤、拇外展肌麻痹等,均可发生拇内收畸形。过去最常见的是在合谷穴位注射药物,使拇内收肌缺血性挛缩所致,常伴有第1骨间背侧肌瘢痕化或萎缩,而同时出现示指向桡侧偏斜。目前这种注射法引起的拇内收畸形已较少见。

7. 猿手　低位正中神经损害后,大鱼际肌萎缩,拇指对掌功能消失,只能屈指,如猿猴手的外观和动作。

(三)肿胀

手掌急性炎症肿胀明显,掌侧较硬且压痛剧烈,手背肿胀较手掌重,呈凹陷性水肿,但压痛较轻。腱鞘感染呈带状压痛特征。拇指与小指可分别通向桡侧滑膜囊和尺侧滑膜囊并蔓延至腕部。与炎性肿胀相比,手部腱鞘囊肿多数质地较硬,小而局限,特别是腕背部有时可误诊为骨性包块。腕掌侧腱鞘囊肿或结核性滑膜炎可经腕管至掌心或前臂呈葫芦状,后者在挤压时可感到包块内有不规则粒状物滑动。鱼际部的海绵状血管瘤压之有弹性,皮肤可见淡蓝色或暗红色痕迹。类风湿结节多在指背皮下,质硬,有一定活动度。手部植入性囊肿多与皮肤粘连,质中,原损伤处常有色素沉着。

(四)关节活动

手指、腕的关节活动范围与个人的工作性质有关,做精细工作者活动范围较大,而粗重劳动者活动范围较小。因此,不同书籍所记载的手部关节正常活动范围略有差别。对每一个患者来说,评定伤手关节活动的障碍程度,最佳标准是与健侧手相同关节比较,只有在双手受伤时才参考有关的正常平均值(表 37-3)。

表 37-3　手部各关节活动范围平均值

	屈	伸	内收	外展
腕关节	70°~80°	60°~70°	20°~40°	10°~20°
近侧指间关节	80°~90°	0°	0°	0°
远侧指间关节	70°~80°	0°	0°	0°
掌指关节	80°~90°	0°~20°	30°	30°

注:①中指掌指关节无内收、外展功能。

②腕关节的内收、外展是以上肢处于解剖位(手掌向前)为标准判断。

③掌指关节的内收、外展是以靠近或离开中指为标准判断。

1975 年,Eaton 所提出的测量关节活动范围,是判断肌腱修复后效果的关节主动活动范围总测法,也是判断关节功能的一种良好方法。过去测定指尖到掌心距离的方法虽然简单,但存在手指屈曲挛缩畸形时指尖虽距掌心很近,两关节功能却很差的问题,总测法就完全排除了这种因素。总测法内容包括:

TAF(total active flexion),即主动屈曲范围=掌指关节和近、远侧指间关节主动屈曲度数的和;

TEL(total extension lack),即主动伸展缺失=掌指关节和近、远侧指间关节伸直不足度数的和;

TAM=TAF-TEL;

TAM%=(患侧 TAM÷健侧 TAM)×100=100%为优,>75%为良,>50%为可,<50%为劣。

(五)一些特殊的体征

1. Allen 试验　是检查腕部尺、桡动脉以及形成的掌弓有无阻塞或先天性缺陷的手法。检查时令患者紧握拳以驱出手部血液,然后检查者用双拇指压迫腕部尺、桡动脉,此时再令患者伸指,可见手部变得苍白。如检查者放松尺或桡动脉,手掌全面恢复红色,表示尺或桡动脉干及掌弓均通畅;如检查者放松对桡动脉的压迫,手掌未变红润,表示腕部桡动脉有阻塞,如仅桡侧手部红润,则提示掌弓阻塞或缺陷。同样,仅放松对尺动脉的压迫,可检查尺动脉和掌弓是否通畅(图 37-29)。

2. Finkelstein 试验　也叫握拳尺偏试验。令患者屈拇指后握拳,腕关节尺偏,此时桡骨茎突处疼痛为阳性,提示了拇短屈肌腱和拇长展肌腱在桡骨茎突处的腱鞘炎(图 37-30)。

3. Froment 试验　尺神经损伤后由于拇内收肌麻痹,患者利用拇长屈肌收缩来代偿部分内收功能,又因拇短屈肌及拇短展肌部分麻痹使拇掌指关节不稳而呈过伸状态,故令患者用拇、示指作侧方捏持或指腹捏持一小物体时,出现患侧拇指指间关节屈曲、掌指关节过伸现象(图 37-31)。

4. Phalen 试验　患者双腕对称性屈曲,如有腕管综合征,则因腕管容积变小而进一步压迫正中神经,在两分钟内出现手部正中神经支配区麻木或针刺样异常感觉(图 37-32)。

5. Tinel 征　在神经损伤点进行叩击,如出现向该神经支配区的放射痛则为阳性。其意义有两点:一是判定神经再生所达到部位及再生速度;二是了解神经瘤的位置。

6. 掌短肌放射　用力压迫腕部豌豆骨桡侧,刺激尺神经引起掌短肌收缩,小鱼际皮肤出现散在凹陷。如尺神经在腕部近侧损伤,则无此现象。

7. 两点分辨试验　是了解皮肤精细感觉的方法。手指是人体皮肤最敏感部位之一,分辨两刺激点距离的能力最强,最小分辨距离仅 2mm。在检查时用双足规,其两尖端同时轻触皮肤,且两刺激点连线最好与手指纵轴平行。正常两点分辨觉不同人、不同职业者差异较大,故应采用自身健指对比。神经损伤后,两点分辨能力随神经恢复而加强。

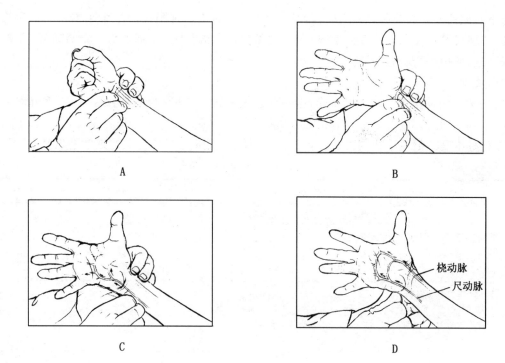

图 37-29　Allen 试验

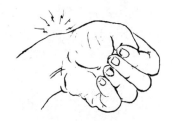

图 37-30　Finkelstein 试验

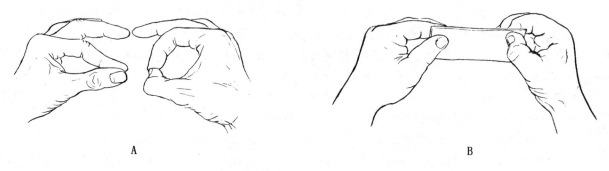

图 37-31　Froment 试验

A.右手 Froment 征阳性,左手正常　B.拇、示指捏纸,右手阳性,左手正常

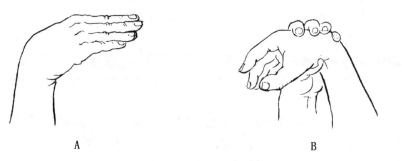

图 37-32　Phalen 试验

8.茚三酮试验　是检查手部皮肤是否出汗,以反映自主神经功能情况的一种方法。先将检查手在强白炽灯下照射数分钟,然后将指腹压在涂过茚三酮药液的试纸上,如出现清晰的指纹,则表明手指汗腺功能正常,即自主神经功能正常。也可用碘酊涂患指,待干燥后再撒上一层面粉,然后把手指置于强光下照射加温,如出汗则见面粉变蓝色,否则不变色。此法简单、易行,对缺乏相应设备的医院最为实用。

三、特殊检查

(一)X线平片

X线平片是检查手部各骨及关节形态、结构和位置的基本方法,有关书籍均有详细介绍,这里想强调的是应重视X线投照位置。手指可通过正、侧位片充分显示出来,而掌骨在侧位片上重叠较多,需行掌侧和背侧斜位摄片方可分别显示。舟骨的轴位片是了解全貌的良好方法。腕背伸位45°投照可显示钩骨钩,这种投照方式是诊断钩骨钩骨折的唯一位置。CT和MRI仅在个别情况下用于腕部检查,并非常规方法。

(二)关节镜

用1.5～3mm的关节镜可对腕关节进行检查。可通过关节镜了解关节软骨情况和有无三角软骨破裂;进行腕关节不稳的原因检查,了解是否有腕骨间韧带损伤;并可进行滑膜观察和活检等。此外,通过关节镜可行腕管切开减压、腱鞘炎引起的粘连松解,并可注入药物防止粘连,以及行桡骨下端关节内骨折块直视下复位同时经皮克氏针固定等治疗。由于腕关节腔比较小,操作难度较大,目前国内开展尚不普遍。

(三)多普勒超声检查

多普勒超声检查是一种无损伤性的血流检查法。由于仪器制作水平的提高,可查出手指小血管的通畅度、血流速度,以及鉴别动、静脉等。

(四)发射型计算机断层图像检查

发射型计算机断层图像检查(ECT),能早期发现手部骨骼有无病变,较X线检查可提早诊断3个月左右。此外,尚可协助诊断手部血管瘤和淋巴管瘤。利用核素行血管造影对尺、桡动脉较有效,而手部小血管则欠清晰。

(五)B型超声

高频探头的B型超声可分辨手部包块的物理性质、比邻关系,有助于鉴别诊断和术前手术方案的准备,还可显示血管形态、走行方向和在超声监控下行包块诊断性穿刺。该法对患者无损害,易于重复,是一种实用和易普及的方法。

(六)电生理检查

1.肌电图　用于鉴别肌肉收缩功能障碍是神经源性、肌源性、神经-肌接头性还是心因性,也可作为神经损害治疗后疗效判定的重要方法。肌电图的检查结果与施术者对神经肌肉解剖知识的掌握程度关系较大,患者能否充分配合检查也是一个重要因素。必要时临床医师应参与检查,并向施术者详细介绍临床体检情况,相互配合以便得出准确结论。

2.神经传导速度　包括运动神经传导速度(MCV)和感觉神经传导速度(SCV)两种。运动神经传导速度(m/s)等于近端潜伏期减去远端潜伏期除两刺激点间的距离;感觉神经传导速度等于刺激点到记录点的潜伏期除刺激点到记录点的距离。同一神经,近端传导速度较远端快,成人比小儿和老人传导速度快。神经损伤后,其传导速度减慢,这是一种特异性的病理表现,不受患者主观因素的影响。在神经受到粘连或压迫时,有时运动神经传导速度可在正常范围内,但感觉神经传导速度已减慢,刺激后的潜伏期延长,波幅变低,其诊断意义较大。

3.体感诱发电位(SEP)　是躯体感觉系统的某一点受到刺激后,在该系统的特定通路上任何部位均能检测出的生物电反应。周围神经损伤后,SEP将出现一些特征性表现:①神经断裂后感觉神经动作电位不能测出。如为不完全性损伤,即使少数轴索与中枢保持联系,也可记录到一级体感皮层原发电位。②当神经损伤后大部分恢复时,可作出基本正常的神经传导速度和肌电图,但此时作跨越原损伤点的SEP,也能发现感觉神经动作电位消失。③神经损伤恢复期,跨越损伤点的感觉神经动作电位测不到,而相应的一级体感皮层原发电位能记录到,这是感觉神经纤维已经再生的证据。由此可作为判断神经再生,并用以了解神经再生速度的方法。④当神经为压迫性损害时,在受压点以远刺激相应的神经支配区,可见一级体感皮层原发电位波幅降低、潜伏期延长和时程增宽。刺激压迫点近侧,SEP 则在正常范围。

（安洪）

第三节　手部功能评定

近年来我国手外科发展较快,断指再植、拇指再造,以及肌腱、神经和骨与关节重建等各种手术都有广泛开展,并有较高水平,但对各种手术的疗效如何评价,按什么标准评判则意见不一。长期以来,国内缺乏统一的手部功能评定标准,而采用美国 Swanson 及 AMA 法,这一方法尚不能完全适应我国。1989 年,我国手外科学会在广州召开了手部功能评定标准专题研讨会,同时决定由笔者所在科室于 1990 年进行中国人正常手部测量,提出中国人手部形态及手指、手腕关节活动正常值,为中国人手部功能评判提供正常参考值。现将我们测量的结果和美国 Swanson 及 AMA 手部功能评定介绍如下。

一、评判方法

上肢的功能评定应包括手部解剖、外观、功能评定等方面。上肢解剖损害的评判来源于病史和对患者的仔细检查,外观评判是关于患者及社会对其伤情的反应。功能评判包含的内容较多,它反映了手的功能情况和从事日常生活活动的能力。

对每个患者来说,应有一份检查全面且记录完整的手术前和手术后随访检查记录表,前者是治疗程序的选择依据,而后者是疗效评定的依据,也是医务工作者总结经验教训不可缺少的宝贵资料。为了使功能评判标准统一,在制定标准的同时,有必要对有关疾病和外伤的检查与记录有个统一的格式,以便使其逐步标准化,表 37-4、37-5 可供参考使用。该表格包括患者一般情况、诊断、病史、实验室检查和治疗概要的记录;并列出各种试验和测量,画出手掌侧和背侧损伤情况的草图。表中的条目用于记录各关节的活动范围和力量、握拳的式样、进行日常生活活动能力以及活动状况,常见的临床异常,列名并标以数码作为备注及索引。

拍摄一套标准的照片,包括手指屈、伸、抓、捏时手的各面观。连续的图片或各种功能试验有助于评判患者对日常生活功能需要的适应性。

标准的 X 线片检查是记录的一部分,包括手和腕关节的后前位、侧位及斜位片。这些摄片必须是在 3 个月以内的。为了显示畸形程度,能摄解剖放大片最好,但不必强求。X 线电影照相术有助于显示手指和腕关节的活动范围。

（一）解剖检查

检查应包含对整个肢体和其全部结构,包括皮肤、甲床、神经血管结构、肌肉、肌腱、骨和关节,及两侧肢体环状面的测量。手指检查包括拇指、示指、中指、环指和小指,对每一关节的情况,了解有无滑膜炎,有无骨关节不稳定、半脱位、僵硬、挛缩、侧偏畸形及其程度等。

（二）活动范围

测定关节活动范围应设置关节活动中立位为 0° 的原理,所有关节活动的测量都从 0° 为起始位,关节活动的角度测量有助于判断关节运动度。主动活动由全部屈肌或伸肌肌力获得;被动活动的测量则要克服正常软组织对运动的阻力,在指关节大约为 0.5kg 的力。

伸是指反向于屈曲朝向 0° 起始位的运动,可见于手指、肘关节的伸直运动中,如果伸超过 0° 起始位则称为过伸,用正号表示过伸度数。从某一屈曲位不能完全伸至 0° 起始位,为伸直运动缺陷,用负号表示角度。例如:一手指有 15°~45° 的屈曲挛缩,记为 −15°~45°。手指关节过伸 15° 至屈曲 45°,记为 +15°~45°。

手指各关节运动的测量应该用表格形式记录,并用角度表示其运动范围。当测量远侧关节时,近侧关节应置于中立位或伸直位。指距和其强度也要测量。

表 37-4 手部疾病术前或术后检查记录

姓名：_____ 性别：□男 □女 日期：_____ 出生年月：_____
地址：_____ 职业：_____ 优势手：□左 □右 医院：_____ 检查者：_____
诊断：_____
治疗计划或手术方法：_____ 手术日期：_____
发病日期：_____
发作部位：_____
检查下列是否都齐全：□X-ray □照片 □电影 □放射电影图像
〔运动幅度(ROM)使用中立位＝0〕
(代号1~25表示观察和测量到的异常。)
(严重程度用 a、b、c 表示轻、中、重;进而用代号1~25表示种类。)

拇指使用代号：1、2、3、9、14、19、22		外展(第1、2掌骨间的角度) 内收(指末节靠近第5掌指关节横纹的距离) 对掌(指末节远离第3掌指关节横纹的距离)		

拇指	代 号		关 节	ROM	
	右	左		右	左
			外展		
			内收		
			对掌		
			MP		
			IP		

手指代号：3~15、19、22~25		ROM	
示指	MP		
	PIP		
	DIP		
	DIP 屈纹到掌横纹距离(cm)		
中指	MP		
	PIP		
	DIP		
	DIP 屈纹到掌横纹距离(cm)		
环指	MP		
	PIP		
	DIP		
	DIP 屈纹到掌横纹距离(cm)		
小指	MP		
	PIP		
	DIP		
	DIP 屈纹到掌横纹距离(cm)		

代号：3、7~14、19、20、22、23			
腕	屈		
	伸		
	尺偏		
	桡偏		

抓握模式:检查是否有能力		右	左
抓			
圆柱体	2.5cm		
	5cm		
	7.5cm		
	10cm		
球形体	5cm		
	7.5cm		
	10cm		
	12.5cm		

力量：□Lb(磅) □kg □kPa		右	左
指腹捏	示指		
	中指		
	环指		
	小指		
侧捏或匙捏			
夹			

肌力测定
桡 N 肱桡 M_ 桡侧腕长短伸 M_ 旋后 M_
指总伸 M_ 尺侧腕伸 M_ 拇长展 M_
拇短伸 M_ 拇长伸 M_
示指固有伸 M_ 小指固有伸 M_
正中 N 旋前圆 M_ 旋前方 M_ 桡侧腕屈 M_
掌长 M_ 指浅屈 M_ 拇长屈 M_
指深屈 M_ 拇短展 M_ 拇指对掌 M_
拇短屈 M_ 第3、4蚓状 M_
尺 N 尺侧腕屈 M_ 指深屈 M_ 拇收 M_
小指展 M_ 小指短 M_ 小指对掌 M_
拇短屈 M 深头_ 蚓状 M_ 骨间掌侧 M_
骨间背侧 M_

感觉损害或截断手指平面

临床异常的代号：
1.拇指鹅颈畸形　　　13.滑膜肥大
2.拇指纽扣指　　　　14.运动时弹响
3.半脱位-脱位　　　15.伸肌腱半脱位
4.手指鹅颈畸形　　　16.内翻角
5.手指纽扣指　　　　17.外翻角
6.手内肌紧张　　　　18.旋转畸形
7.尺偏　　　　　　　19.糜烂
8.桡偏　　　　　　　20.关节间隙狭窄
9.关节强直　　　　　21.软骨下硬化
10.不稳定　　　　　　22.关节活动时疼痛
11.肌腱断裂　　　　　23.神经压迫
12.缩窄性腱鞘炎　　　24.血管炎
　　　　　　　　　　25.结节

掌面右　　　掌面左

注:MP 代表掌指关节;IP 代表指间关节;PIP 代表近节指间关节;DIP 代表远节指间关节。

表 37-5　手外伤术前或术后手功能检查记录

姓名：＿＿＿＿＿　年龄：＿＿＿＿＿　日期：＿＿＿＿＿　优势手：＿＿＿＿＿

职业：＿＿＿＿＿＿＿　X-ray ＿＿＿＿＿＿＿　照片：＿＿＿＿＿

病史：

肩关节：　左　　右	腕关节：　左　　右	周径：　　左　　右
向前 ＿＿＿＿	背屈 ＿＿＿＿	肱二头肌 ＿＿＿＿
向后 ＿＿＿＿	掌屈 ＿＿＿＿	前臂 ＿＿＿＿
外展 ＿＿＿＿	桡偏 ＿＿＿＿	前臂：旋前 ＿＿＿＿
内收 ＿＿＿＿	尺偏 ＿＿＿＿	旋后 ＿＿＿＿
内旋 ＿＿＿＿	肘关节：屈 ＿＿＿＿	握力：左 ＿＿＿＿
外旋 ＿＿＿＿	伸 ＿＿＿＿	右 ＿＿＿＿

拇指		MP	IP		功能损害%
	屈			外展(第1、2掌骨间的角度)	
	伸			内收(末节靠近第5掌指关节的距离)	
	关节强直			对掌(末节远离第3掌指关节的距离)	

示指		MP	PIP	DIP	指腹屈纹到中间掌横纹
	屈				
	伸				
	关节强直				
中指	屈				
	伸				
	关节强直				
环指	屈				
	伸				
	关节强直				
小指	屈				
	伸				
	关节强直				

代号：
1.截肢
2.瘢痕
3.皮肤-皮下组织缺损
4.甲床损伤
5.主要神经缺损:R.M.U.
6.指神经束缺损
7.神经瘤
8.疼痛和肌腱
9.骨损伤
10.关节损伤
11.屈肌腱缺损
12.伸肌腱缺损
13.韧带损伤
14.感觉——拣物试验

两点分辨觉
茚三酮试验(发汗试验)
15.握
　　抓
　　捏——指腹
　　　　指尖
　　　　指侧
　　钩——远端
　　　　近端
　　摇
16.最大改善
17.康复需要
18.进一步治疗
19.分类

总计%

右手的背面或
左手的掌面　　　　左手的背面或
　　　　　　　　　右手的掌面

注:运动程度按左/右记录

拇指运动的测量包括桡侧外展、内收、屈、伸、对掌、前移和后移。

腕关节运动的测量包括背伸、掌屈、桡偏和尺偏活动。

肘、肩关节运动的测量包括屈、伸、旋前、旋后、外展、内收、前屈和后伸及旋转的活动范围。

(三)握和抓的力量检查

握和抓的力量可利用测力仪检查,也可通过与检查者自己的力量对比来测量前臂和手力量。对一只力量虚弱的手或许要改用血压计。血压计的袖带卷成直径 5cm 的圆柱,并充气至 6.66kPa(50mmHg),当握紧袖带,超过 6.66kPa 的部分就记录为下抓的力量。年龄、营养状况、疼痛、疲劳、一天内不同的时间以及患者合作情况等,都可成为影响抓握力量的因素。

(四)肌力检查

1912 年,Lovett 根据肌肉收缩时对抗阻力的大小,将肌力以百分率表示分成 6 级。

100%:5 级,表示正常肌力。

75%:4 级,表示肌肉能对抗部分阻力时带动关节运动。

50%:3 级,表示肌肉能对抗肢体地心引力的运动,但不能对抗阻力。

25%:2 级,表示在排除地心引力的情况下,肌肉能带动关节运动。

10%:1 级,表示肌肉仅能作微弱收缩,无关节运动。

0%:0 级,表示肌肉无任何收缩。

将运动功能分级记录为 M_5、M_4、M_3、M_2、M_1 和 M_0 6 级,是评定运动功能恢复最常用的方法。

在手功能评定中,国外学者对手握力及指捏力量测定的平均值,对手功能的评定有参考价值(表 37-6～表 37-10)。

表 37-6　握力与职业的关系(100 例)　　　(Swanson)

职　业	握　力(kg)			
	男　性		女　性	
	正　手	反　手	正　手	反　手
技术工作	47.0	45.4	26.8	24.4
坐着工作	47.2	44.1	23.1	21.1
手工工作	48.5	44.6	24.2	22.0
平　均	47.6	45.0	24.0	22.4

表 37-7　握力与年龄的关系　　　(Swanson)

年　龄	握　力(kg)			
	男　性		女　性	
	正　手	反　手	正　手	反　手
20	45.2	42.6	23.8	22.8
20～30	48.5	46.2	24.6	22.7
30～40	49.2	44.5	30.8	28.0
40～50	49.0	47.3	23.4	21.5
50～60	45.9	43.5	22.3	18.2

表 37-8　三指握力与职业的关系(100 例)　　　(Swanson)

职　业	三　指　握　力(kg)			
	男　性		女　性	
	正　手	反　手	正　手	反　手
技术工作	7.3	7.2	5.4	4.6
坐着工作	8.4	7.3	4.2	4.0
手工工作	8.5	7.6	6.1	5.6
平　均	7.9	7.5	5.2	4.9

表 37-9　不同手指的指肚捏力（100 例）　　　　（Swanson）

手　　指	指　肚　捏　力（kg）			
	男　　性		女　　性	
	正　手	反　手	正　手	反　手
示　指	5.3	4.8	3.6	3.3
中　指	5.6	5.7	3.8	3.4
环　指	3.8	3.6	2.5	2.4
小　指	2.3	2.2	1.7	1.6

表 37-10　指侧捏力与职业的关系（100 例）　　　　（Swanson）

职　　业	指　侧　捏　力（kg）			
	男　　性		女　　性	
	正　手	反　手	正　手	反　手
技术工作	6.6	6.4	4.4	4.3
坐着工作	6.6	6.1	4.1	3.9
手工工作	8.5	7.7	6.0	5.5
平　均	7.5	7.1	4.0	4.7

（五）感觉检查

手的感觉是手功能极为重要的部分，手没有感觉，犹如人没有眼睛一样。手的综合感觉能识别物体、传播情感，双目失明者还可用手读书、识字等。

手的感觉检查最简单的方法是观察手指饱满度及是否有汗。凡是陷落及干燥者，均为神经损伤的表现。

1.手指体积试验　这是测定手指神经断裂修复后手指饱满程度变化的试验。末节手指的体积测量是通过排水试验，以末节手指指间关节的屈侧及背侧横纹为界测定排水量。该方法较麻烦，而且不够准确，较少应用。

2.汗泌试验　这是检查神经有无损伤的方法，也是检查神经康复与否的早期证据。汗泌试验有两种方法，即碘淀粉试验及显微镜放大下观察泌汗情况。

3.两点分辨觉及移动两点分辨觉测定　两点分辨觉，特别是移动两点分辨觉测定是检查手指感觉简单易行而且有效的方法。这种检查方法是纯粹感觉检查法。其他如闭眼拣物试验及"活动时间测定法"，虽然同是检查感觉的方法，但都是以运动功能良好为依据的。

两点分辨觉可用圆规来检测，而运动两点分辨觉则可应用回形针，弯成两只脚，将其尖端粗糙的倒刺予以磨平，调节回形针两脚间的距离，即可进行测定。先将回形针两只脚并拢，沿着手指的一侧由近心端向远心端滑动，询问患者是一点在移动还是两点在移动；然后再将回形针两只脚间的距离分开 5～8mm，由近心端向远心端移动，询问患者感觉。当患者知道这种检查方法后再从另一手指正式开始检查，先从 5～8mm 开始，然后再缩小距离，直到 2mm 为止。有时患者不能清楚地回答是一点移动还是两点，则可重复试验数次，直到多数回答相类同时为止。

移动两点分辨觉的正常值：李迪仁（A. Lee Dellon）对 32 名 4～83 岁的 39 只正常手进行测定，拇指指肚移动两点分辨觉为 2.0mm 左右，正手与反手并没有区别；手指尺侧与桡侧类同，与性别及年龄没有明显的关系。该试验常用于神经修复后的效果检查，也可用于神经压迫症候群的诊断依据。

4.其他检查　尚有触、痛、冷、热觉检查及音叉检查等。

神经的检查可根据运动及感觉的缺乏状况决定神经损伤的程度。神经感觉的测定包括触痛、过敏、灼痛等，发汗试验（茚三酮试验）是测定神经功能的重要方法，两点分辨觉是测定触觉灵敏度的有效手段。正常的拇指分辨觉在 1～4mm 之间，两点分辨觉大于 18～20mm 时，应考虑为触觉完全消失。闭眼拣物试验是手指综合性感觉功能的测试方法。检查时让患者闭眼，用手辨别物体，检查他闭眼时有无识别回形针、大头针、塑料制品、螺钉螺帽等物品的能力，两点分辨觉在 12mm 以内，则有分辨物体能力（表 37-11～表 37-14）。

表 37-11　两点分辨觉正常值(mm)

作　者	手　指　掌　面			
	末节手指	有老茧手指	中节手指	近节手指
Moberg	2～4	4～6		4～6
Parry	0.5～4		1～6	4～6
Gellis,Pool	2～4			
Millesi,Rinderer	1.5～6			

表 37-12　两点分辨觉正常值(mm)

作　者	手　指　背　面		
	末　节	中　节	近　节
Parry	1～6	1～8	1～12
Gellis,Pool		2～7	

表 37-13　两点分辨觉正常值(mm)

作　者	手　背		手　掌		
	手　背	虎　口	大鱼际区	中　部	小鱼际区
Moberg	8～11				
Parry			4～11	4～15	5～9
Gellis,Pool		5～15	4～8		4～8

表 37-14　拣物试验识别物体的平均时间　　　　　　　　　(Parry)

被识别物体	平均识别时间(秒)	被识别物体	平均识别时间(秒)
小硬币	2	螺丝钉	2
大硬币	3	安全别针	2
塑料块	4	钥匙	2
小木块	5	回形针	2
砂纸	2	软木塞	2
橡皮筋	1	火柴棒	2

　　手部感觉功能是手功能的一半。第二次世界大战期间,将感觉分为 0～5 级。1954 年,英国医学研究会将该法加以修改完善,制定了 0～4 级的分级法(S_0、S_1、S_2、S_2^+、S_3、S_3^+、S_4)。该法已为多数学者采纳,成为目前常用的感觉评定方法。

S_0:感觉缺失。

S_1:深感觉缺失。

S_2:部分浅痛觉和触觉恢复,可保护伤指免受损伤。

S_2^+:同 S_2,但有感觉过敏现象。

S_3:浅痛觉和触觉恢复,无皮肤感觉过敏现象。

S_3^+:同 S_3,有良好的定位能力,两点分辨觉接近正常。

S_4:感觉正常。

(六)疼痛的评价

疼痛可以定义为:"由传入神经刺激引起伴随个体感情状态的,并被其过去的经验、诱导和精神状态所修饰的一种不舒适的感觉",其基础是许多不同成分的复合物。检查可以确定疼痛是因解剖异常,还是与神经功能失调的其他病症有关,或者是假装的。疼痛所致的持久性功能损害的确定,要在最适当的物理调整及最大的医疗恢复后才可决定。与近中枢脊神经病变有关的疼痛,可以按其对完成动作的干扰情况而分级:①最弱(0%~25%),即是否不适?②轻微(26%~50%),即是否干扰活动?③中度(51%~75%),即是否阻碍活动?④重度(76%~100%),即是否阻碍活动并引起苦恼?疼痛或不适所致功能减损的百分率,可与评判该部位感觉缺失或截指时功能减损类似而进行分级(例如有严重诱因的患者可以100%丧失肢体的实用价值)。

（七）手的外观检查

手的外观检查含有被动和主动的成分。休息时正常手的体位可作为被动外观,该体位是通用的人工手模仿的形态。而当手在空间运动时的体位则是主动外观。一般按手休息和做动作时的体位来评价手的外观,如瘢痕、僵硬、侧偏、强直、关节不平衡、旋转畸形等,其他如烧伤爪形手、掌挛缩、拇指内收畸形、前臂分叉、两指手、三指手等也应记录在手的外观检查中。

二、评判标准

（一）截肢（指）损害评判

整个上肢的截肢或100%的上肢缺失,被定为整个人体功能丧失60%。肘部肱二头肌远端附着处水平截肢,一侧上肢的功能丧失95%;掌指关节近侧水平的截肢,一侧上肢的功能丧失90%（图37-33）。

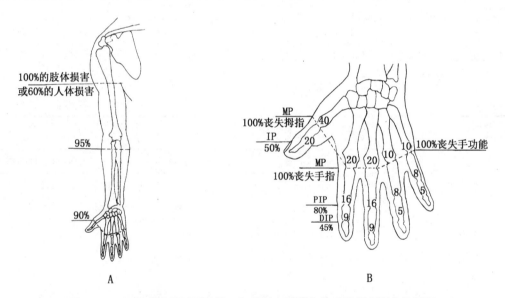

图37-33　不同截肢平面对手指、手、单侧上肢及上肢功能损害百分比图解

手指和拇指截指,一侧手的功能丧失100%,或一侧上肢的功能丧失90%,因为一侧上肢的缺失相当于整个人体功能丧失60%,所以当一侧上肢的功能丧失90%时,等于整个人体功能丧失54%。通过这种计算方法,可以计算出手各部分缺损,对于上肢甚至是整个人体损害及功能丧失的关系。

手的拇指及手指的功能关系如下:在整个手功能中,拇指占40%;示指及中指各为20%;环指和小指各为10%（参见图37-33B）。

手指各部所占整个手指功能的百分比如下:拇指的近节和远节各占拇指功能的50%,其他手指的远节和中节各占该指功能的40%,近节占该指功能的20%（图37-34）。

根据手指各部所占整个手指功能的百分比,可以计算出手指各部分缺损,对于整个手、上肢甚至整个人体损害及功能丧失的关系。例如:示指完全性缺损,表示该手缺失功能20%;示指PIP截指,表示示指功能缺失80%,相当于整个手功能缺失16%（80%×20%）;遇有多个手指缺失时,将各部分功能缺失相加,计算得出总和,可反映出整个手功能缺失的程度。例如:一侧拇指完全性截指,该缺损等于一侧手功能缺失40%,伴有示指DIP水平截指,该示指功能缺失40%,而示指功能占手功能的20%,也就是示指DIP水平截指,造成一侧手功能缺失8%（40%×20%）,所以一侧拇指完全性截指,加示指远节指间关节水平截指,造成整个手

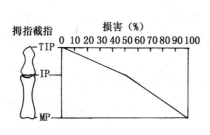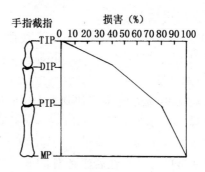

图 37-34 拇指和其他手指截指的损害百分率

功能丧失 48%。

（二）感觉损害评判

任何由感觉障碍、疼痛、不适所致的功能缺失必须是不含糊的和持续的。手指背侧的感觉丧失不是致残性的,手指掌侧的感觉丧失才对手指的功能起致残性作用。

1.感觉完全丧失的评判 掌侧感觉的完全丧失被认为减损功能的 50%。例如:拇指两侧的末梢神经功能丧失,可以认为是该指功能丧失了一半(图 37-35),由于拇指功能占手功能的 40%,因此拇指感觉完全丧失,即可造成手功能丧失 20%(50%×40%)。以此类推,示指、中指感觉完全丧失,各自造成手功能丧失 10%,而环指、小指感觉完全丧失,各自造成手功能丧失 5%。

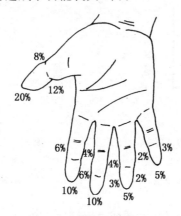

图 37-35 感觉损害:手指感觉完全丧失对整个
手的损害值,感觉丧失按截指损害的 50%计算

2.节段性(横向性)感觉丧失 可用手指各部分所占手功能的百分比来计算。例如:拇指 IP 的感觉丧失,相当于从 IP 关节截指,功能丧失一半(50%×50%),即拇指功能丧失 25%,或相当于整个手功能丧失 10%(25%×40%)。

3.纵向性感觉丧失 因手指两侧感觉功能的相对重要性不同,其感觉丧失所造成的手功能损害也不同(参见图 37-35)。拇指桡侧半的感觉丧失,造成拇指感觉功能损害 40%,而尺侧为 60%;其余手指尺侧半为 40%,小指除外,因为小指尺侧半的感觉更为重要;然后将这些减损转算成与整个手的关系。例如:拇指感觉完全丧失相当于该手功能减损 20%,而拇指尺侧纵向感觉丧失相当于拇指感觉减损 60%,即减损该手功能的 12%(60%×50%×40%)。

（三）运动损害评判

手的运动功能丧失是各种手部疾患的最终临床表现,可以是关节、肌腱、肌肉、神经、血管的各种疾患所致。在临床上,若对上述因素逐一进行单项指标的评定,则有的实在困难且又不现实。因此,影响手的运动失能的因素很多,不少学者一直在探索临床的综合评定。

有关手的运动失能,Boyes、Litchmon、Paslay、Vant、Heiple、White、Tubiana 等提出了不同的评定方法。一般认为,在 Swanson 提出的 AMA,即"四肢和腰背损伤评判"的基础上,结合 Boyes 的直线测量法提出的公式"A%+B%×(100%-A%)=A%+B%的复合值"的评定方法较为系统和实用,且为国际手外科学会所认可。我国亦推广使用该方法。

1.手指功能损害评判的"$A＝E＋F$"方法　按照 AMA 指导,关节强直和屈曲损害值的计算,是假定正常的背伸在 MP 和 IP 关节都是 0°。Swanson 提出了一种对背伸能力评判的补偿方法,他对 MP 关节正常的向上 20°过伸作了特别补偿。

一个关节的运动幅度,是从最大背伸到最大屈曲运动所构成的角度的总和。在确定运动幅度时,测量极度运动可用大写字母 V 表示如下:$V_{屈}$(Vflex)＝可达到的最大屈曲;$V_{伸}$(Vext)＝可达到的最大背伸。

掌指关节运动幅度(V):MP 关节正常的运动幅度为 0°～90°,计值为 $V_{屈}＝90°$和 $V_{伸}＝0°$,表示没有运动损害。对正常 MP 关节的过伸将在后面讨论。

关节屈曲丧失度(F):计算关节屈曲度减少时丧失的屈曲度用 F 表示,相当于理论上最大的 $V_{屈}$ 减去测量到的 $V_{伸}$ 值(图 37-36)。对一个伸 0°、屈 60°的 MP 关节,屈曲丧失度可表示为:$F＝90°$(最大 $V_{屈}$)$－60°$(测量到的 $V_{屈}$)$＝30°$。

关节背伸丧失度(E):如果有背伸 20°的缺失,则 $V_{伸}＝20°$(图 37-37)。丧失的背伸运动用 E 表示,相当于测量到的 $V_{伸}$ 值减去理论上最小的 $V_{伸}$ 值。对于一个缺少 20°背伸的 MP 关节,其背伸丧失可表示为:$E＝20°$(测量到的 $V_{伸}$)$－0°$(最小 $V_{伸}$)$＝20°$。

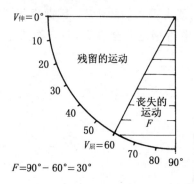

图 37-36　一个具有伸 0°到屈 60°运动范围的 MP 关节,丧失的屈曲程度(F),相当于理论上最大屈曲角度(90°)减去测量到的屈曲角度($V_{屈}＝60°$),即 $F＝90°－60°＝30°$

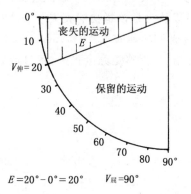

图 37-37　MP 关节丧失的背伸程度(E)相当于测量到的背伸角度($V_{伸}＝20°$)减去理论上的最小背伸角度(0°),即 $E＝20°$

关节强直(A):屈曲度减少时,$V_{屈}$ 减小,而背伸损害时,$V_{伸}$ 增大。这两个值最终可停留在同一角度点上,即 $V_{伸}＝V_{屈}$,此时关节强直(图 37-38)。关节运动完全丧失用 A 表示。这并不是指关节强直发生在这一运动角度,而是表示由此强直而引起的背伸度减少(E)和屈曲度减少(F)的总和。关节运动的完全丧失可表示为:$A＝E＋F$。如果关节强直于 40°,$V_{伸}＝V_{屈}＝40°$,E(背伸丧失)$＝40°$,F(屈曲丧失)$＝90°－40°＝50°$,A(整个运动丧失)$＝40°＋50°＝90°$。

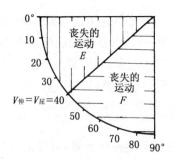

图 37-38　关节强直时的运动完全丧失(A)相当于伸丧失(E)40°加屈曲丧失(F)50°,即 $A＝90°$

应该注意到,A 值反映了关节运动总的丧失,并且总是与该关节正常运动幅度的角度数相等。对 MP 关节,无论强直发生在运动弧的哪个地方,只要 $V_{屈}$ 等于 $V_{伸}$,A 总是等于 90°,强直在 30°位,$A＝30°(E)＋60°$

$(F)=90°$；强直在 80°位，$A=80°(E)+10°(F)=90°$。

手指功能损伤，可以由背伸的缺失(E)和(或)屈曲的缺失(F)，或关节功能完全丧失(A)引起。这样，手指功能损害的百分比可以分别称作 I_E、I_F、I_A，这些是在检查时测得的关节运动幅度，即角度 V 的功能。I_E 为伸直损害，I_F 为屈曲损害，I_A 为强直损害。更专业化一点，损伤的百分率可表示为：I_E 是 $V_{伸}$(测量到的最小背伸角度)的功能，当 $V_{伸}$ 达到其理论最小值(如 MP 关节为 0°)时，I_E 为 0%；I_F 是 $V_{屈}$(测量到的最大屈曲角度)的功能，当 $V_{屈}$ 达到其理论最大值(在 MP 关节为 90°)时，I_F 为 0%；当 $V_{屈}=V_{伸}$ 时，$I_A=I_E+I_F$。

功能损害用百分率表示，并且将受影响部分的功能丧失反映到 100%刻度上，AMA 指导提供了屈曲功能缺失(F)和关节强直(A)所致 MP 关节从 0°~90°手指功能损害的百分值(表 37-15、表 37-16)。这一百分值也可用图表示(图 37-39、图 37-40)。根据公式 $A=E+F$(也可写成 $E=A-F$)，我们可以按公式 $I_E=I_A-I_F$ 得到在某一角度的背伸功能损害(I_E)。例如：关节强直于 30°位，根据 AMA 表格(参见表 37-16)，I_A 等于 45%，而 I_F 等于 37%(参见表 37-15)，这样就可以得到 I_E 值：45%(I_A)-37%(I_F)=8%(I_E)。此步骤同样可用于从 0°~90°运动弧上每一角度，从而获得各自的 I_E 值(图 37-41)。如果关节伸损伤 40°，$I_E=54%($I_A$)-31%($I_F$)=23%$。I_E 是 $V_{伸}$ 的功能，并且当 $V_{伸}=0°$ 或 $E=0°$ 时达 0%。但是 AMA 指导没有考虑 MP 关节的过伸值，所以我们将 AMA 指导(参见表 37-15)的 I_F 值稍加改良，以计算被认为也是正常的 MP 关节过伸 20°的值(图 37-42)。这样关节强直于 30°位时，I_F 就由 33%替换了表 37-15 中的 37%，按上述公式，$I_E=I_A-I_F=45%-33%=12%$。

表 37-15　从中立位起 MP 关节不同屈曲位功能丧失所致的手指功能减损百分率

屈曲角度	丧失的运动(F)	功能损害%
0°	90°	55
10°	80°	49
20°	70°	43
30°	60°	37
40°	50°	31
50°	40°	24
60°	30°	18
70°	20°	12
80°	10°	6
90°	0°	0

表 37-16　MP 关节不同强直位引起的手指功能损害百分率

关节强直角度	功能损害%
0°	55
10°	52
20°	48
30°	45
40°	54
50°	63
60°	72
70°	82
80°	91
90°	100

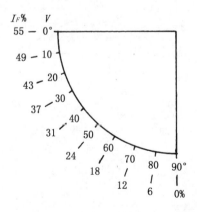
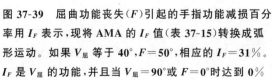

图 37-39　屈曲功能丧失(F)引起的手指功能减损百分率用 I_F 表示，现将 AMA 的 I_F 值(表 37-15)转换成弧形运动。如果 $V_{屈}$ 等于 40°，$F=50°$，相应的 $I_F=31%$。I_F 是 $V_{屈}$ 的功能，并且当 $V_{屈}=90°$ 或 $F=0°$ 时达到 0%

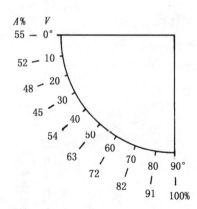

图 37-40　关节强直(A)引起的手指功能减损百分率用 I_A 表示，现将 AMA 的 I_A 值(表 37-16)转换成弧形运动。如果关节强直在 40°位，$A=E(40°)+F(50°)=90°$，$I=54%$

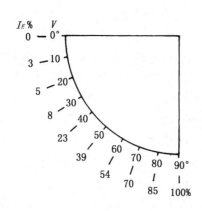

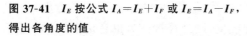

图 37-41　I_E 按公式 $I_A=I_E+I_F$ 或 $I_E=I_A-I_F$，得出各角度的值

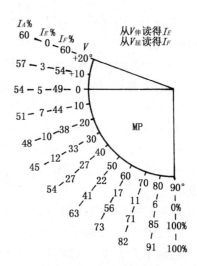

图 37-42　MP 关节功能损害百分率，I_A 在 30°或其功能位时最低（45%）。图中包括了过伸位畸形的功能损害百分率

　　I_E 的衍生是十分重要的，它提供了 I_E 和 I_F 两者的数值，以便正确估计功能损伤的百分率，这不仅反映了运动丧失的度数，更重要的是反映了在手指运动弧中失能的位置。

　　举例：一个 MP 关节有 30°的活动幅度，从伸-10°到屈 40°，其功能损害没有伸-50°到屈 80°时严重。伸-10°到屈 40°的 MP 关节，$I_E=7\%$，$I_F=27\%$，总的损害为 34%；而伸-50°到屈 80°的 MP 关节，$I_E=41\%$，$I_F=6\%$，总的损害为 47%。MP 关节强直在 30°位，也就是功能位，I_A 达最低值：12%（I_E）+33%（I_F）=45%；若强直在 80°位，损害程度就严重得多：85%（I_E）+6%（I_F）=91%（I_A），参见图 37-42。

　　手指、拇指、腕、肘和肩关节的功能丧失损害图表，都由上述基本公式衍生而出。

　　示、中、环、小指功能损害评判：在图 37-42、图 37-43、图 37-44 中，表示每个指关节（MP、PIP、DIP）3 种不同的功能损害（I_A、I_F 和 I_E）。每一关节的功能位取自 AMA 指导并加上过伸的资料。在一个正常的手，MP 关节可以有过伸 20°，丧失这一过伸功能，只标出了很小的损害百分率，MP 关节在伸 0°位时，$I_E=5\%$（参见图 37-42）。PIP 和 DIP 关节正常伸时为 0°，所以这些关节在伸 0°位时，$I_E=0\%$。将这些关节的过伸角度考虑进去，可以使我们在关节强直发生于过伸位时定出屈曲功能损害率，例如：PIP 关节强直于 30°位定为 80%的功能减损。

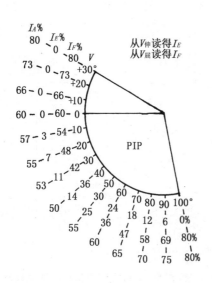

图 37-43　PIP 关节功能损害百分率，PIP 关节的功能位是 40°，在此角度 I_A 最低（50%）。图中包括了过伸位畸形的损害值

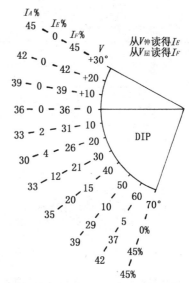

图 37-44　DIP 关节功能（包括过伸位）损害百分率，DIP 关节的功能位是 20°，此角度 I_A 达最低（30%）

关节强直的功能减损(I_A)：每个关节强直所致的功能减损(I_A)，在功能位角度达最低值。MP 关节 I_A 在 30°时等于 45％；PIP 关节 I_A 在 40°时等于 50％；DIP 关节 I_A 在 20°时等于 30％。

图 37-42 可用作测量运动幅度，并对其功能减损进行评价。例如—20°～60°的 MP 关节活动，这一角度的背伸损害在 I_E 标志的一行查看，即 I_E 为 10％的背伸损伤；屈曲损害要在 I_F 标志的一行查看，即 I_F 为 17％，这一病例的功能损害总计为 10％＋17％＝27％。

拇指功能损害评判：拇指占整个手功能的 40％，并由 3 个方面的功能所组成：①MP 和 IP 关节的屈、伸功能；②内收、外展功能；③对掌功能。内收功能的测量是在拇指最大限度的内收位时，测量拇指 IP 关节掌侧纹到第 5 掌骨远侧掌横纹的最小距离，以厘米计算。对掌功能的测量是在拇指最大限度的掌侧外展时，拇指 IP 关节掌侧纹到第 3 掌骨远侧掌横纹之间的最大距离，用厘米计算。这 3 个方面的功能占整个拇指功能的百分比为：MP 和 IP 关节的伸与屈共占拇指运动功能的 20％，内收外展占拇指运动功能的 20％，对掌占拇指运动功能的 60％。

拇指内收和对掌功能的损害：从图 37-45、图 37-46 显示，整个拇指功能的损害，是通过将拇指每一功能值相加而获得。拇指内收功能的测量是从拇指 IP 关节掌侧纹到远侧掌横纹与小指 MP 关节处的直线距离。在图 37-45 中，曲线表明内收功能减损百分率与这一内收功能有关，而不是与整个拇指的功能有关。内收占拇指全部功能的 20％，故图中的损害百分率要乘以 20％才能得到整个拇指功能减损的百分率，如表 37-17 所示。拇指对掌功能的测量是从拇指 IP 关节掌侧纹到远侧掌横纹与中指 MP 关节处的最大距离。在图 37-46 中，曲线表明损害百分率与对掌功能有关而不是与整个拇指功能有关。对掌占拇指全部功能的 60％，故图中的损害百分率要乘以 60％才能得到整个拇指功能减损的百分率，如表 37-17 所示。

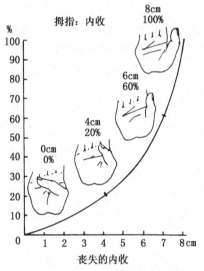

图 37-45 拇指内收功能损害的测量

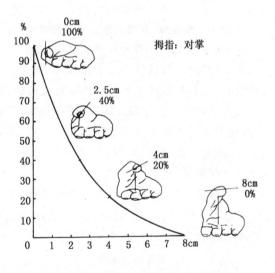

图 37-46 拇指对掌功能损害的测量

表 37-17 内收和对掌损害对整个拇指功能减损的百分率，
（采用了内收和对掌分别占拇指功能的 20％和 60％的概念）

距离(cm)	拇指内收功能损害值(％)	拇指对掌功能损害值(％)
0	0	60
1	0	42
2	1	29
3	3	19
4	4	12
5	6	7
6	8	3
7	13	2
8	20	0

拇指屈和(或)伸或者关节强直功能的损害:因丧失屈和(或)伸或者关节强直所致的 MP 及 IP 关节损伤百分率由图 37-47 和图 37-48 表明,这些功能占拇指全功能的 20%,拇指 MP 和 IP 关节功能位确定为屈 20°,因此其 I_A 值在此角度最低,为 7% 的强直损害。

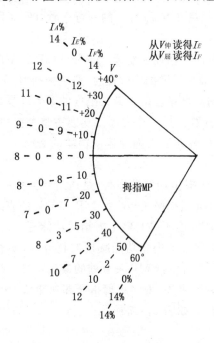

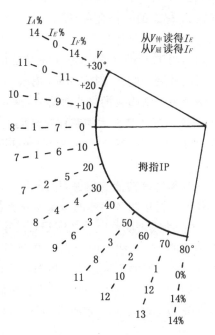

图 37-47　拇指 MP 关节丧失屈、伸功能或强
直时对手功能损害的百分率,功能位定在 20°

图 37-48　拇指 IP 关节丧失屈、伸功能或强
直时对手功能减损的百分率,功能位定在 20°

在实际使用中,每部分功能可以按图 37-45～图 37-48 和表 37-17 评判,确定每一个直接损害值对整个拇指功能的影响,然后将这些个别的值直接相加得出拇指的全部功能减损,而不用复合表。

2.腕关节功能损害评判　腕关节损害的评判由运动的丧失或关节强直决定。在全幅度的关节运动时,掌屈、背伸功能两者占腕关节功能的 70%,图 37-49 中的数字再乘以 70% 即为整个腕关节功能减损的百分值。腕关节正常的运动范围是从背伸 60° 到掌屈 60°;主要功能在背伸 10° 到掌屈 10°,关节强直的功能损害百分率在此角度间最低,或 I_A＝50%。在全幅度的关节运动时,桡、尺偏功能两者占腕关节功能的 30%,图 37-50 中的数字再乘以 30% 即为腕关节功能减损值。侧偏的功能包括尺偏(I_{UD})和桡偏(I_{RD}),尺偏是中立位 0°～20°,桡偏是中立位 0°～30°。正常的运动范围是桡偏 20° 到尺偏 30°;功能位是尺偏 0°～10°,关节强直功能损伤百分率在此角度间最小,或 I_A＝50%。

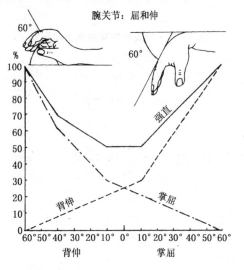

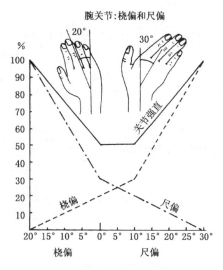

图 37-49　腕关节屈、伸功能减损百分率

图 37-50　腕关节桡、尺偏功能减损百分率

　　腕关节丧失背伸和掌屈能力引起的功能减损,按图 37-49 计算,再乘以 70%。桡、尺偏的损害值按图 37-50 计算,再乘以 30%。这两个数值相加得出腕关节功能的全部减损,其对整个上肢的功能减损情况通过再乘以 60% 而获得。

　　举例:假定运动幅度为屈 50°至伸 30°和桡偏 10°至尺偏 15°,从图 37-49 中可以查出:$I_F=5\%$、$I_E=15\%$,其屈伸功能损害 20%,再乘以 70%(屈、伸的功能值),以反映其对腕关节的功能减损为 $20\%\times70\%=14\%$。从图 37-50 中可以发现 $I_{RD}=10\%$、$I_{UD}=20\%$,其桡、尺偏损害 30%,再乘以 30%(桡、尺偏的功能值),对腕关节的功能减损为 $30\%\times30\%=9\%$。整个关节功能减损的百分率由屈、伸和桡、尺偏损害值相加所得:$(I_F+I_E)\times70\%+(I_{RD}+I_{UD})\times30\%=$ 总的腕关节减损,即 $(5\%+15\%)\times70\%+(10\%+20\%)\times30\%=23\%$。

　　3.手部多关节功能损害的复合评判　每一手指的失能,无论是由于丧失运动、感觉、力量还是截肢,都要被评判,然后将这些个别的评判加起来即可转换成对于的影响,对于的损害总和相当于全部功能减损。累积损害时包括了整个手指,例如在合适的损伤表里,百分数关系是最小的部分关联着下一个较大部分。这一步骤可以连续反复,从而任何损害都可被描述出对整个人体的损害。

　　复合不同损害的方法是依据每一损害在受损后(例如 DIP 关节),不是作用于整体(例如手指),而是存在于局部(例如 PIP 关节和末梢)的原理。当在某一部位有 1 个以上的损害时,在将其转算至更大部位前必须先进行复合。这一复合值的确定按照下列公式:$A\%+B\%\times(100\%-A\%)=A\%+B\%$ 的复合值。

　　除非只是单一的损害,否则各部分损害用实际的百分率表示,然后四舍五入到最接近的 5%;在全部损害都已计算并转换成同样分母后,最终的损害值要用精确到最接近的 5% 表示。如果有 3 个以上的值要复合,可先选两个进行复合得出复合值,这一步骤可以无限重复。表 37-18 提供了反映整个手指损害的复合值,这些复合值可以再转换成对手、上肢或整个人体的损害。

表 37-18　功能损害的复合值(增值 5%),基于公式:$A\%+B\%\times(100\%-A\%)=A\%+B\%$ 之复合值

	5	10	15	20	25	30	35	40	45	50	55	60	65	70	75	80	85	90	95
5	10	15	19	24	29	34	38	43	48	52	57	62	67	72	76	81	86	91	95
10	15	19	24	28	33	37	42	46	51	55	60	64	69	73	78	82	87	91	96
15	19	24	28	32	36	41	45	49	53	58	62	66	70	75	79	83	87	92	96
20	24	28	32	36	40	44	48	52	56	60	64	68	72	76	80	84	88	92	96
25	29	33	36	40	44	48	51	55	59	63	66	70	73	78	81	85	89	93	96
30	34	37	41	44	48	51	55	58	62	65	69	72	76	79	83	86	90	93	97
35	38	42	45	48	51	55	58	61	64	68	71	74	77	81	84	87	90	94	97
40	43	46	49	52	55	58	61	64	67	70	73	76	79	82	85	88	91	94	97
45	48	51	53	56	59	62	64	67	70	73	75	78	81	84	86	89	92	95	97
50	52	55	58	60	63	65	68	70	73	75	78	80	83	85	88	90	93	95	98
55	57	60	62	64	66	69	71	73	76	78	80	82	84	87	89	91	93	96	98
60	62	64	66	68	70	72	74	76	78	80	82	84	86	88	90	92	94	96	98
65	67	69	70	72	73	76	77	79	81	83	84	86	88	90	91	93	95	97	98
70	72	73	75	76	78	79	81	82	84	85	87	88	90	91	93	94	96	97	99
75	76	78	79	80	81	83	84	85	86	88	89	90	91	93	94	95	96	98	99
80	81	82	83	84	85	86	87	88	89	90	91	92	93	94	95	96	97	98	99
85	86	87	87	88	89	90	91	92	93	94	95	96	96	97	98	99	99		
90	91	91	92	92	93	94	95	96	97	97	98	98	99	99	100				
95	95	96	96	96	96	97	97	97	98	98	98	99	99	99	99	100	100		

　　注:如果有 3 个以上的值需要复合,先选两个进行复合得出结果,得出的复合值再与第 3 个值复合得出总的复合值。这一过程可以不断重复,直到全部初始值复合为一个值。两个值按表中水平栏与纵行栏交叉处的值即为复合值。这一复合值再与第 3 个值复合到最终值。例如 DIP 损伤 30%、PIP 损伤 20% 以及 MP 损伤 25%,相加如下:30%(DIP)+20%(PIP)=44%,44%+25%(MP)=69%,即手指的复合损害值为 69%。

　　举例:假定拇指功能损害,MP 关节幅度伸－10°、屈 40°,IP 关节活动幅度伸－20°、屈曲 50°、内收达 4cm、对掌达 3cm,同时有腕关节功能损害,幅度掌屈 50°、背伸 30°、桡偏 10°、尺偏 15°,其复合功能损害可按

以下方法求得。拇指功能损害,MP 损害从图 37-47 查出:$I_F=3\%$、$I_E=0\%$、$I_A=3\%$;IP 损害从图 37-48 查出:$I_F=3\%$、$I_E=2\%$、$I_A=5\%$,拇指内收损害从表 37-17 查出为 4%,拇指对掌损害从表 37-17 查出为 19%,拇指伸屈复合损伤:MP 损伤+IP 损伤=3%+5%×(100%-3%)=7.9%。因拇指伸、屈功能损害是拇指 3 个方面功能的 20%,所以 7.9%×20%=1.6%。拇指伸、屈、内收、对掌复合损伤按复合公式(或表 37-18)计算,1.6%+4%×(100%-1.6%)=5.5%,5.5%+19%×(100%-5.5%)=23.5%。拇指的损害再转换到手的功能损害,即 23.5%(拇指损害)×40%(拇指占手功能的百分率)=9.4%;再转算到占上肢功能的损害,9.4%(手功能损害)×90%(手占上肢功能的百分率)=8.5%。

(侍德、王炜)

参考文献

〔1〕 丁自强,裴国献.手外科解剖与临床.济南:山东科学技术出版社,1993.141~169

〔2〕 上海市伤科研究所.手部创伤的处理.上海:上海人民出版社,1976.1~13

〔3〕 北京积水潭医院.手外科学.北京:人民卫生出版社,1978.37~62

〔4〕 刘缙,王树寰,侍德.国人手部测量正常值范围探讨.中华手外科杂志,1993,9(3):129

〔5〕 安洪,蒋电明,倪卫东.屈指肌腱鞘内麻醉及机制探讨.中华麻醉学杂志,1994,14(6):453

〔6〕 李贵存,赵林,侍德.手功能评定标准专题讨论会纪要.中华外科杂志,1990,28(8):478

〔7〕 李贵存,赵林,侍德.手功能评定标准专题讨论会纪要.中华外科杂志,1990,28(9):566

〔8〕 吴阶平,裘法祖.黄家驷外科学.第五版.北京:人民卫生出版社,1992.1961~1965

〔9〕 陆裕朴,褚晓朝,殷琦.手部神经功能检查.手外科杂志,1990,6(2):84

〔10〕 侍德.手部肌肉功能检查.手外科杂志,1990,6(2):92

〔11〕 赵林,侍德.手功能损害的评判.手外科杂志,1990,6(2):104

〔12〕 曹来宾.骨与关节 X 线诊断学.济南:山东科学技术出版社,1981.84~86

〔13〕 田岛达也.手の功能的解剖学.外科治疗,1962,7(5):501

〔14〕 齐藤英彦.腱手术の基础としこの腱滑动距离の检讨.日整会志,1972,46:479

〔15〕 Furnas DW. The sign of horns brit. J Plast Surg. 1978. 31:263

〔16〕 Ochiai N. Vascular anatomy of flexor tendon I vincular system. J Hand Surg. 1979. 4:321

〔17〕 Peter DS. David AF. The nails in disease. 4th Edit. London:William Heinemann Medical Books. 1986. 1~18

〔18〕 Swanson AB. Hagert CG. Evaluation of impairment of hand function. J Hand Surg. 1983. 8(5):709

〔19〕 Taleisnik J. Posttraumatic carpal instability. Clin Orthop. 1980. 149:73

第三十八章　先天性手及上肢畸形

第一节　上肢的胚胎发育

一、肢体的发育

大约在胚胎发育的第 26 天,于胚胎两边的腹外侧壁上,近颈节根部,相当于第 5～7 颈椎处,各出现一个中胚层隆起,外覆以外胚层,此即上肢肢芽,到第 28 天,上肢肢芽可明显被看到(图 38-1、图 38-2)。

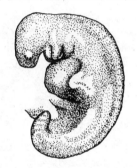

图 38-1　胚胎第 26 天左右,长 3.5mm,
在腹侧出现了上肢肢芽的痕迹

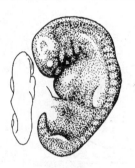

图 38-2　胚胎第 28 天,长 4～5mm,
上肢肢芽已明显可见

肢芽由中胚层的间充质组织及其外表的一层外胚层构成。在肢芽出现的早期,肢芽顶部的外胚层形成顶端外胚层嵴,不少研究证明,外胚层嵴直接影响并控制着肢体的发育及分化。有些肢体畸形,最早就是由于顶端外胚层嵴的分化不全或损伤等因素而起始的。肢体的发育是按近端向远端的顺序而发展的。在第 28～30天,上肢肢芽增粗,并向体侧弯曲,第 31～32 天,上肢肢芽可分辨出圆柱形的近端及扁平的远端部分,后者称手板。在第 33 天,上肢肢芽已能区分出上臂、前臂及手,而且在手部可分别看出手的分段结构,即腕、手板及指板,但此时各手指之间没有任何分指迹象(图 38-3、图 38-4)。

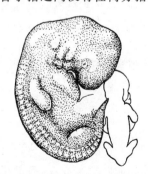

图 38-3　胚胎第 28～30 天,长 6～7mm,
上肢肢芽已有分节

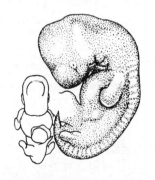

图 38-4　胚胎第 33 天,长 8～11mm,上肢
肢芽可区分为上臂、前臂及手板,下肢肢芽
也呈现分段结构

胚胎第 35 天左右,上肢肢芽指板出现了手指间隔痕迹,中胚层组织在肢芽中已可见到形成肌肉及骨的

组织,但是,在这阶段还不能对骨及肌肉组织进行区别。到胚胎的第 37 天左右,上肢肢芽的发育经过鳍状、浆状,发育成有痕迹手指,其外观如蹼状,称为蹼状手指,并出现了肘部(图 38-5、图 38-6)。

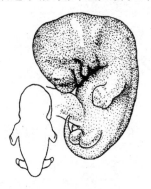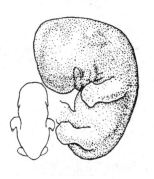

图 38-5　胚胎第 35 天左右,长 11～14mm,上肢肢芽的手板有分指痕迹

图 38-6　胚胎第 37 天,上肢肢芽的手板已有明显的分指,呈蹼状手指

胚胎第 39 天,手掌面面相对,至第 43～45 天,手指开始分化,增大成形,此时神经从脊髓进入肢芽的间充质组织中,而且肌肉成分也明显可见,其余间充质组织先演变成软骨组织雏形,再骨化成骨(图 38-7、图 38-8、图 38-9)。

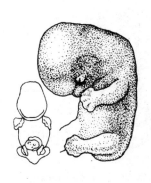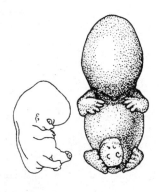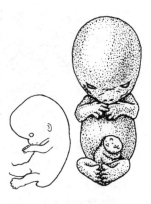

图 38-7　胚胎第 39 天左右,长 17～20mm,手掌呈相对位置

图 38-8　胚胎第 40～42 天,长 21～23mm,手指分指已完成

图 38-9　胚胎第 45 天,长 25～27mm,上、下肢的外表发育已成形

随着肢体长度的增加,骨逐渐形成,成肌细胞聚集,然后分化成肢体的肌群,这些肌群分为背侧的伸肌群和腹侧的屈肌群。在胚胎第 7 周,肢体的大部分结构均已形成,并出现了关节,特有的肌群及个别肌肉也能够被分辨出来。肢体由伸向胚胎腹侧方向,开始向相反方向旋转,最初,肢体的屈肌面向胚胎的腹侧,伸肌面向胚胎的背侧。无论是上肢肢芽或是下肢肢芽,都有头侧及尾侧之分。头侧是近胚胎头部的一侧,尾侧是指近胚胎尾部的一侧,前者在肢体长轴的前缘,称轴前缘,后者称为轴后缘。因此轴前缘面向头端,轴后缘面向胚胎尾端(图 38-10)。

上肢沿着其长轴方向向外侧旋转 90°,其结果是,肘部由原面向外侧转向背侧,上肢伸肌群的位置也转向了手臂的外侧及背面,原来上肢肢芽的腹侧面,变成了上臂、前臂及手的前面。

二、肢体的血管发育

肢体的动脉起源于肢芽发生的相应体节的节间动脉,节间动脉的外侧分支构成血管丛,它们沿着肢体的长轴生长,形成肢体的轴动脉,肢体的动脉来自轴动脉及其分支。上肢轴动脉的来源左、右侧略有不同,左侧轴动脉起源于颈部左第 7 节间动脉,而右侧起源于右第 7 节间动脉及第 4 动脉弓。轴动脉形成锁骨下动脉,向下延伸进入上肢,靠近正中神经下行,到达前臂骨间膜前面,在其行进过程中,血管发育成为腋动脉、肱动脉、骨间掌侧动脉及掌深弓动脉,而尺动脉及桡动脉则出现较晚。

肢体的浅静脉由上肢肢芽的边缘静脉形成。随着上肢肢芽手指的分化而成为指排列时,上肢轴前缘的边

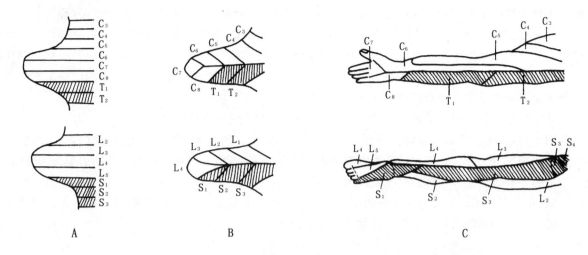

图 38-10 成人上、下肢皮神经支配分布及胚胎时期神经发育过程的关系

缘静脉,即上肢头侧的静脉发展成为头静脉,而轴后缘的边缘静脉,即上肢尾侧的静脉发展成为贵要静脉。在成人,其静脉的位置正是证明了肢体在胚胎发育过程中有过旋转的阶段。

三、肢体的神经发育

随着胚胎体壁(外胚层及体壁中胚层)的发育,脊神经也随之进入肢体。成年人肢体的皮肤感觉是严格按照不同脊神经的来源而分区的,即按皮节分布,每一个皮节界限的划定,是依每一个分区脊神经及相应的交感神经支配而确定的(参见图 38-10)。

肢体的周围神经来自各自的神经丛,进入上肢的臂神经丛由来自颈下段及胸上段的脊神经前支所构成。这些神经在向肢体行进过程中重新分束组合,构成不同的神经干及神经束,它们既是解剖学上的单元,又是一定的功能单位,如臂丛神经的内侧束及外侧束以支配屈肌群为主,而臂丛神经的后束则以支配伸肌群为主,不过也有例外情况,如肱肌的神经支配,既有来自支配屈肌群的肌皮神经,又有来自支配伸肌群的桡神经。

第二节 先天性手及上肢畸形的发生率和病因

先天性手及上肢畸形是一类常见病,其发生率约为 1‰ 左右。笔者(1982)曾调查了上海市区 35 万新生儿的出生记录,手及上肢畸形的发生率为 0.85‰,由于医院新生儿出生记录不完整,实际发生率还可能要高于此。Lamb(1982)报道手及上肢畸形的发生率为 1.8‰,由于同一新生儿可能有两种以上手及上肢畸形,故其实际发生率为 1.09‰;Ivy 报告的上肢畸形发生率高达 8‰。

手及上肢畸形可单独出现,或同时伴有多种上肢畸形,也可能是多种综合征表现的一部分。Froster(1993)对英国哥伦比亚地区一百二十余万新生儿的肢体畸形进行了分析,发现桡骨纵向性缺损的病例伴有其他畸形的发生率达 77%,而存活婴儿伴发畸形的为 48%。Froster 报告了 1 213 913 名活产婴儿中,24 例因羊膜束带导致机体缺损,这组婴儿中共有肢体缺损 659 例,羊膜束带致肢体缺损发生率为 0.019‰。

手及上肢畸形伴有的其他畸形有心血管畸形、造血系统疾病、消化道畸形、颜面畸形、颅脑畸形、泌尿生殖器畸形及下肢畸形等。

大约 5% 的先天性上肢畸形是综合征的一部分(Lamb、Wynne-Davies and Soto,1982)。随着遗传学的发展,人们发现手畸形与综合征的关系如下:48 种综合征有并指畸形,36 种综合征有指侧屈畸形,20 种综合征有指屈曲畸形,18 种综合征有短指畸形。笔者查阅文献资料发现,实际上比这些统计数字还要多一些,就以指屈曲畸形为例,有一半以上的患者具有不同综合征的症状之一。

对先天性上肢畸形真正的发病机制还知之甚少。目前有两种观点：一种观点认为，发育过程从一开始就是被基因编程好的；另一种观点认为，发育是序列的生物化学和物理作用的结果，并且受到四维时空的影响。这在畸形的发生上就导出了基因决定论和环境决定论。然而更多的资料表明，多数畸形是两种因素共同作用的结果，环境因素影响的意义更大。环境因子可导致基因突变或改变基因的正常表达。基因的缺陷有时需在一定环境因素的作用下才会出现畸形。

先天性上肢畸形的病因非常复杂，大致可分为遗传因素和环境因素两大类。

遗传因素包括：①染色体异常，是指染色体数目或结构异常。因其大多数导致流产、死产，故临床病例并不多见。②基因突变。10%～15%的先天性畸形由基因突变引起，但大多数基因突变并不引起先天性畸形。基因突变分为多基因突变和单基因突变。多基因突变可产生多种先天性畸形，但单基因突变有时也可产生多种缺陷，如由单一显性基因引起的尖头并指（趾）畸形。先天性上肢畸形多为单基因遗传，遗传方式有常染色体显性或隐性遗传和伴性遗传。隐性遗传常无明显家族史，性连锁隐性遗传表现为男性发病、女性为致病因子携带者。

引起先天性畸形的环境因素即致畸因子（teratogen），其在胚胎期内最易引起先天性畸形。常见的致畸因子有：①生物因素。如风疹病毒、巨细胞病毒、弓形体、单纯疱疹病毒、亚洲流感病毒、流行性腮腺炎病毒、梅毒螺旋体等。②物理因素。电离辐射是强烈的致畸因子，甚至可影响到第3代。动物实验中，体温的升高和降低都可引起肢体畸形。③化学因素。许多药物都有致畸作用，如反应停及其他许多镇静剂、多数抗癌药、口服避孕药等。尤其是反应停，曾在1957～1961年间导致德国和欧洲几千名儿童产生无肢、短肢等畸形。此事件也推动了对先天性畸形病因及病理的研究。此外，有机汞、杀虫剂等环境因素也是重要的致畸因子。④其他因素。如母体糖尿病、慢性乙醇中毒、营养素缺乏等都可导致胎儿畸形。此外，胎儿在宫内被羊膜束带或纤维环束缚，也可产生宫内截肢（指）；因子宫畸形、羊水过少亦可导致先天性畸形；也有报道地中海贫血导致指动脉栓塞产生先天性截指的病例。

第三节　先天性手及上肢畸形的分类

先天性上肢畸形纷繁复杂，一个完整统一的分类系统将有助于对该类疾病形成一个系统的认识，也有利于临床治疗、研究和国际交流。目前广为接受的分类系统，是由美国手外科协会和国际手外科协会根据Swanson分类方案修订而成，它结合了胚胎学和解剖学的特点，虽较烦琐但较系统详尽。现将先天性手及上肢畸形分类介绍如下（括号内是笔者的注释或附加说明），并见图38-11。

Ⅰ类　肢体形成障碍

A.横向型肢体缺损（先天性缺肢）

1.肩水平

无肢畸形

（1）肩以下缺肢畸形

（2）锁骨以下缺肢畸形

2.上臂水平

臂以下缺肢畸形

（1）肘上高位

（2）肘上低位

3.肘水平

肘以下缺肢畸形

4.前臂水平

前臂以下缺肢畸形

　　（1）肘下高位

　　（2）肘下低位

5.桡腕关节水平

　　腕以下缺肢畸形(无手症)

6.**腕骨水平**

　　腕骨以下缺手畸形

　　（1）近排腕骨

　　（2）远排腕骨

7.掌骨水平

　　无指畸形

8.指骨水平

　　手指短缺畸形

　　（1）近节水平

　　（2）中节水平

　　（3）远节水平

B.纵向型肢体缺损

1.桡侧列(轴前缘)

　　桡侧纵列缺损畸形(桡侧球棒手)

　　（1）正常桡骨型

　　　　1)拇指发育不良(有功能型)

　　　　2)拇指发育不良(无功能型)

　　　　3)拇指缺失

　　（2）桡骨发育不良(桡骨细小但完整)

　　　　1)拇指发育不良(有功能型)

　　　　2)拇指发育不良(无功能型)

　　　　3)拇指缺失

　　　　4)Madelung's 畸形

　　　　5)其他

　　（3）桡骨部分缺失(远端缺失)

　　　　1)拇指发育不良(有功能型)

　　　　2)拇指发育不良(无功能型)

　　　　3)拇指缺失

　　（4）桡骨完全缺失

　　　　1)拇指发育不良(有功能型)

　　　　2)拇指发育不良(无功能型)

　　　　3)拇指缺失

　　（5）大鱼际发育不良或缺失

　　（6）伸肌发育不良或缺失

　　（7）屈肌发育不良或缺失

2.尺侧列(轴后缘)

　　尺侧纵列缺损畸形(尺侧球棒手)

　　（1）正常尺骨

　　　　1)掌骨指骨发育不良

　　　　2)掌骨发育不良,指骨缺失

3)掌骨指骨均缺失

(2)尺骨发育不良(尺骨细小但完整)

　　1)掌骨指骨发育不良

　　2)掌骨发育不良,指骨缺失

　　3)掌骨手指均缺失

(3)尺骨部分缺失

　　1)掌骨指骨发育不良

　　2)掌骨发育不良,指骨缺失

　　3)掌骨手指均缺失

(4)尺骨完全缺失

　　1)掌骨指骨发育不良

　　2)掌骨发育不良,指骨缺失

　　3)掌骨手指均缺失

(5)尺骨缺失合并肱桡关节融合

(6)小鱼际肌缺失或发育不良

(7)伸肌缺失或发育不良

(8)屈肌缺失或发育不良

3.中央纵列

中央列缺损畸形(分裂手)

(1)典型分裂手

　　1)掌骨存在,手指发育不良

　　2)掌骨发育不良,手指缺失

　　3)掌骨手指均缺失

(2)非典型性分裂手

　　1)并指型分裂手

　　2)多指型分裂手

　　3)单指型分裂手

　　4)其他

4.中空性发育受阻(居中三纵列均缺损)

(1)海豹手

　　1)近端型(上臂缺失)

　　2)远端型(前臂缺失)

　　3)完全型(上臂前臂缺失)

(2)其他

Ⅱ类　肢体分化分离障碍

A.罹及软组织性

1.多部位散发性

多发性关节弯曲(包括先天性多关节屈曲畸形)

(1)重度

(2)中度

(3)轻度

2.肩水平

(1)耸肩畸形(肩未下降,undescended shoulder)

(2)胸肌缺失(含 Poland 综合征)

　　　　1）胸大肌缺失

　　　　2）胸大小肌缺失

　　　　3）其他

　　3.肘和前臂水平

　　　肌畸变(aberrant muscle)

　　　　(1)手长屈肌畸变

　　　　(2)手长伸肌畸变

　　　　(3)手内肌畸变

　　　　(4)其他

　　4.腕和手水平

　　　　(1)皮肤性并指(完全性及不完全性)

　　　　　1）桡侧型(第1指蹼)

　　　　　2）中央型(第2、3指蹼)

　　　　　3）尺侧型(第3指蹼)

　　　　　4）联合型〔即为1)＋2)或1)＋3)〕

　　　　(2)先天性屈曲畸形(先天性指屈曲畸形,camptodactyly)

　　　　　1）小指

　　　　　2）其他指

　　　　(3)掌心拇指畸形(thumb-in-palm deformity)

　　　　(4)非骨性偏指畸形(肌肉韧带关节囊发育不良致关节松弛)

　　　　　1）桡(尺)侧

　　　　　　①单独指偏斜

　　　　　　②尺侧偏斜(含"风吹手",windblown hand)

　　　　　2）其他

　　　　(5)先天性扳机指或扳机拇指

　　　　(6)其他

　　5.皮肤和附属器

　　　　(1)翼状腋(肘)蹼畸形(pterygium)

　　　　(2)皮肤发育不良

　　　　(3)杵状指甲畸形

　　　　(4)长甲畸形(掌侧指甲-反甲畸形,tusk nail deformity)

　　　　(5)其他

　B.罹及骨性

　　1.肩水平

　　　　(1)先天性肱骨内弯

　　　　(2)其他

　　2.肘水平

　　　肘关节融合

　　　　(1)肱骨桡骨骨融合

　　　　(2)肱骨尺骨骨融合

　　　　(3)肘部完全性骨融合

　　3.前臂水平

　　　　(1)近端桡尺关节融合

　　　　　1）有桡骨小头脱位

　　2)无桡骨小头脱位

　　(2)远端桡尺关节融合

4.腕和手

　　(1)腕骨骨融合

　　　1)月骨-三角骨

　　　2)头状骨-钩骨

　　　3)舟骨-月骨

　　　4)其他

　　(2)掌骨骨融合

　　　1)环指-小指掌骨骨融合

　　　2)其他

　　(3)指骨骨融合

　　　1)桡侧型(第1、2指)

　　　2)中央型(第2、3指或第3、4指)

　　　3)尺侧型(第4、5指)

　　　4)铲形手(mitten hand,含 Apert syndrome hand)

　　　5)其他

　　(4)指关节融合(symphalangia)

　　　1)远侧指间关节融合

　　　2)其他

　　(5)先天性指侧屈畸形(原发性指侧屈畸形,clinodactyly)

　　　1)小指(包括三角指骨畸形)

　　　2)拇指(包括三角指骨拇指畸形)

　　　3)其他指

　　(6)多节畸形

　　　1)三节指骨拇指畸形

　　　2)其他

C.先天性肿瘤致畸

1.脉管源性

　　(1)血管瘤

　　(2)脉管畸形

　　　1)毛细血管类

　　　　①葡萄酒色斑

　　　　②其他

　　　2)静脉性

　　　3)静脉淋巴性

　　　4)动脉性(含 A-V 瘘)

　　　5)淋巴性

　　　6)其他

2.神经源性

　　(1)神经纤维瘤

　　(2)神经母细胞瘤

　　(3)其他

3.结缔组织源性

　　　　(1)幼稚腱膜纤维瘤(juvenile aponeurotic fibroma)

　　　　(2)其他

　　4.骨源性(不含过度生长综合征)

　　　　(1)骨软骨瘤病(包括多发性遗传性外生骨疣)

　　　　(2)内生软骨瘤病

　　　　(3)纤维结构发育不良

　　　　(4)骨骺异常

　　　　(5)其他

Ⅲ类　孪生畸形

　　1.整个肢体

　　2.双肱骨

　　3.双桡骨

　　4.双尺骨

　　　　(1)镜影手(mirror hand)

　　　　(2)其他

　　5.多指

　　　多指畸形

　　　　(1)桡侧(拇指多指,复拇畸形)

　　　　(2)中央

　　　　(3)尺侧(小指多指)

　　　　(4)复合性(同时存在上述两者之一)

　　6.骨骺重复(多余骨骺畸形)

　　　　(1)拇指纵列

　　　　(2)示指纵列

　　　　(3)其他

Ⅳ类　生长过度

　　1.整个肢体

　　　　(1)半身发育过度(hemihypertrophy)

　　　　(2)伴有脉管畸形

　　　　(3)其他

　　2.部分肢体

　　　　(1)伴有脉管畸形

　　　　(2)其他

　　3.手指

　　　巨指畸形

　　　　(1)伴有脉管畸形

　　　　(2)伴有神经纤维瘤

　　　　(3)伴有骨软骨骨疣

Ⅴ类　低度发育

　　1.整个肢体

　　2.前臂及手低度发育

　　3.手

　　　　(1)全手发育不良

　　　　(2)手部分发育不良

4. 掌骨

　　掌骨短小畸形

　　　　(1)第 5 掌骨

　　　　(2)其他

5. 手指

　　　　(1)短指并指畸形

　　　　　　1)伴有胸肌缺失(Poland 综合征)

　　　　　　2)无胸肌缺失

　　　　(2)短指畸形

　　　　　　1)中节指缺失(中节短小短指畸形,brachymesophalangia)

　　　　　　2)两节或多节指骨缺失

　　　　　　3)近节或远节指骨缺失

　　　　　　4)其他

Ⅵ类　环状缩窄综合征

　　1. 局灶性坏死

　　　　(1)缩窄带(部分或一周)

　　　　　　1)有淋巴水肿

　　　　　　2)无淋巴水肿

　　　　(2)指端并指(acrosyndactyly)

　　2. 宫内截肢(指)

　　　　(1)腕

　　　　(2)手掌

　　　　(3)指骨

　　　　(4)伴有(1)+(2)或(2)+(3)

　　　　(5)其他

Ⅶ类　全身性畸形和综合征

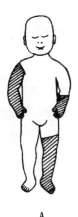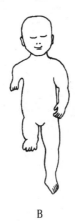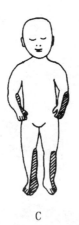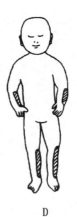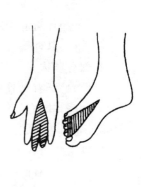

　　A　　　　　　B　　　　　　C　　　　　　D　　　　　　E

图 38-11　先天性手及上肢畸形

A. 横向型肢体缺损(先天性无肢症)　B. 居中三纵列均缺损　C、D. 桡侧及尺侧纵列缺损　E. 中央纵列缺损

第四节　手术治疗时机的选择

(一)手术治疗时机选择的原则

先天性手及上肢畸形何时进行手术最为适宜？这是国内外学者常感困惑的问题。早期手术治疗矫正畸形是重要原则,有利于患儿的身心发育。但是,早期手术又应考虑到外科手术技术的可能性、安全性、取得最佳疗效的可能及远期疗效的预测等,尚应考虑患儿免疫系统及其他重要脏器发育状况对手术的影响。综合以上各项影响因素,笔者认为先天性手及上肢畸形治疗时机的选择原则如下。

1.争取在婴幼儿时期进行先天性手及上肢畸形的整形,有利于被修复的手及上肢解剖结构及功能的发育重建,有利于患儿的心理发育,有利于减少手术后局部的瘢痕残留。

2.早期手术应具备手术及麻醉的安全性。先天性手及上肢畸形常伴有心血管、消化道、泌尿系统及呼吸系统的畸形存在,这会给麻醉及手术的安全性带来影响,在婴幼儿时期手术宜选择矫正主要脏器畸形为先。另一方面,多发性先天性手及上肢畸形在婴幼儿时期手术时宜分期进行,以保证其安全性。

3.婴幼儿时期的手术应考虑到畸形的手及上肢组织因结构细小,会给修复手术带来一定的困难,外科医师应根据设备条件及本身的技术能力,决定是否要在婴幼儿时期进行手术。只要有精细的手外科器械及显微外科器械和设备,细小组织结构的整形再造均能完成,这已不成为选择婴幼儿时期手术的障碍。

4.选择婴幼儿时期进行矫正畸形手术是否会影响术后的正常发育,是使医师们困惑的主要内容。这应根据不同病种选择不同时机手术,同时又要权衡各类畸形对患儿手功能及身心发育的影响程度,以决定是否早期手术。

5.Netscher(1990)总结了六十余位作者有关先天性手及上肢畸形手术时机选择的论述,提出婴幼儿免疫系统发育不全,需推迟手术。从笔者对唇裂、腭裂及许多先天性手及上肢畸形整形的经验来看,从出生后数小时到数月行手术矫正,并未因为患儿本身免疫系统发育不全而影响手术的效果。因此,婴幼儿时期手术,不必因免疫系统发育不全而推迟手术。

(二)手术治疗时机的选择

1.在出生后 3～6 个月内进行的先天性手及上肢畸形的整形　包括下列几个病种及情况:①因严重的先天性手及上肢畸形影响手及上肢的功能或危及肢体存活的患儿,如有严重的肢体环状狭窄,不尽早予以手术矫正,可能造成患肢狭窄远端的严重淋巴水肿,甚至因并发症而产生坏疽。②先天性手及上肢畸形病情很轻,只需进行简易手术即能矫正畸形、改善功能的,如第 7 型复拇指畸形、没有其他手部关节畸形的桡侧多指或尺侧多指畸形。③能在 1～2 小时以内矫正的手部畸形,如分裂手畸形、部分移位生长的赘生手畸形、单纯性并指及部分的手发育不良、拇指发育不良、拇指再造等。

2.在 2 岁以内进行的先天性手及上肢畸形的整形　这是先天性手及上肢畸形整形手术治疗的主要时机,许多先天性畸形都应争取在这一阶段作第一次整形手术,或完成整个畸形的矫正,包括拇指发育不良的整形,拇指再造、拇内收畸形的矫正,复拇指畸形的修复,复杂的并指畸形、多指畸形、镜影手的手术治疗,桡侧球棒手或尺侧球棒手的整形,分裂手的整形,较轻的肢体环状狭窄整形,以及部分"风吹手"的整形等。

但需注意,如果是可能影响到骨骺破坏或者影响其血供的手术,则宜推迟整形手术时期。

3.在 2 岁以后进行的先天性手及上肢畸形的整形　包括骨及关节融合的畸形、巨指(肢)畸形、"风吹手"畸形、指屈曲或侧屈畸形、复杂的赘生手畸形、短指(肢)畸形等。先天性腱鞘狭窄的扳机指、扳机拇指畸形也宜在 2 岁以后进行,因为很多先天性腱鞘狭窄在 2～3 岁前有自愈的可能。

第五节　先天性拇指畸形

先天性拇指畸形是先天性上肢畸形中较为常见的畸形。Emtim(1959)报告在先天性上肢畸形中,有拇指畸形的占16%。拇指畸形常见于上肢轴前性纵向型形成障碍,如桡侧球棒手中的拇指畸形,是因为手部的第1纵列发育不良,表现为拇指发育不良。

单纯性先天性拇指畸形,是指孤立的先天性拇指畸形,包括先天性拇指缺失、拇指发育不良、各种类型的拇指内收畸形、掌心拇指畸形、三角指骨拇指畸形、三节指骨拇指畸形、复拇指畸形、先天性拇指腱鞘狭窄、先天性大鱼际肌缺失、拇指环状狭窄等。

多种先天性手部畸形可伴有拇指畸形,如桡侧球棒手、手发育不良中的铲形手畸形、分裂手畸形、并指畸形、镜影手畸形、"风吹手"畸形等,均在不同程度上伴有拇指的发育不良和畸形的存在。

在有些全身性畸形以及一些综合征中,常可伴有拇指畸形,如心血管畸形、泌尿生殖器畸形、肌肉骨骼畸形等,又如以末节手指纤细及发育不良为特征的 Holt-Oram 综合征、Fanconi 综合征,以末节手指短、扁平、阔为特征的 Apert 尖头并指综合征,以及 Poland 短指并指畸形伴有胸大肌缺失的综合征等。

第六节　先天性拇指发育不良

拇指发育不良(thumb hypoplasia)是先天性拇指畸形中的一大类畸形。在拇指发育不良中,从拇指短小畸形到拇指完全缺失,均属于拇指发育不良的范畴。它可以是单独存在的畸形,也可能是综合征的症状之一。

一、病因

拇指发育不良和其他先天性手及上肢畸形一样,发病原因不明。有人观测到在胚胎发育过程中,可能是由于胚胎肢芽形成缺陷所致,其发病机制与桡侧球棒手相似,也可能是肢芽在发育过程中分化障碍所引起。几十年前,反应停作为一种镇静药物在市场上销售,妊娠妇女服用此药后,分娩出相当多的先天性手及上肢畸形的婴儿。人们还观察到遗传也是重要因素。笔者曾收治一名拇指缺失的患儿,其家族中4代有6例拇指发育不良,4女2男,患儿为六指畸形,拇指缺失,其外祖母及母亲均为五指手,拇指缺失。另外还收治了一名先天性拇指缺失的患儿,其父先天性左拇指缺失,右拇指为三节指骨拇指畸形。

二、临床表现及分类

拇指发育不良表现为拇指细、小、短,功能不全,或拇指完全缺失。国外学者将拇指发育不良分成5类,即:①短拇指畸形;②内收型拇指发育不良;③外展型拇指发育不良;④浮动拇指畸形;⑤拇指缺失。这种分类有些缺陷。首先,在此分类中,无论是拇内收指发育不良,或是拇外展拇指发育不良,常常伴有不同程度的短拇畸形,与短拇指畸形的界线较难确定;其次,内收型拇指发育不良,又难以将其从其他的先天性拇内收畸形中区分出来;第三,多指型拇指缺失,其治疗目的也是重建一个功能性拇指,在先天性手畸形分类中,没有它的位置。因此,笔者将拇指发育不良分为下列5类,以利于治疗方案的选择。

第一类:先天性拇指缺失。拇指完全缺失,为四指畸形手。拇指近及远节指骨、第1掌骨、腕掌关节缺失,大鱼际肌缺失。

第二类:多指型拇指缺失。拇指缺失,患手有五指或六指,桡侧边缘手指为典型的三节指骨手指,手指细长,第1掌骨为手指型掌骨,骨化中心位于掌骨的远端,大鱼际肌缺失。

第三类:浮动性拇指。拇指形如肉坠,仅以皮肤蒂悬垂于手的桡侧缘。拇指虽如同肉坠,但存有细小指骨,

第1掌指关节缺失,第1掌骨及腕掌关节严重发育不良或缺失。浮动性拇指除了皮肤及皮下组织外,尚有血管、神经与手相连。

第四类:无功能性短拇指畸形。拇指短、小、细,其短小程度不一,第1掌骨十分细小,掌指关节及腕掌关节严重发育不良,没有稳定的关节结构。拇指附着的部位可能位于手桡侧的不同平面,没有功能性虎口,或虎口狭窄,大鱼际肌发育不良,拇指伸、屈肌腱发育不良,是介于浮动性拇指及功能不全拇指畸形之间的一类。

第五类:功能不全短拇指畸形。以拇指短小为特征,中立位时拇指的末端不能达到示指端指间关节附近,拇指细小。这类拇指可能是掌骨短小,也可能是单独存在的畸形。不同程度的短拇畸形有不同的形态及功能缺陷,可概括为:拇指短小、细或扁阔;虎口狭窄或畸形;大鱼际肌发育不良;掌指关节不稳定,尺侧副韧带松弛;伸指肌腱发育不良或缺失;屈指肌腱缺失或发育不良等。

拇指发育不良的分类及临床表现见图 38-12、图 38-13。

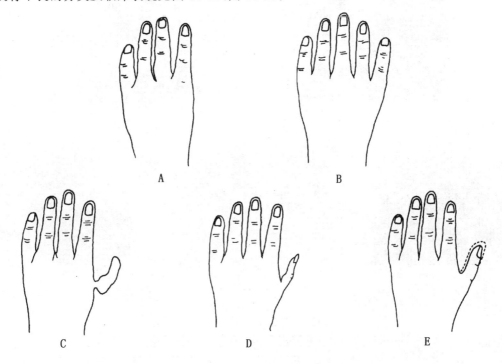

图 38-12 先天性拇指发育不良的分类
A.先天性拇指缺失 B.多指型拇指缺失 C.浮动性拇指 D.无功能性短拇指畸形 E.功能不全短拇指畸形

在拇指短小畸形中,X线摄片显示掌骨短而细时,可能伴有心血管系统、胃肠道或脊柱的畸形,而 Fanconi 综合征的短拇指畸形,则伴有造血系统疾病。当拇指短小、掌骨短而扁阔时,可能伴有营养不良性侏儒、进行性骨化性肌炎或手-足-子宫综合征。当拇指短小仅表现为近节指骨短而扁阔时,常常是短指畸形,包括拇指短,各手指的中节指骨也粗短,呈现短指及指蹼过浅畸形。远节拇指指骨短小扁平的短拇畸形可单独存在,也可能是综合征的症状之一,如 Apert 综合征。

短拇指畸形的表现及合并症多种多样,Bayne(1982)将短拇指畸形又分为几种亚型,其表现如下(表 38-1)。

表 38-1 短拇指畸形的亚型

拇指特征	表现及合并症
掌骨短而细长	孤立变异,伴有脊柱、心脏、胃肠道系统畸形。造血系统疾病(Fanconi 综合征):全血细胞减少、血小板减少,伴桡骨缺损(TA 综合征);Holt-Oram 综合征:手部明显畸形,伴有造血系统、泌尿生殖系统、心脏或其他肌肉骨骼的畸形;Juberg-Hayward 综合征
掌骨短而扁阔	Cornelia de lange 综合征;手-足-子宫综合征;营养不良性侏儒;进行性骨化性肌炎
近节指骨短而扁阔	短指畸形
远节指骨短而扁阔	Rubinstein-Taybi 综合征;Apert 综合征;尖头并指(趾)畸形;Carpenter 综合征

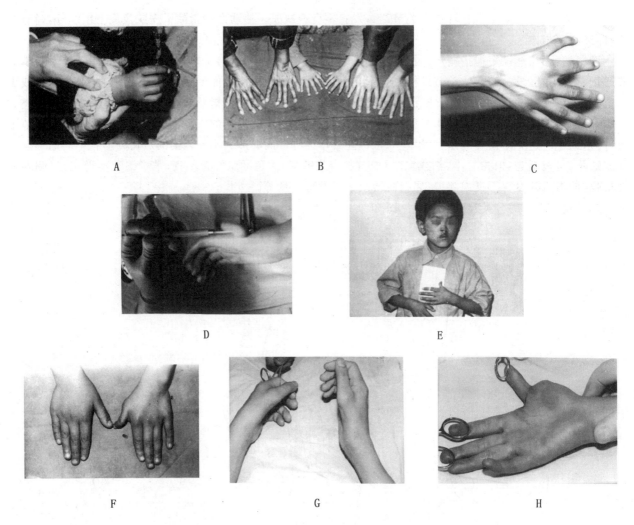

图 38-13 拇指发育不良的临床表现

A.先天性拇指缺失 B、C.多指型拇指缺失 D.浮动性拇指 E、F.功能不全短拇指畸形(内收型拇指发育不良) G.大鱼际发育不良 H.功能不全短拇指畸形(外展型拇指发育不良)

在拇指发育不良的分类中,Manske(1995)的分类法是将前人的分类给予补充,具有一定的参考价值(表38-2)。

表 38-2 拇指发育不良的分类

类型	表 现
第一类	拇指小、短、细
第二类	拇指短、小,虎口狭窄,鱼际肌发育不良,掌指关节不稳定
第三类	除了第二类表现外,尚有:A.手外肌腱异常,掌骨发育不良,腕掌关节稳定;B.手外肌腱异常,部分掌骨发育不良,腕掌关节不稳定
第四类	浮动性拇指
第五类	拇指缺失

在上述分类中,第一、二、三类均是短拇指畸形;在第二、三类畸形的描述中,将短拇指畸形的功能缺陷描述得较为详细,具有实用价值。

短拇指畸形除了掌骨及指骨短小外,尚有其他畸形,Manske(1995)总结了其他作者报告的短拇指畸形,并将这种畸形纳入拇指发育不良ⅢA型中(表38-3)。

表 38-3　先天性短拇指畸形病理表现(论文回顾)

作者	病例数	虎口畸形	尺侧副韧带松弛	鱼际肌发育不良	手外肌异常			
					伸肌腱缺失	屈肌腱缺失	屈肌腱异常	互相联合异常
Tupper(1969)	4	×	×	×		×	×	×
Strauch(1976)	7	×	×	×		×	×	×
Nevaiser(1979)	10			×		×	×	×
Blair(1981)	1		×		×			
Blair(1983)	1	×	×	×		×	×	×
Fitch(1984)	3	×	×	×				×
Rayan(1984)	4		×			1/4	3/4	2/4
Lister(1991)	11	×	×	×				×
Manske(1995)	13	×	×	×	8/13	6/13	6/13	2/13

注:这类畸形,作者命名为拇指发育不良ⅢA型。"×"表示全部存在的畸形。

三、治疗

拇指发育不良的治疗包括两方面,一是拇指的再造,二是拇指功能不全的功能重建。拇指再造适用于笔者分类法的第一、二、三类拇指发育不良。拇指功能不全的功能重建,适用于笔者分类法的第四、五类拇指畸形及 Manske 分类法的第二、三类拇指畸形,即短拇指畸形的功能重建。

拇指再造的方法有手指拇指化、足趾移植拇指再造或其他手术方法,在临床上以手指拇指化为首选的手术方案,足趾移植也是可选择的手术方案。至 1997 年末,全世界已进行了多例先天性拇指缺损的足趾移植拇指再造手术,随访结果也令人满意,证明其功能良好,移植的足趾能随年龄增长而生长。

(一)手指拇指化

手指拇指化(pollicization)可用于拇指缺失、多指型拇指缺失及浮动性拇指等畸形。在这几类畸形中,共同的病理解剖特点是:①第 1 掌骨缺如或严重发育不良,缺少一个能在 3 个轴向活动的马鞍形第 1 腕掌关节;②拇指指骨缺失或严重发育不良,缺少一个宽阔的第 1 指蹼;③大鱼际肌群缺失或严重发育不良,拇伸、拇屈及拇展长肌缺失或严重发育不良;④常伴有整个手及前臂血管、神经的发育不良。

先天性拇指缺失的手指拇指化手术属显微修复外科手术,这是由于该类手术宜在婴幼儿时期进行,患儿仅有 1～3 岁,肌腱及血管、神经都十分细小,需借助手术放大镜或显微镜,才能有效地进行拇指及其动力腱的功能重建。该手术也适用于桡侧球棒手拇指缺损的再造。

1.手术时机选择　只要患儿全身状况良好,则早期手术是适宜的,一般安排在 1～3 岁时手术。1 岁正是婴幼儿手握持发育完成之时。Buck-Gramcko 曾为仅 11 周的婴儿进行这类手术。

2.术前准备　这类畸形可能伴有其他器官的异常,术前应检查并予以确诊,排除手术禁忌证。肢体血管发育异常也是常见的伴发症群,需仔细检查及诊断。如桡动脉缺失,在术前应确诊,否则在手术中疏忽,可能会使转移的手指发生意外,但是桡动脉缺失的病例常伴有较粗大的正中动脉(骨间掌侧动脉)存在,只要术中注意保护转移手指的血管不受损伤,一般情况下不致造成转移手指的坏死。

3.手术切口及手术设计　以第一、二类多指型拇指缺失为例,测定正常拇指从指尖到腕掌关节的距离,以决定再造拇指的长度(ah),也就是示指近侧指间关节到腕掌关节的距离。在转移手指上标志出 ah,a 点位于指尖,b 点位于掌指关节近端,即再造的腕掌关节的位置。在手掌桡侧边缘再造拇指腕掌关节处定点 c,作为再造的第 1 腕掌关节的部位。转移手指背侧近侧指间关节近端,设计逆行皮瓣 1、2,以近侧指间关节横纹部为蒂,皮瓣 1 应小于皮瓣 2。在手指掌侧面设计皮瓣 4,其远端距离近侧指间关节横纹 0.5cm 以上,用于再造第 1 指蹼的基底部。在手掌桡侧边缘,设计皮瓣 3 作为再造拇指的桡侧缘,插入 1、2 皮瓣之间。皮瓣 6 的近端距间关节横纹约 0.5～1.0cm,该皮瓣参与构成第 1 指蹼,即再造拇指尺侧缘的基底部(图 38-14)。对于多指的病例,可利用准备切除的多指所提供的血管神经束岛状皮瓣,增加再造拇指的指腹面积,即为皮瓣 5。对于四指手或五指手,则可选择示指或桡侧边缘的手指再造拇指,方法与上相似(图 38-15)。

4.第 1 掌骨及腕掌关节重建　转移手指的近节指骨变成第 1 掌骨,掌指关节变成腕掌关节,由于掌指关

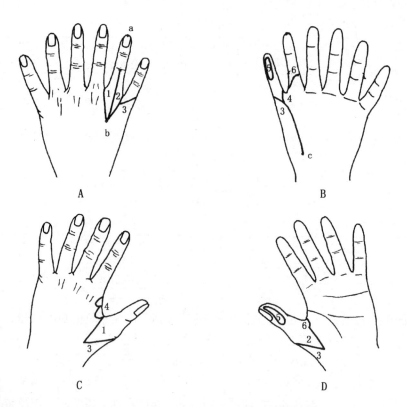

图 38-14 多指型拇指缺失拇指再造手术设计

A.手背切口设计:ab＝再造拇指的长度,设计手背皮瓣 1、2、3 B.手掌切口设计:c 为再造拇指的腕掌关节处,
设计皮瓣 3、4、6;皮瓣 5 设计在切除的手指上,为血管神经皮瓣,用于加大再造拇指的指腹 C、D.手术后结果

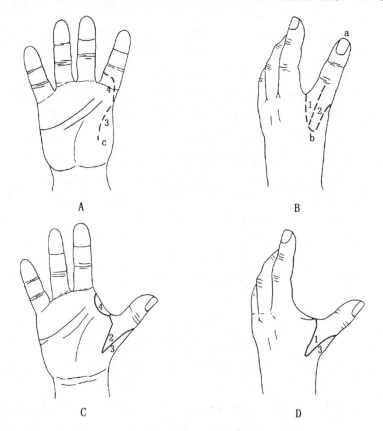

图 38-15 先天性拇指缺失拇指再造手术设计

A.手掌切口设计:c 为腕掌关节处 B.手背切口设计:ab＝再造拇指长度 C、D.手术后结果

节的掌板较松弛,易形成腕掌关节不稳定,使其过伸 90°,故应用细钢丝或尼龙线固定,矫正松弛的掌板,形成稳定的第 1 腕掌关节。矫正方法是在掌骨颈部截断掌骨后,保留掌指关节的侧副韧带及掌板,使掌骨头向背侧旋转 90°固定,再将掌骨头固定在大多角骨上。

5.拇指化手指对掌位重建　拇指化手指再造的腕掌关节,应能使掌侧外展旋前至与掌平面呈 45°角的对掌位,并使再造拇指的指腹旋转 45°,能与其他四指相对。

6.拇指化手指的动力重建　屈指肌腱转移后成为拇长屈肌及拇短屈肌,肌腱任其术后自行短缩。伸指肌腱转位后缩短缝合,行使拇长伸肌功能;示指固有伸肌改向固定在近节指骨底部,行使拇长展肌功能。骨间背侧肌与转位手指的伸腱桡侧束缝合,变成拇短展肌。骨间掌侧肌与伸腱尺侧束缝合,行使拇收肌功能(图 38-16)。

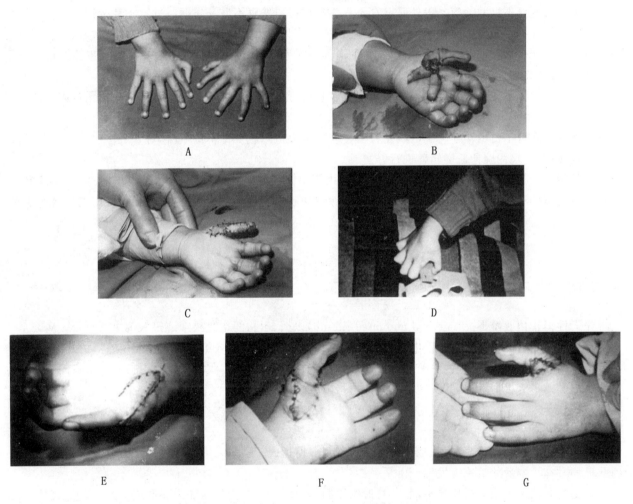

A

B

C

D

E

F

G

图 38-16　先天性拇指缺失及多指型拇指缺失拇指再造

A.多指型拇指缺失　B.手指拇指化,切除手指的血管神经岛状皮瓣备用,以扩大再造拇指　C.手术完成　D.手术后拇指及
手功能　E.浮动性拇指,拇指再造术后(术前参见图 38-13D)　F、G.先天性拇指缺失拇指再造术后(术前参见图 38-13A)

7.术后支具及功能训练　由于再造的第 1 腕掌关节不够稳定,并且肌腱转移后愈合需要一定时间,因此术后宜用静力支具保持拇指对掌位,维持 4～6 周,以后进行功能训练。

(二)足趾移植拇指再造

足趾移植拇指再造或其他方法拇指再造均可用于先天性拇指发育不良,但首选的仍是手指拇指化手术。

(三)第四、五类拇指发育不良的治疗

第四、五类拇指发育不良的治疗,是针对短拇指畸形及相关的其他畸形和功能缺陷进行治疗。由于短拇指畸形的形态及功能缺陷程度变化很大,因此在治疗方法上具有较大的灵活性,在第一次设计手术方案时,宜请有经验的医师参与。

短拇指畸形及功能缺损的矫正内容包括：①拇指短小；②虎口狭窄；③手内肌发育不良；④手外肌发育不良；⑤掌指关节不稳定,常常表现为尺侧侧副韧带松弛。针对这些内容,有下列手术可供选择。

1. 拇指指骨、掌骨延长　短拇指畸形有时表现为拇指短、小,但手内、外肌发育尚好,并有一宽阔的虎口,短拇指具有伸、屈、内收、外展及对掌的功能,可进行拇指指骨或掌骨延长。目前选用的是指骨、掌骨截骨延长或植骨延长等。手术在全麻或臂丛麻醉下进行。手术方法是将指骨或掌骨中段梯形截骨,也可采用斜形或横形截骨,在被截骨的两端置入骨延长器的臂,将其插入外置的延长器上,每日或每隔 1～2 日延长 1mm,根据需要决定要延长的长度。骨延长达到目标后,外固定支架继续使用 3 周,等待截骨区的愈合及稳定；也可在截骨后进行髂骨片移植,术后用克氏针固定 6 周,骨愈合后拔除钢针。

2. 虎口畸形的矫正　参见本章第七节"先天性拇指内收畸形"。

3. 手外肌发育不良的治疗　手外肌发育不良包括伸拇肌发育不良及屈拇肌发育不良。伸拇肌发育不良多半选择示指固有伸肌腱转移,也可选用桡侧腕长伸肌作为动力腱。如果是单纯性肌腱异常联合,表现为拇长屈肌腱与拇长伸肌腱装置间的异常腱联合,可作异常肌腱联合的切除或切断,如果估计屈、伸拇指的力量还不足,也可合并进行肌腱转移。

拇长屈肌发育不良多半选用环指指浅屈肌腱转移进行修复。拇长伸肌力量不足,可选用示指固有伸肌腱转移。

4. 手内肌发育不良的治疗　手内肌发育不良主要是大鱼际肌发育不良,宜作对掌肌重建。可选择环指指浅屈肌腱转移,或尺侧腕伸肌腱转移进行修复。

5. 掌指关节尺侧侧副韧带松弛的矫治　可采用侧副韧带前移固定,也可采用腱膜移植、侧副韧带再造。术后掌指关节处于伸直位,用克氏针固定 3 周,拔除钢针后白天进行功能活动,夜晚继续使用支具制动 3 周。

第七节　先天性拇指内收畸形

先天性拇指内收畸形(congenital abducted thumb)以拇、示指间指蹼狭窄或过浅为主要特征。病因至今不明。病理机制可能是由于部分手内肌或手外肌发育不良或异常,造成第 1 指蹼功能及外形的缺陷；也可能是整个拇指发育不良,以拇指内收畸形为特征。Bayne(1982)将拇指内收畸形划入拇指发育不良的系列。也有人称此类畸形为握拇畸形,其实这是先天性拇指内收畸形的一种。

一、临床表现

正常新生儿出生后均表现为一定程度的拇指内收,拇指握于手掌之中,呈握拇状,一般在 1 岁以后消失,因此该病常在 1 岁后才被家人发现。

拇指内收畸形表现为虎口狭窄,静态时拇指屈曲、内收畸形；拇指外展能力降低或消失,第 1、2 掌骨间隙变窄,虎口间皮肤、皮下组织筋膜紧缩,缺少外展松弛的余地,并伴有拇指手内肌或手外肌发育不良或迷路。有时还可能伴有拇指指骨、掌骨、掌指关节、指间关节、腕掌关节发育不良及关节韧带松弛等。由于病理解剖及临床表现不同,笔者将拇指内收畸形分为下列几类：①拇指发育不良拇指内收畸形；②伸拇肌腱发育不良性拇指内收畸形；③屈肌挛缩性拇指内收畸形；④第 1 骨间背侧肌挛缩性拇指内收畸形等。

(一)拇指发育不良拇指内收畸形

拇指发育不良拇指内收畸形为先天性拇内收畸形伴有整个拇指发育不良,但这类拇指发育不良是功能不全的短拇指畸形,具备第 1 掌骨及拇指近、远节指骨,掌指关节存在。以第 1 指蹼狭窄或过浅为主要表现,常同时伴有拇指短、小、细,第 1 掌骨及拇指指骨发育不良,大鱼际肌发育不良,掌指关节不稳定,以及拇长屈肌腱止点变异,造成拇指指间关节屈曲不完全,或没有屈曲功能,而伸拇肌腱多正常。

(二)伸拇肌腱发育不良性拇指内收畸形

主要表现为拇长伸肌或(和)拇短伸肌发育不良,其发育不良的程度不同,畸形状况也有所区别。拇长伸肌和拇短伸肌腱可能完全缺失，但常常表现为肌腱发育不良，为一层薄的膜状组织，造成伸肌无力，这是握拇畸形的一种；亦可表现为拇指内收，掌指关节屈曲畸形，第1、2掌骨间隙狭小。在国外文献描述的拇指内收畸形中，以这类畸形为主。在笔者临床实践中，虽然也见到这类拇指内收畸形，但相对多见的是由屈肌挛缩引起的先天性拇内收畸形。

（三）屈肌挛缩性拇指内收畸形

临床表现为第1指蹼狭窄、过浅，拇指掌指关节屈曲，拇指位于手掌内，也表现为握拇指畸形，将内收的拇指拉向外展位时，有较大的抵抗力。拇长伸肌及拇短伸肌常常发育良好，也可能薄弱。拇指主动与被动外展功能受限，但大鱼际肌发育良好。这类畸形在病理上主要是拇短屈肌的挛缩，多半仅表现为拇短屈肌深头的挛缩，但有时表现为深、浅两头均挛缩，可同时伴有拇收肌的挛缩，而后者多半是继发的（图38-17）。

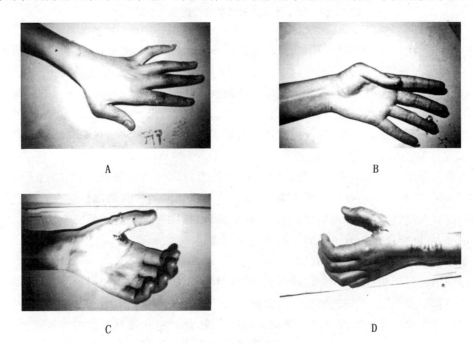

A   B

C   D

图 38-17 屈肌挛缩性拇指内收畸形
A、B.拇短屈肌挛缩术前   C、D.术后

（四）第1骨间背侧肌挛缩性拇指内收畸形

在后天性拇内收畸形中，由于合谷穴位药物注射，或其他外伤造成第1骨间背侧肌坏死，瘢痕挛缩引起的拇内收畸形并不少见。但由第1骨间背侧肌挛缩引起的先天性拇内收畸形，尚未见有文献报道。笔者曾见到1例先天性第1骨间背侧肌挛缩性内收畸形患者，出生后即有拇内收畸形，没有第1骨间背侧肌损伤病史，也没有第1指蹼药物注射史，其拇指内收畸形的特点为：第1指蹼狭窄、过浅，第1、2掌骨间隙狭窄，示指呈外展位，处于桡侧偏斜位，使其内收时有明显的张力感。拇指掌指关节微屈，伸拇、屈拇肌及大鱼际肌正常。手术中发现，第1骨间背侧肌肌腹软，色红润，没有瘢痕坏死征象；肌腱粗短，但光泽良好（图38-18）。作示指被动内收，使其恢复正常中立位时，有明显的阻力。

二、治疗

（一）治疗时机的选择

先天性拇指发育不良的拇内收畸形在婴幼儿时期即可进行手术治疗。其他的先天性拇指内收畸形，常在1岁之后进行手术，这是由于出生后到1岁的婴儿，拇指呈内收样，为正常现象，但仍宜早期进行矫正。在手术治疗前首先应确立诊断，应确诊是否为真正的先天性拇指内收畸形。先天性扳机拇指畸形，也可呈现拇指屈曲及轻度内收畸形，呈握拇状，应予区别，而先天性扳机拇指有自愈的可能。

（二）先天性拇指发育不良拇内收畸形的治疗

这种治疗是针对拇指的指骨及掌骨、掌指关节发育尚可，具有功能修复的可能性来进行治疗。治疗包括

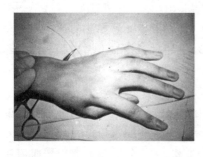
A

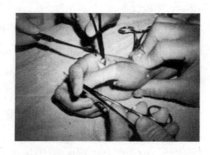
B

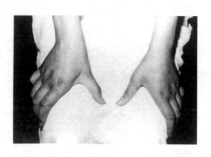
C

图 38-18　第 1 骨间背侧肌挛缩性拇指内收畸形

A.术前,左拇指内收,示指外展　B.术中见第 1 骨间背侧肌没有外伤、炎症痕迹　C.术后双手对比

两方面,即开大虎口,包括皮肤、皮下组织缺乏或挛缩的矫正,以及挛缩肌肉矫正和动力功能的重建。

1.皮肤、皮下组织缺乏或挛缩的矫正　目的是开大虎口,矫正挛缩,修复皮肤及皮下组织缺损。

虎口开大,即第 1 指蹼加深后常有皮肤及皮下组织缺损,需进行修复。修复方法首选的是第 1 指蹼区 Z 成形,即对偶三角皮瓣转移,此法简单易行,效果良好。其次是示指背旗状皮瓣转移,也是较好的选择,即在示指近节指背设计蒂在近端的旋转皮瓣,修复虎口皮肤缺损。还可选用第 2 骨间背侧动脉岛状皮瓣移植加深第 1 指蹼的方法,这是修复虎口区皮肤缺损的较好选择。

2.挛缩肌肉矫正和动力功能的重建　为加深第 1 指蹼,有时需要切断部分拇收肌的止点,切断拇收肌的横头,以便矫正畸形。如果仍不能取得近乎正常的虎口,还可以切断拇收肌的部分斜头。遇有拇长屈肌发育不良或拇长伸肌发育不良的情况,可选用环指指浅屈肌腱或示指固有伸肌腱转移的方法进行修复。遇有掌指关节不稳定的情况,可进行掌指关节侧副韧带的修复或重建。

(三)伸拇肌腱发育不良性拇指内收畸形的治疗

此类拇内收畸形的治疗包括两个方面,即开大虎口,包括皮肤、皮下组织缺损的修复,及动力功能重建。

1.开大虎口及修复皮肤、皮下组织缺损　方法同上。

2.拇指动力功能重建　这类拇内收畸形的动力功能重建,是指进行发育不良的伸拇肌腱动力重建。可采用肌腱转移来恢复伸拇指的功能。常用的肌腱移植和转移的方法有示指固有伸肌转移、肱桡肌转移加游离肌腱移植、桡侧腕长伸肌转移加游离肌腱移植等。

(四)屈肌挛缩性拇指内收畸形的治疗

治疗原则同上,即开大虎口、解除挛缩及进行动力功能重建。

1.开大虎口、解除挛缩　对这类畸形来说,开大虎口、解除挛缩是主要的。开大虎口及局部皮肤、皮下组织缺损的修复方法同上,但在解除挛缩的手术方面,则主要目的是切断或延长挛缩的拇短屈肌腱,轻者只需切断拇短屈肌的深头,即可矫正畸形,甚至无须作第 1 指蹼加深,就可矫正畸形。

严重的屈肌挛缩的拇指内收畸形病例,在矫正屈肌挛缩方面,需切断或延长拇短屈肌的深、浅头,或合并进行挛缩的拇收肌部分止点切断,以扩大第 1 指蹼。

2.拇指动力功能重建　屈肌挛缩的病例中,多半患者拇指的拇长伸肌及拇长屈肌功能良好,解除挛缩后即已达到功能的康复。但是对某些患者来说,屈肌挛缩的拇内收畸形有时伴有拇指伸肌发育不良,对这类患者术前应进行检查,明确诊断,并进行相应的修复,即通过示指固有伸肌的转移来修复伸拇肌腱发育不良。

(五)屈肌挛缩性拇指内收畸形的非手术治疗

婴儿时期的拇指内收屈曲畸形,常表现为屈肌挛缩,可采用夹板支具治疗。婴儿在 6 个月以内,拇指为屈曲和内收,呈握拇状,如果到 1 岁仍呈现拇指屈曲内收状态不改善,可采用支具矫正,使第 1 指蹼扩大。支具使第 1 掌指关节处于外展伸直位,夹板支具应根据畸形被矫正的状况进行调整,可每 6 周更换 1 次,维持 3～6 个月。如果毫无改善可采取手术矫正。如果夹板支具应用后症状改善,则可继续使用支具维持数月。

(六)第 1 骨间背侧肌挛缩性拇指内收畸形的治疗

这种畸形较为少见,术前的准确诊断是前提,治疗内容主要是解除挛缩。

在示指掌指关节桡侧作一"S"形切口，暴露挛缩的第1骨间背侧肌，在肌腱上作"Z"形切口，延长肌腱，矫正示指桡侧偏斜畸形。一般情况下，第1骨间背侧肌延长后，拇指内收畸形即被矫正。如果在肌腱延长后仍存在示指桡侧偏斜，则可作示指掌指关节侧副韧带松解，以矫正畸形，术后用克氏针暂时固定掌指关节2～3周。遇有因皮肤、皮下组织短缺造成虎口狭小者，则可作相应的Z成形术等处理。

（七）拇内收畸形矫正的术前术后处理

拇内收畸形是由手内肌挛缩或手外肌发育不良所致。手术矫正后常有第1指蹼回缩的倾向，为防止畸形复发，严重的拇内收畸形可用克氏针架于第1、2掌骨间，维持3～4周，然后应用支具扩大虎口3周。但一般情况下可采用夹板支具维持手术治疗的效果，以防止畸形复发。支具维持3周后，可白天活动，夜晚用支具维持，应用3个月左右。夹板支具不仅是术后防止畸形复发的工具，而且可作为术前准备工具，用以扩大第1指蹼，提高手术效果。

第八节　复拇指畸形

复拇指畸形（thumb duplication）是较为多见的先天性手及上肢畸形之一。表现为拇指孪生，或拇指桡侧多指，或拇指尺侧多指，因此，在分类学上被划入"孪生畸形"或"多指畸形"项目内。习惯上又称这类畸形为桡侧多指，虽不确切，但常见于文献之中。由于这类畸形治疗的目的在于恢复和重建拇指的功能，因此总是将它划入拇指畸形的范畴。复拇指畸形的表现变化非常多。

有关复拇指畸形发生率的报道相差较大，有报告为0.08‰，也有报告为0.18‰。

一、临床表现

在拇指的桡侧或尺侧存有另一拇指或手指，或拇指两侧均有多指。复拇指畸形的两个拇指常常是不等大的，两个拇指均有不同程度的发育不良和畸形。复拇指可为二节指骨的拇指，也可能表现为三节指骨拇指。

复拇指畸形的两个拇指常常是不等大的，从治疗方法的选择上考虑，其中较大的拇指由于发育较好，形态及功能近似正常，称主干拇指，被作为存留拇指；而另一拇指可能细小，拟被切除，被称为赘生拇指。有时复拇指畸形的两个拇指是形态相似的孪生拇指，称作为镜影拇指。

以临床外观表现和X线摄片资料中反映的拇指指骨及掌骨分裂程度为依据，复拇指畸形可分为10型。

Ⅰ型复拇指畸形：拇指末节可见分裂为二的痕迹，X线片显示末节指骨远端分裂为二，近端相并，为"Y"形。轻型仅表现为拇指末节宽扁，指甲增宽、扁平，中央有分裂为二的凹槽。典型病例为拇指末节远端分裂为二，有两个拇指末节指尖，整个拇指末节的根部及近节拇指仍为单一拇指。

Ⅱ型复拇指畸形：拇指末节分裂为二，有两个指尖，两指甲间或明显分开，或仅为裂隙分开。两个拇指可能等大，也可能不等大，一大一小。X线片显示拇指末节指骨完全分裂为二，与一个近节指骨构成指间关节，近节指骨的指间关节面中央有突出的嵴，使两个分裂的远节指骨分离。只在复拇指指间关节的桡侧及尺侧有指间关节的侧副韧带。两个分离的指骨相邻面，没有指间关节的侧副韧带。

Ⅲ型复拇指畸形：为拇指末节指骨分裂为二，近节指骨不完全分裂，远端分裂，近端相连，呈"Y"形，与掌骨形成一个掌指关节。两个分裂的拇指可能等大，也可能不等大，指骨发育不良的程度也不一。

Ⅳ型复拇指畸形：拇指末节指骨及近节指骨分裂为二，与一掌骨构成掌指关节，分叉的拇指可呈镜影样，两个复拇指可等大，但多半两个拇指不等大。常伴有两个拇指的伸、屈肌腱发育异常，两拇指指间关节向相对面偏曲，相对的两拇指呈蟹钳样。复拇指掌指关节的桡侧及尺侧有完整的侧副韧带，两相邻的近节指骨和掌骨间侧副韧带缺失。

Ⅴ型复拇指畸形：拇指末节指骨、近节指骨均分裂为二，第1掌骨不完全分裂，掌骨远端分裂为二，近端相并，因此两拇指有两个掌指关节，近端掌骨构成一个第1腕掌关节。两个拇指均发育不良，大小不一，或呈蟹钳样。

Ⅵ型复拇指畸形:拇指指骨及掌骨均分裂为二,拇指发育不良、畸形,形态及结构变化多样。

Ⅶ型复拇指畸形:拇指桡侧多指,多指有部分掌骨存在,该赘生掌骨与另一发育较好的掌骨侧面形成不稳定相连。拇指桡侧的多指可位于手桡侧的不同平面上。拇指及其桡侧多指呈不同程度的发育不良和畸形。

Ⅷ型复拇指畸形:复拇指中有一只手指为三节指骨。两个拇指与一个掌骨构成掌指关节,拇指发育不良。

Ⅸ型复拇指畸形:复拇指中一指为二节指骨,另一指为三节指骨,也可能两拇指均为二节指骨拇指,两指的近节指骨基底融合为一,构成一个第1掌指关节。

Ⅹ型复拇指畸形:第1掌骨为手指型掌骨,有三节指骨拇指,或二节指骨桡侧多指;或第1掌骨为并列的二根手指型掌骨同时存在,并有三节指骨拇指;或为三节指骨拇指,伴尺侧二节指骨拇指;或拇指尺侧及桡侧多指,或三角形指骨存在的拇指(图38-19)。

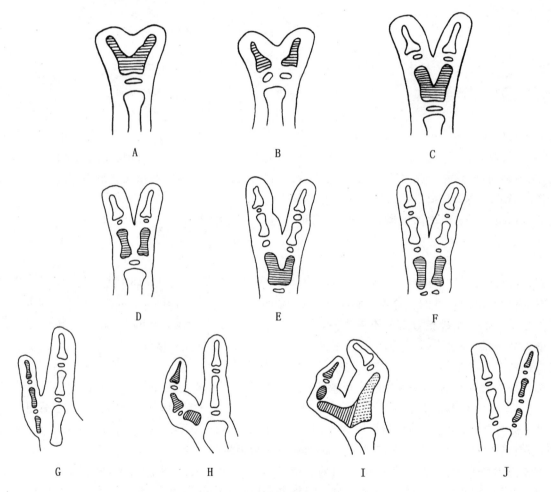

图 38-19　复拇指畸形的分型

A.Ⅰ型　B.Ⅱ型　C.Ⅲ型　D.Ⅳ型　E.Ⅴ型　F.Ⅵ型　G.Ⅶ型　H.Ⅷ型　I.Ⅸ型　J.Ⅹ型

为了治疗方法选择的需要,按复拇指畸形的形态可分为下列几种:两个拇指大小形态相似的称作镜影复拇指畸形;对于大小不等的两个拇指,而指间关节及掌指关节位置良好者,称为主次型复拇指畸形;对于复拇指畸形中的两个拇指伴有指间关节、掌指关节的侧屈、掌屈或成角畸形的,称为龙虾钳复拇指畸形。

二、病理表现

复拇指畸形临床表现的多样性,是由拇指各组织成分的病理变化所引起。

(一)指骨的变化

复拇指畸形指骨的病理表现为数量、形态及其联合结构的异常,有二节指骨拇指,也有三节指骨拇指;有正常发育的指骨拇指,也有细小指骨拇指,或是不同程度的短扁指骨拇指以及三角形指骨拇指等。存留拇指与赘生拇指的指骨,可独立存在,也可两者相互融合,融合的形式及范围不一。指间关节的关节面可以是正常的铰链式,也可能有不同程度的偏斜、脱位。关节两侧侧副韧带的健全程度以及紧张度不一致,常常表现为桡侧拇指的桡侧侧副韧带或尺侧拇指的尺侧侧副韧带较为松弛,因此,复拇指畸形的桡侧拇指的指间关节常常在不同程度上向尺侧侧屈,尺侧拇指的指间关节可在不同程度上向桡侧侧屈,在手术时应注意对这种病理结构的矫正。

(二)掌骨及掌指关节的变化

复拇指畸形的掌骨可存在数量、形态及其联合结构的病理解剖。拇指的掌骨多半为一个,也可能为两个,可以是正常的拇指型掌骨,也可能是指骨型掌骨,即掌骨的骨化中心位于掌骨的远端,或是短小的第1掌骨。如有两个拇指掌骨,可能分别存在,也可能存在不同程度的融合。掌指关节可以是正常的掌指关节,也可能表现为在一个掌骨远端形成两个掌指关节,这种情况下,掌指关节的关节面位于掌骨远端的桡侧及尺侧面,关节面分别向桡侧或尺侧偏斜 15°~60°,掌骨远端两掌指关节面中央有嵴,使两拇指分别向桡侧及尺侧偏斜。Ⅰ~Ⅲ型复拇指畸形掌指关节的侧副韧带常常发育良好,Ⅳ型以后的复拇指畸形常出现桡侧侧副韧带松弛。如果是Ⅳ型复拇指畸形,其桡侧拇指掌指关节的尺侧侧副韧带缺失、尺侧拇指掌指关节的桡侧侧副韧带缺失,在矫正手术时应予以重建。

(三)肌肉及肌腱的异常

复拇指畸形,特别是手指型掌骨的复拇指畸形常伴有大鱼际肌缺失。由于拇展短肌的缺失,对拇指外展及对掌功能的影响较大。除了手内肌不同程度的发育不良外,尚有拇短展肌止点的异常,表现为不同程度的松弛,手术矫正时应重新建立肌止点。复拇指畸形的拇长伸肌腱及拇长屈肌腱多半分裂为二,其止点不是位于末节指骨的中央,而是分别止于桡侧拇指及尺侧拇指末节指骨的相邻侧。由于复拇指的拇长伸肌腱及拇长屈肌腱移位,离开指、掌骨中线,偏向拇指的相对侧,因此其功能除了伸拇、屈拇之外,还可使两个拇指间关节向相对侧侧屈。在拇长伸肌腱与拇长屈肌腱间又常可出现异常腱联合,或在拇长伸肌腱与拇长屈肌腱间存有腱膜相连,这是复拇指畸形指侧屈畸形的解剖基础。这类复拇指畸形可同时存在拇指伸、屈功能受限,在整复手术时需注意矫正这种异常解剖结构,宜对异常联合结构进行切断、切除或移位。

三、治疗

复拇指畸形的治疗目的是尽可能恢复其正常的解剖结构,达到外形及功能的重建。治疗原则是:切除赘生拇指,保留近似正常的存留拇指。计划切除的赘生拇指的皮肤、肌腱、韧带,应暂作保留,作为矫正存留拇指之用。将赘生拇指剔成血管神经岛状皮瓣,修复存留拇指的皮肤、皮下组织缺损,其肌腱移植作为关节侧副韧带修复及肌力平衡修复的供区。对于孪生拇指畸形,可将两个镜影拇指合二为一,重建一个新拇指。

(一)Ⅰ、Ⅱ型复拇指畸形的治疗

对这两类复拇指畸形可采取两种术式,即复拇指合并整形,或赘生拇指切除、存留拇指整形。

1.复拇指合并整形 适用于镜影复拇指畸形的整形,即当两个拇指外形及内在指骨形态相似时可采用本术式。

皮肤切口:在两拇指指甲的最凸出处即中央区,从甲缘到甲根作纵形切口,甲根部拇指背侧皮肤作角形皮肤切口,拇指指腹作"Z"形切口,指腹三角形切口的尖端宜保留较大拇指的指纹中心罗纹,皮肤切口直达指骨,注意保护指神经血管不受损害。

指骨截骨:解剖出拇指远节指骨,在指骨纵轴中线截除桡侧拇指远端指骨的尺侧一半,以及尺侧拇指远节指骨的桡侧一半,用细钢丝或1~4号丝线,将两远节指骨结扎,合二为一。有些Ⅲ、Ⅳ型复拇指也可采用此术式,但是术后拇指指间、掌指关节屈伸不良(图38-20)。

皮肤缝合:使两个切除一半的拇指对合缝合,注意使桡侧拇指旋前 10°~15°,尺侧拇指旋后 10°~15°,使形成的新拇指有适当的饱满指腹,并且使形成的拇指指甲的弧度平滑,指甲不留中央凹沟畸形。

2.赘生拇指切除及存留拇指整形 适用于两拇指不等大的主次型复拇指畸形。主次型复拇指畸形的手术方法为切除较小的拇指,对存留拇指进行整形。

皮肤切口:于复拇指指背作"Z"形皮肤切口,切除赘生拇指的指甲、甲皱及部分指背皮肤。

指骨及指间关节整形:截除赘生的远端指骨以及近节指骨的指间关节处膨出部,在切除指骨时注意保留

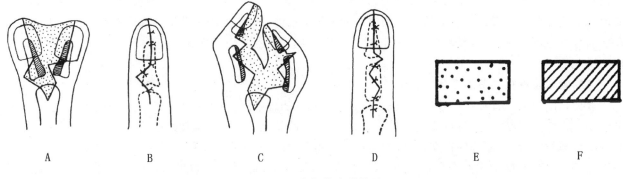

图 38-20　复拇指合并整形

A. Ⅱ型复拇指合并整形,手术设计　B. Ⅱ型复拇指合并整形,手术结果　C. Ⅳ型复拇指合并整
形,手术设计　D. Ⅳ型复拇指合并整形,手术结果　E. 切除的皮肤及皮下组织　F. 截除的指骨

其侧方的骨膜及侧副韧带,供截除赘生远节指骨后修复指间关节的侧副韧带所用。为保证修复的指间关节的稳定性,宜用克氏针于指间关节伸直位固定3周。

　　皮肤缝合:在切除赘生拇指时,保留其部分指腹皮肤,用以覆盖存留拇指侧方的创面,使存留拇指加大,近乎正常(图38-21)。

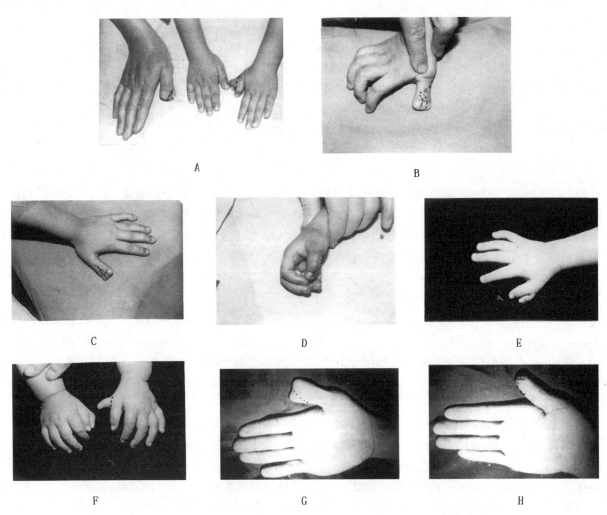

图 38-21　Ⅰ、Ⅱ型及Ⅳ型复拇指畸形整形

A. 父子均有复拇指畸形,父亲右侧Ⅰ型复拇指畸形手术切口设计　B. Ⅱ型复拇指畸形手术切口设计　C. Ⅱ型
复拇指畸形手术设计　D. 手术后　E、F. Ⅳ型复拇指畸形切口设计　G、H. Ⅰ型复拇指畸形术前及术后

（二）Ⅲ、Ⅳ型及Ⅴ、Ⅵ型复拇指畸形的治疗

这两类复拇指畸形的治疗原则及方法是复拇指畸形矫正的基本术式,可用于其他类型复拇指畸形的矫正。

Ⅲ、Ⅳ型复拇指畸形的两个拇指常常不等大,称之为主次型复拇指畸形,手术时切除赘生拇指,保存存留拇指,由于存留拇指较小,可利用赘生拇指的血管神经岛状皮瓣加大存留拇指。这两类复拇指畸形,因指骨发育不良程度不同,造成指间关节的扭曲,称之为扭曲型复拇指畸形,在手术过程中要同时进行骨及关节畸形矫正。

1.赘生拇指切除术　适用于主次型复拇指畸形,且存留拇指的大小、形态近似正常拇指。

手术切除赘生拇指,并切除其指骨及相应的指间关节。如系Ⅳ、Ⅴ、Ⅵ型,其掌骨也存在畸形,在切除赘生拇指时,应切除赘生的掌骨。在一般情况下,赘生拇指的近节指骨基底部切除后,尚应切除其掌骨的突出部分,以防止术后存留的赘生掌骨关节头突出畸形。为矫正存留拇指侧偏畸形,可进行关节侧副韧带修复及赘生拇指的伸肌腱转移(图38-22)。

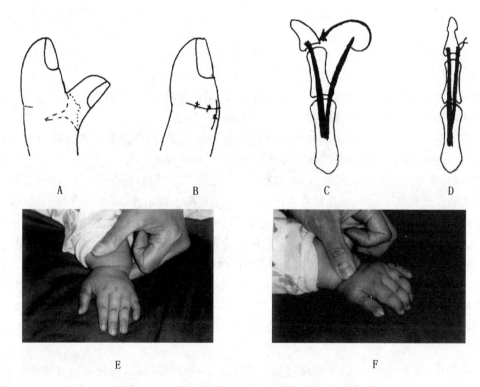

图 38-22　Ⅳ型复拇指畸形,赘生拇指切除术

A.Ⅳ型复拇指畸形皮肤切口设计　B.手术结果　C、D.将赘生拇指
的拇长伸肌腱转移,矫正指间关节侧偏　E、F.Ⅳ型复拇指畸形术后

2.拇指带血管移植术　适用于主次型复拇指畸形。在主次型复拇指畸形中,常表现为一拇指远端游离部分发育较好,但与掌骨形成的掌指关节不佳,而另一拇指近端发育较好,有形成一宽阔虎口的条件。可采用远端发育较好的拇指末节,形成带血管神经移植物,移植到近端有良好掌指关节的拇指基底部。

3.复拇指畸形的综合整形　这是复拇指畸形整形的综合原则及手术方法,适合于Ⅲ型到Ⅹ型各类复拇指畸形的整形。

在复拇指畸形的整形中,本原则及手术方法,既适用于主次型复拇指畸形,更适用于扭曲型复拇指畸形。

综合整形的手术包括:赘生拇指切除,利用赘生拇指的血管神经岛状皮瓣、肌腱、骨、关节及其关节周围的侧副韧带,对存留拇指进行皮肤、骨、关节、韧带以及肌腱动力功能的修复与重建。

赘生拇指血管神经岛状皮瓣的准备:在赘生拇指的指背及指腹设计"Z"形皮肤切口,在其指腹部的一侧设计椭圆形或菱形或多边形血管神经岛状皮瓣,用以加大存留拇指的指腹,并用于其指间关节、掌指关节侧屈、屈曲畸形矫正后皮肤缺损的修复。

指屈曲、侧屈畸形的矫正：赘生拇指切除后,存留拇指会存在屈曲或侧屈畸形,应予矫正。屈曲及侧屈畸形由4方面的因素造成：①骨的数量、形态异常以及关节面、关节囊畸形;②关节两侧的侧副韧带发育不良,两侧支撑力不平衡;③屈、伸肌腱的止点位置异常及肌腱迷路;④皮肤及皮下筋膜结构和组织分布的异常等。在扭曲型复拇指畸形中,上述4方面因素常常同时存在。由于4方面因素的存在,则有不同程度的发育不良,构成了复拇指畸形病理变化的多样性。对于这种病理结构,术前应仔细检查记录,以确定畸形的程度,进行相应的手术设计,并予一一处理,以达到满意的效果。

指骨及掌骨的整形：赘生拇指的骨关节切除后,存留拇指的扭曲畸形应尽可能得到矫正。重要的原则是使其指间关节及掌指关节的平面成为水平位,为此必须进行指骨及掌骨的截骨矫正。应注意的是,在指骨或掌骨截骨时,要尽可能防止指间关节内或掌指关节内的软骨损伤。通常进行近节指骨、掌骨的楔形截骨或楔形植骨,使偏斜的指间关节或掌指关节的平面成为水平位,能完成与其他手指的对掌运动功能。截骨或植骨后的指骨或掌骨,用克氏针固定,也可采用钢丝结扎,或以微型钢板固定。在截骨过程中应注意保护关节侧副韧带,以增强关节稳定性及畸形修复的效果。

指间关节及掌指关节的整形：Ⅲ型复拇指畸形及Ⅴ型复拇指畸形中,切除了赘生拇指后,可造成指间关节或掌指关节外形的不协调。Ⅲ型复拇指是粗大的近节指骨,与细小的存留拇指的远节指骨构成不稳定的指间关节;而Ⅴ型复拇指是粗大的掌骨,与细小的存留拇指的近节指骨构成不稳定的掌指关节。对于这两类畸形,需要分别截除膨出的近节指骨的远端指间关节面(Ⅲ型),或截除膨出的掌骨远端的掌指关节面(Ⅴ型),使再造的指间关节或掌指关节形成流线型,没有膨出部分。但在截除时,应注意保护侧副韧带,以便于切除赘生拇指后进行侧副韧带的修复,使关节得到稳定性的修复(图38-23)。

在指间关节及掌指关节整形中,尚有两侧侧副韧带紧张度不平衡,以及掌板挛缩等因素,需在术前一一有所判断,于手术过程中给以侧副韧带的修复和矫正,或掌板的松解前移等。

在关节整形后,多半采用克氏针固定3周,以保证矫正的关节结构的愈合。

肌腱畸形的矫正及修复：Ⅲ、Ⅳ型复拇指畸形及Ⅴ、Ⅵ型复拇指畸形中,常常存在拇长屈肌腱及拇长伸肌腱止点的异常,其止点不是位于末节指骨的中部,而是位于两拇指的相邻侧面。因此这两肌腱的作用除了伸、屈拇指的指间关节、掌指关节以外,还使其侧屈。为矫正这种畸形,可采用两种术式。一是将赘生拇指的拇长屈肌腱及拇长伸肌腱切下,旋转移植到存留拇指末节指骨的相对侧,重新建立止点,以平衡屈、伸拇指肌腱的动力轴的方向。另一术式是将赘生拇指及存留拇指的拇长伸肌腱及拇长屈肌腱从其止点上取下,合并为一,重新止于存留拇指末节指骨的中央。这一手术在实际操作中不易,因为复拇指畸形整形的患儿年龄较小,加之肌腱发育不良,肌腱十分细小,只有具有丰富的显微外科技巧的医师,采用高度无创操作,才能准确地完成手术。

在这几类畸形中,除了屈、伸肌腱的止点位置异常外,在拇屈、伸肌腱间尚存在联合腱纽及腱膜样联合组织,这是异常发育的腱结构,可造成拇指伸、屈功能障碍及侧屈,应予以切除,以矫正此动力结构的畸形。

手内肌腱的移位：复拇指畸形位于桡侧的赘生拇指切除后,拇短展肌的止点被切下,应予以重新固定,建立新的止点。在切除赘生拇指时,将拇短展肌连同近节指骨基底的骨膜一起剥离,保留其足够长度,其内尚不包括掌指关节的侧副韧带,将其与存留拇指的近节指骨基底部固定,重建止点,用克氏针作掌指关节暂时固定(图38-24)。

复拇指畸形位于尺侧的赘生拇指切除后,拇收肌的止点被切下,按上述同样方法可在存留拇指近节指骨基底重建止点。

(三)Ⅶ~Ⅹ型复拇指畸形的整形

这几类复拇指畸形的整形可进行单纯性赘生拇指切除,如Ⅶ型。也可进行拇指带血管神经移植,或进行综合整形,或进行虎口加大等,类同于Ⅳ型复拇指畸形的综合整形技术。

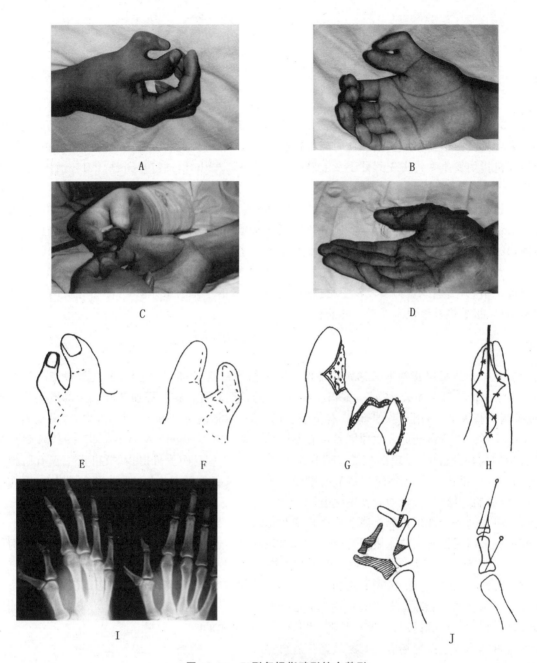

图 38-23　Ⅳ型复拇指畸形综合整形

A、B.Ⅳ型复拇指畸形术前　C、D.手术设计及手术结果　E、F.复拇指畸形皮肤切口设计　G、H.赘生拇指的血管神经岛状皮瓣及其移植的结果　I、J.骨及关节整形

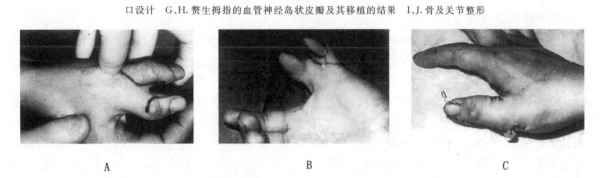

图 38-24　Ⅳ型复拇指畸形综合整形

A、B.手术切口设计　C.进行皮肤、骨、关节及肌腱整形术后

第九节 先天性扳机拇指(手指)畸形

Notta(1850)最先描述了先天性扳机指畸形。先天性扳机指畸形(congenital trigger digit)以先天性扳机拇指畸形最为常见。由于拇指或手指屈伸时有枪械扳机样阻挡感,因此将其称为扳机拇指或扳机指。

先天性扳机指的发生率约占先天性手及上肢畸形的2.2%。Flatt(1977)、Ger(1991)统计先天性扳机指的发病率为0.5‰。

先天性扳机拇指与扳机指多为单独发生,也可能是既有扳机拇指又有扳机指,多半为单独性,个别患儿为多发性。Steenwerckx(1996)报告的41例先天性扳机拇指及扳机指畸形中,33例为扳机拇指(其中10例是双侧性的,10例为右拇指,13例为左拇指),7例为扳机指,1例为多发性扳机指。Rodgers(1994)报告的一组病例中,73个儿童有89只拇指扳机指,其中5个儿童中有11个手指患有扳机指,1个儿童一侧拇指及3个手指患有扳机指,另1例儿童为多发性手指扳机指。在笔者的十多名患儿中,几乎都是只有一只手或双手的扳机拇指畸形,很少伴有扳机手指畸形的病例。

一、临床表现

先天性扳机拇指或扳机指畸形又称先天性拇指或手指腱鞘狭窄,是由于拇长屈肌腱或指长屈肌腱纤维鞘壁先天性狭窄,即A_1滑车先天性增厚,腱鞘狭窄,造成拇长屈肌腱或指长屈肌腱在狭窄的腱鞘内滑动时受阻,拇指或手指掌指关节、指间关节伸直时,有枪械扳机样阻挡感,故称之为扳机指,久之,滑动受阻的屈肌腱近端肥大呈结节样。有关该病的发生原因目前有不同的论述。在Rodgers及Wasters(1994)61例扳机拇指及9例扳机指的病理分析中,发现腱鞘狭窄结节并不多见。其中60例扳机拇指、扳机指中仅有肌腱结节增厚,包括拇指50个、手指9个、7例肌腱结节增厚伴腱鞘增厚及1例腱鞘增厚,肌腱没有结节;1例拇指有腱鞘囊肿,另1例有肌腱结节、腱鞘增厚及腱鞘囊肿。

获得性扳机指与先天性扳机拇指或手指的病变相似,以腱鞘狭窄为主要病因。

先天性扳机拇指或扳机指临床表现为:拇指或手指屈伸活动时,在A_1滑车处有一逸脱的感觉,即检查者用手指扪及A_1滑车处,有一阻挡物突然通过的感觉。严重时,拇指或手指不能主动伸直,被动地拉直拇指或手指时,有结节滑动及逸脱感觉,或者屈曲的拇指难以被动伸直,甚至伴有拇内收畸形。

先天性扳机拇指或手指被家长发现的时间是各有区别的,有的新生儿于生后十几天之内即可被发现有扳机指畸形,但大部分患儿的扳机指畸形是在1岁之后才被发现的。

先天性扳机拇指或手指畸形有时有家族遗传病史。

二、治疗

(一)非手术治疗

扳机拇指有时可以自愈。一般对2岁以上儿童有明显拇指扳机样阻碍者,可进行手术治疗。如果不甚严重,可试用夹板数月,使拇指处于伸直状态,观察其疗效。

(二)手术治疗

扳机拇指或扳机指的手术取掌指关节横纹,或手指的基底部横形切口,暴露拇长屈肌腱鞘或屈指肌腱鞘,纵形切断或切除部分A_1滑车,使肌腱暴露,直到屈伸拇指或手指没有阻挡为止。幼儿A_1滑车切开约0.5cm,成人切开约1.0cm。手术过程中注意不要伤及指神经及血管。也可用腱鞘刀切开狭窄的腱鞘,但这是在小切口下进行,有误伤指神经之虑,不如采用0.6～1.0cm的皮肤横切口,作直视下手术,使操作既方便又安全。

第十节　多指畸形

先天性多指畸形（congenital polydactyly）是指正常手指以外的手指赘生，或者是手指的指骨赘生，或是单纯软组织成分赘生，或是掌骨赘生等，均属于多指畸形的范围。这是先天性手及上肢畸形中最多见的一类，约占先天性上肢畸形的 39.9%（梁秉中，1982）。其发生率约为 1‰。

一、临床表现

多指畸形是一目了然的。并指多指畸形的患者，有时表现为手指扁阔，外表不见多指，仅有指骨或掌骨赘生，需借助 X 线摄片予以诊断。

多指分为桡侧多指（轴前多指）、中央多指及尺侧多指（轴后多指）3 类，以尺侧多指最为多见。桡侧多指属于拇指畸形一类（参见本章第八节"复拇指畸形"）。

尺侧多指（ulnar dimelia）因赘生指包含的组织成分不同，可分为 3 类：①软组织多指，多指中没有骨、肌腱等组织；②单纯多指，多指中含有指骨、肌腱等；③复合性多指，不仅含有指骨、肌腱等，且包括掌骨孪生。

尺侧多指可伴有多种其他畸形，如并指、三节指骨拇指、唇裂、多囊肾、肛门闭锁、胫骨缺失、侏儒、膀胱外翻、脊柱畸形、心脏病、眼缺失、耳聋、脑积水、慢性肾炎、性功能减退、指甲发育不良等。

中央多指多伴有并指畸形，常为双侧性，命名为多指并指。中央多指并指常属于分裂手畸形的一种（参见本章第十六节"分裂手畸形"）。

二、治疗

（一）治疗时机

单纯性多指，特别是尺侧单纯性多指，没有掌骨及掌指关节赘生，宜在婴儿 3～6 个月内完成手术治疗。复合性多指，如桡侧复合性多指以及中央多指并指等，手术时间可推迟，但仍应争取在 2 岁前完成，以利于家长在心理上早日得到安慰，患儿亦不致有心理障碍。

（二）手术方法

单纯性多指作多指切除及局部皮肤整形。复合性多指除了多指切除以外，还需进行多余掌骨的全切除或部分切除。掌骨切除的多少根据患手的形态、功能重建的要求而定。在切除多指的同时，有时需进行关节、骨畸形矫正、关节韧带修复及皮肤整形等（参见本章第八节中"复拇指畸形的综合整形"）。

中央多指常常伴有并指畸形，血管、神经的变异屡有发生，切除赘生指时，应避免损害存留指的血供及神经支配，以防止存留指坏死。为此，对中央多指切除时，有人采取分两次进行，一次切除多指，可在婴儿 6 个月时进行，第二次可在孩子较大的时候再作截骨或植骨矫形及侧副韧带修复等。但是如能掌握较好的显微外科技巧，术前对手指血供情况有充分了解，一次手术即可达到切除赘生指，并使骨、关节、韧带、肌腱畸形得以矫正。

第十一节　多节指骨畸形

多节指骨畸形（hyperphalangism）是指正常指骨以外的指骨赘生。正常手的指骨数目分布从桡侧到尺侧是 2、3、3、3、3，超过这种指骨分布的属多节指骨畸形。

一、临床表现

多节指骨畸形常发生于拇指的先天性畸形中,很早即有记载。早在 1559 年,Columbi 就描述了有两个指间关节的拇指。Dubreuil-Chambardel(1925)报告的 74 例多节指骨畸形中,有 42 例是五指畸形手,这类患者往往有家族史,32 例是复拇指畸形。多余的指骨可能是类似正常形态的指骨,如五指畸形手;也可能是多余指骨呈三角形,由于三角形指骨的存在,拇指或手指呈现成角畸形。由于赘生指骨外形如同希腊字母"δ",因此一般称之为 Delta 畸形(参见本章第十六节"分裂手畸形")。

三角形指骨也可发生在其他手指如小指的中节指骨,及环指的近节指骨、掌骨畸形中。

三角形指骨常被发现于一些典型的分裂手畸形中,如两指手、龙虾钳手的拇指,常有拇指三角指骨畸形、中央并指伴有环指三角形指骨;Apert 综合征有时出现示指三角形指骨,小指侧弯畸形则可能是小指三角形指骨所致。

三角形指骨畸形可伴有其他畸形,如并指、多指、分裂手、分裂足、指节融合、尺侧球棒手、Apert 综合征、Poland 综合征等,尚可伴有侏儒、阔拇指综合征及 Holt-Oram 综合征等。

二、治疗

多节指拇指畸形,可通过手指拇指化手术进行矫正(参见本章第六节"先天性拇指发育不良")。

复拇指畸形中出现的三角形指骨的矫正方法同一般的治疗方法。

单独发生的拇指或小指三角形指骨畸形,其功能损害较小,患者较多的是要求改善其外形。

(一)截骨楔形植骨矫正

Wood(1977)对三角形指骨作中央截骨,然后进行楔形植骨矫正畸形(图 38-25、图 38-26)。

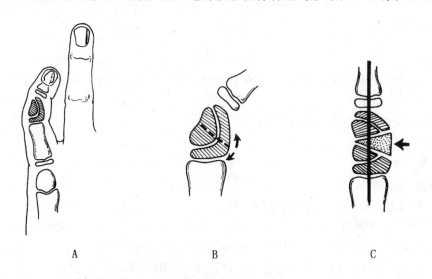

A   B   C

图 38-25 三角形指骨畸形,Flatt 截骨植骨技术(仿 Green,Operative Hand Surgery,1982)

A.术前 B.截骨设计 C.植骨及固定

也可采用 Smith(1977)方法,方法与上述相似,植骨来源于废弃的多余指骨(图 38-27)。

(二)反向楔形截骨植骨术

这是将三角形指骨在其界面长的一侧作楔形截骨,移植到界面短的一侧,以矫正手指的成角畸形。

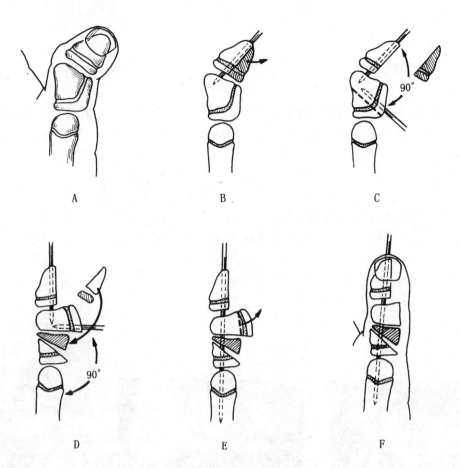

图 38-26 三角形指骨畸形，**Wood 法截骨植骨技术**（仿 Green，**Operative Hand Surgery，1982**）

A. 术前 B. 截下远节指骨 C、D. 植骨 E. 截除畸形部分指骨 F. 手术结果

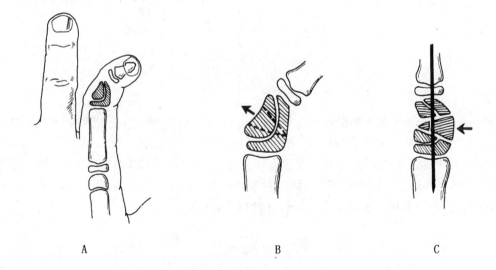

图 38-27 三角形指骨畸形，**Smith 法截骨植骨技术**（仿 Green，**Operative Hand Surgery，1982**）

第十二节　镜影手畸形

镜影手(mirror hand)是指手的大部分成分出现孪生畸形,包括 3 个以上手指或掌骨的赘生,这有别于多指畸形。其形态如同镜影与手同时存在于一个前臂的远端,成为原位赘生手。赘生手的成分位于手的尺侧,因此又称为尺侧多肢。

一、临床表现

镜影手是一种罕见的上肢畸形,表现为在前臂下有 6 个、7 个、8 个、9 个或 10 个手指,其掌骨也可能有 7 个、8 个、9 个或 10 个。前臂往往短小,尺骨孪生,拇指缺失。文献中描述镜影手多半为单侧性,笔者在几十年中共诊治了 2 例镜影手,均为双侧性。1 例为男性,12 岁,双手均为镜影手,每一只手均有 10 个手指,而且双足也是镜影足,每一只足各有 10 个足趾,未治。另 1 例为女性,14 岁,右手为 8 个手指,左手 7 个手指,伴有并指畸形,进行了手术治疗(图 38-28)。

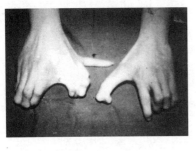

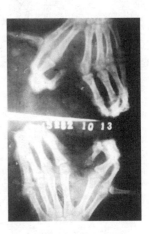

A　　　　　　　　　　　　B　　　　　　　　　　　　C

图 38-28　镜影手
A.术前　B.术后　C.X 片

二、治疗

镜影手的治疗常需根据畸形手的解剖结构个别设计。手术内容包括多余手指及掌骨切除、拇指再造。拇指再造手术是用手指拇指化的术式,同时进行第 1 指蹼再造,除此以外,还需进行手掌、手背皮肤整形,以及肌腱转移、手指动力功能修复和重建。这是一项较为复杂的手术设计过程,可多项手术一次完成,目的是使孪生手经过手术后,达到外形及功能近乎正常。但是对于伴有多手指并指的患者,镜影手的矫正手术可分期进行,先进行拇指再造、多余手指切除,3 个月后进行并指畸形分指术。

第十三节　先天性赘生手畸形

先天性赘生手畸形(congenital extra-hand)是指整个或部分手的组织成分在躯干别处赘生,可以是全手赘生,或是手的主要成分赘生,这是十分罕见的畸形,赘生手的附着部位多见于背部。笔者曾治疗 1 例赘生手畸形的患儿,男性,14 岁,赘生手如海豹手,附着于项部的 C_6、C_7、C_8、T_1 区,伴有脊柱裂,赘生手没有功能活动,患儿心血管、肺、消化系统、泌尿生殖系统未查及畸形,没有家族遗传病史,家长诉说其子智力超群,在中学读书期间成绩名列前茅。在全麻下施行赘生手切除,保留部分附着于颈椎上的肩胛骨,以防手术时伤及脊髓,术后颈部活动良好(图 38-29)。原苏联也有下肢赘生于背部的病例报道。

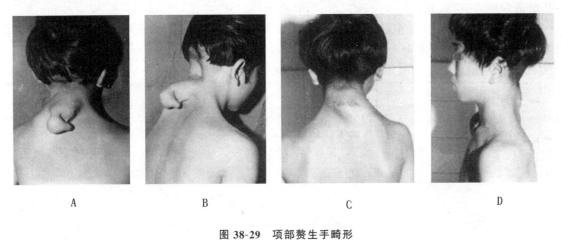

图 38-29　项部赘生手畸形
A、B. 术前　　C、D. 术后

第十四节　先天性并指畸形

两个以上手指部分或全部组织成分先天性病理相连,属于先天性并指畸形(congenital syndactyly)。并指也是先天性上肢畸形中最多见的病种之一,其发生率约为 0.33‰~0.5‰(Buck-Gramcko,1988)。有半数患儿为双侧性并指,男孩多于女孩,白色人种多于黑色人种。约 10% 的患者有家族史,有家族史的并指畸形常出现中、环指并指,而且伴有 2~3 足趾并趾。

一、病理表现

(一)皮肤短缺

由于并指,手指相邻两侧的皮肤及皮下组织较正常为少,有人计算,并指两手指的周圈皮肤覆盖较正常手指少 22%。在临床中,皮肤的短缺程度是不尽相同的,手指基底部的指蹼区皮肤短缺最为明显。

(二)骨骼畸形

轻型并指的指骨、掌骨及相应的关节均正常。复杂性并指的骨骼畸形分为原发性骨畸形及继发性骨畸形。

1.原发性骨畸形　表现为多样性,有两个并指间的骨融合、指骨或(和)掌骨发育不良、指间关节融合或强直,或有三角形指骨存在,或有多指存在,或在两并指指骨间、掌骨间有骨桥相连(此表现更多见于分裂手并指畸形)。

2.继发性骨畸形　是由指骨或掌骨畸形,产生静力性或动力性的异常作用力,使骨的生长受到限制所引起。这种影响可以是骨融合畸形,造成指骨生长迟缓或生长方向改变;或是软组织的牵拉影响指骨、掌骨的生长,造成指骨及掌骨长度不足、关节侧弯或屈曲畸形等。

(三)血管、神经的畸形

至今尚未了解该畸形的规律性,血管、神经有时正常存在,有时畸形迷路分布或一侧缺如,因此,在多手指并指时,不能一次分离多手指并指,以防血管畸形,造成分离手指的坏死。即使是单纯性并指,也可能有指血管畸形存在,会造成手指分离手术后手指末端坏死。而这种血管畸形术前较难被查出,采用激光多普勒或超声或磁共振检查,对观察相连的手指动脉状况及存在与否会有所帮助。

二、临床表现

(一)症状

并指畸形以中、环指畸形最为多见(约 50%),其次是环、小指并指(约 30%),示、中指并指(约 15%)及拇、示指并指(约 5%)。既可能是单独出现的并指畸形,也可能是其他畸形的症状之一,如 Apert 综合征。文献记载有 48 种综合征的临床表现有并指畸形(表 38-4)。

表 38-4　伴有并指的综合征

综合征	临床表现	遗传特征
Poland 综合征	单侧短指并指畸形,胸大、小肌胸骨头发育不良,乳房发育不良,腋蹼	散发性
Apert 综合征	狭颅症,眶距增宽症,突眼症,上颌骨发育不良,智力迟缓,复杂指端并指	常染色体显性遗传
Saethre-Chotzen 综合征	狭颅症,眶距增宽症,突眼症,上颌骨发育不良,不完全性单纯性并指	常染色体显性遗传
Waardenburg 综合征	尖头畸形,面口不对称,腭裂,耳畸形,鼻畸形,单纯性短指并指畸形,偶有末节指骨分裂	常染色体显性遗传
Pfeiffer 综合征	短头畸形,宽、短拇指及大足趾畸形伴有三节指骨单纯性并指	常染色体显性遗传
Summit 综合征	尖头畸形,各种类型手足畸形	常染色体显性遗传
Noack 综合征	尖头畸形,巨大拇指畸形,大足趾多趾,并指(趾)	常染色体显性遗传
Carpenter 综合征	尖头畸形,下颌骨发育不良,平鼻,智力迟缓,单纯性中、环指并指	常染色体显性遗传
oculodentadigital 综合征(眼齿指综合征)	小眼畸形,小角膜畸形,青光眼,小鼻,小鼻翼,小牙及牙釉发育不良,中、环指并指	常染色体显性遗传
orofaciodigital 综合征 I (口面指综合征 I)	系带发育不良,裂舌,裂腭,唇中裂,下颌沟槽,齿槽突起,牙齿异常,上颌骨发育不良,单纯性并指	X 链显性遗传,男性易死亡
orofaciodigital 综合征 II (口面指综合征 II)	裂舌,唇中裂,牙槽裂,下颌骨发育不良,并指	常染色体遗传
acropectoral-vertebral 综合征	并趾,小足趾多趾,掌骨骨融合,胸骨突出,隐性脊柱裂,智力迟缓,颅面畸形,拇、示指并指	常染色体遗传

注:摘自 Bora FW.(ed),上肢儿科学,Philadelphia,W. B. Saunders,1986。

为了治疗方便及交流,可将并指的表现分为下列几种。以并指范围分为:①不完全并指。仅相邻手指的部分组织相连。②完全性并指。从手指基底到指尖完全相连。按病变罹及的组织成分分为:①单纯性并指。仅有相邻手指的皮肤、结缔组织相连。②复合性并指(复杂性并指)。除了相邻手指的皮肤、结缔组织相连外,尚有骨、神经、血管或肌肉、肌腱的相连。在复合性并指中,尚包含并指伴有指屈曲畸形、指侧弯畸形、指节骨融合及短指指节骨融合等。复合性并指畸形常有两种以上畸形出现在一只手上。

单纯性并指的症状除了外形上的损害外,主要是妨碍手指的外展及内收。复合性并指的损害,则根据病变状况的差异,表现出不同的症状。在先天性手畸形中,伴有并指畸形是很常见的,如多指并指、短指并指、分裂手并指、指端交叉并指、肢体环状狭窄合并并指、手发育不良并指、Apert 综合征、Poland 综合征等。

(二)畸形损害程度的分级

所有的先天性手及上肢畸形,均存在不同程度的外形及功能上的损害,如何来衡量畸形及其损害程度,是整形外科、手外科医师共同关心的问题。Eaton 和 Lister(1990)对先天性并指畸形程度的分级,就是一个有价值的尝试。

他们对畸形损害程度的分级包括 3 部分:指蹼深浅度分级、骨结构畸形及活动范围分级、形态损害分级。其分级还需根据手功能评定的方法,测定手各部的主动活动范围(TAM)及被动活动范围(TPM),但从客观上对于一个 1~2 岁的患儿来说,取得这些数据是不容易的。这一分级方法,不仅便于选择手术方法,而且可以作为手术效果的评定依据。

1.指蹼深浅度分级　测量较长的手指,取其手指完全伸直及外展位时,指蹼到掌骨头平面的垂直距离与掌骨头到指尖距离之比例。其标准为:Ⅰ度,正常,≤1/8;Ⅱ度,1/8~1/4;Ⅲ度,1/4~3/8;Ⅳ度,>3/8。但我们测量中国人 10 岁以下儿童 20 例,这一正常值为 1/4,因此我们将指蹼深浅度分为如下 4 级:Ⅰ度 1/4 为正常值;Ⅱ度,1/4~2/4;Ⅲ度,2/4~3/4;Ⅳ度,>3/4,为完全性并指。

2.骨结构畸形及活动范围分级　主动外展范围的分级:Ⅰ度,拇-示指外展≥60°,手指外展≥30°;Ⅱ度,拇-示指外展 45°~60°,手指外展 20°~30°;Ⅲ度,拇-示指外展 30°~45°,手指外展 10°~20°;Ⅳ度,拇-示指外展<30°,手指外展<10°。

主动伸指或屈指程度的分级,以伸指不足及屈指不足的厘米数来测量,拇指则以外展功能失去的厘米数测量:Ⅰ度,伸指或屈指范围减少在 0.5cm 以下;Ⅱ度,伸指或屈指范围为 0.5~1.0cm;Ⅲ度,伸指或屈指范围为 1.0~2.0cm;Ⅳ度,伸指或屈指范围大于 2.0cm。

3.形态损害分级　Ⅰ度,正常外观;Ⅱ度,接近正常;Ⅲ度,明显可看出畸形;Ⅳ度,严重畸形,或是手术前后形态没有变化。

三、治疗

(一)治疗时机的选择

并指的治疗时机是根据患儿的全身健康状况、麻醉的安全度及家长的要求而定。一般而言,如果情况允许,应在患儿 6 个月内进行手术;也可以推迟,但手术应尽可能在 2 岁以内进行。

需多次手术的病例,在手术次序的安排上,矫正骨畸形,矫正拇、示指畸形安排在前面,中、环指并指或环、小指并指安排在后面。

(二)不完全并指

不完全并指多半表现为指蹼过浅,周围皮肤正常,有转移皮瓣使用的供区。手术方法有 Z 成形、双 Z 成形、双 Z 加 V-Y 成形、双 Z 加矩形瓣推进成形、双方向 V-Y 成形,以及指侧舌状瓣成形等(图 38-30)。

(三)完全性并指

完全性并指包括并指皮肤"Z"形切口使相合并的两手指分开,指蹼基底部应用掌侧及背侧三角形皮瓣交互插入,或采用矩形皮瓣插入;或以掌侧三角形皮瓣,Ｖ Ｙ 成形插入于背。

为使再造的指蹼有足够的深度,三角形皮瓣或矩形皮瓣的基底部,应超过正常指蹼的水平线,但需注意勿损伤指神经、血管(图 38-31)。

相邻两手指间的皮肤缺损区以游离植皮修复。

(四)完全性并指指端的处理

并指指端皮肤及指甲缘的修复可采用 Buck-Gramcko 描述的方法,这对指甲的外形及生长均是有益的(图 38-32)。

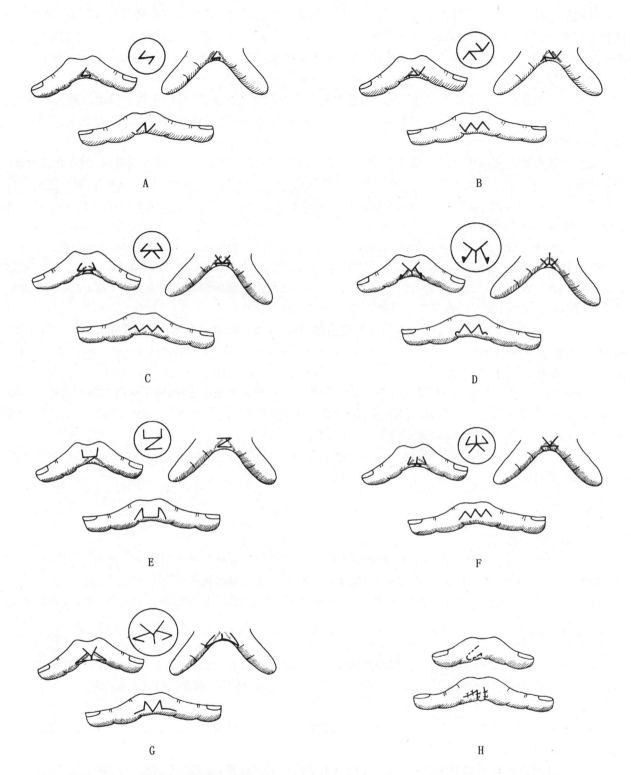

图 38-30　不完全性并指蹼整形技术（部分仿自 Eaton CJ，Syndactyly Hand Clinics，1990，6：555）

A. 指蹼 Z 成形　B. 反方向双 Z 成形　C. 同方向双 Z 成形　D. V-Y 及 Y-V 成形　E. 矩形瓣加

Z 成形　F. V-Y 加双 Z 成形，即五瓣成形　G. V-Y 成形加海鸥瓣成形　H. 指侧舌状瓣转移

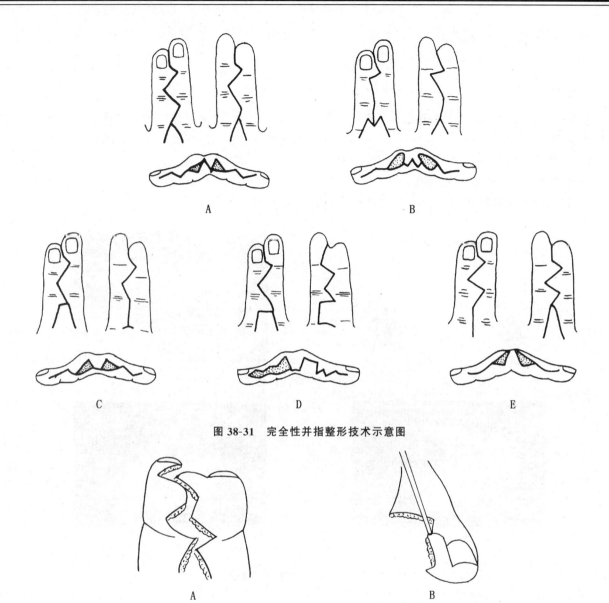

图 38-31　完全性并指整形技术示意图

图 38-32　完全性并指指端整形技术示意图

第十五节　手及手指发育不良

　　由于手及手指的低度发育造成的手及手指短小畸形，称为手及手指发育不良。手及手指发育不良既是单独的症候群，又可出现在许多其他综合征之中，如 Apert 综合征、Poland 综合征等，而且除了巨肢（指）症以外，几乎所有的先天性上肢畸形均可伴有不同程度的手及手指发育不良。拇指发育不良也属于手及手指发育不良，基于其治疗的特殊性，已将它列为专题论述。

　　一、临床表现

　　本病以手及手指的短小为特点，可以是单纯性的手指指骨短小，也可以是掌骨短小造成的短指畸形。轻的短指畸形其外形或功能近乎正常，仅有一节指骨或一掌骨，或某肌腱、肌肉发育不良。严重手发育不良的病例，其手指如肉坠，形如豆状附着在手掌远端，除了皮肤、皮下组织外，没有骨关节及肌腱、肌肉成分，或是有短指存在，指端呈不同程度的并指。

单手指形的铲形手,或是 Apert 综合征、Poland 综合征中的手部发育不良,均有典型的并指畸形,这类畸形有时被划入并指畸形范围。

二、治疗

并指畸形的分指术是这类畸形必须最先考虑的手术;骨延长术,包括指骨延长及掌骨延长,是矫正短指畸形的主要手术;铲形手往往有大鱼际肌存在,使并联的桡侧指拇指化是简单有效的手术;严重的手发育不良,因手指缺失,可进行足趾移植,作拇指及中指再造,或拇指、中指及环指再造。

病例:男性,8 岁,Poland 综合征,铲形手。在全麻下手术,进行铲形手分指,第 1 掌骨指化,截骨旋转至对掌位,虎口用局部皮瓣修复,不足之处以游离植皮修复(图 38-33)。

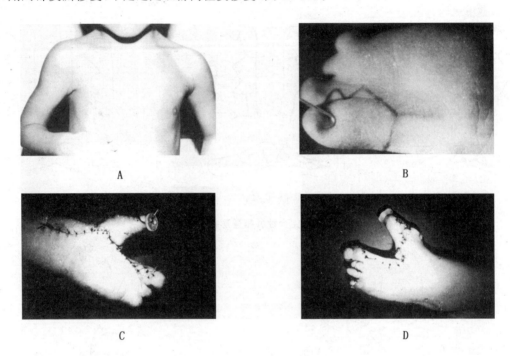

图 38-33　Poland 综合征,铲形手分指
A.术前　B.皮肤切口设计　C、D.术后

第十六节　分裂手畸形

分裂手(cleft hand)是因为手分裂成尺、桡侧两部分而命名,在胚胎发育期,由于中央纵裂发育不良所致。典型的病例为中指缺失,伴有第 3 掌骨发育不良或缺失。分裂手又命名为缺指畸形、少指畸形等。龙虾钳手(lobster claw hand)畸形也属于分裂手畸形。分裂手畸形的发生率为 0.011‰~0.04‰。

一、病因

分裂手有明显的遗传特征。20 世纪 90 年代以来,很多作者报告了分裂手是一种染色体病,常表现为染色体结构异常。分裂手畸形常常与分裂足同时发生,也可见于综合征症状中的一种畸形表现。

典型分裂手的染色体畸变发生在染色体 7q21.3~q22.1 区。大多数作者认为发生在染色体 7q21.2~q21.3 区。染色体畸变的出现率达 96%,并且畸变的染色体至少有两区。

分裂手也可出现在罕见的染色体单体综合征中。Vogeles(1994)报告了 1 例 3 岁男孩,21 单体综合征,表现为血小板较少、分裂手、面部发育不良、智力中度障碍。Cobben(1995)发现 1 例分裂手伴有右臂血管畸形的男孩,染色体分析发现是染色体 7 倒位,为 p22q21.3。

二、临床表现

分裂手表现为手指及手掌在手中部分裂为尺、桡侧两部分。不仅因为手指缺失程度及掌骨发育缺陷程度不一而表现出不同的症状,而且由于伴有不同程度的并指、多指、掌骨的赘生及指骨的赘生,或赘生掌骨、指骨之间互相融合,使临床症状上的表现也呈多样化。很多作者企图对此进行分类,以指导临床治疗,但至今仍没有一种完善的分类方法。

分裂手一般可笼统地分为典型分裂手及非典型分裂手两大类。

（一）**典型分裂手**

在典型分裂手中可表现为:①掌骨、指骨发育不良;②掌骨发育不良,手指缺损;③掌骨及手指均缺损。由于缺损及发育不良程度不一,可表现为:

1.五指分裂手　手分裂为尺、桡侧两部分,五指均存在,手中部有一深大的第 3 指蹼。第 3、4 掌骨分离,掌骨头间韧带缺失,第 3、4 掌骨头间隙明显增宽,指蹼基底部位于或越过掌骨颈部。中指正常或发育不良,其发育不良的程度不一,轻者中指较为细小,严重时完全没有功能。这类分裂手只是中指功能不全,其他指功能良好,此类患者手的功能近似正常。

2.四指分裂手　手分裂为尺、桡侧两部分,中指缺损,或只在第 2 指蹼基底部存有中指残迹,第 3 掌骨发育不良,或部分或全部缺损,手掌分裂为两部分。

3.三指分裂手　手分裂为尺、桡侧两部分,仅存有拇指、环指及小指,表现为示、中指缺失,也可表现为中、环指缺失,可伴有第 2、3 掌骨不同程度的发育不良或缺失,或第 3、4 掌骨不同程度的发育不良或缺失。

4.两指分裂手　手分裂,仅存有尺侧或桡侧边缘的两只手指。两手指形态及功能类似拇指及小指。两手指指间关节向中央侧屈畸形,其拇指多半向尺侧成角畸形,有三节指骨,中间指骨呈楔形,称为三角形指骨拇指。小指的指深屈肌腱常常缺失,两指间有蹼状组织相连,第 2、3、4 掌骨有不同程度的发育不良或缺失,即使如此,如果患手的大鱼际肌群存在,畸形手的残存功能仍可完成日常生活活动。由于中部手指残缺,手的外形似龙虾钳,故俗称龙虾钳手。

5.单指分裂手　仅小指存在,其他四指均缺失,桡侧掌骨及手掌有不同程度的缺失,仅存的小指的指骨及掌骨也常为异常发育,呈成角畸形,指间关节及掌指关节结构异常,并且活动也不正常。这类畸形常常与两趾分裂足同时发生(图 38-34、图 38-35、图 38-36)。

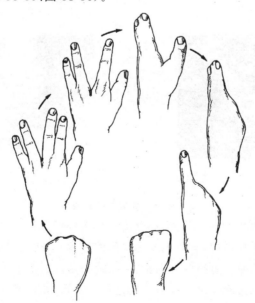

图 38-34　典型分裂手的分型（仿 Green,Operative Hand Surgery,1982）

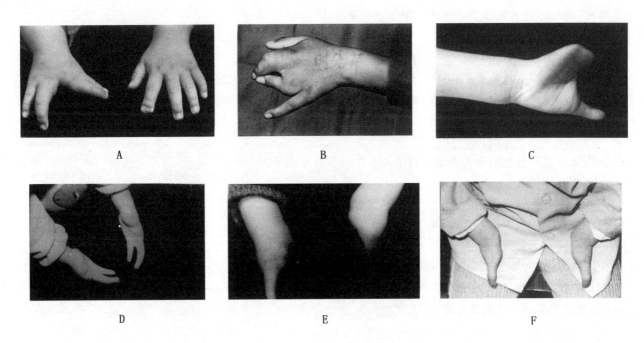

图 38-35　典型分裂手病例

A.双侧分裂手　B.四指分裂手　C.两指分裂手(拇、小指型)　D.两指分裂手(环、小指型)　E、F.单指分裂手

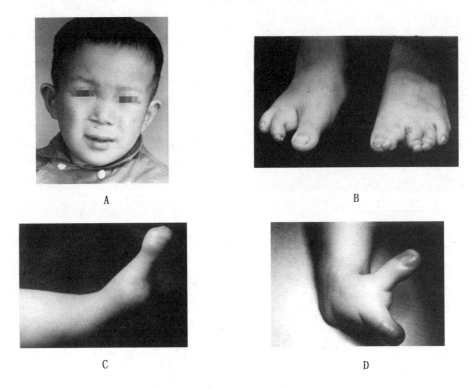

图 38-36　分裂手伴发畸形

A、B.分裂手伴有唇裂(已修复)及分裂足　C、D.单指分裂手,伴两趾分裂足

　　在两指分裂手及三指分裂手畸形中,有时表现为桡侧的拇指、示指或中指缺失,仅存尺侧两三个手指;或是尺侧的小指、环指或中指缺失,仅存有桡侧的拇指、示指或中指两三个手指,一般作者将这些畸形也划入分裂手范围。其实,这类病例无论从诊断还是治疗方法的选择上来看,如果将仅存拇、示指的病例列入尺侧缺损手范围,将仅存环、小指的病例划入桡侧缺损手范围,或许更为适宜。

　　(二)非典型分裂手

　　1.多指分裂手　具有典型分裂手的特征,手分裂成尺侧及桡侧两部分,中央纵裂的手指及掌骨有不同程度的发育不良,但同时出现多指畸形。多指多半位于中央纵裂区,其掌骨呈赘生掌骨;或掌骨远端分叉,呈"Y"形,一根掌骨上支撑两个手指;或两根掌骨支撑一个手指;或赘生掌骨、赘生指骨与邻近的掌骨、指骨融合,呈现较粗较扁的掌骨及指骨畸形。此类分裂手也可伴有复拇指畸形。

2.并指分裂手　具有典型分裂手的特征,中央纵裂的指骨及掌骨有不同程度的发育不良或缺损。其并指可出现在拇、示指,也可出现在环、小指之间。有时还伴有腕骨融合及尺桡骨融合等。

Tada(1981)报告了 89 例分裂手畸形,典型分裂手有 63 例,占 71%;非典型分裂手中多指分裂手有 6例,占 7%;并指分裂手有 20 例,占 22%。

为了便于治疗方法的选择,将分裂手按虎口状况来分类,具有一定的参考价值(表 38-5)。

表 38-5　Manske 分裂手畸形虎口状况分类

分型	表现	特征
I	正常指蹼	虎口正常,不狭窄
II$_A$	指蹼轻度狭窄	虎口轻度狭窄
II$_B$	指蹼严重狭窄	虎口严重狭窄
III	并指性指蹼	拇、示指并指,虎口消失
IV	合并指蹼	示指缺失,虎口与手裂合并
V	指蹼消失	拇指成分缺失,尺侧排手指存在,没有虎口

分裂手多半是双侧性的,它常常与分裂足同时发生,有时是综合征的一部分,如 Carpenter 综合征、Robinow 综合征、缺指外胚层综合征等,分裂手是其重要特征。分裂手的其他伴发畸形有唇裂、腭裂、先天性心脏病、血管畸形、无肛畸形、无甲畸形、指甲发育不良、白内障、耳聋、膈疝、肾盂积水、长骨(胫骨)缺损及肢体脱位等。

三、治疗

分裂手以手术治疗为主,手术宜在婴幼儿时期完成。由于分裂手畸形病变表现多样,其治疗方法也很多,具体分述如下。

(一)分裂手合并术

分裂手合并术适用于典型的五指分裂手及四指分裂手。手术包括分裂指蹼合并及掌骨头间韧带再造。在分裂的裂隙桡侧及尺侧手指近节指骨基底部各设计一个三角形皮瓣,切开皮肤,掀起皮瓣,暴露第 2、4 掌骨,或第 3、4 掌骨,或第 2、3 掌骨的相对面,在掌骨颈部钻孔,用 0.25～0.5mm 直径的软质细钢丝(即 33～25号)或 3-0 的尼龙线使分离的两掌骨向中央靠拢,达到掌骨头间韧带再造的目的。最后将分裂手裂隙两侧的三角形皮瓣相互插入缝合,根据裂隙闭合后的情况,切除多余的皮肤(图 38-37)。

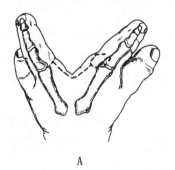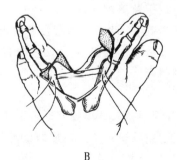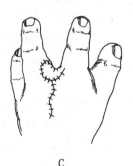

A　　　　　　　　　　　B　　　　　　　　　　　C

图 38-37　分裂手合并整形(仿 Green,Operative Hand Surgery,1982)

(二)虎口再造及分裂手截骨矫正术

虎口再造及分裂手截骨矫正术适用于四指分裂手、三指分裂手畸形以及并指分裂手畸形。本手术包括:①分裂指蹼合并;②第 2 掌骨截骨移位中指再造,或第 2 掌骨截骨移位拇指再造,骨间肌及拇内收肌整形;③

虎口皮瓣转移修复等。Snow 和 Litter(1967)以及 Miura 和 Komada(1979)报告的手术方法,较全面地反映了这 3 方面的手术目的(图 38-38、图 38-39)。

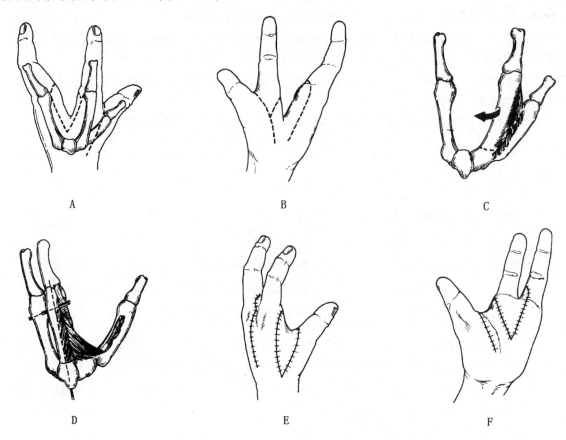

图 38-38　第 2 掌骨移植,虎口再造术(Snow,Litter 技术)
A、B.手背及手掌手术切口设计　C.掌骨截骨移位　D.掌骨截骨移位及掌骨头间韧带重建　E、F.手术完成

关于虎口的再造,根据畸形的不同应设计不同的手术方法。笔者早在 1984 年即设计骨间背侧动脉岛状皮瓣,对一病例进行虎口再造。患儿,女性,5 岁,右手三指分裂手畸形,拇指缺失,仅存尺侧中、环、小指,环、小指并指畸形。术中将第 3 掌骨截骨、旋转移位行拇指再造,设计了骨间背侧动脉岛状皮瓣,作虎口再造,或许这是最早使用骨间背侧动脉岛状皮瓣移植修复虎口的案例。手术后早期,移植皮瓣静脉回流发生障碍,术后 2 周皮瓣全部成活,患手捏持功能良好(图 38-40)。除此以外,尚可采用示指背侧岛状皮瓣、指蹼皮瓣及远处皮瓣转移作虎口再造。

(三)手指整形及手指再造

手指整形及手指再造用于两指分裂手及单指分裂手。

两指分裂手可呈现功能尚可的龙虾钳手,两指之间有较宽的指蹼,残存的两手指有一定的钳夹、对掌和旋转功能,一般无须进行手术矫正,可安装装饰性假手。对两指分裂手中仅存有尺侧环、小指的病例及功能较差的龙虾钳手,可进行手指再造,或拇指再造,或拇指延长等。拇指再造的方法可采用局部手指转移、足趾移植或赝复性假指再造等。

龙虾钳手的拇指常呈三角形,可作拇指截骨或植骨整形矫正其畸形,并改善其功能。但需注意,龙虾钳手有时虽然呈三角形拇指畸形,但其功能尚存,矫正了三角形拇指畸形,可能会造成拇指不能与其他手指对指,从而失去对指对掌功能,因此这种手术应慎重考虑。

单指分裂手功能很差,治疗主要是采用足趾移植作对掌指重建,但是由于单指分裂手总是和两趾分裂足同时出现,可供移植的足趾有限,而且供足的血管也有畸形,可伴有足背及足底动脉弓的缺失,故移植前宜作血管造影,以了解供足状况。笔者在临床中,曾遇有 2 例单指分裂手作足趾移植,1 例移植成功,1 例移植足趾远端 1/3 坏死。

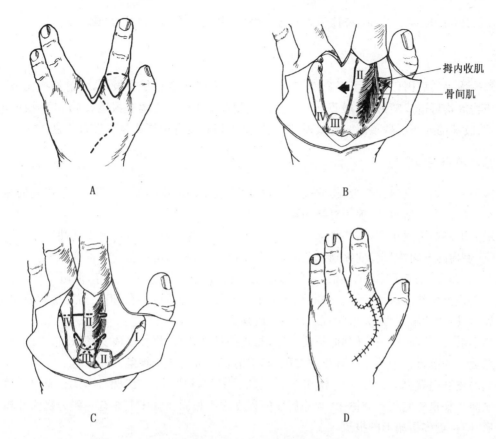

图 38-39　第 2 掌骨移植，虎口再造术（Miura，Komada 技术）
A.手术切口设计　B.第 2 掌骨截骨转位　C.第 2 掌骨转位移植后固定　D.术后结果

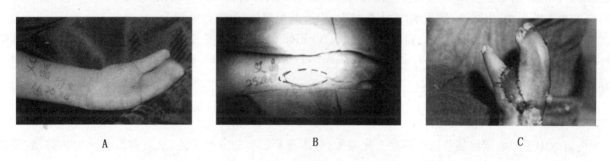

图 38-40　骨间背侧岛状皮瓣移植，修复三指分裂手，虎口再造
A.术前　B.皮瓣设计　C.术后 5 天

（四）多指或并指分裂手的治疗

多指或并指分裂手，根据病变情况可作多指或赘生掌骨切除、手部内在肌肉整形、并指畸形矫正等，以改善外形及功能。

第十七节　桡侧球棒手

桡侧球棒手（radial club hand）是因手及前臂桡侧纵列发育不良，表现为手及前臂桡侧的骨、软组织发育不良，手及腕向桡侧偏斜，前臂向桡侧弯曲，形如曲棍球棒，故可称为曲棍球棒手。在先天性手及上肢畸形的分类学上属于形成障碍中的桡侧纵列缺损，因此又称其为桡侧缺损手或桡侧发育不良。

Petit（1733）报告了第 1 例手及前臂桡侧缺损的病例。桡侧球棒手的发病率为每 3 万～10 万个存活的新生儿中有 1 例。Birch-Jensen(1950)统计了 400 万人群中,其发生率为 1/55 000 新生儿。

一、病因

有关桡侧球棒手的病因已讨论了百余年,至今不明。遗传性因素已早有报告,放射性损伤、病毒感染、化学性因素及药物等均可造成畸形。镇静药反应停造成桡侧球棒手畸形已屡有报道。Saunders(1950)在研究中发现,在鸡胚胎肢芽的外胚层嵴顶部制造缺损,其结果是鸡翅膀发育中形成桡侧发育不良。

二、病理及临床表现

桡侧球棒手在病理上表现为桡骨、桡侧腕骨、拇指缺失或不同程度的发育不良。位于桡侧的相应肌肉、肌腱、血管、神经、皮肤、皮下组织,表现为短缺和畸变。

临床表现为患侧前臂短小弯曲,桡骨部分或全部缺失,尺骨弯曲弯向桡侧,尺骨远端突出,腕关节向尺骨桡侧完全脱位,手指的方向与尺骨的纵轴成角畸形,向桡侧弯曲,显示出典型的曲棍球棒形。

前臂肌肉也有相应的畸形,旋前圆肌、尺侧腕屈肌、桡侧腕屈肌往往分化较好,但由于桡侧的止点异常,这些肌肉使手向桡侧偏斜。起源于外上髁的肌肉多半有变异,肱桡肌虽存在,但是前臂桡侧屈曲,桡侧腕长、短伸肌多半异常,因此伸腕无力,大鱼际肌发育不良或缺失。

桡动脉多半缺失,骨间掌侧动脉起源于尺动脉,与正中神经伴行,桡神经浅支常缺失,本由桡神经支配的前臂及手的感觉区由起自正中神经的背浅支支配(起于前臂上部的正中神经)。

前臂桡侧的皮肤呈蹼状,皮肤、皮下组织明显短缺。桡侧球棒手常为双侧性,双侧球棒手的出现率在38%~58%之间。如果双侧均是球棒手,两侧病变的程度常不相同。临床上亦有一侧为桡侧球棒手,另一侧为复拇指畸形,即桡侧多指畸形的报道。

桡侧球棒手伴发其他器官畸形的发生率较高,40%的单侧桡侧球棒手,或 77%的双侧桡侧球棒手伴有其他畸形。可伴有心血管畸形(如室间隔缺损、肺动脉狭窄)、胃肠道畸形、气管食管瘘、肛门闭锁、腹股沟疝等,尚有小头畸形、智力减退、脑积水、血小板减少,以及其他肌肉、骨骼的畸形等。

桡侧球棒手还可能是综合征的症状之一,如 VATERR 联合(包括脊柱畸形、肛门闭锁、气管食管瘘及桡骨畸形);Holt-Oram 综合征,是一种染色体病,表现为心脏室间隔缺损及桡骨缺损,其染色体畸变位于 12q;另外尚有 Fanconi 综合征等。

三、分类

桡侧球棒手的临床特征及病变程度变化很大,按本章第三节的分类方法,这类畸形可分为 7 类,但多数学者按桡骨缺损的程度而将其分为 4 型。

1. Ⅰ型,桡骨远端短缩　桡骨远端骨骺延迟出现,生长缺陷,造成桡骨远端短缩,桡骨畸形较小,患手在腕关节区有足够的支撑,因此没有桡侧弯曲畸形。桡骨的近端正常,肘关节活动正常,亦有报道为桡骨近端或远端发育不良。拇指有不同程度的发育不良,桡侧腕骨发育不良,这类患者多半以拇指畸形而就诊。

2. Ⅱ型,桡骨发育不良　前臂短小,桡骨远、近端的骨骺存在,但均有发育不良,桡骨弯曲并细小,桡侧腕骨及拇指有不同程度的发育不良,腕关节向桡侧脱位,呈球棒形,尺骨增粗,弯向桡侧。这类患者早期应用石膏或塑料支架可矫正畸形。

3. Ⅲ型,桡骨部分缺失　桡骨部分缺失可发生在桡骨的远端、中段或近端,以远端或中段 1/3 缺损为多见。由于桡骨近端存在,提供了肘关节的稳定性,远端桡骨的缺损,造成手向桡侧脱位,尺骨增粗,弯向桡侧,呈典型的球棒畸形。在笔者的 8 例患者中,有 5 例属于这类畸形。这类患者拇指及桡侧腕骨缺失或严重发育不良。

4. Ⅳ型,桡骨完全缺失　Bayne 认为这类畸形最为常见,表现为前臂短小,患手明显地偏向桡侧,完全失去支撑,腕骨与尺骨远端的桡侧有假关节形成,尺骨增粗,向桡侧弯曲,前臂桡侧软组织挛缩,呈蹼状畸形,拇指及桡侧腕骨缺失或严重发育不良(图 38-41)。

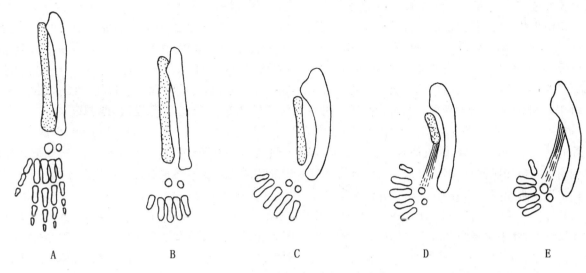

图 38-41　桡侧球棒手桡骨发育状况及分类
A.正常　B.Ⅰ型　C.Ⅱ型　D.Ⅲ型　E.Ⅳ型

四、治疗

桡侧球棒手的非手术治疗可在出生后即进行,也可推迟到生后2～3个月开始。应用支具矫正前臂曲棍球棒样畸形,可以减少尺骨的弯曲畸形及使挛缩软组织伸展。

对于球棒手,应根据病变严重程度及畸形的内容而采取相应的对症治疗。其治疗是系统的治疗,早期作支具治疗,2岁左右作腕关节中央化手术及拇指再造、腕部软组织缺失的修复及动力腱的再造,以后再进行尺骨弯曲矫正等。

(一)前臂支具的应用

前臂支具适用于Ⅱ、Ⅲ、Ⅳ型畸形,早期应用支具既可协助矫正前臂桡侧弯曲及腕关节向桡侧脱位,又可使桡侧短缩的软组织拉长,作为手术前的准备,或作为非手术治疗的主要手段。应用前臂支具也是手术后为保持腕关节稳定的重要措施。矫正支具的使用应坚持到骨发育成熟为止,在手术后可于夜晚应用支具,白天让患手活动。支具应随着骨的发育及畸形矫正的状况不断地予以改进及更换。

(二)手术治疗

目的是改善手及前臂功能。如果经过手术治疗既改善了功能,又改善了外形则更好,但外科医师不宜将改善外形作为主要目的。对于成年患者,桡侧球棒手虽然外形丑陋,但该手经长期适应,具有能完成日常生活及劳动的能力,不适当的手术可能会损害既有的手功能,故没有必要再给予手术。

手术治疗内容包括:腕关节桡侧脱位的矫正、尺骨弯曲畸形的矫正、桡侧软组织挛缩的矫正、桡骨缺损的修复、拇指缺损的再造或拇指功能不全的修复等。

手术时机的选择,无论是腕关节中央化手术,还是拇指缺损的示指拇指化手术,均可在生后6个月时进行。

1.腕关节尺骨中央化手术　是矫正患于曲棍球棒畸形的重要手术,手术的目的是矫正腕关节脱位及尺腕假关节畸形。

切口:国外有人采用腕关节背侧在尺骨突出处的横楔形切口,该切口暴露范围广,也可同时切除尺骨头区多余的皮肤。笔者则采用腕关节背侧尺骨突出区的"S"形纵切口,该切口周围可广泛暴露腕关节,尺骨头区多余皮肤不必切除,其在术后可以自行调整。采用该切口的目的是有利于桡侧皮肤短缺的修复,并可同时进行示指拇指化手术,因纵切口对血管损伤较少,不易造成远端转移皮瓣的血供不足。

尺骨头的暴露及移位:皮肤切开后,保护好手背的头静脉,暴露尺侧腕伸肌及尺侧腕屈肌,并注意保护尺神经腕背感觉支不受损伤,暴露腕骨与尺骨头的远端及桡侧的关节囊。由于尺骨头超越了腕关节,只有将前臂桡侧挛缩的蹼状皮肤作Z成形,或进行皮肤及前臂深筋膜层在不同平面上的横形或楔形切开,使桡侧皮肤缺损区可进行 V-Y 整形。在克服皮肤短缺后,切开腕关节囊,暴露尺骨头。

尺骨中央化:使尺骨头削成后前位的楔形,切除部分或全部月骨,在腕关节中央制成后前位凹陷的关节窝,将尺骨头插入到月骨部位,用两根克氏针固定。其中一根穿过第 3 掌骨、头状骨入尺骨,另一根斜穿过腕骨及尺骨。国外有人还同时作周围关节韧带的修复,手术过程中克氏针有效的固定是手术成功的关键。术后6～8 周去除克氏针,进行功能训练,腕关节脱位矫正后应用支具维持,防止球棒畸形复发,直到骨骺生长完成。对于尺骨中央化手术后的内固定,也可采用将钢板螺钉固定在腕关节功能位,即伸腕 30°。Watson(1984)在腕关节中央化手术时,不切除任何腕骨。而笔者的经验是,对Ⅲ、Ⅳ型患者,在不切除任何腕骨、不缩短尺骨的情况下,由于尺骨较长、桡侧软组织太短,是不易进行尺骨中央化手术的。只有在修复桡侧皮肤短缺并进行相应的桡侧肌腱延长时,可以不切除腕骨。笔者曾应用腓骨骨皮瓣移植修复桡侧皮肤缺损,同时游离腓骨移植作桡骨缺损的修复,并进行尺骨腕关节复位,而不切除任何腕骨(彩照 95)。

尺骨桡侧化手术:由 Buck-Gramcko(1990)提出了"桡侧化手术(radiolization)"这一名词。其方法是游离腕骨及尺骨头,使腕关节脱位矫正、尺骨回到腕骨的近端,用克氏针穿过第 2 掌骨进行固定。目的是使尺腕关节脱位得以矫枉过正。为了使其稳定,松弛的尺侧腕伸肌缩短或止点前移,桡侧腕伸肌腱及桡侧腕屈肌腱也转移到尺侧腕伸肌腱止点处,以加强背伸及减少桡偏的力量,达到矫正畸形后肌力的平衡。经过对 23 例的随访,最长的为 23 个月,效果均良好。

2.软组织挛缩的矫正　轻型病例只需作 Z 成形及肌腱延长,严重者可考虑应用局部或远处皮瓣转移,或植皮修复。但考虑到这类患者手术畸形范围广泛,手术已相当复杂,故较少再采用游离皮瓣移植修复皮肤的短缺,以缩短手术时间。

3.桡骨支撑组织的重建　Ⅱ、Ⅲ型畸形由于有桡骨缺损,可采用游离腓骨移植,同时可在腓骨上携带一块皮瓣,在修复桡骨缺损时又可修复桡侧皮肤缺损。这是一项较为复杂的手术,手术前对于移植骨及腓骨皮瓣的位置、形态、相互关系、血管蒂的部位及血管吻合的受区部位,均应精心设计,方能达到既修复桡骨缺损,又能修复桡侧皮肤短缺的效果。桡骨修复后,在矫正尺腕关节脱位后,有时克氏针固定不可靠,需要用钢板螺钉固定腕关节于功能位。

4.尺骨弯曲的矫正　可与腕关节尺骨中央化同时完成,也可分期进行。在前臂背面尺侧、尺骨中段弯曲区作纵"S"形皮肤切口,暴露尺骨背面骨皮质,作楔形截骨,以矫正尺骨弯曲畸形(图 38-42)。

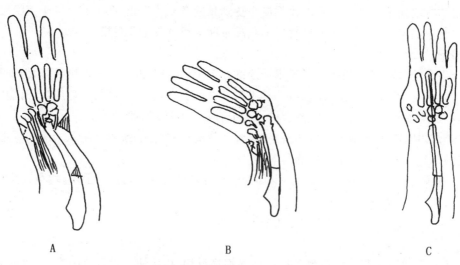

图 38-42　桡侧球棒手,尺骨弯曲矫正
A.尺骨中段截骨　B.尺腕关节脱位矫正　C.手术完成

5.拇指缺损及畸形的修复和再造　在腕及前臂畸形矫正后,或在矫正的同时,可进行拇指缺损的再造或拇指畸形的矫正。拇指再造首选的方法是示指拇指化,其方法见本章第六节"先天性拇指发育不良"。

五、典型病例

病例1:男,4岁,右侧桡侧球棒手,Ⅲ型,右拇指Ⅳ度缺失。1988年9月住院,第一次进行尺骨中央化手术,4个月后进行示指拇指化手术。

病例2:男,7岁,左侧桡侧球棒手,Ⅳ型,左拇指Ⅳ度发育不良。1995年6月入院,进行左侧游离腓骨骨皮瓣移植桡骨修复,骨皮瓣用以修复腕关节正位后腕背的皮肤缺损,同时进行示指拇指化手术(图38-43)。

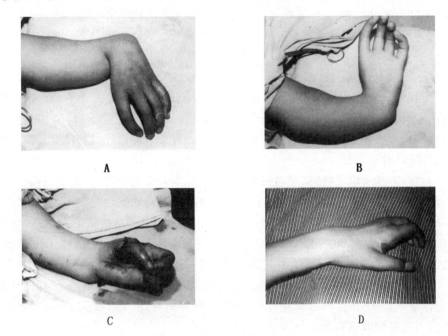

图 38-43　Ⅳ型桡侧球棒手整形
A、B.术前　C.尺骨中央化及拇指再造一期手术后　D.术后2年

病例3:女,13岁,左侧桡侧球棒手,Ⅲ型,拇指Ⅳ度发育不良。一次手术中进行尺骨中央化手术以及示指拇指化成形。

在笔者的8例患儿中,除了2例未进行手术以外,其余病例术后腕关节桡偏或桡侧脱位均得到了矫正,拇指再造成功,术后功能及形态明显改善。

现将笔者的外科技术介绍如下。

1.尺骨中央化手术　是矫正桡侧球棒手腕关节桡侧脱位的主要手术。

切口如前所述,即在尺骨下端采用腕背"S"形切口,暴露广泛,又便于设计腕背部的转移皮瓣。

皮肤切开后,显露尺侧腕伸肌及尺侧腕屈肌,保护尺神经腕背支,暴露超越腕关节尺骨头远端,使尺骨头削成后前位的楔形,切除月骨,将尺骨骺置入月骨部位,用两根克氏针固定,一根穿过第3掌骨经头状骨入尺骨,另一根针穿过掌骨经腕骨入尺骨。术后6~8周拔除克氏针,夜晚应用外支架制动。这种尺骨中央化手术后,腕关节仍有部分活动。如用钢板螺钉固定,则宜固定在腕关节功能位。

2.游离腓骨骨皮瓣移植桡骨再造　本组有1例患儿被选用游离腓骨骨皮瓣移植,腓骨长8cm,带有骨皮瓣,腓骨远端支撑腕关节,近端游离置于尺肱关节的平面,尺腕关节作关节囊松解,矫正尺腕关节脱位,骨皮瓣用以修复腕关节桡侧皮肤短缺区,用两根克氏针固定尺腕关节及再造的桡腕关节6周。

3.拇指再造　上述病例均进行示指拇指化手术,手术技术参见本章第六节"先天性拇指发育不良"。

第十八节　尺侧球棒手

因尺侧纵列发育不良导致手、前臂尺侧的骨、软组织发育不良,手及前臂向尺侧偏斜,形如高尔夫球棒,故命名为尺侧球棒手(ulnar club hand)。尺侧缺损手的发生率与桡侧缺损手之比约为1:3.6,较桡侧缺损少见。因此,本病更为少见。

一、病理及临床表现

临床特点是前臂短缩、内旋,向尺侧弯曲,尺骨部分缺失或完全缺失,尺侧手掌及手指发育不良,或完全缺失,尺侧腕骨缺失,腕关节呈细长,桡骨远端与剩下的腕骨构成关节,桡骨短缩,向尺侧弯曲,手向尺侧偏斜。肘关节的功能障碍较为明显,从部分活动受限到完全僵直。肘关节的稳定性取决于尺骨近端的发育状况。偶尔有桡骨肱骨融合或尺骨肱骨融合。

与桡侧球棒手相比,本病有以下特点:①遗传倾向不明显,多为散发病例。②并发的畸形多限于肌肉骨骼系统,如胫腓骨局限性缺损、马蹄足、脊柱侧弯、先天性关节脱位、髌骨缺如,而较少与综合征相关。③手部畸形严重,仅11%病例有正常手指成分,1/3病例伴有并指,半数以上病例有拇指发育不良,缺指,对应的掌骨也常缺如。④腕部常较稳定,偏斜较少,常小于30°,1/4病例有掌骨融合,骨化中心出现迟。⑤Ⅱ型尺侧球棒手较为多见,约占2/3,严重桡骨弯曲与腕偏斜并不常见。腕偏斜与前臂尺骨原基多不相关,而与前臂肌肉发育不良的程度有关,故常规切除尺骨原基并不能收到早期效果。⑥尺动脉常缺如,但尺神经常出现,多位于纤维原基下方。⑦肘部常不稳定,出生时常有桡骨小头脱位,屈伸尚可,但旋转受限,严重者有肱桡骨融合。⑧多为单发,仅1/4病例有对侧肢体畸形。

尺侧球棒手可合并有并指畸形、马蹄足、腓骨发育不良、髌骨缺失、股骨发育不良、脊柱裂及下颌骨缺失等。

二、分类

1. Ⅰ型,尺骨发育不良　尺骨存在,远端或近端尺骨骨骺发育不良,骨生长缓慢,尺骨有轻度移位,桡骨轻度弯曲,这种病变属于非进行性。手部畸形表现为尺侧手指及手掌发育不良,严重者完全缺失。

2. Ⅱ型,部分尺骨未发育　尺骨远端或中段1/3缺失,尺骨的近端与肱骨形成相当稳定的关节,桡骨远端的尺侧半生长缓慢,弯向尺侧,桡骨头与头状骨构成关节,或是向外侧后方脱位。尺骨远端有尺骨原基存在,原基没有纵向生长,牵引桡骨及腕骨使手向尺侧偏斜移位(图38-44)。

3. Ⅲ型,尺骨全部未发育　尺骨完全缺失,没有尺骨原基的牵引,因此相对而言桡骨远端是直的,手没有向尺侧移位,或轻度移位,桡骨小头常常是脱位的,肘关节不稳定,尺侧手指、手掌及腕骨缺失。对这类患者的确诊需进行仔细检查,以发现肘部有无部分尺骨存在,只有1岁以上的幼儿才能借助于X线摄片确定。

4. Ⅳ型,肱桡骨骨融合　肱骨与桡骨骨融合、固定,桡骨弯曲,常常有尺骨原基存在,附着在桡骨末端的骨骺上,引起桡骨尺侧部分受压,使桡骨弯曲生长,弯向尺侧,手向尺侧移位。

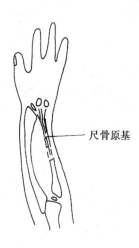

图38-44　尺侧球棒手

尺骨原基

三、治疗

根据畸形状况作手术设计。Ⅱ型、Ⅳ型畸形均存有尺骨原基,可在婴儿6个月之前切除原基,并尽可能彻底切除,防止手及前臂弯曲畸形的发展。尺骨原基的切除,远端到腕骨部分,包括附着于桡骨远端骨骺处的原基,但宜保护尺动脉及尺神经不受伤害。在原基切除时,可同时作软组织挛缩的矫正,这样可使患手处于良好的直线位置,并使腕骨与桡骨末端形成较稳定的连接。

桡骨已弯曲畸形的Ⅳ型年长儿童,在桡骨近端作楔状截骨,使手及前臂伸直。由于这类患者肱骨桡骨已融合固定,造成肱骨内旋畸形,可作肱骨反旋转截骨矫正畸形。

桡骨小头脱位影响肘关节的伸展及旋前、旋后时,如有足够长的尺骨存在,则可作桡骨小头切除。

对于Ⅱ型畸形,尺骨原基被切除后,可同时通过原来尺侧的切口,经过骨间膜,作桡骨截骨,使桡骨的远端与尺骨的近端结合,用克氏针固定,术后6周再作桡骨近端切除。该手术易伤及骨间背侧神经,必须仔细操作。术后应用石膏管型,在最初的2周用长管型石膏,换敷料拆线后改用短臂石膏管型2个月,然后应用短臂夹板支架,直到学龄儿童时期。

如有并指畸形应尽早修复,若拇、示指并指,除了进行分指外,尚需进行第1掌骨截骨转位形成对掌位。

第十九节　先天性掌挛缩

先天性掌挛缩,即"风吹手(windblown hand)",是一种先天性拇指、手指及手掌的屈曲畸形,伴有掌指关节及手指的尺侧偏斜。早在1897年,Boix即描述了"风吹指(windblown fingers)"的畸形特点。1938年,Freeman等首先报告了该畸形是颅面-手-足畸形综合征的表现,也有人称此畸形为先天性手指尺偏征。当今的大多数文献中,均习惯把此种畸形称为"风吹手"。笔者在三十余年的整形外科临床实践中,医治了这类畸形有十多例,过去曾称此病为先天性掌腱膜挛缩,其实在手术过程中发现掌腱膜没有明显挛缩增生表现。因其形如风吹柳枝,故又曾称之为柳条手畸形等。按其形态特征,笔者认为称此病为先天性掌挛缩较为恰当。

先天性掌挛缩可单独存在,也可以是综合征的症状之一,如口哨面形综合征或颅-面-体综合征的症状之一。

本畸形与手指屈曲畸形、指侧屈畸形及握拇指畸形、掌心拇指畸形等可归于一类,都具有挛缩畸形的特征。

一、病因及临床表现

本病与遗传缺陷有关。有人曾对南非种族中的先天性掌挛缩畸形进行遗传学研究,发现与染色体遗传基因病变有关。

先天性掌挛缩及指侧偏畸形出生时即出现,随着年龄的增加,其畸形更引人注目。笔者发现,它不是像有的文献报道的只见于3~4岁儿童,还包括16~17岁的青少年和三十余岁的青年人,其病变的特点及程度相似。

拇指呈内收屈曲畸形,居于掌心,被动伸展拇指时有张力,虎口狭窄。示、中、环、小指有不同程度的屈曲畸形,被动伸直手指时,手掌皮肤及其下方结构有明显的张力。各指蹼均过浅,呈蹼状,拇指及各手指常较正常人短,示、中、环、小指掌指关节向尺侧偏斜,并且掌指关节呈轻度旋前畸形,伸拇及伸指肌力正常或减弱。在各手指屈曲畸形中,其病理变化涉及到掌指关节、近侧指间关节及远侧指间关节屈曲畸形,伸直受限,但常以近侧指间关节为甚,表现为纽孔畸形。"风吹手"畸形总是双侧性的。

在手术中可发现,拇指及手指屈曲畸形,主要是皮肤的短缺,手指血管神经束也缩短。手术矫正时应考虑这些病理因素,手指血管、神经的短缩是妨碍矫正指屈曲畸形的障碍,因此,对患手于手术前作较长时间的被动牵引是有益的,但是一般患儿很难坚持。在矫正掌指关节屈曲畸形的手术中,如果作掌指关节的掌板前移,可有助于矫正掌指关节屈曲畸形。各手指伸腱装置的中轴线偏向尺侧,掌指关节背侧的伸腱装置表现为桡侧的网状韧带宽松,尺侧较紧。

除了手畸形外,可能伴有前臂肌肉发育不良。足部畸形也可与本畸形伴发,表现为曲棍足、摇柄足及足趾跖挛缩等。亦可伴发面部表情呆板,如有面具样,或小口畸形,外观如同吹口哨形,以及胸部、肩部不对称及脊柱侧凸等。

二、治疗

宜早期进行治疗,可在2岁内予以手术治疗。手术前可采用夹板矫正手指屈曲及侧偏畸形,但由于患儿不易合作,要取得良好效果比较困难。儿童期手术治疗以进行短缩畸形的软组织矫正为主,青年及成人患者只有配合截骨矫正才能取得较好的效果。

(一)拇指屈曲及内收畸形的矫正

首先是切开挛缩的皮肤,矫正拇指屈曲畸形,并扩大虎口,使拇指被动达到桡侧外展位。其皮肤缺损可采用局部Z成形,或示指背侧旗状皮瓣转移,或骨间背侧岛状皮瓣移植,或游离植皮修复,或游离皮瓣移植、远处带蒂皮瓣移植等。

拇指屈曲内收畸形不仅是由于皮肤的短缩,且指血管神经束亦短缩,拇短屈肌的挛缩是一个较为重要的原因,常需作拇短屈肌腱的延长,但该手术延长范围有限,故往往剥离该肌止点,使肌肉止点前移。拇短屈肌止点前移后,被动伸展拇指时,可能仍有较大的张力。笔者较多采用的是掌指关节掌板前移,矫正拇指屈曲畸形。术后可作掌指关节伸直位暂时性克氏针固定3周,钢针拔除后再采用夹板固定,直到畸形改善。对于严重的拇屈曲畸形病例,拇长屈肌的延长也可考虑选用,拇长屈肌腱的延长,宜在前臂施术。

(二)手指屈曲畸形及指蹼过浅的蹼状畸形的矫正

手指屈曲畸形及指蹼过浅,与手掌及手指掌侧皮肤短缺、血管神经束短缩有关。手指掌侧作Z成形术或加V-Y整形术,皮肤缺损区可采用游离植皮修复。指蹼蹼状畸形的整形类似轻型并指畸形的矫正,详见本章第十四节"先天性并指畸形"。

手指屈曲畸形有两种情况。一是手指掌指关节屈曲向尺侧偏斜,伴有近节指间关节的屈曲畸形,指间关节的屈曲畸形类似纽孔样畸形的发生机制,笔者采用两侧侧束对合缝合,使其向中央靠拢,对矫正指间关节屈曲畸形有一定的效果。另一种情况是掌指关节屈曲,伴有近节指间关节伸直畸形,类似于手内肌阳性,笔者采用掌指关节背侧伸腱装置的网状韧带切除,有利于矫正畸形。根据该畸形的发生机制,作蚓状肌前移或骨间肌肌腱延长,也是可以考虑的手术方案,但是这些治疗不宜在一次手术中完成。

即使完成上述手术后,手指的被动伸直仍有较大张力,是因屈肌腱有较大张力之故,故对于成年人,作掌骨缩短,不但矫正了手指屈曲畸形,而且有助于掌指关节侧偏及内旋畸形的矫正,是最为简单易行的手术。

(三)掌指关节尺侧偏斜及内旋畸形的矫正

掌指关节尺侧偏斜的矫正,轻的可采用伸腱装置的整形,即在伸腱帽的尺侧作纵形切开,桡侧作折叠缝合,以矫正伸指肌腱轴线向尺侧偏斜的解剖畸形。为保证此整形的手术效果,可作掌指关节伸直位暂时性克氏针固定3周,拔除钢针后,继续用支架,白天自由活动,夜晚配戴。经过这些手术之后,畸形多半明显矫正(彩照96)。尽管如此,有时矫正畸形仍不完善,较彻底的手术仍是掌骨部分切除,作旋转固定,以矫正尺偏及内旋畸形(图38-45)。

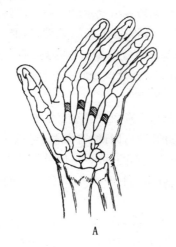 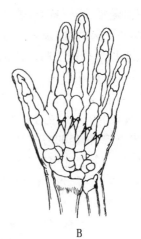

A   B

图38-45 掌骨截骨矫正"风吹手"畸形

第二十节 先天性手指屈曲畸形

先天性手指屈曲畸形(congenital camptodactyly)是一种相当常见的先天性手部畸形。从形态学上观察,所有伴有手指屈曲的畸形,均属于先天性手指屈曲畸形。它可能是由于原发性软组织结构异常,或分布异常所致,而相应的骨、关节结构的改变,只是继发性的,也可能是原发于骨、关节结构异常而造成了手指屈曲畸形。在临床实践中,往往把原发性骨、关节结构异常造成的手指屈曲畸形,归纳入如多节指骨畸形、三角指骨畸形等。

近年来,文献描述该病与遗传的关系中,既有常染色体显性遗传的报道,也有常染色体隐性遗传的论述,尚有染色体间隙性缺失、染色体易位的记载,近亲婚姻子女造成这类畸形的报道也屡见不鲜。在笔者的临床病例中,有母亲、女儿、外祖母同时存在环指末节手指屈曲畸形或小指屈曲畸形的,亦有同胞姐弟同时发生眼齿指综合征并伴有手指屈曲畸形者。对该病的遗传学研究,目前尚在不断深入之中。

一、病理及临床表现

先天性手指屈曲畸形表现为手指的屈曲、伸直功能缺失或不全,较多发生在中、环、小指;可单独发生于一个手指,或发生在近节指间关节,也可发生在远节指间关节。

临床上将先天性手指屈曲畸形分为3类。第一类为婴儿时期发生的手指屈曲畸形,这类畸形男、女的发生率相似。第二类为青春期手指屈曲畸形,这类患者在青春发育时期被发现,其家长可能告知医师,手指屈曲畸形是由于孩子跌跤造成手指不能伸直,或是由于其他"外伤"所致。这类患者以女性为多见,并常发生在右手。第三类为各种先天性畸形综合征中伴有的手指屈曲畸形。对这三类畸形的发生率,Figuera(1993)回顾了59例手指屈曲畸形的病例:第一类婴儿期的手指屈曲畸形为24例,占40.7%;第二类青春期手指屈曲畸形为5例,占8.5%;第三类综合征中的手指屈曲畸形为30例,占50.8%。在临床上,第三类手指屈曲畸形的发生率可能还要高一些,因为许多综合征伴有手指屈曲畸形,就诊时,可能是因为综合征的症状突出而掩盖了手指屈曲畸形(彩照97)。

许多综合征都伴有手指屈曲畸形。如口面指综合征,表现为并指及手指屈曲畸形、牙齿畸形、牙齿发育不良、牙釉发育不良等。Aarskog综合征有指屈曲畸形、小手畸形、眶距增宽、鼻孔朝前、上唇宽、阴囊围巾样包在阴茎上方等表现。Guadalajaro指屈曲综合征,有宫内生长缓慢的病史,表现为侏儒、异样面形、指屈曲及骨骼畸形。Teebi-Shalfout综合征,表现为颅面畸形、毛发异常、屈指畸形、单侧性小眼症及肾畸形。脑肝肾综合征,是Hug AH(1997)报告的一种新的综合征,伴有骨畸形、指屈曲畸形、面部畸形及进食、呼吸困难等。Tel Hashomer指屈曲综合征(THCS),有指屈曲畸形、房间隔缺损及腹股沟疝。Crisponi(1996)报告了南三散汀12个家系25年中发现17例新生儿患有双侧指屈曲畸形,伴有牙关紧闭、唾液分泌过多、面部畸形、面部肌肉痉挛,在受刺激时或哭喊时发生,安静时渐渐消失。该综合征尚未命名,大部分患者在生后数周到数月因高热死亡。在Crisponi报告的17个病例中,仅2例存活,1例是14岁女孩,有智力障碍。Robinow综合征,表现为面部畸形、中空性短肢畸形、短指畸形、指屈曲畸形、复拇指畸形、阴蒂发育不良及足畸形。Prasad(1997)报告的Charge综合征中,伴有指屈曲畸形及指侧屈畸形,还有胫骨凹陷、半胫骨发育不良、球棒足畸形等。Gordon综合征,包括手指屈曲畸形、手指侧屈畸形、正中腭裂、双侧听力消失、脊柱后侧凸,面部畸形有内眦赘皮、鞍鼻、小口,以及隐睾等。外胚层缺指唇裂综合征也伴有手指屈曲畸形。Verma(1996)报告的家族性纤维性胸膜、浆膜综合征中,伴有严重的手指及足趾屈曲畸形。Shprintzen-Gordberg综合征有狭颅症,伴指屈曲畸形。Stratton(1993)报告的Fryns综合征有双侧横膈缺损、十二指肠闭锁、气管软化及指屈曲畸形。Schrander-Stumpel(1992)报告了1例16岁女孩下颌骨发育不良伴有手指及足趾进行性屈曲畸形。Van Maldergem(1992)报告了眼-鼻-面畸形伴手指屈曲及侧屈畸形。Klippel-Trenaunay综合征也伴有指屈曲畸形。另外尚有指侧屈畸形(clinodactyly),是一遗传倾向较明显的先天性手畸形(图38-46)。

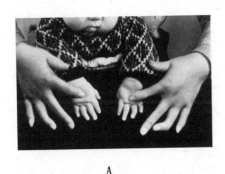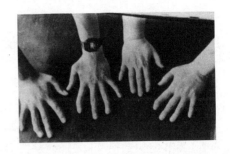

A　　　　　　　　　　　　　　　　　B

图 38-46　指侧屈畸形

A.母亲及儿子均存在双手环指末节指侧屈畸形　B.母亲双手环指及示指末节指侧屈畸形,女儿左右手示指末节指侧屈畸形

　　除了上述综合征外,很多先天性手畸形中也伴有手指屈曲畸形,如并指畸形、多指畸形、复拇指畸形、分裂手畸形、手及手指发育不良、巨指(肢)畸形、"风吹手"畸形等。

　　先天性手指屈曲畸形的病理解剖由以下几种情况引起:①屈指肌腱异常,是因先天性指浅屈肌腱和(或)指深屈肌腱的短缩,或止点异常,或发育不良引起。这类患者在腕关节屈曲时,手指屈曲畸形即消失。②蚓状肌异常,有蚓状肌起点异常,如蚓状肌附着在指浅屈肌或腕横韧带上,或蚓状肌萎缩,也可能是其止点异常,止于蚓状肌管的侧方等。③掌板短缩及异常。④皮肤及皮下增生的韧带结缔组织结构异常。

二、治疗

　　许多轻型病例只存在手指末节屈曲畸形,除了外形上稍有缺陷,几乎不影响功能,甚至连乐器演奏家或电脑操作者也可照常工作,无需进行治疗。需要治疗的患者,手术治疗及非手术治疗的内容如下。

　　1.屈指肌腱延长　是因指深及指浅屈肌腱短缩造成的指屈曲畸形,可在前臂作指深及指浅屈肌腱"Z"形延长,也可以只保留指深屈肌腱的功能,两套肌腱只保留一套,使肌腱延长,这特别适用于指浅屈肌发育不良的病例(图 38-47)。

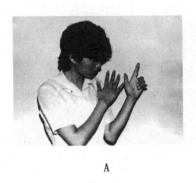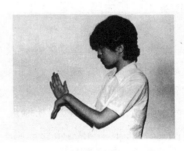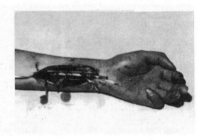

A　　　　　　　　　B　　　　　　　　　C

图 38-47　指浅屈肌挛缩指屈曲畸形

A.中、环、小指屈曲畸形　B.屈腕时指屈曲畸形消失　C.中、环指指浅屈肌切断后,指屈曲畸形消失

　　2.异常指浅屈肌腱切除　有的病例因指浅屈肌异常附着于掌筋膜及屈指腱鞘上,或掌横韧带上,应予切除异常附着点,矫正畸形。

　　3.掌筋膜及挛缩结构松解　皮肤短缺者,可作游离植皮或皮瓣修复。

　　4.蚓状肌起点移位　如果是蚓状肌起于指浅屈肌造成指屈曲畸形的,可将其移植到指深屈肌腱上。

　　5.环、小指指浅屈肌腱移植　遇有环、小指屈曲畸形因蚓状肌发育不良所致者,可采用指浅屈肌腱转移,以代替蚓状肌功能。

　　6.掌板松解或前移　作掌板松解或前移,以矫正指屈曲畸形。

　　7.楔形截骨矫正畸形　遇有近节指间关节屈曲,无法进行动力肌腱修复或转移矫正者,可进行近节指骨楔形截骨,以矫正指屈曲畸形。

8.非手术治疗 亦是一项选择。有人报告采用物理治疗,可使20%的先天性手指屈曲畸形得到矫正,因此,牵引、动力性夹板或静力性夹板,以及手指理疗等,仍是非肌腱短缩性手指屈曲畸形最先考虑的治疗方法。

第二十一节 先天性巨肢(指)畸形

单个或多个手指或伴有手掌、肢体超常发育,表现为手指、肢体异常增长肥大,称之为先天性巨肢(指)畸形(macrodactyly)或巨肢(指)症。它是最少见的上肢畸形之一。

一、临床表现

巨肢(指)症的病因尚未明了。在临床上将巨肢(指)症区分为两大类:真性巨肢(指)症或称原发性巨肢(指)症,及继发性巨肢(指)症或称获得性巨肢(指)症。此症可导致外形丑陋、功能不良及神经卡压等症状。

(一)真性巨肢(指)症

手指的各种成分普遍超常发育,增长而且肥大,包括皮肤、皮下脂肪组织、神经、血管以及骨组织成分异常生长。可以是单个手指或多个手指过度增长、整个肢体过度增长、肢体节段过度增长或半侧身体过度增长等(彩照98)。

在真性巨肢(指)症中,又可分为常态巨肢(指)症及进行性巨肢(指)症两种类型。前者是出生时即显现有手指增粗、增长;后者是出生时手指不一定肥大,而是在儿童早期迅速增粗、增长。临床上以进行性真性巨肢(指)症为多见。示指巨指或两个以上手指巨指较为常见。

(二)继发性巨肢(指)症

继发性巨肢(指)症是指由于其他全身性或部位性疾病所引起的肢体异常发育和过度增长。垂体功能亢进可引起肢体肥大;上肢的血管瘤、淋巴管瘤、神经纤维瘤、动-静脉瘘及脂肪组织增生等占位性的疾病,也可引起手指及肢体的过度生长,形成巨肢(指)畸形。

二、治疗

巨肢(指)的治疗至今尚无良策,较多的是以切除增生的组织为主,也有应用遏止骨骼生长的骺板切除术。

(一)软组织切除术

切除过度生长的软组织,使巨肢(指)体积缩小。为防止手指术后血供障碍,手术分两期进行,一次切除一半多余的皮肤及皮下组织,相隔3周以上,再切除另一半。多半选用手指侧方锯齿形切口,分离指血管及指神经,切除手指掌侧或背侧多余的脂肪组织,在手指皮肤血供不受影响的情况下,尽可能多地切除皮肤及皮下组织。

(二)神经剥离及神经减压

有的巨指症与指神经的生长有关,因此在剥离、切除皮肤及皮下组织的同时,应切除指神经的分支、保留指神经的主干,以达到治疗目的。

巨肢(指)症伴有正中神经生长失控时,造成正中神经在腕管受压。作腕管松解,可使正中神经减压。

(三)截骨术及骨骺遏止术

指骨或掌骨的过度生长,形成过长及过粗或弯曲畸形,使用截骨术可使骨缩短,或变薄,或矫正弯曲畸形。较多使用的是使指骨缩短,截除指骨的远端,或截除关节作关节融合。为使手指变薄或变窄,可作纵向截骨,这适用于拇指指骨的整形。由于纵向截骨,涉及到肌腱附着处的移位,故操作不易。楔形截骨可矫正弯曲畸形。

骨骺遏止术可阻止骨的纵向生长,多半采用手指侧面切口,用高速电钻破坏骨骺骺板,或用骨凿作骨骺截除。

(四)截指术

对严重影响功能及外形的巨指,无法采用上述方法时,可选用截指术。

第二十二节　先天性环状缩窄带综合征

先天性环状缩窄带综合征(congenital ring syndrome),是指肢体或手指的不同节段上出现环状缩窄带畸形,该处肢体或手指皮肤环状凹陷,直径缩小。环状缩窄的肢体或手指可单独发生,也可多发性存在,还可以伴有指端的并指畸形或指端缺损。肢体或手指环状缩窄的远端可出现严重的淋巴水肿。

肢体或手指环状缩窄带畸形的治疗方法简单,而且效果良好。切除缩窄的带状皮肤,在缩窄的近、远端,设计"Z"形对偶三角皮瓣转移,术后缩窄畸形即可被矫正,并且远端的淋巴水肿也能逐渐消退(彩照99)。

第二十三节　先天性缺肢(指)畸形

先天性肢体横向型缺失,称之为先天性缺肢(指)畸形(congenital ectrodactyly)。

一、临床表现

先天性缺肢(指)可发生在任何水平,从先天性无肢症到先天性缺指畸形。缺肢(指)的水平往往与肢体环状狭窄水平类似,但两者病因不同。先天性缺肢(指)可分为下列几种:先天性臂以下、前臂以下、肘以下、腕以下、掌以下缺肢及缺指畸形等(彩照100)。

先天性缺肢(指)常可能伴有脑积水、脊柱裂、脑脊膜膨出、马蹄足、尺桡骨融合及桡骨头脱位等。由于先天性缺肢(指)常伴有骨骼、肌肉的缺乏及畸形,因此,在制订治疗方案时应有所考虑。

二、治疗

无肢(指)症几乎无法治疗。安装义肢(指)可对某些先天性臂、前臂、腕以下缺肢及缺指畸形,起到功能上补偿和外形上改善的作用。

对双侧性低位先天性前臂、腕以下缺肢畸形者,可采用前臂分叉术(Krukenberg 手术),特别是双目失明者,其不失为一良好的选择。

有条件的先天性掌以下缺肢和缺指,可采用足趾移植等手术进行拇指或手指的再造。

作肢体骨延长术,对多种水平的缺肢(指)均有帮助,可作为治疗性手术,或是作为其他手术(如足趾移植)的准备手术。

第二十四节　海豹手

因上臂或前臂不同程度的中空性缺损,导致畸形手如海豹肢体,而被命名为海豹手(phocomelia)。

上臂与前臂完全缺失,手与肩相连,称之为完全性海豹手。手与上臂相连,或与肘相连,称之为不完全性海豹手。反应停亦是本畸形的致病因素之一。

海豹手中很少有手术指征,如果有部分肢体存在,而且有较粗的管状骨,可作骨延长术,以增加肢体的长度。为增加海豹手的稳定性及长度,可采用锁骨转移或腓骨移植等手术。

（王炜、戴传昌）

参考文献

〔1〕王炜.肢体的发育.见:宗铁生.人体胚胎学.北京:科学出版社,1987.335～338

〔2〕王炜.手部畸形.见:吴阶平,裘法祖.黄家驷外科学.第五版.北京:人民卫生出版社,1992.2002～2030

〔3〕Dobys JH, Doyle JR, Von gillern TL, et al. Congenital anomalies of the upper extremity. Hand Clinics, 1989, 5(3):321

〔4〕Ezaki M. Radial polydactyly. Hand Clinics, 1990, 6(4):577

〔5〕Froster UG, Baird PA. Congenital defects of the limbs in Stillbirths:Data from a population-based study. Am J Med Genet, 1993, 46(5):479

〔6〕Green DP. Operative Hand Surgery. New York:Churchill Livingstone, 1982

〔7〕Kelikia H. Congenital deformities of the hand and forearm. Philadelphia:W. B. Saunders, 1974

〔8〕Kleinman WB. Management of thumb hypoplasia. Hand Clinics, 1990, 6:617

〔9〕Manske PR, et al. Type ⅢA hypoplastic thumb. J Hang Surg, 1995, 20A:246

〔10〕Manske PR, Halikis MN. Surgical classfication of central deficiency according to the thumb. Web J Hand Surg, 1995, 20A:687

〔11〕Oqino T, Ishii S, Takahata S, et al. Long-term results of surgical treatment of thumb polydactyly. J Hand Surg, 1996, 21A:478

〔12〕Urban MA, Osterman AL. Management of radial dysplasia. Hand Clinics, 1990, 6(4):589

第三十九章　手及上肢外伤的处理

手是人类的劳动器官与感觉器官,其构造精细复杂,感觉准确灵敏,运动轻巧有力。在日常的劳动生活中,手频繁接触外界环境,很容易受伤。外科医师在处理手部外伤时,除了熟悉手的解剖结构和生理功能特点外,还必须遵循整形外科的治疗原则。根据手外伤的特点、受伤程度,以及患者的年龄、职业及全身健康状况,及时制订合理的修复方案。方案应包括麻醉选择、切口设计、皮肤覆盖、肌腱与神经的缝合、骨折的复位与固定等。医院应具备手外科的精巧手术器械与修复的针线等材料。有条件的医院还应配备手术显微镜并有得力的助手。这样才能取得较好的治疗效果。外伤时急诊处理不当,如错把腕部的肌腱与神经相接等,会给后期处理带来更大困难。所以各级医师都应当重视手外伤的处理,并熟练掌握其诊断和治疗的原则。

下面逐节介绍手外伤的麻醉选择、术前准备与止血带的应用、清创术、手部皮肤缺损的修复、断肢(指)再植、骨筋膜间室综合征、手部骨与关节损伤的处理及指甲损伤的治疗等内容。有关手的烧伤、电击伤、放射伤及虫叮蛇咬等生物伤害,这里就不再一一介绍。

第一节　麻醉选择

安全有效的麻醉是手外伤处理的先决条件。不满意或无效的麻醉往往会增加患者痛苦,进而不能忍受手术,也使手术者无法专心按计划完成手术,从而影响治疗质量。第三章已叙述了"整形外科手术的麻醉",这里只着重介绍与手外伤有关的麻醉选择和操作。

大部分的手外伤处理在局部浸润麻醉或神经区域阻滞麻醉下可以完成。对于精神紧张或年幼不合作者,以及一次手术完成切皮、取骨及皮瓣移植等多部位操作的患者,可采用全身麻醉。不过,麻醉的深度无须达到肌肉完全松弛的程度,只要无疼痛感觉,患者安静,即可使手术顺利进行。全身麻醉的风险相对比局部麻醉要大些。术前使用一些辅助麻醉的药物,如巴比妥类等镇静止痛药是必要的。当然,对这些药物有过敏史者,理当禁忌。同时,术者了解麻醉药物的药理作用、性能与维持时间、安全使用剂量及中毒量、用药途径等也是非常重要的。

手外伤的清创术及组织修复手术的麻醉有如下特点。

1.手部手术操作精细,费时较久。特别是多指断指再植或一指多段再植等显微外科手术,由于在显微镜下吻合小血管与神经,视野小,伤肢绝不允许晃动,故必须选择完全无痛、肌松作用良好的麻醉方法,如长效臂丛神经阻滞麻醉或连续硬膜外神经阻滞麻醉。特别需防止止血带压力引起患者的胀痛和由此导致的患者躁动。

2.断肢(指)再植或手部皮瓣移植,需要维持血管扩张状态及血管吻合口通畅,故局麻液中不能加用血管收缩药,以防止手部小血管痉挛性收缩。一般为延长麻药作用时间,预防其快速吸收的毒性反应,麻液中常规加入1:20万~1:10万的肾上腺素液,但禁忌在受伤的手指及某些皮瓣转移局麻中使用,以免造成伤指及皮瓣的坏死。

3.多部位手术的患者,麻醉时间久,出血量多,必须加强血流动力学及呼吸功能等的监测。小儿患者因其血容量本身较少,故应及时补足血容量,维持体液平衡,使手术过程中循环和呼吸等生理功能尽量少受影响。

4.麻醉药在几个部位同时应用或多次应用,如手的皮肤脱套伤,需行清创、皮瓣游离移植及供皮瓣区植皮等多部位手术,要注意几个部位局麻药使用量积累的毒性和耐药性,以及对局麻药多次应用引起变态反应的危险。局麻药中布比卡因无明显快速耐药性,是一种比较安全的长效局麻药。利多卡因可能产生快速耐药性。麻药禁用于过敏者及肝、肾功能严重不全与癫痫大发作的患者。

5.手外伤常常是急诊手术,多数患者处于饱腹状态。全身麻醉有引起患者呕吐,吐物返流并误吸入气管而引起窒息的危险。选择局部麻醉或神经区域阻滞麻醉,可避免此种危险。

6.如果患者伤后血液粘滞度增高,处于高血凝状态,红细胞压积大于40%,血小板计数大于$2.5×10^{11}$/L〔正常值为$(1～2)×10^{11}$/L〕,则容易引起再植手指或游离皮瓣移植的吻合血管血栓形成。手术时可适量使用低分子右旋糖酐及平衡液等,使血液稀释,降低血液粘滞性,改善微循环,预防血栓形成。

一、局部浸润麻醉

手外伤较轻,组织缺损少而局限,或患者情况不适于全身麻醉时,可采用局部浸润麻醉。常用的麻药有0.5%～2%普鲁卡因或0.5%～2%利多卡因。用细针先在伤口的一端刺入皮内作一皮丘,再向皮下组织注药。浸润一层切开一层,可以减少麻药用量。到达肌膜时在肌膜下或肌肉内再浸润。普鲁卡因一次限量1 000mg,利多卡因一次限量400mg。普鲁卡因麻醉效能弱,作用快,维持作用时间为0.75～1小时,有过敏反应者应禁用,用药前需作皮肤过敏反应试验。利多卡因的麻醉效能中等,作用快,麻醉维持时间为1～2小时,但反复使用后可能产生快速耐药性。每次注药前须针筒回抽无血后方可注药,以免药液误注入血管。注射时需稍加压力,使局麻药扩散,并广泛接触神经末梢,增强麻醉效果。

二、臂丛神经阻滞麻醉

臂丛神经由颈5～8及胸1脊神经前支组成,几乎支配整个上肢的感觉与运动功能,仅上臂内侧的感觉由胸1～2脊神经支配(图39-1、图39-2)。后者刚好是上臂缚扎气囊止血带的部位。止血带压迫使该部疼痛难忍,有时需加局部浸润麻醉。上臂中段以下的臂、手部位手术均可选用臂丛神经阻滞麻醉。常用3种阻滞方法(图39-3),其麻醉区域亦有不同的侧重点。

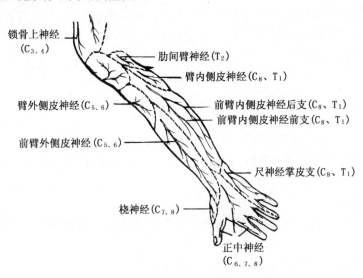

锁骨上神经$(C_{3、4})$
肋间臂神经(T_2)
臂内侧皮神经$(C_8、T_1)$
臂外侧皮神经$(C_{5、6})$
前臂内侧神经后支$(C_8、T_1)$
前臂内侧皮神经前支$(C_8、T_1)$
前臂外侧皮神经$(C_{5、6})$
尺神经掌皮支$(C_8、T_1)$
桡神经$(C_{7、8})$
正中神经$(C_{6、7、8})$

图39-1　上肢皮神经支配区域及节段(掌面观)

(一)肌间沟阻滞法

在伤手侧的胸锁乳突肌锁骨头后缘,以前、中斜角肌间隙与第6颈椎横突(相当于气管环状软骨处)平面的交点为穿刺点。从此点压向颈椎横突有异感传到臂、手。用细长针头垂直向下刺入此点,在深层寻到异感点即可注进麻药。成人常用2%利多卡因20ml与0.3%丁卡因20ml的混合液25～30ml,也可用2%利多卡因20ml与0.25%布比卡因20ml的混合液25～30ml。丁卡因又称潘妥卡因、地卡因,其穿透力强、起效慢、毒性大,主要用于粘膜麻醉。本法操作容易掌握,麻药用量少,无气胸并发症。但局麻药有误入蛛网膜下腔或硬脊膜外腔的危险,故不得左右双侧同时应用。其适用于一侧肩部及上臂部分手术麻醉。本法还可能发生膈神经、喉返神经及星状神经节被阻滞的症状,应及时给予对症处理,一般术后均可恢复。

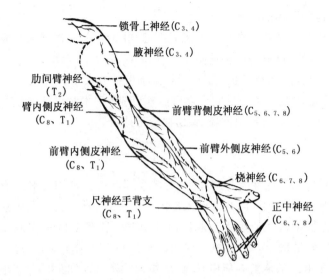

图 39-2　上肢皮神经支配区域及节段（背面观）　　　**图 39-3　臂丛神经麻醉的 3 个阻滞点示意图**

（二）锁骨上阻滞法

在锁骨中点上 1～1.5cm，于锁骨下动脉搏动点外侧，即前、中斜角肌间沟的下段为穿刺点，向内后下方紧贴第 1 肋骨面寻找异感点注入局麻药。用量同肌间沟阻滞法。此法适用于臂、手桡侧区域的手术麻醉。但有发生气胸的危险，或出现膈神经与星状神经节受阻滞的征象，有同侧瞳孔缩小、眼睑下垂、鼻粘膜充血和面部潮红等。一般术后也能自行恢复。

（三）腋路阻滞法

患者取平卧位，患侧上肢外展大于 90°，前臂呈外旋屈肘位，在腋窝摸到腋动脉搏动。于搏动的最高点旁以细针头刺入腋部鞘膜，当针头随动脉搏动而摆动或针刺患者有异感时，就可注入上述药液 30～40ml（成人首次量）。此法操作方便、阻滞容易，无气胸并发症，适用于臂、手尺侧区域的手术麻醉。若注药时用一手指压迫刺点远侧，则有利于药液向腋鞘近端扩散，有可能使肌皮神经亦得到阻滞。但该神经在喙突水平已离开腋鞘，不易阻滞完全，故它所支配的前臂外侧与拇指底部麻醉效果也较差。

三、臂神经阻滞麻醉

臂神经支配上臂与前臂的感觉（参见图 39-1、图 39-2）。这里主要介绍臂部的正中神经、尺神经及桡神经的阻滞麻醉，选用浓度大且渗透力强的局麻药，如 1%～2% 利多卡因或 1%～2% 普鲁卡因。该法适用于腕部与手部手术。

（一）正中神经阻滞麻醉

正中神经支配前臂的桡侧、屈侧区域与手的桡侧三个半手指感觉。按正中神经的行径，有腕部、肘部与前臂部 3 个阻滞点。

1.腕部阻滞点　这是最常用的正中神经阻滞点。该点处在腕部屈侧横纹上，掌长肌腱与桡侧腕屈肌腱之间（图 39-4）。用细针头从此点刺入，寻到有手桡侧三指半异感时即可注入 1%～2% 利多卡因液（每次用量不得超过 0.4g）或 1%～2% 盐酸普鲁卡因液（每次量不超过 1.0g）。

2.肘部阻滞点　肘部正中神经阻滞点在肱骨外上髁与内上髁的连线上，位于肱动脉搏动的尺侧。用细针头从此点刺入，寻到桡侧三手指异感反应点时即可注药。

3.前臂部阻滞点　前臂部正中神经阻滞点不易定位，使用较少。在前臂中、下 1/3 交界处的屈侧面正中为阻滞点。此部位正中神经位于指浅屈肌的深面，以细针头刺入找到异感点，注入麻醉药液。

（二）尺神经阻滞麻醉

尺神经支配前臂尺侧区、手的小鱼际区与尺侧一指半手指的感觉。有腕部与肘部两个阻滞点。

1.腕部阻滞点　在腕部屈侧横纹与尺侧腕屈肌腱的交点，可摸到该腱桡侧的尺动脉搏动，在该腱和动脉间进针，找到引起环、小指异感点即可注入麻药。在豌豆骨桡侧，尺神经进入 Guyon 氏管前发出浅支至小指与环指尺侧处,位置比较固定。此处亦可作为尺神经的阻滞点(参见图39-4)。该法用于小鱼际区及尺侧一指半手指的手术麻醉。

2.肘部阻滞点　肱骨内上髁与尺骨鹰嘴间有一尺神经沟。经过此沟的尺神经部位表浅,在此处用手指即可摸到尺神经干,指压该干可引起前臂与手尺侧酸胀异感。用细针头刺入该神经干注入麻药。

(三)桡神经阻滞麻醉

桡神经支配前臂与手伸侧面的感觉,有腕部与上臂部两个阻滞点。

1.腕部阻滞点　腕背部拇长伸肌腱与拇短伸肌腱和拇长展肌腱之间的凹陷称为鼻烟窝。桡神经浅支在此窝分成内侧支与外侧支,行走在腱与深筋膜的浅面(图39-5)。以手指按压该区,手背有异感,用细针头向神经横刺皮下,注入麻药,浸润各皮支。

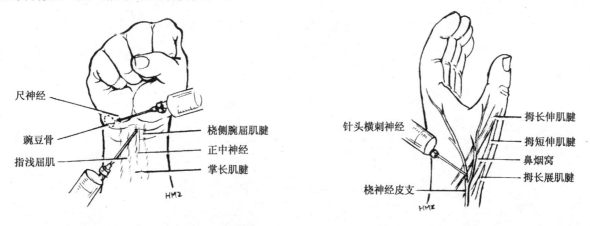

图 39-4　正中神经、尺神经腕部阻滞点示意图　　　　　图 39-5　桡神经腕部阻滞麻醉

2.上臂部阻滞点　桡神经绕行于肱骨中段 1/3 的桡神经沟浅面、肌肉深面,约在肱骨外上髁上方6～8cm。用细针头刺到肱骨干,寻找到前臂伸侧的异感点,注入麻药。

四、指总神经与指固有神经阻滞麻醉

指总神经在相当于手掌的远侧横纹处分成两支指固有神经,支配相邻手指的相对面。从掌远侧横纹到指蹼缘,与两旁的屈指肌腱鞘间形成一间隙,充满脂肪垫,保护深部的指神经血管。当手指并拢时,有脂肪垫的皮肤隆起,隆起的近端即相当于指总神经的分支部位(图39-6)。

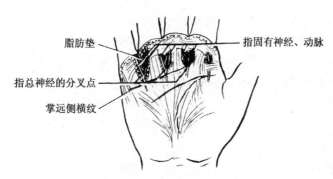

图 39-6　指总神经与血管在掌远侧横纹处的分支点

操作时从手背掌骨头间注射一皮丘,注药浸润皮下组织,以阻滞指背的皮神经,然后用针头垂直刺向掌面远侧掌横纹处达皮下,术者手指置于掌横纹处,即可感受到针头在皮下的位置(图39-7)。然后按紧针头,加压注入麻药。一般选用1%～2%利多卡因液或1%～2%普鲁卡因液。之所以从手背刺针而不从手掌进针,原因是:①手背皮肤薄,比手掌厚皮肤容易刺进;②手背皮肤的感觉比手掌皮肤的感觉迟钝,进针疼痛感较轻;③手背进针,一个穿刺点可阻滞从背面指神经直到掌面的指总神经或指固有神经,麻药用量少,又能达到邻指相对面较大面积的麻醉。

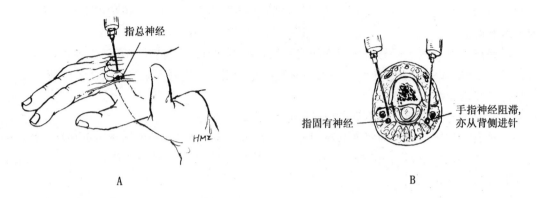

图 39-7　从手背掌骨头间进针,垂直刺向掌面达皮下,术者手指置在掌远侧横纹处感受针头位置

（侯明钟）

第二节　术前准备与止血带的应用

一、术前准备

手外伤常常是意外事故如车祸、爆炸、机器故障等造成的突然伤害,事态紧急,难有充足的时间进行按部就班的术前准备。伤后患者的情绪紧张,加上现场其他人手忙脚乱的不适当处理,都会给医生作进一步检查造成困难。笔者曾见到患者的伤手被涂上面粉,血红粉白,伤口内红白相混成一团的现象;还有在伤口乱涂红汞、紫药水等有色消毒剂,使人无法看清伤口内的各种组织;有的患者被送到医院,断指却留在车间的手套内被当成脏物丢掉。如果患者尚有颅脑损伤或胸腹部其他脏器的损伤,处于休克状态,则医生应当按"先救命后保肢"的原则,快速、有效、简要地进行术前准备,并对手部伤口进行简单的止血缝合包扎。待休克纠正、病情稳定后再进一步清创,修复手部组织。如果患者全身情况良好,病情许可,有比较充足的时间进行术前准备,则应按下列程序进行。

1. 询问病史　向神清的患者与在场的其他人员仔细了解受伤方式、发生时间、暴力大小与方向、伤口出血量、现场的急救措施,以及离断肢体或手指的贮存输送方式等等,特别是需要了解止血带的使用时间。询问患者的个人史与药物过敏史,以便对患者的全身健康状况与伤情有个大致的了解,才能心中有数地处理。

2. 体格检查　应当就全身系统进行全面检查,包括测量体温、脉搏、呼吸、血压。检查的顺序为从头部、颈部、胸部、腹部直到脊柱与四肢。伤手是重点检查部位。观察手的休息姿态、皮肤颜色、骨与关节有否畸形、手部的血供情况及伤口形状和污染程度,测量手的运动与感觉变化等(详见第三十七章"手的解剖、检查及功能评定")。所有的检查结果都必须记录在案。

3. X 线检查　手外伤时按常规进行 X 线摄片检查,即摄伤手的正位片、侧位片和斜位片。若怀疑掌指关节或指关节的侧副韧带撕裂伤,还应拍摄该关节的张力位片,并进行左右两手对比,以发现关节间隙的异常变化或撕脱的小骨片。此外还须常规进行胸部透视。

4. 心电图与肌电图检查　对于年老或有高血压、心脏病的患者,术前进行心电图检查常能发现一些潜在的心脏病变,为选择麻醉或制订治疗方案提供参考。对怀疑有神经损伤、手的活动功能瘫痪者,术前应进行肌电图检查,为确诊及术后复查提供依据。

5. 实验室检查　对患者常规进行血、尿、粪、出凝血时间及血小板计数等检查,以了解肝、肾功能情况。需要输血者还应检查血型与配血。怀疑糖尿病者应查血糖。由于性病已在我国发现,且病例增加,故可疑性患者还应进行相关的血清检验。这些患者的全身免疫功能低下,不能耐受手术。

6.特殊检查　在皮瓣游离移植或足趾移植前,利用多普勒超声血流探测仪,探测供受区血管的搏动情况,以选择合适的血管吻接。血流量图能反映肢体的血循环情况及血供量,怀疑肢体血供障碍时,采用此检查可以明确诊断。欲了解关节周边的软组织损伤情况或怀疑腕部三角纤维软骨盘破裂时,关节造影或关节镜检查有所帮助。碘淀粉试验或茚三酮试验,能比较客观地判明神经损伤的恢复情况。

7.家属及单位的准备　医师应把病情、诊断、治疗方案,以及可能发生的并发症与预后等,实事求是地向患者家属以及工作单位代表介绍清楚,征求他们的意见,争取他们的理解与合作,并办理医院规定的有关签字手续。特别是对需要截肢或截指的患者,必须有家属或单位负责人的同意签字,以免引起术后不必要的医疗纠纷。

8.医护人员的准备　对于大的严重手外伤,或多指离断伤者,行急诊清创修复术或断指再植手术,工作量非常大,手术时间非常长,不是当日1～2个值班医护人员所能完成的。这时应由一名有经验的医师统一指挥,组织手术梯队人员,分组进行清创与断指再植,使各组医护人员有条不紊地进行工作,保持充沛的精力,从而完成高质量手术。

二、止血带的应用

使用止血带的目的是使手术野清晰无血,便于观察和完成精细的手术操作。

止血带有气囊止血带、电动自动控制气囊止血带和弹性橡胶驱血带(代替止血带)。前两种可以控制压力,特别是电动止血带,其上有定时报时器,当使用到事先预定的时间即会发出鸣叫警示,较为理想安全。后一种橡胶带,每缠绕一圈都有增加压力的作用,很难掌握准确的压力,容易产生压力过大而造成臂部神经损伤。手指手术,可用弹性胶带(管),在指根部拉紧后用血管钳夹住,即可起到止血带作用。

使用止血带前,应抬高患者上肢数分钟,使静脉血快速回流,再用驱血橡皮带(驱血带由宽 8cm×厚1.5mm×长 500cm 的长橡皮带构成)从手指向肘部方向缠绕驱血,每一圈压住前一圈的上 1/3,缠绕到距止血带5～6cm 为止。上止血带前,先用纱布平整包绕上臂一圈,再上止血带(图 39-8)。若用血压计的气囊带,包扎后在外加一圈绷带绕扎,在止血带远侧铺消毒巾,注意不能把巾钳夹到止血带上,以免刺破内胎漏气。

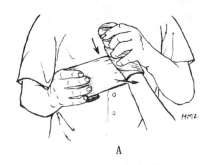
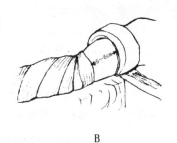

A　　　　　　　　　　　　　　　B

图 39-8　驱血带与气囊止血带的缚扎部位
A.驱血带的应用　B.止血带与驱血带的间距

如果需要手术野血管充盈血液,便于血管解剖操作,驱血时可减少压力或仅抬高上肢而不加压驱血。须注意感染创面、恶性肿瘤及血管病变,禁忌使用驱血带,以防感染、肿瘤细胞挤压扩散,或硬化血管受压破裂。

止血带的压力要超过动脉收缩压。如果压力低于动脉压又超过静脉压,静脉回流反而受阻,创面会有更多出血。一般上肢止血带的压力在 33.3～40.0kPa(250～300mmHg),儿童在 26.6～33.3kPa(200～250mmHg)。肢体瘦小、肌肉不发达者,压力应减少;反之肌肉发达、肢体粗壮者,压力应增加。

止血带压力合适,可持续使用1～1.5 小时,如需要继续使用,应放松止血带,恢复血供 5 分钟,再重新驱血上止血带。第二次上止血带,持续时间不宜超过 1 小时。在皮肤消毒时,患肢需抬高,注意不要使消毒剂流到止血带缚扎处,以免引起化学灼伤。

放松止血带后,可用温热水纱布覆盖创面,再用驱血橡皮带稍加压缠绕止血。待5～6分钟后,反应性充血停止,再打开手术创面。双上肢同时手术时,不要同时放松止血带,以防造成肢体反应性充血,并增加创面出血。双上肢同时放松止血带,会造成血压骤降,甚至导致休克。

三、上肢止血带性神经损伤

(一)病因

上肢外伤后或手及前臂手术过程中常规使用止血带,由于使用时间过长或压力过大,均会导致手及前臂的神经损伤。在临床上,上肢止血带损伤神经并不罕见。笔者曾在1个月内收治了3名上肢止血带性神经损伤的病例,具体病因如下。

1.止血带压力太高　上肢止血带宜用气囊止血带,其压力在33.3~40.0kPa之间较安全。止血带压力太高,多半是由于应用粗橡胶带缚扎,无法测定其压力,而往往容易随医师体力的变化而变化,容易造成止血带高压。用橡皮管止血带时,往往在上臂包扎数圈,每加一圈即加一个压力量,其具体压力很不容易掌握,也容易造成压力过大,导致神经损伤。但压力太低,则会引起神经出血性浸润损伤。

2.止血带使用时间过长　上肢止血带原则上每小时应放松1次。由于外伤后安放止血带转送伤员时没有交班,致使止血带安放时间过久;或手术时术者急于结束手术;或因上肢血管损伤严重,1小时内无法完成手术,均可导致止血带安放时间过久而损伤上肢神经。

3.反复使用止血带　由于短时间应用止血带达3次以上,每次间隔时间短于5~10分钟,也容易造成上肢神经损伤。

4.缓冲止血带压力的敷料不匀　亦易造成上肢神经损伤。

5.止血带安放的位置不当　特别是安放在上臂肌肉薄弱区,易造成神经受压损伤。

(二)症状

上肢止血带神经损伤的表现与其他神经损伤相似,其特点是有止血带使用史,而使用止血带前上肢神经正常。

最常见的是桡神经损伤,术后伤侧不能伸拇、伸腕及伸指;也可表现为桡神经、正中神经、尺神经及前臂皮神经合并损伤,造成感觉及运动障碍。

(三)预防

1.每一名手术医师都要警惕止血带损伤上肢神经的可能性。

2.尽可能应用气囊止血带,并要有准确的压力计,压力控制在33.3~40.0kPa之间。如采用橡皮绷带止血带,应由有经验的医师包扎,包扎两圈半即足够,外用绷带包扎,防止松脱。

3.止血带应安放在上臂肌肉肥厚区。

4.止血带与臂部皮肤接触处安放均匀的软质敷料。

5.止血带每小时放松1次,放松时间为5~10分钟。

6.连续使用止血带宜控制在3次以内。

(四)治疗

1.非手术治疗　多半上肢止血带性神经损伤,特别是单根桡神经损伤,宜采用非手术治疗,包括应用前臂及手部支架,使前臂及手部位于休息位。给予患者地塞米松10mg,辅以能量合剂及维生素C2g,用10%葡萄糖溶液1 000ml,静脉点滴10~14天,也可同时应用改善微循环的药物静脉滴注,如复方丹参溶液10~16ml、低分子右旋糖酐500~1 000ml等点滴10~14天。患者常在应用一个疗程后病况明显好转。必要时可给予第二个疗程。

2.手术治疗　遇有上肢止血带神经损伤严重的病例,或前臂多根神经损伤的病例,或是应用上述非手术疗法5~10天后损伤的神经没有任何恢复迹象时,可采用手术探查。手术方法为受累神经探查,如果损伤的神经没有中断,作神经外膜松解;如有其他神经损伤,则宜对症处理。术后继续用药物治疗10天左右。

第三节　开放性外伤的清创术

开放性手外伤大多伤口有不同程度的污染。清创术使开放污染的二类伤口术后能接近无菌的一类伤口,以期一期愈合。

清创术一般包括伤口周围的皮肤刷洗和皮肤消毒、伤口内的清创、冲洗 3 个操作过程。

(一)伤口周围的皮肤刷洗和皮肤消毒

手外伤的刷洗范围从肘上 10cm 至指尖。先剪短指甲,用无菌纱布覆盖伤口。医师的手消毒后戴消毒手套。用消毒的刷子和肥皂水刷洗。医师一般用 2 副手套、3 把刷子刷洗 3 遍。刷洗时间至少 5～7 分钟。每次刷洗后用大量消毒外用生理盐水冲洗。冲洗时可将覆盖伤口的纱布去除,让伤口的表面和伤口周围的皮肤一起冲洗,并抬高手臂体位,不让冲洗污水向伤口流过(图 39-9)。用纱布将皮肤擦干后,再用消毒液消毒皮肤。

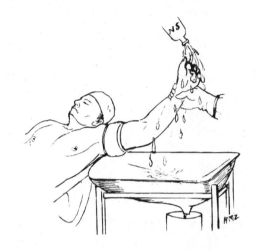

图 39-9　皮肤刷洗,伤手抬高,冲洗污水不能流向伤口

(二)伤口内的清创和冲洗

去除失去活力的皮肤、皮下组织、肌肉和神经组织,以免术后坏死感染。清除异物、凝血块和游离小骨片。伤口内清创要按解剖层次由浅向深逐层进行,勿留死角。污染的组织,可边冲洗边清创。整个伤口内部都要彻底冲洗。断肢(指)再植,在常规清创后还要在手术显微镜下继续清创、冲洗伤口。

(三)皮肤清创和消毒范围

手外伤的清创和消毒范围从肘上至指尖;肘外伤从肩部至指尖;肩部外伤从颈部至肋缘和腕上(图 39-10)。消毒后,手术切口需要延长时,可根据手部结构的特点作适当延长(图 39-11、图 39-12)。

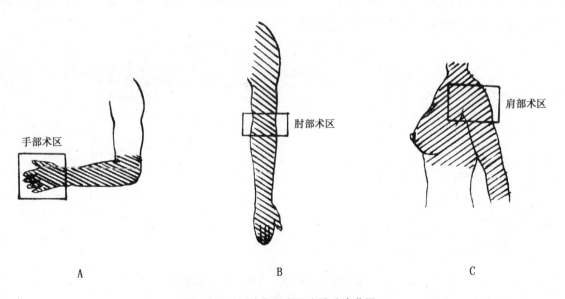

A　　　　　　　　　　B　　　　　　　　　　C

图 39-10　上肢各手术区皮肤消毒范围

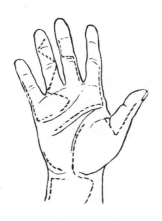

图 39-11　手掌面切口

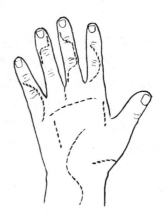

图 39-12　手背面切口

（陈守正、王炜）

第四节　手部皮肤缺损的修复

　　手部皮肤受到外伤暴力的挤压、撕脱或挫裂,可造成皮肤坏死缺损。特别是指端外伤,伤口内肌腱与骨关节暴露,若不尽快闭合创面,难免会发生伤口感染、肌腱粘连或坏死,以及骨髓炎等并发症,使手致残。清创后的创面,根据其清洁度及有无感染等情况,有下列十余种皮肤组织覆盖方法可供选择。

　　一、游离植皮

　　手的创面无肌腱、骨与关节暴露,污染程度轻,血供良好,或后期肉芽组织鲜红,分泌物少,培养无菌,特别是无金黄色葡萄球菌感染,可采用游离皮片移植(详见第五章"皮片移植")。手部创面常用中厚皮片与全厚皮片,植皮时应注意使创缘做成锯齿状曲线,以防术后切口瘢痕挛缩(图 39-13)。指端小面积的皮片,可选取上臂内侧供皮区,此处皮肤较薄,接近手部皮肤。手掌小面积的创面,可选取足踝内侧皮片,该处皮肤无毛,角化层较厚,与手掌皮肤性能相同,但供皮区需再植皮片(图 39-14)。

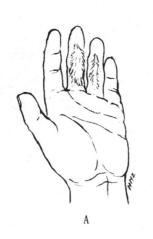

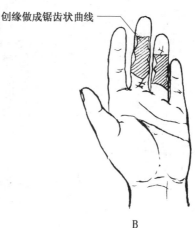

创缘做成锯齿状曲线

A　　　　　　　　　　　　　　　　B

图 39-13　切口缘做成锯齿状曲线,以防术后瘢痕挛缩

A.中、环指掌侧瘢痕挛缩　B.切瘢植皮

　　大面积的皮片取自大腿内侧,需用切皮机或切皮刀切取中厚皮片,供皮区用厚的敷料加压包扎;也可以取含真皮下血管网的皮片移植,性能更好,详见第五章"皮片移植"。

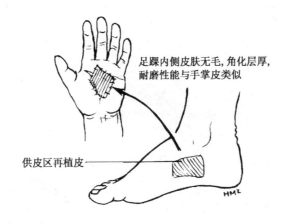

足踝内侧皮肤无毛,角化层厚,
耐磨性能与手掌皮类似

供皮区再植皮

图 39-14　足踝内侧供皮区

二、邻指皮瓣

手指掌面皮肤缺损,肌腱或骨与关节暴露,无法游离植皮闭合,若邻指皮肤健康无损,可以选取邻指的带蒂皮瓣覆盖。

(一)任意邻指皮瓣

长宽比例为 1:1,蒂一般在侧方,但也可以在远端或近端(图 39-15)。设计时需注意皮瓣蒂应稍长些,便于转移,也使断蒂后供区创口容易缝合。过短的蒂使皮瓣转移有张力,还可使断蒂后的供区创面无法缝合,不得不再植皮。一般邻指皮瓣设计面积要比受区创面约大 20%,侧边的切口线不超过手指的侧中线与远侧指关节,以免损伤指掌侧神经与甲根,影响供指皮肤感觉与指甲的营养。保留供区伸指腱周膜完整,使植皮容易存活,且肌腱活动不受影响。笔者在皮瓣设计完成后于皮瓣区皮下注入少量生理盐水,使皮瓣浮起,便于剥离又不易损伤伸指腱周围膜。若示、中、环指中某指的中、末节掌面皮肤缺损,又有指固有神经缺损,为了恢复缺损区的重要皮肤感觉,可在邻指皮瓣中携带一段指固有神经的背侧皮支,转移后与伤指的指固有神经远、近断端桥接(图 39-16),就可以恢复伤指感觉。但需注意,拇指与小指无指固有神经背侧皮支,不能作为邻指神经皮瓣的供指。

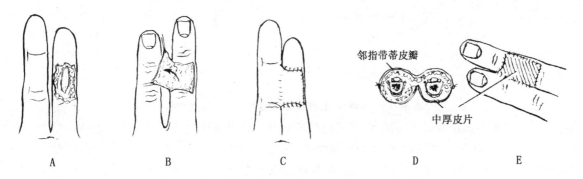

邻指带蒂皮瓣

中厚皮片

A　　　　B　　　　C　　　　D　　　　E

图 39-15　邻指皮瓣蒂在侧方,行供皮区中厚皮片植皮
A. 手指掌面皮肤缺损,肌腱暴露　B. 长宽 1:1 之邻指皮瓣,蒂在侧面
C. 手指掌面创面已覆盖　D. 邻指皮瓣横断面　E. 供指背侧植皮

术毕敷料填在二指间,保持伤指与供指间距包扎,包扎时皮瓣蒂部不能被扭转、压迫或牵拉。一般术后10~14 天拆线,3~4 周断蒂。

(二)邻指"C"形环状皮瓣

Mutat(1993)报告了一种新型邻指皮瓣,具有传统邻指皮瓣与带血管蒂岛状皮瓣的两方面特点,适用于修复指端、指背、指腹的局部软组织缺损以及手指末节之脱套伤。国内李世德(1995)应用 8 例,全部成功。其解剖基础是两根指固有动脉间有丰富的交通支形成血管网,选取其中一根指血管作邻指皮瓣的营养血管,另外一根维持供指的血供。皮瓣切取范围包括手指中节整个指背面及腹侧一半皮肤组织,皮瓣蒂部保留 1cm

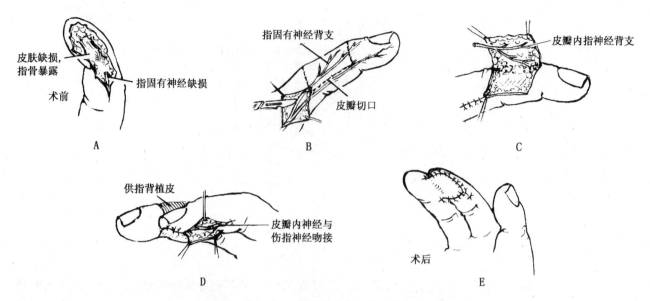

图 39-16　示、中、环指带指背神经皮支的邻指皮瓣

宽度皮肤,保护其内的血管有利于静脉回流。血管蒂设计在近端(顺行)或远端(逆行),应根据受区软组织缺损的部位而定。顺行皮瓣是以同侧指固有动脉为蒂,逆行皮瓣则以对侧指固有动脉、甲背、指端的掌侧血管弓交通支为蒂,通过手指小静脉(无静脉瓣)回流(图 39-17)。邻指"C"形环状皮瓣的面积比传统的邻指皮瓣面积大 2 倍,血供丰富,具有多向转位和转弧大的灵活性,而且其长宽比例受约束小。但供区还需用中厚皮片植皮覆盖,形成一凹陷区不雅观,且断蒂亦需二期手术,是其缺点。

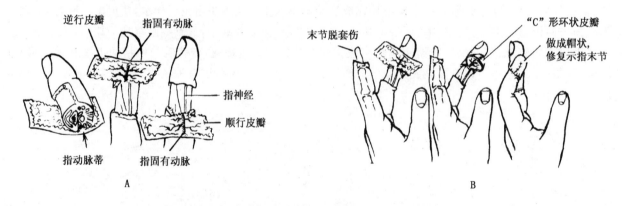

图 39-17　中指"C"形环状皮瓣修复示指末节脱套伤

施行邻指"C"形环状皮瓣时必须注意:手指的指固有动脉曾有受伤史或不通畅者不能选为供指。供指腹的皮肤必须保留一半或以上,以利于远端静脉与淋巴液回流。指掌神经必须留在原位,不携带在皮瓣内。保留供区的腱周膜,以利于植皮存活与伸指活动。一般从美观考虑,示、中指选用尺侧供皮区,环、小指选用桡侧供皮区。由于血管丰富,术后 7 天就可以断蒂。

(三)指动脉顺行、逆行与桥式邻指皮瓣

高伟阳(1996)报道利用二指固有动脉的相互交通,做成逆行、顺行与桥式的岛状皮瓣,修复手指的中、末节软组织缺损。为防止血管蒂在皮下隧道受压与扭转,他在血管蒂的位置常规附加一个三角皮瓣,以增加皮下隧道宽度;而在桥式的交叉邻指皮瓣血管蒂上附加一矩形皮瓣,并于受区相应部位设计一反向矩形瓣,皮瓣转移到受区时,二矩形皮瓣瓦合成小皮管状,使蒂部闭合,供区需植皮(图 39-18)。

三、手指推进皮瓣

此皮瓣适用于指端横断伤无法再植,又因指骨外露不能植皮者。虽然皮肤缺损面积不大,但咬短指骨牺牲手指长度去闭合创面,势必影响手指的功能。在必须保持伤指的长度与感觉时可采用此法。

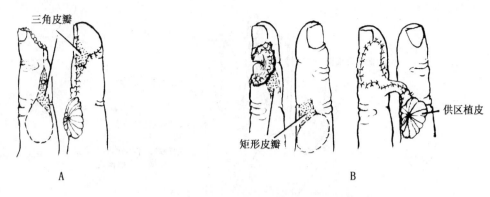

图 39-18　逆行指动脉岛状皮瓣,供区植皮

A.逆行指动脉岛状皮瓣丁供区植皮　　B.逆行指动脉岛状皮瓣修复邻指创面

(一)指掌面 V-Y 推进皮瓣

一般在指总神经阻滞麻醉下施行手术。于指腹设计一等腰三角形皮瓣,底边在创缘,顶尖在远侧指横纹中点,切开皮肤全层,保持皮下组织及神经血管与皮瓣的联系,使三角皮瓣能向远端推进,底边与指甲断缘缝合,二腰边与指端创缘缝合,并按"Y"形缝合掌面(图 39-19)。

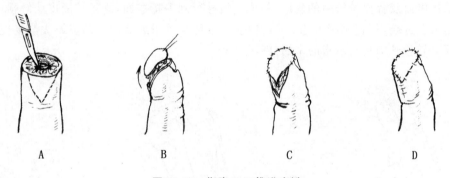

图 39-19　指腹 V-Y 推进皮瓣

A.V-Y 皮瓣设计　B、C.V-Y 皮瓣推进　D."Y"形缝合

(二)双 V-Y 推进皮瓣

等腰三角形皮瓣设计在手指断端两侧,切开全层皮肤后保持皮下神经血管之联系,由两侧向中央拉拢,覆盖于指端创面,两三角皮瓣底边互相缝合,二腰边在指侧方按"Y"形推进缝合(图 39-20)。

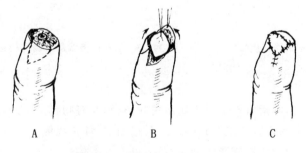

图 39-20　指侧方双 V-Y 推进皮瓣

A.皮瓣切口　B.皮瓣推进　C."Y"形缝合

(三)拇指推进皮瓣

拇指的感觉功能同运动功能一样重要,其指端皮肤缺损,肌腱与骨外露时,用其本身的指腹皮肤作推进皮瓣,其厚度与感觉的质量都是很好的。操作时在拇指尺桡侧的侧中线作切口,从断端到掌指关节平面,从屈指腱鞘面掀起皮瓣,指神经与血管附着在皮瓣内。然后屈曲拇指,行皮瓣游离缘与指甲缘缝合。一般屈曲指关节后皮瓣均可向远端推进 2cm。若缝合张力大,可在指根横纹处作一横切口,切断皮肤,但不能损伤皮瓣上联系的指神经与血管,然后无张力缝合,指根横断创面需再植皮。其他手指也可作手背推进与移位皮瓣(图 39-21)。

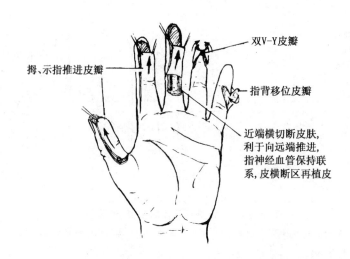

拇、示指推进皮瓣

双V-Y皮瓣

指背移位皮瓣

近端横切断皮肤,利于向远端推进,指神经血管保持联系,皮横断区再植皮

图 39-21　各种手指推进与移位皮瓣示意图

四、手指局部修复移行皮瓣

此法利用手指侧面及背面较松弛的皮肤,做成皮瓣移行到手指掌面,修复掌面皮肤缺损,供区创面需再植皮。若皮瓣的蒂在近端,长宽比例可达 2:1,特别是可利用示指近节指背的皮瓣去修复虎口的皮肤缺损(图 39-22),甚至是转移到拇指与示指的掌面(图 39-23)。

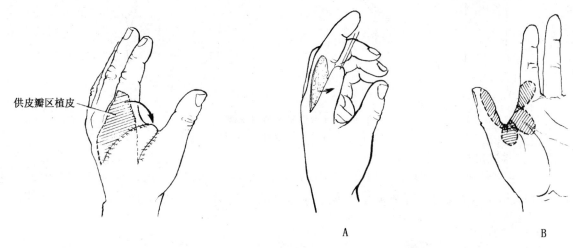

供皮瓣区植皮

A

B

图 39-22　示指近节指背移位皮瓣修复虎口　　　**图 39-23　示指近节背侧与侧方的移位皮瓣修复拇、示指的掌面**

五、指神经血管蒂岛状皮瓣

指神经在指血管浅面伴行,两指血管走行于屈指腱鞘两旁,互有吻合支形成血管网。取一侧的指神经血管岛状皮瓣可修复拇或示指端的皮肤软组织缺损。一般选用中、环指尺侧指神经血管为蒂,皮瓣在末节指尺侧,面积不超过指腹一半。近侧缘切口依受区创面而定,以不损害供指的感觉与运动功能为准。若欲再造一个拇指,则以指总神经血管为蒂,取邻指相对面之双叶岛状皮瓣,转位到拇指包裹植骨块(图 39-24)。单叶的神经血管岛状皮瓣,需切断结扎指总动脉上发到邻指的分支。指总神经干内亦需与邻指的指神经纤维分离,皮瓣才有较长的蒂经宽敞的皮下隧道转位到拇指受区(图 39-25),行无张力缝合。若术中损伤蒂部血管,影响岛状皮瓣血供,应停止手术,另选其他方法修复。本法皮瓣转位后,受区的感觉定位仍在供区,约经过半年的训练,患者的感觉才可调整到受区。示、中、环指的桡侧与小指的尺侧指腹感觉比较重要,一般不选为本法的供皮区。

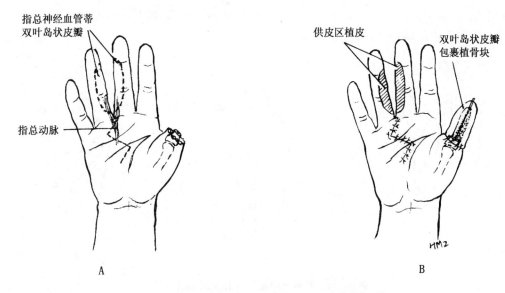

图 39-24　中、环指指总神经血管蒂双叶岛状皮瓣再造拇指

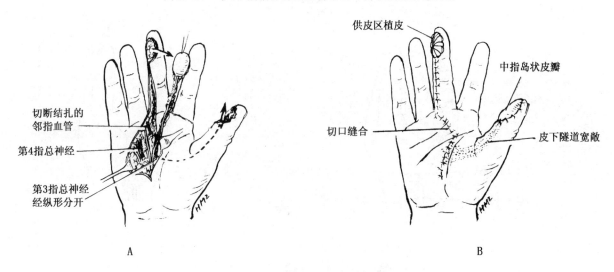

图 39-25　中指尺侧指神经血管蒂岛状皮瓣修复拇指
A.指神经血管蒂岛状皮瓣修复拇指　B.中指供区植皮

六、皮神经伴行血管蒂岛状皮瓣

Tayler(1978)指出人体与脊椎动物的每一条皮神经均伴行一条动脉与静脉。Bertelli(1992)介绍了皮神经伴行血管蒂的 5 种逆行岛状皮瓣设计方法,用于修复手腕部创面。芮永军(1997)显微解剖 22 侧成人上肢浅表神经及伴行血管,发现:①所有的浅表皮神经都有营养血管,来源于上肢知名血管的肌间隙穿支、肌内穿支或直接皮支,以升支、降支形式攀附在神经外膜内或穿入神经组织,或以血管网络形式包绕神经,并随神经分支而伴行,形成以神经为轴的纵形血管网,可作为顺行皮瓣与逆行皮瓣血管蒂的解剖基础。②伴行的神经营养血管同时发出许多细小分支营养皮肤。这样就在神经旁、神经内与皮下形成一个丰富的血管吻合网,是皮瓣的血供基础。③神经营养血管从深筋膜穿出的血管支,其穿出部位有一定的规律性,可作为皮瓣蒂部的旋转点和设计依据。

从解剖所见可知,神经血管蒂的皮瓣比依靠深筋膜上下血管网供血的筋膜蒂皮瓣血供更丰富、更充足,类似轴型皮瓣,故其长宽比例比筋膜皮瓣更大。宋建良(1996)指出这种神经的伴行血管口径和数量与皮神经的粗细成正比关系。他设计的掌背皮神经血管蒂,皮瓣长宽之比达 4.8∶1,蒂长 5～6cm,能修复指端、指肚与手掌的创面。但皮瓣内需带一条口径 1.0mm 的浅静脉,以保证皮瓣静脉回流。Bertelli(1992)强调切取皮神经营养血管蒂皮瓣时,蒂部需保留 1.5cm 的皮下组织,以预防皮神经及其伴行血管损伤,这是手术成功的关键(图 39-26、图 39-27,表 39-1)。第 3、4 掌背皮神经血管蒂岛状皮瓣,因其伴行动脉细小,神经行径的变异又多,神经与血管相距较远,临床应用时应谨慎。

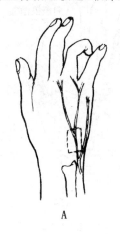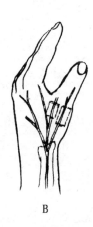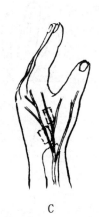

A　　　　　　　　　　B　　　　　　　　　　C

图 39-26　手背皮神经伴行血管蒂岛状皮瓣

A.尺神经背支　B.桡神经浅支　C.掌背神经

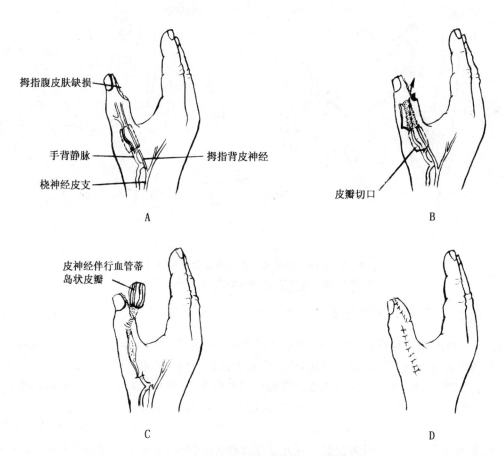

图 39-27　拇指背皮神经伴行血管蒂岛状皮瓣

A.拇指腹皮肤缺损　B.拇指背皮神经血管皮瓣　C.皮
神经血管皮瓣已转移到拇指腹　D.供区伤口直接缝合

表 39-1　上肢皮神经伴行血管蒂岛状皮瓣

皮神经名称	旋转点	顺行岛状皮瓣轴心线	皮瓣范围	旋转点	逆行岛状皮瓣轴心线	皮瓣范围	适应证
拇指背面桡神经浅支之尺桡侧皮神经	拇指指间关节桡侧或尺侧	第1腕掌关节桡尺侧与IP桡尺侧连线	拇指腕掌关节两侧与掌指关节两侧				拇指掌指关节以远的皮肤缺损
第1掌背神经				示指掌指关节桡侧	示指近侧指间关节桡侧与1～2掌骨基底间的连线	示指掌指关节桡侧到腕掌关节	示指近节、中节背面之皮肤缺损
第2掌背神经				示、中指间蹼背侧	第2指蹼背侧中点到1～2腕掌关节的连线	轴心线为准，到第2腕掌关节伸指肌腱浅面	中指近节及近侧指间关节背侧皮肤与软组织缺损
小指尺背侧皮神经				小指近侧指间关节尺侧	小指掌指关节尺侧与第5腕掌关节尺侧连线	尺动脉腕上支干与此神经伴行，皮瓣近端达腕关节尺背侧	小指掌背侧皮肤缺损
前臂内侧皮神经	肱骨内上髁下方2cm	肱二头肌内侧缘与内上髁连线中点到尺侧腕屈肌腱的尺侧连线	蒂在前臂上1/3处，位在前臂中1/3，深筋膜与贵要静脉及其分支包括在内	肱骨内上髁下方16cm	同顺行岛状皮瓣	蒂在前臂中1/3处，位在前臂上1/3，近端不超过内上髁上方2cm	顺行皮瓣修复前臂中、下1/3或腕部掌面、背面的软组织缺损；逆行皮瓣修复肘前、肘后的软组织缺损
前臂外侧皮神经	肱骨外上髁下方4cm	外上髁部肱二头肌腱外侧与桡骨茎突的连线	蒂在前臂上1/3处，位在前臂中1/3或中下1/3交界处，包括头静脉	肱骨外上髁下方18cm	外上髁肱二头肌腱外侧与桡骨茎突连线	蒂在前臂中下1/3上段，位在前臂上1/3近端，不超过外上髁下方3cm	同前臂内侧皮神经

七、掌背血管蒂皮瓣

这是利用第2～4掌背动脉为蒂的手背岛状皮瓣，用以修复手指与腕部的皮肤缺损。国外 Small(1990)、国内路来金(1991)报道后已在临床使用。其解剖基础为：桡动脉深支进入第1骨间背侧肌处发出第1掌背动脉，第2～4掌背动脉由掌深弓近侧穿支与腕背网的交通支发出(图 39-28)，起始部血管口径为0.5～0.9mm，血管在骨间背侧肌浅面、伸指肌腱深面走向指蹼，途中发出皮支营养手背皮肤，在指蹼处又有恒定的交通支与指总动脉吻合(图 39-29)。因此以掌背动脉为蒂的手背岛状皮瓣，可以做成顺行与逆行两种皮瓣形式，并且可以做成携带小指固有指伸肌腱或掌骨骨膜的复合组织皮瓣。设计逆行皮瓣时，旋转点在距指蹼缘1.5cm处，即指总动脉与掌背动脉的恒定交通支处，掌背动脉行径为皮瓣轴线，相当于掌骨间隙中线。皮瓣面积在轴线两旁2.5cm范围，远端达指蹼缘，近端达腕背横纹(图 39-30)。于伸指肌腱与深筋膜之间游离。若要取掌骨膜，则在骨膜深层细心分离。供皮瓣区创面在 $4cm^2$ 之内能直接缝合，否则需植皮闭合。

第1掌背动脉在示指近节指背形成皮下血管网，并有桡神经浅支即第1掌背神经伴行。成人该发出处的

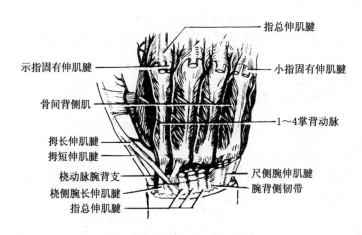

图 39-28　掌背动脉的行径

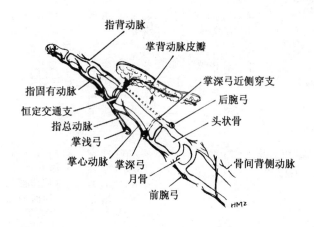

图 39-29　以掌背动脉与指总动脉之
恒定交通支为蒂的皮瓣血供示意图

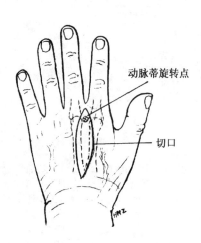

图 39-30　掌背动脉皮瓣的切取范围

外径为 0.8～1mm,其行径投影线为从第 2 掌骨基底与拇长肌腱的交点到示指近侧指关节桡背侧的连线,动脉行走在第 1 骨间背侧肌浅面紧靠第 2 掌骨干(图 39-31A)。以第 1 掌背动脉为蒂的岛状皮瓣又称示指旗状皮瓣,皮瓣的旋转点在第 2 掌骨基底。其面积远侧缘不超过示指近侧指关节,近端甚至可达桡骨茎突,两侧达示指近节之侧中线。该皮瓣用于修复拇指掌面或背面之皮肤软组织缺损、虎口软组织挛缩或缺损(图 39-31B)。若皮瓣逆行切取,其蒂部在示指掌指关节平面,血管蒂应携带深筋膜一起游离,以利于静脉回流。

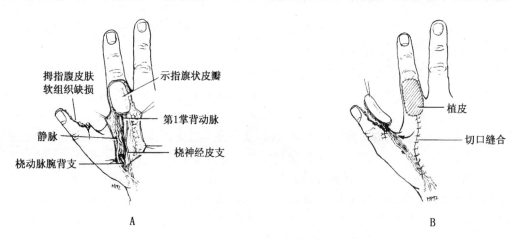

A

B

图 39-31　示指旗状皮瓣修复拇指掌面软组织缺损

A.示指旗状皮瓣周围血管、神经分布　B.示指旗状皮瓣

八、鱼际皮瓣

(一)任意的大、小鱼际皮瓣

指端的小面积皮肤缺损指骨外露,也可利用大小鱼际皮瓣给予修复。蒂可在远端或近端,也可以在尺桡侧,长宽比例1:1。一般示、中指端的皮肤缺损宜选用大鱼际皮瓣修复(图 39-32);环、小指端的皮肤缺损选用小鱼际皮瓣修复。如鱼际的供皮区面积小,伤口可直接缝合;供区面积大的创面需植皮闭合。但鱼际区留下切口增生瘢痕有碍美观,有时供区还有压痛是其缺点,故目前该皮瓣应用较少。

(二)小鱼际复合皮瓣

顾玉东(1987)应用尺动脉掌浅弓皮支血管、小指固有动脉及尺神经小鱼际皮支为血管神经蒂,以豌豆骨同第3掌骨头的弧形连线为皮瓣轴线(相当于尺动脉掌浅弓行径)。皮瓣内包括深层的掌筋膜。设计皮瓣面积尺侧缘为手掌尺侧掌、背面皮肤交界处,桡侧缘为小指屈指肌腱,远侧缘为近侧掌指横纹,近侧缘为腕横纹。皮瓣面积较大,用于修复全手指指腹的皮肤缺损,供皮区可以直接缝合。皮瓣旋转点,顺行皮瓣在豌豆骨远端2cm,即掌浅弓的掌心部位(图 39-33)。操作时先切开皮瓣桡侧缘,于近端寻到尺动静脉与尺神经,远端寻到掌浅弓,并小心保护它进入小鱼际的皮支(一般有两支),确认有小血管神经在小鱼际皮瓣内后再作尺侧缘切口,在掌筋膜的深层分离皮瓣,用动脉夹阻断皮瓣近侧的尺动静脉,观察皮瓣血供及掌浅弓搏动情况。若皮瓣缘渗血活跃、皮色红润,则结扎切断近侧尺动静脉,切断尺神经浅支的皮支,此时逆行皮瓣已游离,由掌浅弓掌心端为蒂供血。按皮瓣转移的长度,结扎掌浅弓的其他分支,使皮瓣无张力地转移到受区。若是顺行皮瓣,维持尺动静脉与掌浅弓的联系,结扎切断皮瓣远端血管。该皮瓣可用于修复手掌其他部位、腕部及前臂下端的皮肤缺损,还可携带小鱼际的小指对掌肌做成小鱼际血管肌皮瓣,重建拇指对掌与外展功能。

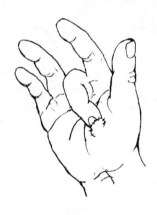

图 39-32　大鱼际皮瓣修复中指指端皮肤缺损

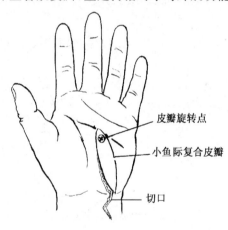

图 39-33　小鱼际复合皮瓣设计示意图

九、鼻烟窝皮瓣

张高孟于1992年报道了鼻烟窝皮瓣。桡动脉深支在鼻烟窝进入浅筋膜处发出两支恒定皮支,下行支短,分布于鼻烟窝区;上行支较长,分布于前臂下端桡侧。上下行支均有伴行的静脉,头静脉亦参与回流。皮瓣的旋转点在鼻烟窝中点,即桡动脉皮支发出处。桡骨茎突与桡骨小头的连线为皮瓣连线。皮瓣面积的设计,以轴线两旁1.5~2.5cm为宽度、旋转点远端3~5cm加近端10cm为皮瓣长度(图 39-34)。操作时先在拇短伸肌腱边界线切开,证实有桡动脉皮支存在后,切开其他边界线,从近端向远端,在前臂深筋膜与桡神经皮支浅面、头静脉的深面游离皮瓣。在旋转点处,即桡动脉发出皮支点的周围1cm,切开深筋膜,并保护皮支周围的软组织,使皮支不被损伤,维持皮瓣的良好血供。皮瓣内的头静脉干远端结扎切断,近端与其他静脉吻接。本皮瓣蒂长4.18±0.25mm,皮瓣近端旋转90°,可达腕背或腕掌侧。旋转180°达虎口,用于修复虎口与拇指背侧或腕部的皮肤缺损。供皮瓣区需植皮闭合。

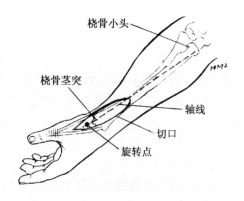

图 39-34 鼻烟窝皮瓣设计示意图

十、上臂与前臂带蒂皮瓣

(一)上臂、前臂带蒂皮瓣

手部皮肤缺损的面积较大,无法用手内局部皮瓣修复,又不能进行远位游离皮瓣移植时,可采用健侧上臂或前臂带蒂的皮瓣修复。若设计皮瓣蒂部顺行血管方向,其长宽比例为 1:1.5;蒂部不顺行血管方向,长宽之比为 1:1。皮瓣设计的面积均比受区大些,并在深筋膜浅层剥离。若受区创面在手或手指的掌面,一般用前臂屈侧带蒂皮瓣修复。缺损创面在手背,一般用前臂伸(背)侧带蒂皮瓣修复。这样术后手臂交叉固定的姿势比较舒适,便于患者休息(图 39-35)。供皮瓣区创面用厚中厚皮片植皮闭合。术后手臂交叉包扎既要牢固可靠,又要防止蒂部受压与扭转,并使患者的肩部有一定的活动范围。术后 3 周皮瓣断蒂。

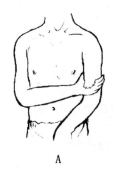 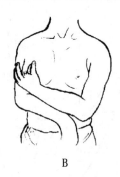 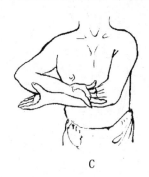 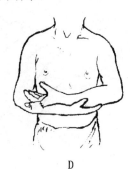

A　　　　　　　　　B　　　　　　　　　C　　　　　　　　　D

图 39-35 上臂与前臂带蒂任意皮瓣

A.修复虎口　B.修复示指脱套伤　C.修复中、环指脱套伤　D.修复示指掌面皮肤缺损

(二)尺动脉腕上皮支血管蒂皮瓣

Becker(1985)、张高孟(1991)报道用尺动脉腕上皮支为蒂的前臂尺侧皮瓣,代替前臂桡动脉或尺动脉皮瓣,以修复腕部、手掌、手背、拇指及虎口的皮肤缺损,且供区隐蔽。其轴心线为豌豆骨与肱骨内上髁连线(即尺动脉行径)。旋转点在豌豆骨近端 4cm。张氏报告切取最大面积为 25cm×6cm(图 39-36)。Holevich-Modjarava 提出此皮瓣的切取面积不宜超过 10cm×5cm。皮瓣面积过大,有可能发生皮瓣远端静脉淤积坏死。

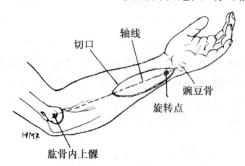

图 39-36 尺动脉腕上皮支血管蒂皮瓣设计示意图

（三）前臂桡动脉皮瓣、尺动脉皮瓣、骨间背侧动脉皮瓣等

前臂桡动脉皮瓣、尺动脉皮瓣、骨间背侧动脉皮瓣等也可修复手部皮肤缺损，参见第六章"皮瓣移植"第九节"各种皮瓣移植"。

十一、腹部、胸部带蒂皮瓣

对于手部、前臂部较大面积的皮肤缺损，肌腱与骨、关节暴露，或是手的脱套伤，选用腹部或胸部的带蒂皮瓣覆盖伤区创面，目前仍是一种比较实用的修复方法。上腹部皮瓣的营养血管来自肋间动静脉和腹壁上动静脉。下腹部皮瓣的营养血管来自腹壁浅动静脉、腹部下动静脉或旋髂浅动静脉。皮瓣顺血管走向设计即为轴型皮瓣，长宽比例为 3：1。若设计为任意皮瓣，长宽比例为 1：1。但皮瓣切口线不能跨越腹中线到对侧，否则跨出的皮瓣部位将会因血供不良而坏死（图 39-37）。腹部的皮下组织脂肪较厚，尤其是肥胖妇女，做成腹部皮瓣修复手部后比较臃肿，常需进行二期皮瓣修薄手术。由于皮瓣无神经支配，也容易冻伤与烫伤。

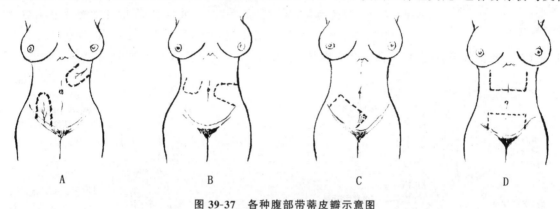

图 39-37　各种腹部带蒂皮瓣示意图
A.轴型皮瓣顺血管方向（长宽比例 3：1）　B.任意皮瓣（长宽比例 1：1）　C.皮瓣跨越腹中线的部位坏死　D.上下腹的任意皮瓣

十二、手部皮肤套状撕脱伤的处理

手指和手被快速运转的辊轴或跑动的车轮碾压，以及被野兽的利爪、牙齿撕咬，加上伤者的防御性手臂猛力回抽，往往会造成手指与手的皮肤套状撕脱损伤，简称脱套伤（glove avulsion of hand），甚至可引起撕脱性断指、多发性骨折。手掌的皮肤结构紧密，并有坚韧的掌腱膜保护，腱膜的垂直纤维与纤维间隔和深筋膜、掌骨相连，不易被撕脱，但遇较强的暴力时，也可在掌腱膜的浅层或深层撕脱，特别是掌腱膜深层的撕脱，常连血管神经束一起撕掉，暴露肌腱、指骨及关节，修复非常困难。撕脱的皮肤连于手指远端，皮内血管扯断，皮肤受挤压挫伤，皮下毛细血管破坏。因此在清创时必须判断撕脱皮肤的活力，下列 4 点可供参考：①皮瓣蒂部的位置。蒂部在手部远端或手指末端，说明从近端进入皮肤的血管已扯断，血供较差。②撕脱的皮肤上有碾伤、挫伤征象，很可能真皮下毛细血管床已破坏。③皮瓣的毛细血管压迫返流试验。手指压迫去除后，皮色由苍白很快转为红色（2～3 秒），则血供良好；若苍白变为红色较缓慢，说明尚有血供；若苍白色不变，表示局部血供丧失。但若压力去掉后苍白色迅速变为暗紫色，并非静脉返流受阻，而是动脉压较低、血液淤滞之故。必须注意，毛细血管压迫之返流试验有一定的误差，应与其他观察指标综合考虑。④皮瓣边缘的出血点。有鲜红色的点状活动性出血，说明皮瓣血供良好。若擦去皮缘血块或剪断皮缘，皮肤无出血点，表明血供停止，皮瓣不能存活。手部皮肤撕脱伤，按病因及损伤程度可分为单纯脱套伤、挤压性脱套伤、撕脱性断指伤及复合性脱套伤。若从损伤部位及治疗考虑，又分成单纯拇指脱套伤、手指脱套伤及全手脱套伤 3 种。手部脱套伤的处理仍必须遵循手外伤的处理原则，但更强调彻底清创，去除一切失去生机的组织。骨、关节、肌腱修复后，必须即刻采用植皮或皮瓣移植闭合创面。

（一）单纯拇指脱套伤

拇指占手功能的 40%～50%，不能因为脱套伤而截除拇指，使手功能丧失 40%～50%。应根据伤情、术者的经验及医院的设备条件等，选择合理的治疗方案。有显微外科设备及专业医师，可采用：①拇甲皮瓣急症

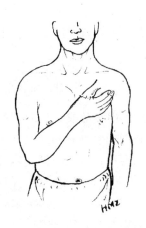

图 39-38　胸部锁骨下区皮管修复拇指脱套伤

游离移植;②足背皮瓣游离移植。若足部供皮瓣区的血管变异或无显微外科设备,可采用:①中、环指或示、中指的血管神经蒂双叶岛状皮瓣转移;②前臂逆行带蒂岛状皮瓣转移;③邻指"C"形环状皮瓣转移;④示指近节背面带蒂岛状皮瓣加中指或环指的血管神经蒂岛状皮瓣转移。在基层医院则可采用胸部锁骨下区皮管(图 39-38)或上臂的带蒂皮管修复,已如前述。

(二)手指脱套伤

1. 单个手指皮肤脱套伤　环、小指的功能约各占手功能的 10%,其单指脱套伤简便的治疗手段是截指。示、中指约各占手功能的 20%,单指脱套伤可以截除无血供的末节与部分中节。若无肌腱与骨外露,创面上血供较好,可直接植皮闭合创面。为保住手指,潘希贵、王成琪(1998)报道用带蒂的掌背动脉逆行岛状皮瓣瓦合修复中、环指的单指脱套伤(图 39-39),8 例患者全部成功,皮瓣质地良好,厚度适宜,内含有桡、尺神经的手背支,可与中、环指的指神经近端吻合;而且 2、3、4 掌背动脉行径恒定,血管皮支粗大,容易解剖。一期完成修复手术,疗程短,术后随访,手指的外形皆佳,伸屈活动基本恢复,感觉良好,两点分辨觉平均为 8~11mm。但手背创面需植皮。

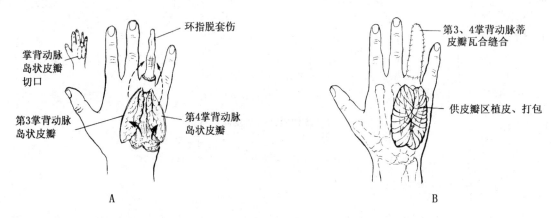

图 39-39　第 3~4 掌背动脉蒂逆行岛状皮瓣修复环指脱套伤
A.掌背皮瓣已游离,仅蒂相连　B.皮瓣已瓦合环指,供皮区植皮

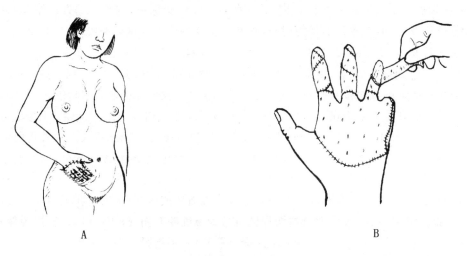

图 39-40　多手指脱套伤,埋入腹壁与植皮
A.多手指脱套伤,埋入腹壁　B.从腹壁取出伤手,在手的肉芽面上植皮,皮片上有小口引流

2. 多指脱套伤　目前对此种脱套伤尚无理想的治疗方法。以往的治疗是截除无血供的末节与部分中节手指,保留近侧指关节。若血供良好,创面植中厚皮片。传统的另一治疗方法是把裸露手指埋入腹壁 3~4 周,待手指创面形成肉芽组织后与腹壁分离,再在肉芽组织上植皮(图 39-40)。手指长期的被包埋与多次的手

术,往往会发生关节僵硬。若带部分腹壁皮肤分离,又显得臃肿,感觉较差。在能开展显微外科手术的地方,可选用:①前臂或足背皮瓣游离移植;②带蒂腹股沟皮瓣转移;③前臂逆行岛状皮瓣转移等。由于皮瓣不可能分成狭长的条块去分别修复各手指,只能把脱套的手指拼合成一块,然后覆盖上述皮瓣,待伤口愈合后择期进行分指与再植皮术。

(三)全手皮肤脱套伤

这是非常严重的手部皮肤撕脱伤。手掌、手背及全部手指皮肤广泛套状撕脱,若不马上修复,手指因失去血供而逐渐坏死、感染、脱落;手掌、手背形成肉芽创面,需经长期换药才愈合,成为一个无功能的肉团。

从解剖上观察,指骨的血供由指固有动脉背支供应,掌心动脉与掌背动脉的分支供血,只能到达掌骨头及通过掌指关节囊到达近侧指骨基底。脱套伤使指固有血管神经从指根随皮肤一起被撕脱掉后,指骨的血供也随之丧失。手指的末节指骨、中节指骨因得不到掌心动脉与掌背动脉的血供代偿,必然坏死。因此在指固有血管神经撕脱的脱套伤时,不得不截除末节与中节指骨。近节指骨也只能保留基底部位。但若指血管神经束存在,则只需截除末节与中节指骨远侧部,保留近侧指关节、指浅屈肌腱止点与伸指中央腱。全手皮肤脱套伤的治疗过程如下。

1.清创截指　冲洗伤口,清除一切无活力的组织,然后根据指固有血管神经束存在与否,确定截除范围。但环、小指可在掌指关节离断,再以周围组织覆盖小面积裸露的肌腱。若撕脱的皮肤健全或只轻微挫伤,将其修成全厚皮片或带真皮下血管网皮片,移植回原位。若撕脱的皮肤已毁坏不能利用,则从大腿取中厚皮片移植。术后需将手放在功能位,用短臂石膏托外固定。植皮只适用于截指后创面有血供的患者。

2.埋入腹壁袋状皮瓣内　将清创后裸露的指、手埋入同侧腹壁袋状皮瓣内5~6周,待肉芽组织形成,即脱离腹壁或携带腹部皮瓣分开,行创面再植皮。曾有人在手埋入腹壁1个月时,于埋藏手的腹壁两侧再作一个延迟皮瓣切口,1周后切开延迟切口,断离袋状皮瓣与延迟皮瓣,以二皮瓣瓦合修复手掌、手背创面,再择期分指。此法手术次数多,且所修复的皮瓣臃肿,无感觉。手长期埋藏在腹壁,各关节僵硬,功能不良,缺点较多。

3.多种带蒂或游离皮瓣瓦合的修复　常用的有前臂逆行带蒂岛状皮瓣与下腹部皮瓣瓦合,胸外侧皮瓣与拇甲皮瓣、足背皮瓣串联游离移植瓦合等。寿奎水(1998)报道一期修复全手皮肤脱套伤并重建部分手功能21例,采用3种方法:①双侧股前外侧皮瓣瓦合修复手掌、手背创面(3例);②拇甲皮瓣修复拇指,双侧股前外侧皮瓣瓦合修复2~5指及手掌、手背创面(7例);③拇甲皮瓣修复拇指,移植足趾加1~2侧股前外侧皮瓣,或移植足趾加游离植皮修复手掌、手背创面(11例)。21例60块移植组织,全部没有感染,愈合存活。移植的足趾与拇指全部恢复触、痛、温度觉,两点分辨觉在5~15mm。本法为多种皮瓣串联,手术难度较大,风险也较大。在急症手术时即把拇指单独分出修复,可避免虎口挛缩产生后再去分离拇指的困难,亦有利于拇指功能活动。之所以选取股前外侧皮瓣为修复的组织,是因为其血管变异少,有知名的皮神经可携带,可切取的面积较大(最大为34cm×16cm),皮瓣的质地也比胸腹壁袋状皮瓣薄得多,供皮瓣区隐蔽,术中无须变换体位就可行切取操作。术中立即移植1~2个足趾可便于术后与拇指对掌活动,恢复大部分手功能,又减少了手术次数,不失为一个较好的修复方法。但该法仍有一定的失败率,故应小心采用。其建立血供的串联血管如下。

桡动脉(或腕背支)→足背动脉→拇甲皮瓣
↓
(一级串联)第2足趾←足背动脉←足底深支
↓
(二级串联)股前外侧皮瓣

拇甲皮瓣与足趾是从左到右足切取,足部供皮瓣区需植皮闭合创面。

第五节　断肢(指)再植

自陈中伟(1963)完成我国首例成人断腕再植成功以来,我国的断肢(指)再植历史大体经历了开创期(20世纪60年代)、发展期(20世纪70年代)、硕果期(20世纪80年代)及目前的功能期(20世纪90年代)。随着国产手术显微镜、显微外科器械与针线材料等产品应用的发展,如今我国已有三十多个省、市、自治区能够开展断肢(指)再植手术。显微外科中、青年的医护人员队伍,也在全国各地不断壮大。再植技术日趋成熟,再植的适应证不断扩大,再植肢体的功能也不断提高。断肢(指)再植年龄从5个半月到86岁,从单纯断指到撕脱性断指,从断腕到指尖切断,从一指一个平面断离到多指多个平面断离,中国的外科医师克服了一个又一个技术困难,取得一个又一个辉煌成就,再植的成活率不断提高,使我国的断肢(指)再植技术一直处于世界领先地位。目前,世界上双手十指完全断离全部再植成活的病例有12例,中国就占了10例。他们是西安第四军医大学一院(1986)、解放军89医院(1986)、河南郸城县医院(1987)、沈阳医学院附属中心医院(1988)、台湾吴国君(1988)、北京积水潭医院(1994)、广东省虎门医院(1995)、大连医学院附属医院(1996)、济南军区手外科中心(1993、1996),而只有2例发生在韩国Baeck(1992)。特别要指出的是,济南军区手外科中心医院的2例,仅用6小时45分与9小时15分,分别完成十个断离手指的再植手术,反映了他们高超的技术和接植速度,以及医院组织管理的高效率水平。现在我国断肢(指)再植已不局限于大城市的大医院和手外科专科中心或是显微外科研究所。从乡镇医院到部队医院,甚至连村卫生所都有断肢(指)再植成功的病例报道,可见此项技术已逐渐在全国普及。

随着我国临床断肢(指)再植病例成百成千的增加,有关的基础实验研究工作也在相应发展。对离断肢体不可逆变的缺血期限、温度、断肢组织内酶的变化、小血管的各种吻合方法、血管内皮细胞的功能,以及再植后血循环危象的表现、各种抗凝解痉药物的作用等,中国学者都有精辟的见解,受到了国际同行的重视。现把三十多年来我国断肢(指)再植的重要进展分述如下。

一、断指再植的适应证

1972年全国断肢(指)再植〔replantation of severed limbs(fingers)〕交流会上对断肢(指)的定义进行了讨论,将其分为完全性断肢(指)与不完全性断肢(指)。后者肢体组织相连的横断面小于1/4,断指相连的皮肤周径小于1/8。随着我国断肢(指)再植技术的发展,仅限于断肢(指)定义的观念已不能适合临床需要。1995年,中华显微外科学会及中华手外科学会联合举办全国断指再植专题研讨会。会上根据我国断指再植的经验,并参考国际上的一些观点,提出了断指再植主要适应证与相对适应证这一观点。

(一)主要适应证

1.指体基本完整的各类型的拇指离断。

2.指体完整的多指离断。

3.末节基底以近的切割性断指。

4.拇、示、中指的末节断指。

5.指体完整的小儿断指。

6.清创后指体短缩不超过2cm的压砸性断指。

7.热缺血时间不超过12小时的上述各类断指。

(二)相对适应证

1.手指旋转撕脱性断离。

2.环、小指的末节断指。

3.指体有轻度挫伤的各种致伤性断指。

4.60～65岁以上老年人的断指。

5.经各种刺激性液体短时间浸泡的断指。

6.热缺血时间超过 12 小时以上,保存欠妥的断指。

7.估计再植成活率低,术后外形与功能均不佳的断指。

在这次讨论会上,有些学者对断指适应证采用评分的方法,以便输入计算机,即分为以下 6 个方面:①伤情。切割伤 1 分,轻度挤压捻挫伤 2 分,牵拉撕脱伤 3 分,毁损伤 4 分。②年龄。患者为青少年者 1 分,55~64 岁者 2 分,60~70 岁者 3 分,70 岁以上者 4 分。③指别。拇、示、中指及多指断离 1 分,环、小指断离 2 分。④损伤距手术时间。10 小时以内 1 分,10~19 小时 2 分,20~24 小时 3 分,离断指体已干固变性 4 分。⑤术者的操作经验。经验丰富 1 分,经验一般 2 分,少许经验 3 分,不会手术 4 分。⑥指体运送措施。有合理的冷藏保护 1 分,无冷藏运送 2 分,用刺激性液浸泡并已冷冻的 3 分。

根据以上评分结果,绝对适应证者小于 7 分,相对适应证者为 8~14 分,不宜再植者为 15 分以上。禁忌再植是其中有一项目为 4 分者。

二、断肢(指)再植的基础实验研究

断肢(指)再植基础研究的成果有下列几方面。

(一)离断肢(指)体的缺血期限

肢(指)体断离后失去血供,组织缺氧,逐渐发生变性坏死,这里有一个过程。在热带地区、夏季或断肢未予以冷藏保存时,因温度高,此过程加快。反之,在寒带地区、冬季或有断肢冷藏保护,此过程延长。机体各种组织对缺血缺氧的耐受性是不一样的。肌肉最差,神经次之,结缔组织与皮肤的耐受力最强。常温下肌肉缺血 4~6 小时,肌细胞开始失去肌红蛋白,但仍是可逆变的;8~11 小时后,肌细胞糖元耗尽,渐向不可逆变化转变,此时神经、结缔组织与皮肤缺血 12 小时仍能成活。因此,临床上断肢(指)再植的期限,主要以肌肉的变化来衡量。肌肉丰富的高位断肢比肌肉较少的低位断肢缺血期限要短。手指上只有肌腱没有肌肉,其对缺血的耐受性比肢体强。临床上已有完全离断手指 96 小时再植成活的报道(陈天成,1988),以及小腿断离室温保存 42 小时后再植成活的报道(Datiashvili RO,1992)。

陈中伟(1994)认为除了温度因素外,湿度也是一个重要因素,湿度高,则再植时限就短。

潘达德(1994)在实验研究中指出,将断指置于 4℃ 的冰箱内保存,可以明显延长离体手指组织内碱性磷酸酶、三磷酸腺苷酶及琥珀酸脱氢酶的活性反应,组织代谢率降低,使组织的不可逆变性推迟。因为血管壁细胞对缺氧极其敏感,他提出断指体冷藏缺血期限为 7 天,可争取的期限为 11~12 天。超过此期限,组织将出现不可逆变性,为临床争取时间施行再植手术提供了实验依据。

(二)离断肢(指)体的冷藏温度

不论环境和气温如何,伤后都应马上去除离体断肢(指)上的工作手套或衣袖,用消毒的多层纱布或清洁布单包裹好,外面再套以 3 层塑料袋,层层口子扎紧,马上置入阔口的有冰块的保温瓶内,不要使冰水漏入塑料袋,旋紧瓶盖,急送到医院予以进一步处理(图 39-41)。有冰块的降温保藏,可以降低肢(指)体的新陈代谢,延缓组织变性过程。临床上遇到九指、十指断离的患者,也是把手指消毒包扎后放入 4℃ 的冰箱内,然后根据患者的情况和手指功能的主次,取出一指接上一指,到小指接通血管往往已有 33~45 个小时了,但小指接活,功能良好。也有个别病例,如周礼荣(1988)曾报道 1 例断指在 35℃ 气温下无冷藏保护,经 40 小时 30 分再植成活。陈天成(1988)报道的是经过冷藏保护,完全断离指用 96 小时接活。病例报道的温度从 4~35℃ 不等,从临床实践的经验来看,最适宜的温度是 4~6℃,一般认为常温 20~25℃ 下断指再植的期限为 22~24 小时。

1995 年 8 月,辽宁省凌源市一名 23 岁男子,左手拇、示指因电锯完全切断落地,被狗吞食,1 小时后将狗处死,从胃内取出手指。约伤后 6 小时将患者送到医院清创,拇指近节中部斜断,示指中节斜断,拇、示指上各有 4 个狗齿痕迹,创面污染。仔细清除齿痕周围组织,指体缩短 0.5cm,精心再植成功。术后给患者加用狂犬疫苗。术后 14 天拆线,40 天拔去克氏针。此例离体手指于 8 月夏天,又在狗肚内被胃液浸泡 1 小时,竟无组织变性,取得再植成功,实属罕见。

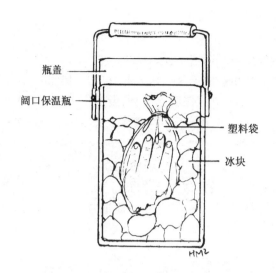

图 39-41 离断指体之冷藏保存输送

瓶盖
阔口保温瓶
塑料袋
冰块

(三)微小血管愈合的研究

Thurston(1976)、Scheneck(1977)发现吻合后微小血管内皮细胞有损伤、肿胀并逐渐脱落。第3天开始,吻合口邻近的正常内皮细胞增殖,并具有抗凝解痉功能。第5~7天,新生内皮细胞越过吻合口表面,且覆盖缝线。该现象提示断指再植术后3天是血管危象的高发期,术后抗凝治疗应维持5~7天。顾玉东(1995)对血管内皮细胞的愈合机制进行了大量研究,认为其中包括3个修复阶段:①血小板吸附充填期。在术后1小时表现最明显,是最易形成血栓的时期。②纤维素覆盖期。从术后2小时开始到24小时达高峰,形成内皮细胞生长的支架,当然也有形成血栓的机会。③内皮细胞生长期。在术后24小时针孔已见内皮细胞生长,吻合口血栓形成的机会明显减少。顾玉东研究后还指出,吸烟可损害血管内皮细胞与血小板,明显延缓血管吻合口内皮细胞的覆盖,故术前必须戒烟。对吸烟者于术中术后还应积极采取抗凝措施,如小剂量肝素钠的应用。术后还应当防止被动吸烟,更不容许主动吸烟。

(四)手指末节的显微解剖

田万成(1987)显微解剖手指末节,研究其血管行径,发现在指甲弧影线处,两侧指动脉形成动脉弓,由弓向远端发出5条终末支,侧方2条血管外径为0.1~0.2mm,中间3条血管外径为0.2~0.3mm,5条终末支均可供吻合(图 39-42)。静脉在指肚的真皮深层形成网状,管壁菲薄,外径为0.1~0.4mm;指固有动脉无同名伴行静脉;小指指肚静脉位于桡侧,其他四指的静脉位于尺侧,此种分布规律为指尖再植寻找静脉提供了解剖依据(图 39-43)。

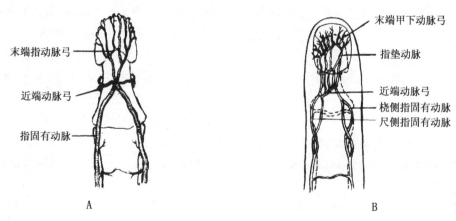

末端指动脉弓
近端动脉弓
指固有动脉

末端甲下动脉弓
指垫动脉
近端动脉弓
桡侧指固有动脉
尺侧指固有动脉

A   B

图 39-42 末节指动脉分布图
A.掌面观 B.背面观

临床实践还发现,小儿手指血管虽然娇嫩细小,但不是按成人的比例缩小。4岁儿童的末指节基部血管外径也有0.3~0.5mm,且血管弹性好,多能直接吻接,吻合后有较高的通畅率。

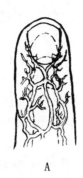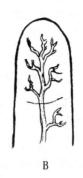

图 39-43　末节指静脉分布图

A.背面观　B.掌面观

（五）小血管的吻合方法研究

程国良(1992、1993)研究神经及血管张力下的吻合,发现指神经回缩或缺损小于本身直径 6 倍时,能直接吻合,大于 6 倍时须作神经移植缝接。指血管回缩或缺损小于本身直径 8 倍时,能直接吻合,大于 10 倍时须作血管移植修复。这就为断指再植无张力缝接神经血管提供了理论依据。

对直径小于 1.0mm 的微小动脉,可采用套叠缝合法。Lamiritzen(1978)、Meyer(1978)和陈中伟(1980)用此法吻合小白鼠股动脉,均取得了较高的远期通畅率。陈中伟吻合 100 条 0.6～0.8mm 直径的血管,98%通畅,此法即被用于断指再植。王国君(1986)用分开套叠吻合血管,缝合针数只有 2 针,管腔内无缝线外露,管壁损伤少,省力省时。但该法在断指再植中应用的机会较少。顾玉东指出末节断指的指动脉(直径0.3～0.5mm),可用 11-0 无损伤缝线在显微镜放大 10～16 倍下缝合 4 针。缝合次序为:0°第 1 针打结,180°第 2 针作牵引,90°与 270°第 3、4 针,第 4 针缝针完毕,2、3、4 针一起打结。

王成琪(1983)指出小儿血管精细,必须严格进行无损伤操作,所选的血管不能有任何损伤。若血管发生以下现象:①失去正常的粉红色,成为肉红色或暗红色(即红线征);②失去正常的管壁弹性,显得松软弯曲;③血管的外膜内有血肿;④管腔内有絮状物漂浮或有附壁血栓,则应当视为血管已受到损伤而切除之。吻合血管的张力应掌握在生理张力范围内,约是两断端自然回缩在 0.5～1cm 间,或是用 11-0 尼龙线拉拢缝合结扎,第 1 针时不会扯断、血管腔不变小或略有变细。若小儿手指上的血管断端回缩超过 1.5～2cm 时,应采取邻指血管转移、指动脉交叉吻合或自体血管移植等方法缝接。在作血管吻合前,先将血管床的软组织与血管周围筋膜用细丝线缝合 1～2 针,以减轻血管的吻合口张力,并使血管床平整柔软。王氏不主张指体血管灌注,以防针头损伤血管内膜。缝接时小儿指动脉的远侧端应避免上血管夹,近侧端只短时用 2～5g 合拢力的血管夹,并且张力须调整到血管夹尖端合拢而中间和后部有微间隙,才不致损伤血管壁,指静脉吻合时不上血管夹。他对 0.3mm 直径的小动脉用 11-0 连针尼龙线缝合 6 针,针距与边距保持在 0.15～0.2mm,远期通畅率达 91.7%;对 0.4mm 口径的小静脉缝合 8～10 针,针距与边距约为 0.2～0.3mm,远期通畅率为100%。而小儿手指的血管口径一般在 0.3～0.4mm,宜采用二或四定点缝合血管侧壁法,即 0.4mm 以下的血管用二定点缝合 4～6 针,0.5mm 以上的血管用四定点缝合 8～10 针。王氏的缝合针序为:第 1 针血管后(下)壁,第 2 针前(上)壁,第 3 针助手方的侧壁中点,然后提起此 3 点线于各针间再加缝一针,完成助手方的侧壁缝合后把第 1 针引线从血管后(下)壁引到术者方,使血管旋转 90°,在血管的另一侧壁中点缝合第 4 针,再提起 1、4、2 针定点线,在各针间加缝一针,完成血管周壁缝合。此种针序缝合的优点是,血管旋转度小,不必 180°翻转血管夹就可以缝另一侧壁,从而减少了对小血管的刺激与损伤。牵引线由术者自己提起,无须助手帮助,容易完成操作。该法尤其适合于小儿指血管的吻合。

（六）缺血-再灌注损伤的研究

离断肢体从断离缺血到再植建立血供,是一个典型的缺血-再灌注现象。现已知这种现象会引发氧自由基(ODFR)产生,呈现"再灌注介导现象"。曲铁兵(1994)进行兔实验研究后指出,断肢再植引发 ODFR 反应的高峰是在术后 3～72 小时,24 小时前后达最高峰,168 小时基本稳定,与临床断肢再植危象的好发期(术后72 小时)刚好符合。过去总把术后的血循环危象归咎于血管,但探查时却发现血管吻合口通畅,故应考虑

ODFR 介导引起损伤的可能。由于 ODFR 的作用,脂质过氧化反应增强,产生较多的丙二醛(MDA),其含量可被测定出以分析脂质过氧化反应。ODFR 的增多使清除它的超氧化物歧化酶(SOD)发生消耗,这是具有特异性的反应。检测动脉 SOD 就可以了解它身上 ODFR 的变化。兔肢再植术后 3 小时,SOD 系列、谷胱甘肽过氧化物酶(GSH-PX)等酶活性均明显降低,而同时 MDA 略升高。脂质过氧化作用会破坏细胞膜代谢功能,使线粒体与溶酶体膜破坏,造成细胞死亡,这显然会危及再植肢体的成活。因此,在断肢再植时应用 ODFR 的抑制剂如维生素 C 和 E,对减少 MDA 的产量、增强 SOD 的活性、抑制脂质过氧化之 ODFR 反应、使再植肢体免受氧自由基的损伤,都是非常有意义的。

曲氏在实验中还发现,高压氧(HBO)能抑制断肢再植后的 ODFR 反应,使 SOD 与 GSH-PX 活性大大增强,并与术后高压氧治疗次数成正比,即 HBO 对 ODFR 有正向清除作用。所以 HBO 对断肢再植术后的治疗,不仅能增加机体血液中溶解的氧(比正常增加 20 倍),改善肢体的供氧状态,还可通过激活 SOD、GSH-PX 来清除 ODFR,减轻再灌注损伤,提高肢体成活率。黄恭康(1994)提出 HBO 治疗的适应证为:①肢体断离时间较长,当时气温较高,肢体的保存条件较差;②再植术后伤肢温度较低,肿胀严重或末梢循环较差,但无血栓形成;③断指的血管较细,血供恢复不良者。当再植肢(指)体的血供完全阻断时,HBO 的治疗就毫无价值了。

(七)抗凝解痉药物的研究

在断肢(指)再植的临床实践中,医生观察到患者由于损伤及手术创伤等的应激反应,会处于高血凝状态,使血管痉挛,再植肢体或移植的皮瓣出现循环危象,导致手术失败。通过实验,近几年来找到一些抗凝解痉作用效果较好的药物,已被广泛应用于临床。

1.低分子右旋糖酐　这是指分子量在 2 万～4 万的右旋糖酐(简称低右)。其能降低血管活性肠肽因子活性,对抗血小板的释放与聚集;能使红细胞、血小板及血管内皮细胞表面负电荷增加,彼此间相斥而被解聚;具有降低血液粘稠度、增加血液灌注、改善微循环的作用;并能扩大血容量,降低细胞压积与凝血因子浓度。由于低右具有解聚、抗凝和扩容的作用,已被常规用于断肢(指)再植、足趾移植和皮瓣游离移植的术后用药。成人每次 500ml 静脉点滴,每日 2 次,共 5～6 天。个别人对低右过敏,可引起恶心、呕吐,出现皮疹或皮痒,应予停药。

中药丹参有改善血液流变性、降低血液粘稠度的作用,常与低右一起应用,即成人每日 1 000ml 低右量中加复方丹参注射液 16ml(每支 2ml,含丹参 2g),溶于 5％葡萄糖液 250ml 中缓慢滴注。

2.硫酸镁溶液　局部应用此药有明显抗凝作用,这与其扩血管作用及抑制血小板活性和拮抗钙离子有关。顾玉东(1991)对 1mm 直径的小血管局部应用 25％硫酸镁溶液后于肉眼下吻合血管,术后血管通畅率达 95％,认为此药是理想的显微外科局部抗凝扩张血管药。

3.肝素　抗凝作用较强,能抑制凝血酶原转变为凝血酶;抑制血小板聚集与释放;能催化抗凝血酶Ⅲ的反应,使凝血酶的活性下降,从而发挥抗凝作用。但大剂量应用有引起全身出血,甚至发生臂丛神经阻滞点或硬膜外神经阻滞点部位的血肿,以及经期妇女发生月经过多等弊病。顾玉东(1992)提出小剂量应用,可避免上述不良反应。其用法为:肝素钠注射液每支 2ml(12 500 单位),成人每次 1/6 支(2 083 单位)肌内注射,每 4 小时 1 次,即每日 1 支,共 7 天。适用于:①吻合血管口径小于 1mm;②手术中血管吻合质量欠佳;③血管内膜有病变;④术后出现血循环危象再次手术,重新吻合血管者。

4.硝苯地平(心痛定)　蔡佩琴于 1991 年报道,在断肢再植后 49～96 小时,血管平滑肌处于超敏期,由于 Ca^{2+} 和 ATP 酶的缺乏、寒冷、疼痛、吸烟或突然体位变动等刺激,都会引起血管顽固性痉挛。硝苯地平是钙通道阻滞剂,对外周血管有选择性扩张作用,能拮抗去甲肾上腺素、抗凝血酶Ⅲ和血管加压素的缩血管效应,减少氧自由基和血栓素 A_2 的形成,从而改善微循环。其用法为:硝苯地平,成人每次 10mg,每日 3 次,共 7 天。

5.利多卡因　顾玉东用利多卡因对正常的及断肢的地鼠颊囊微血管口径的动态变化作实验观察,证实利多卡因能部分对抗或阻断去甲肾上腺素引起的微动脉的缩血管反应。其作用强度与 α 受体阻滞剂酚妥拉明引起的扩血管效应近似,而断肢动物体内去甲肾上腺素的浓度是比较高的。利多卡因还可引起血小板凝集抑制、血浆血栓素 A_2 含量减少,加上微动脉扩张,造成 3 种变化之良性循环,故能减少血管痉挛,防止血小板微血栓形成,改善断肢组织的微循环。在顾氏的实验中,正常地鼠局部灌注或滴注 2% 利多卡因后,微动脉并无明显扩张;在断肢地鼠中应用后,微动脉有明显而较持续的扩张,但微静脉与毛细血管的变化却不明显。顾氏认为这与微动脉对去甲肾上腺素的反应较为敏感有关。

李豪清、黄恭康(1996)报道,通过大白鼠提睾肌模型表面点滴不同浓度的利多卡因实验,发现 2%～25% 浓度对痉挛的小动脉均有短暂的扩张作用,在 1 分钟内达到高峰,随即迅速消失;10 分钟后 2% 和 5% 的利多卡因使动脉痉挛变得更加严重,认为这是由于利多卡因增强了血管平滑肌细胞对儿茶酚胺的收缩血管反应所致。而手术、外伤、疼痛与患者忧虑情绪等因素,均可使血中儿茶酚胺浓度显著增高,更增强了利多卡因的缩血管作用,故术中不宜局部应用利多卡因解除血管痉挛。John 等实验发现,低浓度利多卡因有缩血管作用,高浓度的则有扩血管作用。

由于实验动物对象、观察的部位以及实验的方法不同,使利多卡因局部应用是使血管扩张还是收缩这一问题目前在认识上仍不能统一。

6.罂粟碱 能够抑制血管平滑肌的兴奋性和环磷酸腺苷二酯酶,具有松弛血管平滑肌的作用,尤其是大血管,从而达到扩张血管的目的。其已成为显微外科术后的常规解痉用药。作用维持时间为 2～6 小时。成人用药以每次 30～60mg 肌内注射,每 6 小时 1 次,共用 7～10 日。但反复的药物注射会增加患者痛苦及护士的工作量。曹斌、王成琪(1995)介绍了植入型罂粟碱缓释剂,于断指再植手术时放在血管吻合口周围,伤口缝合以后其能缓慢、持续地释放出有效浓度,作用于血管达 10 天之久,从而有效地防止血管痉挛发生,又避免了全身用药的副作用。因为罂粟碱 30～60mg 肌肉或静脉注射后,药物分布到局部血管的浓度甚微,而此剂型局部应用释放很小剂量就可达到与全身用药一样的抗血管痉挛效果,所以可以替代全身用药。王成琪还提出,在术中用 3% 罂粟碱液进行血管外膜注射解痉,效果也很好,且不损伤血管。

罂粟碱静脉注射应慎重或缓慢进行,以免引起全身血管床迅速扩张而使血压下降,心排出量难以维持正常水平,甚至心脏传导受到抑制,出现心室纤维颤动及心跳骤停。

7.双香豆素类药物 血液凝固需要凝血酶原的作用,该酶在肝脏内利用维生素 K 合成。双香豆素能抑制维生素 K 的作用,使凝血酶原合成障碍,并改变凝血因子 Ⅶ 的功能,从而达到抗凝目的。但在服药 24～48 小时后才会出现抗凝作用。虽起效缓慢,维持时间却较久,可达 2～10 天。用药期间必须每日测定凝血酶原时间,以维持在正常人的 20%～30%;若到了正常人的 10%～20%,药量应当减半;在正常人的 10% 以下即应停药。若出现鼻出血、血尿,除停药外,还须注射维生素 K 或输入鲜血予以纠正。成人量为开始每日150～200mg,共 2 日,第 3 日起每日维持量为25～50mg。

8.溶纤维蛋白酶类药 常用的有从溶血性链球菌培养液中提取的链激酶,及从人尿中提制的尿激酶。两种药均能激活血中的纤维蛋白酶原,使其转变成纤维蛋白酶,达到水解纤维蛋白成小分子多肽的溶栓目的。两药均应在 48 小时内早期使用才有效果,对 72 小时以上的血块则已不起溶栓作用。

成人用法:链激酶首量 25 万单位于 30 分钟内行静脉注射,后用 10 万单位静脉点滴维持,每日 10 万单位,共 3 日。也有人在用药前半小时静脉注射氢化可的松 25～50mg(或地塞米松 5～10mg)以减少反应,随后将链激酶 50 万单位溶于 5% 葡萄糖液或生理溶液内,30 分钟内静脉滴入。维持量一般为每小时 10 万单位静脉滴入,直到症状消失,再维持 3～4 小时。

尿激酶首次剂量为 1 万～3 万单位,加入 5% 葡萄糖液或低分子右旋糖酐 250～500ml 内静脉滴注,每日 1～2 次,共 3 日。维持量需根据每日测定的血浆纤维蛋白原的含量而定,低于 200mg/dl(正常值为 200～400mg/dl)时每日只注入 1 次。

9.兼用的抗凝解痉药

(1)阿司匹林 原为解热镇痛药,因它能抑制肝脏合成凝血酶原,抑制血小板释放二磷酸腺苷,阻碍血小板凝集,使其抗肝素因子不易释放,故能减少血栓形成的机会。有人研究口服阿司匹林 300mg,对血小板功能的抑制最大,口服 1g 能进一步延长出血时间,但超过 1g 出血时间又恢复正常。大剂量应用还能抑制前列腺素环的产生,反而不利于预防血栓。一般成人每日口服 0.5g 就可以了。

(2)妥拉苏林 是 α 受体阻滞剂。因能直接扩张血管,原用于治疗小血管痉挛的末梢血管病,以增加末梢血流量。现也被用于断肢(指)再植的治疗。成人剂量为每次 25～50mg 口服或肌内注射,每 6 小时 1 次。因有兴奋心肌及增加胃液分泌作用,故忌用于溃疡病或冠状动脉供血不良的患者。副作用有皮肤潮红、心动过速、恶心呕吐及腹泻等。

（3）双嘧达莫　是用来治疗冠状动脉粥样硬化性心脏病的药物,有较强的扩张冠状血管作用,也能扩张周围血管,作用持久而显著,副作用小。现已作为断肢(指)再植或皮瓣游离移植术后的常规用药,以预防血管痉挛。成人剂量为每次 25mg,每日 3 次口服。与阿司匹林合用,能增强其减轻血小板粘附和聚集的作用,加速血流。其亦可增强肝素的抗凝作用,从而使肝素用量减少。

三、断肢(指)再植顺序

目前临床采用的有 4 种断肢(指)再植顺序,应根据患者的全身情况、伤情、手术者的技术经验及医院的设备条件而选用。

(一)顺行再植法

当患者的全身情况允许进行急症断肢(指)再植时,最常采用顺行法手术操作,即:清创→骨内固定→伸屈指肌腱修复→吻合指背静脉→缝合指背皮肤→缝接指掌侧神经→吻合指掌侧动脉→缝合指掌面皮肤。用此法操作费时较久,但骨骼固定后,对经验不足的手术者,操作较方便,适用于断手或断指患者。

(二)逆行再植法

本法的操作步骤为:清创→缝合掌侧皮肤→吻合掌侧静脉→修复屈指肌腱→吻接指掌侧动脉与神经→骨内固定→修复伸指肌腱→吻接指背静脉→缝合指背皮肤。用此法操作较快,手术时间缩短,适合于拇指或多指的再植,当然术者也要有一定的经验。

(三)延迟再植法

李炳万(1992、1995)提出断指延迟再植的观点,介绍了吉林医学院附属医院手外科 1988 年 12 月以来的临床实践体会。该院开展断指延迟再植 87 例 96 指,成活率达 90%。而以往该院后半夜断指再植成活率仅为50%左右,血管危象发生率高,手术质量差,认为这与夜间医生极度疲劳,又常为低年资医生值班,医护间、医患间配合不佳,以及患者血容量不足等有关。李氏把延迟再植的原因分为 3 类。

1.患者方的必要性延迟　患者并发主要脏器损伤或处于休克状态需要抢救,或是精神病发作、酗酒后精神错乱,不能配合手术,以及多指断离中功能重要的指别先再植,次要指别延迟再植放冰箱内保藏。

2.医院方的被动性延迟　医院方面发生停电、显微镜故障等意外事故,或麻醉意外必须停止手术,或是医生正在进行其他患者的抢救与手术,又无法把断指的患者转到其他医院治疗时,不得不暂缓再植手术,把离体手指置入冰箱保藏。

3.策略性延迟　这主要是针对医护人力不足、设备欠缺而手术又繁忙的医院提出的,因涉及到延迟再植的安全时限与医德医风等问题,故引起了同行们的广泛注意与争论。因为缺血时间愈延长,断指组织的变性愈重,再植成活率也愈低。丁任(1994)报道延迟再植 169 例 193 指,成活率为 80.3%,其中缺血超过 36 小时者成活率只有 16.7%。因此他认为,在冷藏保护下,断指延迟再植的总缺血时间在 24～30 小时为宜。延迟是一种补救措施,不能作为常规使用,而且不适用于断肢与断掌。

(四)特殊再植法

这是我国外科医师创造的特殊再植程序,适用于伤情特殊的患者。

1.异位再植　浙江医科大学附属第二医院骨科(1971)对一名被火车严重碾压伤的 37 岁男子,进行左大腿截肢。因为左大腿中部到踝部以上组织已碾碎毁损,将其完好的左足移植到已毁损的右足部位,获得成功,并保持了一条下肢的负重与行走功能(图 39-44)。北京积水潭医院伤骨科(1972)收治了一名双下肢压断伤的 29 岁女子,她左足完全毁损,右小腿中下 1/3 完全毁损,但右足完好,将其接植到左足部位(图 39-45)。成活后左足负重行走,配以右小腿假肢,无需拐杖帮助即能上下楼梯。北京积水潭医院(1978)还把火车压断的右前臂、手接植到患者左前臂上代替已毁损的左手。术后患者感觉恢复良好,再植的手能捡起 20kg 重物,能写字绘图、扫地种花、修理收音机等(图 39-46)。程国良(1980)把手与腕部毁损组织上的完好二指,接植到前臂残端,恢复了手的部分功能(图 39-47)。这种异位再植是利用毁坏腿、臂上的完好的足、手和手指,接植到另一个肢体上,以达到恢复其部分功能的目的,比装配无感觉的假手假足要优越多了。

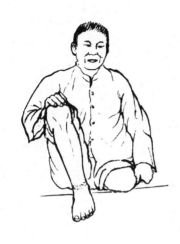

图 39-44 男,37 岁,左足接
植于右足,左大腿中部截肢

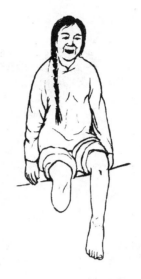

图 39-45 女,29 岁,右足接
植于左足,右小腿中部截肢

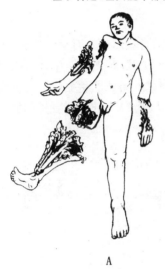

A

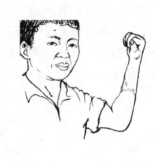

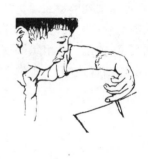

B

图 39-46 男,右前臂与手接植到左前臂上,能绘图写字

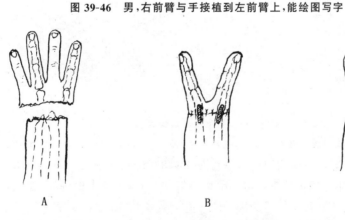

A   B   C

图 39-47 二指接植到前臂上

A.腕掌组织毁损,手指完整 B.伸指 C.屈指

2.桥接再植 辛畅泰(1986)把遗弃的左下肢完好的小腿中下段(骨骼 12cm、软组织 20cm)一段替代已毁损的左前臂,将两者的骨骼、肌肉、神经、血管与肌腱重新组合搭配后桥接再植离断的左手,取得成功(图39-48),恢复了手的感觉与部分运动功能。方光荣(1996)用患者第 2 足趾的节段和拇趾腓侧环形皮瓣取代手指缺损的节段,桥接手指再植成活。此种桥接段的组织两端均需作骨骼、神经、血管、肌腱的搭配缝接,都有两

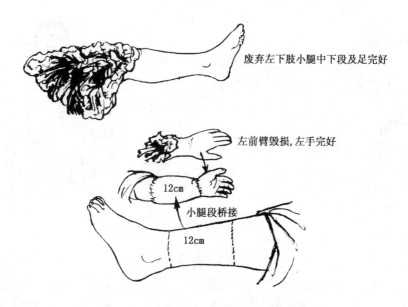

图 39-48　左小腿桥接左前臂,再植断手

个吻合口,手术难度较大,功能恢复有限。

3.寄生再植　芮开喜(1992)将断指暂时移植于足背成活,他待创伤的前臂软组织愈合后,取下足背寄生的手指,再移植到前臂残端。洪建军(1997)把患者离断的左手移植寄生于左大腿,即断手上掌浅弓的尺动脉与左大腿的旋股外侧动脉降支吻接,旋股外侧静脉降支与断手的手背静脉吻接,再建断手血供。左前臂下端因损伤严重,清创后软组织缺损,被暂时包埋在左腹壁。第4周寄生手附带大腿皮肤,被分离再植回同时从腹部分开的左前臂残端上,寄生手存活(图39-49)。

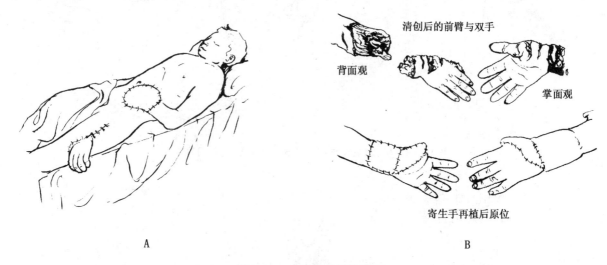

图 39-49　左手寄生再植示意

A.左前臂下端毁损,包埋在腹部,左手寄生再植于左大腿　B.术后4周断蒂,左手再植回左前臂

异位再植都是因为受伤时腿或臂中间组织毁损严重,远端完好的手足无法原位再植,若把它们抛弃又太可惜,只好异位再植以挽救一部分肢体功能。由于解剖位置相反,供受体上的神经、血管、肌腱与骨骼均是反向错位,故必须精确搭配,术后才能获得较好功能。肌腱组织缝接时,需注意其神经支配将存在控制倒错。如右手接到左前臂,桡、尺侧腕屈肌腱远近两端均错接。正中神经支配的桡侧腕屈肌腱近端被缝接到尺神经支配的远端尺侧腕屈肌腱;反之,尺神经支配的尺侧腕屈肌腱近端被缝接到正中神经支配的远端桡侧腕屈肌腱。术后必须经过努力训练,才能把大脑意识的控制倒错调整过来,去指挥再植手足的功能活动。

四、断掌与断指平面的分型

断掌再植比断指再植或断臂再植复杂、难度大,再植成活率在70%~77%之间。对于手掌离断平面的分型报道也较多。潘达德、程国良(1988)根据手掌解剖特点、伤情和再植方法的特异性,将断掌分成5型,对临床实践较为实用。现介绍如下。

(一)断掌分型

1. I 型 掌远段断离。即远侧掌横纹(相当于掌指关节面水平)以远的断掌,多数为电锯断伤或铡刀切伤,拇指则常在指体部断离或者幸免于难。I 型断掌的再植方法与断指再植类同。但各指间有健全的指蹼皮肤相连,是再植存活的有利条件。

2. II 型 掌中段断离。相当于掌骨部位,此处血管有掌浅弓与掌深弓、掌心动脉与掌背动脉。手外肌腱从腕部扇形分散到各指,还有大、小鱼际肌与骨间肌、蚓状肌等。其结构复杂,组织损伤不规则,再植的难度很大。手术者必须熟悉手掌内血管构筑的三维解剖,合理搭配远、近端吻接的血管,使各个手指都能成活。由于尺神经的手内肌支断离难以修复,必须努力缝接正中神经与尺神经的感觉支。本型创伤严重,修复的组织复杂,失败率较高。

3. III 型 掌近段断离。相当于腕骨范围,此部位的血管神经均为主干,尚未分叉,肌腱也集中在腕管内。再植时重建血供与缝合神经、肌腱相对简单些。以往只把指浅屈肌腱近端与远侧指深屈肌腱缝接就可以了。现在很多学者主张指浅、指深屈肌腱之间均应当各自缝接,使手指屈曲功能更好。桡、尺动脉均应吻接。

4. IV 型 混合性断掌。掌部离断面成斜形或不规则形,跨越几个区段,组织的损伤也不规则,需根据术者的技术经验与伤情,确定再植的最佳方案(图 39-50)。

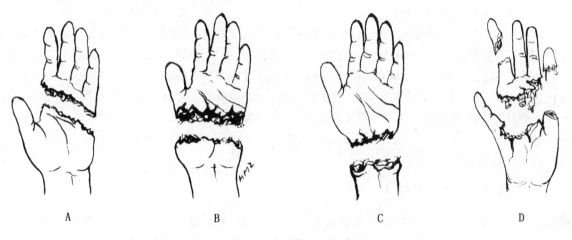

A   B   C   D

图 39-50 断掌平面分型

A. I 型:掌远段断离 B. II 型:掌中段断离 C. III 型:掌近段断离 D. IV 型:混合性断掌

5. V 型 毁损性断掌。由于钝力的压砸伤暴力强、砸伤面积大,腕骨、掌骨呈开放性粉碎性骨折与脱位,软组织压瘪无活力,已无法再植。但若手指结构未损,可取下完整的1~2个指体,异位移植于前臂残端,恢复手的二指持捏功能,以配合健侧手解决生活自理动作或恢复轻工作能力。

(二)断指分型

我国首例临床断指再植成功在上海(1966)。20世纪60年代时靠肉眼进行操作,断指再植的成活率在50.2%~75%之间。随着显微外科手术的开展,于1990年统计,断指再植的成活率已达86.9%。到20世纪70年代,不主张手指中节的中1/3以远断指再植的观念已被冲破,末节指节甚至指尖再植成功的病例亦不断增加。现在认为手指末节是捏持功能的重要组成部分,也是手美容的精华部位。手指末节组织量少,稍有血液灌注就能存活,而且神经又是单一的感觉神经纤维,缝接后功能恢复极佳,故应争取末节再植。下面介绍的是中、末节断指平面分型。

1. Elsahy 与张成友将末节断指分成4区(图 39-51)

(1) I 区 指骨以远的指尖区。

(2) II 区 指甲弧影以远到指骨末端。

(3) III 区 甲根到指甲弧影区。

(4) IV 区 远侧指间关节到甲根。

张成友的病例不吻合血管,末节断指原位缝接的成活率为:Ⅰ区66.7%,Ⅱ区80%,Ⅲ区7.1%,Ⅳ区0%。故手指末节离断再植,除Ⅰ区原位对合指纹缝接外,Ⅱ～Ⅳ区离断均需吻接血管,才能提高成活率。

2.Yamano3区分法(图39-52)

(1)Ⅰ区　末指节指动脉弓以远部位断离。

(2)Ⅱ区　远侧指间关节到末指动脉弓区断离。

(3)Ⅲ区　中节指骨远1/3到远侧指关节区域之断离,在拇指则为近节指骨到指关节区断离。

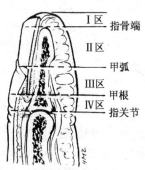

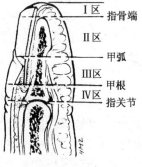

图39-51　Elsahy与张成友末节
手指断离平面4区分法示意图

图39-52　Yamano断指平面3区分法示意图

末节断指指关节固定于功能位,行伸屈肌腱缝合以稳定关节,操作并不复杂。操作重点是缝接末节动静脉与神经,而找到微小的动静脉并不是件容易的事。一般在关节附近指背中央或中央两旁,可寻到供吻合的静脉。甲根以远的静脉需在指肚中央及其两旁寻到。若无法寻到供吻合的静脉,可于指端的侧方切一小切口滴血或拔去指甲板,用肝素湿敷致甲床渗血,使静脉血流出,亦能成活。寻找血管需在显微镜下进行操作。

吻合指动脉时需注意每指两侧的指动脉口径不同,但呈规律性分布:拇、示、中指的尺侧固有动脉粗于桡侧固有动脉,约差0.2～0.3mm;环、小指的尺侧固有动脉细于桡侧固有动脉,约差0.2mm。断指再植时应优先吻接血供占优势的血管。

五、断臂、断掌、断指再植手术操作

前臂、手掌、手指离断的再植手术操作,比较精细复杂,费时费力。要求手术者必须熟悉局部解剖,具有显微外科、骨科、整形外科的基本知识和手术经验,还必须有充沛的体力与精力,才能胜任。手术通常分成两组进行。一组整理离体的肢体与手指,一组整理患者的伤口。

(一)清创术

1.用消毒生理盐水反复冲洗创面,或用1∶1 000的苯扎溴铵溶液冲洗伤口。

2.按解剖层次清除污染的、失去活力的组织,尤其是无活力的肌肉。断臂伤口皮肤边缘应剪除2～3mm。在手指伤口皮肤边缘剪除1mm,特别注意不要损伤指背的静脉。

3.整理出健康的骨、关节、肌肉或肌腱、神经、血管,并给予标记。为防止骨筋膜间室高压,需纵形剪开手掌筋膜。

4.离体的肢体与手指是否用肝素生理盐水灌注冲洗,应根据断离缺血时限与术者经验决定,不作为常规处理。但灌注的针头应圆滑而不损伤血管内膜,灌注压力不宜太大,以免损伤血管床。

5.重新掉换清创器械并铺巾,进行再植操作。

(二)骨骼内固定

1.根据肌肉、神经、血管的缺损范围,缩短骨骼,前臂缩短限在10cm内。采用简单易行又牢靠的内固定,如将长管骨修成台阶状,以两枚螺钉固定,或用克氏针交叉固定,或用双根钢丝结扎。骨栓髓腔内嵌插,亦是简便方法。

2.若断面在腕骨部,可切除近排腕骨或大部腕骨,功能位融合桡腕关节。断面在掌骨干,可以缩短较多,或作腕掌关节融合。但拇指的腕掌关节不作融合,其掌指关节可作融合。

3.成人手指断离,指骨可缩短 3～5mm,小儿缩短不超过 2～3mm。如小儿断指平面靠近关节,则远离关节的一端指骨应多缩短些,尽量不损伤骨骺端,不作关节融合。采用克氏针内固定时,需避免通过关节。对于长斜形的骨折,可用微型螺钉内固定。

(三)肌肉与肌腱缝接

1.前臂的肌肉由深层向浅层正确对合,行横褥式缝合,每针都穿过肌肉边缘筋膜,防止死腔。若肌腱在肌腹处撕断,应将肌腱包埋在肌腹内,间断褥式贯穿缝合数针。肌腱断伤时采用 Kessler 法缝合。若肌腱组织长短不等,需用编织法缝合。

2.Ⅲ区与Ⅳ区的断掌,屈指深、浅肌腱均应缝合,以获得较好的手指功能。为稳定腕关节,必须缝合伸屈腕的肌腱。拇指的功能较重要,其伸、屈肌腱与拇长展肌腱必须全部缝合。清创再植时应有意多缝合从前臂来的手外肌腱,为后期手内肌功能重建留下更多的动力肌。一般尽量修复保留的大鱼际肌。蚓状肌与骨间肌则难以恢复。

3.近节断指平面伸指中央腱与侧腱用 5-0 尼龙线 8 字或褥式缝合。在掌指关节附近的断指,应修复伸指腱帽、伸指总腱、骨间肌与蚓状肌腱。中节断指须修复伸指侧腱与联合腱。末节断指常作远侧指关节融合,无须缝合肌腱。手指的指深屈肌腱应当缝合,同时注意保护肌腱的长短腱纽。指浅屈肌腱从分叉部到中节指骨的二腱束止点,可以切除,腱止点留 5mm,以防近侧指关节过伸。屈指浅腱在分叉部的近侧部整齐切断,应予缝合,若切端不整齐或挫伤较重者应切除掉,以免肌腱粘连。屈指肌腱宜采用 Kessler 法缝合。

(四)神经缝合

1.前臂断面的神经,应依其解剖自然位置,按神经外膜上的血管行径与神经断面穗粒大小对位缝合。若神经缺损较多,应拉拢两断端标记固定在附近组织上,待二期吻合或作神经移植立即缝合。

2.断掌的尺神经运动支细小,常与骨间肌、蚓状肌或拇收肌一起毁损,修复困难。应当尽力修复正中神经的鱼际支与指总神经。后者位置浅表,缝合并不困难,功能恢复亦好。

3.指神经应在无张力下缝合。若两根指神经都无法缝接,应起码缝接一根,尤其是小指尺侧。示、中、环指桡侧的指神经应当缝接,使手指持捏部位有较好的感觉功能。

(五)血管吻接

1.剪去外膜已损伤、内膜漂浮的血管,提供缝接的血管应当健康无损伤、内膜光滑。用利剪剪齐血管断端,使外膜稍回缩,不被缝线带入管腔。动脉近端应有喷射状出血,表明近端血供流畅。动脉两端自然回缩距离在其口径 8 倍之内,缝合无张力,否则需作血管移植。一般采用两定点法或套叠法缝合,动、静脉吻合比例为 1：2。

2.断掌血供的建立比较复杂。一般近端为尺桡动脉主干,远端为指总动脉或指固有动脉 3～4 根。掌浅弓存在时,应适当搭配远侧血管缝接,使远侧手指都能成活。采取足背静脉弓来替代掌浅弓,需注意静脉瓣与动脉血流反方向的调整。拇指的指动脉应当缝接。手背静脉粗大,应多吻接手背静脉,术后手部肿胀可减少。

3.手指两侧的指固有动脉口径并不相同,一般来说,拇、示指的尺侧指动脉较粗,小指则桡侧较粗,中、环指的左、右指动脉口径相同,或中指尺侧粗、环指桡侧粗。两根指动脉都缝接,血供才有保证。若断指的两动脉一长一短,可予交叉缝合,或从邻指动脉移位来吻接。指静脉在指关节背侧中央与末节指腹中央真皮下寻找,以供吻接。无法寻到静脉时可拔去指甲,以甲床渗血法来解决静脉血返流问题。

(六)皮肤缝合

1.骨关节、肌腱、神经与血管的缝接部位,需用肌瓣、筋膜瓣、皮瓣覆盖。臂、指部的对接皮缘应做成"Z"形对偶皮瓣缝合,以预防环形伤口瘢痕挛缩。手掌部的骨骼缩短较多,皮肤常有多余,应在虎口张大位置缝合(图 39-53)。

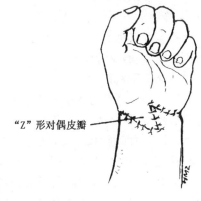

"Z"形对偶皮瓣

图 39-53 创边皮缘做成"Z"形对偶皮瓣缝合

2.术毕,手指端外露,用干净的敷料包扎,并在前臂与手加用短臂石膏托固定。

六、术后护理与血循环危象

(一)术后护理

1.病房　将患者送回安静、舒适的病房,室温维持在 20～25℃,患肢置入床边的烤箱内,放在 45℃搁板上抬高。烤箱内有灼热灯泡,能维持箱温 20～30℃(图 39-54)。维持病房空气新鲜。

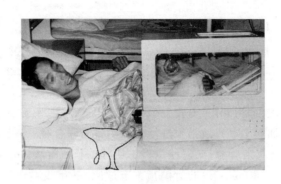

图 39-54　患手放在烤箱内搁板上抬高

2.饮食　患者卧床休息,饮食应富有蛋白质、维生素且易消化。禁止饮酒。严禁主动吸烟与被动吸烟。大小便最好在床上或床边进行。

3.抗生素与抗凝解痉药的应用　术后常规使用广谱抗生素静脉滴注,共 5 日。使用抗凝解痉药如低分子右旋糖酐、复方丹参液、罂粟碱、妥拉苏林、双嘧达莫等药。

4.观察 4 项指标

(1)指端皮色　血管吻合口通畅的手指端,皮色应当红润;如果指色苍白,则预示着血供不足;指色紫红伴有指端张力增高,预示静脉回流不畅。因动脉供血减少,局部静脉血返流时,指端色灰紫,但张力低,应予区别。

(2)肿胀　若表现为指端肿胀、张力高,甚至皮肤上起疱,则静脉回流不畅所致。若手指干瘪,则为动脉严重断血。

(3)皮温　选取一个手指端的固定点测试,并与健侧同指别测定点对比。皮温与健指相同或稍高 0.5～1℃,表明血供良好;若比健指低 3～4℃,预示血循环危象,应及时处理;若比健指只低 1～2℃,其他各项观测均良好,可能与吻合的动脉数量少有关,对于手指成活无碍。

(4)毛细血管返流试验　用一火柴梗或牙签轻轻压迫指端,皮肤即刻由红润变为苍白,压力去除后,苍白色在 2～3 秒内返红,为正常现象。若苍白色迟迟不返红,则为动脉血供障碍;若立即返成紫红色,为静脉淤血现象,有静脉危象可能。但毛细血管返流试验存在误差。若诊断不明确,可用消毒粗针刺入指端直接观察,正常者针孔有鲜红色血液流出;无鲜血外流或挤压后仅少量血流出,为动脉血供障碍;流出紫红色血液,则为静脉回流障碍,应当及时探查。

(二)血循环危象

断指(肢)再植后的血循环危象主要表现为动脉危象(动脉痉挛与栓塞)和静脉危象(主要为静脉栓塞,静脉壁肌层薄,不易痉挛)。血管痉挛与栓塞的早期症状相同,治疗却不相同。前者行保守治疗,后者应积极手术探查,故必须即刻判断、及时处理。毛细血管的危象是一种微循环障碍,在探查时发现动静脉的吻合口通畅,但动脉灌注有阻力,静脉返流不明显,指体苍白干瘪,毛细血管返流不明显。这往往与组织缺血时间久、组织变性等有关,是一种缺血-再灌注损伤。

1.动脉痉挛　表现为指体苍白、萎缩,毛细血管返流试验缓慢。多数发生在再植术后 1～3 天,但 7 天内都是好发期。此期间存在血容量不足,以及寒冷、疼痛、情绪紧张等影响因素,应当严密观察并去除影响因素。可给予罂粟碱 30～60mg 注射,如用药 30 分钟仍不见好转,则动脉发生栓塞的可能性较大,应立即探查,不可延误时机。

2.**动脉栓塞** 主要发生在术后 48 小时内,与清创不彻底、血管吻合质量差等有关,也可能是血管受外部压迫,或引起痉挛的因素未消除,或患者处于高凝状态等因素的影响,应当寻出病因,及时探查。探查时取出栓子,重新吻合动脉。若吻合有张力,应作血管移植。48 小时后动脉发生栓塞的机会较少,一般以解痉保守治疗为主,3 天后的栓塞多数由感染或外部压迫引起。亦有吸烟者手指再植坏死的报道。

3.**静脉栓塞** 表现为指端肿胀、皮色紫红、毛细血管返流试验加快、皮温下降 2～5℃、伤口渗血多。这与静脉清创不彻底、血管吻合口质量差或皮下隧道静脉受压迫等有关,应及时探查,重新吻合血管。栓塞 3 天后再纠正已难挽回。

田万成(1998)提出断指再植术的静脉危象可在术中预防,主要措施为:①行逆行法断指再植,省时省力,能保证血管吻合质量。②吻合指掌侧静脉,此处静脉粗、压力高、回流快,因有脂肪衬托,静脉受压有缓冲余地。③选择骨固定的正确克氏针出点。近侧指关节以近的断指,克氏针可在中节指骨近中 1/3 处的"V"形静脉之间出皮;近侧指关节以远的断指,克氏针从端端出皮,不伤静脉。④尽可能多地吻合静脉。可供吻合的静脉指根有 4 条,近侧指间关节附近有 5 条,远侧指间关节附近有 2～3 条。⑤术中适当应用抗凝解痉药如低分子右旋糖酐、罂粟碱等。⑥伤口内常规置放橡皮片引流。

七、重视再植肢(指)体的功能恢复

随着断肢(指)再植成活率的提高,获得有功能的再植肢体这一问题,越来越被临床医师及基础研究者所重视。特别是在防治断臂、断腕再植成活后的手内肌挛缩与康复治疗方面,近几年有不少文献报道了很好的治疗经验。

(一)防治断臂、断腕再植后的手内肌挛缩

1.**严格掌握断肢再植的适应证** 临床上常常会碰到接活的断肢无功能,不但起不到作用,反而成为患者累赘这种情况,最后患者坚决要求将其截掉。因此,对于组织严重挫伤、变性、神经撕脱缺损,或超过组织不可逆变化缺血期限又未适当保藏的离断肢体,就应考虑有无必要再植。因为这种断臂、断手再植后很难恢复理想的功能。

张继红(1997)报道了他们的病例,再植后未发生手内肌挛缩的温缺血时间是 14.2±6.3 小时,发生手内肌挛缩的温缺血时间为 16±4.0 小时。因此,离断肢体若保藏得当,不但能延长组织可逆性变化的缺血期限,而且也可减少成活臂、手的手内肌挛缩发生率。Sapeg(1988)实验证明,缺血肌肉组织代谢率降到 10℃时迅速下降,降到 5℃后变化不大,但到 1℃时基础代谢率反而明显加速,产生乳酸。这与 5℃以下肌肉细胞的钙泵被严重抑制、Ca^{2+} 进入肌原纤维激发糖酵解和 ATP 降解等因素有关。Ealwards 在大白鼠上进行后肢再植实验。后肢在室内保存者再植成活率为 50%,在高压氧下保存者成活率达 100%。他认为高压氧环境保护了断肢的磷酸盐和糖元等高能物质。所以,离断肢体的保藏温床与方法都能直接影响再植肢体成活和其功能的恢复,必须严格掌握再植的适应证,才能有良好的功能。

2.**再植手术的质量** 手术操作的好坏,直接影响到再植肢体功能的恢复,这是不言而喻的道理。所谓质量,主要是指清创要彻底,去除一切失活、变性、污染的组织,防止感染,而且除了正确固定骨与关节外,高质量地一次接通血管也非常重要。因为血管吻合欠佳,反复的缝接,肢体就反复遭受缺血与再灌注损伤,会产生组织变性肿胀,发生手内肌挛缩的机会也就增加了。神经对于肢体运动与感觉功能的恢复非常重要,不能只顾接通血管而忽视了神经的缝接。一期神经准确对接,吻合口避开瘢痕形成区,有助于神经功能的恢复。同时可以考虑使用一些神经生长因子,以促进神经再生。

3.**及时处理骨筋膜间室综合征** 断臂、断腕再植后,静脉一时回流不全及淋巴回流中断,加上肢体缺血-再灌注损伤、组织反应性水肿、肌肉变性与组织的渗透压增高,必然使手掌的筋膜间隙因内容物体积增大而处于高压状态。若不及时减压,就会进入恶性循环,导致手内肌坏死挛缩。现在越来越多的学者都认识到了这个问题的严重性,不再把术后肢体的肿胀当作一般手术反应来处理。但是断臂、断手再植者的神经刚刚缝接,感觉未恢复,他们对骨筋膜间室的压力增高显得麻木不仁,没有常人敏感的伸指剧痛反应。因此,直接测量骨筋膜间室的压力,就是最可靠的诊断依据。一般在急性期(伤后 2 周内),若筋膜间区的压力超过 4.0kPa

（正常值为 1.3kPa），应在掌骨间隙作直切口和在拇收肌间区作切口减压。亚急性期(伤后 2～4 周)，组织水肿消退，压力降低，但浆液性纤维蛋白渗出物在血管周围形成广泛粘连，故仍需钝性分离松解；否则血管周围发展成瘢痕性粘连与挛缩，管腔受压变细，血流量减少，亦会影响血供，使经过急性期而残存的有活力的肌细胞无法完全复原。当手内肌挛缩已经出现，后期的治疗就只是重建手内肌的功能，常作的手术有对掌功能重建术、拇收肌功能重建术、Brand 四头腱移植矫正爪形手手术等。

断肢缺血-再灌注损伤，产生氧自由基，也是成活的断手手内肌挛缩的原因之一，已被基础研究所证实。甘露醇能减弱组织再灌注损伤的毒性，可被用于消肿。Margan(1993)对缺血肢体用 ATP/MgCl$_2$局部灌注，发现可减少骨骼肌坏死的程度。辅酶 Q$_{10}$与 α 生育酚也能保护肢体，阻滞再灌注损伤。Robl 等还发现富含多种维生素的"鸡尾酒"(Cocktial，含有 α 生育酚、抗坏血酸、维生素 A、复合维生素 B 等)，具有抗氧化作用特性，可预防脂质过氧化、减轻肢体肿胀。中药黄芪与丹参具有减少在缺血缺氧环境下血管内皮细胞产生氧自由基的作用。上述这些药物，已成为防止肌肉受缺血-再灌注损伤的常用药。

(二)断肢(指)再植后的康复治疗

普及康复医疗知识、加强康复治疗研究，对于肢(指)体接活后的功能训练，具有非常重要的意义。王澍寰(1988)提出"断指再植疗效评定标准"，使康复治疗的效果有了客观评定指标。实际上，康复治疗从受伤后即应开始，一直持续到术中术后全过程。术前妥当保护离断肢(指)体，术中正确对接骨、关节、肌腱、神经与血管，就为康复治疗打下了良好的解剖功能结构基础；否则再先进的治疗仪器与康复手段都会无能为力。根据组织愈合过程，裴国献(1995)提出康复治疗可分为组织愈合期(早期)、功能恢复期(中期)与功能重建期(晚期)3 期。

1. 早期(术后 4 周内)　此期以物理治疗为主。抬高患肢，辅以向心性按摩，关节被动活动，用超短波、红外线等照射，行微波治疗或透明质酸酶透入，使用二磷酸琉胺素等促进血液与淋巴液循环、消炎退肿。

2. 中期(术后 5 周～3 个月)　此期组织已愈合，将外固定去除。康复治疗的目的在于防止关节僵直与肌腱粘连，减少肌肉萎缩。鼓励患者主动活动，辅以运动仪器帮助进行被动活动，并在医生指导下进行作业疗法，如刺绣、捡豆子、旋螺帽、手握健身球、绘画等，使患者在手功能康复的同时，在心理上也得到康复。

3. 晚期(再植 3 个月后)　此时肌腱可能粘连甚紧，手内肌已纤维化，掌指关节侧副韧带挛缩，对掌功能丧失。经过早、中期的康复治疗仍不能改善时，应考虑进行后期的肌腱粘连松解术、神经松解术、关节成形术或融合术及对掌功能重建术等，使手功能进一步改善。

第六节　前臂与手骨筋膜间室综合征

前臂与手的骨、骨间膜、肌间隔和深筋膜构成一封闭式的骨筋膜间室(osteofascial compartment)。室内有肌肉、神经、血管等组织，筋膜属致密结缔组织，韧性大，无弹性，有保护深部组织和器官、协调及加强肌肉活动等作用。前臂的筋膜间室分为掌侧的屈肌间室和背侧的伸肌间室。手部的骨筋膜间室又称掌骨间室，共 4 个，分布在第 1～5 掌骨间。每个间室由相邻的掌骨和手掌、手背的筋膜构成。当间室的内容物体积增大(室内因素)或间室被外界压迫(室外因素)时，就会发生间室组织压力增高的一系列病理变化和症状。1881 年德国人 Volkmann 首次报告前臂缺血性肌挛缩病例，随后即称为 Volkmann 挛缩症。

一、前臂与手筋膜间室压力增高的原因

(一)外来压迫，使间室容积缩小

1. 前臂与手的骨折创伤　这是最常见的病因。由于肱骨髁上骨折、尺桡骨骨折、腕骨和掌骨骨折与肘关节脱位等，以及外固定石膏或夹板包扎过紧，压迫前臂与手部组织等造成。

2. 上肢肢体受压　肢体本身并无损伤，而是因为房屋墙壁倒塌、煤气中毒、安眠药服用过量或酒醉昏睡倒地，自身躯体压迫上肢所造成。精神病患者或罪犯上肢被绳子缚扎过紧，也可发生上肢肢体缺血。

3.医源性原因　如止血带绑扎过久、前臂筋膜缝合过紧等均可造成。

4.筋膜间隙被血肿压迫　因骨折出血、肌肉挫裂伤渗血等,血液均可积聚在筋膜间室内外而形成压迫。

(二)内源性间室容积增大

1.组织缺血肿胀　常见于断肢再植后,组织缺血-再灌注损伤。在缺血缺氧情况下,毛细血管渗透压增加,血浆蛋白渗出。组织水肿,又增加筋膜间室压力,使血管受压,血供阻断,形成恶性循环。断肢再植后的筋膜间室综合征,已得到越来越多的学者的重视。

2.烧伤或电灼伤　烧伤或电灼伤达Ⅱ～Ⅲ度,皮肤与筋膜被高温烧成硬韧的干痂,深部组织反应性肿胀被干痂限制,可使室内压力增高而影响血供。

3.在合谷穴位注射刺激性药物　在合谷穴位即第1掌骨间隙注射刺激性药物,可使局部肌肉产生化学性损伤、肿胀并坏死,最终导致纤维化挛缩。根据肌肉受损范围,可出现拇指屈曲内收或示指屈曲桡偏等畸形。

4.血液的凝血机制紊乱　可致间室内出血,如血友病。

二、病理变化与症状体征

(一)病理变化

正常前臂骨筋膜间室的压力为 0.53 ± 0.53kPa(4±4mmHg)。若压力上升到 4kPa(30mmHg),小动脉闭合不通,此为临界关闭压。前臂肌肉与手内肌肉血供丰富。肌肉对缺血最敏感,缺血2～4小时就出现功能改变,缺血8～12小时即发生不可逆转的永久性功能障碍。肿胀肌肉的中心坏死吸收,逐渐被瘢痕组织替代。前臂深层的拇长屈肌、指深屈肌及旋前方肌最易受累、损坏最重(图39-55)。指浅屈肌与屈腕肌受累最轻。虽然肌细胞大多损伤,但残存的肌细胞可以分化出肌原纤维,使肌肉经过缺血劫难后有不同程度的功能恢复。恢复最快的是受累较轻的指浅屈肌与屈腕肌。恢复过程为6～12个月。若肌肉全部纤维化,则恢复就难了。

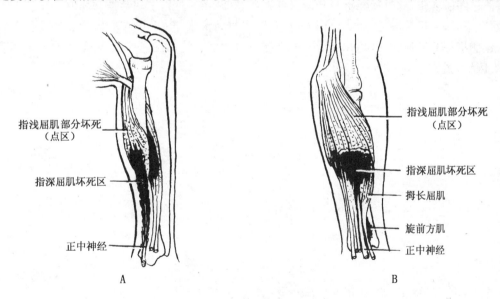

图 39-55　拇长屈肌、指深屈肌、旋前方肌最易受压迫缺血

A.侧面观　B.正面观

间室内的神经对缺氧与压力也很敏感。神经受压迫部位可发生节段性脱髓鞘变化,轴突变性。肢体缺血30分钟,即引起神经感觉异常与感觉减退;缺血超过12～24小时,神经可发生不可逆转的功能丧失。故早期解除神经压迫可望再生,否则神经无血管瘢痕化、变硬变细,变成暗黄色的干索,切面无神经穗状结构,就无法再生了。受压的前臂皮肤受压迫坏死,亦形成表浅瘢痕,皮下脂肪减少,皮肤变薄无弹性。儿童的缺血性挛缩可引起骨骺发育障碍、前臂细短。因为长期处于屈腕、屈指位置,腕骨发育呈楔形改变,尺、桡骨间膜在旋前位挛缩,故极难纠正。

（二）症状与体征

1.前臂骨筋膜间室症状与体征　早期表现为伤后1~24小时前臂肿胀、剧烈疼痛(pain)、手指苍白(pallor)、感觉异常(paresthesia)或麻痹(paralysis)，桡、尺动脉的搏动减弱或消失(pulseless)。被动伸直手指时疼痛加剧。在上述5"P"症状中，疼痛和感觉异常是最主要的早期症状，若待到其他症状都出现时已为时过晚了。晚期表现为前臂肌肉纤维化产生的症状，前臂变细变硬，处于旋前位。腕部与手指屈曲，不能活动伸直，关节僵硬。若正中神经与尺神经的功能丧失，则出现爪形手与铲形手畸形，无法进行对掌活动(图39-56)。

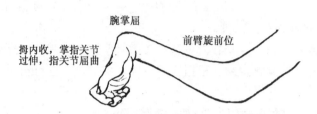

图 39-56　前臂缺血性挛缩的典型畸形：前臂旋前位，
腕部掌屈，拇指内收，各掌指关节过伸，指关节屈曲

2.手掌骨筋膜间室症状与体征　早期主要表现为局部肌肉疼痛与掌指关节被动牵拉痛。手部肿胀，手背起疱，手指发凉，感觉障碍，指动脉的搏动摸不到。受累的肌肉不同，所表现的症状与体征也不同。到了晚期，肌肉纤维化挛缩，使手指处于不同的畸形位置。大鱼际肌挛缩（主要为拇短屈肌与拇收肌），拇指处于屈曲内收位畸形。如果第1骨间背侧肌也挛缩，则示指屈曲桡偏，拇指指关节过伸。若小鱼际肌如小指对掌肌、小指展肌挛缩，则小指处于对掌和屈曲位畸形。骨间肌与蚓状肌挛缩，表现为掌指关节屈曲、近侧指关节过伸、远侧指关节屈曲、掌横弓变大等畸形(图39-57)。临床检查呈骨间肌阳性征，即先屈曲掌指关节与指关节，后伸展掌指关节使骨间肌紧张，此时近侧指关节即呈伸直或过伸状态，难以主动与被动屈曲。在掌骨间室综合征中，骨间肌紧贴掌骨，受累最多见，症状也比大、小鱼际肌与蚓状肌严重。应鉴别因伸肌粘连引起的伸指肌腱紧张导致的近侧指关节过伸征，这是在被动屈曲掌指关节时引起的；而手内肌挛缩是在被动伸直掌指关节时引起的，不难区别(图39-58)。

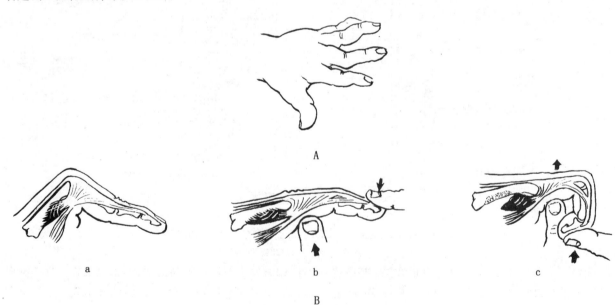

图 39-57　手内肌阳性位及手内肌剥离前移

A.手内肌阳性位：近侧指关节过伸，远侧指关节屈曲　B.手内肌剥离前移　a.手内肌阳性征：掌指关节屈曲，近侧指关节过伸，远侧指关节屈曲　b.伸直掌指关节，指关节不能屈曲　c.骨间肌剥离前移，掌指关节伸直时，指关节能屈曲

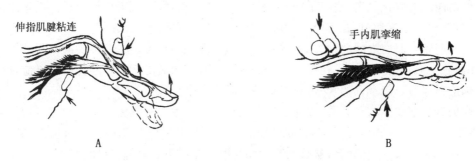

图 39-58　伸指肌腱粘连与手内肌挛缩的近侧指关节伸直的鉴别

A.伸指肌腱粘连,被动屈曲掌指关节时伸指腱紧张,引起近侧指关

节讨伸　　B.手内肌挛缩,被动伸直掌指关节时,近侧指间关节过伸

三、骨筋膜间室切开减压术

骨筋膜间室综合征早期最有效的治疗方法是筋膜间室的及时切开减压。在外固定压迫去除、肢体抬高、骨折牵引整复等保守治疗后仍不能好转,或室内压力大于4kPa时,就有切开减压的指征。

（一）前臂骨筋膜间室切开减压术

从肱骨内上髁上方、肱二头肌腱内侧开始到腕部横纹作"S"形切口（图 39-59）。全长纵形切开前臂掌侧的深筋膜,在肘部切断肱二头肌腱膜与指浅屈肌的纤维弓。筋膜切开后即有肿胀的肌肉膨出,对于深层的因缺血灰白的肌肉外膜也应当纵形切开,但不能损伤支配肌肉的神经分支。骨折者予以复位内固定。探查肱动脉,若动脉痉挛应给予热敷,剥离外膜或液压扩张。若已有动脉血栓形成,应取出血栓,吻合血管。正中神经与尺神经外膜可予减压。深筋膜不作缝合,在肌肉间隙内放橡皮条引流,伤口放凡士林纱布,皮肤松散几针稍拉拢缝合对位,用厚敷料包扎。外加长臂石膏托固定肘关节屈曲 90°,前臂于正中位,腕关节于功能位。以后每日更换敷料,全身应用抗生素防止感染,待肿退后,行延期伤口缝合或予以肉芽面上植皮。

（二）手掌骨筋膜间室切开减压术

在手背各掌骨间,从掌指关节平面到腕掌关节平面,作 4 个纵形切口（图 39-60）。切开皮肤与筋膜,纵形切开骨间肌膜,肿胀肌肉即膨出。伤口放凡士林纱布,用厚的敷料较松包扎,筋膜与皮肤不作缝合。外加短臂石膏托固定腕关节于功能位。每日更换敷料,应用抗生素,待肿退后行延期缝合伤口或植皮。

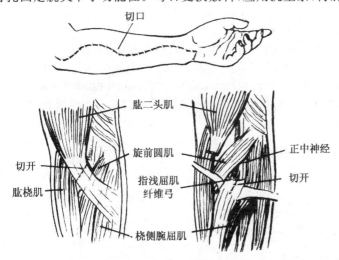

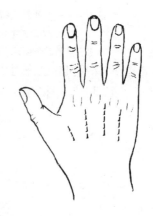

图 39-59　前臂骨筋膜间室切开减压之切口　　　　**图 39-60　手掌骨筋膜间室切开减压之切口**

四、前臂的肌腱延长与移位手术

前臂缺血性挛缩 1 年后,肌肉已无望恢复,产生前臂典型的肌肉缺血性挛缩畸形,治疗难度很大。传统的前臂屈肌起点下移术或尺桡骨短缩术,很难达到治疗效果。Seddon（1956）采用有动力的肌腱延长术,或将其

移位去修复丧失功能的纤维化肌肉,纠正了畸形,恢复了手的活动功能,取得较好效果。手术的主要步骤为:

1.前臂屈侧面作"S"形纵切口,长短随病变肌肉与神经的范围而定。

2.仔细分离深筋膜与肌肉之间的粘连,显露及保护正中神经与尺神经。

3.指浅、深屈肌及拇长屈肌若已呈苍白,无肌肉纤维结构,刺激其支配的神经无收缩反应,应切除之。有收缩功能的肌肉应当保留。能幸存的常常是指浅屈肌和尺、桡侧腕屈肌。

4.根据残存的有收缩功能的动力肌,重建手的运动功能。其主要过程为:

(1)在腕部切断有动力的指浅屈肌腱,在肌腱肌腹交界处切断已纤维化的指深屈肌,将指浅屈肌腱近端与指深屈肌腱远端交叉延长、编织缝合,掌长肌腱近端与拇长屈肌腱远端缝接(图39-61)。

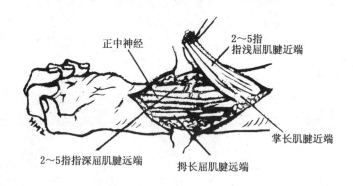

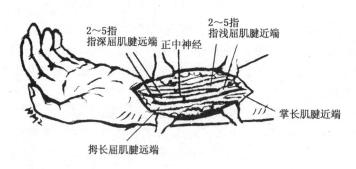

图39-61　指浅屈肌腱近端与指深屈肌腱远端缝接,掌长肌腱近端与拇长屈肌腱远端缝接

A.2～5指指深屈肌腱在肌腹处切断;2～5指指浅屈肌腱在腕横纹处切断;拇长屈肌腱在肌腹处切断

B.2～5指指浅屈肌腱近端与指深屈肌腱远端延长缝接,手指伸直;掌长肌腱近端与拇长屈肌腱远端缝接,拇指伸直

(2)若指浅、深屈肌均已纤维化切除,则以有动力的桡侧腕屈肌腱近端与指深屈肌腱远端缝接,掌长肌腱近端与拇长屈肌腱远端缝接(图39-62)。

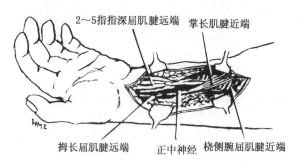

图39-62　桡侧腕屈肌腱近端与指深屈肌腱远端缝接,掌长肌腱近端与拇长屈肌腱远端缝接

(3)所有的屈指、屈腕肌均无功能,则将桡侧腕长伸肌腱近端引到掌侧面,与2～5指指深屈肌腱远端缝

接,肱桡肌腱近端与拇长屈肌腱远端缝接。腕关节给予功能位融合后,则伸腕肌就可以利用,以尺侧腕伸肌与拇短伸肌远端在腕掌侧缝接,再建对掌功能(图 39-63)。

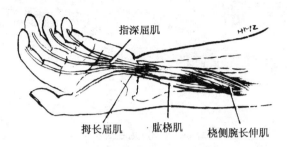

图 39-63　桡侧腕长伸肌腱近端与指深屈肌腱
远端缝接,肱桡肌腱近端与拇长屈肌腱远端缝接

5.从瘢痕组织中松解正中神经,纵形切开神经外膜。对于变细、质硬的神经节段,应切到断面有穗粒部位再缝接。神经吻合有张力者,用尺神经带蒂移植(神经襻移植)或臂内侧皮神经移植于正中神经两断端。

6.术毕用短臂石膏托固定腕关节于中立位、拇指于对掌位、2~5 指于半屈位 4~6 周。

对于前臂已全无动力肌可利用者,有人采用带神经的背阔肌游离移植,重建前臂屈指功能。

五、手内肌挛缩松解术

(一)骨间肌腱"Z"形延长术

当掌指关节被动性完全伸直时,近侧指关节面能主动或被动轻度屈曲活动,表明骨间肌具有一定程度的移动功能,将其肌腱作"Z"形延长即可克服挛缩畸形(图 39-64)。

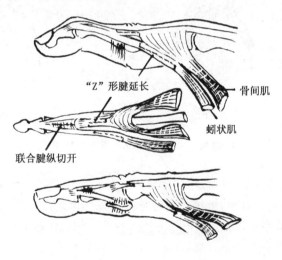

图 39-64　骨间肌腱止点"Z"形延长

(二)Little 内在肌松解术

骨间肌阳性者,掌指关节可行主动、被动伸直活动,但近侧指关节呈过伸,远侧指关节呈屈曲畸形,就可以进行 Little 术。将手指伸肌装置中的斜形纤维部分切除,消除过伸的张力后,指关节即能屈曲(图 39-65)。

(三)骨间肌滑移松解术

对于骨间肌阳性的中度挛缩,骨间肌尚有一定的移动功能,从掌骨干上剥离挛缩骨间肌之附着点,使该肌能滑移向远侧,挛缩得以松解(图 39-66)。

(四)骨间肌、蚓状肌腱切断术

骨间肌已完全纤维化而无滑移功能,只能靠近止点切断该肌肌腱(图 39-67)。一般在指蹼间作切口,在掌指关节旁暴露骨间肌腱并切断之。

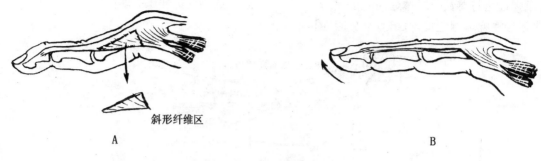

斜形纤维区

A

B

图 39-65 Little 内在肌松解术

骨间肌附着点剥离

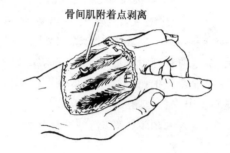

图 39-66 骨间肌滑移松解术

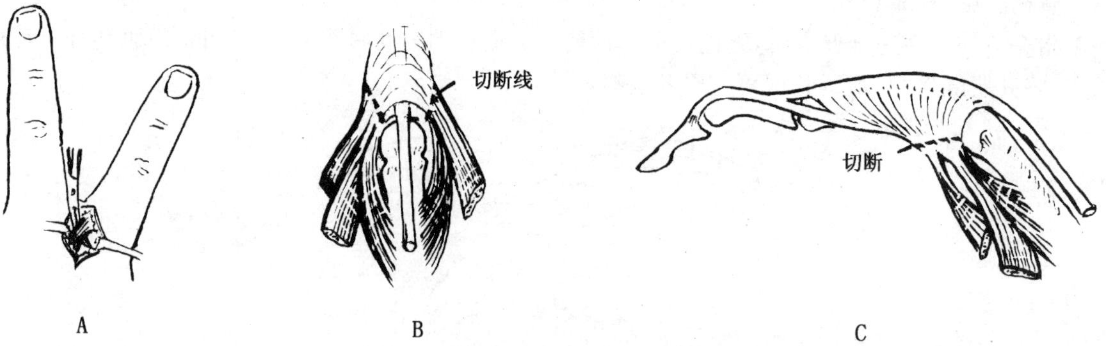

A

切断线

B

切断

C

图 39-67 骨间肌、蚓状肌腱止点切断术

（五）拇收肌挛缩松解术

虎口区的皮肤、皮下组织、筋膜或肌肉，任何一种组织发生挛缩，都可引起拇指内收畸形。合谷穴位的水针注射，在药物刺激范围受累的拇收肌、第1骨间背侧肌和拇短屈肌，均可发生无菌性坏死，使虎口挛缩、拇指处于内收外旋位畸形。松解手术是有效的治疗方法。在虎口部位作弧形切口或"Z"形切口，暴露挛缩的拇收肌腱。将该腱近止点处切断，使拇指能外展（图 39-68、图 39-69）。若示指掌指关节尚有屈曲桡偏畸形，表明第1骨间背侧肌已受累挛缩，可将该肌腱部"Z"形延长，或从第1～2掌骨上剥离该肌起点。剥离时注意不要损伤从1～2掌骨基底通过的桡动脉深支。虎口的筋膜也应彻底切开松解。若拇指展开后，虎口皮肤出现缺损，需作邻指的局部移行皮瓣覆盖（参见图 39-23）。直接虎口创面植皮，容易再发挛缩。术毕用短石膏托固定拇指于外展位、虎口于扩大位。

（六）掌指关节囊松解术

因手内肌挛缩，掌指关节与近侧指关节长期处于屈曲位置，可继发掌侧关节囊挛缩，掌板膜部粘连。虽然作了内在肌滑移松解术、腱延长术或腱切断术，但掌指关节往往仍不能完全伸直，就应当考虑掌侧关节囊挛缩的存在，可作掌板延长术（参见图 39-116）。

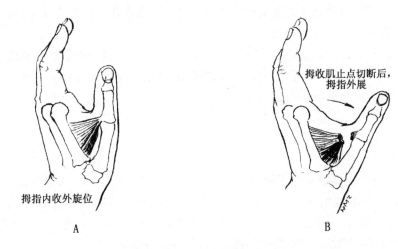

图 39-68　拇收肌腱止点切断

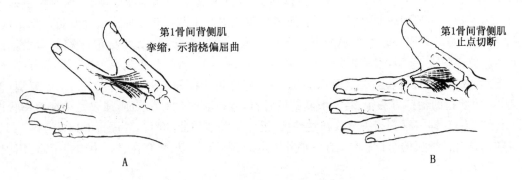

图 39-69　第 1 骨间背侧肌止点切断

第七节　手部骨与关节损伤的处理

　　手部的骨与关节损伤是最常见的手外伤之一。一旦误诊或处理不当,往往直接影响到劳动力。手部骨折与关节脱位的一般治疗原则如下。

　　1.必须把开放性的骨折与脱位尽可能通过治疗变成闭合性的骨折与脱位,然后按闭合性的骨折与脱位处理。

　　2.力求骨折解剖复位。复位时远侧骨折端向近侧骨折端对位。手部骨折的任何成角、旋转或短缩等畸形与错位愈合,均会妨碍手部肌腱的滑移,并限制关节活动度。

　　3.骨折或关节脱位复位以后,必须牢靠维持复位位置制动,直到骨连接。一般手的功能位是最佳的外固定位置,即腕关节背伸 30°、掌指关节屈曲 60°、近侧指关节屈曲 45°、远侧指关节屈曲 10°,该位置相当于握茶杯的姿势。但各手指的轴线应对向舟骨结节,拇指处于对掌位。无骨折受累的手指不被包扎固定,任其自由活动(图 39-70)。

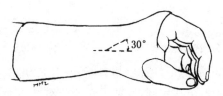

图 39-70　手的功能位固定

　　4.骨折的内固定物应当牢固并拆装方便。常用的固定材料有克氏针、钢线、微型钢板、螺钉、异体骨栓、可吸收骨钉及镍钛记忆钢钉等,应按病情需要及患者的经济条件分别选用。内固定物应严格灭菌,只用于无菌创面,在小儿应用时不能损伤骨骺,以免影响骨骺发育。

5.积极进行康复治疗。骨折后出血,反应性肿胀,加上局部制动,往往会引起组织粘连、肌肉萎缩、关节僵硬及废用性脱钙。因此应当早期进行手臂的主动与被动活动,辅以理疗以促进血液与淋巴液回流,减轻肿胀,防止组织粘连与肌肉萎缩,增加关节活动度。

一、指骨骨折

(一)末节指骨骨折

1.爪粗隆与指骨干骨折　直接暴力压砸手指末节,如锤击和门窗、抽屉挤压等创伤,往往会造成爪粗隆粉碎性骨折,甲床裂开,指甲板被掀起。开放性的伤口应当清创缝合,指甲板放回原位作为"外固定板"包扎。若是移位的不稳定性骨干骨折,则须用克氏针内固定。爪粗隆处于手指末梢,易造成骨不连接。用胶布条十字交叉外固定治疗闭合性的爪粗隆骨折,尚有加压作用,可促进骨折愈合。

2.锤状指(mallet finger)　因运动员等手指撑伤引起,尤其是篮球和排球运动员,伤时手指处于伸直状态,受暴力打击,手指突然强烈屈曲,使伸指联合腱被撕裂或引起末节指骨基底撕脱性骨折。患指局部肿痛,不能伸直,呈锤状指畸形。Webbe 把锤状指骨折分成 3 型:Ⅰ型,有骨折,无指关节半脱位;Ⅱ型,有骨折,又并发指关节半脱位或脱位;Ⅲ型,末节指骨骨骺板受累(图 39-71)。若按骨折累及关节面的百分比分类,又有 A、B、C 3 个亚型:A 亚型,骨折块<关节面积 1/3;B 亚型,骨折块占关节面积的 1/3～2/3;C 亚型,骨折块>关节面积 2/3。锤状指的治疗方法很多,一般新鲜的骨折,骨折块<1/3 关节面,或仅是单纯的锤状指而无骨折,均可采用保守治疗,即将远侧指关节放在过伸位,近侧指关节屈曲 60°位,外固定 6 周(图 39-72)。此位置能消除伸指联合腱对骨折块的牵拉移位。有一种外固定的 Stack 夹板,能套在患指中末指节,再用胶布固定,也很实用(图 39-73)。

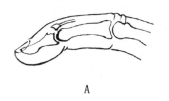 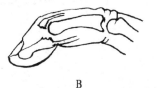 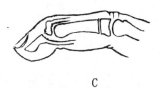

A 　　　　　　　　　　 B 　　　　　　　　　　 C

图 39-71　锤状指骨折类型

A.Ⅰ型　B.Ⅱ型　C.Ⅲ型

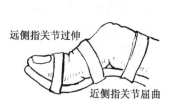

远侧指关节过伸

近侧指关节屈曲

图 39-72　锤状指骨折铝板条外固定

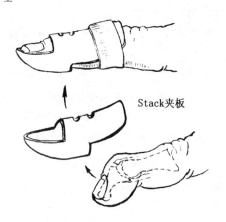

Stack夹板

图 39-73　锤状指骨折,用 Stack 夹板固定

手术治疗的适应证为:①伤后 3 周,陈旧性锤状指骨折;②骨折块错位,存在远侧指关节脱位或半脱位;③骨折块大于关节面积 1/3。Webbe 随访其病例,发现手术治疗组 20% 遗有患处疼痛,保守治疗组中 50% 有残留痛。手术方法的缺点在于用克氏针、钢线或尼龙线等所固定的骨折块体积并不大,钢线或克氏针穿过时有引起骨块碎裂及破坏骨块血供之危险。赵少平(1998)介绍了用克氏针夹扣治疗锤状指骨折的方法,可以避免这些缺点。其方法为:在远侧指关节背侧作"Z"或"T"形切口,暴露并翻转伸指联合腱附着的骨块,清除骨折间隙的肉芽组织,向掌侧压迫骨折片,在骨折片近侧缘中点向中节指骨斜钻进 0.8mm 的克氏针一根,针尾外露部弯曲 60°～90°,针尾留 3～4mm 剪断。于末指骨关节面逆行穿入第 2 根克氏针,从爪粗隆处穿出皮肤,于远侧指关节过伸位顺行克氏针钻进中节指骨。骨折片复位后,第 1 根克氏针旋转 180°,与第 2 根克氏针夹扣加压骨折端,促进骨折愈合,术后 6～7 周拔针(图 39-74、图 39-75)。

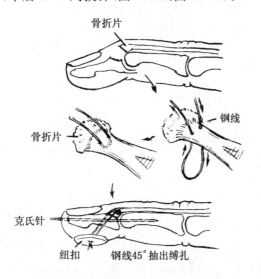

图 39-74　锤状指骨折,钢线纽扣内固定

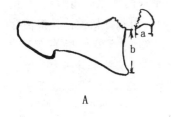
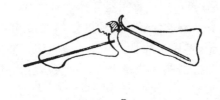
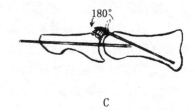

A　　　　　　　　　　B　　　　　　　　　　C

图 39-75　锤状指骨折,两根克氏针夹扣固定

A.撕脱骨片损伤关节面的测算　a.撕脱骨片的关节面　b.存留的关节面　$\dfrac{a}{a+b}\times100\%$＝关节面损伤程度%

B.克氏针(0.8mm)固定撕脱骨片　C.克氏针固定末节指间关节

3.末节指骨骨骺分离　　儿童可发生末节指骨骨骺分离,复位并不困难。复位后伸指位外固定 3 周。

4.远侧指关节融合术　　对于年老无疼痛症状或疼痛比较轻微的锤状指,任其自然,无须治疗。若锤状指陈旧性骨折产生创伤性关节炎,局部疼痛,功能障碍,可以作指关节融合术,以消除症状。手术在指神经麻醉下进行,作指关节背侧切口,切断伸指联合腱,暴露关节腔,去除关节软骨面,功能位(屈曲 15°)关节两骨端用克氏针固定 6～8 周(图 39-76)。

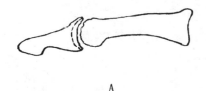
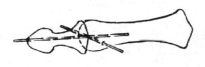
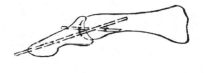

A　　　　　　　　　　B　　　　　　　　　　C

图 39-76　远侧指关节融合,克氏针固定

A.咬除关节软骨面　B.克氏针固定　C.屈曲 15°～20°固定

(二)中节指骨骨折

1.指浅屈肌腱止点近侧骨折　　骨折的特点是远侧骨折端被指浅屈肌拉向掌侧,近侧骨折端又被伸指中央腱拉向背侧,呈现向背侧成角畸形(图39-77)。按远侧骨折端向近侧骨折端对位的原理,复位后手指需固

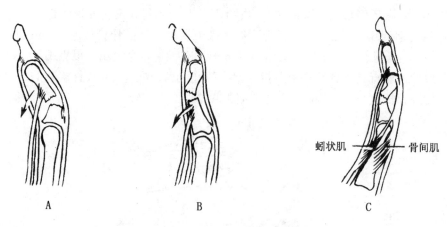

图 39-77　中节指骨与近节指骨骨折

A.指浅屈肌止点近侧骨折,向背成角　B.指浅屈肌止点远侧骨折,向掌侧成角　C.近节指骨骨折,向掌侧成角

定于伸直位置 4 周。

2.指浅屈肌腱止点远侧骨折　骨折的特点是近侧骨折端被指浅屈肌拉向掌侧,远侧骨折端也随之移向掌侧,呈现向掌侧成角畸形(参见图 39-77)。复位后手指固定于屈曲位 4 周。

3.中节指骨不稳定性骨折　骨折线呈现斜形、螺旋形或粉碎形,属于不稳定性骨折,应当切开复位,用钢线或镍钛记忆钢钉固定。有条件时用微型钢板螺钉固定更好。微型单臂外固定支架牵引克氏针也很实用。

(三)近节指骨骨折

指骨骨折伤及近节的发生率较高。骨折后由于骨间肌和蚓状肌的牵拉作用,呈现向掌侧成角畸形(参见图 39-77),骨突起处阻碍屈指肌腱之滑移活动。骨折处血肿机化,又会引起纤维鞘管内肌腱粘连。骨折治疗要求解剖复位,使鞘管内肌腱滑移床平整、伸屈指的肌力平衡。复位时需屈曲掌指关节 45°及使指关节于伸直位,以消除手内肌的牵拉力量,容易对位。骨折复位稳定者,在此位置用一铝板条或小夹板固定 4 周。用绷带卷放在手指掌侧如握拳状,也可使手指制动于此位置(图 39-78)。若为不稳定斜形、螺旋形骨折或手法复位失败者,则应当切开复位,用克氏针交叉固定或微型螺钉固定,或克氏针平行固定于单臂外固定支架上(图39-79)。

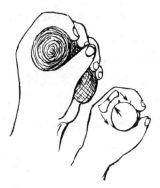

图 39-78　手握绷带卷位示意图

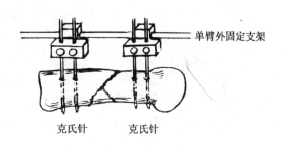

图 39-79　近节指骨骨折外固定支架

二、掌骨骨折

第 2～3 掌骨、小多角骨与头状骨构成手活动的中心支柱,彼此间有坚韧的韧带固定。当掌骨骨折脱位时,必须恢复其中心支柱的解剖位置。拇指与第 1 掌骨及大多角骨关节具有较大的活动幅度,这是第 1 腕掌关节面所赋予的。此部分的任何结构损坏,都将影响拇指的对掌活动。中、环、小指与第 4～5 掌骨、钩骨则是扩大手掌的面积。第 4 腕掌关节有 15°、第 5 腕掌关节有 30°的屈伸活动范围,能够加强手的握持力量。第 4～5 掌骨应防止畸形愈合,否则会影响手握力。

（一）第1掌骨骨折

1.第1掌骨干骨折　常由直接暴力造成，骨折以横断形和粉碎形多见。远侧骨折端被拇长屈肌、大鱼际肌和拇收肌牵拉趋向掌尺侧移位；近侧骨折端受拇长展肌牵引向桡背侧移位，骨折呈现桡背侧成角畸形，局部肿痛隆突并有压痛，拇指活动功能受到障碍（图39-80）。对于横断形骨折，可在局部麻醉下牵引复位，在骨成角的背侧部位加纸垫压迫，用短臂石膏托或夹板固定拇指于外展位6周。由于第1掌骨周围有丰富的大鱼际肌肉，血供充足，故很少发生骨不连接。

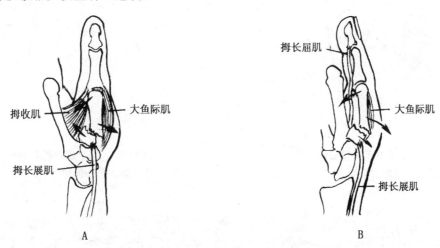

图 39-80　第 1 掌骨干骨折呈现桡背侧成角畸形

A. 正面观　B. 侧面观

对于粉碎形或斜形的不稳定性骨折，则需要持续牵引固定（图39-81），或切开复位用克氏针固定；也可用微型螺钉或镍钛记忆钢钉固定，或使用单臂外固定支架克氏针固定（图39-82）。

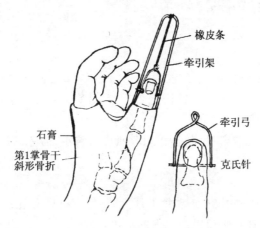

图 39-81　第 1 掌骨干不稳定性骨折之持续牵引

间接暴力常造成第1掌骨基底1cm的横断形骨折。由于肌肉牵拉，骨折呈现桡背侧成角畸形，拇指无法内收与外展活动，需在第1掌骨外展位（注意：非指骨外展位）牵引。术者手指压迫成角突出的部位，并用弧形夹板维持3点外固定（图39-83），即第1掌骨头掌侧压迫对抗屈拇指肌力、骨折部背侧压迫成角突起、前臂下端压迫近腕部位，形成3点外固定。

2.第1掌骨基底骨折　当拇指处在内收位置突然遭受纵向的暴力打击，可形成第1掌骨基底骨折，又称Bennett骨折。骨折线从掌骨基底的掌内侧部斜向背上进入第1腕掌关节。尺侧形成近侧三角形骨折块，附着在原位与大多角骨解剖位置不变，远侧第1掌骨段向背外侧脱位（图39-84）。其复位并不困难，沿纵轴牵拉拇指，从桡背侧压迫第1掌骨基底，然后外展第1掌骨复位。因该骨折属斜形不稳定性骨折，故很难维持复位的位置固定，宜采用拇指纵轴持续牵引、第1掌骨基底纸垫压迫与第1掌骨头反向加压的3点固定，才能维持复位位置（图39-85）。此后仍需经常复查，以预防组织肿退后外固定松弛，发生骨折再度移位。手法复位

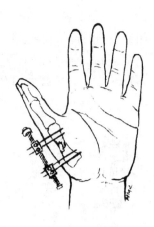

图 39-82　第 1 掌骨干不稳定性骨折，
单臂克氏针外固定支架固定

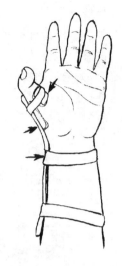

图 39-83　第 1 掌骨基底 1cm 横断形
骨折的 3 点外固定

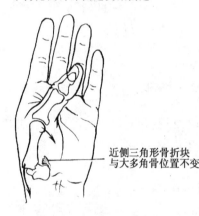

图 39-84　Bennett 骨折之移位

近侧三角形骨折块
与大多角骨位置不变

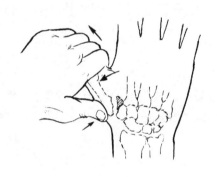

图 39-85　Bennett 骨折之牵引复位

失败或复位困难时需切开复位，用两根克氏针固定骨折端，并穿入第 2 掌骨才牢靠（图 39-86），同时加短臂石膏托固定 3～4 周。术后 6 周拔针。

　　陈旧性的 Bennett 骨折脱位有局部肿痛，拇指内收肌虎口狭小，需考虑行第 1 腕掌关节功能位融合或置入人工硅胶半关节，以改善拇指功能。

　　（二）第 2～5 掌骨干骨折

　　直接或间接的暴力，都可以造成第 2～5 掌骨干骨折。一般直接暴力造成横断形或粉碎形骨折，间接暴力造成斜形或螺旋形骨折，并由于骨间肌和屈指肌力的牵拉，骨折呈现向背侧成角畸形（图 39-87）。由于掌骨头间有横韧带相连，掌骨基底间也有韧带紧连，2～5 掌骨干间又有掌侧与骨间背侧肌附着，因此骨折比较稳定。在手指屈曲位时牵引，并在掌骨干背侧成角的部位加纸垫压迫，即可复位。然后用短臂石膏托固定手腕于功能位 6 周，石膏的远端需达到第 1 指节。

　　不稳定性骨折及保守治疗失败的患者，应进行切开复位，行克氏针内固定。克氏针从近侧骨折端逆行进针，从掌骨基底穿出皮肤，待骨折复位后将克氏针返回进入远侧骨折端髓腔内达掌骨头下，但不能刺入关节面（图 39-88）。对于螺旋形或斜形骨折，也可以用 2～3 枚微型螺钉或镍钛记忆钢钉内固定。

　　（三）掌骨颈骨折

　　掌骨颈骨折常因拳击或传达暴力所致。由于握拳击物时 4～5 掌骨头首先接触物体，故此二骨的掌骨颈骨折最为常见。因骨间肌、蚓状肌牵拉掌骨头向掌侧屈曲，骨折呈现向背侧成角畸形，又因伸指肌腱的牵拉，掌指关节过伸，近节指骨向背侧脱位，越伸指，畸形越明显（图 39-89）。复位时需屈曲掌指关节至直角位，借紧张的掌指关节侧副韧带使掌骨头与近节指骨关节窝紧靠而不能旋转。术者一手指从背面压迫掌骨干向掌

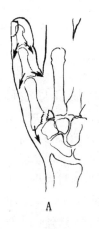
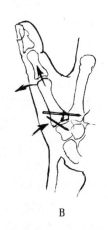

图 39-86　Bennett 骨折之克氏针内固定

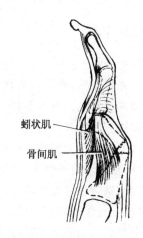

蚓状肌

骨间肌

图 39-87　第 2～5 掌骨干骨折,呈现向背侧成角畸形

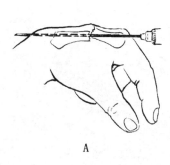
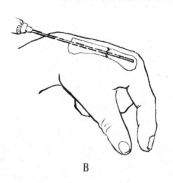

图 39-88　掌骨干骨折,克氏针内固定的位置

A. 克氏针从近侧骨折端穿出掌骨基底　B. 骨折复位后,克氏针进入远侧骨折端到掌骨头下

侧,另一手指压挤屈曲 90°的骨头复位,然后屈曲掌指关节 90°、近指关节 90°、远指关节 90°位固定,短臂石膏托放在手背(图 39-90),6 周拆除。手法复位困难者应切开复位,术中不能损伤掌指关节囊及撬碎掌骨头,应用骨膜剥离子帮助,小心撬起掌骨头复位,行克氏针内固定(图 39-91)6 周。

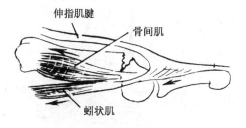

伸指肌腱

骨间肌

蚓状肌

图 39-89　掌骨颈骨折向背侧成角畸形

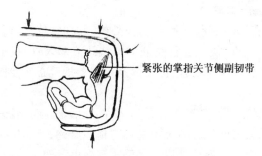
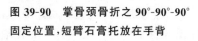

紧张的掌指关节侧副韧带

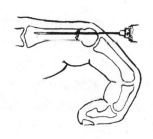

图 39-90　掌骨颈骨折之 90°-90°-90° 固定位置,短臂石膏托放在手背

图 39-91　掌骨颈骨折克氏针内固定

三、腕骨骨折

(一)舟骨骨折

在腕骨骨折中,舟骨占绝大部分,多发生于 15～30 岁的男性,由于交通事故或体育活动损伤所致,这与舟骨的解剖特点有关。舟骨形如小船,四周大部分覆盖关节软骨,腰部细小薄弱,处于远排与近排腕骨之间,具有控制和协调桡腕关节与腕中关节运动的功能。腕关节屈曲时舟骨屈曲,腕桡偏时舟骨伸展。这种同步关系可因舟骨骨折及骨周围韧带的损伤而被破坏,变成骨折远段与远排腕骨一起活动趋于屈曲,骨折近段与月骨、三角骨同步活动趋于伸展,致使骨折处剪力过大,不易固定(图 39-92)。若暴力作用于大鱼际使腕关节过伸、尺侧倾斜,就会使舟骨旋转,扯断舟月骨间韧带,舟骨被卡压在桡骨尖锐边缘同茎突与大小多角骨间而扯断,这也是难于复位和固定的原因之一(图 39-93)。由于舟骨腰部抗暴力差,故腰部骨折最多见,占 70%,近侧部与结节部的骨折各占 15%。这里需特别注意,舟骨骨折多并发腕关节不稳定,约 62%～68% 是背屈畸形,即所谓的 DISI(dorsiflexed intercalated segmental instability)。但在损伤早期,常常因症状不典型而被漏诊误医,使舟骨骨折不连接发生率成倍增加。

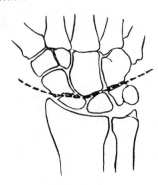

图 39-92　舟骨腰部骨折之剪力线

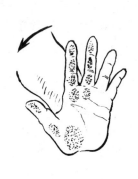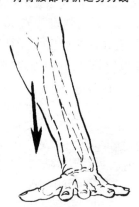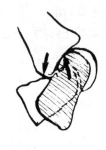

图 39-93　舟骨骨折机制示意图

腕舟骨的血供主要来自桡动脉的两条分支。舟骨滋养孔 83.4% 位于腰部的前外侧,16.6% 位于结节部掌侧。桡动脉背侧分支进入滋养孔支配舟骨 70%～80% 的血供,桡动脉掌侧分支则从结节部入骨,只提供 20%～30% 的血供(图 39-94)。虽然骨的滋养血管在骨内呈放射状相吻合,但腰部及近端骨折后必然使滋养血管断裂,发生舟骨近侧部缺血性坏死或骨不连接。

由于舟骨的解剖位置和血供特点,以及它是腕骨最多见的骨折,又容易被漏诊、误医等因素,使舟骨骨折的诊治内容成为手外伤中一个非常重要的组成部分,引起了国内外学者的极大重视与精心研究。近几年对该骨骨折研究的进展与新技术的采用,使舟骨骨折传统的诊断观念受到了挑战。主要表现在以下 3 个方面。

1.如何提高腕舟骨骨折的诊断水平　腕部损伤后,鼻烟窝肿胀、疼痛及压痛,腕关节功能障碍,在腕部屈曲桡偏位叩击 2～3 掌骨头舟骨处有传导性疼痛,应当怀疑有舟骨骨折的发生。但由于舟骨的长轴向掌侧倾斜 45°(向下),又向尺侧倾斜 30°(向前外),故常规的 X 线摄片往往会因各块腕骨的重叠与骨折线的不同而

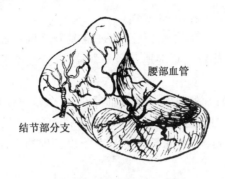

图 39-94　舟骨的血供示意图

难干发现,误诊率可达 41%。传统的观点是主张伤后 2 周再摄片复查,期望骨折处骨质吸收,出现清晰的骨折线而确诊。事实上,伤后 2 周再摄片复查并不能提高诊断率。近几年来,很多学者提出伤时即可进行 4 个体位的 X 线摄片检查,97% 能给予确诊。这 4 个体位是:

(1)后前位正位片　患者肩关节外展 90°,肘关节屈曲 90°,腕关节伸直位,五指稍分开,手掌面对暗盒平放。射线与暗盒垂直,中心线对准桡骨茎突与尺骨茎突连线之中点摄片。进行左右两侧对比,观察舟骨的长轴,有否存在骨折线、骨质硬化或吸收,以及舟月骨间隙大小和近排腕骨排列的弧线等。

(2)侧位片　肘关节屈曲 90°,前臂与手呈中立位,手的尺侧缘贴放在暗盒上。射线中心线对准桡骨茎突摄腕关节真正侧位片。正常的侧位片,头状骨、月骨和桡骨处在同一轴心线上,舟骨远近两极掌侧缘切线与月骨前后两极连线的垂直平分线相交,形成 30°~60° 舟月角。若舟月角超过 70°,表示舟骨有旋转半脱位,存在骨折移位与 DISI(图 39-95、图 39-96)。

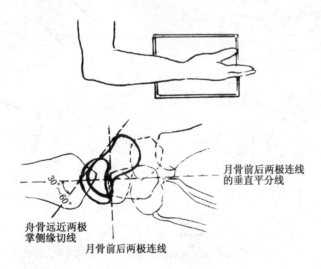

图 39-95　腕关节侧位片之舟月角正常者(30°~60°)

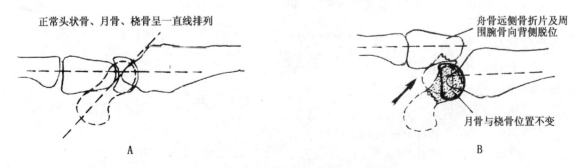

图 39-96　舟骨骨折、月骨周围脱位示意图

(3)旋前 45° 斜位片　患者取坐位,肘关节半屈曲位,手和前臂旋前 45°。射线与暗盒垂直对准腕关节中点摄片。在此位置,舟骨的生理性掌屈 45° 与尺倾 30° 角被纠正,并消除了腕骨间的重叠影,能最大限度地体现舟骨全貌,也可看清第 1 腕掌关节及第 2~3 掌骨。

(4)轻度屈腕最大尺偏位正位片　患者取坐位,通过腕关节尺偏和屈腕,以矫正舟骨在正位片的向下、前、外的倾斜角,然后摄片。该位片能较大程度地显示舟骨轴线,又避免了各腕骨的重叠影,便于观察骨折线及其移位。

若受伤当时 X 线检查仍不能确诊时,可沿舟骨纵轴的 6~8 个轴向作 CT 切面检查,亦能观察全貌,并清楚显示向背成角的骨折部位。但对 MRI 检查的敏感性尚有争议,只在怀疑舟骨近侧部缺血坏死时才采用。有人用 Tc^{99m}MDP 对舟骨进行同位素扫描,发现了 X 线检查难以发现的隐性舟骨骨折,但有 6%~16% 的假阳性。

2.舟骨骨折的分类与治疗选择　舟骨骨折的分类方法繁多,有按受伤时间分成新鲜、陈旧与骨不连接等;按骨折部位分为结节部、腰部与近侧部(图 39-97);按骨折线的走行分为撕脱形、横形、垂直形、水平形与粉碎形等;按骨折的稳定度又分为稳定性与不稳定性两种。Herbert(1984)提出的分类法,目前认为比较实用,对舟骨骨折的治疗有指导意义。

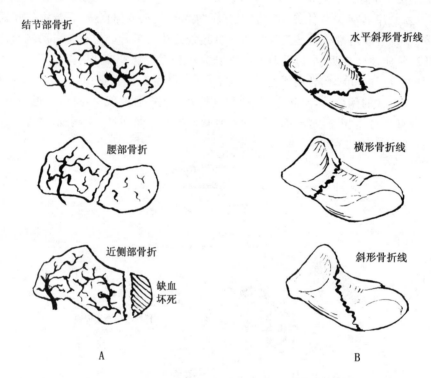

结节部骨折　　水平斜形骨折线

腰部骨折　　横形骨折线

近侧部骨折　缺血坏死　　斜形骨折线

A　　　　　　　B

图 39-97　舟骨骨折类型
A.舟骨结节部、腰部、近侧部骨折类型　B.舟骨腰部骨折之骨折线

Herbert 舟骨骨折分类法为:

A 型:新鲜的稳定性骨折

　A$_1$　结节部骨折

　A$_2$　无移位腰部骨折

　A$_3$　无移位近侧 1/3 骨折

B 型:新鲜的不稳定性骨折

　B$_1$　远侧 1/3 斜形骨折

　B$_2$　有移位或活动的腰部骨折(间隙≥1mm)

　B$_3$　有移位的近侧 1/3 骨折

　B$_4$　并发月骨周围脱位

　B$_5$　粉碎形骨折

C 型:舟骨骨折延迟愈合

D 型：骨折不连接

　　D$_1$　骨折纤维连接

　　D$_2$　硬化性骨折不连接

根据以上分类，可选择相应的治疗方案。

舟骨远侧 1/3 骨折：A$_1$用短臂石膏托固定（拇指掌指关节固定，不固定肘关节）。B$_1$用 Herbert 加压螺栓内固定（图 39-98）。

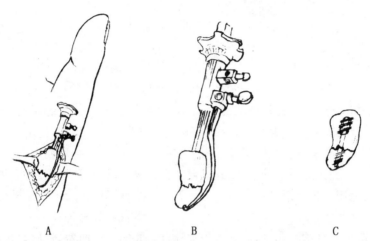

图 39-98　Herbert 加压螺栓内固定
A.借导向器复位固定　　B.钩状导向器　　C.Herbert 螺钉

　　舟骨腰部 1/3 骨折：A$_2$骨折移位＜1mm，用长臂石膏托固定。B$_2$骨折端移位≥1mm、B$_4$、B$_5$、C 及 D 型，均可采用 Herbert 加压螺栓内固定。

　　舟骨近侧 1/3 骨折：A$_3$用长臂石膏托固定上臂至掌骨。B$_3$用 Herbert 加压螺栓内固定。

　　近来又有学者提出，舟骨骨折石膏固定时，拇指应当部分或完全解放。石膏远端只达拇指掌指关节的平面，其他手指在掌骨颈平面即可，并不会引起骨不连接，反而有利于术后功能活动，促进骨连接。固定的体位根据生物力学与功能解剖要求，前臂应放在中立位，腕关节于轻度掌屈与最大桡偏位，才能保持舟骨骨折之良好对位，并避免腕桡侧副韧带牵拉舟骨，又以桡骨茎突的远侧关节面对骨折处固定与支撑。认为腕关节的背伸尺偏固定位置，反而会导致骨折端受到头状骨的卡压、分离和移位，发生骨不连接。至于骨折外固定的时间，应随骨折部位而不同，结节部骨折固定 6 周，腰部骨折为 8～12 周，近侧骨折为 4～6 个月。

　　3.不稳定性骨折的治疗　一般认为不稳定性的舟骨骨折较难整复及外固定，需要手术治疗。其适应证为：①骨折端有 1mm 以上的移位；②舟骨近端 1/3 骨折；③伴有 DISI 畸形；④骨折片游离或呈粉碎形骨折；⑤纵形骨折；⑥伴发舟月骨周围脱位；⑦后期的骨折不连接。有几种手术方法可供选择。

　　(1)单纯的骨折切开复位　用克氏针、螺丝钉、异体或自体骨栓内固定，适用于新鲜的不稳定性舟骨骨折。

　　(2)游离植骨内固定　用于治疗后期舟骨不连接者，一般从掌侧进路，植入楔形骨块，以矫正舟骨背突畸形。

　　(3)带血管蒂骨瓣移位术　适用于晚期骨延迟连接、骨不连接和舟骨近侧部缺血性坏死者，因植骨块带有血供，能促进骨折连接愈合。血管、筋膜与肌肉等均可成为植骨块的蒂，如旋前方肌蒂桡骨瓣、第 2 掌背动脉蒂掌骨瓣。

　　(4)桡骨茎突切除术　主要适用于舟骨腰部骨折，以消除骨折处之剪力，消除骨折远端与桡骨茎突间的创伤性关节炎。所切除的桡骨茎突可形成游离的或带蒂的骨块，植入骨折端间隙，以促进骨折连接，减轻疼痛，但术后对腕关节的稳定性稍有影响（图 39-99）。

　　(5)Herbert 加压螺栓内固定术　Herbert(1984)报告用 Herbert 螺钉治疗舟骨骨折，已成为近十多年来该骨折的主要治疗方法。其疗效极佳，治愈率在 90% 以上。Herbert 螺钉由钛合金制成，双头具有螺钉，螺杆

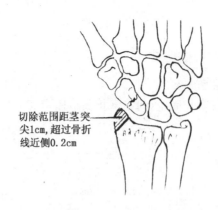

切除范围距茎突尖1cm,超过骨折线近侧0.2cm

图 39-99 桡骨茎突切除范围

直径 2mm,钉头直径 3mm,螺距 1.5mm;钉尾直径 4mm,螺距 1.3mm。钉头螺距大于钉尾螺距,故可产生骨折端的微小加压作用。最大压缩力约为 4.44g。螺钉长度规格为 16~32mm,借用钩状导向器固定复位后的骨折端,并引导钻头打孔,安装螺钉。螺钉尾端埋入关节面下方,骨折愈合后亦无需取出。此钉内固定牢固,不需要短期石膏固定保护,允许腕关节早期活动,以促进骨折愈合。治疗周期短,大多患者术后 1 个月就可恢复部分工作。但此钉不适用于粉碎形舟骨骨折。一般于掌侧的腕远侧横纹水平作横切口进路,向尺、桡侧拉开桡侧腕屈肌腱与拇长展肌腱,牵开与保护桡动脉。切开关节囊及部分桡舟头韧带,清除积血或肉芽组织,暴露骨折端。剥离拇短展肌之舟骨结节起点,以该点为进针点安放钩状导向器,随后钻孔置钉,修复关节囊与桡舟头韧带,缝合皮肤。石膏外固定在韧带愈合后即可拆除。背侧进路用于少数近侧骨折者。

4.舟骨缺血坏死与创伤性腕关节炎的治疗 舟骨缺血坏死与创伤性腕关节炎是舟骨骨折最常见的并发症,即使复位正确、固定妥善,仍有相当大的发生率,更不用说是被漏诊误治者。患者活动腕关节时不断地损耗骨折处,可产生腕关节功能障碍与功能限制。治疗目的在于防止腕部活动对骨折的进一步损伤,减轻疼痛,改善功能。常用的手术有:

(1)单纯舟骨近侧坏死骨部分切除术 此手术的目的在于防止创伤性关节炎。但单纯的舟骨近侧部切除常使腕骨排列紊乱,引起腕不稳定,故常需同时作腕中关节融合术。有人用人工舟骨替代摘除的舟骨,短期疗效尚佳,但远期则有人工舟骨脱位、周围腕骨吸收,甚至替代物引起硅胶性滑膜炎,使疗效丧失,因此应慎用或不用。有人则在舟骨切除后的空隙内充填自体肌腱。

(2)近排腕骨切除术 当头状骨完好时,此术可获得较好效果。术后有暂时的腕关节功能扰乱,随后逐渐代偿,功能改善,仅留手的握力减弱。

(3)全腕关节融合术 适用于桡月关节与腕中关节存在创伤性关节炎,腕部疼痛症状较重,关节功能严重障碍者。特别是年轻的体力劳动者,腕关节融合后可保持手部较强的握力。

手术在臂丛神经阻滞麻醉下进行,上臂缚扎气囊止血带。腕背正中作"S"形切口,切开皮肤与腕背侧支持带,把桡侧腕长短伸肌腱、拇长伸肌腱拉向桡侧,指总伸肌腱拉向尺侧,切开腕关节囊,咬除桡舟、桡月关节软骨。骨膜下剥离,显露桡骨下端、月骨、头状骨,在桡骨下端凿取 3cm×1cm 的长条形骨块,于月骨、头状骨等处凿开同样大小的骨槽,将桡骨块滑移至骨槽内,跨过关节,用螺钉固定骨块于腕骨与桡骨下端。桡骨上滑移骨块后的空隙,植以关节软骨面咬除的骨碎屑,缝合骨膜与腕背支持带,腕关节固定于功能位(图 39-100),桡骨、月骨、头状骨与第 3 掌骨处于一直线上,屈肘 90°长臂石膏固定 3 周后,换肘下短臂石膏再固定 10 周。

(二)其他腕骨骨折

在腕骨骨折中,除了舟骨骨折占 71.2%外,尚有 28.8%的其他腕骨骨折,如三角骨、钩骨与豌豆骨之撕脱性骨折及头状骨骨折等,行 X 线摄片检查,一般并不难发现。

1.三角骨骨折 此种骨折占腕骨骨折的 20.4%,常伴有舟骨骨折。跌跤时手撑地,腕部过伸尺偏位,钩骨撞击三角骨桡背侧,可发生三角骨背侧撕脱性骨折。若为直接暴力撞击,则发生少见的体部骨折。伤后腕尺侧部肿痛及压痛,腕关节伸屈活动功能受限,X 线片见腕背有撕脱的骨片。一般行保守治疗均可治愈,短臂

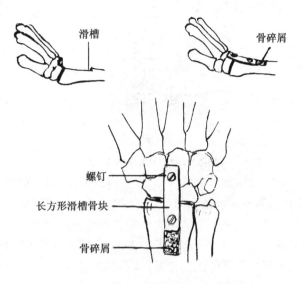

图 39-100　桡骨下端骨块滑移,腕关节固定

石膏托固定于腕背伸位 3～6 周即可。

2.豌豆骨骨折　为直接暴力引起的粉碎性骨折,伤后局部肿痛,不能屈腕。置腕关节于中立位,用石膏托固定 3～4 周。

3.钩骨骨折　非常少见,由直接暴力引起。伤后小指抗阻力外展时疼痛加重。若尺神经深支受压,则小指内收、外展肌力减弱。用短臂石膏托于功能位固定 3～4 周。

4.头状骨骨折　比较少见,常与其他腕骨骨折同时发生。腕骨复位后用短臂石膏托于腕关节功能位固定 4 周。

四、手部关节脱位与关节绞锁

(一)月骨脱位

月骨的四周均为关节软骨面,掌侧宽背侧窄,仅靠掌侧与背侧的韧带相连,营养血管也从韧带进入骨内。跌跤时手掌撑地,腕部强烈背伸,月骨被挤于桡骨下端和头状骨之间,移向掌侧,撕裂韧带冲破关节囊而脱位(图 39-101、图 39-102)。伤后腕掌侧肿痛及压痛,腕部处于屈曲位不能背伸。若骨块压迫屈指肌腱与正中神经,则手指麻木,伸屈活动受限。局部检查示腕部隆起,第 3 掌骨在握拳时呈现坍陷,叩击该掌骨头有患部传导痛。X 线检查,正位片上正常的月骨四边形影变成三角形影,侧位片上月骨的凸面对向头状骨,而正常者是凹面对向头状骨。

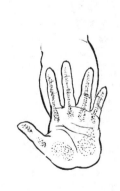
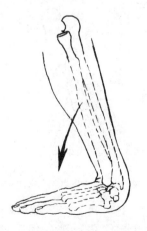
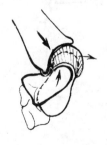

图 39-101　腕部强烈背伸,造成月骨脱位

新鲜的月骨脱位应在局部麻醉或臂丛神经阻滞麻醉下牵引复位,复位成功后中指当即能伸直,然后屈腕位 45°以短臂托固定 1 周,后换成腕中立位再固定 2 周,共 3 周即可去除外固定,进行功能活动。如果已脱位

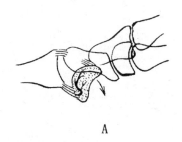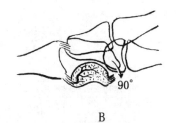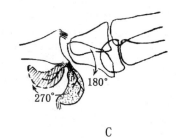

图 39-102　月骨脱位类型

2~3 周,手法复位比较困难,需切开复位。从掌侧作"S"形切口进路,把屈指肌腱拉向尺侧,掌长肌、正中神经与桡侧腕屈肌腱拉向桡侧,即可暴露脱向腕掌面的月骨。保护桡月韧带及其血供,清除月骨穴内的肉芽组织,牵拉及背伸腕关节使月骨复位。术毕腕掌关节掌屈 30°,短臂石膏托外固定 3 周。

　　若脱位的月骨无韧带相连或陈旧性脱位已完全失去血供,应按月骨无菌性坏死处理。其治疗方法为:①摘除月骨,行肌腱或假体置换;②带血管蒂的豌豆骨置入;③有创伤性关节炎者,行月骨头状骨融合或腕关节融合术。

　　(二)经舟骨月骨周围脱位

　　损伤机制与月骨脱位相同,即跌跤时手掌撑地,腕关节过伸并有尺偏与腕中部旋转,先发生舟骨骨折,舟骨远侧骨折片与月骨周围的腕骨随暴力向背侧脱位,而近侧骨折片与月骨和桡骨保持正常的解剖位置。这可以从腕关节的侧位片上反映出来,而正位片上月骨仍呈四边形影。主要症状为腕部肿胀、疼痛,活动受限,患处有压痛。治疗为局麻下牵引复位,用短臂石膏托固定腕关节于轻度掌屈位 3 周,然后按舟骨骨折的固定处理。手法复位困难或陈旧性的舟骨月骨周围脱位者,需切开复位,舟骨用骨栓或 Herbert 加压螺栓固定。

　　(三)掌指关节脱位

　　掌指关节脱位最常发生于拇指与示指。拇指在外展位受暴力冲击,第 1 掌骨头冲破薄弱的掌侧关节囊脱出,掌骨头颈被卡扣在关节囊裂口与拇短屈肌腱的二腱间,近节指骨基底部向背侧移位;籽骨突入关节腔内,掌骨头颈被拇长屈肌腱绕住(图 39-103)。手法无法复位,越是牵引拇指,关节囊就越紧张,越难使掌骨头回纳。必须于麻醉下在拇指掌指关节的桡侧作纵形切口,拉开关节囊,切开部分纤维软骨板,扯出籽骨与拇长屈肌腱,使掌骨头复位,注意不能扯伤拇指的神经。一旦复位已很稳定,无须克氏针内固定,不必缝合关节囊,功能位固定拇指 3 周。

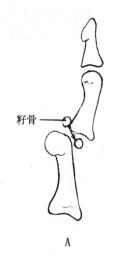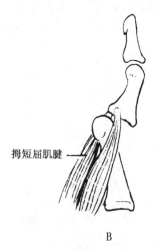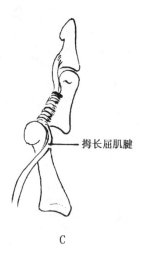

图 39-103　第 1 掌骨头脱位类型

A.籽骨卡进关节腔　B.掌骨头卡在拇短屈肌腱二头间　C.拇长屈肌腱卡在掌骨头与脱位近节指骨间

　　示指等其他手指的掌骨头脱位,机制与拇指相同,但向掌侧脱位的掌骨头颈是被卡扣在屈指肌腱,掌深、浅横韧带与蚓状肌腱之间,影响手法复位。由于掌指关节处的腱膜与皮下有垂直的纤维束相连,掌骨头脱出后皮下组织受牵拉,呈现橘皮样征象,必须切开复位,作掌侧横切口,切断掌浅横韧带,拉开屈指肌腱使掌骨头回纳。术毕行功能位手指外固定 3 周。

（四）指关节脱位

手指过伸位受伤,可造成指关节后脱位或侧方脱位,有些患者伤时即自行复位。即使脱位存在,经牵引手指也容易复位,然后指关节屈曲 30°,用铝板条外固定 3 周。陈旧性脱位需切开复位。若关节已僵直或疼痛症状较重,需作指关节融合术。要求保持关节活动度者,可考虑进行关节成形手术或硅胶人工指关节置换。

（五）掌指关节绞锁

掌指关节是一个具有伸屈、内收、外展活动的多轴球窝关节,关节囊松弛,但其两侧为侧副韧带与副侧副韧带加强,掌侧被掌板加强,背侧较薄弱而被伸指肌腱及腱膜所覆盖。掌板的远侧部为厚而坚韧的纤维软骨,附着于近节指骨基底掌唇,掌板近侧部为薄而松弛的膜,与深筋膜交织附着于掌骨颈并与两侧的副侧副韧带相连。掌指关节行屈伸活动时,掌板软骨部随指骨一起前后来回移动,而膜部只呈现松弛性的变化。这样就形成一个两侧的侧副韧带、副侧副韧带,中间的掌板与近节指骨基底关节面之"U"形骨纤维结构,包绕着掌骨头。任何阻碍"U"形结构在掌骨头关节面上滑动的病变,如关节内骨赘和软骨嵴、掌骨头髁部钩绊、关节游离体或滑膜关节腔内嵌顿等,都可发生掌指关节的突然绞锁(图 39-104)。

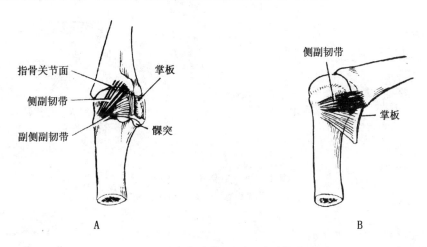

图中标注：
指骨关节面　掌板
侧副韧带
副侧副韧带　髁突
A

侧副韧带
掌板
B

图 39-104　掌指关节之"U"形骨纤维结构
A.斜面观　B.侧面观

创伤性的掌指关节绞锁常有明显的该关节过伸或过屈外伤病史,或在手指扭伤、震伤后突然发生掌指关节伸屈活动障碍、活动疼痛、关节肿胀与压痛。关节可绞锁在屈曲位无法伸直,或绞锁在伸直位无法屈曲。X线摄片检查发现有关节内骨折或畸形愈合。这应当与掌指关节的脱位与半脱位区别,后者除了 X 片上表现脱位或半脱位外,关节间隙掌侧比背侧宽,是一种比关节绞锁更为严重的损伤。本症也需与扳机指相鉴别。扳机指虽有伸屈手指活动时在掌指关节处突然锁住的弹响,但屈指肌腱上能摸到膨大的触痛结节,并随肌腱滑移而移动,可供鉴别。治疗上行手法按摩关节并牵引解锁,或关节内注入局麻药液使关节囊膨胀,亦有助于解锁。但不去除病因则容易复发,往往成为退行性的掌指关节绞锁。

手术治疗是彻底消除绞锁病变的可靠方法。从掌侧进路作切口,纵形切开掌板与副侧副韧带结合部,去除关节内的病变,如骨赘、纵形或横形的软骨嵴、掌骨头髁部钩绊及纤维束带等。术后关节制动 1～3 周,随即去除外固定,主动活动关节,进行功能锻炼。

（六）掌板损伤

拇指掌指关节过伸受伤,暴力撕破掌板,可引起关节后脱位。由于拇收肌与拇短屈肌的籽骨附着在掌板上,受肌肉收缩牵拉,掌板裂口愈合较难。先行保守治疗,拇指掌指关节屈曲位固定 4 周,以后再进行功能锻炼。

其他手指近侧指关节被动强力过伸时,掌板也会在软骨部附着处撕裂或引起撕脱性骨折,撕裂口可发生在掌板软骨部与膜部的接合处。关节肿痛并不严重,应用铝板条固定近侧指关节 30°～50°屈曲位 2 周即可。若为陈旧性掌板破裂,出现伸指痛或手指鹅颈畸形,应当缝合破裂口,并用指浅屈肌腱固定指关节于稍屈位,纠正鹅颈畸形。

五、掌指关节与指关节韧带损伤

(一)掌指关节韧带损伤

掌指关节的侧副韧带起自掌骨头两侧的压迹,纤维斜行向掌侧止于近节指骨基底的侧方结节。拇指的桡侧副韧带比尺侧的长且松弛,使近节指骨移向尺侧的范围比移向桡侧的范围大。副侧副韧带有一薄层的纤维束,位于侧副韧带的掌侧,从掌骨头压迹扇形附着于近节指骨基底唇和掌板侧缘,还与屈指肌腱鞘相连(图39-105)。掌指关节伸直时,侧副韧带松弛,关节可向侧方移动;关节屈曲时,韧带越过掌骨头髁隆起被拉紧,限制了手指的侧方活动与旋转。因此,韧带在关节伸直位时易损伤。若在伸直位固定过久,又易发生韧带挛缩,影响关节屈曲活动。受伤原因多数为手指强力扭转、挫伤或侧向打击,伤后患处肿胀、疼痛及压痛,关节功能受限,有的尚有关节侧向不稳定。X线关节侧向加压摄片检查,发现伤侧关节间隙增宽,甚至有撕脱性小骨片存在。治疗方法为:①无关节侧向不稳定者,功能位石膏托固定3周;②有关节不稳定者,表明侧副韧带断裂,应当手术修复韧带(图39-106);③陈旧性侧副韧带断裂,由于断端回缩或被瘢痕替代引起,应作韧带重建术,用掌长肌的1/2腱条,穿过关节两端的骨洞固定(图39-107)。

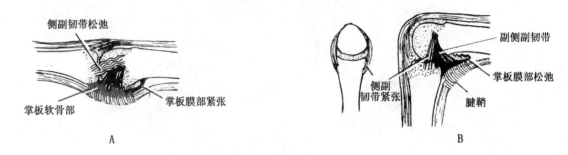

图 39-105　掌指关节之韧带

A.关节伸直位,韧带松弛　B.关节屈曲位,韧带紧张

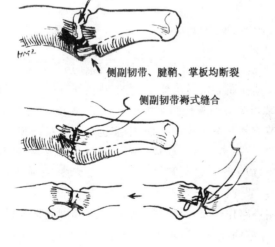

图 39-106　掌指关节韧带断端褥式缝合

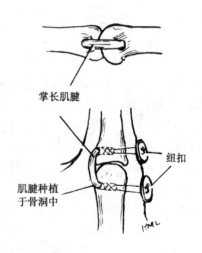

图 39-107　掌长肌腱移植修复侧副韧带

(二)指关节韧带损伤

指关节韧带常在体育运动时受伤。运动员击球时手指撑伤,损伤的关节呈梭形肿胀、疼痛并有压痛。侧向加压时疼痛加重,手指活动受限。若韧带完全断伤,则有关节侧向不稳定。在局麻下侧方加压行X线摄片检查,伤侧关节间隙增宽,或发现撕脱骨片。一般作保守治疗,手指功能位用铝板固定3周即可。出现下列情况则需考虑手术治疗:①有关节侧向不稳定性;②撕脱的骨片较大;③关节内有软组织嵌顿;④经保守治疗后疼痛症状不缓解。修复方法为早期伤时行韧带断端褥式缝合,若韧带无法拉拢缝合,需行掌长肌腱条移植修复,已如前述。

六、掌骨、指骨不连接，骨缺损与畸形愈合

1963 年，Buehler 报道镍钛合金具有形状记忆效应，但到 20 世纪 80 年代才被开始用于口腔科与骨科。杨佩君（1982）、周必光（1984）将其用于治疗手部不稳定性掌、指骨骨折，及骨不连接、畸形连接与腕关节融合术，取得良好效果。

（一）镍钛合金记忆钢钉的使用及特点

1.镍钛合金记忆钢钉的制备　　镍钛合金记忆小型钢板中，镍重量占 56%、钛重量占 44%，经线切割加工成记忆钢钉。钉两臂弯成与杆相连的 60°～70°夹角，做成"U"形，也可做成波浪形的压缩钢板，两臂弯成 90°夹角，臂杆波浪形的两侧各有一螺孔，以供螺钉旋入（图 39-108）。记忆钢钉的特性为：在 0～5℃的冰水中能任意改变形状，但在人体温度（35～37℃）时能迅速恢复原来的钢钉形状，约产生 2.5kg 的回复力。其回复力可以储存，起到局部持续的加压作用。这种钢钉强度高、弹性好，又能耐磨，重复多次应用仍能保持其记忆性能。经临床应用及钉周组织病理切片证实，它具有良好的生物相容性，不被排斥。

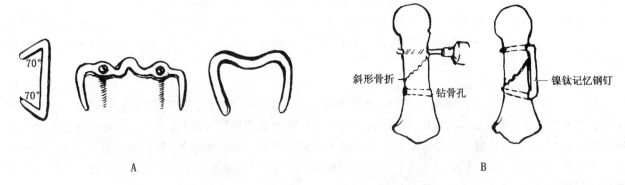

图 39-108　各种镍钛合金记忆钢钉的形状
A.镍钛记忆钢钉的类型　B.镍钛记忆钢钉固定骨折

2.镍钛记忆钢钉的安装　　一般短管状骨干骨折，采用镍钛记忆压缩钢板与螺钉；干骺端骨折或近关节部位的骨折，用"U"形压缩钢钉。根据 X 线片上掌、指骨骨折的形状选择钢钉，送高压锅消毒备用。术中备好冰水一碗。麻醉与切口的选择同掌、指骨切开复位手术。术中彻底清除骨折端间的纤维组织，钻通骨髓腔，去除硬化骨端。在与骨折线相对点的两骨端各钻一孔，达对侧皮质穿出，二骨孔距离比钢钉臂距长出 2mm。把钢钉置入消毒冰水中低温变软，塑成所需的形状。两臂端插入骨孔直至穿出对侧骨皮质，维持骨折对合位置。用温热生理盐水湿敷钢钉，受到加温钢钉恢复成"U"形状，起到加压固定作用（参见图 39-108）。缝合软组织与皮肤后，另加外固定制动 3～4 周。

3.镍钛记忆钢钉的优点

（1）能对骨折端起加压作用，拮抗肌肉牵拉力或对抗关节活动对骨折端所产生的应力。

（2）对骨断端的骨吸收能有弹性地持续加压贴紧，保持骨端密切接触，促进骨连接。

（3）钢钉能牢固维持骨折良好位置，钢钉不经过关节，有利于早期活动。

（4）与机体的生物相容性良好，反复应用而钢钉回复力不减少。

（5）对于新鲜粉碎性骨折，因剥离、钻孔困难，插钉时骨块易分离，不宜应用。但对陈旧性粉碎性骨折，若骨片已与主骨融合，能承受钻孔加压时，即可用记忆钢钉固定。

（二）掌、指骨缺损的治疗

1.掌骨缺损　　掌骨因枪弹伤开放性粉碎性骨折，或因感染死骨排出，常发生骨缺损，局部存在较多瘢痕组织。掌骨缺损造成掌弓消失，手指无掌骨支撑而回缩，受累的手指肌腱松弛。植骨是掌骨缺损的唯一治疗方法，需在感染伤口愈合 3 个月后，或局部血供差的瘢痕被皮瓣完全替代后进行。单根的掌骨缺损，掌骨头存在，可植上自体新鲜髂骨块。2～4 掌骨多根缺损，骨间肌丧失，则植上髂骨块桥接（图 39-109）。第 5 掌骨因桥式植骨会影响它的对掌活动，应单独植上髂骨条。一般植骨块、植骨条需用克氏针内固定。

2.指骨缺损　　植骨亦要求皮肤覆盖完整。咬除硬化骨端后，植上松质骨、硬质骨组成各半的小块髂骨，防

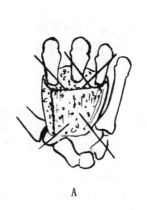
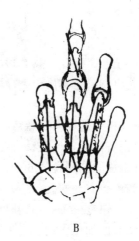

图 39-109 掌、指骨缺损之植骨示意
A.块状髂骨移植修复多根掌骨缺损 B.条状髂骨移植

止手指旋转或成角,保持肌腱滑移床平整。指端对向舟骨结节,用两枚克氏针内固定。若指关节已毁损,植骨的同时指关节也应给予功能位融合,即掌指关节屈曲 60°～65°,近侧指关节屈曲 45°～50°,远侧指关节屈曲 10°～15°。

（三）掌、指骨不连接的治疗

掌、指骨骨折后,长时间骨不愈合,骨端硬化,髓腔闭合,形成假关节,这些都是骨不连接的征象。应当确定引起骨不连接的原因,如骨折端软组织嵌入、对位不良、瘢痕组织阻隔、局部血供不良与感染等。针对这些原因进行治疗,才能取得效果。骨本身尚须咬去硬化的骨端以形成新鲜的创面,并开通骨髓腔。复位后严密对合骨折端,用两根克氏针交叉固定或双根钢线固定(图 39-110、图 39-111),骨折处再植上松质骨。也可用自体或异体的骨栓,镶嵌在两骨髓腔内(图 39-112)。

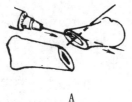

A　　　　　　　　　　　　B

图 39-110 指骨两根克氏针交叉固定

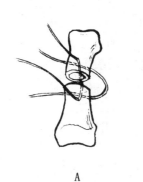
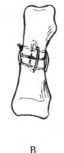

A　　　　　B

图 39-111 指骨两根钢线内固定

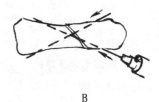

骨栓

图 39-112 掌骨骨髓腔内骨栓镶嵌固定

（四）掌、指骨畸形愈合的矫正

掌、指骨在旋转、成角或缩短的畸形位置愈合,引起手指伸、屈活动相互交叉阻挡,或伸、屈指肌腱在不平的骨粗糙面上滑移劳损,都会妨碍手的活动功能,应当进行旋转截骨或楔形截骨,或是手指拔伸延长予以纠正。然后准确复位植骨,克氏针、钢线、镍钛记忆钢钉、骨栓等都可选为其内固定材料,已如前述。

手指拔伸延长术:掌、指骨缩短畸形愈合,肌腱张力松弛,由于周围软组织长期的挛缩,骨折部切开复位很难拉回原骨长度。目前已设计出手指拔伸延长器,可以帮助短缩的掌、指骨延长。此术原用于治疗关节屈曲挛缩及下肢短缩延长,其原理用在掌、指骨上也同样能达到延长目的。拔伸器上有一对螺杆,上有固定克氏针的固定器,旋转螺杆,可拉开克氏针。袁启智(1993)报道治疗30例手指短缺畸形者,平均延长2.93cm。手术采用指神经阻滞麻醉或局部麻醉,取手指侧正中切口,暴露骨折短缩愈合部,凿开二骨折端畸形愈合部,咬去硬化骨,各于两骨折段的对称点平衡钻进一对1.5mm直径的克氏针,每对针距2mm,缝合切口,安置牵引器,旋转螺杆使两对克氏针相互扯开(图39-113)。术后每日旋转螺杆1~2mm,针孔用0.1%碘附液或乙醇消毒,以防止针孔感染。待拉到所需的掌、指骨长度,再植骨连接。手指拔伸延长器也可用于新鲜的掌、指骨不稳定性骨折,以及拇指Ⅲ~Ⅳ级缺损之指骨延长拇指再造。

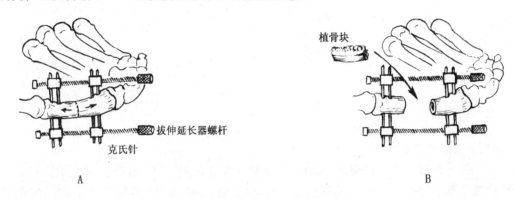

图 39-113　手指拔伸延长器延长拇指

七、手部关节挛缩与僵直

手外伤后,由于出血、软组织肿胀、纤维蛋白性渗出及关节长期处于非生理性位置,常常会产生组织粘连,关节侧副韧带挛缩与僵硬,使手指的伸屈活动受限。如果排除关节外伤的因素,如肌腱粘连、皮肤瘢痕等,经过保守治疗仍不能改善者,就应考虑手术治疗。

(一)掌指关节侧副韧带切除术

一般从背侧进路,在掌指关节两侧、掌骨头间作3~4cm的纵形切口,顺伸指腱帽纤维方向切开,牵开骨间肌腱,暴露较厚的色白的关节侧副韧带。屈曲关节使该韧带绷紧就可以确定其周界线,然后切除之(图39-114)。术中避免损伤掌板,两侧侧副韧带切除后,掌指关节屈曲约增加60°~70°。若不能屈到60°,说明尚有残存的韧带未切掉,应当查清切除。韧带不作切断,其效果不好。若韧带全切除后关节仍不能被动屈曲,出现弹性阻挡,表明关节内有粘连,应当用探针给予松解,特别不能遗漏掌骨头背侧的关节囊内粘连。为了防止伸指肌腱半脱位与稳定关节,示指桡侧、小指尺侧的侧副韧带不作切除。术毕掌指关节固定于屈曲位3周,然后进行功能锻炼。

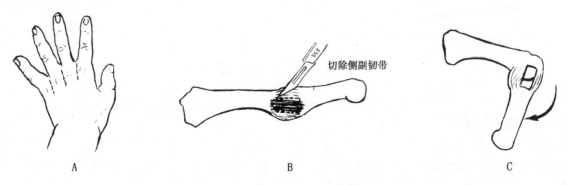

图 39-114　掌指关节侧副韧带切除术

A.侧副韧带切除皮肤切口　B.侧副韧带切除示意　C.侧副韧带切除后,掌指关节强直被矫正

（二）近侧指关节侧副韧带切除术

近侧指关节处于伸直位无法屈曲或屈曲度少于15°,X线检查关节面完整,应考虑为指关节侧副韧带挛缩所致。在该关节两侧作侧中切口,拉开伸指支持带,暴露侧副韧带并切除之(图39-115)。两侧的侧副韧带切除后,指关节被动屈曲即增加,若仍有弹性阻挡,应当松解关节内粘连。近侧指关节的侧方无骨间肌腱增强,只要小心保存好伸指支持带,在韧带切除后仍可起到稳定关节的作用。术毕,关节于屈曲位用细克氏针固定3周。

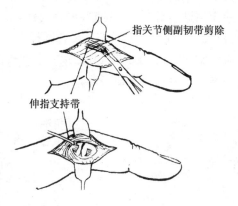

指关节侧副韧带剪除

伸指支持带

图 39-115　近侧指关节侧副韧带切除术

（三）近侧指关节掌板推进术

由于手指屈曲,使近侧指关节长期处于屈曲位,其掌板膜部粘连、挛缩,使该指关节不能被动伸直,可作掌板推进术。作关节侧中切口3cm,拉开指神经血管束,切开腱鞘,将屈指肌腱牵向掌侧,即可显露掌板。于掌板膜部近侧1cm切开指骨膜,在掌板与副侧副韧带的结合部断开直到关节间隙,剥离骨膜,使骨膜携带在掌板膜部并成为其一部分,伸直指关节,将骨膜游离缘缝合于附近组织(图39-116)。术毕指关节于伸直位固定10天。

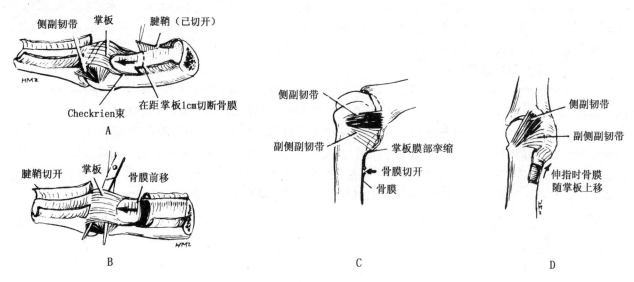

图 39-116　近侧指关节掌板推进术
A.掌板推进切口设计　B.分离掌板,骨膜连在掌板上　C.近侧指关节长
期屈曲,掌板膜部粘连挛缩(侧面观)　D.骨膜与掌板剥离后能伸直指关节

（四）近侧指关节融合术

近侧指关节因外伤破坏或关节炎毁损,强直于畸形位置,可使手指活动困难。比较好的治疗方法是将该关节于屈曲40°~50°功能位融合。常用指背切口,切断伸指中央腱与侧腱束,切开关节囊,咬去关节软骨面,严密对合二骨折端在功能位,用两根克氏针及钢线张力带固定8~10周(图39-117、图39-118)。若同一手指的掌指关节已强直,则不宜进行近侧指关节融合术。

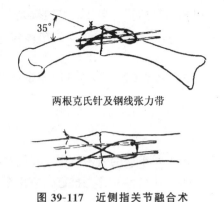

图 39-117　近侧指关节融合术

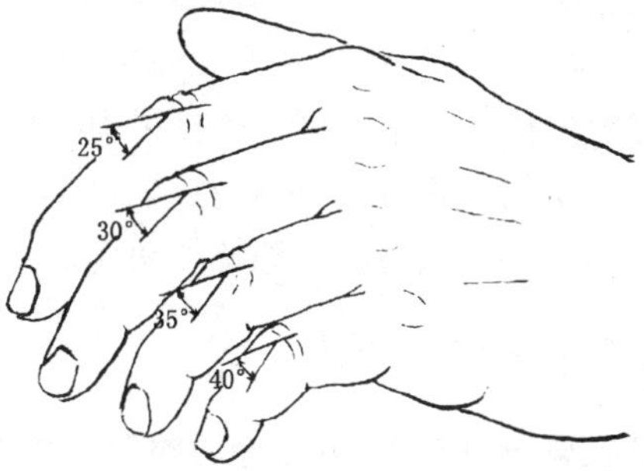

图 39-118　示、中、环、小指近侧指关节融合角度

（侯明钟）

第八节　指甲损伤的治疗

一、指甲解剖

指甲是由椭圆形角质细胞凝聚而成的指端板状结构。与皮肤相连部分称为甲体,甲体远端超越皮肤部分称为游离缘,甲体近端深入皮下者为甲根,甲体周围的皮肤皱襞称为甲廓或甲襞,甲体外缘与甲襞之间的凹隙称为甲沟。甲体下方为甲床,由未角化的表皮与真皮组成,甲床表面有许多纵向隆嵴,有丰富的血管,透过甲体而呈淡红色。近甲根处的甲床,因纵嵴小、血管少,且富含屈光细胞而呈白色,称为甲基质,其一半位于皮肤之下,另一半于指甲下形成半月状白色弧形,亦称之为甲半月(图 39-119)。

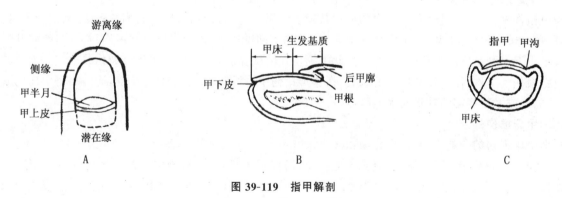

图 39-119　指甲解剖

A.背面观　B.纵切面　C.横切面

二、组织与生理学

在指甲来源这一问题上,组织学研究主要存在两种观点,一是 Lewis(1954)、Zook(1980)等提出的指甲来源于甲基、甲床、近侧甲皱襞 3 部分,即指甲生长的三元学说。另一观点是 Zaias(1968)、铃木顺夫(1980)等学者通过核技术与胎儿指甲生长研究,认为指甲来源于甲基质,即指甲生长一元学说。这两种观点有共同之处,都认为指甲主要来源于甲基质;不同之处在于,前者认为甲床与近侧甲皱襞参与了指甲的形成,后者仅认为甲床与甲皱襞是指甲良好生长与塑形的条件。Johnson(1991)通过对临床 21 例指甲的解剖,发现甲基质以远的甲体有较大的增厚(43%～81%),推测这些增厚的甲体可能来源于甲床。

甲床固定在末节指骨背侧,起引导指甲生长和与指甲紧密依附等作用。以往认为甲床不能再生,近年来许多研究表明,甲床本身也可从近侧向远侧缓慢生长,特别是与指甲相接触的这一界面。渡边政则(1985)将猿的甲床大部分切除,用皮片修复创面,经2~4个月后组织学观察证实,移植皮肤表面发生甲床化,指甲也获得良好的生长。甲床的再生是指甲损伤后修复的主要基础。

指甲的功能主要有:①保护指端;②防止指腹软组织旋转,维持握持功能;③作为指背的固定层,强化指腹触觉;④完成搔、抓、剥、扣等特殊动作;⑤是人体形态美的重要部分。

三、甲床损伤的治疗

指甲来源于甲基质,但良好的塑形与功能的发挥,却必须依赖于指甲与甲床的紧密结合。在甲基质存在的基础上,指甲损伤的修复,实质上是甲床及甲皱襞的修复与重建。Macash(1955)首先报道了应用全厚甲床移植修复指甲损伤后的甲床缺失,并获得了较好疗效,但供区因切取甲床而发生严重的甲畸形。为克服这一不足,Kleinert(1967)提出应用皮肤移植修复甲床,也取得一定效果,但主要存在的问题是,指甲远端常发生因指甲与甲床不粘附而引起的"翘甲"畸形。Shepard(1983)和Clayburgh(1983)等分别报道了应用断层甲床与反转真皮片修复甲床缺损。Shepard在甲床创伤的早期修复中,应用断层甲床移植修复31例缺损,其中26例获得了成功,供区未发生因甲床切取而造成的畸形。Pessa等(1990)应用断层甲床移植也获得了较好疗效,其中甲床畸形矫正的成功率为86%,但甲基质损伤引起的畸形,矫正成功率为0%,这表明甲基质是甲床与指甲畸形修复的基础。Clayburgh等报道的用反转真皮片移植修复甲床,在早期病例中,疗效不稳定,且往往较差。在合并指端复合组织损伤的病例中,Dumontier等(1992)报道了用指腹推进皮瓣,去表皮修复甲床,随访23个月,12例中有9例达到良好疗效,2例有类似"钩状甲"的指甲屈曲畸形,系因指端复合组织缺损较大,指腹推进皮瓣组织量不足所造成。这类病例也可通过其他皮瓣修复来克服组织量的不足。儿童甲床损伤,常因麻醉原因而忽略了在急诊时的一期修复重建,以期将问题遗留到二期手术时再处理。但现有报道称儿童甲床的二期修复效果不佳,可能与发育因素有关。在Inglefield(1995)报道的22例儿童甲床损伤的一期修复中,有91%获得满意的结果。因此,现多认为儿童的甲床损伤,应在急诊时一期完成修复重建。

虽然甲床与皮肤均可作为移植物来修复甲床缺损,但从上述报道来看,断层甲床和真皮效果较好,故应以断层甲床与真皮移植作为首选。

(一)甲床损伤的分类

指甲损伤是较常见的损伤。甲床损伤根据其损伤性质,可分为裂伤、砸压伤、撕脱伤等。从治疗上可分为:Ⅰ型,即单纯甲床损伤;Ⅱ型,即甲床合并甲周皮肤软组织损伤;Ⅲ型,即甲床合并甲周、指骨与指腹软组织损伤。其中甲下血肿是甲床创伤的典型表现,此类损伤在清除血肿后,常可见甲床有裂伤或缺损。而合并指端复合组织损伤的病例,往往伴有甲床的缺失。在这类损伤中,常因注重了创面的修复,而忽略了甲床的修复与重建,从而造成术后指端的畸形与功能障碍。

(二)甲床损伤的治疗

根据甲床损伤的分类,其治疗可分为:

1.Ⅰ型损伤的治疗　甲床单纯裂伤,如无错位,局部不作缝合;如易错位或断缘对合不齐,应用7-0或9-0的细线缝合,并早期拆除(3~5天)。对于小于4mm的缺损,可局部用油纱布覆盖并加压包扎,以使愈合后的再生甲床平整。大于4mm的缺损,应通过组织移植来修复,可选用全层或断层甲床、断层皮片或真皮来修复。缝合时应做到移植组织断面与甲床断面的精细对合。术后用原指甲(消毒后)或裁剪适形的硅片等材料的甲模板局部压迫固定,钻孔引流。甲模板应于术后4周去除,以利于指甲生长。

2.Ⅱ型损伤的治疗　在修复甲床的同时,应用全厚皮肤移植修复甲周皮肤缺损。在用皮肤组织移植修复甲床及甲周皮肤缺损时,应沿甲沟切开移植的皮肤,嵌入适形的甲模板,以形成甲沟,塑形甲床(图39-120)。如移植床有少许骨外露,可用周围组织覆盖(7-0可吸收缝线或9-0微缝线固定),或锉去部分骨皮质。指端的少量复合组织缺损,可根据Dumontier介绍的指腹推进皮瓣来修复。

3.Ⅲ型损伤的治疗　Ⅲ型损伤分两种情况,一是甲床合并指骨与指腹软组织损伤,另一种是甲基质以远的截指伤。这类损伤的治疗在于重建末节指与甲床的长度,修复甲床下支撑组织。残端无指骨外露,可用全厚皮或带少许皮下组织移植,塑形同Ⅱ型损伤。残端有指骨外露,宜行皮瓣如指侧指动静脉逆行岛状皮瓣等

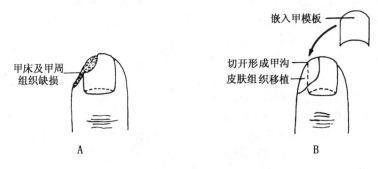

图 39-120　甲床 Ⅱ 型损伤的治疗
A.甲床与甲周组织缺损　　B.形成甲沟,嵌入甲模板

修复甲床、甲周与指腹结构,术后以甲模板固定。

对于甲基质受严重损伤或缺失的病例,其治疗属指甲再造,多采用自体的趾甲复合足趾移植或吻合血管的游离移植的方法来治疗。有废弃指的病例,也可用废弃指的指甲复合足趾移植来再造指甲。以往采用指端皮肤袋状成形插入人工材料指甲的修饰方法,因功能不佳与清洁困难,目前已很少应用。

(三)疗效评定

指甲修复疗效评定的内容有:①外形。包括甲的大小、表面平整与弧度,是否有纵、横裂。②甲体附着能力完全或不完全。如甲体与甲床附着者小于 2/3,则指甲功能与外形均受影响。③症状。主要是局部触痛。一般可根据这 3 个方面来综合评价手术效果。由于指甲美容观念的日益突出,及医患可接受程度的不同,Pessa(1990)将指甲二期修复的效果评定简化为:①良好。外观基本正常,或有一些小的可修饰的畸形。②中等。大体有指甲形态,仍有一定不易修饰的畸形,但较术前改善。③差。较术前无改进或更差,缺乏甲形态,有明显畸形。这一评定法因较简明,也为大家所接受。

影响疗效的主要因素是甲床移植修复术后的甲模板固定,因为平整的甲床与正常的甲沟,是良好形态与功能的指甲生长的基础,而甲模板的放置对这两者的形成均有决定性作用。李青峰(1993)报道 19 例甲床损伤的修复,其中放置甲模板者优良率达 83.35%,未放置甲模板者优良率仅为 42.5%。甲床的 Ⅲ 型损伤因缺损过多,故修复后指末节长度不足,指甲生长过短,但这种严重的末节损伤能保留末节形态与指甲,医患双方已基本满意。

(李青峰、王炜、陶景淳、张言风)

参考文献

〔1〕丁任,谢振军,李锦永,等.断指因故延迟再植 169 例.中华显微外科杂志,1994,17:15

〔2〕帅继仁,黄耀展,傅炳娥,等.断腕再植术后手内在肌挛缩.中华手外科杂志,1997,13(4):207

〔3〕田万成.断指再植 30 年进展.中华显微外科杂志,1997,20(3):180

〔4〕田万成,宋海涛,卢全中,等.小儿指尖断指再植.中华显微外科杂志,1996,19(1):18

〔5〕田万成,卢全中,宋海涛,等.断指再植术中预防静脉危象的措施.中华显微外科杂志,1998,21(1):26

〔6〕田光磊,公铁军.手指掌指关节绞锁的诊断及治疗.中华骨科杂志,1994,14(7):445

〔7〕朱盛修.现代显微外科学.长沙:湖南科学技术出版社,1994.171～177

〔8〕朱盛修.现代骨科手术学.北京:科学出版社,1997.915～992

〔9〕刘浩江,李力,吴一民,等.指掌侧静脉的解剖学研究与临床应用.中华手外科杂志,1998,14(1):59

〔10〕寿奎水,芮永军,李向荣,等.一期修复全手皮肤套状撕脱性损伤及重建部分手功能.中华手外科杂志,1998,14(1):20

〔11〕李豪清,黄恭康.利多卡因对小血管直径的影响.中华显微外科杂志,1996,19(4):286

〔12〕宋建良,范希玲,吴守成,等.掌背皮神经营养血管及筋膜蒂逆行岛状皮瓣的临床应用.中华显微外科杂志,1996,19(3):176

〔13〕张高孟,顾玉东,徐建光,等.尺动脉腕上皮支皮瓣 12 例报告.中华显微外科杂志,1991,12:69

〔14〕陈中伟.断肢再植.中华显微外科杂志,1994,17(1):3

〔15〕范启申,王成琪,魏长月,等.小儿断指再植中几个主要问题探讨.中华显微外科杂志,1994,17:17

〔16〕范启申,王成琪,曹斌,等.高凝状态在断指再植中的系列研究.中华手外科杂志,1998,14(1):8

〔17〕周佩兰,孔令震,费起礼.前臂筋膜间隔综合征.中华骨科杂志,1992,12:253

〔18〕赵少平,刘德群,曹磊.克氏针夹扣法治疗锤状指骨折.中华骨科杂志,1998,18(2):105

〔19〕钟世镇,李忠华,王兴海.手部静脉分布的规律.中华手外科杂志,1998,14(1):45

〔20〕侯明钟,贾万新,袁启智,等.拇甲皮瓣游离移植的血循环危象.中华显微外科杂志,1997,20(1):7

〔21〕洪建军,钟新发,周雪华.特殊断肢远位寄生及二期再植一例报告.中华手外科杂志,1997,13(4):200

〔22〕袁启智,黄硕麟,侯明钟.拔伸牵引延长术治疗手指部分缺失.中国修复重建外科杂志,1993,7(4):222

〔23〕顾玉东.手的修复与再造.上海:上海医科大学出版社,1995.208~259

〔24〕黄恭康,于仲嘉,王澍寰,等.对于断肢(指)再植若干问题的讨论.中华显微外科杂志,1994,17(1):48

〔25〕曹斌,王成琪,薛纯志,等.植入型罂粟碱缓释剂在断指再植中的应用.中华显微外科杂志,1995,18(1):34

〔26〕常青,黄迅悟,范玉山,等.Herbert 螺钉治疗腕舟骨骨折的初步报告.实用手外科杂志,1996,10(4):36

〔27〕程国良,潘达德.34 个断指再植失败的原因分析.中华外科杂志,1986,24(5):260

〔28〕程国良,蔡林方,寿奎水,等.全国断指再植专题研讨会会议纪要.中华显微外科杂志,1995,18(3):162

〔29〕谢昌平,赵东升,张义,等.双手十指完全离断再植成功二例报告.中华手外科杂志,1997,13(4):224

〔30〕路来金.腕舟骨骨折的临床诊治和进展.实用手外科杂志,1997,11(3):1

〔31〕路来金,姜永冲.手背逆行岛状皮瓣的应用解剖.中国临床解剖学杂志,1991,9:153~156

〔32〕蔡佩琴,顾玉东,许小凤,等.硝苯地平、肝素钠在组织移植中的应用.中华手外科杂志,1998,14(1):11

〔33〕蔡锦方,曹学诚,潘冀清.应用尿激酶挽救发生血循环危象的再植断指.中华显微外科杂志,1993,16(1):57

〔34〕裴国献.断肢(指)再植康复观念的更新与对策.中华显微外科杂志,1995,18(3):169

〔35〕潘达德.冷藏对离体缺血组织的保护作用:组织化学观察.中华显微外科杂志,1994,17(1):31

〔36〕Bertelli JA, Khoury Z. Neurocutaneous island flaps in the hand. anatomical basis and preliminary results. Br J Plast Surg. 1992. 45:586~590

〔37〕Datiashvili RO, Chichkin VG. Successful replantation of the lower lag after 42 hour ischemia. Case report J Reconstr Microsurg. 1992. 8:447

〔38〕Edwards RJ, Im MJ, Hoopes JE. Effect of hyperbaric oxygen preservation on rat limb replantation:a preliminary report. Ann Plast Surg. 1991. 27:31

〔39〕Kojima T, Tsuchida Y, Hirase Y, et al. Revers-vascular pedicle digital island flap. Br J Plastic Surg. 1990. 43:290

〔40〕Mutat Mm, Seusoz O, Ustunet ET. A new design of cross-flap:the cring flap. Br J Plastic Surg. 1993. 46:97

〔41〕Posner MA, Langa V, Green SM. The locked metacarpophalangeal joints:diagnosis and treatment. Am J Hand Surg. 1986. 11:349

〔42〕Small JD, Brenner MD. The second dorsal metacarpalartery neurovascular island flap. Br J Plast Surg. 1990. 43:170

〔43〕Tajima T. Treatment of post-traumatic contracture of the hand. Br Hand Surg. 1988. 13:118

第四十章　手及上肢肌腱损伤

第一节　肌腱的解剖与生理

一、屈指肌腱

前臂掌侧的屈肌在前臂远侧 1/3 处形成肌腱,即屈指肌腱(tendon of flexor digitorum)。屈指肌腱共 9 条,即指浅屈肌腱 4 条、指深屈肌腱 4 条和拇长屈肌腱。

指浅屈肌起于肱骨内上髁及桡骨粗隆下方的骨面,在前臂远端分为 4 个腱,经腕管到达手掌,进入屈肌腱鞘后,在掌指关节水平呈扁平状,并逐渐变薄加宽,于近节指骨中部,分为两半,形成菱形裂隙,合抱位于其深面的指深屈肌腱的侧方并至其背侧,在近侧指间关节处又连接在一起,最后止于 2～5 指中节骨底两侧。其作用为屈 2～5 指近侧指间关节。

指深屈肌起自尺骨上段前面及骨间膜掌侧,分为 4 个腱,经腕管至手掌部,进入屈肌腱鞘后,在掌指关节近侧呈卵圆形,于指浅屈肌腱深面,呈扁平状穿过指浅屈肌腱形成的菱形裂隙而到达其浅面,继续向远端止于 2～5 指末节指骨底。其作用为屈 2～5 指远侧指间关节。

拇长屈肌起自桡骨上段前面及骨间膜掌侧。肌腱通过腕管的外侧部分,在大鱼际肌间前行,于掌骨颈部进入屈肌腱鞘,止于拇指末节指骨底。其作用为屈拇指指间关节。

(一)屈肌腱鞘

手部的屈肌腱鞘(flexor tendon sheath)分为外层的纤维鞘及内层的滑膜鞘。肌腱在滑膜鞘内滑动。手指屈肌腱鞘的纤维鞘起自掌骨颈,止于远侧指间关节,它由多个环状及交叉韧带组成(图 40-1),屈指时,起屈肌腱的滑车作用,控制手指屈曲的幅度及力度,能有效地发挥屈指作用及加强屈指力量。

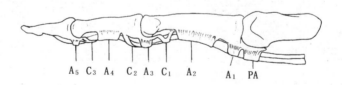

图 40-1　屈指肌腱鞘

A₁～A₅.环状滑车(韧带)　C₁～C₃.交叉滑车(韧带)　PA.掌腱膜滑车

整个屈肌腱鞘分为掌腱膜滑车、5 个环状韧带(annular ligament)和 3 个交叉韧带(cruciate ligament)。环状韧带构成环状滑车(A 滑车),交叉韧带构成交叉滑车(C 滑车)。掌腱膜滑车(pulley of aponeurosis,PA)位于屈肌腱鞘起始部远侧 1～3mm 处,平均宽度为 9.3mm(2.9～20.1mm),由肌腱两侧掌腱膜的垂直纤维连接掌浅横韧带和掌深横韧带组成,起着重要的滑车作用。

屈指肌腱鞘的环状韧带有 4～5 个,交叉韧带有 3 个,自近心端向远心端排列如下。

环状韧带 1(A₁)起自掌指关节近侧约 5mm 处,长约 10mm,部分附着在掌指关节囊掌侧板上,部分附着在指骨上。

环状韧带 2(A₂)起自近节指骨基底,长约 20mm,厚而韧。有 65% 的鞘管,A₁ 与 A₂ 连在一起。

交叉韧带 1(C₁)起自 A₂ 的远侧缘,两者有部分重叠,薄而软,长约 10mm,位于近节指骨远端。

环状韧带 3(A_3)为一窄环,宽约 3mm,位于近侧指间关节处,附着于近侧指间关节掌侧板上。有 10% 的腱鞘缺此韧带。

交叉韧带 2(C_2)位于中节指骨基底,长约 3mm,很薄。

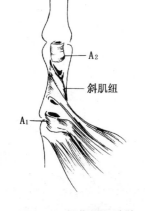

图 40-2 拇指屈肌腱鞘

A_1、A_2. 环状滑车(韧带)

环状韧带 4(A_4)位于中节指骨中部,长约 12mm,厚而韧。

交叉韧带 3(C_3)起于 A_4 的远侧缘,薄而窄,有时与 A_4 融合在一起。

环状韧带 5(A_5)位于远侧指间关节,薄而窄,附着在远侧指间关节关节囊掌侧板上。有 20% 的腱鞘缺此韧带。

拇指屈肌腱鞘自掌指关节近侧至指间关节,由 3 个恒定的韧带组成,即 2 个环状韧带(又称环状滑车)和 1 个斜形韧带(又称斜形滑车),见图 40-2。

环状韧带 1(A_1)位于掌指关节平面,7～9mm 长,0.5mm 厚,附着于关节囊掌侧板和近节指骨基底。

斜形韧带位于近节指骨中部,从尺侧近端斜向桡侧远端,9～11mm 长,拇收肌腱部分纤维在此韧带上。

环状韧带 2(A_2)位于近节指骨头近拇长屈肌腱止点处,8～10mm 长,很薄,附着于拇指指间关节关节囊掌侧板上。

组成屈肌腱鞘的各韧带之间,在手指伸直时有一定的间隙,滑膜鞘从其间隙中轻微凸出,将其分开。当手指充分屈曲时,各韧带远近缘相接,形成一完整的鞘管(图 40-3)。

组成鞘管各韧带的滑车作用,重要者为 A_2、A_4 及 PA 和 A_1,其中最重要的是 A_2。实验性研究及临床经验证明,保留 A_2 及 A_4 滑车,即能保证手指完全屈曲功能。屈肌腱手术中,应尽量保留或重建 A_2 和 A_4,至少要重建 A_2,否则当手指屈曲时,会产生弓弦状畸形(图 40-4)。

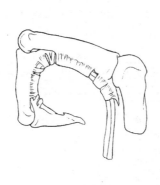

图 40-3 屈指状态的腱鞘

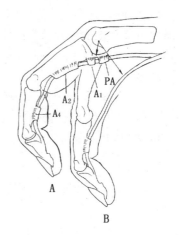

图 40-4 滑车缺乏所致的弓弦状畸形

A.滑车完整时屈指肌腱状况 B.滑车缺乏致肌腱弓弦状畸形

(二)屈肌腱滑膜鞘

手指内的屈肌腱滑膜鞘(flexor tendon synovial sheath),由覆盖在屈肌腱鞘内壁的壁层滑膜和覆盖在肌腱表面的脏层滑膜组成,其间形成滑膜腔,充满滑液,便于肌腱在其中滑动及进行营养交换。在肌腱损伤的修复和愈合中,滑液和壁层滑膜,对于防止肌腱粘连有重要的作用。

壁层滑膜反折到肌腱成为脏层滑膜时,形成腱系膜,其中有血管经此进入肌腱,作为肌腱血供的重要来源之一。

示、中、环指的滑膜鞘起于掌骨颈平面,或掌深横韧带近侧缘近端 10mm;拇指的滑膜鞘起于腕管近端,即与桡侧滑膜囊相通;而小指的滑膜鞘则与手部的尺侧滑膜囊相通(图 40-5),了解这一结构特点,对于腱鞘感染的蔓延和正确的手术治疗有重要价值。

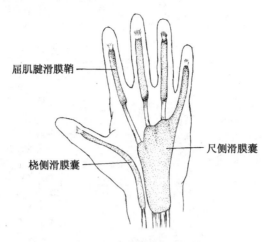

图 40-5　屈肌腱滑膜鞘

（三）屈肌腱的营养供应

屈肌腱的营养方式主要有两个途径,即血液供应和滑液扩散。

1.屈指肌腱的血供　肌腱的血供首先由 Wollenberg 和 Arai(1905～1907)通过水银、松节油及印度墨汁灌注的尸体所证实。1946 年,Edwards 通过注射印度墨汁方法获得了较详细的肌腱血管的资料。张正治对肌腱及腱纽的血供作了细致的研究。

肌腱的血管来源于两个系统:①纵向系统,由肌腱两端相连组织的血管所延续,即近端的肌腱肌肉组织接头和远端的肌腱止点;②多源性和节段性的横向系统,即来自鞘外的腱周组织和鞘内的腱纽。两个血管系统在腱内相互交通吻合,成为毛细血管网(图 40-6)。

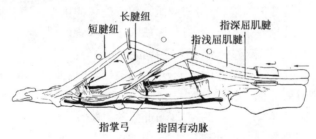

图 40-6　屈指肌腱的血供与指血管的关系

腱纽为腱鞘内滑膜由脏层滑膜至壁层滑膜的反折,分为短腱纽和长腱纽(图 40-7)。短腱纽有两个,分别位于指深屈肌腱和指浅屈肌腱的止点处,腱纽的一端在指间关节关节囊掌侧板的掌侧,另一端连于肌腱背侧,呈三角形。长腱纽为细长的膜状索条,指浅屈肌腱的长腱纽从近节指骨的一侧或两侧发出;指深屈肌腱的长腱纽,直接或间接来自指浅屈肌腱的短腱纽。两侧指固有动脉在近节或中节指骨颈处,向掌侧发出动脉支,穿过交叉韧带在掌板附着处吻合成指弓状动脉,再从此弓状血管发出细支进入腱纽及肌腱内(图 40-8)。

屈指肌腱鞘内肌腱的血供来源分为 3 部分。肌腱近段血管来自滑膜鞘近端反折处及掌部动脉肌腱纵形血管的延续,远段有肌腱止点处指骨及短腱纽来的血管,中段 30～50mm 由长腱纽供血。而在相当于滑车 A_1、A_2、A_4 韧带处,肌腱血管很少,呈现贫血区。

2.滑液扩散营养　滑液是滑膜产生的血浆滤过液,是一种透明、淡黄色的粘性液体。其内含有无定形基质、粘蛋白、透明质酸、粘多糖及酶类等成分,既有营养作用,也是一种很好的润滑剂。

腱鞘内的肌腱位于一个呈密闭状的滑膜盲囊之中,由壁层滑膜和滑膜皱襞产生的滑液环绕其周围。1975年以来,很多学者通过同位素技术研究鞘内屈指肌腱的营养通路问题,充分证明滑液扩散是鞘内屈指肌腱的重要营养途径。

二、伸指肌腱

伸指肌腱(tendon of extensor digitorum)共 8 条,即指总伸肌腱 4 条、示指固有伸肌腱和小指固有伸肌

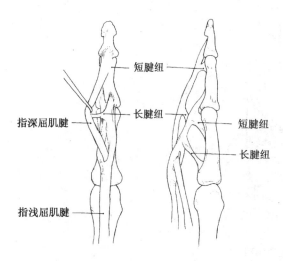

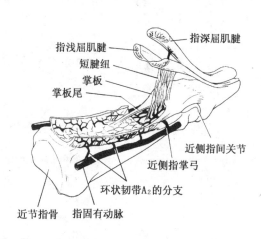

图 40-7　屈指肌腱腱纽　　　　　　图 40-8　屈肌腱的血管供应

腱、拇长伸肌腱和拇短伸肌腱。

指总伸肌起自肱骨外上髁及前臂筋膜,向远端分成 4 条腱,在腕部通过第 4 腱滑膜鞘至手背,于 2～5 指掌指关节远侧与蚓状肌、骨间肌的肌腱共同形成指背腱膜,止于中节和远节指骨底。在手背,4 条腱之间有横形的腱联合将 4 条腱连接起来,作用为伸 2～5 指掌指关节(图 40-9)。

示指固有伸肌起于尺骨背面,穿过腕背侧韧带,于示指指总伸肌腱的深面及尺侧止于示指近节指骨底,作用为伸示指掌指关节。小指固有伸肌起于肱骨外上髁及前臂筋膜,于腕背侧韧带下经第 5 腱滑膜鞘进入手背,在小指指总伸肌腱的深面和桡侧止于小指指背腱膜,作用为伸小指掌指关节。

拇短伸肌起自桡骨背面及前臂骨间膜,与拇长伸肌一起于腕背侧韧带深面经第 1 腱滑膜鞘至拇指背侧,止于拇指近节指骨底,作用为伸拇指掌指关节。拇长伸肌起于尺骨背面,与指总伸肌一起经腕背侧韧带深面第 3 腱滑膜鞘至手背,止于拇指远节指骨底,作用为伸拇指指间关节。

伸指肌腱在掌指关节及近节指骨近端背面扩张形成指背腱膜或称伸肌腱帽。指背腱膜向远侧分为 3 束。中央腱束向远侧止于中节指骨底背侧,两条侧腱束在中节指骨背侧合并为一,形成终腱,向远侧止于远节指骨底背侧。两条侧腱束的近侧部有骨间肌腱参与,远侧部有蚓状肌腱增强(图 40-10)。伸指肌的作用主要是伸 2～5 指掌指关节,并在骨间肌和蚓状肌的协同作用下,伸手指指间关节。手背伸肌腱在腕部有 6 个腱滑膜,鞘内有相应的伸肌腱通过,从桡侧向尺侧分别为:①拇长展肌和拇短伸肌腱鞘;②桡侧腕长伸肌和桡侧腕短伸肌腱鞘;③拇长伸肌腱鞘;④指总伸肌和示指固有伸肌腱鞘;⑤小指固有伸肌腱鞘;⑥尺侧腕伸肌腱鞘(参见图 40-9)。

三、肌腱的修复与愈合

损伤肌腱修复后的愈合机制,目前仍存在不同看法。一种认为肌腱愈合修复细胞直接由肌腱断端的细胞衍化而来。另一种认为肌腱本身无修复愈合能力,修复细胞来源于腱旁组织。也有人认为以上两种过程对肌腱修复都很重要。

Potenza 认为肌腱要恢复其解剖和功能的完整性,依赖于从腱鞘来的成纤维细胞和其他肉芽组织成分,这一愈合过程需依靠血液供应来完成,提出肌腱修复应采取早期缝合、切除腱鞘、术后彻底固定的原则。这意味着在肌腱的损伤-愈合过程中,粘连的发生是不可避免的。任何阻止周围结缔组织向断端生长的方法,都会延迟或阻止肌腱的修复愈合。

Lundborg 和 Mathews 通过一系列滑液营养对肌腱愈合的实验研究,认为肌腱细胞本身具有潜在的修复能力,增殖的细胞可能来自肌腱的表层细胞或来自肌腱内胶原束间的成腱细胞。在滑液存在的环境中,腱细胞可以转变为成纤维细胞,并且胶原在肌腱愈合过程中起重要作用。因此,Eiken 提出了修复肌腱应尽量减少滑膜损伤、保护肌腱和腱鞘的完整性、术后早期活动等原则。

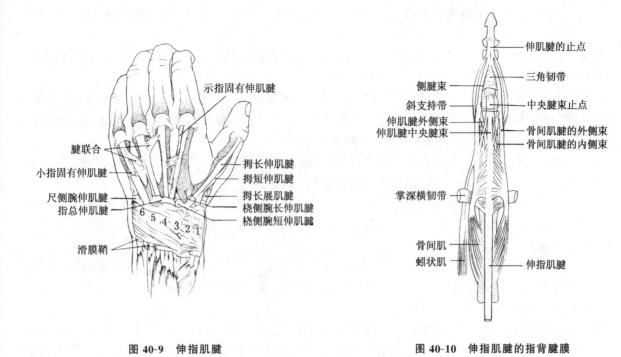

图 40-9　伸指肌腱

图 40-10　伸指肌腱的指背腱膜

第二节　肌腱损伤修复的条件和方法选择

肌腱损伤(tendon injury)在日常生活和工作中常见,常伴有其他组织损伤,如皮肤、骨关节、神经、血管等。肌腱是关节活动的传动装置,是肢体发挥功能的重要环节。肌腱损伤的修复不仅重要,而且十分复杂。

一、肌腱手术的前提和条件

1.肌腱修复手术要求高,特别是对无创技术和显微外科技术。进行肌腱手术的外科医师最好是专职手外科医师,即使是兼职的手外科医师,也要经过适当的训练,熟练掌握肌腱外科的基本技术。

2.肌腱是关节活动的传动装置,特别需要良好的滑动功能。因此,肌腱修复处应有完整、柔软而健康的皮肤覆盖。

3.肌腱修复的目的是使肢体关节发挥正常的活动功能,术前必须经过必要、适当的功能锻炼,恢复关节的活动功能,使关节的被动活动达到正常范围。

4.修复肌腱的近端动力肌必须有正常的神经支配和足够的肌力。

5.患者应有功能训练的配合能力,这要求医师在术前应对患者充分说明功能锻炼对肌腱手术效果影响的重要性,使其具备术前和术后在医师指导下进行正确功能锻炼的自觉性。同时,也应适当考虑患者的年龄因素对功能锻炼的影响。

二、肌腱修复方法的选择

(一)肌腱修复方法的选择

根据损伤的情况和程度,肌腱损伤的治疗方法有:①不需治疗或不予治疗;②端端肌腱缝合;③肌腱前移;④肌腱移位;⑤肌腱移植;⑥肌腱固定或关节固定;⑦截肢。

1.不治疗　肌腱部分损伤,其损伤范围小于肌腱的50%时,由于修复后的固定,可能因为粘连而影响附近肌腱的正常功能,可不予以治疗。另一方面,当损伤的肌腱功能可被其他肌腱功能所替代时,也可不予治疗,如单纯指浅屈肌腱损伤,其功能可被指深屈肌腱所替代。

2.端端肌腱缝合 当肌腱断端整齐而无缺损时,可将肌腱两端直接对合缝合,这是肌腱损伤修复最常用的方法。为了减少粘连,肌腱缝合处最好不要位于骨纤维隧道内,应将其予以切开。

3.肌腱前移 肌腱损伤部位靠近止点处1.0~1.5cm,近侧肌腱断端可以向远端牵拉至其止点处固定,称之为肌腱前移,多用于指深屈肌腱于其止点附近损伤。

4.肌腱移位 肌腱损伤的范围较大,不宜进行肌腱移植;或其肌腹破坏或麻痹而无法进行自身修复时,可采用邻近有功能的肌腱移位于损伤肌腱的远端予以修复。这要求被移位的肌腱应是功能相同或功能协同肌,而且移位后该肌原来的功能无明显影响或被其他肌肉所替代。

5.肌腱移植 肌腱损伤有一定缺损或陈旧性腱鞘内屈肌腱损伤,常需进行游离肌腱移植。移植肌腱常来源于自体掌长肌、跖肌和趾长伸肌,亦有应用异体肌腱或人工肌腱者。

6.肌腱固定或关节固定 肌腱损伤所致的功能障碍,采用肌腱修复难以恢复,甚至可能会影响现有功能时,可采用简单的肌腱固定或关节固定,以改善其功能障碍。如单纯的指深屈肌腱损伤,可采用远端肌腱固定或远侧指间关节固定。

7.截肢 当手指5种重要组织,即骨、肌腱、神经、血管和皮肤中有3~4种组织严重损伤而无法修复者,或手指的严重损伤,致患者付出极大的生理、心理和经济负担而无法达到较好效果时,应考虑截肢。

(二)肌腱断裂吻合方法

常用的肌腱吻合方法有:Bunnell 钢丝抽出缝合法、Kessler 肌腱缝合法、Kleinert 肌腱缝合法、Tajima 肌腱缝合法、Tsuge 单套肌腱缝合法、Tsuge 双套肌腱缝合法、Beker 肌腱缝合法(图 40-11),以及编织缝合法和鱼口缝合法(参见图 40-28)。

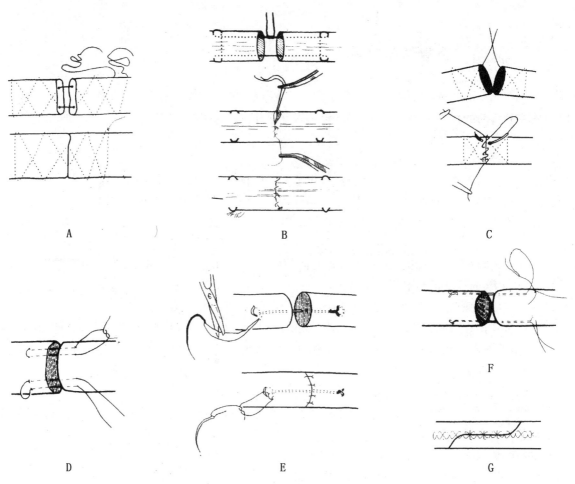

图 40-11 肌腱缝合方法

A. Bunnell 钢丝抽出缝合法　B. Kessler 肌腱缝合法　C. Kleinert 肌腱缝合法　D. Tajima
肌腱缝合法　E. Tsuge 单套肌腱缝合法　F. Tsuge 双套肌腱缝合法　G. Beker 肌腱缝合法

第三节 屈肌腱损伤

一、屈肌腱损伤的表现

手部屈指肌腱损伤引起手指屈曲功能障碍。当手处于休息位时,伤指呈伸直状态,它与手指因关节强直所致手指屈曲功能障碍的区别是:该指各关节的被动屈曲功能正常。单纯的指浅屈肌腱损伤,伤指的屈曲功能无明显影响。单纯的指深屈肌腱损伤,则仅表现为手指的远侧指间关节屈曲障碍。指深、浅屈肌腱均损伤,则表现为手指的远侧指间关节和近侧指间关节屈曲障碍。由于骨间肌和蚓状肌的作用,掌指关节的屈曲功能仍存在。

检查屈指肌腱损伤时,应注意受伤时手指的姿势,这对于了解肌腱断端的位置十分重要。手指处于屈曲位屈指肌腱损伤,当手指伸直时,远侧肌腱断端则向手指远端移位而远离伤口,近侧断端则向近侧回缩(图40-12A);手指处于伸直位屈指肌腱损伤时,远侧肌腱断端则正好在伤口处,仅有近侧肌腱断端向近端回缩(图40-12B)。

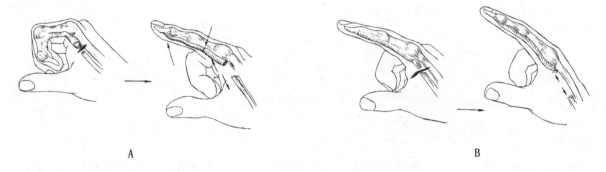

图 40-12 手指不同位置屈指肌腱损伤
A.屈曲位屈指肌腱损伤 B.伸直位屈指肌腱损伤

二、屈指肌腱的分区及其损伤的处理原则

根据解剖部位,屈指肌腱分为如下5区。

1.Ⅰ区 于远节指骨的屈肌腱止点至中节指骨中部,长约1.5cm。此区仅有指深屈肌腱通过,损伤时只造成手指末节屈曲功能障碍。晚期修复可行肌腱前移术或肌腱固定或远侧指间关节固定术。因指浅屈肌腱功能正常,如行肌腱移植,术后发生粘连,将影响指浅屈肌腱的功能,故不宜采用。

2.Ⅱ区 于中节指骨中部至掌横纹,即指浅屈肌腱中节指骨的止点到掌指关节平面的屈肌腱鞘的起点,亦称"无人区"。指深、浅屈肌腱共同在屈肌腱鞘内行走,指深屈肌腱于近端位于深面,随后通过指浅屈肌腱的分叉后,走向指浅屈肌腱的浅面。此区内,如为单纯指浅屈肌腱损伤,其功能完全可由指深屈肌腱代替,不影响手指屈曲功能,不需要修复。单纯的指深屈肌腱损伤,晚期可行远侧指间关节固定术。若指深、浅屈肌均损伤,在局部条件良好,如切割伤,且技术条件许可时,应尽可能行一期修复。如失去了一期修复的机会,应争取在伤后1个月内行延迟一期修复。切除指浅屈肌腱,直接缝合修复指深屈肌腱。腱鞘根据其完整程度予以缝合或部分切除,一定要注意保留 A_2、A_4 滑车。伤后时间较长,肌腱两端不能直接缝合或有肌腱缺损者,应采用游离肌腱移植进行修复。

3.Ⅲ区 掌横纹至腕横韧带远侧缘,即屈指肌腱掌中部。此区皮下脂肪较多,指浅屈肌腱位于指深屈肌腱浅面,其近端掌浅弓动脉直接位于掌腱膜之下,肌腱在此与神经、血管关系密切,肌腱损伤时常伴有血管、神经损伤。此区内指深、浅屈肌腱损伤时,可分别予以修复,亦可仅修复指深屈肌腱。若伴有神经损伤应同时修复。

4.IV区　位于腕管内,指深、浅屈肌腱和拇长屈肌腱共 9 条肌腱及正中神经通过其内。正中神经位于最浅层,肌腱损伤常伴有正中神经损伤。此区内多条肌腱同时损伤,可切除指浅屈肌腱,修复指深屈肌腱及拇长屈肌腱。

5.V区　即腕管近端的前臂区。此区除了 9 条屈指肌腱外,还有 3 条屈腕肌腱,并有正中神经、尺神经以及尺、桡动脉。肌腱损伤常伴有神经、血管损伤。损伤的肌腱可分别予以修复,但应注意首先修复指深屈肌腱和拇长屈肌腱。有肌腱缺损时可行肌腱移植或肌腱移位,即将中指或环指的指浅屈肌腱于远端切断,将其近端移位于伤指的指深屈肌腱远端缝合。

屈指肌腱的分区见图 40-13。

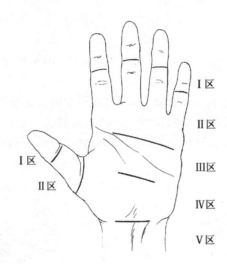

图 40-13　屈指肌腱的分区

三、腱鞘内屈指肌腱损伤的一期修复

屈指肌腱鞘内肌腱损伤,即 II 区内屈肌腱损伤,以往称"无人区",并认为此区内屈肌腱损伤不宜行一期修复。随着对肌腱愈合机制的进一步认识,基于肌腱在滑液环境中肌腱细胞本身潜在的修复能力,打破了以往"无人区"的概念,对于鞘内屈肌腱损伤应尽可能采用一期修复,并且对损伤的腱鞘进行修复。

(一)适应证

腱鞘内屈肌腱损伤,局部条件良好,如切割伤,伤口清洁,损伤范围小,腱鞘损伤轻,肌腱无缺损和张力,损伤时间在 6～8 小时以内,宜立即行一期修复。

(二)手术方法与步骤

1.行臂丛神经阻滞麻醉,上臂上止血带。

2.沿原伤口在手指掌侧,"Z"字形延长皮肤切口,于腱鞘浅层游离并掀起三角形皮瓣,即可见腱鞘损伤处(图 40-14A)。

3.屈曲伤指,即可于腱鞘伤口处见损伤的屈肌腱远侧断端(手指屈曲位损伤)(图 40-14B)。

4.伸直伤指,于腱鞘伤口之远、近端各作一小切口,分别显露肌腱两断端,并用 Kessler 缝合法分别缝合两断端(图 40-14C)。

5.用一导针将两肌腱断端引至腱鞘原伤口内,于伤指屈曲位将两端缝线打结;也可用 5-0 或 7-0 的缝线将吻合处腱外膜缝合一周(图 40-14D)。

6.吻合断离肌腱并缝合腱鞘切口和皮肤原伤口(图 40-14E)。

(三)注意事项

1.如肌腱近侧断端回缩较远,不易从原伤口附近找到时,可于掌部掌横纹处作一小切口,找到肌腱断端后再用导针将其引入指部伤口内。

2.手术操作应轻柔、精细,尽可能减少对肌腱的创伤。

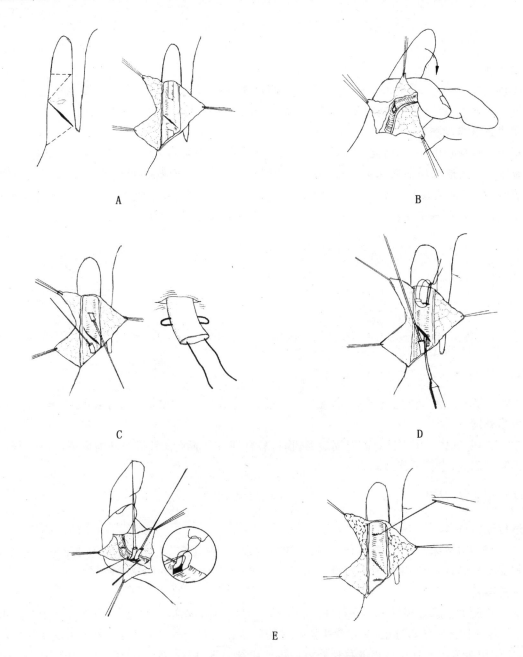

图 40-14 腱鞘内屈指肌腱损伤的一期修复

A.手指掌侧皮肤切口,掀起皮瓣 B.寻找屈指肌腱 C.作腱断端
缝合导引 D.导引远端屈指肌腱通过腱鞘 E.吻合肌腱,缝合腱鞘

3.腱鞘是否缝合,一方面取决于腱鞘的完整性,另一方面也取决于手术者对腱鞘重要性的不同看法。也有人主张即使腱鞘完整性被破坏,亦可采用筋膜或其他材料来修复腱鞘。一般而言,如果 A_2、A_4 滑车完整无缺,则不必切取筋膜来修复腱鞘。

4.对于伤口比较整齐的肌腱损伤,一期未行修复者,局部伤口愈合后,可于术后 2～4 周行延迟一期修复,其手术方法基本相同。此时手术的优点是粘连不重,解剖清楚,不需调整肌腱张力,肌腱断端无明显退行性改变。

(四)术后处理

1.行伤手动力性夹板固定。石膏托将伤手于腕关节处屈曲 30°、掌指关节屈曲 50°～60°位固定,指甲尖部用橡皮筋牵引患指于屈曲位(图 40-15)。

2.术后在医生指导下,进行主动伸指、被动屈指的早期活动功能锻炼。

四、屈肌腱固定术

(一)适应证

屈肌腱固定术(tenodesis flexor sheath)用于手指部单纯指深屈肌腱损伤,不需要恢复远侧指间关节活动功能的患者。术后可使伤指捏物时稳定、有力,克服捏物时手指末节向背侧过伸之弊。

(二)手术方法与步骤

沿手指中节作侧正中切口,将皮瓣连同指血管神经束一起向掌侧掀起、牵开,显露中节指骨。于指骨中、远段切开腱鞘,找到指深屈肌腱远侧断端,然后于中节指骨远段掌面凿一粗糙面,并向指骨背侧钻孔,用Bunnell 钢丝抽出缝合法将指深屈肌腱远侧断端固定于中节指骨创面上,使远侧指间关节处于屈曲约 20°位。可用一克氏针将远侧指间关节暂时固定,或用外固定维持关节位置(图 40-16)。

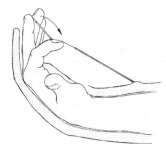

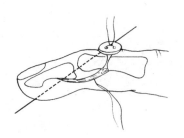

图 40-15 屈指肌腱一期修复术后固定方法　　　　　　　　**图 40-16 屈肌腱固定术**

(三)术后处理

术后 10 天拆除缝线。用克氏针临时固定者,伤口愈合即可带着克氏针进行功能锻炼。3～4 周后在拆除钢丝同时拆除外固定,进行功能锻炼。

五、游离肌腱移植术

(一)适应证

晚期手指腱鞘内指深、浅屈肌腱损伤,或拇长屈肌腱损伤,手指各关节被动活动功能正常或接近正常,手指部皮肤覆盖良好者,则适于采用游离肌腱移植术(free tendon transplantation)修复。

(二)术前准备

良好的皮肤覆盖是肌腱移植的必要条件。若为整齐的切割伤,伤口一期愈合,则伤后 1 个月即可行游离肌腱移植术。若有骨折或伤口感染,应在骨折愈合或伤口愈合后 3 个月方能手术。若手指皮肤损伤严重或有瘢痕挛缩,应先用游离皮片移植或皮瓣移植修复后再行肌腱手术。同时,手部外伤后组织肿胀,伤后患者因疼痛而难于充分活动伤指,即使是很轻的手部外伤,也常在伤愈后一段时间内有不同程度的关节僵硬。特别是因骨折、脱位曾经制动过的手指,关节僵硬更为严重。因此,必须经过一段时间的物理治疗和主动、被动功能锻炼,最大限度地恢复手指各关节的活动功能后,才能施行肌腱移植手术。

(三)手术方法与步骤

以中指腱鞘部指深、浅屈肌腱损伤为例。

1. 切口　手术切口包括手指部的侧中切口和手掌部与掌横纹平行的横形或弧形切口。拇、示、中、环指的侧正中切口应在该手指桡侧,小指则位于该手指的尺侧。示指和小指的切口,可分别经掌横纹的桡侧缘或尺侧缘与手掌部切口相连。拇指则需加鱼际纹切口和前臂远端桡侧弧形切口(图 40-17A、B)。亦可于手指掌侧作锯齿状切口,分别向两侧掀起多个三角形皮瓣,于掌侧正中显露腱鞘及肌腱损伤处。

2. 掀起皮瓣　手指呈屈曲位,于中指桡侧标出指横纹的末端各点,沿其连线作切口。切口远端平指甲近端水平,切口近端至近侧指横纹平面。切开皮肤、皮下组织、筋膜,将中指桡侧血管神经束连同皮瓣一起从屈指肌腱鞘表面向掌侧掀起,显露腱鞘(图 40-17C),此时可发现瘢痕化之损伤处。掀起皮瓣时,要尽量准确地在一个平面上用剪刀锐性分离,以减少组织损伤和减轻术后粘连的程度。

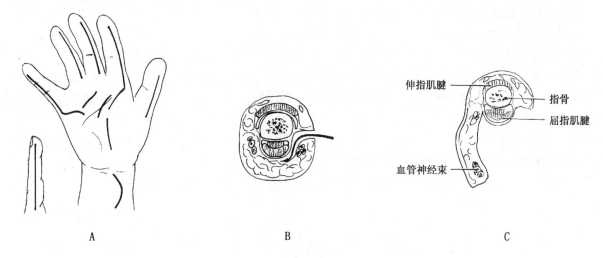

图 40-17 游离肌腱移植手术切口
A.各类皮肤切口　B.肌腱移植皮肤进路　C.掀起指掌侧皮瓣

　　3.切除腱鞘　　切除屈指肌腱鞘,于中节指骨中部保留约 0.5cm、近节指骨近端 1/2 处约 1cm 宽的腱鞘作为滑车(图 40-18)。若该处腱鞘亦有损伤,不能保留滑车,则切除腱鞘后应重建滑车,以避免手指屈曲时屈指肌腱产生弓弦状畸形,影响屈指功能。方法是取一段掌长肌腱或将切除的一段指浅屈肌腱纵形劈开用其一半,分别在中节指骨中部和近节指骨近段,用一滑车钳从手指切口一侧沿指骨绕经指背皮下,于伸指肌腱浅面至对侧指骨边缘从切口中穿出,将肌腱拉出。然后将肌腱两端用细丝线缝合成为一腱环,形成新的人造滑车(图 40-19)。为了减少粘连,应将腱环缝合处置于手指侧方,并注意勿将指血管神经束包绕在腱环内,以免造成对血管、神经的压迫。

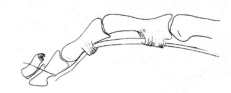

图 40-18 保留滑车 A$_2$ 及 A$_4$,防止肌腱弓状畸形

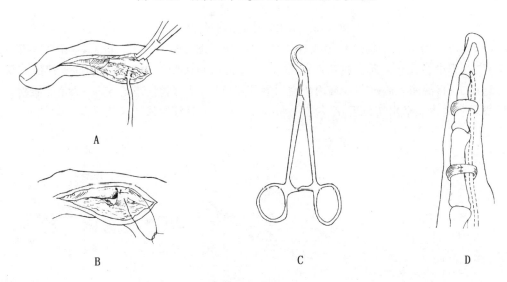

图 40-19 重建滑车
A.用滑车钳夹取掌长肌腱　B.缝合掌长肌腱,再造滑车　C.滑车钳　D.手术完成

　　4.切除损伤的肌腱　　于远侧指间关节远端切除指深屈肌腱远侧断端,保留其肌腱止点附着部。如远侧指间关节处指深屈肌腱与关节囊紧密粘连,分离切除时要仔细作锐性分离,不要损伤远侧指间关节掌侧关节

囊,以免引起关节囊和掌侧软骨板挛缩而产生手指末节屈曲畸形。

于近侧指间关节囊近端水平切除指浅屈肌腱,远侧端的残端不能过长,也不能太短。如残端过长,屈指位固定时,其残端与近节指骨粘连,影响近侧指间关节伸直,可出现近侧指间关节屈曲畸形。但如切除过多,其残端太短,则容易出现近侧指间关节过伸畸形(图40-20)。也勿损伤近侧指间关节的关节囊,避免导致关节囊挛缩和移植肌腱与关节囊粘连。屈指肌腱背侧即为指骨,损伤后常与骨面紧密粘连。肌腱损伤后瘢痕形成严重时,切除损伤的指深屈肌腱,常在指骨上形成粗糙面,术后移植肌腱易与此处产生粘连。必要时可取阔筋膜或前臂浅筋膜作衬垫,固定于指骨与移植肌腱之间。手术时应注意将所取筋膜两侧的边缘置于手指两侧面,以免其边缘之粗糙面与移植肌腱粘连(图40-21)。

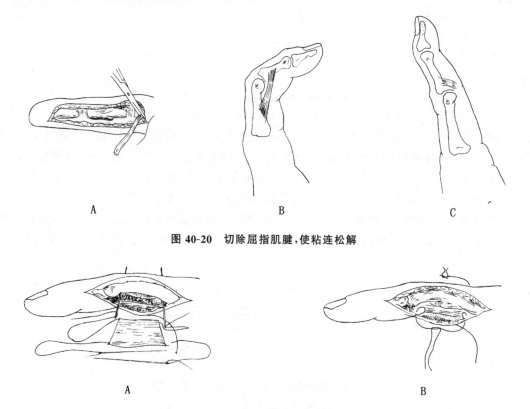

图 40-20　切除屈指肌腱,使粘连松解

图 40-21　筋膜移植覆盖指骨粗糙面

5.抽取移植肌腱　沿近侧掌横纹尺侧段作横切口,切开皮肤、皮下组织、掌腱膜,沿掌腱膜深面游离皮瓣,将切口牵开,找到中指屈指肌腱及腱鞘起始部,注意保护肌腱两侧的指掌侧总动脉和神经。从手掌切口内,将肌腱近端抽出,指深屈肌腱近侧残端用止血钳夹住作牵引,待移植肌腱缝接时,从蚓状肌附着处远端切除残端,将指浅屈肌腱残端牵出切口后,尽量在近侧切除,切下之肌腱留作滑车用(图40-22)。

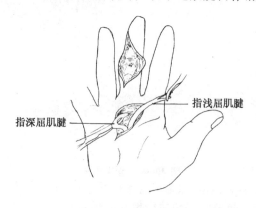

指深屈肌腱　　　　　　　　　　指浅屈肌腱

图 40-22　手掌切口,抽出屈指肌腱近端

6.切取移植肌腱　用作移植的肌腱可取自掌长肌腱或跖肌腱,有时亦可在足背切取趾长伸肌腱,以掌长肌腱最为常用。若同时需要移植多根肌腱时,以趾长伸肌腱为宜。

(1)掌长肌腱切取法　掌长肌腱扁而薄,周围有腱周组织。移植后,若腱周组织与周围软组织粘连,移植肌腱仍可有良好的滑动性,是十分良好的移植材料。掌长肌腱在拇指对小指用力屈腕时容易看出,但有报告说约有10%的人缺如,术前应注意检查。掌长肌腱多取自同侧,若取对侧则需加用局部麻醉。切取掌长肌腱有下列两种方法:①于腕横纹近侧掌长肌腱止点处作一小横切口,分离出掌长肌腱,将其切断,近端用血管钳夹住,轻轻牵拉即可于前臂摸到掌长肌腱活动。沿掌长肌腱近段每相隔5～7cm处,再作2～3个小横切口,切口宽约1cm,于切口内深筋膜下找到掌长肌腱。从这些切口用血管钳或剪刀通过皮下,在掌长肌腱浅面和深面向近端分离,使肌腱从周围游离后易于从近端切口内抽出(图40-23),直至掌长肌腱全长被游离后,于肌腱与肌腹交界处切断之。游离肌腱时,注意保护腱周组织。切取的肌腱以湿盐水纱布包裹,用血管钳夹住纱布放于弯盘内备用。然后分别缝合前臂切口。②用一肌腱剥离器,从腕横纹处切口套入已切断的掌长肌腱近端后,向近侧剥离,方法与切取跖肌腱相同,用肌腱剥离器切取肌腱操作方便,不易损伤腱周组织。

(2)跖肌腱切取法　跖肌腱是全身最长的肌腱,位于跟腱内侧,其近端在腓肠肌内侧头的深面。切取时于内踝平面跟腱内侧作一小直切口,找到跖肌腱,将其切断,将近侧断端套入剥离器管状刀叶后,用血管钳夹住向远侧牵引,同时将剥离器向近端推进。当剥离器穿破腓肠肌筋膜通过周围的腓肠肌时,可感到有点阻力,继续向近端剥离,当剥离器近端的筒部被肌腹充满时,牵拉并旋转剥离器,此时肌肉则被割断,跖肌腱即从踝部伤口滑出(图40-24)。手术过程中注意将膝关节保持在伸直位,避免剥离器损伤腘部血管、神经。缝合切口,用湿盐水纱布保护取出的肌腱备用。

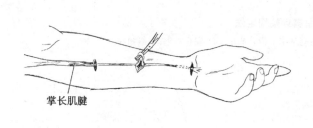
掌长肌腱

图 40-23　掌长肌腱切取法

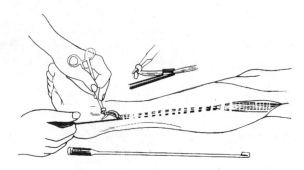

图 40-24　跖肌腱切取法

(3)趾长伸肌腱切取法　趾长伸肌腱切取后,可由趾短伸肌腱代替其伸趾功能。但小趾无趾短伸肌腱,所以一般只能切取第2、3、4趾的3条趾长伸肌腱。因趾长伸肌腱与周围组织关系较密切,需作较长的切口。局部麻醉下于足背作"S"形切口,切开皮肤、皮下组织,将皮瓣向两侧牵开,但皮瓣不能游离太广,避免皮肤边缘坏死。游离第2～4趾长伸肌腱后,分别将趾长伸肌腱远端与趾短伸肌腱缝合在一起,然后在缝合处之近侧切断趾长伸肌腱,并将其向近端分离,按所需长度切取肌腱,缝合手术切口(图40-25)。用小腿石膏托将踝关节于背伸位约90°及足趾伸直位固定3～4周。

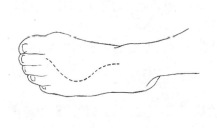

A

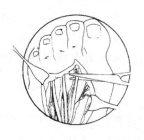

B

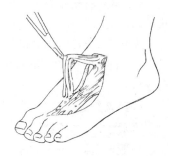

C

图 40-25　趾长伸肌腱切取法
A.足背皮肤切口　B.切断趾长伸肌腱　C.抽取趾长伸肌腱

7.彻底止血 手部解剖及掌长肌腱切取完毕后,即放松止血带,仔细彻底止血。

8.固定移植肌腱远端 一般先固定移植肌腱的远端。劈开指深屈肌腱止点,在末节指骨基底部掌面凿一粗糙面,然后向背侧钻孔,用 Bunnell 钢丝抽出缝合法,将移植肌腱远端固定于远节指骨掌面,抽出钢丝经注射针头引出皮肤外,在指甲背面置纽扣纱布垫打结(图 40-26)。

9.拉出肌腱 用导针将移植肌腱近端穿过滑车于手掌部切口中拉出(图 40-27)。

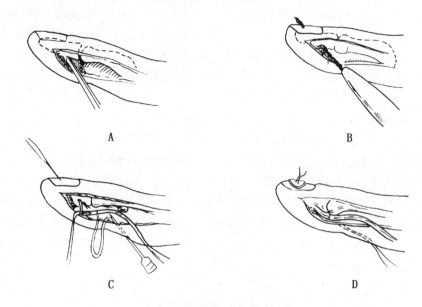

图 40-26 移植肌腱远端固定法
A.末节指骨造口 B.末节指骨钻孔 C.移植肌腱从末节指骨抽出 D.腱止点钢丝、纽扣固定

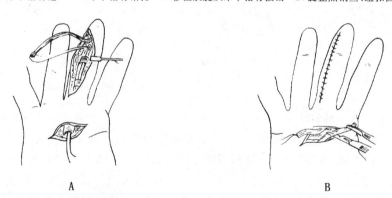

图 40-27 用导针将移植肌腱引入手掌切口

10.缝合切口 缝合手指侧正中切口。

11.调整肌腱张力 一般情况下在手休息位使伤指略屈于其他手指。将移植肌腱与指深屈肌腱近端在蚓状肌附着处进行编织缝接,用蚓状肌覆盖肌腱缝接处,以减少粘连(图 40-28)。但若肌腱断裂时间长,近端肌腱回缩较多,缝接时张力可稍大些;若病程较短,肌腱回缩距离短,缝接时张力应稍小些。

12.固定腕关节 缝合手掌部切口后,用前臂背侧石膏托将患手固定于腕关节屈曲和手指半屈位(图 40-29)。

(四)术后处理

术后 10 天拆除缝线,3～4 周后拆除石膏托及缝合钢丝,积极进行功能锻炼,并辅以物理治疗和中药熏洗。一般术后需 3～6 个月的功能锻炼,以恢复屈指功能。术后半年屈指功能不满意,应考虑行肌腱松解术,以改善手指的屈曲功能。

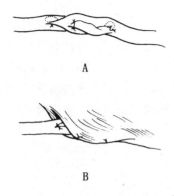

图 40-28　移植肌腱近端缝合法

A.编织缝合法　B.鱼口缝合法

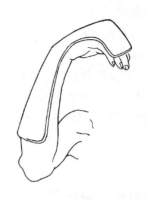

图 40-29　游离肌腱移植术后固定方法

六、屈指肌腱粘连松解术

(一)适应证

肌腱修复或移植后粘连仍是当前肌腱外科的一大难题。不少患者术后需第二次手术,行屈指肌腱粘连松解术(tenolysis of flexor tendon)。一般来说,肌腱修复术后,应在医生指导下进行功能锻炼,6个月屈指功能仍严重受限者,可考虑行肌腱松解术。

(二)手术方法与步骤

1. 行臂丛神经阻滞麻醉,上臂上止血带。

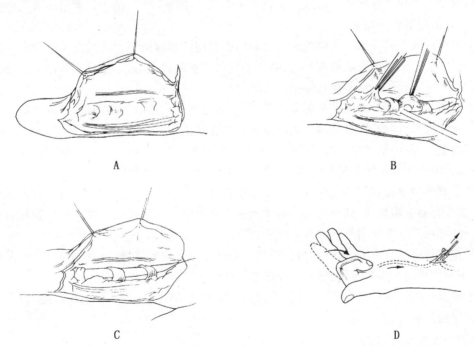

图 40-30　屈指肌腱粘连松解术

2. 作手指侧正中切口或手指掌侧"Z"字形切口,向手掌延伸至远侧掌横纹。全层掀起皮瓣,显露肌腱及其粘连瘢痕(图 40-30A)。

3. 锐性分离和切除瘢痕,将肌腱从粘连中逐渐分离出来,应特别注意肌腱背侧的粘连,并注意保留滑车,最好是保留中节指骨中部、近节指骨中部及掌指关节近侧的 3 个滑车(图 40-30B)。

4. 为了进一步证实肌腱的粘连已彻底松解及其效果,可于前臂远端切一纵形小切口,找到相应的肌腱。当向近端牵拉此肌腱时,伤指的各关节能达到完全屈曲,而且被动牵伸伤指时,能达到完全伸直,则表明肌腱松解已经完全,即可闭合伤口,结束手术(图 40-30C、D)。

（三）术后处理

对肌腱粘连松解术后功能锻炼的重要性应有足够的认识，术后效果的好坏虽与手术松解的彻底性有关，然而最终的手术效果则取决于术后必要而正确的功能锻炼。术后功能锻炼开始的时间目前也存在着不同看法，有些主张术后立即开始功能锻炼，也有主张在术后几天或软组织愈合后再开始功能锻炼者，但后者可能又会导致新的粘连形成而影响手术效果。因此，在局部组织止血良好、肌腱组织健康的情况下，功能锻炼应在术后 12 小时内开始，并且在一开始进行功能锻炼时，手指的屈曲程度就应该达到手术中所见的最好效果。

第四节　伸肌腱损伤

一、伸指肌腱的分区

根据不同部位和解剖结构，伸指肌腱的分区有两种，一种是将其分为 8 区，一种是将其分为 5 区。

（一）伸指肌腱 8 区分区法

Ⅰ区：位于远侧指间关节背侧。伸肌腱帽肌腱成分在此会合成一薄的终末腱，它的活动范围仅 5mm 或更少。此区的闭合性损伤可能是肌腱从止点处的撕脱或伴有小块撕脱性骨折，导致锤状指畸形，即远侧指间关节屈曲畸形。开放性损伤可伤及皮肤、肌腱和关节。

Ⅱ区：位于中节指骨背侧。侧腱束融合形成终末伸肌腱。斜支持带在侧腱束的外侧融合，此区内伸肌装置的破坏或粘连固定，可导致锤状指畸形或远侧指间关节屈曲功能丧失。由于远侧指间关节的关节囊完整，远侧指间关节的屈曲畸形较不明显。

Ⅲ区：位于近侧指间关节背侧。中央腱束和来自内在肌腱的侧腱束通过伸肌腱帽的交叉连接，共同伸近侧指间关节。此区损伤，中央腱束断裂或变薄，随之侧腱束向掌侧移位，近节指骨头背侧突出，形成扣眼状畸形。侧腱束变成屈近侧指间关节，并使远侧指间关节过伸。

Ⅳ区：位于近节指骨背侧。此区中央腱束损伤，可引起近侧指间关节屈曲畸形，但较易修复。

Ⅴ区：位于掌指关节背侧。伸肌腱帽将伸指肌腱保持在掌指关节背侧中央，起伸掌指关节作用。此区损伤可导致：①伸肌腱损伤，使掌指关节伸展受限而出现屈曲畸形。特点是伸肌腱由于腱帽的连接较少回缩，易于修复。②腱帽损伤致使伸肌腱向健侧脱位，同样也导致掌指关节伸展受限。

Ⅵ区：位于手背部和掌骨背侧。此区内示指和小指各有两条伸肌腱，如其中之一损伤，则不表现出症状。指总伸肌腱如在联合腱近端损伤，则伤指的伸展功能仅部分受限。此区损伤常伴有骨折和软组织损伤，可导致肌腱与骨粘连，并可并发未受伤手指关节挛缩和僵直。

Ⅶ区：位于腕部伸肌支持带下。闭合性损伤可见于 Lister's 结节处的拇长伸肌腱断裂。此区开放性损伤，修复的肌腱易于滑膜鞘内产生粘连，肌腱修复处最好不要位于腱鞘内或将其鞘管切开。

Ⅷ区：位于前臂远端。此区内有 13 条伸肌腱，拇指伸肌的肌腱最短，指总伸肌的肌腱可在前臂中 1/3 内予以修复，伸腕肌的肌腱最长。

拇指伸肌腱的分区为：

Ⅰ区：位于拇指指间关节背侧。此区闭合性损伤引起锤状拇指少见。开放性损伤所致指间关节屈曲畸形，由于其为拇长伸肌腱止点，肌腱较粗大，易于缝合。

Ⅱ区：位于拇指近节指骨背侧。此区损伤为拇长伸肌腱断裂，近端回缩少，较易修复。

Ⅲ区：位于拇指掌指关节背侧。此区损伤可能同时伤及拇长、短伸肌腱，引起拇指指间关节和掌指关节伸展受限。单纯的拇短伸肌腱损伤类似于手指近节指关节的中央腱束损伤，出现掌指关节屈曲畸形。腱帽的损伤可使拇长伸肌腱向尺侧移位。

Ⅳ区：位于拇指掌骨背侧。此区拇指的两条伸肌，特别是拇长伸肌腱损伤，近端经常会回缩至前臂，而且肌腹易于失去弹性，其直接修复应争取在 2 个月内进行，否则应采用示指固有伸肌腱移位来修复。

Ⅴ区:即拇指腕区。损伤及修复原则同上。

伸指肌腱8区分区法见图40-31。

(二)伸指肌腱5区分区法

Ⅰ区:位于末节指骨背侧基底部至中央腱束止点之间。

Ⅱ区:位于中央腱束止点至近节指骨中点伸肌腱帽远端。

Ⅲ区:位于伸肌腱帽至腕背韧带(伸肌支持带)远侧缘。

Ⅳ区:位于腕背韧带下。

Ⅴ区:位于腕背韧带近侧缘至伸肌腱起始部。

伸指肌腱5区分区法见图40-32。

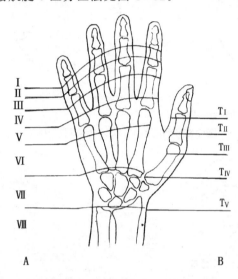

图 40-31　伸指肌腱的分区(8 区法)
A.伸指肌腱分区(8 区)　B.拇指伸肌腱分区(5 区)

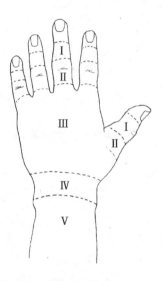

图 40-32　伸指肌腱的分区(5 区法)

(三)伸指肌腱损伤的处理原则

手部伸肌腱结构比较复杂,损伤后手部产生各种畸形,严重影响手的活动功能。手背皮肤薄、弹性大,与伸肌腱之间有一层疏松结缔组织,伸肌腱有腱周组织,无腱鞘,术后不至于发生严重粘连。只要皮肤覆盖良好,在条件许可的情况下,均应争取一期修复,效果较好。如果仅在伸肌支持带下,则肌腱修复后可能产生粘连,应尽量避免将修复部位置于伸肌支持带下,或将其予以切开。

伸肌腱损伤的晚期修复按其病程和部位不同方法较多,其中有些疗效不很满意,因此必须强调一期修复的重要性。

二、锤状指

锤状指是指由于近侧指间关节远端,特别是远侧指间关节处伸肌腱损伤所致的手指末节屈曲畸形。它可能是伸肌腱的终末腱断裂、从止点撕脱或是伴有撕脱性骨折(图 40-33)。若为不重要的手指(如小指),患者又无明显疼痛和功能方面的需要,可不予治疗。新鲜闭合性损伤可用夹板固定5~6周。病程短、关节被动活动好、虽疼痛不明显而影响工作者,可行肌腱修补术。撕脱性骨折者,可将骨折再固定。病程长、疼痛明显的体力劳动者,可行远侧指间关节融合术。

(一)夹板固定术

新鲜闭合性损伤所致的锤状指畸形,伤后立即用夹板将伤指于近侧指间关节屈曲、远侧指间关节过伸位固定,为期5~6周(图 40-34)。由于夹板很难在数周内将手指维持在固定的位置,因此单纯使用夹板的治疗效果并不十分满意。

(二)撕脱性骨折块固定术

闭合性损伤所致的锤状指畸形,应常规拍摄 X 线片,以了解是否有末节指骨背侧的撕脱性骨折。

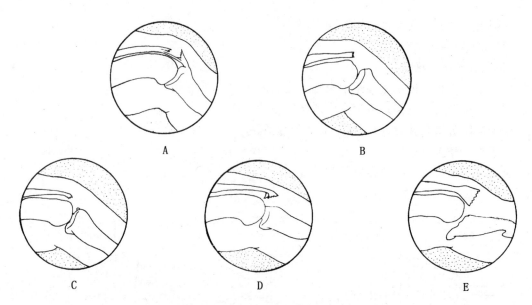

图 40-33 产生锤状指畸形的原因

A.伸肌腱断裂 B.伸肌腱止点撕脱 C.伸肌腱撕脱性骨折 D.远节指骨背侧骨折 E.远节指骨骨折脱位

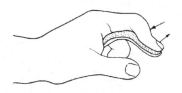

图 40-34 锤状指夹板固定术

手术方法与步骤:采用远侧指间关节背侧"S"形切口,切开皮肤、皮下组织,即可见伴有撕脱骨块的伸指肌腱,用克氏针在骨块复位的情况下,穿过远节指骨至其掌侧,将一抽出钢丝从背侧穿至掌侧,垫以纱垫后在纽扣上打结,露出抽出钢丝,闭合伤口,并用夹板在近侧指间关节屈曲、远侧指间关节过伸位固定 5 周,待骨块愈合后抽出钢丝,并行功能锻炼(图 40-35)。

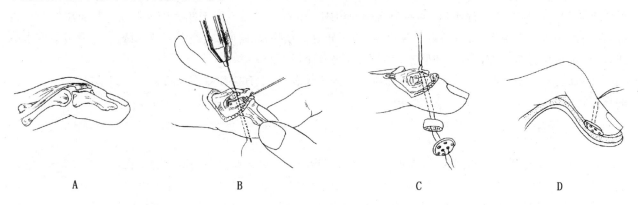

图 40-35 锤状指撕脱性骨折块固定术

A.末节指骨基底撕脱骨折 B.用克氏针在撕脱骨片及末节指骨上钻孔 C.用纽扣及抽出钢丝作腱固定 D.手术完成

(三)肌腱修补术

1.于远侧指间关节背侧作"S"形切口。切开皮肤、皮下组织,牵开切口,即可见已被瘢痕连接的伸指肌腱远端止点处。

2.牵开切口即可见被瘢痕连接起来的损伤的伸指肌腱(图 40-36A),将其于近止点处切断。自近端连同瘢痕组织一起向近侧稍加游离,切勿切除瘢痕,否则将因肌腱缺损而不能缝合。

3.于手指末节伸直位,将两肌腱断端重叠缝合(图 40-36B)。可用一克氏针暂时将远侧指间关节固定在过伸位和近侧指间关节屈曲 100°位,或用一夹板外固定(图 40-36C)。

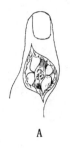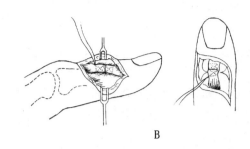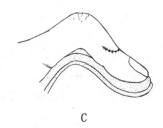

A B C

图 40-36 锤状指肌腱修补术

(四)远侧指间关节融合术

1. 切口同肌腱修补术。

2. 于远侧指间关节背侧切断伸指肌腱,两端分别游离,各用一段牵引线拉开,切开关节囊,显露两指关节面(图 40-37A)。

3. 用小截骨刀分别切除两指骨的关节软骨面。切除中节指骨头关节面时,截骨刀斜向掌面近端,将掌面切除稍多一些,以便固定时使末节手指呈屈曲 15°～20°位。将切除的关节面骨质部分用小咬骨钳咬成碎骨片,移植于融合的关节间隙及其周围(图 40-37B)。

4. 用一细克氏针从远节指骨近端穿入,向远端即指尖部穿出(图 40-37C)。然后对好两指骨面,将克氏针从远端钻入中节指骨,保持远侧指间关节处于屈曲约 20°位。

5. 将碎骨片植入融合的关节间隙及其周围。

6. 防止末节指骨旋转,可再斜形穿入一根细克氏针,并加压使两端紧密接触(图 40-37D)。

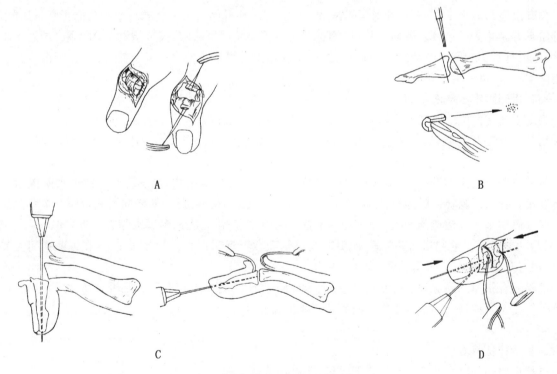

A B

C D

图 40-37 远侧指间关节融合术

A.显露末节指间关节 B.咬除指间关节面 C.克氏针固定关节 D.交叉克氏针固定

7. 缝合伸指肌腱的两断端和切口。

8. 术后 2 周拆除伤口缝线。远侧指间关节融合术,可于术后 6～8 周或 X 线片显示关节融合后拔除克氏针或拆除外固定。肌腱修补术固定 5～6 周后拆除固定,积极进行主动活动的功能锻炼。

三、中央腱束损伤

手部掌指关节与近侧指间关节之间伸肌腱损伤,致中央腱束断伤,早期修复手术方法简单,疗效也较好。如果早期未能及时修复,随着屈指活动,两个侧腱束即逐渐从关节背侧向两旁滑向掌侧。因此,伸指时通过伸指肌腱收缩,两侧腱束不但不能伸近侧指间关节,反而屈曲近侧指间关节并伸远侧指间关节,致使手指出现近侧指间关节屈曲、远侧指间关节过伸畸形(图40-38),又称扣眼状畸形。

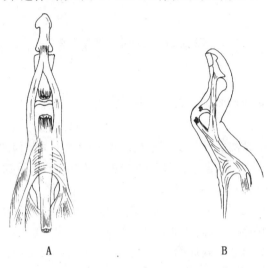

A   B

图40-38 中央腱束断伤致扣眼状畸形

中央腱束损伤的修复方法,视近侧指间关节功能而定。如近侧指间关节被动活动功能正常,可利用侧腱束或行肌腱移植来进行修复。若病程长,近侧指间关节关节囊严重挛缩,关节被动活动受限,并处于非功能位,除可考虑行近侧指间关节功能位融合外,亦可试行先作近侧指间关节关节囊松解,如近侧指间关节被动活动能恢复正常,可采用下列方法予以修复。

(一)利用侧腱束修复法

中央腱束断伤而两个侧腱束完好者,可利用侧腱束移位于近侧指间关节背侧来进行修复。

1. 切口 于手指背侧,以近侧指间关节为中心作一弧形切口,从中节指骨中部至近节指骨中部(图40-39A)。

2. 掀开皮瓣 逐层切开,向一侧掀起牵开皮瓣,显露指背的伸肌结构,可发现断伤的中央腱束已为瘢痕组织所连接。探查两侧腱束后,如两侧腱束完整,可将其向近、远两侧游离,使之向近侧指间关节背侧靠拢。

3. 缝合侧腱束 在近侧指间关节伸直位,于近侧指间关节背面,将两侧腱束缝在一起,固定两针(图40-39B);或将两侧腱束于近侧指间关节近端切断,将其远侧段于近侧指间关节背面交叉,在近侧指间关节伸直位,再分别与对侧的侧腱束近端缝合(图40-39C)。

4. 试验缝合张力 局麻后,可让患者轻轻地主动伸屈手指,试验缝合的张力是否合适。张力过大,近侧指间关节不能完全屈曲;张力太小,近侧指间关节仍不能完全伸直。

5. 缝合切口。

(二)肌腱移植修复术

中央腱束损伤同时侧腱束亦有损伤者,可行肌腱移植修复术。

手术切口及显露伸肌结构同利用侧腱束修复法。取一段长约8cm的掌长肌腱,将其于中节指骨近侧穿过伸指肌腱的深面,两断端在近侧指间关节背面交叉,然后于近侧指间关节伸直位,分别缝到近节指骨近段伸肌腱两侧的侧腱束上(图40-39D)。缝合时注意适当的张力。最后缝合切口。

用克氏针或铝板或石膏托将患指固定于掌指关节屈曲、近及远指间关节伸直位。3～4周后拆除缝线及固定,进行近侧指间关节的屈伸功能锻炼。

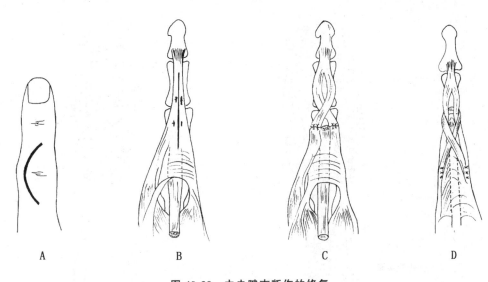

图 40-39　中央腱束断伤的修复
A.手术切口　　B、C.利用侧腱束修复法　　D.肌腱移植修复法

四、伸肌腱帽损伤

伸指肌腱于掌指关节背侧向近节指骨延伸时,分出横形和斜形纤维向两侧扩展变薄,成为指背腱膜的扩张部,称为腱帽。它与两侧的骨间肌和蚓状肌相连,协同完成伸指功能。腱帽近端与掌指关节关节囊和侧副韧带紧密相连,保持伸指肌腱位于掌指关节背侧的中央,保证掌指关节的正常屈伸功能。若腱帽近端一侧横形纤维损伤,则伸指肌腱将向掌指关节的另一侧滑脱。此时除非将伸指肌腱复位,掌指关节将不能伸直;并且即使用手法使伸指肌腱复位,一旦屈曲手指,伸指肌腱又将立即再次滑向一侧,严重影响手的功能(图 40-40)。新鲜损伤只要将断裂的腱帽相对缝合,伤指于掌指关节伸直位固定 3 周后进行功能锻炼,疗效较好。若损伤不久,腱帽组织尚完整,仍可直接缝合(图 40-41)。病程较长的陈旧性损伤,因断裂的腱帽组织已瘢痕化,不能直接缝合,可用一翻转的伸指肌腱瓣修复纠正伸指肌腱的滑脱。

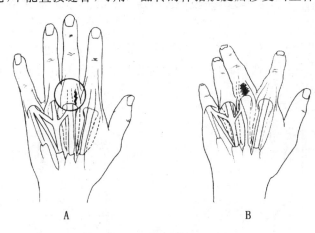

图 40-40　伸肌腱帽损伤机制
A.中指伸肌腱帽桡侧裂口　　B.造成中指尺侧偏斜

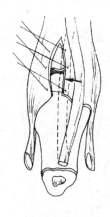

图 40-41　伸肌腱帽损伤的直接缝合

(一)手术方法与步骤

手术可采用伸指肌腱瓣修复法(图 40-42)。

1.于伤指掌指关节背面偏患侧作弧形切口,皮瓣向一侧翻起,皮下即为伸指肌腱组织,可见伸指肌腱向掌指关节健侧滑脱,将其牵拉即可复位。

2.于伤侧从伸指肌腱由近端向远端切取一条宽 3mm、长约 3cm 的肌腱瓣,肌腱瓣的蒂部刚好在伸指肌腱的腱帽组织近端起始部。为防止肌腱瓣沿肌腱纤维方向继续劈开,在蒂部作一固定缝合。

3.分出伤侧掌指关节的侧副韧带,部分游离其近端,然后将伸指肌腱瓣向远端翻转,绕过已游离的侧副

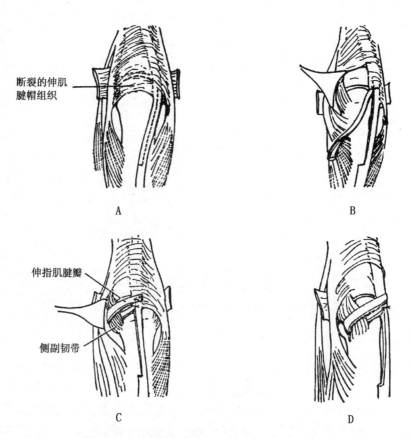

断裂的伸肌腱帽组织

伸指肌腱瓣

侧副韧带

A B

C D

图 40-42　伸肌腱帽损伤,伸指肌腱瓣翻转修复法

韧带,再与肌腱瓣蒂部用 4-0 或 5-0 的尼龙线作间断缝合,使其成为一个肌腱环,将伸指肌腱重新固定于掌指关节背面中心。缝合固定肌腱瓣时,应注意适当的张力,使伤指能在腕关节充分伸展和屈曲时被动活动自如;或让患者试验手指的活动,而使掌指关节活动在正常范围。

4. 缝合切口。用石膏托将患肢掌指关节于中度屈曲位固定 3~4 周,然后拆除缝线及固定,进行掌指关节屈伸功能锻炼。

陈旧性伸肌腱帽损伤,还可利用伸肌腱帽本身进行修复(图 40-43);或利用伸肌腱的腱联合进行修复。方法为将腱联合于健侧的邻指伸肌腱处切断,然后将其向损伤侧翻转,使伸肌腱保持在掌指关节背侧正中位,将腱联合的断端与损伤的腱帽缝合固定(图 40-44)。

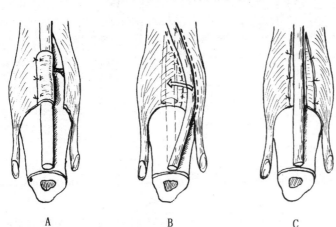

A B C

图 40-43　伸肌腱帽自身修复法

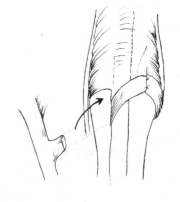

图 40-44　腱帽损伤腱联合修复法

(二)术后处理

术后用石膏托将腕关节于功能位、掌指关节伸直位固定 3~4 周,然后拆除石膏固定及拆除缝线,进行掌指关节伸屈活动功能锻炼。

五、手、腕及前臂伸肌腱损伤

掌指关节近端的伸肌腱损伤,产生伤指的掌指关节屈曲畸形及掌指关节主动伸展功能障碍。新鲜损伤,只要皮肤覆盖条件良好,进行一期伸肌腱直接缝合,术后效果良好。

陈旧性伸肌腱损伤,如伤后时间较短,又无肌腱缺损,二期仍可行肌腱直接缝合。若有肌腱缺损,可于近、远断端间行游离肌腱移植修复,或行肌腱移位术,即将示指或小指的固有伸肌腱从远端切断,然后将其近端移位与伤指伸肌腱远侧断端行编织缝合,其手术操作方法与拇长伸肌腱损伤修复相同。

位于腕背侧韧带下的伸肌腱损伤进行肌腱修复后,应将损伤处附近的腕背侧韧带部分切除,以防在其狭窄的通道粘连,影响术后伸指功能的恢复。

六、拇长伸肌腱损伤

拇长伸肌腱损伤后,拇指指间关节不能伸开,拇指末节呈屈曲畸形,掌指关节屈伸功能亦受影响。晚期修复时应根据其损伤平面不同而异。拇指掌指关节远侧拇长伸肌腱损伤,回缩不远,二期仍可行对端缝合。掌指关节近侧损伤,如近端因粘连而回缩少,亦可行端端缝合。但因近端肌腱回缩常较远,故不能直接缝合。一般常用示指固有伸肌腱移位进行修复,手术方法如下。

（一）手术方法与步骤

1.于示指掌指关节背面作一小横切口,找到示指固有伸肌腱止点处。示指固有伸肌腱位于示指指总伸肌腱的尺侧和深面,可让患者活动手指加以辨认。确定后,在其止点处切断,远端缝于示指指总伸肌腱上。

2.于腕背部稍偏桡侧作一小横切口,将示指固有伸肌腱近侧断端用止血钳夹住轻轻牵拉,观其肌腱活动,分离出其近端,将示指固有伸肌腱从腕部切口中抽出(图40-45A)。

3.在拇长伸肌腱损伤处附近作一弧形切口,分离出拇长伸肌腱远侧断端。在此切口与腕部切口间打一皮下隧道,将示指固有伸肌腱通过皮下隧道从此切口内拉出。

4.放松止血带止血后,在腕背伸、拇指外展、掌指关节和指间关节伸直位,将示指固有伸肌腱近端与拇长伸肌腱远端作编织缝合(图40-45B)。

5.缝合切口。

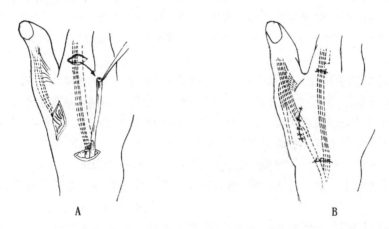

图40-45　拇长伸肌腱损伤,示指固有伸肌腱移位修复法
A.切取示指固有伸肌腱　B.作肌腱转移

（二）术后处理

用前臂掌侧石膏托将患肢固定于腕背伸、拇指外展伸直位。术后3～4周拆除缝线及石膏托,进行拇指伸展功能锻炼。

第五节　肌腱手术后的康复治疗

手部肌腱损伤,特别是屈指肌腱损伤修复术后,由于创伤、肿胀、出血,以及在肌腱愈合过程中瘢痕形成,造成肌腱粘连,而影响肌腱的滑动功能,在术后一定时期内,可导致手指屈伸活动功能障碍。

肌腱修复后功能恢复的快慢以及恢复的程度,不仅取决于肌腱损伤的性质、部位、程度、伴随的其他损伤,以及手术中正确的无创操作,也取决于手术后的康复治疗。因此,肌腱手术后及时而正确的康复治疗,对于肌腱功能的恢复具有重要作用,是手外科医师在临床工作中不可忽视的重要环节。

肌腱损伤修复术后康复治疗的目的是消除肿胀,促进肌腱愈合,保持和改善手指关节活动,尽早恢复肌腱的滑动功能,进而尽可能地恢复手指的正常屈伸功能。

肌腱损伤,特别是屈指肌腱损伤修复术后,康复治疗应根据其不同的时期采用不同的方法,其基本原则为:

(一)早期

早期即肌腱修复术后的愈合期,一般为术后3周以内。本期内康复治疗的目的主要是消除肿胀,防止感染,促进肌腱愈合,以及保持肌腱的滑动性。主要方法为:

1.抬高患肢　患者卧床时,将患肢悬吊或用垫枕抬高。患者起床活动时,应去除上肢吊带,避免患肢长时间置于胸前。可嘱患者将患肢高举过头,每天300次左右,有利于静脉回流和消除肿胀。

2.微波照射　采用小剂量微波,每日照射1次,可使患处局部微血管及小动脉扩张,血供增加,使组织的营养和局部供氧得到改善,同时可加快对渗出物的吸收,减轻局部刺激,起到消肿止痛的作用。小剂量微波照射,还可使巨噬细胞活动增强、补体和抗体增加,有利于炎症的控制。

3.紫外线照射　紫外线照射的红斑反应区的血管扩张,可促进局部血液循环,改善营养及代谢,使水肿、渗出易于吸收,同时还有止痛、消炎和促进伤口愈合的作用。一般采用弱红斑量,隔日1次,一般为4~6次。

4.早期活动功能锻炼　特别是在手屈指肌腱损伤一期修复术后,可采用橡皮筋牵引法(参见图40-15),即将患肢腕关节屈曲30°、掌指关节屈曲50°~60°位固定,指甲尖部用橡皮筋牵引患指于屈曲位。然后在医师指导下主动伸直手指,在橡皮筋的牵引下被动屈曲手指。此时患者应充分合作,严格避免屈肌的主动收缩,以免造成缝合肌腱的断裂。每次进行10~20次手指主动伸展及被动屈曲的动作,每天3~4次。

(二)中期

中期即肌腱无阻抗的功能恢复期,一般为术后4~6周。此期康复治疗的原则为改善血循环,促进瘢痕的软化和吸收,改善肌腱滑动性,恢复关节活动度。可采用蜡疗、超短波、音频、电刺激等物理治疗方法。这些方法都具有使治疗局部血管扩张,加速代谢,促进局部血液循环的作用。特别是音频和石蜡疗法等,还具有软化瘢痕和松解粘连的作用,有利于对挛缩的关节进行功能锻炼,增加关节的活动范围。

在这一时期内,已去除包扎的敷料和外固定,可采用被动活动功能锻炼,恢复手指关节的被动活动范围,并在此基础上,通过轻度的主动运动功能锻炼,逐渐恢复腕关节和手指各关节的活动度。

(三)晚期

晚期即抗阻力功能锻炼期,一般为术后6周以后。此期的康复治疗原则为进一步软化瘢痕、松解粘连,增加肌肉收缩力量,增加关节活动度。主要方法为:

1.继续采用以上所使用的一些物理治疗方法,如蜡疗、超短波、电刺激和按摩疗法等,适当增加治疗强度。

2.加强腕、手关节,特别是手指各关节的主动活动功能锻炼,逐步增加活动强度,逐步提高关节的活动范围。

3.进行职业训练,采取由简到繁、循序渐进的原则,逐渐增加活动量。

肌腱损伤修复术后的康复治疗,不仅是肌腱功能恢复的重要措施,也是一个较为漫长的治疗过程。这需要得到患者高度的合作及自觉的坚持。一般来讲,肌腱修复术后的康复治疗常需持续 3～6 个月,甚至更长,应以达到手指肌腱和关节功能的完全恢复为最终目的。因此,患者应尽可能在医师指导下进行系统的、有序的康复治疗。

肌腱损伤修复术后的功能恢复经过系统的康复治疗,特别是前臂远端、腕部及掌部的肌腱损伤,功能会得到明显的改善。但仍有部分复杂的肌腱损伤和特殊部位的肌腱损伤,如鞘管内的肌腱损伤,需要通过粘连松解手术来进一步改善其功能。

（洪光祥）

参考文献

〔1〕王书德.游离肌腱移植术后粘连的防止.手外科杂志,1988,4(1):10

〔2〕王澍寰.手部肌腱损伤的处理原则.手外科杂志,1988,4(1):1

〔3〕刘安民.防止屈肌腱损伤后粘连的研究进展.骨与关节损伤杂志,1989,4(4):240～242

〔4〕刘建宁,丘茂华.自体静脉游离移植重建手指肌腱鞘.中华显微外科杂志,1995,18(1):63～64

〔5〕汤锦波,侍德,等.肌腱修复时机及腱鞘处理的实验研究.中华外科杂志,1995,33(9):532～535

〔6〕汤锦波,侍德,石井清一.各种伤情下屈肌腱的愈合及粘连形成-肌腱愈合新理论系统的探讨.手外科杂志,1992,8(1):31～35

〔7〕李保华,洪光祥,朱通伯.二甲基硅油防止手屈指肌腱粘连的实验研究.手外科杂志,1990,6(4):202

〔8〕杨志明,张贤良,刘文贵,等.在鞘管区切除和修复纤维鞘管对肌腱愈合的影响.手外科杂志,1986,2(2):27

〔9〕邹贤华.物理医学与康复.北京:华夏出版社,1992.54～152

〔10〕陈秉礼,陈文直,黄朝梁,等.带血管蒂的掌长肌腱移植治疗复合性手屈指肌腱损伤.中国修复重建外科杂志,1993,7(2):78

〔11〕范振华.手外科康复锻炼的基本问题.实用手外科杂志,1988,2(1):1

〔12〕孟永生,刘巨荣,许文普,等.屈指肌腱粘连松解的疗效分析.中华骨科杂志,1995,15(6):347

〔13〕胡琪,王澍寰,等.Ⅱc区屈肌腱损伤早期修复后粘连的实验研究.中华手外科杂志,1993,9(1):32～35

〔14〕高楚荣,王道青,陈增海.手屈肌腱断裂修复术后康复.手外科杂志,1992,8(1):18

〔15〕郭洪堂,吕国强,崔寒冰.生物膜重建腱鞘急诊修复鞘内屈指肌腱.中国修复重建外科杂志,1993,7(2):74

〔16〕Adolfsson L, Soderberg G, Larsson M, et al. The effects of a shortened postoperative mobilization program after flexor tendon repair in zone 2. J Hand Surg, 1996, 21B(1):67～71

〔17〕Cautilli D, Schneider LH. Extensor tendon grafting on the dorsum of the hand in massive tendon loss. Hand Clin, 1995, 11(3):423～429

〔18〕Coons MS, Green SM. Boutonniere deformity. Hand Clin, 1995, 11(3):387～402

〔19〕Gelberman RH. Flexor tendon healing and restoration of the gliding surface. Bone Joint Surg, 1983, 65(A):70

〔20〕Green David P. Operative Hand Surgery, Schneider and Hunter, Flexor Tendonslate Reconstruction. 2Nd ed. New York:Churchill Livingstone, 1988. 1347～1502

〔21〕Grobbelaar AO, Hudson DA. Flexor tendon injuries in children. J Hand Surg, 1994, 19B(6):696～698

〔22〕Lamb DW, Hooper G, Kuczynski K. The Practice of Hand Surgery. Oxford London-Edinburgh-Boston-Melbourne:Blackwell Scientific Publications, 1989. 172～192

〔23〕Li Baohua, Hong Guangxiang, Zu Tongbei. A Histological Observation on the Flexor Tendon Healing within Intact Sheath. J Tongji Medical University, 1991, 11(3):169

〔24〕May EJ, Silfverskiold KL, Sollerman CJ. Controlled mobilization after flexor tendon repair in zone Ⅱ:a prospective comparison of three mechods. J Hand Surg, 1992, 7B(5):942～952

〔25〕Sakellarides HT, Papadopoulos G. Surgical treatment of the divided flexor digitorum profound tendon in zone 2, delayed more than 6 weeks, by tendon grafting in 50 cases. J Hand Surg, 1996, 21B(1):63～66

〔26〕Wang AW, Gupta A. Early motion after flexor tendon surgery. Hand Clin, 1996, 12(1):43～55

第四十一章　手及上肢神经损伤

第一节　神经损伤的原因与分类

一、损伤原因

神经损伤可分为闭合伤及开放伤两种。闭合伤，如牵拉伤、挫伤、挤压伤和骨折脱位合并伤等；开放伤，如刀、玻璃等锐器伤，及挫裂伤、火器伤等。

（一）闭合伤

1.牵拉伤　神经的弹性有限，超限牵拉可引起神经损伤，如臂丛神经伤。肩关节、髋关节脱位和长骨骨折均可合并神经牵拉伤。如神经损伤缺损过大，虽在关节极度屈曲时可将神经吻合，但术后如伸直关节过快，也可造成神经牵拉伤。神经受牵拉时，神经内的血管闭塞，造成缺血，又加重了神经的损害，可能造成更长段的损伤，影响修复效果。神经牵拉的预后依损伤程度而定，一般较差。初期宜行非手术治疗，根据恢复情况决定探查时机。

2.神经挫伤　由钝性暴力引起，一般表现为完全损伤。若挫伤较轻，多数可自行恢复。

3.挤压伤　如止血带包扎过久、小夹板或石膏过紧，可造成神经变性、纤维瘢痕化，甚至造成肢体缺血性挛缩，常为正中神经及尺神经的不完全损伤。

骨折或脱位合并神经损伤很常见，大多因骨折错位的断端刺伤或挤压神经所致。在骨折脱位或手法复位时，也可发生神经牵拉伤，尖锐的骨断端有时可能割断神经。

（二）开放伤

1.锐器伤　如刀、玻璃等割伤，多发生在手部、腕部和肘部，可造成指神经、正中神经或尺神经完全或不完全断裂。如伤口污染不重、切缘整齐，应争取尽快清创，修复神经。

2.挫裂伤　钝器损伤如挫伤、机器伤等，可造成神经断裂甚至一段神经缺损，伤口多不整齐，软组织损伤较重。如污染不重，能在6小时内清创者，可考虑一期修复神经，否则宜留待二期处理。

3.火器伤　枪弹伤或弹片伤，常合并开放性骨折。高速弹片通过软组织，包括切割伤、挫裂伤、烧伤等，可造成较广泛的软组织损伤，且有炸伤伤道污染，应行早期清创，但不缝合伤口，用较健康的肌肉覆盖神经，留待二期修复。

二、损伤分类

（一）神经断裂

神经发生完全或不完全断裂，多见于开放伤。完全断裂者，临床表现为运动、感觉完全丧失并伴有营养性改变。不完全断裂者，多表现为不完全瘫痪，由于未断裂部位也受到震荡、挫伤或牵拉，故伤后数日至数周内可出现完全瘫痪，以后部分恢复。如为横断损伤，须及时吻合神经断端。

（二）轴突断裂

神经轴突断裂，但鞘膜完整，表现为神经完全性损伤，有变性改变，可自行恢复，多发生于挤压伤或较轻的牵拉伤，如止血带损伤，多在数月内逐渐恢复。但临床所见的牵拉伤往往伴有不同程度的神经轴突及鞘膜断裂，经过一段时间可有部分恢复。因此，对牵拉伤和闭合性骨折脱位引起的神经损伤，一般宜观察一段时间,然后再考虑手术探查。

(三)神经失用

神经失用即神经轴突和鞘膜完整,但功能丧失,表现为运动瘫痪和感觉减退而电生理反应正常,为神经受压或挫伤引起,大多可以恢复。但如神经持续受压,使神经传导功能中断,如骨折端的压迫、神经周围瘢痕绞窄等,也可造成完全性损伤甚至永久性瘫痪,应及时手术,解除神经压迫。

神经在缺血性挛缩时,往往因缺血、肿胀的压迫而损伤,如能及时解除压迫,可望部分或完全恢复。如拖延过久,可造成不可逆性变性而出现严重的永久性损伤,神经内呈纤维化变甚至瘢痕化。

高速枪弹穿过肢体时,神经可因受冲击和震荡而损伤,发生暂时性或永久性损伤。一般较粗的运动神经纤维受影响最大,其恢复期不定,可为数小时至数月。

(四)神经刺激

神经刺激即为四肢神经受到不完全损伤而引起疼痛。多发生在正中神经及胫神经,可出现灼性神经痛、四肢血管舒缩功能紊乱或营养改变等。

第二节　神经损伤的变性与再生

周围神经断裂后即失去传导冲动的作用。一般认为神经细胞损伤后不能再生,而神经纤维在一定条件下是可以再生的;中枢神经系统内的神经纤维,不能再生。

周围神经切断后远段神经的改变表现为:与细胞体离断的神经轴索即发生颗粒状变性,不能再传导冲动,数日内完全破碎消失。髓鞘的破坏较慢,磷脂鞘裂解为卵形团块,被雪旺细胞吞噬。雪旺细胞增生,在原髓鞘基膜管内形成纵形排列的雪旺细胞柱。神经切断处的雪旺细胞向近端增生突出,以接近近段神经。

近段神经的改变:神经切断后,近侧神经轴突只有小段发生变性,其变性改变一般不超过一个郎飞节,神经鞘膜也可增生。

周围神经切断后,远段发生神经轴索变性、髓鞘分解消失和神经鞘膜增生等一系列改变,称为华勒变性。神经断裂 7~10 日后,近段神经轴突开始向远侧生长。如行缝接,以后每天长 1~2mm,即使能长至末梢器官,其功能恢复也需要一段时间。如神经断端有距离,近段轴突不能进入远段神经鞘,遂与瘢痕组织混杂生长,成为一团,形成假性神经瘤。

周围神经损伤后,所支配的肌肉立刻瘫痪,肌肉细胞逐渐萎缩,细胞间纤维组织增生,运动终板变形,以至消失。故早期修复神经对运动功能的恢复有利。神经损伤后,其感觉神经分布区的各种感觉丧失,还可出现营养性改变。如能及时准确地缝接神经,可获良好效果。但缝接后不能使每一神经轴突都成功地长入神经鞘,故不能得到完全恢复。混合神经中,如运动与感觉纤维交叉生长,在功能上是无效的。因此,混合神经缝接的效果较单纯感觉或运动神经为差,如尺神经缝接一般不如桡神经缝接效果好,因为桡神经中感觉神经纤维所占比例很小。如神经断端距离过大,可作神经移植,移植的神经也会发生像远段神经一样的改变,神经移植的效果远不如对端缝接好。如神经周围瘢痕组织多,对神经有绞窄作用,则会影响神经的再生和恢复。伤口有感染,神经暴露其中,亦可受到严重破坏。缝接神经时,必须切除两断端的瘢痕,直至正常神经组织切面,缝接后才能取得较好效果。

雪旺细胞在神经再生中起着重要作用。损伤远侧雪旺细胞分裂增殖形成带状排列,对再生轴突起引导作用,并可引导生长锥的迁移方向。雪旺细胞与靶器官还能分泌多种神经营养因子,如神经生长因子、脑起源神经生长因子、神经营养蛋白和促进轴突生长的细胞外基质分子,还有层粘蛋白和纤维连接蛋白等几十种多肽或蛋白质类活性物质,营养、支持神经细胞的增殖、代谢、坏死、调控,及轴突的再生与髓鞘的形成。

第三节　周围神经损伤的检查

一、临床检查

对四肢损伤应进行神经检查,以判断有无神经损伤及损伤的部位、性质和程度。

(一)伤部检查

首先检查有无伤口,如有伤口,应检查其范围和深度、软组织损伤情况以及有无感染。查明枪弹盲管伤或贯通伤的径路,有无骨折及脱位。如伤口已愈合,需观察瘢痕情况及有无动脉瘤、动-静脉瘘形成等。

(二)肢体姿势

肢体休息的姿势可反映神经、肌肉的状况。桡神经损伤后出现腕下垂;尺神经损伤后有爪形手,即第4、5指掌指关节过伸、指间关节屈曲;正中神经损伤后出现"猿手"畸形,即鱼际瘫痪,拇指与其他诸指平行;腓总神经损伤后出现足下垂。

(三)运动功能检查

根据肌肉瘫痪程度判断神经损伤情况,一般可用6级法区分肌力。

M"0"级:无肌肉收缩。

M"1"级:肌肉稍有收缩。

M"2"级:关节有动作,在不对抗地心引力的方向,能主动向一定方向活动,可使该关节达到完全的活动度。

M"3"级:在对抗地心引力的情况下,达到关节完全活动度,但不能对抗阻力。

M"4"级:能对抗阻力达到关节完全动作,但肌力较健侧差。

M"5"级:正常。

周围神经损伤所支配的肌肉可发生瘫痪、进行性肌萎缩和肌张力消失等。

(四)感觉功能检查

神经的感觉功能纤维在皮肤上有一定的分布区,检查感觉减退或消失的范围,可判断是哪根神经损伤及损伤程度。一般只检查痛觉及触觉即可。相邻的感觉神经分布区有重叠支配现象,神经损伤后数日内感觉消失范围逐渐缩小,但并不能说明神经已有恢复,这其实是邻近神经的功能替代,最后只有该神经单独的分布区无任何感觉恢复。检查时可与健侧皮肤作对比。实体觉与浅触觉为精细感觉,痛觉与深触觉为粗感觉。神经修复后,粗感觉的恢复较早也较好。检查手指的精细感觉时,可作两点分辨觉和拣物试验,并闭目用手触摸辨识物体;触觉不良时则不易做到。

感觉功能障碍亦可用6级法区分其程度。

S"0"级:完全无感觉。

S"1"级:深痛觉存在。

S"2"级:有痛觉及部分触觉。

S"2$^+$"级:痛觉和触觉完全,但有过敏现象。

S"3"级:痛、触觉完全,过敏现象消失,且有两点分辨觉,但距离较大,常大于15mm。

S"4"级:感觉完全正常。

(五)腱反射

根据神经支配较好的肌肉受损情况,可出现腱反射减退或消失。

(六)营养改变

神经损伤后,其支配区皮肤温度低、无汗、光滑、萎缩,指甲起屑,呈爪状弯曲。坐骨神经损伤后,发生足底压迫性溃疡,易引起冻伤。无汗或少汗区一般与感觉消失的范围相符合,可作出汗试验。常用的方法有茚三酮指印试验,即在发汗后将患者手指于净纸上按一指印,用铅笔画出手指范围,将纸浸于茚三酮溶液中后取出烤干。如指印处显示紫色点状指纹(用硝酸溶液浸泡固定可长期保存),证实该指具有出汗功能,因汗中含多种氨基酸,遇茚三酮后变为紫色。多次检查对比,可观察神经的恢复情况。

(七)神经干叩击试验(Tinel 征)

神经损伤后或损伤神经修复后,在相应平面轻叩神经,其分布区会出现放射痛或过电现象。这一体征对神经损伤的诊断和神经再生的进程有较大的判断意义。随着再生过程的不断进展,可在远侧相应部位叩击诱发此过敏现象。检查时应注意,必须从肢体远端逐渐向近端叩击。如从近端向远端叩击,Tinel 征将可能比从远端向近端叩击远 4～6cm,这是不可靠的。

二、电生理检查

电生理检查是近 50 年发展起来的诊断技术,它将神经、肌肉兴奋时发生的生物电变化引导出,加以放大和记录,根据电位变化的波动、振幅、潜伏期等数据,分析判断神经、肌肉系统处于何种状态。最初应用直流电变性反应,检查强度-时间曲线(时值)。20 世纪 50 年代针电极肌电图开始应用于临床,尤其是近十多年来广泛采用诱发电位方法和平均、叠加技术,从而更增加了电生理检查的使用范围和价值。临床上将电生理检查分为肌电图、神经电图和诱发电位等,有人习惯将神经电图归入肌电图中,但概念上不够准确。由于神经电图产生的原理与诱发电位相同,是使用脉冲诱发出的神经-肌肉兴奋电位,故归入诱发电位较妥当。本节将电生理检查分为肌电图和诱发电位两大类。

(一)肌电图检查

肌电图检查,即用同心圆针电极刺入被检肌肉,记录其静止及不同程度自主收缩所产生的动作电位和声响的变化,分析肌肉、运动终板及其支配神经的生理和病理状况。

肌电图检查的临床意义为:

1.确定神经有无损伤及损伤的程度　神经完全损伤时肌肉不能自主收缩,记录不到电位,或出现纤颤电位、正锐波等;部分损伤时可见平均时限延长、波幅及电压降低,变化程度与损伤的轻重有关。

2.有助于鉴别神经原性或肌原性损害　一般认为自发电位的出现是神经原性损害的特征。

3.有助于观察神经再生情况　神经再生早期出现低波幅的多相性运动单位波,并逐渐形成高电压的巨大单位。定期观察其变化,可以判断神经再生的质量和进展。如再生电位数量增多、波形渐趋正常、纤颤波减少,提示预后良好,否则为预后不佳或需手术治疗。

(二)诱发电位检查

诱发电位检查,即利用一定形态的脉冲电流刺激神经干,在该神经的相应中枢部位、支配区或神经干上记录所诱发的动作电位。临床常用的检查项目有:感觉神经动作电位(sensory nerve active potential, SNAP)、肌肉动作电位(muscle active potential, MAP)及体感诱发电位(somatosensory evoked potential, SEP)等。运动诱发电位(motor evoked potenital, MEP)是近年开展起来的一项新技术,对诊断脑与脊髓传出通道(即运动神经通道)的损伤和疾病有一定意义(图 41-1、图 41-2、图 41-3)。

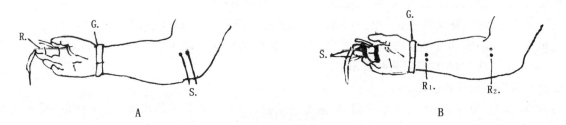

图 41-1　SNAP 测定方法(以正中神经为例)
A.逆行法　B.顺行法　S=刺激;R=记录;G=地线

各电位的观察指标有波形、波幅、潜伏期和传导速度等。传导速度较稳定,是最常用的观察指标。其计算方法是,将两刺激点所诱发出电位的潜伏期差除两点间的距离,即:传导速度=距离/时间。正常成人肘以下

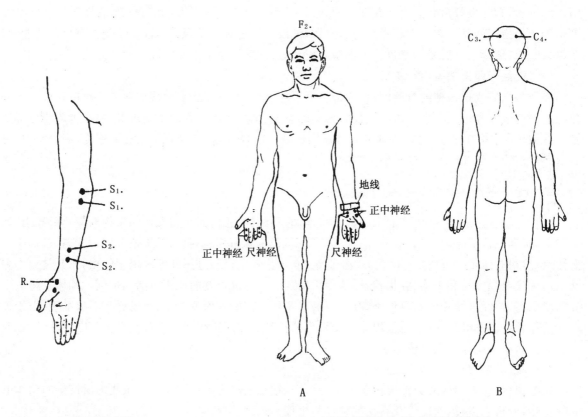

图 41-2 MAP 测定方法

（以正中神经为例）

第 1 刺激点在上臂或肘部,第 2 刺激点在腕部,

记录电极为右大鱼际表面 S＝刺激;R＝记录

图 41-3 SEP 测定方法（以上肢神经为例）

刺激腕部或相应手指,在颅顶中点后 2cm、旁开

7cm C_3、C_4 区为针极记录;F_2 区为参考电极

正中神经运动传导速度（MCV）为 55～65m/s,感觉传导速度（SCV）为 50～60m/s。上肢神经传导速度快于下肢,近端快于远端。SEP 主要观察潜伏期,以第一负相波峰计算潜伏期。正常成人在腕部刺激正中神经（或尺神经）,SEP 潜伏期在 19～20ms 之间,故将第一负相波峰命名为 N19 或 N20。

诱发电位检查的临床意义为:

1.神经损伤的诊断 当神经完全损伤时,诱发电位一般表现为一条直线或有少许干扰波。但应注意:①感觉神经动作电位的诱发较难,并非所有感觉神经动作电位阴性均为完全损伤,应结合临床检查判断。②极少数完全损伤仍可诱发出肌肉动作电位,应予鉴别。

神经部分损伤时,诱发电位可出现程度不同的波形改变、振幅降低、潜伏期延长或传导速度减慢,可根据这些指标判断有无神经损伤及损伤程度的轻重。SNAP 的幅度小,对损伤的敏感性大于 MAP 与 SEP,故诊断价值较大。如只测 MAP 或 SEP,则可能漏诊,尤其是对部分损伤。

出现神经卡压时,分段测定诱发电位对判断有无神经损伤及其定位有较大意义。

近体端神经损伤（如臂丛损伤）时,在测定 SEP 的同时测定损伤以远的 SNAP,可确定有无根性节前撕脱,表现为能记录到 SNAP,但记录不到 SEP。

2.神经再生及预后的估计

（1）一般认为,神经干动作定位出现最早,家兔实验表明术后 4 周即可测出神经干动作电位。诱发肌电位的出现比神经干动作电位迟数周,但早于临床功能恢复。笔者观察到,前臂正中神经完全断伤缝合术后 3 个月,即可测及诱发的 SEP,术后 6 个月开始出现 MAP,10 个月时 95％以上的患者可测及 MAP;术后 8 个月开始出现 SNAP,因其幅度小,诱发较难,少数病例术后 10 年以上仍记录不到 SNAP。适当的神经松解术有助于诱发 SNAP 的测及。此外,电位的恢复时间与神经再生的质量及预后有关。电位出现早,说明神经再生良好,预示预后良好。笔者注意到,神经缝合术后 3 个月可测出 SEP 者预后良好。由此可见,临床功能无恢复或恢复不完善时,可通过对诱发电位的观察,判断神经再生的质量和预后。

(2)诱发电位结构与临床疗效分级基本呈平行关系,电生理恢复率(即患侧值占健侧值的百分比)随疗效分级降低而降低,对评定疗效有参考意义。笔者发现当感觉为 S"2$^+$"时,仅 5%的患者可测到 SNAP。故测出 SNAP 时,感觉多在 S$_3$ 以上。

(3)与功能恢复一样,诱发电位也不能恢复正常水平。笔者发现临床疗效优良者,波幅恢复为健侧的 65%左右,传导速度恢复为健侧的 80%左右,术后数十年仍恢复不完全。

3.对神经再生过程中治疗的指导意义

(1)可以了解早期神经再生的质量,便于及早采取必要的处理,以争取时间,提高疗效。

(2)当 SNAP 可测出,而 SEP 测不出时,可确定为根性节前撕脱伤,有助于确定治疗方案,即可不需定时观察而行探查术或直接行神经移植术。

(3)部分损伤时,神经保持其连续性,但有神经瘤形成时,如损伤远段能记录到神经动作电位,或运动神经传导速度达 36m/s 以上,自行恢复率可达 90%,不需作神经瘤切除吻合,但常需作神经松解术。

(4)在脊髓探查或脊柱侧弯矫正术中,应用 SEP 进行手术监护,对防止脊髓损伤并发症有肯定价值。

(5)当临床难以判断是否需手术探查重新吻合时,诱发电位检查有参考意义。有资料表明,再手术探查的指征是:①神经吻合术后 3～4 个月测不到 SEP;②术后 10 个月以上只能测到 MAP,且不能排除假象,或只能测到明显不正常的 SEP,而测不到 MAP 和 SNAP;③术后 1 年以上测不到 SNAP,而 SEP 潜伏期延长达 40ms 以上。

第四节　神经损伤的治疗

一、非手术治疗

非手术治疗是防止肌肉萎缩和关节僵硬的治疗措施,其目的是为神经和肢体功能的恢复创造条件,伤后和术后均可采用。

1.解除骨折端的压迫　肢体骨折引起的神经损伤,首先应用手法骨折复位固定,解除骨折端对神经的压迫,如为神经末段,可望在 1～3 个月后恢复功能,否则应及早手术探查。若估计有的神经嵌入骨折断端间,如肱骨中下段骨折合并桡神经损伤,则应及早手术,以免手法复位时挫断神经。

2.防止瘫痪肌肉被过度牵拉　采用适当夹板将瘫痪肌肉保持在松弛位置。如桡神经损伤可用伸腕、伸指弹性夹板(图 41-4),腓总神经损伤造成的足下垂可用防下垂支架等。

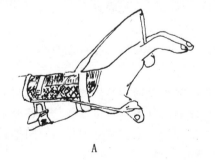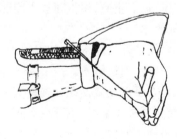

A　　　　　　　　　　　　　　　　B

图 41-4　伸腕、伸指弹性夹板

A.纠正手下垂　B.锻炼腕、指活动

3.保持关节活动度　神经虽损伤,但对相应关节进行被动活动,可预防因肌肉失去平衡而引起畸形。如腓总神经损伤足下垂可引起跖屈畸形、尺神经瘫痪引起爪形手等,应进行被动活动,锻炼关节活动度,一日多次。一般认为一个关节每天作完全伸屈活动 20 次以上,则能保证软骨面的营养,充分活动关节还可以保持肌肉的弹性,这就要求每日完全活动关节 500~1 000 次。如关节发生僵硬或挛缩,虽神经有所恢复,但肢体功能不会满意,尤其是在手部。

4.进行物理治疗 可用按摩、电刺激等方法保持肌肉张力,减轻肌肉萎缩,防止肌肉纤维化。

5.进行体育疗法 锻炼恢复中的肌肉,增进肢体功能。

6.保护伤肢 使其免受烫伤、冻伤、压伤及其他损伤。

二、手术治疗

神经损伤后修复的时机很重要,原则上愈早愈好,但时间不是绝对因素,晚期修复也可取得一定疗效。

锐器伤在早期清创时,即可进行一期神经缝接术。火器伤早期清创时,对神经不作一期修复,应待伤口愈合后 1~3 个月再行手术缝接神经。神经修复的效果:青年人较老年人好,纯感觉和纯运动较混合神经为好,近末梢较近中枢为好,早期修复较晚期修复好。

(一)神经松解术

有神经外松解术与神经内松解术两种方法。前者为解除骨端压迫,分离和切除神经周围瘢痕组织,切开神经干外膜。后者除神经外松解外,尚需切除病变神经外膜,分离切除神经束之间的瘢痕粘连。

1.神经外松解术

适应证:神经被骨端压迫或骨折移位较大,神经嵌入骨折断端之间时,应手术游离神经,固定骨折。如神经受压过久,周围有瘢痕形成,不仅要解除骨折端压迫,尚需作神经松解术。神经周围组织的创伤或感染,有广泛瘢痕形成时,神经有不同程度的粘连和压迫,也需作神经外松解术。

麻醉:根据手术部位和患者的年龄选择适当的麻醉方法。在上肢,成人可用臂丛阻滞麻醉;小儿可用基础麻醉加臂丛阻滞麻醉。

止血带的应用:手术操作应驱血后在充气止血带下进行,这样就可得到清晰的手术野,便于辨认、解剖分离神经和血管,以免损伤神经束、神经分支和神经干上重要的营养血管。必须掌握止血带的压力和止血时间,每次不得超过 1 小时,如到 1 小时手术还不能结束,则应休息 10 分钟后再用,第二次止血时间不得超过 40 分钟,以防止发生止血带麻痹。

手术步骤:以神经病变部位为中心,按暴露神经常规作足够长的切口显露神经。游离神经时,应分别从切口的远近两端神经正常部位开始,逐渐游离至损伤部位,避免一开始就在损伤部位瘢痕中盲目分离切割而误伤神经。在切口的两端正常部位游离出神经后,用橡皮条套住神经轻轻牵引,用尖刀或小剪刀将神经仔细从瘢痕中加以分离。瘢痕致密不易分离时,可在瘢痕与神经之间注射生理盐水,边注射边分离。在分离神经过程中,要注意保护神经分支,慎勿损伤,并尽量保存神经干上的营养血管。神经周围的瘢痕组织要彻底切除,避开神经外膜纵向的营养血管,纵形切开外膜,将松解后的神经放置在有健康组织的神经床内,以保护并改善神经微循环;不应再放回瘢痕组织中,以免术后再发生瘢痕粘连和压迫,影响神经修复的效果。神经松解完毕后,放松止血带,彻底止血,用生理盐水冲洗,逐层缝合伤口。肢体不需外固定。

2.神经内松解术

适应证:作好神经外松解术后,如发现神经病变部较粗大,触之较硬或有硬结,说明神经内有瘢痕粘连和压迫,须进一步作神经内松解术。

手术步骤:宜在手术显微镜或放大镜下进行,用尖刀沿神经纵轴方向切开病变部神经束间的斜行交叉瘢痕纤维组织。在分离神经束时,也可在束间注射生理盐水,边注射边分离。为了准确分离神经束间的瘢痕粘连,应在手术显微镜下操作。行神经束松解后,宜切除病变段的神经外膜和增生硬化的束间外膜。其他各项要求同神经外松解术。

(二)神经吻合术

1.麻醉、止血带应用、显露及分离神经等项操作 均同神经松解术。

2.显露神经 从神经正常部位分离至断裂部位,注意慎勿损伤神经分支。

3.切除神经病变部分,准备缝合 先切除近端神经瘤,至切除面露出正常神经束,再切除远段瘢痕组织,要求切除病变组织直至见到排列疏松并清晰的神经束,以便缝合而取得良好效果,但也不可切除过多,以免缺损过大不易缝合。

4.克服神经缺损的方法　为克服缺损,可分别游离神经远段与近端各一段,或屈曲关节,必要时可轻柔牵拉神经使之逐渐延长;也可采用改变神经位置的神经移位法,如将尺神经由肘后移至肘前,缩短距离,使神经两端得以接近,缝合时无张力。正中神经和尺神经通过游离神经、屈曲关节等方法,可以克服的最大缺损长度为:上臂5～6cm,肘部8～9cm,前臂3～4cm,腕部3～4cm。

切除神经瘤前应估计切除后能否缝合,如关节屈曲后神经对合缝接的长度仍不够,宁可将不健康的组织暂作缝接,甚至缝在神经瘤上,固定关节于屈曲位置,必须保证缝合处不承受张力。6周后去除石膏,逐渐练习伸直关节,使神经得以延长。再次手术即可切除不健康的神经组织,重新缝合。在断肢再植或骨折不连接时,如神经缺损较大,可考虑缩短骨干以争取神经对合缝接。

5.缝合方法　大致分为神经外膜缝合和神经束膜缝合两种。前法只缝合神经外膜,如能准确缝接多可取得较好效果。后法系在于术显微镜下分离出两断端的神经束,将相对应的神经束行神经束膜缝合,此法可增加神经束两端对合的准确性。但术中如何准确鉴别两断端神经束的运动或感觉功能性质,目前尚无快速可靠的方法。因此,束膜缝合有错对的可能,广泛的束间分离会增加瘢痕形成,甚至损伤束间神经支,而且缝合后将在神经内留下大量的缝线异物。

笔者的实验结果表明,在良好的修复条件下,两种吻合方法的效果无明显差别。一般宜采用外膜缝合,因其简便易行,不需特殊设备,根据长期临床实践,其效果胜于其他方法。对神经束较粗大,易识别相对应功能的神经束,可采用束膜缝合。对部分神经损伤,在分出正常与损伤的神经束后,宜用束膜缝合法修复损伤的神经束。此外,根据情况还可采用神经束组缝合法。

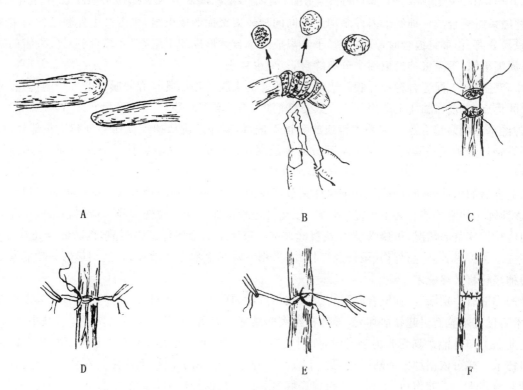

A　　　　　　　　　B　　　　　　　　　C

D　　　　　　　　　E　　　　　　　　　F

图 41-5　神经外膜缝合术
A.显露近远侧神经断端　B.切除神经瘤至正常神经组织　C.缝合神经两侧
定点线　D.牵引定点线,缝合前面　E.翻转神经,缝合后面　F.神经缝合完毕

(1)神经外膜缝合术　三十多年前有人用人发缝接神经,目前用7-0或8-0尼龙线缝合,只缝合神经外膜,不缝合神经组织。先在神经断端两侧各缝一针定点牵引线,再缝合前面,然后将一根定点线绕过神经后面,牵引定点线翻转神经180°,缝合后面。缝合时应准确对位,两针缝线之间距离以能使断端对合良好为度(图41-5)。为了观察术后神经缝合处有无崩断,可在断端两侧相距1cm的神经束膜上各缝一条细软不锈钢

丝,打结作标记,术后可通过 X 线片观察两个金属结的位置有无改变。

(2)神经束膜缝合术　在手术显微镜下进行。先分别在神经两断端环形切除 1～2cm 神经外膜,根据断端神经束的粗细和分组情况,分离出若干组相对应的神经束,切除各神经束断端的瘢痕组织直至正常组织。各神经束的断面可不在同一平面上。用 10-0 尼龙线将各对应的神经束膜缝合,只缝合神经束膜,不缝合神经组织。缝合针数以能使两神经端对齐为度,一般每束缝 2～3 针即可(图 41-6)。

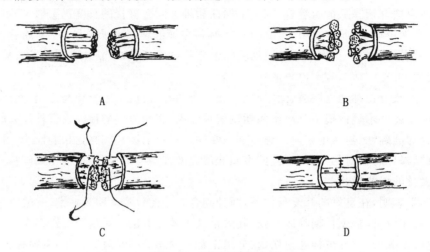

A

B

C

D

图 41-6　神经束膜缝合术

A.环形切除神经断端的外膜 1cm　B.分离两断端的神经束,切除神经束端瘢痕　C.缝合相对应的神经束膜　D.缝合完成

(3)神经束组缝合法　神经干内许多功能相同的神经束聚拢形成束组,周围被由外膜延伸而来的结缔组织包裹,较易分离。作束组缝合时,只将神经干分离成几个自然形成的束组,然后缝合各对应束组的束间外膜及神经束周围组织,不需将神经束逐个分离缝合,以减少创伤。

(4)联合缝合法　即缝合神经外膜及边缘与之相邻的束膜。该法既具有外膜缝合方法的优点,又具有束膜缝合法的优点,目前在临床上应用甚广。其方法简单,不需剥离外膜。

(5)神经部分断裂缝合术　在手术镜或放大镜下进行,需仔细辨认神经损伤部分和正常部分,在两者之间沿神经纵轴切开神经外膜,分离出正常部分的神经束加以保护,切除断裂神经的病变部分,用神经束膜缝合法准确缝合。

神经缝合后的术后处理:用石膏固定保持关节于屈曲位,以减少神经缝合部位的张力。一般在 6 周后去除石膏,逐渐练习伸直关节。切不可操之过急,以免神经缝接处崩断或拉伤神经。应用临床检查和电生理检查估计神经功能恢复的情况,可摄 X 光片观察缝在神经束膜上的金属标记物距离,判断缝合处有无分离。恢复期间要注意保护患者,防止外伤、烫伤及冻伤,并采用各种非手术方法治疗,以达到最后的功能恢复。

(三)神经转移及移植术

神经的弹性有一定限度,如缝合时张力过大或需过度屈曲关节才能缝合,手术后缝合处易发生分离或损伤,或因术后过度牵拉而引起缺血坏死,导致神经束间结缔组织增生,影响神经的恢复。若缺损过大,游离神经和过度屈曲关节才能达到无张力吻合时,如肘关节屈曲大于 90°、腕关节屈曲大于 60°时,应考虑神经转移和神经移植术。亦可依据神经的缺损是否大于或小于神经干直径的 4 倍,而决定是否作神经移植或转移。

1.神经转移术　手外伤后,可利用残指神经修复其他手指的神经损伤。在上肢,如正中神经和尺神经同时在不同平面损伤和缺损,应争取行神经移植修复两条神经;但如缺损过大,无法同时修复两条神经,则可转移较长的尺神经近段与正中神经远段缝合,以恢复正中神经的功能。

2.神经移植术　神经移植时,多用自体次要的皮神经或其他较大神经修复,常用的有腓肠神经、隐神经、前臂内侧神经、股外侧皮神经及桡神经浅支等。可取 20～40cm 长的神经作移植用,但不可用同侧正常的桡神经浅支修复尺神经,以免患手增加麻木区。

在数条大神经同时损伤时,可利用其中一条修复其他更重要的神经。例如上臂损伤,正中、尺、桡与肌皮神经均有较大缺损,不能作对端吻合时,可取用尺神经分别移植修复正中、肌皮和桡神经。在前臂,正中神经和尺神经均有较大缺损而不能作对端吻合时,可取用尺神经移植修复正中神经。在下肢,坐骨神经缺损过大而不能修复时,可将其中的胫神经与腓总神经分开,用腓总神经移植修复胫神经。

神经移植的方法有几种,可根据具体情况选用。

(1)单股神经游离移植法 移植的神经和待修复的神经应粗细相仿。如利用皮神经或残指的神经修复指神经,可采用神经外膜缝合法,移植神经的长度应稍长于缺损的长度,使神经修复后缝合处无张力,有利于术后早期功能训练。

(2)电缆式神经游离移植法 如用于移植的神经较细,则需将数股合并起来修复缺损的神经。修复时先将移植神经切成多段,缝合神经外膜,形成一较大神经,然后与需修复的神经缝合(图 41-7)。由于显微外科技术的发展和应用,该法已逐渐被神经束间游离移植法所取代。

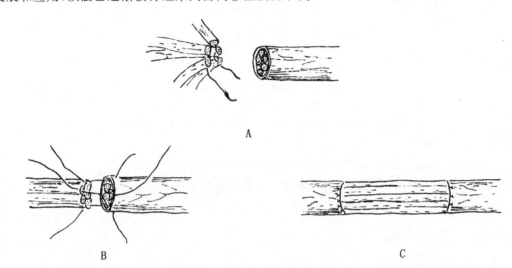

图 41-7 电缆式神经游离移植示意图

3.神经束间游离移植法 在手术显微镜下进行。先将移植的神经外膜在手术显微镜下完全切除,然后根据修复神经的缺损情况切成多段。缝接的操作技术与神经束膜缝合术相同,即先将神经两断端外膜切除1～2cm,分离出相对应的神经束,切除神经束断端的瘢痕组织至正常部分,然后将移植的神经束置于神经相对应的神经束间作束膜缝合(图 41-8)。

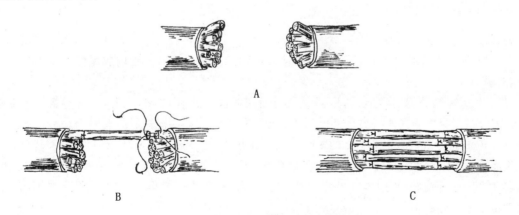

图 41-8 神经束间游离移植示意图
A.环形切除断端神经外膜 1cm,分离出各神经束,切除束端瘢痕
B.将移植神经与相对应的神经束作束膜缝合 C.缝合完毕

4.神经带蒂移植术 较细的神经移植后,一般不致发生神经坏死。取用粗大的神经作移植时,由于游离的神经段缺血,往往发生神经中心性坏死,导致束间瘢痕化,影响效果。

神经襻式转移法:如正中神经与尺神经同时断裂,缺损过大,无法修复,可以用尺神经修复正中神经。将正中神经和尺神经近侧段的神经瘤切除并作对端缝合,再切断尺神经近侧段而尽量保留其血管,6周后游离

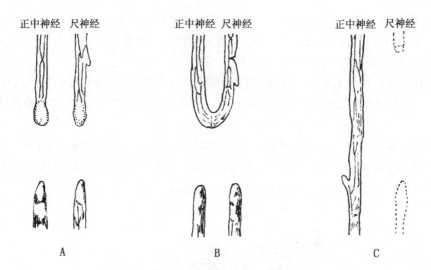

图 41-9 神经带蒂移植示意图

A.尺神经和正中神经损伤 B.切除神经瘤,将两近端吻合并切断
尺神经近侧段 C.游离近端尺神经,带蒂移植与正中神经远端吻合

尺神经近端缝合于正中神经远端(图 41-9)。

5.带血管蒂神经游离移植法 多用带小隐静脉的腓肠神经作游离移植。

神经转移术和神经移植术的术后处理,同神经吻合术。

第五节 正中神经损伤

腕部的正中神经位置较表浅,易被锐器伤及并常伴有屈肌腱损伤。肱骨髁上骨折与月骨脱位,常合并正中神经损伤,多为挫伤或挤压伤。继发于肩关节、肘关节脱位者为牵拉伤。此外,正中神经可因腕部骨质增生、腕横韧带肥厚或旋前圆肌的肥大,而产生慢性神经压迫症状。

一、临床表现与诊断

(一)腕部正中神经完全断裂

1.畸形 早期手部畸形不明显,1 个月后可见大鱼际肌萎缩、扁平,拇指内收呈猿掌畸形。伤后时间越长,畸形越明显。

2.运动 大鱼际肌即拇对掌肌、拇短展肌及拇短屈肌浅头瘫痪,拇指不能对掌,不能与手掌平面形成90°角,不能用拇指指腹接触其他指尖。大鱼际肌萎缩形成猿手畸形。拇短屈肌有时为尺神经支配。

3.感觉 正中神经损伤对手部感觉的影响最大。在掌侧,拇、示、中指及环指桡侧半,在背侧,示指、中指远节均丧失感觉,由于感觉丧失,手功能受到严重影响,如无实物感、拿东西易掉、容易受到外伤及烫伤等。

4.营养改变 手部皮肤、指甲均有显著营养改变,指骨萎缩,指端变得小而尖,皮肤干燥不出汗。

(二)肘部正中神经断裂

1.运动改变 除上述改变外,尚有旋前圆肌、旋前方肌、桡侧腕屈肌、指浅屈肌、指深屈肌桡侧半、拇长屈肌及掌长肌瘫痪,故拇指和示指不能屈曲,握拳时拇指和示指仍伸直。部分患者的中指仅能部分屈曲,示指和中指的掌指关节部分屈曲,但指间关节仍伸直。

2.感觉与营养改变 同腕部正中神经断裂。

正中神经损伤常可能合并灼性神经痛。

二、治疗

早期手术缝合效果一般较好,但手内肌恢复较差。如对掌功能恢复不佳,可采用对掌成形术及其他肌腱转移术,以改善屈拇、屈指、拇对掌功能。正中神经的缝接方法如下。

(一)前臂及掌部正中神经的显露与缝接

1.手部切口起自近侧掌横纹,沿鱼际尺侧 5mm 至腕横纹。如需较大显露,可由上述切口向前臂作"Z"形延伸,达到需要的长度(图 41-10A)。

2.向两侧牵开皮瓣,在掌部切开掌筋膜,在前臂于掌长肌与桡侧腕屈肌之间切开深筋膜,将指浅屈肌向尺侧牵开,桡侧腕屈肌向桡侧牵开,在伤口基底部细心地显露出正中神经(图 41-10B)。

3.为了修复神经,有时需在腕横韧带深面游离正中神经。可切断腕横韧带,显露正中神经。正中神经在腕管内浅层稍偏向桡侧,在腕横韧带远侧发出返支支配大鱼际,切勿损伤(图 41-10C)。

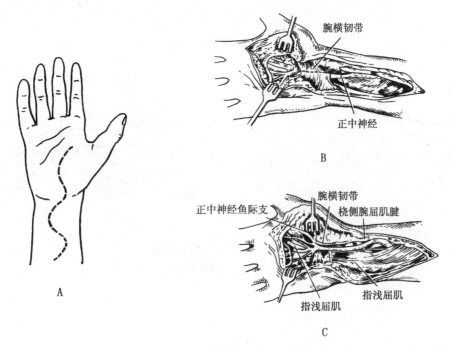

图 41-10　前臂及腕掌部正中神经的显露

A.切口设计　B.正中神经与腕横韧带　C.正中神经的显露

(二)肘部正中神经的显露

1.取"S"形切口,由肱二头肌腱内侧向下,沿肘屈纹向外,再沿肱桡肌前向下至需要的长度。切开浅筋膜,必要时可结扎浅静脉(图 41-11A)。

2.牵开皮瓣,显露肱二头肌腱,沿其内缘切开深筋膜及二头肌腱膜。腱膜深面有肱动、静脉及正中神经,慎勿损伤(图 41-11B)。

3.牵开肱二头肌腱及其腱膜,显露正中神经和肱动脉。肌腱的尺侧为肱动脉及伴行静脉。正中神经在动、静脉的尺侧(图 41-11C)。

(三)上臂上部正中神经的显露

1.切口起自胸大肌下缘,沿喙肱肌、肱二头肌内侧缘向远侧切开(腋、肱动脉基底投影线在锁骨中点至肘窝中点的连线上)至需要的长度。必要时可向两端延伸(图 41-12A)。

2.沿切口方向切开深筋膜,显露喙肱肌、肱二头肌,将其向外牵开,将肱三头肌内侧头向内牵开。切开血管神经束的鞘膜,可见肱动脉前外有正中神经,内有尺神经,与血管贴近。肱静脉在动脉的尺侧,较动脉为浅。细心分离神经与血管。术中可用橡皮条牵引,以便于分离(图 41-12B)。

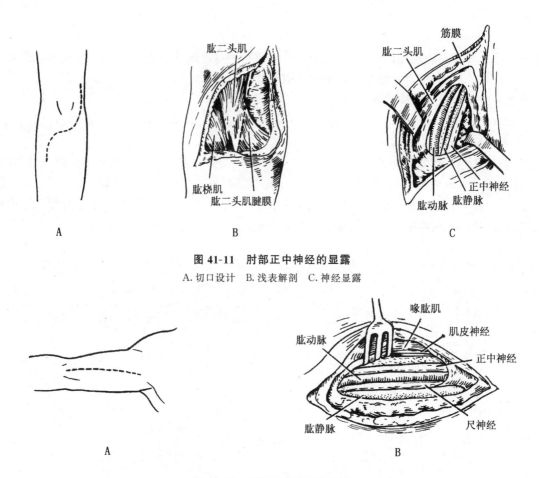

图 41-11　肘部正中神经的显露
A.切口设计　B.浅表解剖　C.神经显露

图 41-12　上臂正中神经的显露
A.切口设计　B.神经的显露

第六节　尺神经损伤

　　在腕部,尺神经易受切割伤。尺神经深支为运动支,有时可受刺伤或因贯穿伤而损伤。在肘部,尺神经可受直接外伤或骨折脱臼合并损伤。严重肘外翻畸形及尺神经滑脱所引起的尺神经损伤,又称慢性尺神经炎。全身麻醉时如不注意保护,使手悬垂于手术台边,可因压迫过久而引起尺神经瘫痪。颈肋或前斜角肌综合征时,尺神经亦容易受累,造成不全损伤。

　　一、临床表现与诊断

　　1.畸形　尺神经损伤后可出现手部爪状畸形,低位损伤爪状畸形较高位损伤明显。
　　2.运动　尺神经在肘上损伤时,前臂尺侧屈肌和指深屈肌尺侧半瘫痪、瘫痪,不能向尺侧屈腕及屈小指远侧关节。手指放平时,小指不能爬抓桌面。手内肌广泛瘫痪,小鱼际萎缩,掌骨间隙明显凹陷。环指和小指呈爪状畸形,在肘上部损伤者爪状畸形较轻;在指深屈肌分支远侧损伤者,由于屈指肌和伸指肌无手内肌的对抗作用,爪状畸形明显,即环指和小指掌指关节过伸,指间关节屈曲,不能在屈曲掌指关节的同时伸直指间关节。因为有桡侧二蚓状肌的对抗作用,示、中指无明显爪状畸形。各手指不能内收外展。拇指和示指不能对掌成"O"形。由于拇内收肌瘫痪,故拇指和示指间夹纸试验显示无力;因手内肌瘫痪,手的握力减少约50%,手失去灵活性。
　　3.感觉　手掌尺侧、小指全部和环指尺侧半感觉消失。

二、治疗

根据损伤情况作松解、减压或缝接术。为了获得足够的长度,可将尺神经移向肘前。尺神经缝接术的效果不如桡神经和正中神经好。桡神经在远侧为纯运动纤维,正中神经远侧大部分为感觉纤维,而尺神经中感觉纤维与运动纤维大致相等,故缝合时尤需准确对位,不可有旋转。在尺神经远侧单纯缝合感觉支或运动支,效果良好。如无恢复,可转移示指、小指固有伸肌及指浅屈肌代替手内肌,以改善手的功能。

尺神经的显露是尺神经修复的先决条件。

(一)上臂尺神经的显露

1.切口起自肱骨内上髁稍后,向上呈直线延伸至需要的长度(图 41-13A)。

2.切开深筋膜,注意慎勿损伤筋膜下尺神经(图 41-13B)。

3.在内侧肌间隔后方,肱三头肌沟内游离出尺神经。尺神经与尺侧上副动脉伴行(图 41-13C)。

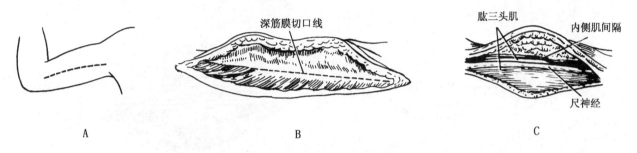

深筋膜切口线　　肱三头肌　　内侧肌间隔　　尺神经

A　　B　　C

图 41-13　上臂尺神经的显露
A.皮肤切口　B.深筋膜切口　C.神经的显露

(二)肘部尺神经的显露及移位

1.以肱骨内上髁与尺骨鹰嘴突间的尺神经沟为中心,作长约 6～8cm 的切口,向上沿肱三头肌内缘、向下沿尺侧腕屈肌外缘延伸(图 41-14A)。

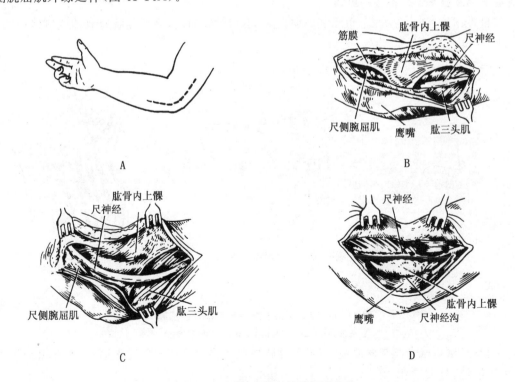

筋膜　肱骨内上髁　尺神经

尺侧腕屈肌　鹰嘴　肱三头肌

A　　B

肱骨内上髁　尺神经　尺神经

尺侧腕屈肌　肱三头肌　鹰嘴　肱骨内上髁　尺神经沟

C　　D

图 41-14　肘部尺神经的显露及移位
A.皮肤切口　B.肘上尺神经显露　C.尺神经显露　D.尺神经移位

2.切开深筋膜,牵开皮肤和深筋膜,尺神经在肘上位于内侧肌间隔之后、肱三头肌纵沟内,注意保护。先游离出其中一段,牵引,以便向上下游离(图 41-14B)。

3.分离尺神经时需细心切开内上髁与鹰嘴突间的深筋膜,其深部即为尺神经,注意保护。沿尺侧腕屈肌两个头之间向远侧分离尺神经,直达前臂前面。应仔细保护其肌支。尺动脉返支在肘部与尺神经伴行,一般不需结扎(图 41-14C)。

4.切开内上髁前面的深筋膜,将已游离的尺神经移至内上髁前面,缝合筋膜数针予以固定,注意勿使神经受压。为防止内侧肌间隔压迫神经,可于切口上部将此隔剪断(图 41-14D)。

(三)前臂尺神经的显露

1.以病变为中心,沿尺侧腕屈肌前缘作切口,其长度视需要而定(图 41-15A)。

2.牵开皮肤,沿切口切开或剪开深筋膜。沿尺侧腕屈肌外侧与指浅屈肌和指深屈肌间分离。向内侧牵开尺侧腕屈肌,在该肌间隙间分离进入前臂,尺神经行于上述肌腱间隙,至前臂下 1/3 处以远,约腕上 5～7cm 分出背支(感觉支),绕过前臂尺侧至手背。在前臂中下部,尺神经与尺动脉伴行,尺神经位于尺动脉的尺侧(图 41-15B)。

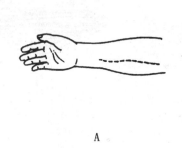
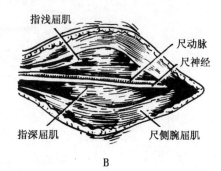

图 41-15　前臂尺神经的显露
A.皮肤切口　B.神经的显露

(四)前臂下部及腕掌部尺神经的显露

1.切口起自掌横纹近侧,经大、小鱼际之间向近端,沿腕横纹向内,循尺侧腕屈肌的桡侧缘向上切开,长约 8cm(图 41-16A)。

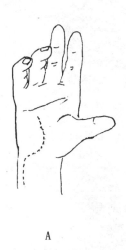
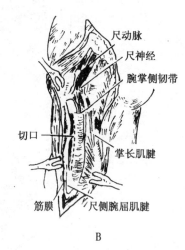
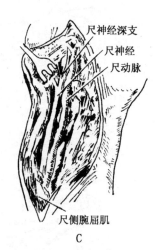

图 41-16　前臂下部及腕掌部尺神经的显露
A.皮肤切口　B.深层筋膜切开　C.神经的显露

2.切开掌腱膜、掌短肌及腕掌侧筋膜,再沿尺侧腕屈肌的桡侧缘切开前臂深筋膜,注意保护深面的尺动脉、尺静脉和尺神经(图 41-16B)。

3.沿尺侧腕屈肌与指浅屈肌之间向深处分离,并向两侧牵开肌腱,显露尺动脉及尺神经。神经在动脉的尺侧,于豌豆骨远侧分为深浅两支。深支进入手掌深部,支配手内肌;浅支支配尺侧一个半手指及手掌尺侧皮肤感觉(图 41-16C)。

第七节 桡神经损伤

桡神经在肱骨中下 1/3 处贴近骨干,此处切割伤、捆缚过久或应用压力过大的止血带及肱骨骨折等,易使桡神经受损。骨痂生长过多和桡骨头前脱位,可压迫、牵拉桡神经。手术不慎也可伤及此神经。

一、临床表现与诊断

1. 畸形 由于伸腕、伸拇、伸指肌瘫痪,手呈"腕下垂"畸形。由于旋后肌瘫痪,前臂旋前畸形。肘以下平面损伤时,由于支配桡侧腕伸肌的分支已发出,故腕关节可背伸,但向桡偏,仅有垂拇、垂指不能和前臂旋前畸形。

2. 感觉 损伤后在手背桡侧、上臂下半桡侧的后部及前臂背侧,感觉减退或消失。

3. 运动 桡神经在上臂损伤后,出现伸腕、伸拇、伸指不能,由于肱二头肌的作用,前臂旋后能够完成,但力量明显减退。拇指不能作桡侧外展,如桡神经损伤平面在肘关节以下,主要表现为伸拇、伸指不能。

检查肱三头肌与伸腕肌时,应在克服地心引力方向进行。拇指失去桡侧外展作用后,不能稳定掌指关节,拇指功能严重障碍。因尺侧腕伸肌与桡侧腕长伸肌瘫痪,腕部向两侧活动困难。前臂背侧肌肉明显萎缩。桡神经在前臂损伤多为骨间背神经损伤,桡神经支配区的感觉及肱三头肌、肘后肌、桡侧腕长伸肌均不受影响。

二、治疗

根据需要采用神经减压、松解或缝合术。必要时可采用屈肘、肩内收前屈及神经前移等方法克服神经的短缺。神经缝接效果较正中神经及尺神经为好。如不能修复神经,可采用前臂屈肌群、肌腱转移术,以改善功能。肱三头肌瘫痪影响不甚严重,因屈肘肌放松和地心引力可使肘关节伸直。神经未恢复前可使用悬吊弹簧夹板,以保持腕背屈。

桡神经的显露是修复桡神经的先决条件。

(一)上臂桡神经的显露

1. 自三角肌后缘起,沿肱三头肌长头与外侧头间沟向下作切口,至上臂中部转向前外侧,终于肱肌与肱桡肌间沟,全长 15～20cm(图 41-17A)。

2. 游离和牵开皮瓣,切开深筋膜,沿肱三头肌长头与外侧头间沟进行分离(图 41-17B)。

3. 牵开肱三头肌长头与外侧头,分离显露桡神经及伴行的肱深动脉,直至肱三头肌外侧头的深面。牵开肱三头肌长头时,注意切勿损伤走行在其内侧的尺神经(图 41-17C)。

4. 上臂稍外旋,在肱桡肌与肱肌起始部之间切开深筋膜,沿肌间隙向深处分离。桡神经在此位于肱骨前外侧肌间隙的深处(图 41-17D)。

5. 牵开肱桡肌与肱肌,显露桡神经。为便于显露肱三头肌深面的桡神经,可将三头肌外侧头的起始部稍作分离(图 41-17E)。

6. 向后牵开肱三头肌外侧头,显露其深面的桡神经(图 41-17F)。

(二)肘部及前臂上部桡神经的显露

1. 以肘关节为中心,沿肱桡肌内侧前缘作10～12cm 的切口。跨越关节时作曲线,弯向外侧呈弧形切开,以免切口瘢痕挛缩(图 41-18A)。前臂外侧皮神经(肌皮神经皮支)在肱二头肌腱下外方穿出深筋膜,行于肘前外侧皮下,注意切勿损伤。

2. 切开深筋膜,上部沿肱桡肌与肱肌的间隙向深处分离,下部沿肱桡肌与肱二头肌腱和旋前圆肌之间分离(图 41-18B)。

3. 显露桡神经:向外侧牵开肱桡肌,向内侧牵开肱肌、肱二头肌,在切口深处、肱骨前面可见桡神经及其肌支,在邻近肘关节处分为深浅两支,注意慎勿损伤(图 41-18C)。

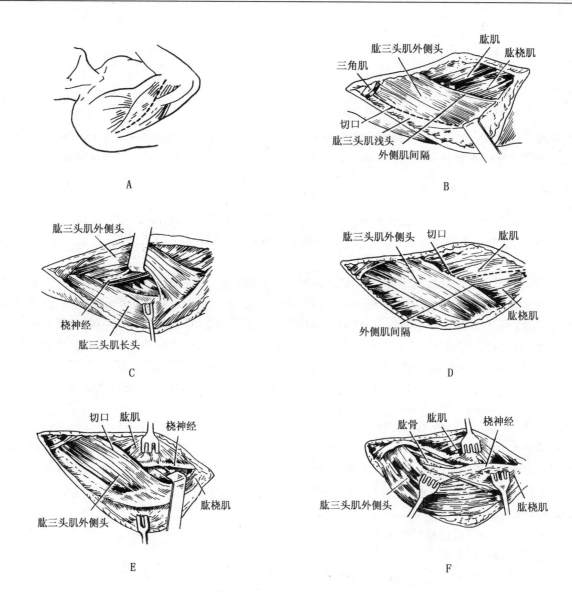

图 41-17 上臂桡神经的显露

A.切口设计　B.切开肱三头肌　C.分离肱三头肌外侧头及长头　D.切开肱肌及肱桡肌之间　E、F.显露桡神经

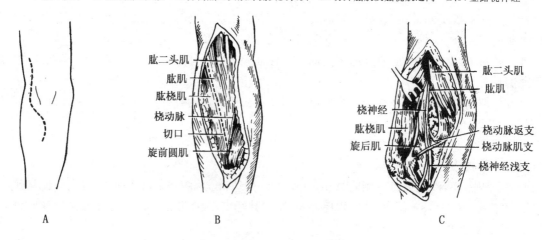

图 41-18 肘部桡神经的显露

A.切口　B.切开深筋膜　C.显露桡神经

(三)桡神经深支(骨间背神经)的显露

桡神经于肘前方,沿肱肌与肱桡肌之间下行,在肘部分为深浅两支。深支(骨间背神经)斜向外后方,穿过

旋后肌,绕过桡骨颈转向前臂背侧,支配前臂伸肌群。

1.自肱骨外上髁前面起,稍呈弧形向后下方,沿桡侧腕短伸肌与指总伸肌之间向下作切口,长约8~10cm(图41-19A)。

2.于桡侧腕短伸肌与指总伸肌间隙切开深筋膜,沿肌间隙分离。将桡侧腕长、短伸肌牵向桡侧,显露旋后肌,在旋后肌远侧缘找出桡神经深支(图41-19B)。

3.如瘢痕多,桡神经深支不易在旋后肌远侧缘找到,可于肱桡肌与桡侧腕长、短伸肌之间切开深筋膜,沿肌间隙分离,显露深面的旋后肌(肌纤维斜向下外),在该肌上缘寻找桡神经(图41-19C)。

4.沿桡神经深支向远侧分离,找出该神经穿出旋后肌远侧缘处,注意慎勿损伤其肌支(图41-19D)。

5.为了显露桡神经深支穿过旋后肌的部分,必要时在旋后肌下缘将该肌部分切开,注意切勿损伤神经(图41-19E)。

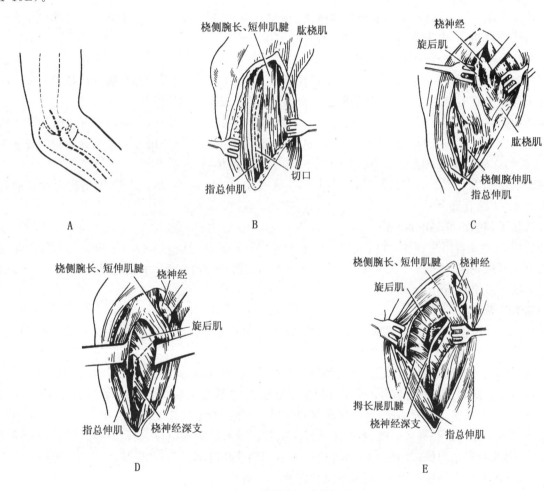

图 41-19 桡神经深支的显露
A.切口设计 B.切开深筋膜 C.在肱桡肌及旋后肌间显露桡神经 D.部分切开旋后肌 E.显露桡神经

(四)桡神经断端肌肉内侧埋植术

以往认为神经断裂1.5~2年后,肌肉内的运动终板退化乃至消失,且不能再生。近年来不少学者作了运动终板再生方面的研究,证实运动终板可以再生。缝接神经或将运动神经植入肌肉,可在该肌肉内形成新的运动终板,使之重获神经支配。临床上对桡神经在近肌肉处断裂,找不到完整的远侧断端时,或远段损坏不能吻合时,将神经近断端埋入瘫痪的肌肉,已取得一定疗效。具体步骤是:按常规显露近断端,切除神经瘤,于显微镜下剥离神经外膜,将断端分成3~5束埋入肌肉内,近端将外膜与肌膜缝合1~2针固定,防止脱落。若神经有缺损,不能直接埋入肌肉,可移植一段神经后再埋入肌肉,术后石膏固定。应注意将神经埋入健康的肌肉中,避开瘢痕。若肌肉有损伤瘢痕,应将神经末端埋入远端的肌肉内。

第八节　臂丛神经损伤

直接外伤如刺伤、挫伤，以及锁骨和第1肋骨骨折均可引起臂丛损伤。间接外伤见于强力牵拉上肢、头颈过度弯向对侧或强力将肩部下压时，如重物打击或产伤等可致臂丛神经损伤。

一、临床表现与诊断

（一）臂丛完全损伤

运动障碍表现为手、前臂和上臂肌肉全部瘫痪。感觉丧失，表现为手、前臂和上臂一部分感觉消失。颈8、胸1近椎间孔处损伤，可出现霍纳（Horner）综合征。

（二）臂丛上部损伤（Erb-Duchence型）

此型较多见，为颈5～6神经根在Erb点处损伤所致。该点在肩胛上神经近侧、胸长神经和肩胛背神经远侧。前锯肌与菱形肌不受影响。多因外伤使头肩分离、肩部下压或产伤等引起。

1.运动功能丧失　三角肌、小圆肌、冈上肌、冈下肌与胸大肌锁骨头瘫痪，上肢由于背阔肌和胸大肌胸骨头的作用呈内旋位。二头肌和肱桡肌瘫痪，肱前肌减弱，肘关节因三头肌作用而伸直。旋后肌和旋前圆肌瘫痪，前臂因旋前方肌的作用而旋前。桡侧腕伸肌瘫痪，手向尺侧偏斜。

2.感觉功能丧失　颈5前支损伤时，肩和上臂外侧感觉不受影响，如颈6受累，则出现上臂及前臂外侧麻木。无Horner综合征。

（三）臂丛下部损伤（Klumpke型）

主要是颈8、胸1神经根损伤，多因上肢过度上抬或伸展及臂丛产伤时牵拉躯干过分用力等引起。主要症状为手内肌瘫痪，有爪状畸形。在臂丛下干损伤时，手指屈肌和伸肌瘫痪。手和前臂尺侧麻木，上臂内侧有一小条麻木区。可出现Horner综合征。

（四）辅助诊断方法

臂丛神经损伤的诊断，主要依靠病史和临床检查、X线摄片检查。电生理检查有助于臂丛神经损伤的定位诊断。

1.肌电图检查　臂丛的脊神经后支支配颈后深部肌肉。按照颈部肌肉的不同深浅位置，所受神经支配各不相同。浅层为斜方肌，受副神经支配；深部内侧部分受颈3～6脊神经后支支配，外侧部分受颈7～8脊神经后支支配；最深部颈后肌肉为脊横肌、脊间肌和横突间肌，受相应脊椎的神经纤维支配。因此，肌电图检查颈后最深部的肌肉是脊横肌和横突间肌。凡肌电图显示去神经性纤维颤动电位，表示脊神经后支的运动神经纤维损伤，为椎间孔内臂丛损伤；凡显示无异常电位，表示椎间孔外臂丛损伤；凡受神经根支配的任何肌肉存在主动运动，即显示肌肉主动收缩电位，表示不完全性神经根损伤。

神经损伤一般于3周后有显著变性，此时进行肌电图检查，可发现去神经纤维颤动电位。所以肌电图检查应在损伤3周后进行，隔3个月复查，观察有无神经功能的恢复。

2.组织胺潮红试验　主要用于确定臂丛牵拉伤的部位，可分为神经节前或节后损伤。这两种类型的运动和感觉麻痹征象相同，但神经节后损伤（椎间孔外神经根损伤）时轴索反射可丧失（阴性），神经节前损伤（椎间孔内神经根损伤）时轴索反射可能存在（阳性）。

方法：用1：1 000磷酸组织胺作皮内注射，出现系列三联反应为阳性：①立即出现直径为10mm的红斑；②半分钟后，在红斑周围出现20～40mm的红斑；③注射部位出现风团。周围神经损伤后，只有皮肤潮红而不出现系列三联反应。此法诊断臂丛神经损伤，阳性多为节前伤，阴性多为节后伤。

二、治疗

只有少数不完全损伤患者在3个月内才可获得满意恢复，一般在1～2年内不断有进步。臂丛上部损伤时,因手的功能尚好,故治疗恢复的效果较好。臂丛下部损伤时,手的功能受累较重,恢复较差。臂丛完全损伤时恢复不佳。

产伤引起的臂丛伤,在早期有锁骨上区肿胀压痛和手臂活动障碍等症状,可应用支架使患侧肩部保持于外展90°、屈肘90°位,使神经松弛,以利恢复,每日被动活动患侧肩和肘关节数次。

在臂丛部分损伤病例,神经功能停止恢复后,行神经松解术常可获得一定进步,必要时可行神经缝接。为了便于显露,有时需切断锁骨。如有神经缺损,可抬高患肩,头偏向一侧,有助于进行神经缝接,手术后用石膏固定。

臂丛上部损伤,如肩部肌肉不恢复,可作肩关节融合术;如屈肘肌不恢复,可利用前臂屈肌群或背阔肌、胸大肌行屈肘功能重建术,以改善功能。肩关节融合术宜在14～15岁以后进行。

如为臂丛完全损伤且无恢复征象,损伤处又在椎间孔以内,或经手术探查无法修复,可酌情考虑行上臂中段截肢术、肩关节融合术,并配戴义肢。

近年来,对臂丛根性撕脱伤的治疗取得了较大进展。采用健侧颈7神经根移位、膈神经移位,以及颈丛运动支、副神经、肋间神经移位等方法,修复腋神经、肌皮神经、桡神经、正中神经等,均取得一定疗效,辅以肌肉或肌皮瓣移植等,使完全丧失功能的肢体重新获得了一部分功能。

三、臂丛神经的显露

(一)锁骨上臂丛的显露

1.可采用锁骨上"L"形、横形或斜形切口,以"L"形切口显露范围最大,横形和斜形切口显露范围较小。"L"形切口起自胸锁乳突肌后缘中点,沿该肌后缘向下至胸锁关节处,再沿锁骨上缘向外延伸至锁骨中外1/3交界处。横切口在锁骨上1.5cm,以锁骨中点为中心,与锁骨平行,长约7～10cm(图41-20A)。斜切口起自胸锁乳突肌中点后缘,斜向外下至锁骨中点。

2.切开皮肤、皮下组织和颈阔肌,将皮瓣向外侧(或两侧)掀起,胸锁乳突肌和颈外浅静脉向内侧牵引,必要时可结扎切断颈外浅静脉。掀起斜角肌前面的脂肪结缔组织,即可显露前斜角肌、中斜角肌和两肌之间的臂丛神经。手术野内的肩胛横动脉和颈横动脉可以结扎后切断。将前斜角肌连同其前面的膈神经及肩胛舌骨肌向前方牵开,即可显露神经根。此切口主要用于显露上臂丛神经(图41-20B)。

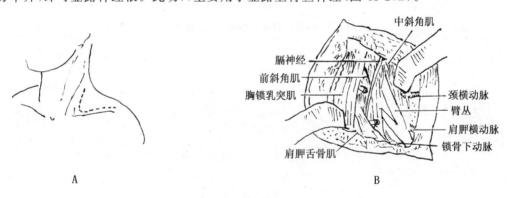

图 41-20　锁骨上臂丛神经的显露
A.切口设计　B.显露臂丛神经

(二)锁骨后臂丛的显露

1.将锁骨上"L"形或斜形切口向外下方延长,越过锁骨中外1/3交界处,再沿三角肌前缘向下至腋前皱襞(图41-21A)。

2.切开皮肤、皮下组织和颈阔肌,掀起皮瓣,显露锁骨中段。横形切开锁骨骨膜,剥离骨膜后,用线锯将锁骨于中点锯断。牵开锁骨两断端,切断肩胛舌骨肌后即可显露臂丛及锁骨下动、静脉(图41-21B)。

(三)锁骨下臂丛的显露

1.从锁骨中点开始切开,沿三角肌前缘至腋前皱襞,再沿肱二头肌内侧缘至上臂内侧向下达所需长度。

2.切开皮肤、皮下组织及深筋膜,注意保护头静脉,将皮瓣游离后向两侧牵开。分离出胸大肌肌腱,在距

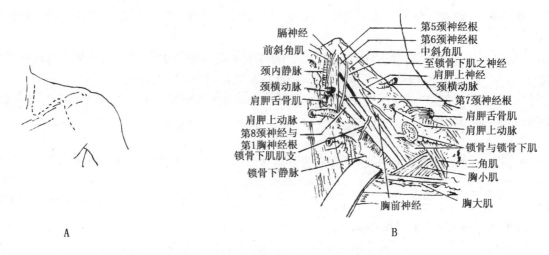

图 41-21 锁骨后臂丛神经的显露

A.切口设计　B.显露臂丛神经及锁骨下动、静脉

肱骨附着点约 0.5～1cm 处切断,然后向内侧翻转牵开。显露和分离胸小肌腱,距喙突约 1cm 处切断,向内下翻转牵开。在手术野外侧显露肱二头肌短头及喙肱肌,向外牵开即可显露臂丛束部及锁骨下动、静脉(图 41-22)。

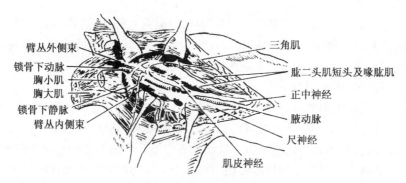

图 41-22 锁骨下臂丛及锁骨下动、静脉的显露

第九节　胸廓出口综合征

从病因分类学而言,胸廓出口综合征属周围神经卡压综合征范畴,但从解剖及应用而言,又更接近于臂丛神经的损伤和疾病,故列于此。

一、颈 5、6 神经根卡压

以往一直认为颈 5、6 神经根卡压(上干型胸廓出口综合征)很少见,仅占胸廓出口综合征的 4%～10%。在解剖上,可以看到上干位于前、中斜角肌腹之间,无卡压的解剖基础,而颈 5、6 神经根在出椎间孔处被交叉的前、中斜角肌腱性起始纤维包绕,这才是卡压的基础,所以称之为颈 5、6 神经根卡压。其实该病在临床上很常见。主要原因是将这类胸廓出口综合征归纳到神经根型颈椎病。病变均是神经根受压,仅仅是受压部位相差数毫米至 1～2cm,临床上很难鉴别。随着对颈肩痛研究的不断深入,发现颈 5、6 神经根卡压不仅可独立存在,还可合并在颈 5、6 或颈 6、7 脊髓受压型颈椎病中,也可合并下干型胸廓出口综合征。

(一)应用解剖

用 25 具 50 侧成人固定尸体,5 具新鲜尸体,男性 19 具,女性 11 具,作双侧臂丛神经及前、中斜角肌起点的大体和显微解剖,尚有其他来源的解剖研究结果 10 侧,合计 60 侧,结果如下。

1. 前、中斜角肌的起点

(1)前斜角肌的起点　前斜角肌在第 3～6 颈椎横突的前后结节均有起点,特别是在第 3、4 颈椎横突的后结节的起点,独立形成一条肌束,从颈 5 神经根下方由后上向前下汇入前斜角肌肌腹,占 25/60(图 41-23)。

(2)中斜角肌的起点　中斜角肌起源于第 2～6 或 2～7 颈椎横突的前后结节,在前结节的起点,于结节顶部共 10 例 20 侧,结节中部 8 例 16 侧,结节沟底前面 9 例 18 侧,沟后侧 3 例 6 侧,全部标本在横突后结节均有腱性起点(图 41-24)。

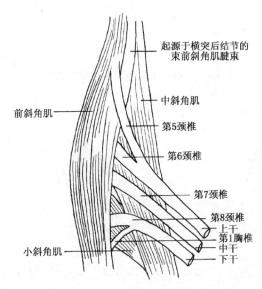

图 41-23　前、中、小斜角肌与臂丛神经的关系

上方:前斜角肌肌束或腱束挤压颈 5 神经根　下方:小斜角肌向上顶颈 8、胸 1 神经根或下干

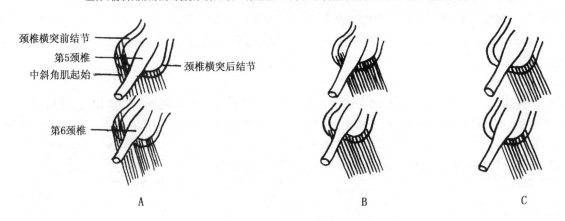

图 41-24　中斜角肌在颈椎横突前后结节的起点

A.起点完全通过颈 5、6 下方(36/60)　B.起点大部分通过颈 5、6 下方(18/60)　C.起点不通过颈 5、6 下方(6/60)

2. 前、中斜角肌起点与臂丛神经的关系

(1)前斜角肌起点和颈 5 神经根的解剖关系可分为 3 种情况:①前斜角肌的一部分肌腱、肌肉从后结节经颈 5 神经根下方通过,占 25/60;②前斜角肌在颈 4 神经根横突后结节的腱性起始,从颈 5 神经根下方通过,占 27/60;③前斜角肌在后结节顶部无起始,起始点于横突沟的前方,占 8/60(图 41-25)。

(2)前斜角肌起点和颈 6 神经根的解剖关系也可分为 3 种情况:①前斜角肌起于颈 5 横突后结节顶部的腱性部分,从颈 6 神经根下方通过,并有起于颈 3、4 神经根的部分腱性纤维,占 30/60;②前斜角肌起源于颈 5 横突后结节的起始,占 20/60;③前斜角肌在颈 5 横突后结节顶部无起点,起点在横突沟前缘至前结节顶部,占 10/60(图 41-26)。

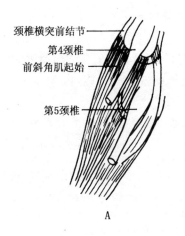
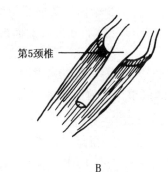
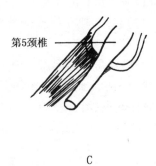

颈椎横突前结节——
第4颈椎——
前斜角肌起始——

第5颈椎——

第5颈椎——

第5颈椎——

A　　　　　　　　B　　　　　　　　C

图 41-25　前斜角肌与颈 5 神经根的关系

A.一部分肌肉或肌腱从颈 5 下方通过(25/60)　B.颈 5 横突后结节的起点从
颈 5 神经根下方通过(27/60)　C.颈 5 横突后结节无前斜角肌起点(8/60)

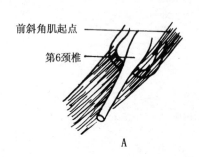
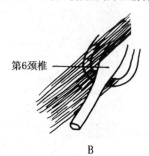
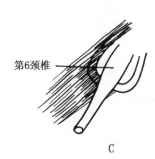

前斜角肌起点——
第6颈椎——

第6颈椎——

第6颈椎——

A　　　　　　　　B　　　　　　　　C

图 41-26　前斜角肌与颈 6 神经根的关系

A.起源于颈 5 横突后结节的起始,从颈 6 神经根下方通过(30/60)　B.起源于颈 5 横突后结节的起始,从
颈 6 神经根上方通过(20/60)　C.前斜角肌在颈 5 横突后结节顶部无起点(10/60),起点于结节间沟的底部

(3)中斜角肌起点和颈 5、6 神经根的解剖关系可分为 3 种情况:①起点完全通过颈 5、6 神经根下方,占 36/60;②起点大部分通过颈 5、6 神经根下方,占 18/60;③起点不通过颈 5、6 神经根下方,占 6/60(参见图 41-24)。

(二)临床表现

1.病史及症状　大多数患者均有较长的颈肩痛病史,并可能作为颈椎病或肩周炎治疗。该病主要表现为颈肩部酸痛和不适,可向肩肘部牵涉,患肢无力,患者睡觉时患肢怎么放也不舒服,可伴有头晕、耳鸣等症(表41-1、表 41-2)。

表 41-1　28 例患者病史及症状特点

	症状特点	病例数
首次就诊病程	<1 年	8
	<2 年	15
	<3 年	5
发病肢体	优势手	10
	非优势手	21
发病特点	急性	16
	慢性	12
疼痛性质	与体位有关	26
	阵发性	1
	持续性	1
	间断性	26

表 41-2　28 例患者的主要症状

症状	病例数
颈肩背部异常、不适感	28
颈肩背部疼痛	14
睡觉时患肢怎么放也不舒服	26
肩上举无力	26
屈肘无力	4
头晕、耳鸣	3

2.检查和体征　检查时应仔细观察体形、姿势、双肩的对称性及患肢上肢是否有肌肉萎缩；仔细检查颈部是否有压痛点、肩部有无压痛点；检查上肢的肌力、肌张力、感觉及尺、桡动脉搏动的情况，常规作 Adson、Wright、Roose 试验。结果见表 41-3。

表 41-3　28 例患者的主要体征

体征	部位	病例数	体征	部位	病例数
肌肉萎缩	冈上、下肌	13	肌力<3 级	冈上、下肌	9
	三角肌	9		三角肌	9
	肱二头肌	5		肱二头肌	5
感觉减退	三角肌区及上臂外侧	24	桡动脉搏动	减弱	5
	前臂内侧及手部尺侧	13	特殊试验	Adson（＋）	5
	整个上肢	4		Roose（＋）	16
压痛点	胸锁乳突肌后缘中点	28		Wright（＋）	24
	肩胛骨内上角内侧	13			

笔者曾诊治 28 例颈 5、6 神经根卡压的患者，其中男性 10 例，女性 18 例，平均年龄 41 岁（17～62 岁）。3 例为双侧，平均病程 18 个月（4 个月～7 年），13 例曾被诊为颈椎病，6 例误诊为肩周炎，6 例误诊为肩关节冲击症。

（三）特殊检查

1.肌电图检查　2 例三角肌、冈上肌、冈下肌有纤颤电位；4 例三角肌、冈上肌、冈下肌、肱二头肌呈单纯相；1 例尺神经锁骨段神经传导速度减慢。

2.X 线检查　颈椎片发现：7 例无异常；21 例颈 4～颈 7 椎体有明显增生性改变；15 例椎间隙狭窄，其中颈 4、5 处 3 例，颈 5、6 处 5 例，颈 4、5 与颈 5、6 两处狭窄 4 例，颈 4、5 与颈 5、6 及颈 6、7 三处狭窄 3 例；4 例椎体前缘骨增生呈鸟嘴样；9 例颈椎生理弧度消失、变直；9 例颈 7 横突过长；3 例患侧有颈肋。

3.MRI 检查　16 例颈椎作该项检查显示：10 例颈 4、5 与颈 5、6 椎间盘向后膨出；6 例未见异常。

4.治疗性诊断

（1）颈部痛点封闭试验　28 例 31 侧均用醋酸确炎舒松 2ml 加 0.5％布比卡因 2ml 的混合液作颈部痛点封闭。对准痛点相应的横突进针，抵达骨性组织回抽无血后缓缓推入药物。压痛点注射 1 分钟后，令患者起立，再次检查三角肌肌力。此时，全部患者感到注射侧肢体比注射前轻松；肩外展肌力明显增加，能抗阻力，25 例双侧肌力基本对称。3 例双侧颈肩痛患者，肌力弱的一侧行封闭后，肌力明显大于对侧。5 例屈肘肌力稍有减弱者，封闭后屈肘肌力也明显增加。24 例患肢感觉障碍者局部封闭后 3～4 分钟，感觉均有不同程度的改善。11 例前臂内侧感觉减退者，6 例恢复，5 例改善。7 例肩外侧感觉减退者，4 例恢复，3 例仅稍有异常。4 例整个上肢感觉减退者，整个上肢感觉均显著好转，其中 1 例和对侧比较无明显差异。

（2）颈椎牵引试验　检查者一手托住患者的下颌，一手托住患者的枕部逐渐向上牵引，用 10kg 左右的力量持续向上牵引 1 分钟，此时令患者颈肩部尽量放松；或用 5kg 的力量作颈椎牵引 10 分钟，牵引后立即检查。全部患者的肩外展力量均有增加，感觉减退亦有好转，但其效果仅能维持 1～2 小时。

（四）诊断

颈肩部及上肢酸痛、乏力及肌肉萎缩，合并下述情况之一者，要考虑该病的可能性。

1.肩部肌肉萎缩，肩外展肌力减弱，肩及上肢外侧感觉改变。

2.前臂内侧感觉明显改变。

3.锁骨下动脉或静脉有受压征象。

4.颈椎片可见颈肋或第 7 颈椎横突过长。

5.肌电图检查提示上干的分支传导速度减慢。

6.排除颈椎病等其他疾患。

（五）鉴别诊断

该病主要是与颈 5、6 神经根型颈椎病相鉴别。笔者常规用 0.5％布比卡因 2ml 加确炎舒松 2ml，于颈外侧压痛点(常常在胸锁乳突肌的后缘中点),对颈椎横突穿刺,回抽无血后缓缓注入,1分钟后,患者感觉肌力明显改善或完全恢复正常,可证实颈5、6神经根受压是在椎间孔外,是肌性的,而不是骨性的。必须注意的是,脊髓受压型颈椎病也可同时伴有椎间孔外神经受压。如在术前能明确诊断,颈椎病术中一并切断前、中斜角肌在颈5、6神经根旁的起始纤维,可能就避免了术后颈部仍然疼痛、不适的情况。

(六)治疗

1. 保守治疗

(1)颈部局部封闭 在颈部压痛最明显处局部封闭,如用确炎舒松,则每隔1~2周注射1次;如用利美达松1ml加0.5%布比卡因2ml,则每月局部封闭1次,连续3~4次。

(2)颈椎牵引 牵引重量在5~7kg,以患者感到舒适为度。每日30分钟,连续1个月。

28例治疗后均有效果,但差别很大。13例经局部封闭和牵引后颈肩疼痛消失,2~3个月后又感到不适,再作牵引或局部封闭1次,症状又消失。9例经月余的局部封闭和牵引后,颈肩痛明显好转,肩外展力量也有所增加,但症状不能完全消失。4例经保守治疗效果较差,局部封闭当晚即感到不适,颈部疼痛,无力向前;作颈部牵引后亦很不舒服,2次牵引后拒绝继续治疗,准备以后作手术治疗。

2. 手术治疗 7例因严重颈肩背疼痛而影响工作和休息,上肢感觉明显减退,其中2例整个上肢感觉减退,且伴肩外展肌力降低、肩部肌肉萎缩。7例经保守治疗月余均无效,即行手术治疗。7例中2例为17与18岁的女青年。

7例均作前、中斜角肌和小斜角肌切断术。术中发现前、中斜角肌腱性组织的比例增多,2例女青年的前、中斜角肌浅面和神经面均为腱性组织,仅在前斜角肌下段表面有2cm长的一段为肌肉组织,颈5神经根被致密的纤维组织包绕。此2例遂行颈5神经根松解术直至颈5椎间孔处。术中用醋酸确炎舒松5ml注入颈5~胸1神经根和上、中、下干部的神经外膜下,以及被切断的肌肉组织断端(图41-27)。术前在相同体位标记好颈部压痛点,术中发现此点正好在颈5神经根处。术后颈肩疼痛消失,感觉恢复正常,肩外展肌力、屈肘肌力亦恢复正常。

7例均选择在颈肩部疼痛最严重、患者迫切要求手术时手术,术后随访均在6个月以上,最长1例达1年半。术后1例手术侧颈部感不适,其余症状均未复发。6例均无不适,未见复发。

(七)与上干型胸廓出口综合征相关的问题

1. 诊断问题 对颈肩背部疼痛伴有肩外展肌力下降、手部感觉减退、颈椎X线片示颈椎明显增生、颈椎间隙狭窄、颈椎生理弧度消失的患者,特别是在颈椎牵引有效时很容易诊断为颈椎病。然而本组患者前臂内侧皮肤的感觉亦有减退,作颈部痛点封闭后肌力即刻增加,这两点提示此症状不应该是由颈椎病直接造成的。因而提出,此症状的产生与颈部的软组织,特别是肌肉组织和腱性组织对臂丛神经的压迫有关。局部阻滞麻醉使肌肉组织松弛后,对神经的压迫消除,颈5神经恢复了正常功能,从而使肩外展肌力和感觉功能恢复。因此,笔者认为,这一系列的症状应诊断为胸廓出口综合征合并颈5神经卡压,或者是单纯颈5神经根卡压为妥。

2. 病因问题 臂丛神经周围组织为何会压迫臂丛神经?通常认为的原因是:①增生的颈椎激惹了支配颈部肌群的神经肌支,引起颈部肌肉痉挛;②局部非细菌性炎症的刺激。笔者认为,肌肉本身的情况和其所处的位置更可能是压迫神经的原因。手术中可以看到,颈5神经根在出椎间孔的部分四周并不是肌肉组织,而是前、中斜角肌起始的纤维组织,此组织常常很致密、坚韧。这两块肌肉收缩时,颈5神经首先受压。特别是起源于颈3、4横突后结节的一束肌肉,经颈5神经根下方加入前斜角肌。它的收缩向上顶压颈5神经根,向下压迫颈6神经根。笔者在50例尸体解剖中看到,前、中斜角肌的神经面常常有腱性组织,颈8、胸1神经根或下干产生正好向上跨越小斜角肌的腱性部分。小斜角肌的收缩肯定将对颈8、胸1神经根或下干产生向上的压迫,造成手部麻木、手尺侧和前臂内侧皮肤感觉减退。一部分人群中,斜角肌中的腱性成分含量较多,以后随着年龄的增加,活动减少,部分肌肉萎缩退化,导致腱性部分显露增多,并直接和神经相接触;或者肌肉的神经面腱性组织增多,或颈椎增生性改变使斜角肌起点部分腱性组织骨化、移位,就更容易对颈5神经根或整个臂丛神经产生压迫。

当颈5神经根受压时,起源于颈5神经根的肩胛背神经首当其冲,产生了背部不适、酸痛及从颈部向背

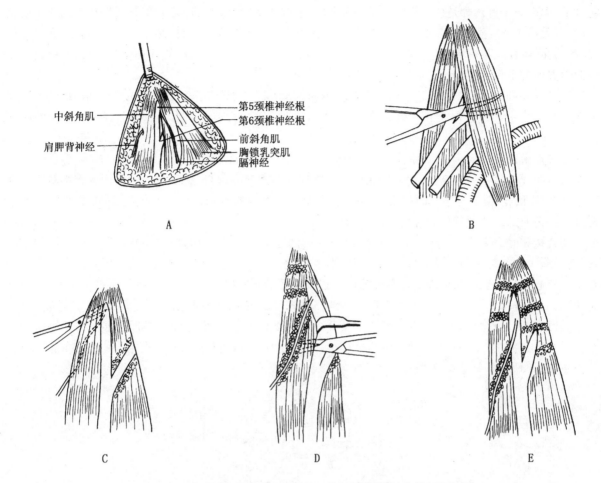

图 41-27　切断前、中斜角肌及颈 5、6 神经根旁的前、中斜角肌起始

A. 颈部切口同肩胛背神经松解切口,暴露前、中斜角肌　B. 切断前斜角肌,保护好锁骨下动脉　C. 切断中斜角肌在颈 5 神经根旁的起始　D. 切断肩胛背神经浅层的中斜角肌及颈 6 神经根旁的中斜角肌起始　E. 颈 5、6 神经根及肩胛背神经均获松解

部沿肩胛背神经行径的压痛。继之,神经纤维主要起源于颈 5 的腋神经和肩胛上神经亦受累,而造成肩外展肌力的下降。所以,颈 5 神经根受压可产生颈肩、背部的不适和肩外展肌力的下降,以及三角肌、冈上肌、冈下肌的肌肉萎缩。

同样,位于颈 8、胸 1 神经根及下干下方的小斜角肌,其腱性部分正对着神经,如腱性组织增多,可加重对颈 8、胸 1 神经的压迫。如横突过长,则使小斜角肌的起点外移增宽,使颈 8、胸 1 神经和下干抬得更高,更容易产生压迫。本组病例中,13 例前臂内侧及手尺侧感觉减退,显然是下干受压型胸廓出口综合征。4 例整个上肢感觉减退,为全臂丛受压型胸廓出口综合征。20 例沿肩胛背神经行径有压痛,且压迫背部时可引起手部发麻,为肩胛背神经卡压的表现。因此,颈肩背痛的患者同时伴有肩外展肌力下降、手尺侧麻痛、前臂内侧感觉减退,可能是由于颈 5 神经和颈 8、胸 1 神经根或下干均受到压迫所致,常常不是颈椎病。

3. 导致压迫的原因　导致前、中斜角肌压迫颈 5 神经根的原因,除了前、中斜角肌在颈 5 神经根部呈现较坚韧的腱性纤维组织而容易对臂丛神经造成压迫外,笔者还注意到这类患者大多数是义职人员,以护士、会计、经理和办公室职员为多见。多数有较长时期伏案工作的经历,长期将头部和肩部固定在某个位置上,就容易使肌肉疲劳,弹性变差。骨质增生使颈 5 神经根四周的纤维组织进一步硬化(来自前、中斜角肌),弹性丧失,最后压迫颈 5 神经根,从而产生一系列颈 5 神经根受压的症状。术中证实颈部的压痛点正好位于颈 5 神经根处。因此,在本组病例中也可说明颈部的疼痛是来自颈 5 的受压。

二、胸廓出口综合征

典型的胸廓出口综合征即下干型臂丛神经受压症,其中主要表现有手及前臂尺侧麻痛、手部肌肉萎缩。

长期以来,大多数学者认为是由于第 1 肋的抬高造成臂丛神经下干受压,但绝大多数病例找不到第 1 肋抬高的证据,更无第 1 肋究竟抬高多少才可能造成臂丛神经下干受压的确切资料,而更为重要的则是在臂丛神经和第 1 肋之间还存在着一块小斜角肌。虽然半个世纪前就有人提出这块肌肉的存在,但一直没有引起临床学和解剖学方面的重视。

研究了这块肌肉,就可以理解为什么大多数胸廓出口综合征没有第 1 肋抬高的 X 线表现,为什么第 7 颈椎横突过长会引起臂丛神经下干受压,而且颈肋也并不是直接对神经产生了压迫。以下是笔者的研究结果。

(一)应用解剖

小斜角肌起于第 7 颈椎横突,少数还在第 6 颈椎横突后结节有起点,止于第 1 肋内侧缘。小斜角肌和第 1 肋成 13.2°的角度,覆盖于第 1 肋的后弓部,其前缘即神经面是腱性组织,十分坚硬。颈 8 和胸 1 神经根必须跨过小斜角肌的腱性部分处,距离第 1 肋尚有 5～8mm 的距离(在甲醛固定的尸体上测量的结果),而不是和第 1 肋直接相触。当第 7 颈椎横突过长时,也就是说小斜角肌的起点向外移,小斜角肌和第 1 肋的角度增大,颈 8 和胸 1 神经根必须跨越得更高,才能达到前、中斜角肌间隙。笔者还在 24 具尸体解剖中发现,4 例 6 侧在下干跨越小斜角肌腱性前缘时存在深深的压迹。当颈肋存在时,部分小斜角肌的止点止于颈肋,使整个小斜角肌向前、向外移位,从臂丛神经的下方把整个臂丛神经推向前外侧,因此用小斜角肌与臂丛神经下干的关系,可以解释目前所知道的臂丛神经下干受压的各种解剖原因。所以,小斜角肌可能是下干型胸廓出口综合征的主要原因(图 41-28)。当颈 7 横突过长时,如左边的虚线,小斜角肌起点外移,颈 8、胸 1 和下干则要爬越得更高;如颈 7 横突过长,则增加了胸廓出口综合征的发病可能性。

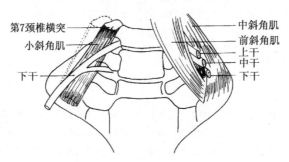

图 41-28 斜角肌与臂丛神经的解剖关系,小斜角肌与臂丛下干、颈 8、胸 1 的关系

在手术中由于有限的暴露,以及臂丛神经不可能完全牵拉开,因此不可能看到小斜角肌的全貌,并可能误认为是中斜角肌的一部分,甚至用手指扣及坚硬的小斜角肌腱性前缘,而误认为是第 1 肋的前缘。这就是临床外科医师一直没有重视小斜角肌的原因。

(二)临床表现

典型的臂丛神经受压症为下干受压型,常见于中年妇女,男女之比为 1∶3,20～40 岁者占 80％以上,主要表现为患侧上肢酸痛、不适、无力、怕冷、手部麻木。体检时可发现患肢肌力稍差,手尺侧,特别是前臂内侧针刺痛觉明显改变,同时还可能存在大小鱼际肌萎缩、爪形手。

1.检查

(1)肩外展试验(Wright test) 患者取坐位,检查者扣及患者腕部桡动脉,慢慢使前臂旋后,外展 90°～100°,屈肘 90°,桡动脉搏动消失或减弱,为阳性。该项检查阳性率很高,存在一定的假阳性。

(2)斜角肌挤压试验(Adson test) 患者取坐位,检查者扣及腕部桡动脉,肩外展 30°,略后伸,并令患者头颈后伸,逐渐转向患侧,桡动脉搏动如减弱或消失,为阳性。该检查阳性率很低,但常常有诊断价值。

(3)锁骨上叩击试验(Moslege's test) 令患者将头偏向健侧,叩击患侧颈部,出现手指发麻或触电样感,为阳性。

(4)路斯试验(Roose test) 为活动的 Wright test,即将双上肢放在肩外展试验的位置上用力握拳,再完全松开,每秒钟 1 次,45 秒内就不能坚持者为阳性体征。

(5)锁骨上压迫试验 检查者用同侧手扣及患者的腕部桡动脉,将对侧拇指压迫锁骨上,桡动脉消失。但是如果压迫点距锁骨上缘 2～3cm,桡动脉搏动亦消失,则说明锁骨上动脉抬高明显,较有诊断价值。

(6)肋锁挤压试验　患者取站直位,双上肢伸直后伸,脚跟抬起,若桡动脉搏动消失或明显减弱,则为阳性。

(7)电生理检查　在胸廓出口综合征的早期无特殊价值,可能会出现 F 波延长,其他常无异常发现。晚期以尺神经运动传导速度在锁骨部减慢有较大的诊断价值。

2.分型　胸廓出口综合征在分型中还存在上干受压型、全臂丛神经根干部受压型、交感神经刺激型、锁骨下动静脉受压型、椎动脉受压型及假性心绞痛型等。这些类型都可同时存在颈背部疼痛和不适。

(1)上干受压型　即颈 5、6 神经根卡压型,前已描述。

(2)全臂丛受压型　表现为上、中、下干均有受压的临床表现,大多数患者有颈肩部疼痛、不适及手麻痛,在发病前 3 个月内可能有过病毒感染史,有发烧、全身疼痛,最后局限于患肢的疼痛和不适。部分患者可能有外伤史,伤后逐渐出现上肢无力,整个上肢感觉减退。

(3)交感神经刺激型　交感神经纤维受压,除上肢有酸痛外,还常有雷诺现象,表现为肢体苍白、发绀、怕冷,亦有患者表现为双手大量出汗。

(4)锁骨下动静脉受压型　表现为肢体易疲劳、乏力,桡动脉搏动明显减弱,双手下垂时肢体充血,呈潮红色,甚至呈紫红色,少数患者可出现肢体水肿。

(5)椎动脉受压型　有椎动脉供血不足的症状,如偏头痛、头晕、眼涩、咽部异物感等,可能同时存在颈丛卡压的症状,面部麻木,耳周皮肤感觉减退。

(6)假性心绞痛型　以心前区刺痛、左肩部不适为主要表现。目前已认识到心前区刺痛是由于胸长神经受到刺激所引起,特别是起源于颈 5 神经根的胸长神经支,常和肩胛背神经合干,一并穿过中斜角肌的起始部腱性纤维,尤其容易受压。笔者在 35 例肩胛背神经卡压的患者中,发现 4 例有心前区不适刺痛,手术松解颈 5 神经根后症状消失。

(三)治疗

1.非手术治疗　对早期胸廓出口综合征患者,可通过休息和适当体位来治疗,即患者应避免重体力劳动,将双上肢交叉抱于胸前,取略抬双肩的体位,以利于臂丛神经处于放松位。颈部不适显著者,可给予颈部压痛明显点局封。用醋酸确炎舒松 2ml 加 0.5% 布比卡因 2ml 封闭痛点,每周 1 次,连续 4～6 次;同时可给予神经营养药物,如维生素 B$_1$、维生素 B$_6$、地巴唑等药物。部分患者对颈椎牵引有较好的疗效,笔者认为可能是因为颈椎在牵引体位时,颈部肌肉放松减轻了对臂丛神经压迫的缘故。

2.手术治疗

(1)手术指征

1)凡患肢及颈部不适而影响工作、生活,患者亦有要求者,可予手术治疗。

2)患肢肌力下降,有肌肉萎缩,或上肢有运动障碍者。

3)手部感觉明显减退,针刺痛觉明显减退,甚至丧失者。

(2)手术方法

1)前、中、小斜角肌切断术　适用于无骨性压迫因素的全部胸廓出口综合征患者,将前、中、小斜角肌切断后,臂丛神经下方、上方及两侧的压力全部减弱,甚至消除。因此,各型胸廓出口综合征患者均可用这一手术方法,该法也是治疗胸廓出口综合征用得最多的手术方法。作颈根部 7～8cm 的横切口,即可完成手术(图41-29)。斜角肌过分肥大者可将其切除部分。伴有颈肩背痛或颈 5 受压的患者,应同时切断前、中斜角肌在颈 5、6 旁的起点。

2)颈肋切除术　如颈椎 X 片上有颈肋者,常可见到前、中、小斜角肌的止点或有部分止点附着其上,将前、中、小斜角肌切断后,切除颈肋。

3)第 7 颈椎横突切除术　如 X 片见第 7 颈椎横突长于第 1 胸椎横突,应将其部分切除。近年来,笔者发现过长的第 7 颈椎横突是产生胸廓出口综合征的原因,是附着在横突后下方的腱性部分,特别是小斜角肌肌起点附着横突的向外延伸而外移,从臂丛神经的后下方对臂丛神经产生压迫。骨性本身对神经并无影响。切断肌起点,游离第 7 颈椎横突已消除了对神经的压迫。过长的第 7 颈椎横突本身并不直接压迫神经,而切除

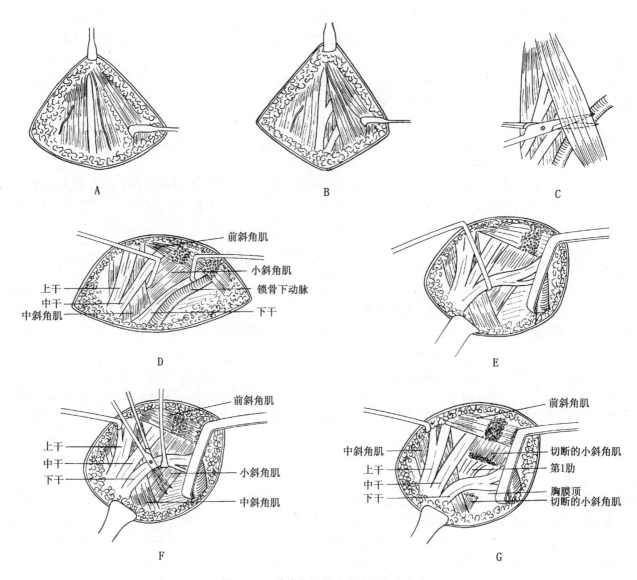

图 41-29　胸廓出口综合征的手术方法

A. 颈部横切口,7～8cm 长,如为肩胛背神经松解术,暴露前、中斜角肌,即可见到颈 5 神经根和上干　B. 在上干内侧稍作分离,即可见到颈6和颈7神经根　C. 切断前斜角肌,如锁骨下动脉抬高,则就在锁骨下动脉浅层切断　D. 尽可能近止点切断前斜角肌,此时很容易解剖出颈7神经根,并可见到锁骨下动脉及下干　E. 将下干向上牵拉,锁骨下动脉向下牵拉,可见到小斜角肌的前缘,为腱性组织,十分坚韧,如为肋骨,稍向上方分离,就可见到其后侧的肌肉组织　F. 切断小斜角肌　G. 切断小斜角肌后,下干松弛,完全松解

后难免要产生创面渗血,造成术后对神经根的刺激;且用于骨创面止血的骨蜡,也是对神经根产生刺激的因素。因此,对术中未发现臂丛神经被过长的颈 7 横突直接顶压时,可不予切除。

4)第 1 肋切除术　由于经颈部切除第 1 肋前,均应先切断前、中斜角肌的止点,然后在骨膜下切除第 1肋,因此对无明显骨性压迫及无明显斜角肌异常和无异常束带压迫臂丛神经者,可采用此法。Roose 很早就开始经腋路切除第 1 肋治疗胸廓出口综合征,且至今一直在临床上应用。这是因为切除了第 1 肋,前、中、小斜角肌均失去了止点,自下而上对臂丛神经的压力完全解除,效果较好。该手术中必须注意,要将前、中、小斜角肌在第 1 肌附着点之间相互连接的纤维完全切断,否则由于斜角肌的收缩,可产生新的卡压。经颈部横切口,亦可切除第 1 肋,但颈部的瘢痕常不被女性患者所接受。

(3)手术并发症

1)臂丛神经损伤　在作颈部切口,切断中斜角肌时,术中需将臂丛神经拉向内侧,如用力不当可能损伤臂丛神经上干,术后引起肩外展、屈肘功能障碍。笔者曾遇 2 例,均经保守治疗 2～3 个月后痊愈。

2)气胸 在切断下干下方的纤维组织和小斜角肌时,很容易剪破胸腔顶部胸膜。特别是切断 Sibson 氏筋膜时,更容易将皱叠的胸膜剪破。如术中发现胸膜剪破应将其修补,并立即抽气,若漏气较多,或怀疑损伤脏层胸膜时,应作胸腔引流。笔者前后共遇 6 例,4 例作抽气治疗,2 例作胸腔引流,均在 2 天内恢复。

3)乳糜积液及淋巴积液 左侧胸廓出口综合征,有并发乳糜漏的可能,而造成乳糜液聚集在伤口内。不一定要直接损伤胸导管,损伤开口于胸导管的小淋巴管,也可能造成乳糜积液。笔者曾遇 2 例乳糜漏者,1 例因误扎了胸导管,造成被切断的胸导管分支向伤口漏乳糜,作胸导管颈外静脉套叠吻合而愈;另 1 例因进入胸导管的淋巴管被切断后未结扎而造成乳糜漏,结扎了该分支后而愈。笔者近 10 年内还遇到 5 例伤口内有少量乳糜积液者,其量约 5~8ml 左右,均经穿刺而愈。因颈部淋巴管丰富,切开颈外三角的脂肪垫时有很多淋巴管和淋巴结被切开,如结扎、烧灼不彻底易造成淋巴液漏。笔者曾遇 4 例淋巴积液患者,3 例经穿刺治愈,但时间很长,历时 3~4 个月;1 例作手术烧灼而愈。

4)血肿 胸廓出口综合征术后如并发血肿危害很大,是造成症状复发甚至加重的主要原因。因伤口内血肿总是包绕被解剖的神经根干部,一旦机化将对整个臂丛神经产生新的压迫,症状可能比术前还要严重。颈部手术,外科医师都很注意止血,但问题往往不在关闭伤口前,而在关闭伤口时。因外科医师在关闭伤口前均会一遍遍检查伤口的每个角落,仔细止血,在关闭伤口时就常常不那么细致,颈部血管丰富,缝针不小心穿透血管,特别是缝脂肪垫的最后几针,里边刺破血管出了血还不知道。因此,在缝合颈部脂肪垫时不要大块缝合,也不要缝得太密,要看清每一个进针和出针,应常规放置引流条。笔者曾遇 2 例术后伤口并发血肿的患者,虽作了及时处理,但术后后期症状几乎无明显改善。

(4)手术结果 胸廓出口综合征的手术效果不很理想,优良率仅占 70%~80% 左右,虽然绝大多数患者术后有不同程度的症状改善,但 40% 左右的患者术后还需要不同程度地作些辅助治疗,如理疗、局部封闭等,术前均应向患者讲清楚。几乎每个患者术后都会立即感到患肢轻松舒适、肌力增大、感觉灵敏,但 3~4 天后症状又可能重新出现,甚至较术前为重,3~4 周症状又逐渐消失。常规对术后患者给予地塞米松 10mg 静滴 7~10 天,后期症状复发明显减轻,时间亦缩短。手术时机应选择在患者症状最为严重且最难忍受的时期,此时手术效果最佳。

(四)与胸廓出口综合征相关的几个问题

臂丛神经在其行径任何部位受压,均可造成臂丛神经卡压综合征。Rob Standeven(1958)把臂丛和锁骨下动静脉在胸廓出口处受压所致的症群称为胸廓出口综合征。以往认为对臂丛神经可能产生的压迫因素有:第 1 肋骨、前及中斜角肌、锁骨、胸小肌间隙。这些是造成胸廓出口综合征的主要病因,其中以斜角肌病变所致者占第一位。近年来,异常束带在胸廓出口综合征中的临床意义引起了普遍重视。从最近的文献看,多数人认为,异常的纤维束带是引起胸廓出口综合征最为主要的病因。Kirgis(1948)提出小斜角肌存在于 60%~70% 的人群中,并可造成臂丛神经血管受压症。Pang 和 Wessel 将这些异常束带总结为 5 个基本类型。Roose 在这方面作了全面的观察,他发现 98% 的患者存在纤维束带,并将这些异常束带分为 9 类,提出臂丛神经血管受压症患者常有异常的纤维肌肉束带位于臂丛神经与锁骨下血管之间,造成类似骨痂的剪力作用,引起臂丛神经血管受压症,其所起的作用与第 1 肋相似,而小斜角肌是其中之一。笔者的研究进一步证实了上述观点,并有新的发展。

1.小斜角肌的出现率及其形态特点 小斜角肌起于颈 7 横突前缘,止于第 1 肋内侧缘前、中斜角肌之间,锁骨下动脉沟后方,部分止点延伸到胸膜顶。小斜角肌出现率较高,文献报道出现率都在 60%~70% 之间,笔者的解剖学研究报道为 87.5%。Roose 在其 98% 的患者中发现有异常束带的存在,他所描述的 9 种类型的纤维束带中,有两型其实是小斜角肌,另外,起于第 7 颈椎横突,止于第 1 肋骨、中斜角肌止点之间的有 3 型,而这 5 型他认为是最为常见的。Roose 的这些研究都是在手术中的观察,经腋部切口看到的是小斜角肌的腱性部分,很像一个纤维束带,经这个切口是不可能看清楚小斜角肌全貌的。笔者认为,这 5 型的纤维束带实际上均为小斜角肌。根据解剖学教材描述,这 5 型均符合小斜角肌起止点的解剖学特点,这与笔者的临床与解剖学观察也基本相符。

2.小斜角肌与臂丛的关系 小斜角肌与臂丛神经,特别是下干关系极为密切,是引起臂丛神经血管受压症的原因之一。笔者研究发现,小斜角肌止于第 1 肋骨内侧缘前、中斜角肌止点之间,胸 1 神经根从第 1 肋骨的后下方向前上方跨过第 1 肋时,因小斜角肌的存在,增加了其跨过的高度(小斜角肌止点处厚度为 5.1±1.4mm);颈 8 神经根在第 1 肋上缘、小斜角肌下方跨越小斜角肌。由于小斜角肌的存在,使斜角肌三角的底增高,缩小了斜角肌三角的间隙,并连同前、中斜角肌一起,对臂丛造成上、下两个方面的拱抬及挤压作用,导致臂丛神经血管受压症。此外,臂丛神经下干跨过第 1 肋骨是直接接触到小斜角肌而非第 1 肋骨,小斜角肌的神经面为坚硬的腱性组织组成,呈现锐性边缘,与臂丛神经下干以腱性成分粘在一起,也可因慢性摩擦而造成臂丛神经下干的损伤。因此,小斜角肌的存在是臂丛神经下干受压的最主要因素。

3. 小斜角肌与第 1 肋的关系   小斜角肌均止于第 1 肋内侧缘、锁骨下动脉沟后方、前及中斜角肌止点之间,呈现一狭长而尖锐的边缘,其位置隐蔽,难于发现,加上重视不够,术中常被忽略,即使发现,也常被误认为第 1 肋后缘或附着于第 1 肋的其他软组织或异常组织。由于该肌的存在,如第 1 肋抬高,更可导致肋锁间隙更加狭窄,从臂丛神经下干下方向上托起下干。同时,小斜角肌内侧缘与第 1 肋侧缘相距 5.0±2.4mm,臂丛神经下干跨过第 1 肋是与小斜角肌接触,而不是与第 1 肋直接接触。临床上第 1 肋切除术受到多数医者的选择,并取得了良好的疗效,这是因为该手术由于切除了第 1 肋而彻底解除了位于第 1 肋上的所有结构,包括小斜角肌在内,故松解臂丛神经周围组织最为彻底。近年来,由于呈现了较高的复发率,第 1 肋切除术没有以前采用得那么广泛,特别是前、中斜角肌的起始对颈 5、6 的压迫不能解除,颈肩痛的问题不能完全解决。所以笔者认为,经切断小斜角肌及前、中斜角肌的起点来治疗胸廓出口综合征更为合理。

4. 临床意义   胸廓出口综合征的手术方式主要有前斜角肌切断术、前及中斜角肌切断术、第 1 肋切除术、颈肋切除术、胸小肌切除术,甚至还有锁骨切除术。其中第 1 肋切除术仍是目前使用最广并认为是疗效最佳的手术。由于切除了第 1 肋,因而彻底去除了对臂丛神经的压迫。对无明显骨性因素者,采用前、中斜角肌切断术,也有较好的疗效,但由于未能切断中斜角肌后下方坚硬的小斜角肌,从而未能彻底解除小斜角肌对臂丛神经的挤压作用,造成部分病例疗效欠佳。Roose 等认为,位于第 1 肋与颈 6、7 横突间,前、中斜角肌当中的异常束带,多数就是小斜角肌,如在切断前、中斜角肌的同时,于止点处切断小斜角肌,可取得彻底的减压作用。笔者曾对 16 例患者进行切断前、中斜角肌及小斜角肌,症状基本消失,说明了对下干型胸廓出口综合征患者切断小斜角肌的重要性。

因此,了解了颈神经根与前、中、小斜角肌及颈旁一些小肌肉的关系之后,我们就不难理解临床上常见的颈肩疼痛合并颈肩部感觉改变、部分肌力减退的原因。临床上常可见到颈 3、4、5 神经根同时受压或颈 4、5、6 神经根同时受压,甚至可能发现颈全部神经根及上胸部的神经根同时受压。至今笔者已遇二十余例,患者从一侧头皮、耳周、颈部、肩部直到手部,包括上臂内侧(胸 2 神经支配区)针刺痛觉减退,整个上肢肌力减退,在颈外侧压痛明显处,用 0.5% 布比卡因 3ml 加确炎舒松 3ml 局部封闭后,大部分症状和体征消失。其中 6 例作手术治疗,术中切断前、中、小斜角肌,作颈 6、5、4 及颈 3 神经根直至椎间孔旁的神经松解,症状完全消失。3 例至今已随访 2 年,未复发。因此,笔者认为颈部神经根受压的大部分患者,其病因主要是椎间孔外的腱性纤维组织压迫神经根,也就是病变在椎孔外。应该引起临床医师高度重视的是,颈部神经根卡压可同时存在颈椎病,而颈椎病患者(包括脊髓受压型颈椎病)也可同时存在椎间孔外颈神经根卡压。在诊断颈肩疼痛时要仔细检查、全面考虑,特别是手术前,如能全面考虑,手术中从一个切口就可以解除椎管内外的病因,这样就能大大提高手术效果,减少手术之后患者仍诉颈部疼痛不适的并发症。术前颈部痛点的局封,能使症状消失。能否增生肌力和改善感觉,是判断是否存在椎孔外神经根卡压的有效方法。

(陈德松、陈琳)

第十节   影响神经功能恢复的因素

(一)一般因素

1. 年龄   一般认为年龄越小,神经功能恢复越好。

2.全身情况　全身营养状况较差或身患慢性消耗性疾病者,神经功能恢复较差。

(二)损伤因素

1.损伤性质　切割伤的修复效果明显好于撕裂、牵拉、挤压等性质的损伤。

2.损伤程度及范围　严重外伤所致的神经完全断裂,常伴有皮肤、骨骼、肌腱或其他神经损伤,修复效果往往不理想。合并主要动脉伤,如尺神经伤合并尺动脉伤或正中神经伤合并桡动脉伤时,如仅修复神经不修复动脉,则功能恢复的质量常会受到影响。

3.损伤平面　损伤平面越高者,神经生长的距离及时间就越长,损伤以远常发生严重肌肉萎缩、肌纤维不可逆变性、关节僵硬、皮肤溃疡等问题,影响修复效果。低平面损伤距终末器官距离较近,恢复时间短,因此肌肉萎缩等问题的发生及程度较轻,功能恢复较满意。

4.神经缺损度　损伤越重,神经缺损就越大,如不能有效地克服,会直接影响神经缝接和恢复质量。

(三)技术因素

应该说,技术因素,即术者的主观因素,是影响神经功能的最重要因素。在很多情况下神经恢复不佳,是由于术者主观努力不够所造成的。其中主要有以下几个方面。

1.修复时机　一般认为,神经断裂后1个月内缝合效果最好。时间一长,退变严重,瘢痕增生较多,终末器官萎缩变性加重,故对神经再生不利。但实践证明,时间因素并不是绝对的。传统观点认为,周围神经断裂1年以上基本无功能恢复可能。实际上断裂1年甚至更长时间以后再缝合,仍有获得较满意恢复的可能。第四军医大学西京医院报道55例晚期正中神经断裂伤修复,其保护性感觉恢复在80%左右,约一半病例运动功能可达M_3以上;动物实验也证明,完全退变、消失的运动终板仍可能再生。因此,神经损伤后应尽可能早地修复,对损伤时间较长的神经,也应持积极态度予以修复。

2.神经游离范围　神经游离范围过大,可影响神经的血供。游离时应多保留神经系膜及周围部分健康组织,以减少对其血供的干扰。

3.是否按无创要求　手术操作应按无创要求,若手法粗糙,可造成创伤大、瘢痕多,甚至误伤正常分支。

4.断端神经瘤切除彻底程度　断端神经瘤切除不彻底,再生轴突受瘢痕阻挡,则不能全部通过吻合口。

5.神经缺损的处理　神经缝接处张力是影响神经功能恢复至关重要的原因。若有缺损,应设法克服,以达到无张力下吻合。克服神经缺损的方法较多,如游离神经、轻柔牵拉、屈曲关节,或通过神经移位,缩短骨质(合并上肢骨折时)等。有时为克服缺损,第一次手术时暂不切除神经瘤,缝合后经关节屈伸牵拉使神经延长,1～2个月后再次手术切除神经瘤,重新缝接神经。对少数缺损过大,经上述方法仍难以克服者,可采用神经移植,或带血管蒂的神经移植术,如用尺神经带蒂移植修复正中神经。过长或过于粗大的游离神经移植,可发生移植段中心性缺血性坏死,影响神经再生,应该采用带血管的神经移植术。

6.缝合方法与技术　缝合方法大致可分为外膜缝合与束膜缝合两大类。无论采用哪种方法,均应做到缝合精细、准确,应在手术显微镜或放大镜下进行。良好的神经缝接,应是缝接处无张力、神经组织对合良好、无外膜内翻。缝接技术不过关,是神经功能恢复不佳的常见原因。

7.修复的神经的条件　修复的神经没有健康的软组织衬垫,或缺乏良好的软组织与皮肤覆盖,使神经周围环境不佳。瘢痕多,血供差,也是影响神经再生的重要原因。

8.包扎与外固定　包扎与外固定的位置不当或时间过久,可造成或加重肢体关节僵硬及继发畸形,即使再生轴突长入终末器官,肢体功能也难以恢复良好。不作外固定,或固定不牢、时间过久,可使神经吻合口受到牵张甚至撕裂,影响吻合口愈合及神经再生。

9.功能锻炼　术前不进行功能锻炼,可发生关节僵直或硬、畸形、肌肉萎缩等,对功能恢复不利;术后功能锻炼不够,同样可发生上述问题,加上术后需外固定一段时间,可能会加重肌肉萎缩、关节僵硬及畸形,严重影响肢体功能的恢复。因此,神经损伤除手术治疗外,还有必要接受系统的术前、术后康复治疗,以促进功能恢复。

(陈德松、顾玉东、王炜)

参考文献

〔1〕方有生,陈德松.小斜角肌的临床解剖.中华手外科杂志,1997,13:113～115

〔2〕方有生,陈德松,顾玉东.党参黄芪丹参等复方中草合剂对周围神经再生影响的实验研究.中华手外科杂志,1998,14(3):181～183

〔3〕李炳万,刘云江,赵世伟,等.拇指对掌功能重建术的改进.中华手外科杂志,1994,10(4):212～214

〔4〕陈德松,方有生.颈肩痛伴同侧上肢外展肌力下降的诊断与病因.中华手外科杂志,1997,13:136～139

〔5〕陈德松,顾玉东,张高孟,等.后骨间神经卡压综合征25例临床分析.中华外科杂志,1990,28:457～459

〔6〕陈德松,方有生,李建伟,等.胸廓出口综合征的新认识:解剖学与临床观察.中华外科杂志,1998,36(11):661～663

〔7〕顾玉东.臂丛神经损伤与疾病的诊治.上海:上海医科大学出版社,1992

〔8〕顾玉东,吴敏明,郑忆柳,等.静脉蒂动脉化游离腓肠神经移植.中华外科杂志,1985,23(6):338～340

〔9〕Millesi H, Meissl G, Berger A. The interfascicular nerve grafting of the median and ulnar nerves. J Bone Joint Surg. 1972, 54A:727～750

〔10〕Omer GE. Report of the committee for evaluation of the clinical result in peripheral nerve injury. J Hand Surg. 1983, 8: 754～758

〔11〕Sunderland S. Nerve and nerve injuries. Edinburgh: Inded Churchill Livingstone. 1978

〔12〕Sunderland S. The anatomy and physiology of nerve injury. Muscle and Nerve. 1990, 13:771～778

第四十二章　手及上肢神经卡压综合征

第一节　概述

　　神经卡压综合征到目前为止尚无统一的名称,对有关解剖学基础的描述也缺乏统一的认识。以下是笔者对上述问题提出的个人看法,供同道参考。

　　周围神经卡压综合征,是指周围神经在肢体行程中任何一处受到卡压而出现感觉或运动功能障碍,或是专指周围神经在通过某些狭小的解剖学管道或增厚的腱组织(如骨纤维隧道、腱弓)时,受机械性压迫而产生的以疼痛或以所支配肌肉麻痹为主的症候群。

　　目前对该综合征的命名尚不统一。现有的名称有7~8种之多,如受压综合征、嵌压症、嵌压综合征、嵌压性神经病等等。但在国内较有影响的书刊中,命名比较趋于一致,称为卡压综合征或嵌压综合征。

　　笔者认为,命名要能反映疾病实质而不繁琐。Spinner(1970)、Lake(1974)、Wiens(1978)已将骨间前神经卡压综合征,直接称为骨间前神经综合征。如按这一命名原则,则可将肘管综合征、腕尺管(Guyon管)综合征,分别称为肘尺神经综合征、腕尺神经综合征;将桡管综合征、旋后肌综合征,统称为肘及肘下部桡神经综合征;将旋前圆肌综合征与骨间前神经综合征,统称为肘及肘下部正中神经综合征。

　　前臂及腕部存在5个解剖学管道,即:①桡管;②肘管;③旋前圆肌腱弓;④腕管;⑤尺管。这些狭小管道是桡、尺、正中神经的通道,也是出现神经卡压综合征的主要部位。

　　有关桡管的概念,有如下几种:①桡神经从肱骨外上髁近侧10cm处穿出臂外侧肌间隔开始,至进入旋后肌为止,长约16cm。②桡神经自肱桡关节平面至进入旋后肌浅层Frohse弓,长约5cm。这两种概念都未将Frohse弓包括在内。③将Frohse弓以及旋后肌管包含在内,称为广义的桡管。④桡神经通过旋后肌深、浅两层之间的一段间隙,这一概念是以桡管代替了旋后肌管。

　　由于对桡管的认识不一致,影响到桡管综合征究竟卡压哪根神经,就有不同的看法。据Linell观察,桡神经发出深、浅两支的部位,可在肱骨外上髁上方4.5cm,至肱骨髁下4cm之间。因此,桡神经深支(骨间后神经)可在桡管内行走较长一段距离,亦可能刚发出即进入旋后肌浅层Frohse弓。按桡管的广义概念,桡管综合征就是骨间后神经卡压综合征;而按上述概念,桡管综合征所卡压的可能是骨间后神经,也可能是发出深、浅支前的桡神经本干。

　　对桡管综合征的临床症状,目前也有不同的认识。Roles等(1972)认为,桡管综合征与顽固性网球肘同出一辙,采用桡神经及其分支的松解手术,可获良好效果;而且认为,桡神经及其分支在桡管内受压的时限与程度,决定了桡管综合征的临床诊断,可由单纯网球肘或肱骨外上髁炎至该神经所支配肌肉的不可逆性麻痹。Van Rossum(1978)、Heyse Moore(1984)认为,桡管综合征的主要表现是肌肉麻痹,而不是疼痛。Posner(1990)强调桡管综合征包括了疼痛、感觉异常、前臂乏力等症状在内,但较少出现运动障碍,而骨间后神经卡压则以运动障碍为主要体征,指出两者不是同一类疾患,应加以区别。

　　基于上述观点,本章虽然分别叙述桡管综合征和旋后肌综合征,但仍然认为将两者归并为肘及肘下部桡神经综合征更为恰当。

　　除前臂及腕部的5个狭窄小管道之外,上臂以肱骨桡神经沟和肱三头肌外侧头构成的肱骨肌管,也是一个解剖学的狭管。外伤挤压、骨痂、瘢痕等因素,使紧贴骨沟内的桡神经受压,所产生的伸腕、伸指功能障碍,也应称之为肱骨肌管综合征或上臂桡神经综合征。

综合征的发病机制,应是神经受慢性卡压的过程。所产生的渐进性病理变化主要有:缺血、缺氧、神经血管通透性增加、神经束膜下和内膜水肿、局部电解质浓度改变、神经纤维脱髓鞘改变等。如压迫因素未解除,缺血、缺氧与神经水肿形成恶性循环,可促进神经外膜增厚,神经纤维组织增生,瘢痕形成,从而成为轴突生长、延伸的障碍,严重者可引起神经纤维变性。关于致病因素,应该是与形成慢性卡压有关联的因素,如粘连、纤维带、筋膜增厚、囊肿、骨痂等等。至于骨折、脱位对神经直接刺伤、压迫而引起的神经损害,是骨折的并发症,还是属综合征,笔者认为要认真分析、区别对待。首先,要肯定这是骨折、脱位的并发症,不能与本文所述的综合征相混淆。其次,要分析如果是由于以下情况造成对神经的慢性卡压者,则应属综合征:①陈旧性脱位(如月骨、舟骨脱位),使骨纤维管道容积缩小、压力增高而压迫神经;②神经在陈旧性骨折、脱位的突出部位缓慢摩擦、牵拉;③骨折愈合过程中,骨痂对神经的挤压、摩擦,甚至将神经包围、缩窄;④骨折畸形愈合造成对神经的迟发性神经炎(如肱骨髁上骨折后遗肘外翻对尺神经的慢性牵拉)。

关于神经卡压综合征的治疗,凡症状较轻、无占位性病变者应行非手术疗法,有些病例可自行恢复。而即使有些病程较长的病例,也应先行非手术疗法。笔者曾遇1例10岁男孩,左肘外伤6年,早期诊断为桡骨小头轻度半脱位,由于症状不重,未予重视。但近4年来,患儿左肘关节不能完全伸直,家长要求为患儿作伸直肘关节手术而来就诊。检查提示:①在肱骨外上髁下方4cm处、肱桡肌与桡侧腕长伸肌之间有明显压痛;②抗阻力前臂旋后及抗阻力伸中指试验,均使肘外侧疼痛加重;③左肘关节160°位,若被动伸肘,则疼痛加剧;④双侧肘关节X线正侧位片,未见骨折、脱位。诊断为:左桡管综合征。给予局部醋酸强的松龙封闭,每周1次。封闭1次后疼痛明显缓解,第二次封闭后,症状完全消失,肘关节也可完全伸直。

关于手术治疗,如症状较重,经4～6周非手术疗法无效者可行手术探查。手术目的主要是彻底去除卡压因素,并作神经外松解。至于是否需要作神经内松解,尚存在不同意见。不主张作神经内松解者,如Rydevik(1976)认为,神经内松解术本身可能导致神经内微血管损伤,形成新的瘢痕,将干扰神经的传导功能。Gentili等则持否定意见,认为神经内松解不会对神经的组织学和电生理产生不利影响。笔者认为行神经内松解的指征是:①术中发现卡压段神经变细、苍白,或触及硬结,及神经外膜增厚、瘢痕化;②肌电图检查示神经传导速度减缓、潜伏期延长,或出现纤颤电位;③症状严重、肌麻痹时间较长者。

术后疗效与病程长短、受压神经病变有密切关系。一般来说,疼痛症状缓解较快,甚至术后即刻消失;运动功能障碍需4～14周恢复;肌肉萎缩则在1年以后逐渐恢复,亦有至3年仍然不恢复者。手术后症状恢复不完全或有复发者,可能与手术松解不彻底有关,应再次行手术探查。

按《人体解剖学名词》(科学出版社,1991年)所述,"posterior interosseous nerve"应称为"骨间后神经";"anterior interosseous nerve"应称为"骨间前神经"。原称"骨间背侧神经"和"骨间掌侧神经",均已废用。

第二节 肱骨肌管综合征

肱骨肌管系由肱三头肌与肱骨桡神经沟组成。桡神经在肱骨肌管内受种种因素卡压而出现以伸腕、伸拇、伸指功能障碍为主的症候群,可称之为肱骨肌管综合征(humeromuscular tunnel syndrome),或上臂桡神经综合征。

一、应用解剖

桡神经沟起自肱骨中段后面的一条浅沟,由后上方斜行向外,再转向内、下、前方,呈螺旋形走向,又称螺旋沟。

肱骨肌管上口在大圆肌下方约2～3cm处,桡神经与肱深动脉同时进入管内,其内侧为肱三头肌内侧头,外侧为肱三头肌外侧头,底为肱骨桡神经沟,表面为肱三头肌长头。于肱骨肌管中段,肱深动脉发出滋养动脉进入骨内,继而发出中副动脉越过桡神经,下降于肘关节后方,另一支桡侧副动脉伴随桡神经出骨肌管下口(图42-1)。

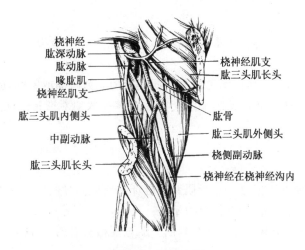

桡神经
肱深动脉
肱动脉
喙肱肌
桡神经肌支
肱三头肌内侧头
中副动脉
肱三头肌长头
桡神经肌支
肱三头肌长头
肱骨
肱三头肌外侧头
桡侧副动脉
桡神经在桡神经沟内

图 42-1　肱骨肌管

桡神经出肱骨肌管后,穿出外侧肌间隔,在肱骨外上髁上方 2～3cm 处发出至肱桡肌及桡侧腕长伸肌的肌支,而后又由桡神经深支发出肌支支配指总伸肌、小指固有伸肌和尺侧腕伸肌,以及拇长伸肌、拇长屈肌和示指固有伸肌。

二、病因

1.压迫　小夹板绑扎过紧;止血带不合规格或使用时间过长。
2.挫伤　上臂撞伤,肌纤维撕裂,血肿形成;损伤后发生炎症反应,致水肿、纤维组织增生、瘢痕压迫。
3.骨痂　肱骨中段或中下段骨折后骨痂形成量多,压迫或挤压桡神经,甚至形成"骨桥",横跨在桡神经上。
4.摩擦　肱骨中段骨折畸形愈合,桡神经在骨突出部反复摩擦。

三、临床表现

肱骨肌管综合征以伸腕、伸拇、伸指功能障碍为主要症状和体征。轻者肌力减弱,重者功能完全丧失。

有的病例以疼痛为主。疼痛部位在桡神经沟处最剧烈,可向肩、肘部放散。在肩峰与肱骨外上髁连线中点叩击痛最明显。

四、检查

检查应包括桡神经支配的前臂各块肌肉。

1.肱桡肌　其作用为协助肘关节屈曲,并使前臂由旋前或旋后位转到中立位。检查法:前臂在中立位下抗阻力屈肘,可在肘外侧触知该肌的收缩力量。

2.桡侧腕伸肌　其作用为伸腕、轻度屈肘。检查法:前臂旋前,向桡侧抗阻力伸腕,可在肱桡肌尺侧触知桡侧腕伸肌肌力。

3.尺侧腕伸肌　其作用为尺侧伸腕。检查法:前臂旋前,向尺侧抗阻力伸腕,可触知尺侧腕屈肌肌力。

4.拇长伸肌　其作用为伸、展拇指掌指关节,伸拇指指间关节。检查法:固定腕关节,拇指末节抗阻力伸直时,可触知该肌腱的力量。

5.拇短伸肌　其作用为伸、展拇指腕掌关节,伸拇指掌指关节。检查法:固定腕关节,拇指掌指关节抗阻力伸直,可触知该肌腱的力量。

6.拇长展肌　其作用为伸、展拇指腕掌关节,并有轻度桡偏屈腕功能。检查法:固定腕关节,拇指与手掌垂直方向外展,可在腕关节桡侧触知该肌腱的力量。

7.指总伸肌　其作用为伸 2～5 指掌指关节。检查法:腕关节中立位,抗阻力伸直 2～5 指掌指关节,在前臂背侧可触知该肌的收缩力量。

8.示指固有伸肌　其作用参与伸直示指,并有轻度内收示指功能。检查法:单独抗阻力伸直示指,以辨别该肌的肌力。

9.小指固有伸肌 其作用参与伸直小指并有轻度外展小指功能。检查法:单独抗阻力伸直小指,可判断该肌的肌力。

桡神经在肱骨肌管处卡压,以上肌肉均可出现不同程度的肌力减弱或麻痹,应仔细检查。勿将蚓状肌及骨间肌伸直指间关节的功能,误认为指总伸肌的作用;也勿将拇收肌对拇指指间关节的牵拉作用,误认为拇长伸肌的伸指功能。

五、诊断与鉴别诊断

根据症状和体征作出诊断并不困难。肱骨肌管综合征主要应和骨间后神经损伤相鉴别。前者3块伸腕肌均麻痹,后者尺侧腕伸肌不受损害,仍有伸腕力量。

卡压时间较短、伸肌尚未完全麻痹者应仔细判断。肌电图检查有助于诊断。

六、治疗

症状较轻者以非手术疗法为宜。伸肌麻痹经4~6周治疗无效者应行手术。手术目的是探查桡神经在肱骨肌管内受压的情况,并予以松解。

1.手术设计:首先标出桡神经沟的位置,在三角肌止点与肱骨外上髁连线的上、中1/3交界处。

2.切口从三角肌止点斜形走向肘横纹外侧端(图42-2)。

3.切开皮肤、皮下组织及深筋膜,可见臂下外侧皮神经,沿此皮神经将肱三头肌长头与外侧头分开,即可暴露桡神经与伴行的桡侧副动静脉(图42-3)。

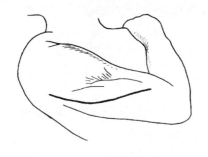

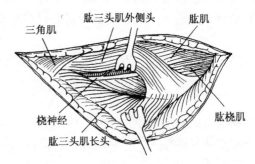

| 图 42-2 肱骨肌管综合征手术切口 | 图 42-3 桡神经与伴行血管的显露 |

4.肱骨肌管打开后,仔细检查与清除卡压桡神经的种种因素,如瘢痕粘连、索带卡压、骨痂包裹等等。如发现桡神经受压范围向下延伸,则应在肱三头肌外侧头下方肱桡肌与肱肌之间作分离,进一步探查桡神经下段的情况。

5.神经松解后,可在外膜下注射醋酸强的松龙。术后肘关节屈曲90°,悬吊2~3周。

七、病例介绍

以疼痛为主的肱骨肌管综合征较少见,现介绍一典型病例。

患者,女,32岁,半年前左肘关节外伤性脱位,复位时施术医生将其上臂反复牵拉,术后又在其上臂不断按摩,致上臂肿胀,约月余肿才消退。近2个月来左上臂由酸胀不适发展为疼痛,且日益加重。近半月来疼痛加剧,并向肩、肘部放散,夜不能寐。

检查:左上臂外侧中段约6cm长一段叩击痛明显。前臂及手背无感觉障碍。伸腕、伸拇、伸指肌力较对侧稍减弱。

诊断:肱骨肌管综合征。

手术探查:发现在肱骨肌管出口处,约3cm长的桡神经受瘢痕束缚,予以彻底松解,并在神经鞘膜下注射醋酸强的松龙。术后患者疼痛症状立即消失。

第三节　桡管综合征

桡管综合征（radial tunnel syndrome）以 Roles（1972）最先报道的骨间后神经受卡压产生肘外侧疼痛而命名。

桡神经深支称为骨间后神经，不仅含有大量有髓传出纤维，支配伸腕、伸拇及伸指的运动功能，同时亦接受肌肉与肌外的传入纤维，如来自肘外侧骨膜、关节囊、桡腕关节、腕掌关节以及它所支配肌的感觉传入纤维。所以，骨间后神经受卡压的临床表现，可以分为两大类：一是以感受痛觉的传入纤维受压而产生以疼痛为主的症候群；二是以支配运动功能的有髓传出纤维受压而产生以伸腕、伸拇、伸指麻痹为主的症候群。由于骨间后神经在肘及肘下所经过的特殊解剖部位（如桡管、Frohse 弓、旋后肌管）比较容易受卡压，因此文献中纷纷出现桡管综合征、旋后肌综合征、骨间后神经受压综合征等等。

一、应用解剖

关于桡管的解剖形态有两种见解：其一是桡神经在肱骨外上髁近端 10cm 处穿过外侧肌间隔起，通过 Frohse 弓，进入旋后肌管为止，这一段神经通道称为桡管；其二是指桡神经在肘部的一段行程，起自肱桡关节平面，至旋后肌浅层的 Frohse 弓为止，长仅 5cm 左右。由肱桡肌及桡侧腕长、短伸肌构成前外侧壁；肱肌、肱二头肌腱为内侧壁；肱桡关节囊、环状韧带以及桡骨小头为其后壁。

桡神经在肱骨外上髁近端 2～3cm 处，位于肱肌和肱二头肌腱外侧、肱桡肌起点内侧，在此平面发出至肱桡肌及桡侧腕长伸肌的肌支后，即进入桡管。桡神经先在管内发出一支至桡侧腕短伸肌，然后分为两终支，一支为桡浅神经，在肱桡肌下方、旋后肌表面下行；另一支为深支，穿过旋后肌后支配前臂伸肌群。偶尔支配桡侧腕短伸肌的神经由桡浅神经发出，而且位于骨间后神经的浅面。

臂下部桡神经干内神经束，约有 7～8 束神经束，可以分为感觉性能的浅支束组，位于神经前部 1/3，以及运动性能的深支，位于桡神经后部 2/3。

二、病因

1. 解剖　可能有下列 4 种结构异常：①纤维带。桡骨小头附近可能存在纤维粘连带，易将桡神经束缚或引起粘连。②桡侧腕短伸肌。起点肌纤维内侧可能为腱性成分，也是将骨间后神经卡压在 Frohse 弓边缘的解剖因素。③桡动脉返支。桡返动脉在桡管内发出许多细小分支，呈扇形分布，越过桡神经及其分支，进入肱桡肌、桡侧腕长伸肌及肘外侧。这些扇形分布的血管可能成为卡压因素。④旋后肌弓。从解剖形态来看，旋后肌浅层形成的腱弓为肌性、膜性、腱性或混合性，是神经受压的重要解剖因素。

2. 病变　如腱鞘囊肿、脂肪瘤、血管瘤等等。

3. 桡骨小头陈旧性脱位　对桡神经的压迫或损伤性炎症，可引起桡神经的粘连及神经外膜增厚。

4. 慢性劳损　前臂反复旋前、旋后动作，可引起桡管内纤维组织增生，或腕短伸肌及旋后肌肥厚。砌砖人员、裁缝、网球手、家庭主妇等易患此病。

三、临床表现

对桡管综合征目前存在着两种不同意见：①以肘外侧疼痛为主，并无肌肉麻痹；②以伸拇、伸指肌力减弱或完全麻痹为主，不出现疼痛症状。

疼痛的特点：①在肘外侧；②夜间疼痛；③可放散至前臂远端；④劳累后加重；⑤偶尔腕背疼痛，可能是因骨间后神经进入腕骨的终末支受到牵拉、刺激所致。

四、检查

1.压痛　以桡管入口处压痛最明显,相当于肱骨外上髁下方约 5cm、肱桡肌与伸腕肌之间,或在桡骨小头附近。

2.握力减弱　握力是包括前臂及手指伸、屈肌群的协同收缩。由于疼痛,限制了桡侧腕长、短伸肌及肱桡肌的强力收缩,导致握力减弱。亦可能系神经受压,以致所支配肌肉的肌力减弱。

3.抗阻力伸指、旋后疼痛　伸肘时抗阻力伸中指,可引发肘部相当于 Frohse 弓处疼痛,这可能是由于骨间后神经在桡侧腕短伸肌起始部受压所致,因该肌在前臂中下 1/3 移行为肌腱后附着于第 3 掌骨的基底部。伸肘位抗阻力前臂旋后动作引发相同部位疼痛,其机制为:前臂中立位时,旋后肌处于松弛状态,如旋后肌强力收缩,则加重神经受压。

4.伸肘受限　其机制可能是桡神经在桡骨小头处粘连,肘关节完全伸直时神经受压加重,局部疼痛增加,使肱桡肌及桡侧腕长、短伸肌产生保护性痉挛。

5.肌电图检查　旋后肌出现运动神经传导速度减慢,肱骨肌管至伸指肌中段潜伏期延长。

五、鉴别诊断

桡管综合征应和肱骨外上髁炎相鉴别。一种观点认为桡管综合征与肱骨外上髁炎是同一类疾患,治疗方法亦基本相同。另一观点则持不同看法,认为肱骨外上髁炎是伸肌群起点的损伤性炎症,引起疼痛的原因是损伤变性的伸腱起点结构对微血管神经束的压迫,与本综合征是不同性质的疾患。两者鉴别之点在于疼痛与压痛部位(包括抗阻力伸腕、伸指引发的疼痛部位),本综合征疼痛部位相当于 Frohse 弓处,而肱骨外上髁炎则在外上髁处。

本综合征发病率较低,肱骨外上髁炎发病率高,其中约 5% 与本综合征同时存在。因此,如遇顽固性肱骨外上髁炎,应考虑到与本综合征的并存。

六、治疗

(一)非手术疗法
早期局部制动,限制前臂过度旋转活动。行封闭、理疗、口服维生素 B_1 及地巴唑等治疗。

(二)手术疗法
如诊断明确,非手术治疗 4～6 周无效者,应行手术探查。主要探查桡管内神经受压情况,包括 Frohse 弓的探查。

1.切口起于肱骨外上髁内侧,在肱桡肌与肱二头肌、肱肌之间向下延伸,略呈"S"形,长约 7～8cm(图 42-4)。

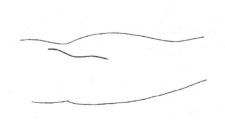

图 42-4　桡管综合征手术切口

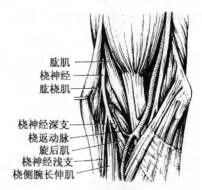

肱肌
桡神经
肱桡肌

桡神经深支
桡返动脉
旋后肌
桡神经浅支
桡侧腕长伸肌

图 42-5　显露桡管

2.切开皮肤、皮下组织及筋膜,将肱桡肌向外侧牵开、肱二头肌及肱肌向内侧牵开,即可见桡神经及其分出至肱桡肌、桡侧腕长伸肌的肌支,稍远侧,可见桡神经又发出至桡侧腕短伸肌的肌支以及桡浅神经在桡侧腕长伸肌表面下降,桡神经深支在桡侧腕短伸肌内侧进入 Frohse 弓,桡返动脉在深支内侧(图 42-5)。

3.充分显露桡管,彻底松解桡神经及其分支周围的粘连、瘢痕,切除占位性病变,切开旋后肌浅层形成的Frohse弓(彩照101、彩照102)。

4.术后屈肘90°,固定3～4周。

第四节 旋后肌综合征

旋后肌综合征(supinator syndrome)系指骨间后神经穿过旋后肌管时受压,出现以伸拇、伸指麻痹为主的症候群。

一、应用解剖

1.Frohse弓 旋后肌为一短而扁的肌肉,紧贴桡骨上1/3。由于骨间后神经横穿其间,而将该肌分为深浅两层,其浅层纤维在神经穿入处围成一弓状,德国解剖学家Frohse(1908)描述了此腱弓并指出这是引起骨间后神经卡压的重要解剖因素。Spinner(1968)将此弓称为Frohse弓。其形状似椭圆形或半月形,其组成有3种形式:①全长为腱性结构;②半为腱性,半为肌性结构;③腱、膜混合(图42-6、图42-7)。

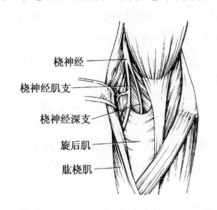

桡神经
桡神经肌支
桡神经深支
旋后肌
肱桡肌

图 42-6 旋后肌腱弓

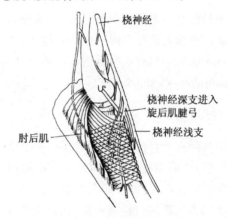

桡神经
桡神经深支进入旋后肌腱弓
桡神经浅支
肘后肌

图 42-7 旋后肌腱弓桡神经走行

2.旋后肌管 并非真性管道,而是骨间后神经经Frohse弓穿越旋后肌浅深两层中行走的一段裂隙。旋后肌深层肌纤维就是该管的后壁,浅层肌纤维含有腱性部分或仅为腱膜组织而组成该管前壁。管长约4cm。肌管上口即Frohse弓,管下口为旋后肌浅层肌纤维的远侧游离缘,是骨间后神经穿出之处,也可由腱性部分围成一腱弓,即旋后肌下腱弓。

二、临床表现

往往从肘外侧疼痛开始,而后出现手部无力,动作不灵活,症状逐渐加重,伸指、伸拇功能可以完全丧失,前臂伸肌群肌肉萎缩。

追溯病史,患者数月或数年,甚至十余年前肘部有受伤史。

三、检查

1.伸腕力 伸腕力弱且桡偏。因桡侧腕长伸肌未受累,支配该肌的神经在Frohse弓前已发出。

2.伸指功能 拇指伸、展及手指伸直功能受限或完全丧失。

3.压痛点 相当于Frohse弓部位,并从此处沿骨间后神经走向可引出Tinel征(即叩击腕部正中神经可引起手指麻痛或感觉异常)。

4.感觉 无感觉障碍。

5.肌电图检查 骨间后神经所支配肌肉可出现纤颤电位或正相电位。

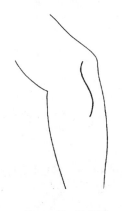

图 42-8　旋后肌综合征手术切口

四、治疗

非手术治疗 4～6 周后,无效者应行手术。主要探查骨间后神经在旋后肌管内的情况。

1.切口起于肱骨外上髁外侧,沿肱桡肌与桡侧腕长伸肌之间向下延伸,略呈"S"形,长约 7～8cm(图 42-8)。

2.切开皮肤、皮下组织及筋膜,将肱桡肌与桡侧腕长伸肌向两侧牵开,可见桡侧腕短伸肌及桡返动静脉,再牵开桡侧腕短伸肌,即可显露桡神经深支穿入旋后肌管。

3.可将旋后肌管打开(包括 Frohse 弓及旋后肌下腱弓),松解骨间后神经周围的粘连、瘢痕,切除占位性病变。可在卡压段神经鞘膜内注射醋酸强的松龙。

第五节　旋前圆肌综合征

正中神经从肘部至前臂的行程中,必须经过几个腱性解剖结构,在某些诱因的作用下,很容易产生神经卡压症状。临床上根据不同的症状和体征,分别称之为旋前圆肌综合征及骨间前神经综合征。

Seyffarth(1951)首次报道因旋前圆肌压迫而产生正中神经感觉和运动功能障碍,称之为旋前圆肌综合征(pronator teres syndrome)。

一、应用解剖

正中神经在上臂位于肱动脉外侧,至喙肱肌止点附近跨越动脉而居其内。在肘窝区,正中神经浅面为肱二头肌腱膜,外侧为肱二头肌腱及肱动静脉,后面为肱肌、旋前圆肌肱头。正中神经在肘部以及进入前臂这一段行程中,易引起受压的有如下解剖结构。

1.肱二头肌腱膜　横跨肘窝,在正中神经浅面,正常状态在肘窝中点的平均宽度约 1.8cm,平均厚度约 0.6mm,呈三角形或长方形。如腱膜增厚或紧张,可造成对正中神经的压迫。

2.肱肌　为位于肱二头肌深面的大肌肉,起于肱骨前面远侧 1/2 及肌间隔,以腱性止于尺骨冠突。如肱肌肥厚,可将正中神经向前方挤压,增加肱二头肌腱膜的紧张度。

3.旋前圆肌　起点有两个头,肱头亦称浅头,以肌性为主,起于肱骨内上髁稍上方及屈肌共同起腱;尺头亦称深头,以腱性为主,起于尺骨冠突内侧,或起于骨间膜,以锐角与肱头相连,形成腱弓结构。正中神经穿过两头之间时易受腱弓(或纤维弓)的卡压(图 42-9)。

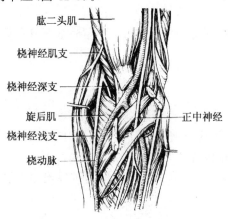

肱二头肌
桡神经肌支
桡神经深支
旋后肌
桡神经浅支
桡动脉
正中神经

图 42-9　正中神经穿过旋前圆肌腱弓

4.指浅屈肌　为前臂浅层最大的一块肌肉,位于旋前圆肌、桡侧腕屈肌、掌长肌的深面。起点有 3 个头：①肱头起于屈肌共同腱、尺侧副韧带及肌间隔；②尺侧头起于冠突内侧、旋前圆肌起点上方；③桡侧头起于桡骨斜线。起于肱头的腱性部分由内向外斜形下行,与尺侧头形成一腱弓,是正中神经潜在受压的形态学基础(图 42-10)。

5.Structhers 韧带　是由髁上突连于肱骨内上髁的一条纤维束,正中神经和一条伴行动脉穿过其中。朱晞等认为髁上突是一种少见的变异,位于肱骨内上髁上方 4.3～7.7cm 处,高出骨面 0.4～1.2cm,而且在 80 例上肢标本中未发现典型的 Structhers 韧带。尽管如此,文献中仍提及此韧带对正中神经卡压的影响(图 42-11)。

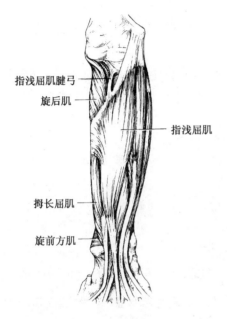

图 42-10　指浅屈肌腱弓

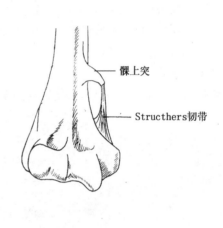

图 42-11　Structhers 韧带

二、病因

1.解剖变异　Gantzer 曾发现在拇长屈肌近端可出现一块额外的肌肉,是卡压正中神经的因素之一。俞寿民等解剖 100 例上肢,发现旋前圆肌综合征的解剖因素,主要是指浅屈肌、旋前圆肌和桡侧腕屈肌的腱膜增厚、腱束及纤维弓。

2.肘部挫伤　可造成局部出血、血肿机化、瘢痕粘连与压迫。

3.慢性劳损　前臂经常作旋前、旋后动作,局部发生纤维织炎,炎性细胞及纤维素性物质渗出,使受压部位的肌、筋膜及腱膜增厚,致神经受压与粘连。

三、临床表现

1.疼痛　常局限在肘部,呈酸痛、刺痛,亦可放散至前臂。作前臂旋前或旋后动作时,症状加重。

2.压痛点　在肘前及旋前圆肌附近。

3.运动功能障碍　最主要的是拇指与示指乏力、动作不协调、握物困难。大鱼际肌萎缩,拇指掌侧外展和对掌功能受限。拇长屈肌和示指、中指指深屈肌肌力减弱。拇指与示指对捏力降低,对指捏握征(pinchgrip syndrome)阳性,即拇指与示指对合时,出现拇指指间关节、示指远侧指间关节过伸体征。

4.感觉功能障碍　桡侧三指半和手掌桡侧半麻木、感觉减退。前臂反复旋前可诱发或加重麻木。

5.Tinel 征　可在前臂上 2/3 中间偏内侧引出 Tinel 征。

四、诊断与鉴别诊断

根据病史、症状和体征,诊断并不困难。受卡压的部位,可参考下述检查定位。

1.极度屈肘试验　屈曲肘关节于120°～135°位,诱发或加重症状,提示肱二头肌腱膜紧张,使正中神经受压。

2.抗阻力前臂旋前、屈腕　诱发或加重症状,或在旋前圆肌近侧缘引出 Tinel 征,提示正中神经在旋前圆肌管受压。

3.中指指浅屈肌抗阻力屈曲　诱发或加重症状,提示正中神经在指浅屈肌平面受压。

4.肌电图检查　正中神经前臂段运动或感觉传导速度减慢。

该征需与骨间前神经综合征相鉴别。骨间前神经综合征表现为拇、示指肌无力,但无大鱼际肌萎缩和拇指掌侧外展功能减退,无桡侧三个半手指的感觉障碍。

五、治疗

(一)非手术治疗

暂停与引起卡压因素有关的运动(如打网球),以减轻受压神经周围组织水肿,有利于神经功能的恢复。

对经过4～6周非手术治疗后症状仍不缓解或加重者,应及早施行手术,从肘上开始探查正中神经受压情况。

(二)手术治疗

1.切口　从肘上 3cm 开始,紧靠肱二头肌内侧,经肘关节弯向前臂,作一弧形切口(图 42-12)。

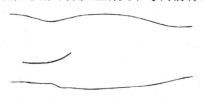

图 42-12　旋前圆肌综合征手术切口

2.探查正中神经　皮肤及皮下筋膜切开后,首先观察肱二头肌腱膜是否紧张、肥厚,然后切开肱二头肌腱膜,在肱动静脉内侧找到正中神经,用橡皮片轻轻牵拉,探查正中神经有无变异的解剖结构压迫,观察神经的粗细、表面颜色、血管状况及质地,穿过旋前圆肌两头及指浅屈肌腱弓时有无卡压。

3.神经松解　分离粘连、切除瘢痕、切断束带与腱性卡压。如有其他压迫因素均需解除。松解术中要保护神经分支,切勿损伤切断。

4.束间松解　如发现神经肿胀、质地变硬,应切开神经外膜,仔细检查束间病变,用手术放大镜及显微器械进行束间松解。

5.术后处理　按层缝合后,肘关节屈曲 60°～90°,固定 3 周。

第六节　骨间前神经综合征

正中神经穿出旋前圆肌发出骨间前神经(运动神经),在其行程中受到各种因素的卡压,出现以旋前方肌肌力减弱、拇及示指屈曲无力,但无感觉障碍为特点的症候群,即称为骨间前神经综合征(anterior interosseous nerve syndrome)。

本征与旋前圆肌综合征有相同之处,即旋前圆肌与指浅屈肌的腱弓均可为卡压因素,但卡压的神经部位有所不同,旋前圆肌综合征通常在发出骨间前神经前的正中神经主干上受压。

一、应用解剖

骨间前神经是相当于尺动脉发出骨间总动脉高度、由正中神经发出的分支,与骨间前动脉伴行于前臂骨间膜前方,在拇长屈肌与指深屈肌中间下行。起始部与骨间前动脉的关系,先是在动脉内侧,至前臂中段越过动脉至外侧,绕动脉后方从旋前方肌深面进入该肌。除发出肌支至拇长屈肌、指深屈肌桡侧半和旋前方肌外,还发出关节支至下尺桡关节、腕关节及手部关节(图 42-13)。

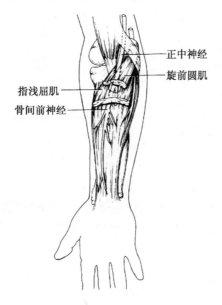

图 42-13 骨间前神经的解剖

二、病 因

1.解剖因素 旋前圆肌及指浅屈肌的腱弓是使神经受压的潜在因素。

2.纤维素带 Lake(1974)总结 29 例骨间前神经综合征,其中行手术探查的 13 例,发现纤维素带的就有 9 例。史少敏报道 8 例,其中有 6 例为纤维素带卡压。

3.外伤 多数病例均有外伤史,可能是纤维素带形成与外伤有密切关系。

4.自发性发病 Parsonage 和 Turner(1948)首次描述骨间前神经所支配肌肉不明原因的麻痹。此后的许多报道都提到此病约半数无明显诱因。

三、临床表现

本综合征无感觉功能障碍,只有手部运动功能受限。亦可能出现疼痛,其特点是:从肩部沿臂尺侧缘放散至指尖,伸肘及前臂活动时,疼痛症状加重。一般疼痛持续 3～4 周,可自行缓解。

四、检 查

1.前臂旋前力量减弱。

2.拇长屈肌和示指指深屈肌肌力减弱或丧失,表现为拇指指间关节和示指远侧指间关节屈曲功能障碍。患者拇指和示指之间不能形成一个圆圈。

3.拇指与示指动作不协调,表现为扣纽、结带、书写不灵活,并有执笔、持筷滑落现象。

4.对指捏握征阳性。

5.抗阻力屈腕,可出现拇、示指屈曲无力。

五、诊 断

根据慢性、渐进性拇及示指屈曲无力、动作不协调的病史,及对指捏握征阳性,拇、示指不能形成圆圈的体征,即可明确诊断。本征无大鱼际肌萎缩和拇指掌侧外展功能减退,无桡侧三个半手指的感觉障碍,可与旋前圆肌综合征相鉴别(表 42-1)。

表 42-1　骨间前神经综合征与旋前圆肌综合征鉴别表

	主要卡压部位	症状	体征	感觉障碍
骨间前神经综合征	在指浅屈肌腱弓、正中神经发出肌支前	拇、示指无力,动作不协调	捏握征阳性,拇、示指不能形成圆形	无
旋前圆肌综合征	在肱二头肌腱膜、旋前圆肌、指浅屈肌腱弓处	肘部疼痛,拇、示指动作不协调,握物困难	大鱼际肌萎缩,拇指对掌外展困难,前臂抗阻力旋转、屈腕可加重症状	桡侧三指半麻木、感觉减退

六、治疗

非手术治疗 2～3 个月无效者应行手术探查。Spinner 报道 2 例未经治疗而自行恢复。

切口及显露正中神经的操作步骤与旋前圆肌综合征相同。主要探查旋前圆肌、桡侧腕屈肌起点腱膜的增厚及指浅屈肌腱弓。异常纤维往往与肱肌腱膜及旋前圆肌起点有联系,所以应在这一区域仔细探查与松解骨间前神经。

第七节　腕管综合征

腕管综合征(carpal tunnel syndrome)系临床上最常见,也是认识最早的周围神经卡压性损伤。由于腕管内压力增高,导致该段正中神经受压,而产生神经传导障碍的症状和体征。

一、应用解剖

腕管由腕骨和韧带构成,有 9 条肌腱和正中神经从中通过。腕管的桡侧为舟骨及大多角骨,尺侧为豌豆骨和钩骨,底部为舟骨、月骨、头状骨及小多角骨。腕骨上覆盖滑膜。腕横韧带(屈肌支持带)横跨在腕管的掌侧,阔约 1.5～2.0cm,厚约 0.2～0.35cm。其桡侧部分为两层,附着于舟骨结节及大多角结节,构成腕桡侧管,通过桡侧腕屈肌腱及腱滑液鞘。其尺侧部附着于豌豆骨及钩骨的钩突,构成腕尺侧管的底部,有尺动脉和尺神经通过(图 42-14)。

腕管的中央部比较狭窄,管内穿过的 9 条肌腱分别被屈肌总腱鞘和拇长屈肌腱鞘包绕。正中神经位于屈肌腱浅面、腕横韧带下方,在管内无分支,出腕管后分桡侧和尺侧两部分。桡侧部发出的正中神经返支表浅,与桡动脉掌浅支伴行,通常桡屈肌支持带远侧缘返向进入大鱼际肌群,支配拇短展肌、拇对掌肌、拇收肌及第 1、2 蚓状肌,桡侧另有 3 条指掌总神经。尺侧部分发出 2 条指掌总神经。与同名动脉伴行,至掌骨头处,各分为 2 支指掌侧固有神经,司桡侧三个半指掌侧及中、远指节背侧的皮肤感觉(图 42-15)。此外,正中神经富含交感神经纤维。因此,腕管综合征可以出现感觉、运动及交感神经功能受损的症状和体征。

二、病因

凡是使腕管内压力增高的因素,均可致病。

1. 慢性劳损　从事体力劳动者和家庭主妇,手腕部用力过度过频,可引发腕横韧带增厚和慢性炎症,造成正中神经反复牵拉,与腕横韧带、肌腱产生摩擦,可出现腕管综合征。

2. 慢性滑膜炎　非特异性滑膜炎、类风湿性关节炎、色素沉着绒毛结节性滑膜炎等疾患,均可使覆盖在腕骨上的滑膜充血、水肿、肥厚、渗液,使腕管容积缩小,管压增高,而且慢性炎症亦累及正中神经本身。

3. 占位性病变　常见的有腱鞘囊肿、腱鞘巨细胞瘤、脂肪瘤、血管瘤等。

4. 陈旧性骨折、脱位　腕骨骨折、脱位以及库列斯(Colles)骨折,均可使腕管体积缩小,增加正中神经的挤压和摩擦。

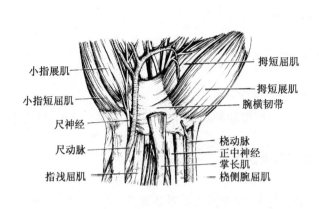

图 42-14　腕管局部解剖　　　　　　　图 42-15　正中神经在手掌面的分布

三、病理生理

腕管综合征是正中神经受腕横韧带机械压迫造成局部缺血、缺氧所致的神经传导障碍。神经反复缺血、缺氧,可使神经脱髓鞘、束间纤维组织增生,甚至产生严重的华勒变性。其病理生理变化如下。

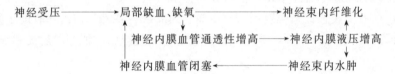

神经受压后局部缺血是造成神经传导障碍的主要因素。缺血的最初原因是静脉回流受阻,静脉内压增高,造成神经水肿,继而使毛细血管血流量减少。

不少学者观察到了压力对神经干的影响。

1. 神经干上施以 3～4kPa 压力,神经内静脉回流障碍;施以 4.5～5.5kPa 压力,神经内血流逐渐减少;压力增至 9～10.6kPa,受压段神经内完全缺血。6.7kPa 压力持续 2 小时,可出现神经外膜水肿。神经纤维本身由于神经束膜的保护,不受水肿的干扰。如果压力持续 8 小时,内膜液压可增加 4 倍,轴浆运输将受阻。

2. 4kPa 压力可干扰神经轴突的正常运输。

3. 正常人腕部正中神经承受 4kPa 压力,可出现手部感觉异常;8kPa 压力,则出现感觉神经完全阻滞症状,继而发生运动功能障碍。

四、病理解剖

腕管综合征的病理改变如下。

1. **腕横韧带**　有不同程度的增厚(因中国人正常腕横韧带的厚度数据有较大差异,故术中很难准确判断增厚的程度)。镜下检查呈慢性增生性炎症改变。

2. **屈肌腱鞘膜**　腕管内尺侧囊和桡侧囊均有不同程度的水肿、增厚,表面充血,呈慢性炎症改变。

3. **正中神经**　肉眼观可见几种状态:①受压部变细、变硬,外观苍白,外膜增厚;②受压部变扁,受压两端水肿,明显增粗;③神经和周围组织存在不同程度的粘连。受压较严重者,束间出现瘢痕粘连,营养血管充盈不佳。

五、临床表现

按照正中神经受压的时间,可将本征分为早期、中期和晚期;依病变的轻重,又可分为轻度型、中度型与重度型。神经受压时间越长,病变越重,症状和体征越明显。因此,分期与分型是一致的。

(一)早期(轻度型)

1.病史 病期不超过 1 年,拇、示、中指间歇性麻木或麻痛。

2.体征 不明显。

3.肌电图检查 正中神经传导速度,腕手肌的潜伏期延长 1~2ms。

(二)中期(中度型)

1.病史 病期 1 年左右,或超过 1 年。桡侧三指持久麻痛、感觉异常。

2.体征 大鱼际肌无力,但无萎缩。Tinel 征阳性,Phalen 征阳性(即腕过度掌屈或背伸 1 分钟,出现手部麻木或麻痛感)。

3.肌电图检查 正中神经传导速度,腕手肌的潜伏期延长常超过 4.5~5.0ms。

(三)晚期(重度型)

1.病史 病期较长,可超过数年。手指麻木疼痛,以夜间为甚。麻痛范围常累及前臂,甚至达肩、肘部。持物无力,有端杯滑落史。

2.体征 桡侧三指轻触觉减退,两点分辨觉大于健侧。大鱼际肌轻度萎缩。

3.肌电图检查 大鱼际肌群呈失神经支配电位。

六、诊断与鉴别诊断

根据病史及体征,诊断本病并不困难,有时还需和下列疾病作鉴别。

1.旋前圆肌综合征 腕管部诱发 Tinel 征、Phalen 征均为阴性。

2.颈椎病 除手部症状外,尚有上肢感觉障碍及颈肩部疼痛。颈部 X 片或 CT 扫描均有助于鉴别诊断。

3.神经损伤 腕部正中神经挫伤或部分断裂,与本征急性卡压的鉴别较难。详细询问病史和细致的检查有助于鉴别。

七、治疗

(一)非手术治疗

非手术治疗适用于早期症状较轻的患者。有下列方法可以采用。

1.夹板固定 用前臂至指掌侧夹板(塑料或石膏),固定腕关节背伸 15°~30°位 4 周。

2.激素治疗 主要采用类固醇腕管内注射。兹介绍 Gelberman 的注射方法:类固醇 0.75ml＋1％利多卡因 0.75ml,在远侧腕横纹近端 1cm 处、掌长肌与桡侧腕屈肌之间进针,针头与前臂成 45°~60°角,针进 1cm 即穿过腕横韧带,再进针 1cm 后注射药物。如引发正中神经感觉异常,应稍退针,避免药物直接注射至正中神经内(图 42-16)。注射毕,应用前臂掌侧夹板于中立位固定 3 周。

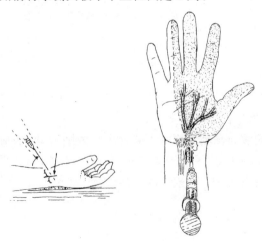

图 42-16 腕管综合征的注射疗法

腕管内激素注射可减轻腕管内水肿、屈肌腱腱鞘炎及神经充血、水肿。有统计表明,此疗法对轻度或中度患者的有效率达 90％,其中有 10％患者的症状可得到永久缓解。

3.理疗　超短波及透热疗法等,可促进腕管内慢性炎症消退和水肿的吸收。

（二）手术治疗

1.适应证　①症状较重,疼痛持续,难以忍受者;②拇短展肌出现萎缩,手部肌力减弱,握物无力;③腕部有明显肿块;④经非手术疗法无效或复发者。

2.手术要点

（1）将腕横韧带切开,然后根据具体病变作相应处理。如对慢性滑膜炎,应将水肿、增生、肥厚的滑膜切除;对腱鞘巨细胞瘤,应将腕管内外的病变彻底切除。

（2）神经松解术:将正中神经与周围肌腱的粘连、瘢痕分开,切除瘢痕化的神经外膜。如术中发现受压段神经变细、变硬、苍白,应作束间松解。方法为:纵形切开神经外膜,显露神经束,用显微器械分开束间粘连,切除束间瘢痕。

3.手术注意事项

（1）手术切口的选择必须考虑:①有足够长度,以便整个松解手术都能在直视下操作;②避免损伤正中神经掌皮支;③避免术后症状复发或解除不善。有人发现腕横纹远侧 3～4cm 处,腕横韧带变薄,误以为是掌中腱膜,未予切开,留了后患。故切口的设计,远端应起于掌中部,沿大鱼际纹经腕横纹,止于掌长肌腱上 4～5cm 的尺侧缘（图 42-17）。

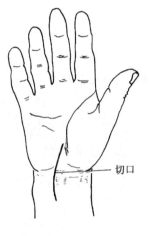

（2）松解要彻底。术野暴露应清晰,病变切除应彻底,以扩大腕管容积。腕横韧带较厚实时,应切除一部分。神经松解要充分,范围要够长。如鱼际肌萎缩时,应探查返支是否受卡压。

（3）勿损伤正中神经的分支,尤其是返支。

4.手术并发症

（1）症状未缓解　因切口太小,松解不充分引起。预防:术野应清晰、松解应充分。处理:再作 1～2 个疗程的保守治疗,如无效,应再次手术。

（2）弓弦状肌腱　因腕横韧带切除过多所致。预防:切除腕横韧带不超过 6cm。处理:切取一段掌长肌腱重建腕横韧带。

图 42-17　腕管综合征手术切口

（3）痛性瘢痕　是指切口形成增生性瘢痕或瘢痕疙瘩。预防:细致操作,精确缝合,防止瘢痕。

（4）肌腱粘连　因术后未作早期活动所致。预防:在手术中尽量保护肌腱滑液鞘,不随意切除;术后早期作手指屈伸活动,预防肌腱粘连。处理:局部理疗、腕管内注射醋酸强的松龙以及加强手指的功能锻炼。

第八节　正中神经返支综合征

正中神经返支综合征(median nerve recurrent branch entrapment syndrome)系返支受卡压,以拇指对掌功能受限,伴鱼际肌萎缩,但无感觉障碍为特征的症候群。国内尚未见有报道。

一、应用解剖

（一）类型

正中神经返支起源于正中神经本干或第 1 掌侧总神经,可分为下列类型。

1.单支型　占大多数(约 60％)。

2.双支型　次之(约占 35％)。

3.多支型　少见(约占 5％)。

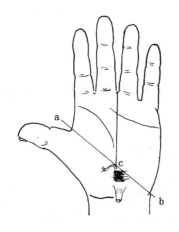

图 42-18　正中神经返支表面投影

以上 3 种类型从起始部进入所支配肌肉的长度,成人平均为 13mm,儿童平均为 10mm。

(二)支配肌肉

正中神经所支配的鱼际肌,主要是拇对掌肌、拇短展肌及拇短屈肌浅头。拇短屈肌深头可以由正中神经返支支配,但由尺神经深支支配的比例更大。

单支型者以支配拇短展肌、拇对掌肌为主。据洛树东等统计,返支对鱼际肌的支配率,拇短展肌为 100%,拇对掌肌为 99%,拇短屈肌受返支及尺神经双重支配。

(三)起始部位与表面投影

正中神经返支多数起始于腕管远端,亦有起始于腕管近端,少数起始于腕管内,且有部分穿过腕横韧带者。

返支起始部位表面投影:在拇指水平外展位,从拇指掌指关节尺侧缘与豌豆骨作一连线为 ab,再从中指尺侧缘作一垂线与 ab 相交于 c 点,此点即为返支发出的表面投影(图 42-18)。

二、病因

1.外伤　长期从事手工操作者,可引起某一部位的掌腱膜增厚,恰巧在正中神经返支处增厚且发生粘连、卡压。

2.解剖因素　返支从腕管内发出且穿过腕横韧带时,腕管内压力增高及腕横韧带压迫,均可引发症状。

3.囊肿　返支附近发生的腱鞘囊肿,可压迫神经或引起粘连。

三、临床表现

1.无明显诱因的手部无力、拇指活动受限。

2.手部及肩部均可出现疼痛。

3.检查可出现鱼际肌萎缩、拇指对掌与夹捏功能受限。如系囊肿者,可在返支起始部触及痛性肿物。无感觉及前臂旋前功能障碍。

四、鉴别诊断

1.骨间前神经综合征　主要表现为该神经所支配的拇长屈肌、示指与中指指深屈肌以及旋前方肌的功能受限。但是旋前方肌功能可由旋前圆肌代偿,中指指深屈肌可受尺神经双重支配,所以最主要的体征为拇长屈肌、示指指深屈肌麻痹的屈曲无力,导致对指捏握征阳性。此外,旋前圆肌中点及其下方有深压痛。但两者均无手部感觉功能障碍,在临床上必须审慎鉴别。

2.腕管综合征　参见本章第七节。

3.旋前圆肌综合征　参见本章第五节。

4.颈椎病　神经根型发病率高,可出现上肢疼痛、肌肉萎缩、手指欠灵活、精细动作困难等。鉴别要点为:颈椎病依神经根受累部位,可出现有规律性的感觉障碍、肌力减弱及肌肉萎缩,而且腱反射亦有改变。正中神经返支卡压虽然可出现肩及上肢疼痛,但除大鱼际肌轻度萎缩外,并无其他客观体征。

五、治疗

诊断明确后应行手术探查。

手术切口以返支发出点为中心,起于腕掌远侧横纹的掌长肌腱尺侧,沿鱼际纹至其中点。逐层显露,避免损伤皮下的正中神经掌皮支或穿出掌腱膜的返支。为防止误伤返支,应于腕横韧带远侧缘或部分切开腕横韧带远侧缘,找到返支发出的部位,然后沿返支走行切开掌腱膜直至返支进入肌门为止。这样既能发现卡压部位和原因,又能使神经得到彻底松解。

六、病例介绍

因正中神经返支综合征在国内尚未见报道,特介绍 3 例于下。

病例 1:女,30 岁,水电工。右上肢畏冷不适十余年,近 2 年来右肩疼痛,右上肢无力,右拇指活动受限。

体检:右手鱼际肌萎缩,拇指对掌功能与夹捏功能受限,拇短展肌触笔征阳性。手掌与手指触觉、痛觉正常。前臂旋前、旋后功能正常。除正中神经返支起始处有轻度压痛外,无其他压痛点。

手术探查:术中见腕横韧带远侧正中神经内、外束间返出 3 条返支。第一支走至拇短展肌表面又分 2 小支进入该肌;第二支行至拇对掌肌表面也分 2 小支支配该肌;第三支进入拇短屈肌。在 3 支发出后受掌腱膜卡压并粘连,将卡压掌腱膜切除,并松解粘连的神经,直至进入肌门。

随访观察:术后上肢疼痛及肩部疼痛立即消失。术后 2 个月鱼际肌开始丰满,对掌与夹捏功能有明显恢复。术后 4 个月拇展及对掌功能已完全恢复。

病例 2:女,23 岁,农民。无明显诱因左手进行性无力 3 年,左手不能提重物,不能作精细、灵巧工作。

体检:除左手大鱼际肌萎缩、拇对掌及拇外展功能受限外,无阳性体征。

手术探查:返支为三支型,被拇短展肌的腱膜明显包裹及卡压,松解、切除卡压处的腱膜,并用醋酸强的松龙局部注射。

随访观察:拇展、对掌功能于术后 5 个月明显改善,肌肉萎缩有所恢复,肌力恢复至 4～5 级。

病例 3:男,37 岁,行政人员。右肩疼痛,右上肢乏力 4 月余,右手掌心出现一黄豆大肿物,碰到该肿物犹如触电样疼痛。不能夹筷,端碗即掉。

体检:右手掌鱼际纹中点可触及一圆形肿块,约 0.3cm×0.4cm,不能推动,触痛明显。拇短展肌轻度萎缩,拇指对掌及外展功能受限。无感觉功能及前臂旋前功能障碍。

手术探查:腕横韧带远侧发出返支为单支型,于腕横韧带远侧 2cm、拇短屈肌下缘见一 1.0cm×1.0cm 囊肿将返支顶起,囊壁与返支粘连。小心将返支分离,将囊肿完整摘除。病理报告其为腱鞘囊肿。

随访观察:术后右肩疼痛即消失,术后 1 个月恢复拇对掌、外展功能,拇短展肌萎缩于术后 5 个月丰满。

第九节　肘管综合征

Feindel 和 Stratford(1958)首次提出肘管及肘管综合征 (elbow tunnel syndrome)后,国内外学者对肘管的解剖学及综合征的临床都有了深入的观察。此征是指尺神经在肘管这一特殊解剖部位受种种因素的压迫,产生以尺神经麻痹为主的症状和体征。

一、应用解剖

肘管是一个位于肱骨内上髁后方的骨性纤维管,由尺神经沟及尺侧腕屈肌起于肱头和尺头的弓状韧带围成。弓状韧带是尺神经在肘管内受压的重要解剖因素。尺侧腕屈肌的肱头起于肱骨内上髁伸肌共同腱,尺头起于鹰嘴内侧缘及尺骨后缘,两头之间以腱膜联结,形成　弓状坚韧的游离缘,即称弓状韧带。其平均宽度为 9.56±2.23mm,上缘中点平均厚度为 0.46±0.16mm。有人将此韧带分为:①腱膜肥厚型,其上缘平均厚度为 1.84mm;②索带型,平均厚度为 4.08mm。

关于肘管的长度,各家的测量略有不同。杨敏杰等认为,肘管上口至下口间的距离即肘管的长度,上口由弓状韧带、肱骨内上髁、尺侧副韧带及尺骨冠突围成,下口由尺侧腕屈肌、指浅屈肌及尺侧副韧带组成,其长度为 1.23±0.29cm。马学义等测量的平均长度为 1.81cm。

二、病因

构成尺神经受压的因素,是使肘管狭窄、管内容物增加。

1.肘后部挫伤　　肘管内软组织损伤、韧带撕裂、毛细血管破裂、血肿机化,可使肘管进一步狭窄。

2.肘部畸形　　如肱骨髁上骨折后遗肘外翻畸形,可使尺神经缓慢牵拉。

3.骨质增生　　老年性骨质增生形成的骨赘,可对尺神经产生压迫与摩擦。

4.肘关节病变　　水肿、肥厚的滑膜使肘管内压力增加,神经受压,神经内微循环受阻。

5.肌肉异常　　如出现异常的滑车上肌、粗大的肱三头肌内侧头,均可使尺神经受压。

6.长期反复的屈肘动作　　尺神经被动拉长,肘管内容积缩小,可影响尺神经的传导功能。

三、病理生理

正常状态下,肘部伸直时,从肱骨内上髁至鹰嘴的距离最短,肘管的横断面近圆形;屈肘时,此两骨点距离变宽,尺神经被拉长,肘关节尺侧副韧带向肘管内突出,肘管容积变小。

Nacnicol 观察到,屈肘时尺神经向近侧移位、向前滑脱和拉紧。Jones 和 Gauntt 在新鲜尸体上观察到,从肘部中立位至屈曲 90°时,尺神经被拉长 8%。

有人测量肘管内尺神经内压力,与肩、肘、腕 3 个关节的屈伸动作有明显关系。屈肘时尺神经内压力增加,伸腕屈肘时压力增加明显;肩外展,上肢抬得越高,压力增加越明显。由 Pechan 等研究表明,伸肘时尺神经平均内压为 0.95kPa,屈肘时压力增至 1.476kPa,当伸腕屈肘时压力增至 2.381kPa。

关于尺神经半脱位的问题,Rayan 发现 14% 的正常人存在肘部尺神经半脱位。彭峰等调查 200 例正常人中,尺神经半脱位的发生率为 9.5%。马学义等发现在肱骨内上髁上方 4～15mm 处,有一横形韧带,平均宽度为 10.66mm,平均长度为 6.55mm,是稳定尺神经而避免其脱位的解剖结构。

四、临床表现

1.疼痛　　酸痛或刺痛,可从尺神经沟起,沿前臂尺侧向环、小指放散。

2.麻木　　前臂及手掌尺侧、小指及环指一半麻木不适。屈肘或直接压迫试验,可加重麻木或刺痛。

3.肌力减退,肌肉萎缩　　手部乏力,动作笨拙,握物不紧,甚至滑落。病程长者出现肌肉萎缩,如尺侧腕屈肌萎缩,前臂尺侧明显凹陷;手内肌萎缩,呈爪形手畸形,小指内收功能障碍,呈外展位。Froment 征阳性。

4.肘部 Tinel 征　　叩痛点与尺神经受压的部位是一致的。

5.肌电图检查　　在轻度肘管综合征,能诱发出感觉神经动作电位。经肘的尺神经传导速度减慢,有重要的诊断价值。据统计,患肢较健侧传导速度平均减慢 23.05m/s。

Clark 提出双侧对比的 7 点检查,有助于识别体征:①指腹的感觉,检查者用示指尖轻叩双手相应的指腹,健侧感觉明显而患侧感觉迟钝;②小鱼际肌有无萎缩;③手指外展功能,主要是小指展肌的肌力;④环、小指指深屈肌肌力;⑤肘以下前臂上部肌肉萎缩,较重者前臂尺侧凹陷;⑥肘下 3cm 处有尺神经的 Tinel 征;⑦尺神经沟内尺神经的压痛。

不少学者对肘管综合征进行分级,以便表示尺神经受损的程度。但是有的分类不够准确,有的不能全面反映客观症状和体征。Osborne(1982)修订的分类法比较系统全面,可供参考(表 42-2)。

表 42-2　Osborne 肘管综合征分类法

	感觉	运动
仅有主观症状	麻木刺痛,小鱼际肌不适	手指乏力,不协调
早期客观体征	触、压觉减弱和异常,轻触觉及痛觉减退,两点分辨觉异常	手内肌轻度萎缩,环、小指分离乏力,轻度爪形手
临床确诊	尺神经分布区明显感觉缺失,出汗减少,皮肤干燥	手内肌明显萎缩、乏力,明显爪形手
晚期症状(相当于神经切断)	完全性感觉减退,发汗功能丧失	所有内在肌麻痹,环、小指屈肌肌力减弱

五、治疗

(一)非手术治疗

非手术治疗适用于轻度或中度患者。主要方案:①保持患肢在伸肘位,避免屈肘时肘管狭窄、压力增高、尺神经被动拉长;②局部应用激素治疗,可松解尺神经周围的粘连;③维生素 B_1、B_{12} 肌内注射,对神经炎有一定作用。

(二)手术治疗

1.适应证 非手术疗法效果不好,手内肌萎缩,出现爪形手。

2.手术关键 松解压迫、去除病变、前移尺神经。

3.切口 采取肘后经尺神经沟的弧形切口。

4.尺神经减压 切开肘部深筋膜后,从肱骨内上髁与肱三头肌内侧头之间切开腱膜,即可暴露尺神经与伴行的尺侧下副动静脉。小心将尺神经从尺神经沟中分离出来,此时可能遇到几种情况:①占位性病变,如常见的腱鞘囊肿、脂肪瘤等,应予切除;②骨赘压迫,应予凿除;③神经粘连,应予松解;④弓状韧带卡压,应予切断,并切除一部分,直至尺神经穿出尺侧腕屈肌无任何卡压。

5.尺神经前移 单行肘管切开减压并不能解决屈肘时对尺神经的牵拉与磨损,所以还必须使尺神经前移。手术要点:①妥善处理尺神经的分支。尺神经在进肘管前发出一关节支,必须切断,以免妨碍神经前移。进入肘管时,有 2~3 支进入尺侧腕屈肌,出肘管后有 1 支至指深屈肌。这些分支应予保护。②前移的部位。一般将尺神经越过肱骨内上髁、前臂屈肌群共同起腱,至肱肌浅面。因此,在肱骨内上髁上方 4~5cm 处,切开并切除部分臂内侧肌间隔及旋前圆肌起点处筋膜,造成一容纳尺神经的宽敞通道。③防止尺神经回滑。可在肱骨内上髁下方取一片带蒂肌膜翻转与肱二头肌腱膜缝合 3~4 针,以防止尺神经滑回尺神经沟内,但不宜缝合过紧,避免形成新的卡压束带。

前移的尺神经应直,不能成锐角。据测量,前移后的尺神经从肱骨下段至尺侧腕屈肌止点的一段距离,较移位前缩短 0.85~1.0cm,缓解了尺神经因牵拉、紧张而导致的微循环障碍,有利于症状的恢复,并避免了卡压的复发。

第十节 腕尺管综合征

腕尺管是腕横韧带(屈肌支持带)的尺侧端与其浅面的腕掌侧韧带围成的骨纤维鞘管,管内有尺神经、血管通过。这一解剖结构,1861 年由法国外科医师 Guyon 描述,故又称 Guyon 管。Dupont(1965)首次报道尺神经在腕尺管卡压而产生手运动和感觉功能障碍、内在肌萎缩症候群,称之为腕尺管综合征(Guyon tunnel syndrome),或 Guyon 综合征。

一、应用解剖

1.尺管构成 腕尺管是个三角形的骨纤维鞘管,内侧壁是豌豆骨和尺侧腕屈肌腱,底部为屈肌支持带浅面及豆钩韧带、豆掌韧带,顶部为腕掌侧韧带、掌短肌。

2.管长与管径 尺管的长度是指豌豆骨近端至小鱼际腱弓远侧端的长度,平均为 21mm。

其管径在不同平面有所差异。尺管入口,在豌豆骨近端,宽度约为 6.95mm,高度为 7.2mm。尺管出口为小鱼际腱弓(小指短屈肌起于豌豆骨和钩骨钩突时所形成的一个腱弓),是尺动脉和尺神经深支穿出之处,平均宽度为 7.2mm,平均高度为 2.7mm,其宽度大于血管神经束横径,高度则与血管神经束几乎相等(图 42-19)。

3.尺神经与尺管的关系 根据尺神经在管内行走与分支的关系,将该管分为 3 区:从尺管入口至尺神经分支以近部分为第一区;分出深、浅支至小鱼际腱弓为第二区;深支在钩骨钩突水平弯向桡侧,在小指屈肌、展肌之间行走；浅支行走部分为第三区，浅支向第 4 指蹼行进，分支支配掌尺侧、环指尺侧半及小指掌侧感觉。

二、病因

1. 解剖变异　①异常肌肉，如掌短肌肥大；②覆盖尺侧远端的掌腱膜增厚；③腕掌侧韧带肥厚。

2. 尺管内肿物　如腱鞘囊肿。

3. 慢性劳损　腕掌部的劳损、挫伤，致尺管内小血管出血、结缔组织增生瘢痕化，可压迫尺神经的滋养动脉，或使管内尺神经受压。

三、临床表现

根据尺神经受压的部位，可出现较典型的症状和体征。

1. 尺管一区受压　尺神经深、浅两支均受压，出现小指和环指尺侧掌面麻木、感觉减退或丧失；典型爪形手畸形，小鱼际肌和骨间肌萎缩，手指分开、收拢障碍，小指对掌、外展受限。

肌电图检查示：手内肌纤颤电位，严重者出现失神经电位。

2. 尺管二区受压　为尺神经深支卡压，表现为除小鱼际肌以外尺神经支配的手内肌麻痹。Froment 征阳性。但无感觉障碍。

肌电图检查示：骨间肌出现纤颤电位或伴正相电位。

3. 尺管三区受压　为尺神经浅支受压，表现为小指掌面及环指尺侧感觉减退或消失，或麻木、刺痛。无运动障碍及肌萎缩。

四、治疗

病程在 1 个月以上，经保守治疗无效者，应行手术治疗。

1. 切口　从腕横纹近侧 2cm 起始，沿尺侧腕屈肌，经豌豆骨桡侧缘弯向鱼际纹，长约 5cm（图 42-20）。

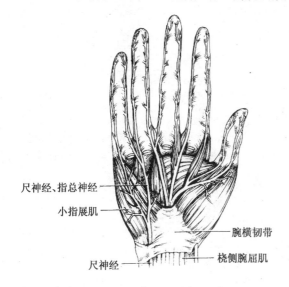

图 42-19　尺神经在手部的分布

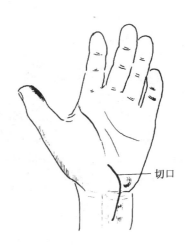

图 42-20　腕尺管综合征手术切口

2. 显露尺管　切开皮肤、皮下组织，在尺侧腕屈肌桡侧缘可见尺神经、尺动静脉，再切开小鱼际脂肪、腕掌侧韧带及掌短肌，充分显露尺管内 3 个分区的尺神经。

3. 松解神经　彻底松解从尺管入口至小鱼际腱弓尺神经及其分支的粘连、卡压带；如有腱鞘囊肿等占位性病变，应予摘除。如神经苍白、质硬或瘢痕压迫过紧者，可行神经束间松解。

（罗永湘）

参考文献

〔1〕 王咏梅,朱晓海,吴健,等.尺管的应用解剖.第二军医大学学报,1989,10(3):270～271

〔2〕 朱晞,俞寿民.正中神经在肘部和肘上部受压综合征的有关解剖结构.中国临床解剖学杂志,1989,7(2):85～87

〔3〕 杨敏杰,马兆龙,王剑鸣,等.肘管的应用解剖与肘管综合征.中华骨科杂志,1994,14(7):394～396

〔4〕 罗永湘.颈部神经卡压的认识进展.中华手外科杂志,1999,15(1):1～2

〔5〕 俞寿民,朱晞.旋前圆肌综合征的应用解剖学.中华骨科杂志,1985,5(3):184～186

〔6〕 秦登友,苗华.桡管综合征的解剖学基础.蚌埠医学院学报,1986,11(2):83～85

〔7〕 Dupont C, Cloutier GE, Prevost Y. Ulnar-tunnel syndrome at the wrist. Am J Bone Joint Surg. 1965, 47(4):757～761

〔8〕 Fearn CB, Goodfellow JW. Anterior interosseous nerve palsy. Br J Bone Joint Surg. 1965, 47(1):91～93

〔9〕 Gelberman RH, Rydevik BL, Pess GM, et al. Carpal tunnel syndrome. Orthop Clin Nor Amer. 1988, 19(1):115～124

〔10〕 Howard FM. Controversies in nerve entrapment syndromes in the forearm and wrist. Orthop Clin Nor Amer. 1986, 17(3):375～381

〔11〕 Lake PA. Anterior interosseous nerve syndrome. J Neurosurg. 1974, 41:306～309

〔12〕 Roles NC. Maudsley RH, Berkshire A. Radial tunnel syndrome. Br J Bone Joint Surg. 1972, 54(3):499～508

〔13〕 Rossum JV, Buruma OJS, Kamphuisen HAC. Tennis elbow-A radial tunnel syndrome? Br J Bone Joint Surg. 1978, 60(2):197～198

第四十三章　手及上肢神经瘫痪后的运动功能重建

第一节　运动功能重建的一般原则

随着显微外科技术的广泛应用,周围神经损伤修复的疗效有明显提高,但仍有一部分患者因神经损伤过于广泛严重而不能进行神经修复,或神经修复后功能没有恢复或恢复不全,对这部分患者需作肌腱移位术、肌腱固定术、关节融合术、骨阻滞术和关节囊折叠术等重建肢体功能。其中以肌腱移位术最为常用,本节将重点加以叙述。

肌腱移位术应遵守如下原则。

(一)肌腱移位的时机

肌腱移位的时机应根据神经损伤的原因、部位、范围、修复情况、术后观察时间及年龄进行综合分析。凡因损伤部位过高、损伤范围大、缺损过多或伤后时间过长而无神经修复可能者,应尽早进行肌腱移位术。有条件进行神经修复者,修复手术后应定期密切观察其功能恢复情况,观察时间应根据其损伤平面而定,一般应观察 6 个月以上,经临床与电生理检查证实修复的神经无恢复或无进一步恢复征象时,应尽早进行肌腱移位术,重建肢体功能。若修复的神经功能尚在恢复中,应继续延长观察时间。婴幼儿体检欠合作,术前肌力检查不确切,术后不能配合进行功能训练,可推迟到 4～5 岁以后再进行肌腱移位术。

(二)移位肌腱的选择

在选择移位肌腱时应考虑以下 4 方面问题。

1.肌力的强度　选择作移位的动力肌应有足够的强度。肌腱移位后其肌力较术前一般均减弱 1 级,应选择 5 级肌力的正常肌肉为动力肌,才能得到满意的效果。

2.肌腱的活动幅度　移位肌腱的活动幅度可直接影响肌腱移位的效果。据测定,伸腕肌、屈腕肌的活动幅度为 33mm,指深屈肌为 70mm,指浅屈肌为 64mm,指总伸肌为 50mm,拇长屈肌为 52mm,拇长伸肌为 58mm,拇短伸肌、拇长展肌为 28mm。在选择移位肌腱时应考虑到肌腱的活动幅度。把活动幅度小的伸腕肌移位至活动幅度大的屈指肌腱则不能获得较满意的屈指功能,应尽可能选用活动幅度相近的肌肉作动力肌。

3.移位肌腱的选择　移位肌腱应尽量选用同类肌,如无上述条件,可选用协同肌。选用拮抗肌移位,术后需经较长时间的功能训练,因此,转移协同肌则发挥作用大。

4.供区的损害　肌腱被移位后应不致因此而发生相当或更大的继发功能障碍。术后需在损伤的肌力和所得的新功能两者之间加以衡量。

(三)关节活动度

肌腱移位前,相应诸关节的被动活动度应正常。关节强直、活动受限或关节不稳定者,均不宜作肌腱移位术,关节活动度不良者,术前应予以治疗和纠正。周围神经损伤后,相应肌肉瘫痪,肌力丧失,肌力平衡遭到破坏,易发生关节挛缩畸形。故从神经受伤之日起,即应开始经常进行关节被动活动或用支架保护,以保全关节的被动活动度。若伴有瘢痕粘连、挛缩,应予松解;若为骨的成角或旋转畸形,应予手术矫正。

(四)移位肌腱的组织床

移位肌腱必须位于健康的软组织床内,并有良好的皮肤覆盖。移位肌腱的隧道应位于皮下,且要有足够的宽度,以利滑动;若位于瘢痕组织内,术后易形成肌腱粘连而导致手术失败。肌腱接合部不可置于腕管内,以免发生粘连。

（五）**移位肌腱的方向和张力**

移位肌腱走行方向应取直线，不宜弯曲成角，以免发生力的损失而使移位肌腱作用力减弱。如果确需该肌移位，应利用滑车重建来弥补。移位肌腱应向其近端游离才能达到直线方向移位，但游离至肌肉的中上1/3附近时，切勿损伤其营养血管和供应的神经，否则肌腱移位必然失败。

肌腱移位后应具有适当张力，不可过紧或过松。若用一条肌腱移位于数条肌腱时，至各条肌腱的张力应相等。一条肌腱不宜分成两半分别移位于功能完全不同的两条肌肉上。局麻下进行肌腱移位术有利于掌握合适的张力。

第一节　正中神经瘫痪后的运动功能重建

一、前臂旋前功能重建

前臂旋前功能重建（pronalion of forearm reconstruction）即以尺侧腕伸肌或尺侧腕屈肌为动力，移植于桡骨下端，固定前臂于旋前位。屈腕肌由于方向关系，效果比用伸腕肌要好。但有时因其他屈腕肌均未恢复，如再利用尺侧腕屈肌移位，就需融合腕关节。用尺侧腕伸肌移位，虽然效果不如前者，但可保留腕关节屈曲功能。

二、屈拇、屈指功能重建

屈拇功能重建（flexor of thumb reconstruction）即采用肱桡肌或桡侧腕长伸肌移位至拇长屈肌来恢复屈拇功能。

屈指功能重建（flexor of fingers reconstruction）时，指深屈肌之尺侧部分由尺神经支配，可高位切断示指及中指的指深屈肌腱，将其远端编织缝合于指深屈肌的尺侧部分。调节张力时，注意保持各指愈向尺侧屈曲愈大的正常关系；也可不切断示指和中指的指深屈肌腱，而将四根指深屈肌腱一起拉紧，调节好张力后侧侧相互缝合。必要时尚可转移桡侧腕长伸肌至指深屈肌腱以增强其屈指动力。

三、拇指对掌功能重建

拇指对掌功能的丧失，对手的功能影响很大。如腕掌关节被动活动好，又有理想的肌腱可供利用，应作肌腱移位拇指对掌成形术来进行拇指对掌功能重建（palmar opposition of thumb reconstruction）。如果没有条件行肌腱移位（如腕掌关节僵直），则应作骨性手术重建拇指对掌功能，如做第1、2掌骨骨桥，使拇指处于对掌位。

由于选用的动力肌、移位肌腱的走行方向和止点处理方法不同，致使对掌功能重建方法很多，临床常用的有：

（一）**环指指浅屈肌移位重建拇指对掌功能**

本法临床上较为常用，其手术步骤如下。

1. 在环指近侧指节桡侧作纵切口，长约2cm。切开皮肤、皮下组织，向掌侧游离皮瓣，将皮瓣和指神经血管束一并向掌侧分离和牵开，显露屈指肌腱鞘。纵形切开腱鞘，找出环指指浅屈肌腱，在距其止点约0.5cm处切断之。

2. 在腕部屈面尺侧沿腕屈横纹作"L"形切口，长约5cm，切开皮肤、皮下组织及深筋膜，找出环指指浅屈肌腱，将其远端由此切口抽出，再向上游离至肌腹部。于腕部切口尺侧找出尺侧腕屈肌腱，将其游离至豌豆骨的止点处。切取尺侧腕屈肌远端桡侧半约2.5cm长的腱条，不切断远侧止点，将腱条反转缝合，形成一人造滑车。

3. 在拇指掌指关节背面尺侧作一纵切口，长约2cm，显露拇指近节指骨基部尺侧的骨面，用手摇钻在近节指骨基部由尺侧向桡侧钻一骨洞。从拇指切口经拇指背侧和桡侧至腕部切口作一皮下隧道。将环指指浅屈肌腱穿过尺侧腕屈肌腱的滑车,通过皮下隧道由拇指切口抽出。放松止血带,彻底止血后,缝合环指和腕部的切口。

4.置拇指于外展对掌位,用细不锈钢丝作拉出钢丝法,将环指指浅屈肌腱在维持适当张力下,置拇指于掌侧外展对掌位,缝合固定于拇指近节指骨尺侧之骨洞内,缝合拇指切口(图43-1)。

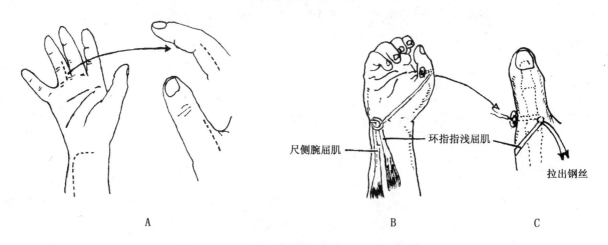

图 43-1　环指指浅屈肌移位重建拇指对掌功能
A.环指、拇指及前臂皮肤切口设计　B.肌腱转移及尺侧腕屈肌腱滑车重建　C.转移肌腱在拇指近节指骨基底止点重建

5.术后用前臂背侧石膏托固定拇指于外展对掌位,4周后去除外固定,拔除钢丝,开始功能训练。

选用环指指浅屈肌作为动力肌移位重建拇指对掌功能,有肌腱长度足够达到移位止点部位、肌肉强度好、滑动幅度大及切取肌腱和移位方便等优点,方法掌握得当,能取得满意效果。也有主张利用掌长肌腱连同部分掌腱膜按上法作对掌功能重建者。

移位肌腱的方向是个重要环节。移位肌腱应尽量与拇短展肌方向一致。移位肌腱在前臂远端应朝向拇指腕掌关节及掌指关节桡侧的方向。必要时可在豌豆骨处做一滑车以利于保持这一方向。

移位肌腱止点的附着,采用拉出钢丝法将其固定于拇指近节指骨基部尺侧的骨洞内,此法肌腱附着牢固,易于掌握张力和方向。亦有将移位肌腱先与拇短展肌腱缝合,然后保持拇指指间关节伸直位,再缝合到拇长伸肌腱之尺侧。这样,移位的肌腱可起到使拇指腕掌关节外展对掌、掌指关节外展、拇指旋前的作用。

(二)尺侧腕屈肌、尺侧腕伸肌加掌长肌移位重建拇指对掌功能

本法均利用拇短伸肌作牵引腱,豌豆骨作支点,尺侧腕屈肌、尺侧腕伸肌加掌长肌作动力,重建拇指对掌功能。其手术步骤如下。

1.作前臂背侧纵切口,长约4~5cm,找出拇短伸肌腱,并在与肌腹移行部切断。

2.于第1掌骨背侧远段作纵切口,约3cm,将拇短伸肌腱拉出。

3.前臂掌侧腕横纹切口约3cm,作皮下隧道与第二切口贯通,将拇短伸肌拉至豌豆骨处。

4.前臂掌尺侧纵切口,约5~6cm,找出尺侧腕屈肌,距止点约2cm切断,将远端翻折缝至豌豆骨上,形成腱环滑车。将拇短伸肌通过滑车,使拇指成外展对掌位,与尺侧腕屈肌缝合。

术后用石膏托固定于屈腕、拇指外展对掌位。4周后解除外固定,进行功能锻炼。

此腱环滑车日久易磨损,且因摩擦力关系,其动力有所减弱。故可采用尺侧腕伸肌作动力,将其肌腱绕至掌侧穿过尺侧腕屈肌浅层与拇短伸肌腱直接缝合,或加掌长肌腱移位与拇短展肌的止点缝接,效果较满意。也可用掌长肌作腱环及动力,距止点1.5cm处切断掌长肌,将远端缝在豌豆骨上作为腱环,再使拇短伸肌腱穿过此腱环,与掌长肌近端缝合,或连同掌筋膜一并游离,将掌筋膜与拇短展肌止点缝接。

(三)小指展肌移位重建拇指对掌功能

Huber 和 Nicolayson(1921)首创小指展肌移位法,Littler 等(1963)对此作了详细说明。上海第九人民医院应用此术式治疗各种原因引起的大鱼际瘫痪,取得了满意疗效。其手术步骤如下。

1.切口起自小指掌指关节尺侧近节指骨基部,沿小鱼际尺侧缘上行,至腕部转向腕横纹。

2. 切开皮肤,游离皮瓣后向桡侧翻转,显露小鱼际肌。小指展肌位于尺侧,止于小指近节指骨基部尺侧及伸肌腱扩展部。因血管神经束在豌豆骨远端从桡侧进入该肌,解剖时应从尺侧分离。分离、切断小指展肌止点,向近侧游离,切断豌豆骨上尺侧半附着,注意保护好供给该肌的血管神经束(图 43-2)。

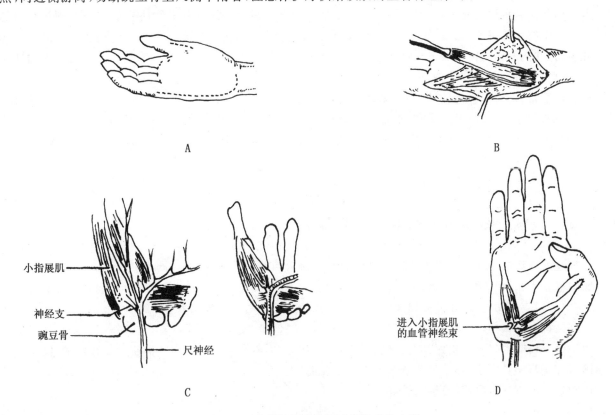

A　　　　　　　　　　　　　B

小指展肌

神经支

豌豆骨

尺神经

C

进入小指展肌的血管神经束

D

图 43-2　小指展肌移位重建拇指对掌功能
A. 切口　B. 分离小指展肌　C. 小指展肌的血管神经供给　D. 转移小指展肌

3. 于拇指掌指关节桡侧作一长约 3cm 的纵形切口,显露拇短展肌的腱膜。在两切口之间经大鱼际部作皮下隧道。翻转小指展肌,通过皮下隧道由拇指切口抽出其游离端。拇指置于外展对掌位,将小指展肌止端缝于拇短展肌的腱性止点处。注意勿将供应小指展肌的血管神经束扭转或牵拉过紧。

4. 术后用前臂石膏托固定,拇指保持外展对掌位,3 周后去除固定,开始功能训练。

本法的优点是:①康复快。小指展肌作为一个带血管神经蒂的功能单位,营养供给充足,腱性组织少,容易愈合,3 周即可去除外固定进行功能锻炼,1~2 个月即可恢复对掌功能。②力线适合。Bunnell 认为对掌成形术的成功因素之一,是作用力沿豌豆骨方向牵拉,小指展肌移位后符合这一原则。③外形良好。肌肉移位后可使萎缩的大鱼际重新隆起,外观改善。小鱼际处皮下脂肪较厚,肌肉移位后无明显塌陷。因小指固有伸肌有外展小指作用,故术后不影响小指外展功能。④长度适宜。小指展肌无多余长度,如按常规操作,往往长度和张力恰好,避免了因张力调整不当所造成的失败。近 10 年来,我们已把本法作为重建拇指对掌功能的首选方法。

本术式的要点及注意事项:①因小指展肌无多余长度,在切断抵止部时应尽量靠远端,连同骨膜切断。肌肉游离要足够,以免长度不够、张力过大使肌肉发生缺血坏死。②在游离小指展肌时应十分细心,防止损伤支配该肌的血管神经束。一旦损伤,手术必定失败。③将豌豆骨尺侧半附着剥除即可,不需将附着点全部剥除,以保持附着稳定。④皮下隧道应宽松,必要时切开掌腱膜,以免肌肉受压。⑤应将切断的抵止部在拇指近节基部与拇短展肌附着点缝合,缝合点切不可在掌指关节附近,以免张力不够及作用点不佳而影响效果。

（四）拇短屈肌移位重建拇指对掌功能

Orticochea(1971)报道采用拇短屈肌深头移位重建拇指对掌功能取得较好疗效。将拇短屈肌止点从近节指骨基部、桡侧籽骨、掌指关节囊及拇长伸肌完全分离后,经拇桡侧于拇长伸肌腱之下穿过,重新附着于拇指近节指骨基部尺侧内收拇肌的横形和斜形纤维附着处。朱伟等(1995)对以拇短屈肌为动力重建拇指对掌功能进行了详细的解剖研究。该研究发现,拇短屈肌与拇短展肌的起点相近,肌腹相互重叠。只是拇短展肌位于浅层、掌骨的桡侧走行;拇短屈肌位于深层、掌骨的掌侧走行。拇短屈肌深、浅两头不易分离,使拇短屈肌成为重建拇对掌功能的理想动力。拇短屈肌的神经支配主要来自尺神经深支,正中神经损伤后,拇指有可能利用本身的条件来重建拇对掌功能。拇对掌功能是一个复杂的联合运动,由多个肌肉协同完成,拇短屈肌是拇对掌运动中的重要协同肌。拇短展肌与拇短屈肌之间存在一个 20°～25°的夹角,在这个角度内,两肌功能是有分别的,共同的作用使外展对掌功能完成。若将拇短屈肌的止点向桡侧移位,使这个作用力的夹角增加7°～9°,则使拇短屈肌抵消了内收和拇指伸直方向的合力而达到拇指外展。由于移位后的拇短屈肌同时加强了拇指屈近节指骨、伸末节指骨的力量,因此不会发生因掌指关节屈曲力量减弱而出现的 Froment 征阳性;而且拇短屈肌的止点长度、厚度适宜,不必用游离肌腱移植。本法的优点是:将以往多切口、复杂、不易掌握的手术,变为在一个约 2cm 小切口内即可完成的、创伤小、效果可靠的拇对掌功能重建的一种手术方法。

第三节　桡神经瘫痪后的运动功能重建

桡神经瘫痪后的功能障碍表现为丧失伸腕、伸指、伸拇功能,功能重建的目的为利用屈侧肌肉为动力肌,通过肌腱移位术来恢复伸腕、伸指、伸拇及外展拇的能力。为了发挥手的功能,必须保留屈腕肌和伸腕肌各一个,将腕关节稳定于功能位,才能使拇指及其他四指在稳定的基础上发挥其最有效的功能。对于肘关节平面以上的高位桡神经损伤,需将旋前圆肌移位至桡侧腕长、短伸肌,使腕稳定于功能位。对骨间背侧支(即桡神经深支)低位桡神经损伤,因仍保存有桡侧腕长伸肌的功能,不需作旋前圆肌向桡侧腕伸肌移位术,仅保留一个屈腕肌与桡侧腕长伸肌拮抗,腕关节即可稳定于功能位。

肌腱移位的方法很多,且效果均较好。

(一)**方法一**

将旋前圆肌转移至桡侧腕长、短伸肌,以恢复伸腕功能,尺侧腕屈肌移位至指总伸肌、小指固有伸肌、示指固有伸肌,以恢复伸指功能,桡侧腕屈肌或掌长肌移位至拇长伸肌、拇短伸肌、拇长展肌,以恢复伸拇、外展拇的功能。本法较常用,手术步骤如下。

1. 尺侧腕屈肌腱的分离　于腕屈横纹尺侧作一 2cm 的横形皮肤切口,显露游离尺侧腕屈肌腱,在靠近其止点处切断,并将肌腱向近端游离,注意慎勿损伤尺动脉和尺神经。于前臂屈面中部尺侧作一长约 5cm 的纵形皮肤切口,显露游离尺侧腕屈肌腱,将其远端由此切口抽出,注意慎勿损伤该肌的神经血管。

2. 桡侧腕屈肌腱的分离　于腕屈横纹桡侧作一横形皮肤切口,显露游离桡侧腕屈肌腱,在靠近其止点处切断,将肌腱向近端游离。注意慎勿损伤正中神经和桡动脉。

于前臂屈面中部桡侧作长约 5cm 的纵形皮肤切口,显露游离桡侧腕屈肌腱,将其远端由此切口抽出,注意慎勿损伤该肌的神经血管。

3. 经皮下隧道转移尺、桡侧腕屈肌腱　在前臂背侧正中,于腕背侧韧带近侧作一长约 6～8cm 的"S"形皮肤切口,显露指总伸肌腱、示指固有伸肌腱、小指固有伸肌腱、拇长伸肌腱和拇长展肌腱。由此切口分别作通向前臂屈面中部桡侧和尺侧切口的皮下隧道,将桡侧腕屈肌腱经桡侧皮下隧道、尺侧腕屈肌腱经尺侧皮下隧道分别拉到腕背切口。

4. 缝合切口　缝合前臂屈侧全部切口。

5. 旋前圆肌转移,伸腕动力重建　在前臂背面上中 1/3 桡侧作一纵形皮肤切口,显露和游离旋前圆肌的远端,紧贴其桡骨止点连同骨膜一起切下。在同一切口显露桡侧腕长、短伸肌腱。保持腕关节于背伸功能位,将旋前圆肌远端与桡侧腕长、短伸肌腱,在维持适当张力下作编织缝合。缝合此切口。

6. 伸指、伸拇功能动力重建　保持腕、拇指和手指于背伸位置,使移位肌腱处于适当张力下,在腕背切口处,将尺侧腕屈肌腱与指总伸肌腱、示指固有伸肌腱、小指固有伸肌腱作编织缝合,各缝合处张力要均匀。将桡侧腕屈肌腱与拇长、短伸肌腱和拇长展肌腱作编织缝合,缝合腕背侧切口(图 43-3)。

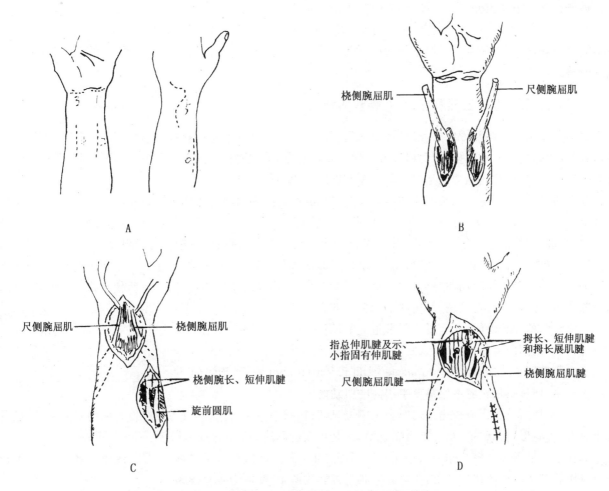

图 43-3　前臂屈肌腱转移重建伸腕、伸指及伸拇功能
A.切口　B.游离尺侧及桡侧腕屈肌,供移植　C、D.将尺侧及桡侧腕屈肌腱移植,作伸腕功能重建

　　术后用长臂石膏固定,保持肘关节屈曲 90°,前臂旋前,腕、拇指和手指呈背伸位。术后 4 周去除外固定,开始功能训练。

　　（二）方法二

　　采用旋前圆肌移位至桡侧腕伸肌后,再劈开桡侧腕伸肌腱一半,移至拇长展肌腱,使其达到伸腕及稳定拇指和腕掌关节的目的。尺侧腕屈肌移位至指总伸肌腱,掌长肌移至拇长伸肌,保留桡侧腕屈肌于原位。

　　（三）方法三

　　采用旋前圆肌移位至桡侧腕长、短伸肌以恢复伸腕功能,尺侧腕屈肌移位替代指总伸肌、示指及小指固有伸肌,掌长肌移位替代拇长展肌、拇短伸肌,桡侧腕屈肌替代拇长伸肌,环指指浅屈肌在相当于掌长肌平面切断,将其远端移位至中指指浅屈肌腱上,再将其近端与掌长肌远端缝合,作为屈腕之用。

第四节　尺神经瘫痪后的运动功能重建

　　低位尺神经瘫痪,拇内收肌和第 1 骨间背侧肌无力,使手指捏夹功能明显丧失。大部分手指内在肌(全部骨间肌及 3、4 蚓状肌)的瘫痪,可出现手指屈曲活动不协调、手的握力减弱及环、小指爪形手畸形。故应进行手内肌功能重建、拇指内收功能和示指外展功能重建,有时尚需重建小指内收功能。高位尺神经瘫痪出现的功能缺陷,除了上述低位尺神经瘫痪表现外,还出现环指、小指的指深屈肌和尺侧腕屈肌瘫痪,用于治疗低位尺神经瘫痪的功能重建手术均可适用。但因环指指深屈肌已瘫痪,环指指浅屈肌不宜作为动力肌。对屈环、小指远侧指间关节及尺侧屈腕功能,必要时亦可予以重建。

尺神经支配的手内在肌功能精细、复杂,尺神经瘫痪后的功能重建手术,技术较复杂,式式较多样,效果尚不够满意,一般不能完全恢复原来的功能。但如手术操作正确、术式选择得当,功能重建术后仍可得到较明显的改善。

一、手内肌的功能重建和爪形手畸形的纠正

手内肌系指骨间肌及蚓状肌,尺神经瘫痪后所有骨间肌及 3、4 蚓状肌瘫痪,若尺神经和正中神经联合损伤,则所有手指内在肌均瘫痪。骨间肌和蚓状肌的功能复杂,其主要功能除骨间掌侧肌内收手指、骨间背侧肌外展手指以外,它们共同的功能是屈曲掌指关节同时伸直指间关节。

指间关节的伸展,是手在握物前的准备姿势,丧失此功能,握物将有很大困难。正常握拳时,两指间关节和掌指关节同时而且协调一致地屈曲。手内肌瘫痪后,屈掌指关节是依靠屈指肌的作用,即两指间关节充分屈曲后,方能产生屈掌指关节的动作,从而影响握物。然而内在肌的功能丧失后,影响最大的是手的精细动作。尺神经(或同时合并正中神经)损伤后,手内肌瘫痪,而外在肌功能正常,由于失去了肌肉的平衡,可出现掌指关节过伸及指间关节屈曲畸形,即爪形手。如果在近节指骨的背侧稍加压力控制,使掌指关节不致过伸,则指总伸肌的力量可传至远端,而使两指间关节伸直。利用这一现象设计下列手术,以助矫正爪形指畸形并恢复手内在肌的部分功能,术后可获屈掌指关节及伸指间关节功能。但下列术式不能恢复骨间肌的内收和外展功能,对手的精细动作,也难以恢复到正常状态。

手内肌功能重建(intrinsic of muscle hand reconstruction)具体步骤如下。

(一)中、环指指浅屈肌移位重建手指内在肌功能

1. 于中、环指近侧指节桡侧分别作一正侧方纵切口,长约 3cm,将皮瓣及指神经血管束向掌侧牵开,显露屈指肌腱鞘,纵形切开腱鞘,找出指浅屈肌腱,在其止点近侧约 0.5cm 处切断。

2. 在掌部沿远侧掌横纹作一长约 4cm 的皮肤切口,向远近两侧牵开皮瓣,显露指浅屈肌腱。中、环两指的指浅屈肌腱远段由此切口抽出,并将此二肌腱各劈成两半,使成为 4 根腱条。

3. 在示、中、环、小指的近侧指节桡侧各作一正侧方纵切口,向背侧牵开皮瓣,显露伸指肌腱侧束。

4. 将中、环指指浅屈肌腱 4 根腱条,分别穿过蚓状肌管,从各指桡侧切口抽出。缝合手掌部切口。

5. 保持腕关节于背伸功能位、掌指关节屈曲约 70°位、指间关节完全伸直位,分别将各腱条与各指的伸指肌腱侧腱束,在适当张力下用编织法缝合固定(图 43-4)。缝合各手指切口。

6. 术后用石膏托固定上述位置 3～4 周,然后去除外固定,开始功能训练。

本术式从重建掌指关节屈曲和指间关节伸展的功能来看,还是满意的。前者是依靠移位的指浅屈肌的力量,而后者则是由于掌指关节被控制而使之不再过伸,从而使指总伸肌力量能传到远侧,发挥伸指作用。因此,指总伸肌功能不好者,不宜施行这种手术。

手术后中指和无名指有可能出现近侧指间关节过伸和远侧指间关节屈曲畸形。即使将指浅屈肌腱的残端缝合固定于附近软组织,以加强近侧指间关节掌侧关节囊的力量,有时也不能完全避免其过伸畸形。原因可能是缺乏指浅屈肌,肌力失去平衡。为此,笔者中有主张采用 1 根指浅屈肌腱劈开成 4 根肌腱条去替代 4 个手指的伸指肌腱侧束,以减少伸近侧指间关节的力量。Brooks 和 Jones(1983)提出,将移位的指浅屈肌套入并附着于近节指节中部 A_2 环形滑车上,以稳定掌指关节,依靠完整的指总伸肌力量伸直指间关节。

此外,Burkhalter 等提出,将指浅屈肌或用游离肌腱延长的肱桡肌、桡侧腕长伸肌等移位肌腱附着于近节指骨中部的骨内,可以增长屈曲掌指关节的力矩和恢复更好的抓握功能。

(二)桡侧腕短伸肌移位重建手指内在肌功能

如果指浅屈肌瘫痪或其他原因不能作移位用,可以桡侧腕短伸肌为动力,另切取伸趾肌腱(或掌长肌腱、跖肌腱)做成 4 条游离肌腱,以延长桡侧腕短伸肌。由腕背经过相应掌骨之间,从掌深横韧带掌面通过蚓状肌管引至 2～5 指近节桡侧切口,保持腕关节背屈 45°、掌指关节屈曲 70°、指间关节伸直位,分别缝于示、中、环、小指伸指肌腱桡侧侧腱束。术后背侧以石膏托固定于上述位置 3 周。

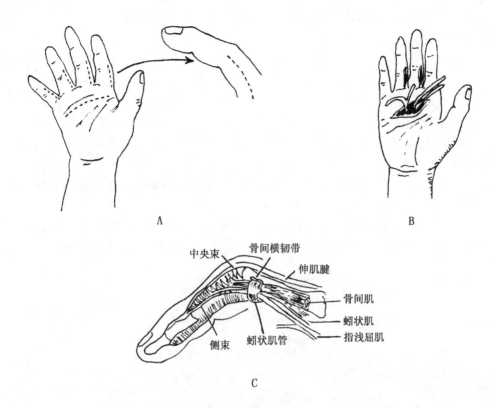

图 43-4　中、环指指浅屈肌腱转移重建骨间肌及蚓状肌功能
A. 切口　B. 抽出中、环指指浅屈肌　C. 指浅屈肌与伸腱侧束缝接

二、拇内收功能重建

拇内收肌与拇对掌肌一样,对手部的捏合作用是必不可少的。拇对掌肌的功能主要是使拇指指端与其他手指呈指腹对指腹位,拇内收肌则起到对拇指的稳定作用。尺神经瘫痪致使拇内收肌瘫痪时,拇指与其他各指之间的捏合力成为不可能,最终使拇指的指间关节呈屈曲位、掌指关节呈过伸位畸形。当拇指位于轻度内收位时,拇长屈肌和拇长伸肌均能提供某些内收力。为恢复手的捏夹功能,尺神经瘫痪后恢复拇内收和示指外展功能均是必要的。

拇内收功能重建(adduction of thumb reconstruction)步骤如下。

(一)肱桡肌或桡侧腕长伸肌移位重建拇内收功能

切断肱桡肌止点并充分向近端游离,可以增强该肌腱的伸展活动幅度。用一游离肌腱(掌长肌或跖肌),采用钢丝抽出法将它附着到拇指内收结节,或将肌腱缝合到拇内收肌的止点。该移植肌腱沿着拇内收肌肌腹穿过第3掌骨间隙到达手背侧面,然后经皮下隧道向近侧、桡侧延伸,与肱桡肌断端缝合。如采用桡侧腕长伸肌,则将移植肌腱在指总伸肌下穿越,并与伸腕肌缝合。术后用石膏托将拇指固定在内收位、腕关节伸直位。

(二)环指指浅屈肌移位重建拇内收功能

改良的 Royles-Thompson 肌腱移位法,是在环指尺侧作侧方中线切口,游离切断指浅屈肌,将它由掌心抽出。在拇指背桡侧作一弧形切口,将一束指浅屈肌腱经皮下隧道缝到掌指关节远端拇长伸肌上。指浅屈肌腱的另一束经拇指掌骨背侧皮下缝合到拇指尺侧缘拇内收肌的止点。拇指置于内收位、腕关节于中度屈曲位用石膏托固定。3周后拆除石膏,进行功能训练。

三、示指外展功能重建

示指的外展动作对完成日常生活动作必不可少,例如写字、用筷、弹钢琴等均需通过示指外展来完成。当示指外展功能丧失时,会给工作、生活带来很大困难。可采用拇长展肌腱、示指固有伸肌腱等移位替代第1骨间背侧肌功能。

示指外展功能重建(abduction of index finger reconstruction)步骤如下。

（一）拇长展肌移位重建示指外展功能

本法的移位肌腱有足够强度、活动幅度大、作用方向好，肌腱移位后并不影响拇外展功能。大多数人拇长展肌包含有2条或更多的腱条，只有20%以下的人仅有1条腱条。除正常附着于第1掌骨基部外，尚有1条或1条以上的额外腱条附着于大多角骨或拇短展肌，可利用这些额外的腱条进行移位。手术方法如下。

1. 在腕桡背侧作横小切口，于桡骨茎突平面，找到拇长展肌腱。用牵拉法确定其在第1掌骨基部和大多角骨或其他部位的附着点。保留第1掌骨基部附着的腱束，切断抵止于大多角骨(或其他部位)的附着，用作移植肌腱的动力腱(图43-5A)。

2. 在示指掌指关节桡背侧作半弧形小切口，暴露第1骨间背侧肌的附着点，用止血钳在上述两切口之间作皮下隧道(图43-5B)。

3. 切取掌长肌腱，与拇长展肌腱的大多角骨附着断端吻合，经皮下隧道，保持示指与腕关节于中立位，在适当张力下缝合于第1骨间背侧肌附着点(图43-5C)。用石膏固定3～4周，去除外固定，进行功能训练。

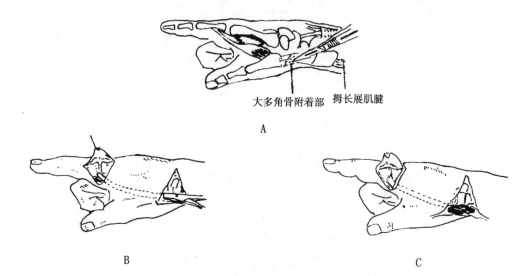

大多角骨附着部　　拇长展肌腱

A

B　　　　　　　　　　　　　　　C

图43-5　移植掌长肌腱重建第1骨间背侧肌功能

A. 切断拇长展肌腱大多角骨附着部　B. 显露第1骨间背侧肌附着部，形成皮下隧道　C. 移植掌长肌腱

（二）示指固有伸肌移位重建示指外展功能

于示指近节指骨桡侧作一弧形切口，向近端延伸，经掌指关节桡侧至第2掌骨中1/3背侧。为了增加示指固有伸肌的长度，可在掌指关节背侧分离伸肌扩张部筋膜，连同示指固有伸肌止点一起切断，并将切断的肌腱部分向近端游离。缝合修补伸肌扩张部缺损区。将示指固有伸肌远端缝到第1骨间背侧肌止点。

四、小指内收功能重建

小指内收功能重建(adbuction of little finger reconstruction)步骤如下。

（一）小指展肌移位恢复小指内收功能

小指展肌在尺神经修复术后一般恢复较好，而小指内收肌恢复较差，小指呈外展而不能内收，常感不便。尤其是当患者将手插进衣兜时，常将小指留在兜外，不能与其他4指同时插入兜内。采用小指展肌移位重建小指内收功能，效果较满意。手术步骤如下。

1. 在小指掌指关节尺掌侧作"L"形切口，分别找出小指展肌的两个附着点，即掌侧和背侧附着点。保留部分背侧与伸肌装置相连的附着部，切断掌侧的附着，并向近侧游离肌腱，以备移位。

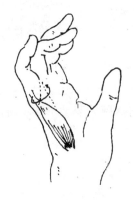

图43-6　移植小指展肌重建小指内收功能示意图

2. 在小指掌指关节的桡侧显露内收小指的第3骨间掌侧肌腱抵止部，将小指展肌缝合在该部(图43-6)。术后用石膏固定3～4周后开始进行功能训练。

（二）小指伸肌移位重建小指内收功能

小指伸肌有产生小指外展的潜在能力,这与该肌止点附着于小指近节指骨的外展肌结节的方向有关。正常情况下,由第3骨间掌侧肌提供平衡的力量。尺神经瘫痪时,第3骨间掌侧肌瘫痪或功能不完整,使平衡丧失,易出现小指外展畸形。Blacker等采用小指伸肌尺侧半移位重建小指内收功能,即于小指伸肌背侧装置切断该肌的尺侧半,向近端游离至腕背侧韧带的远侧缘,从远侧掌纹至小指近节指纹作一斜形切口,显露掌侧深横韧带和小指屈肌腱鞘,从第4、5掌骨间将小指伸肌尺侧半拉入掌侧切口。若小指存在爪形指及外展畸形,则该肌腱条穿过近节指骨近端的屈指肌腱鞘的A₂环形滑车,向近端翻转自身缝合,以利于同时纠正爪形指畸形。如小指无爪形指畸形,则将该肌腱条从掌侧深横韧带之掌面穿过,缝合于小指掌指关节桡侧副韧带的指骨附着处,保持腕关节中立位、掌指关节屈曲20°位。用石膏固定环、小指保持上述位置4周,指间关节不作固定,鼓励患者早期活动患指,以防屈肌腱粘连。

Goldner采用切断全部小指伸肌,并从腕背侧韧带平面将其抽出。该肌腱从桡侧腕长伸肌腱之下穿过作为滑车,经背侧附着于小指背腱装置的斜形纤维或直接附着于骨内。在切断全部小指伸肌之前,应确定指总伸肌具有伸小指功能的腱条。

五、尺侧屈腕及环、小指屈曲功能的重建

高位尺神经瘫痪引起的尺侧屈腕和环、小指远侧指间关节屈曲功能障碍,一般多不必修复。如果进行修复,可以将环、小指指深屈肌腱拉紧后缝于中指指深屈肌腱上,以恢复环、小指远侧指间关节屈曲功能。如肌力功能恢复要求较高,可将桡侧腕长伸肌移位缝于中、环、小指的指深屈肌腱上。对要求完成较强的屈腕活动者,可将桡侧腕屈肌移位于尺侧腕屈肌止点。正如桡侧偏斜对伸腕活动的重要性一样,尺偏对屈腕亦有重要作用。

第五节　多条神经瘫痪

一个肢体多条神经遭受联合损伤后肢体功能丧失严重。此类损伤肢体血液循环常易同时受损,肢体可发生缺血性疼痛,并增加纤维性变。骨骼受损导致肢体不稳定,关节可丧失正常的稳定性或正常的关节动度。肌肉肌腱装置常被撕裂,有时可为撕脱伤。严重创伤引起的瘢痕增生也增加了肌腱移位术技术上的难度和复杂性。多条神经联合损伤后,剩余能被利用、功能完好的肌肉明显减少,而且因多条神经均受损,致使皮肤感觉及位置觉遭受严重损害。由于上述原因,多条神经联合瘫痪的功能重建,较单个神经瘫痪后功能重建手术更为复杂、难度更大、效果更差。应根据每个患者的病情确定重建手术方案,若设计合理,重建手术后仍可部分改进肢体的功能。

一、正中神经和尺神经联合瘫痪后的功能重建

无论在上臂或前臂和腕部,正中神经和尺神经同时损伤均较为常见,伤后可严重影响手部功能。

高位正中神经和尺神经联合损伤,伤后所有的前臂掌侧肌肉及手内在肌均瘫痪,全手感觉几乎全部丧失(仅桡神经浅支支配的虎口附近皮肤感觉正常)。前臂掌侧肌肉瘫痪萎缩,旋前、屈腕、屈指、屈拇运动丧失。诸指的掌指关节轻度过伸,指间关节屈曲,呈爪形指畸形。拇内收、大小鱼际肌及骨间肌萎缩,手掌扁平,呈典型的铲形手畸形。

高位损伤,所有屈肌及手内在肌均瘫痪,可以用来作移位的肌腱很少,要想恢复所有的功能是不可能的。如果融合腕关节,可以利用3条伸腕肌作移位以改善手的部分功能,即桡侧腕长伸肌移至拇长屈肌,尺侧腕伸肌移至指深屈肌,以4条游离肌腱延长桡侧腕短伸肌移位至骨间肌。采用第1、2掌骨间植骨术重建拇指对掌功能,一般先作骨性手术,待骨性愈合良好,再作肌腱移位术,这样则有利于选取移位肌腱的合适张力。

如果不融合腕关节,可作肌腱固定术,即将指深屈肌腱及拇长屈肌腱自近端切断,在前臂远端的尺骨及

桡骨掌面各做一骨槽,将指深屈肌腱和拇长屈肌腱用不锈钢丝分别固定于尺、桡骨上。待肌腱与骨愈合后,利用伸腕动作,可产生手指及拇指的被动屈曲动作,伸腕肌放松后,腕因重力而自动下垂,手指也随之伸展。肌腱固定术所产生的动作完全是被动的,因此,其效果不如肌腱移位术。

正中神经与尺神经在腕部或前臂的低位联合损伤,常合并屈腕、屈指,甚至屈拇肌腱的损伤,若上述肌腱未受损伤或仅为部分肌腱受到损伤,则可能保留全部或部分屈腕、屈指或屈拇的功能。此类损伤常为锐器伤,早期神经和肌腱损伤容易修复。为了减少屈指肌腱的粘连机会,可只修复指深屈肌腱。掌长肌的功能因不重要也常不缝合,但若早期给予修复,晚期可利用该肌腱作肌腱移位,以增加肌腱移位的动力来源。

低位正中神经和尺神经联合瘫痪后的功能重建,应根据患者情况,尤其是屈腕、屈指和屈拇肌腱的功能情况,决定具体手术方案。主要应解决拇指对掌和骨间肌功能问题。对掌功能重建可采用指浅屈肌为动力;骨间肌功能重建,可应用桡侧腕短伸肌腱并用4条游离肌腱延长,经掌骨间和蚓状肌管,缝合于诸指腱帽的桡侧。根据情况尚可选用本节在正中神经瘫痪和尺神经瘫痪后功能重建相关部分所述的其他方法,以改进手的功能。

二、高位尺神经和桡神经联合瘫痪后的功能重建

这类患者保留了正中神经支配区的皮肤感觉功能及其支配的运动功能,进行重建手术可改进手的功能。虽然单纯桡神经瘫痪后有三十多种手术方法可进行功能重建,但尺神经和桡神经联合瘫痪后,剩余可供移位用的动力肌已为数不多。对此类患者可选用下列方法重建功能。

1. 旋前圆肌移位重建伸腕功能　旋前圆肌移位于桡侧腕短伸肌上,比移位于桡侧腕长伸肌更少发生桡偏畸形。

2. 中(或环)指指浅屈肌移位重建拇内收及环、小指手内在肌功能　低位尺神经瘫痪,可利用环指或小指指浅屈肌为动力肌;高位尺神经瘫痪,则利用中指指浅屈肌为动力肌。该肌腱切断游离后劈成两半,一半经拇内收肌浅面缝于拇短展肌附着处,如此提供拇指对掌和内收功能。另一半再劈成两半,分别附着于环、小指屈肌腱鞘 A_2 环形滑车上,或附着于环、小指的背侧腱帽上。本术式可提供拇指捏合能力,改进环、小指掌指关节和指间关节运动的协调性及增强握力。Omer 等认为,拇指掌指关节融合术有利于增强拇、示指的捏合力。

3. 示、环指指浅屈肌转移重建伸拇、伸指功能　通过骨间膜将示指和环指指浅屈肌移位于指总伸肌和拇长伸肌,可重建伸指及伸拇功能。骨间膜的孔洞要够大,动力肌的肌肉应拉至骨间膜平面,使肌肉周围的纤维最终粘连于骨间膜上,但肌肉的中部纤维仍保持活动,以提供功能,术中应注意严密止血。

4. 环、小指屈指功能的重建　环指和小指指深屈肌腱拉紧后,与正中神经支配的示、中指指深屈肌腱缝合,可重建环、小指屈指功能。

三、高位正中神经和桡神经联合瘫痪的功能重建

此类损伤经肌腱移位等功能重建后,其手的功能仅略好于假肢。除尺侧腕屈肌外,所有活动腕关节的肌肉均瘫痪,作腕关节融合术有其适应证。示指和中指指深屈肌拉紧后,与尺神经支配的环、小指指深屈肌腱行侧侧缝合,可以恢复示指和中指的屈指功能。尺侧腕屈肌向背侧移位可重建伸拇、伸指功能。采用小指展肌或拇短屈肌移位,能重建拇指对掌功能。拇指掌指关节融合术或拇长屈肌腱固定术,则有利于稳定拇指并发挥其功能。Taylor 采用带血管的游离神经岛状皮瓣恢复此类联合瘫痪的感觉功能,可取得较好的效果。

四、臂丛神经瘫痪后的功能重建

(一)臂丛神经瘫痪后功能重建的基本原则和方法

对于臂丛神经的不全损伤或治疗后的不全恢复,肢体尚残留一组或多组功能,在这种情况下,可以通过手术,将功能价值较小的一组肌肉移位于功能重要的一组肌肉,以重建上肢重要功能(图 43-7、图 43-8)。其基本原则是:

1. 术前必须仔细计划,考虑患者年龄、性别、职业和患肢功能状态及手术治疗的要求,全盘衡量手术的"失"与"得"。

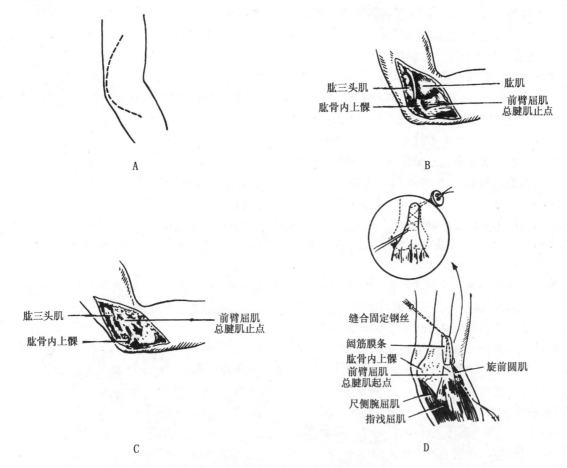

图 43-7　前臂屈肌总腱上移,代替肱二头肌

A.切口　B、C.暴露前臂屈肌总腱　D.腱固定图

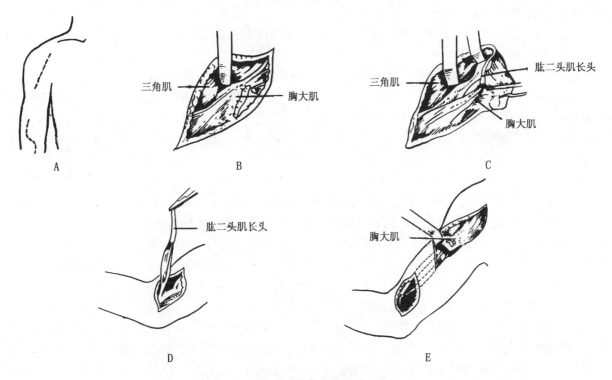

图 43-8　全胸大肌腱转移代替肱二头肌

A.切口　B、C.分离胸大肌　D、E.肱二头肌-胸大肌腱缝接

2.当患肢为多关节功能障碍,需要进行多功能重建时,必须按一定功能重建次序进行。按上肢功能考虑优先修复的顺序如下:①控制肘关节;②屈腕和屈指及正中神经支配区的感觉;③控制肩关节;④伸腕和伸指;⑤手内在肌和尺神经支配区的感觉。

3.利用原来瘫痪的肌肉进行肌腱移位,必须等到该肌的肌力恢复到 4 级以上。

4.在手术操作上必须遵守 3 个基本要点:①动力肌腱必须有足够的力量;②移位肌腱的方向必须符合力学原理,必要时应增加滑车以改变方向;③止点固定必须牢固。

具体各部位的功能重建方法参见本节上述的相关内容。

(二)不可逆损伤的全臂丛瘫痪显微外科重建手术

1.手术重建的目的　20 世纪 60 年代以前认为臂丛根性撕脱伤无任何手术指征,当时把这类损伤称为不可逆损伤,认为是无法医治的。但随着显微外科的发展,特别是 20 世纪 70 年代起各种神经移位术的出现,给这类损伤找到了治疗方法,使肢体功能恢复又有了希望。但对病程过长(2 年以上)的臂丛损伤患者,不论节前或节后损伤,由于长期失神经支配,肢体肌肉明显萎缩,利用神经手术重建患肢功能已无可能,故把这类损伤称为不可逆的臂丛损伤。

这类患者的患肢不仅无任何功能,而且因肢体下垂有累赘感,为了减轻这种累赘感,健侧上肢常需托抱患肢,致使健侧肢体也不能完全发挥其功能。一个无任何功能的肢体对患者心理上也是一个沉重的负担,有时尚可因运动功能丧失而诱发感觉上的疼痛不适感。

以前对不可逆损伤的全臂丛瘫痪无法治疗,有学者主张作上臂中段截肢及肩关节融合,配戴义肢,以改进功能。20 世纪 80 年代后应用显微外科最新技术,又给这类患者的功能重建找到了新的途径。

2.手术重建的指征

(1)病程在 2 年以上的臂丛损伤,伤后无任何功能恢复者。

(2)病程虽不及 2 年,但肌肉明显萎缩或肌腹已缺损者。

(3)经各种治疗(包括手术治疗、多组神经移位),随访 3 年以上无任何功能恢复者。

(4)患肢肘部以上血管条件较好,有可供接受组织移植的动脉血供及静脉回流者。

(5)患侧有可供移位的神经,如膈神经、副神经、颈丛运动支、肋间神经等,若这些神经已损伤或已作移位无效时,可从健侧切取颈 7 神经。

3.手术重建的方法　根据顾玉东的经验,可采用下述方法进行重建。

(1)屈肘功能重建术　应用显微外科技术进行带血管神经蒂的游离阔筋膜张肌、背阔肌或胸大肌皮瓣移植重建屈肘功能。阔筋膜张肌皮瓣移植时,将其旋股外侧动脉与腋动脉作端侧或盘侧吻合;旋股外侧静脉与腋静脉分支端端吻合;臀上神经肌支与膈神经或副神经或颈丛神经运动支作束膜缝合。背阔肌皮瓣移植时,利用供区的胸背神经、胸背动脉、胸背静脉与受区神经、血管吻合。胸大肌皮瓣移植时,利用供区的胸前外侧神经及胸肩峰动、静脉与受区神经、血管吻合。后两者受区神经、血管的暴露及吻合均与阔筋膜张肌移植相同。

(2)屈指功能重建术　不可逆全臂丛瘫痪的屈指功能重建十分困难,关键是如何将臂丛外神经移位到患肢肘关节附近,为患肢前臂进行游离肌肉移植提供动力神经。为此,重建屈指功能的手术需分 3 期进行。

第一期手术的目的是使患肢在肘关节处获得动力神经。方法是使患侧前臂内侧皮神经运动化。将膈神经、颈丛运动支、副神经或肋间神经游离后切断,并移位到前臂内侧皮神经起始部,一般均需作神经移植。若上述患侧移位神经已有病变或已移位无法利用时,可选用健侧颈 7 神经根与患侧尺神经作带蒂缝合,使患侧尺神经先"动力化"。约 10 个月后,在患侧腋部将已神经动力化的尺神经切断后,移位于前臂内侧皮神经。当判定在肘部有神经再生时,进行第二期手术。

第二期手术的目的是在患肢前臂进行游离肌肉移植,以恢复患肢屈指功能。方法是选用健侧背阔肌皮瓣或胸大肌皮瓣游离移植于前臂,止点缝于肱骨内上髁骨膜,肌起始部与 2～5 指指深屈肌腱编织缝合,肌张力维持在功能位。胸背动、静脉或胸肩峰动、静脉与肱动、静脉吻合。胸背神经或胸前外侧神经与第一期手术已运动化的前臂内侧皮神经在肘部作束膜缝合。

第三期手术的目的是通过拇指对掌固定、2～5 指指总伸肌腱固定和 2～5 指近侧指间关节侧束背移术等,使患肢前臂游离肌肉移植后产生有效的屈指功能。

(陈德松、顾玉东、王炜)

参考文献

〔1〕 朱伟,等.拇短屈肌为动力重建拇外展功能的解剖研究.中华骨科杂志,1995,15(9):594

〔2〕 顾玉东.臂丛神经损伤与疾病的诊治.上海:上海医科大学出版社,1992.69~74

〔3〕 褚晓朝,等.拇指对掌功能重建32例小指展肌转移疗效分析.解放军医学杂志,1989,14(3):213

〔4〕 Omer GE. Tendon transfers for combined traumatic nerve palsies of the forearm and hand. J Hand Surg. 1992. 17B(6):603

〔5〕 Orticochea M. Use of the deep bundle of the flexor pollicis brevis to restore opposition in the thumb. Plastic Reconstr Surg. 1971. 47(3):220

第四十四章　拇指及手指缺损的再造

第一节　拇指的功能解剖

拇指的功能占手功能的 40%,这是由拇指解剖结构的特殊性所决定的,从而使其在手功能上起着主角的作用。

一、骨骼与关节

拇指由二节指骨、掌骨及大多角骨构成 3 个关节系统,这是拇指功能特殊性的骨、关节构造的基础。

1.指骨　拇指含二节指骨,近节指骨及远节指骨,较其他手指指骨短而扁平。

2.第 1 掌骨　掌骨短、扁,其基底部与大多角骨构成第 1 腕掌关节,第 1 掌骨的骨化中心位于掌骨基底部,其他手指掌骨的骨化中心位于掌骨远端。

3.指间关节　屈伸幅度较其他手指为大,可近 90°,常可过伸 15°～30°。

4.掌指关节　由掌骨头及近节指骨基部构成,掌侧还有两个籽骨。关节具有屈伸功能并有轻度侧屈活动。

5.腕掌关节　由第 1 掌骨基底部与大多角骨构成。拇指的腕掌关节是马鞍状关节,第 1 掌骨的关节面从背侧到掌面呈一凹面,在 X 线侧位片显示凹面;从桡侧到尺侧呈现为凸面,在 X 线侧位片上显示凸面。而大多角骨关节面正好与此相反,即从背侧到掌面为凸面;从桡侧到尺侧是凹面,同时具有一个多韧带且结构结实但宽松的关节囊。由于关节囊周围有大鱼际肌止点,因此关节囊结构牢固而稳定。

拇指腕掌关节构造的特殊性,使其在功能上具有多样性,有别于其他手指的腕掌关节。表现为活动幅度大而且广,能进行屈伸、内收、外展及环形运动(图 44-1、图 44-2)。

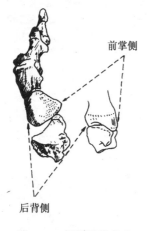

图 44-1　拇指腕掌关节

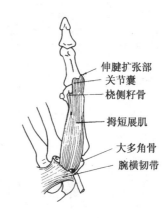

图 44-2　腕掌关节及拇短展肌

二、肌肉与肌腱

拇指具有使 3 个关节活动的长肌,即拇长屈肌和拇长伸肌;使两个关节活动的肌肉主要是大鱼际肌群,包括拇短屈肌、拇短展肌、拇收肌;使拇指一个关节活动的肌肉有拇长展肌。这些肌肉是构成拇指屈、伸、外展、内收、对掌及环形运动的动力,这些肌肉肌腱结构也是构成关节稳定性的重要成分。

三、功能活动的特点

(一)拇指的休息位

拇指处于掌侧外展 30°、桡侧外展 20°;掌指关节屈曲 40°、指间关节屈曲 10°、腕掌关节微伸约 10°～15° (略小于其功能位);拇指指腹旋前 80°。其他手指的两指间关节及掌指关节休息位均呈屈曲状态,从示指到小指屈曲程度渐增,并且随着腕关节背伸程度的增加,各手指屈曲的程度也增加。

1.拇指的屈伸活动 拇指掌指关节及指间关节的运动称为屈和伸。

2.拇指内收 即拇指第 1 掌骨面与第 2 掌骨靠拢的活动。

3.拇指零位 即第 1、2 掌骨完全靠拢的位置(图 44-3A)。

4.拇指掌侧外展 即第 1 掌骨在与手掌平面垂直的方向离开第 2 掌骨的活动,与手掌平面呈直角,其最大夹角是对掌活动的幅度(图 44-3B)。

5.拇指桡侧外展 即第 1 掌骨在手掌平面上水平方向离开第 2 掌骨的活动,其最大夹角表明了桡侧外展的能力(图 44-3C)。

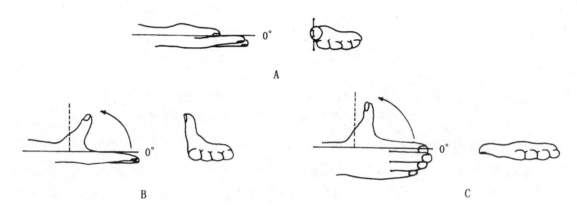

图 44-3 腕掌关节运动(仿 Camplell Reid,拇指外科学,1994)

A.零位 B.掌侧外展位,第 1 掌骨离开第 2 掌骨运动,与手掌平面呈直角 C.桡侧外展
位,第 1 掌骨在掌平面上水平方向离开第 2 掌骨运动,测量第 1 掌骨与第 2 掌骨间的夹角

6.拇指背移 即拇指与对掌位相反方向的活动(图 44-4)。

7.拇指屈曲内收 是拇指第 1 掌骨最大程度跨越手掌的内收,且掌指关节及指间关节屈曲,拇指紧贴手掌(图 44-5)。

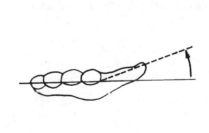

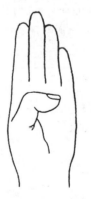

图 44-4 拇指背移,是与对掌位相反方向的活动 　　**图 44-5 拇指屈曲内收**,是第 1 掌骨最大程度跨越手掌
　　　　　　　　　　　　　　　　　　　　　　　　　的内收,且掌指关节及指间关节屈曲,拇指贴及手掌

8.环形运动 即以第 1 腕掌关节为轴心,环绕第 1 腕掌关节的成角及环形运动。维持第 1、2 掌骨间的最大角度,通过从掌侧平面的最大桡侧外展向手尺侧线的活动,即从最大桡侧外展向最大掌侧外展的活动(图 44-6)。

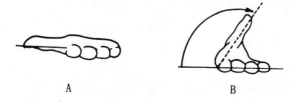

图 44-6　环形运动,以第 1 掌骨的腕掌关节为支点,
从掌平面的最大桡侧外展位开始运动
A.向尺侧运动,尽量保持第 1、2 掌骨间的最大宽度(桡侧外展)
B.第 1 掌骨运动到掌平面前方,测量其夹角(掌侧外展)

9.对掌活动　是拇指最重要的活动。其为通过拇指环形运动而产生的结果,是第 1 掌骨的内旋。表现为拇指指腹的内旋,掌指关节、指间关节最大限度的伸展。对掌位的测量:测量拇指指间关节横纹中点到手掌第 3 掌骨与远端掌横纹交叉点的直线距离,或第 1 掌骨与掌平面的夹角(图 44-7)。

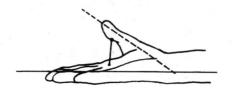

图 44-7　对掌位,是通过第 1 掌骨环形运动而产生的复合位,
包括拇指自身轴的内旋、掌指关节及指间关节最大限度的伸展

(二)拇指的活动及拇指功能评定

拇指功能占手功能的 40%;拇指感觉功能占拇指功能的 50%;远节拇指缺失,拇指失去功能的 50%,两节拇指缺失,失去功能的 100%;拇指屈伸功能占拇指功能的 20%,内收及外展功能占拇指功能的 20%,对掌功能占拇指功能的 60%。

拇指的活动在腕掌关节有零位、掌侧外展位、桡侧外展位、背位及拇指轴线旋转对掌位。拇指在最大限度的伸展情况下,反旋达到最大;桡侧外展位到掌侧外展位活动时,构成拇指对掌活动的最大限度,并构成拇指的环形运动。

拇指尚有对捏活动,分为指腹捏及指侧捏,后者通常称为钥匙捏。

(三)拇指的对掌功能及捏握功能

拇指的对掌功能是拇指有别于其他手指的功能,也是拇指占手功能 40%的主要内容。

Zancolli(1979)将拇指动力肌分为 3 组,即由复位肌、对掌肌及捏握肌构成(表 44-1,图 44-8、图 44-9)。

表 44-1　参与拇指复位、对掌及捏握运动的肌肉

分组	亚组	肌肉
复位肌		拇长伸肌、拇短伸肌、拇长展肌
对掌肌	桡侧对掌	拇长展肌、拇长伸肌、拇短伸肌
	中间位对掌	拇短展肌、对掌肌
	尺侧对掌	拇短屈肌、拇短展肌、拇收肌
捏握肌	侧位捏	拇长屈肌、对掌肌
	指腹捏	拇短展肌、第 1 骨间背侧肌
	对指捏	拇长屈肌、拇短展肌、对掌肌

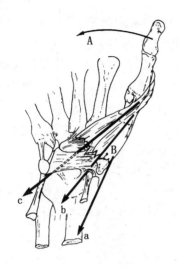

图 44-8　对掌运动

A.有 3 组力　a.桡侧力　b.中间力　c.尺侧
力　B.在拇指基底部与腕掌关节的外展-内收
轴相一致的拇指内旋时,3 组力同时作用,
但根据拇指的位置变化而产生不同的强度

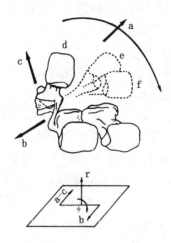

**图 44-9　第 1 掌骨在对掌位时的对偶作用力,
拇指对掌肌群(a)、拇长展肌群(c)与腕背韧带
的协同作用(b),一起联动形成对偶力而使掌
骨轴产生旋转运动,并使掌骨运动到 d、e、f 位**

第二节　拇指缺损及拇指再造概述

(一)拇指缺损的分类

拇指缺损可分为 6 类。由于手外科及拇指再造的发展,历史上沿用的拇指缺损(absent of the thumb)4
型分类法已难以适应当前发展的需要。

1.4 型分类法(Reid,1960)

Ⅰ型:掌指关节以远的断指,残指有足够的长度。

Ⅱ型:断指末端到达或通过掌指关节,残指长度不良。

Ⅲ型:断指末端在掌骨,鱼际肌尚有某些功能。

Ⅳ型:断端在腕掌关节或其附近,鱼际肌全部缺失。

2.6 型分类法　笔者以此分类法作为区别拇指缺损程度及
选择再造手术方法的依据(图 44-10)。

Ⅰ型:拇指末节,甲根以远缺损。

Ⅱ型:拇指指间关节以远缺损。

Ⅲ型:近节指骨中部以远缺损。

Ⅳ型:掌指关节水平以远缺损。

Ⅴ型:掌骨中部以远缺损。

Ⅵ型:掌骨基底及腕掌关节以远缺损。

(二)拇指再造的基本要素

较理想的拇指再造(reconstruction of the thumb)应包括以下几项

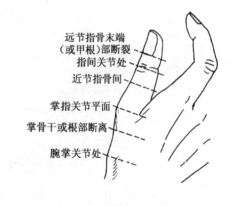

远节指骨末端
(或甲根)部断裂
指间关节处
近节指骨间
掌指关节平面
掌骨干或根部断离
腕掌关节处

图 44-10　拇指缺损的分类

内容:①有足够的长度,达示指指间关节横纹;②有足够的屈伸力量;③具有内收、外展功能;④位置正常,具
有对掌及对指功能,必须有 1～2 个手指与再造拇指的指腹有对掌功能;⑤有良好的感觉,两点分辨觉在
10mm 以内;⑥再造拇指粗细合适,皮肤质感近似正常,并有指甲存在。

不是所有的拇指再造术都是能达到上述要求的,其具体内容如下。

1.再造拇指的位置合适　再造拇指的位置,应位于对掌位,能完成外展及对掌动作。如果再造的拇指没有关节,或残留拇指的腕掌关节、掌指关节活动受限,则新造拇指的位置合适与否就更为重要。

2.再造拇指的长度合适　再造的拇指无论采用何种方法均不宜过长,以与正常拇指等长或稍短些为好。如果过长,末端血供不足,所用的移植材料多,且稳定性差,其次是从视觉角度来讲,稍短的拇指要比长的拇指更为协调、美观。

3.再造拇指的周径适度　正常的拇指周径要大于其他手指,指腹也较丰满。用皮管或皮瓣法再造的拇指,外形往往较臃肿,手指转位及第2足趾移植亦因周径及形态差异而缺乏逼真的外观。

4.再造拇指要有良好的感觉　再造拇指应具有良好的感觉,即使有些再造方法不可能使拇指具有感觉(如皮管植骨法),在术后晚期也要考虑重建拇指的感觉,使其对指、持物有良好的感觉功能,同时对再造拇指也具有保护功能,可有效地防止烫伤、冻伤。再造拇指术后感觉功能恢复与否,是评价疗效的重要指标。

(三)拇指再造的手术种类

1.拇指延长法　①Gillies拇指延长;②指骨截骨骨延长器延长;③掌骨截骨植骨延长;④掌骨截骨骨延长器延长。

2.掌骨指化拇指再造术　是增加拇指功能长度的方法,可使指蹼加深、第1掌骨指化。

3.手指转位拇指再造术　①示指拇指化;②中指拇指化;③环指拇指化;④小指拇指化。

4.远处皮管皮瓣转移拇指再造术　①胸肩部皮管皮瓣加植骨拇指再造;②上臂皮管皮瓣加植骨拇指再造;③季肋部皮管皮瓣加植骨拇指再造;④腹部皮管皮瓣加植骨拇指再造。

此类手术后,为改善其感觉功能,宜采用Littler指神经血管岛状皮瓣移植。

5.前臂及手背岛状皮瓣加植骨拇指再造　①前臂桡动脉岛状皮瓣加植骨拇指再造;②前臂骨间背侧岛状皮瓣加植骨拇指再造;③前臂尺动脉岛状皮瓣加植骨拇指再造;④手背及指蹼皮瓣加植骨拇指再造。

6.显微外科游离组织移植拇指再造　①第2足趾移植拇指再造;②扩大第2足趾移植拇指再造;③拇趾移植拇指再造;④第3足趾移植拇指再造;⑤拇甲皮瓣加植骨;⑥"V"形趾蹼瓣加植骨拇指再造;⑦部分足趾及游离趾甲移植拇指再造;⑧断离的示指或中指或小指移植拇指再造。

(四)拇指缺损再造手术方法的选择

拇指再造的手术方法很多,每一种方法都有一定的适应证,同时对各类拇指缺损在手术方法的选择上,因患者的年龄、职业、性别及心理状况,而有一定的区别。但如果以功能重建为第一目的来选择手术方法,下列方案(表44-2)可供医师及患者参考,而最终取何种手术方法,则由患者自己决定。

表44-2　拇指缺损再造手术方法的选择

缺损类型	手术方法	缺损类型	手术方法
I、II型	①拇指延长术	IV型	①足趾移植术
	②甲床移植术		②扩大足趾移植术
	③部分足趾移植术		③拇指背及指蹼皮瓣瓦合移植
	④拇甲皮瓣或第2足趾甲瓣移植术		④拇甲皮瓣或第2足趾甲瓣移植术
	⑤"V"形趾蹼皮瓣移植术		⑤"V"形趾蹼皮瓣移植术
III型	①拇指延长术加掌骨指化		⑥手指转位
	②拇指背及指蹼皮瓣瓦合移植		⑦前臂逆行皮瓣加植骨
	③足趾移植术		⑧皮管加植骨
	④拇甲皮瓣或第2足趾甲瓣移植术	V、VI型	①扩大第2足趾移植
	⑤"V"形趾蹼皮瓣移植术		②扩大拇趾移植术
	⑥手指转位		③手指转位
	⑦皮管加植骨		④扩大拇甲皮瓣或第2足趾甲瓣移植术
	⑧前臂逆行皮瓣加植骨		⑤前臂逆行皮瓣加植骨
			⑥皮管加植骨
			⑦皮管、植骨加足趾移植

第三节　第2足趾游离移植拇指和手指再造

早在 1898 年,Nicoladoni 提出通过拇趾带蒂移植来再造拇指,这是开创性手术,但手术需分 2～3 期进行,中间还要把患者的手足用石膏固定在一起,时间长达 1 个月左右,给患者带来了很大痛苦。此外,由于拇指新建的血供仅是皮肤和皮下组织间的微血管联系,缺乏足够的动脉血供,故再造拇指的血供一般较差,到冬季常出现指体冰冷、色泽暗紫、易受冻伤等,功能和外形一般较差。在 20 世纪 40 年代,Freeman 应用第 2 足趾带蒂移植再造拇指,术后功能及外形良好。

应用显微外科技术,通过血管、神经、肌腱和骨骼的接合,将足趾一次直接移植到缺损部位来再造拇指或其他手指是一个新的整复途径。再造的拇指及手指,不但血供良好、感觉良好,并有良好的关节活动。另外,由于其具有指(趾)甲,故外形就更趋满意。

杨东岳、汤钊猷(1966)应用第 2 足趾游离移植再造拇指(free second toe to thumb reconstruction)获得成功。Cobbett(1969)和 Buncke(1973)曾先后通过小血管吻合,将拇趾一次移植到手部来再造拇指,获得成功。这些方法有以下优点:①一次手术完成拇指或其他手指的再造;②拇指外形较佳,局部血供良好,感觉及功能较好;③移植趾(再造指)可恢复关节屈伸功能,尤以屈指功能恢复为好;④由于有时可连同部分跖骨一并移植,故在修复拇指伴发第 1 掌骨部分缺损(Ⅴ型)的严重缺损情况下,可在拇指再造同时修复掌骨缺损。

一、适应证

该法适用于Ⅲ、Ⅳ、Ⅴ型拇指缺损,示、中、环、小指的部分或全部缺损。

二、应用解剖

足趾的血液供应来源和足背皮瓣相同,主要来自足背动脉和大、小隐静脉。但第 2 足趾的动脉供应除来自足背动脉的分支——第 1 跖背动脉外,还来自跖底动脉。这两条小动脉都可作为第 2 足趾移植吻合血管之用,但由于跖底动脉较短,位置又深,故不常用。这两条动脉的来源和位置均存在一定的变异。吴晋宝等在100 例尸体解剖上观察,得到一些有关中国人足部血供的资料。

(一)第 1 跖背动脉

第 1 跖背动脉是足趾移植的主要血供动脉。足背动脉在跖舟关节处分出一支拇固有动脉,再向外侧分出一支以构成足背动脉弓。在足背动脉弓上分出背侧跖动脉和各趾的趾背动脉。足背动脉主干经内侧楔骨和第 2 跖骨底之间,进入第 1 跖骨间隙后端,分为足底深支和第 1 跖背动脉。第 1 跖背动脉在第 1 跖骨间隙内前行,其中有跖背静脉及跖背神经伴行。静脉最浅,神经次之,动脉最深。该动脉沿途发出分支到跖趾关节、骨间肌和皮肤。在趾蹼间发出两条趾背动脉到拇趾及第 2 趾相对缘。第 1 跖背动脉在跖趾关节前方向下有一分支,为跖背和跖底动脉间的吻合支,跖底动脉经过和跖背的吻合支后成为趾底动脉。

第 1 跖背动脉的外径平均为 1.5mm,最大为 2.2mm,最小为 0.6mm。

第 1 跖背动脉在跖骨间隙内的位置深浅不一。第 2 足趾移植最佳的血供条件是有一良好的第 1 跖背动脉。第 1 跖背动脉按其解剖径路及分支形式分成 3 型。

1. 第Ⅰ型　位置浅,占 45%。其中第 1 跖背动脉全程位于浅筋膜内或骨间肌表面者占 12 例,即 12%,而其他 33 例则有一部分为骨间肌覆盖占 33%(图 44-11)。

2. 第Ⅱ型　位置深,占 46%。本型的第 1 跖背动脉和跖底动脉以总干起自足底深支和足底动脉弓的延续部,穿过骨间肌前端到达背侧,动脉总干的长度为 1.2～3.3cm 不等(图 44-12)。

3. 第Ⅲ型　作为Ⅰ型和Ⅱ型的变异型,占 9%。此型和其他两型的差别在于第 1 跖背动脉细小(图 44-13)。本型第 1 跖背动脉外径在 0.6～1mm 之间。笔者临床病例中,见到的第 1 跖背动脉有的只有0.3～0.4mm,由于血管过细常不能利用它作为移植血管。在本型中,尚可见到少数标本的第 1 跖背动脉很细,并且该

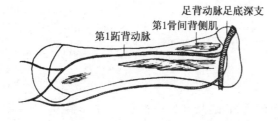

图 44-11　第 1 跖背动脉第 I 型走向

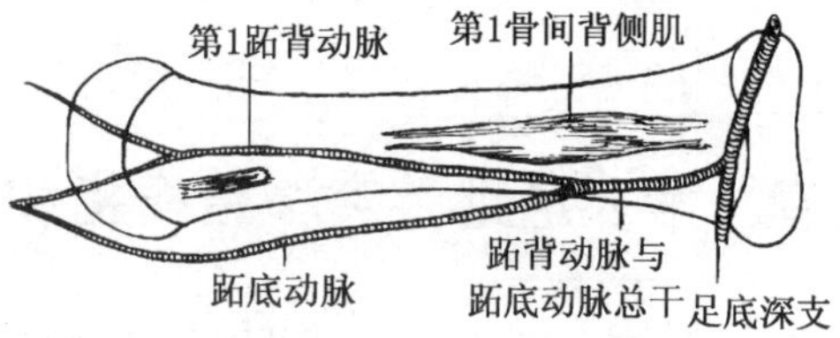

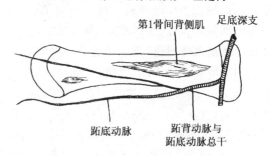

图 44-12　第 1 跖背动脉第 II 型走向

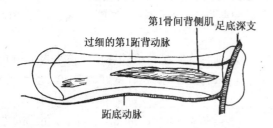

图 44-13　第 1 跖背动脉第 III 型走向之一

图 44-14　第 1 跖背动脉第 III 型走向之二

动脉于跖底动脉部位分出,它常不参与跖底动脉网的形成,在解剖供区时应警惕(图 44-14)。

应当指出,不论第 1 跖背动脉属于何型,其远端位置常位于浅层,故有时可先在第 1 跖骨间隙远端找到跖背动脉及跖底动脉,然后向近侧追踪。根据动脉与骨间肌的关系,即可估计它属于何型。在第 I 型和第 III 型,动脉较浅,第 II 型则动脉颇深。属 I 型的第 1 跖背动脉在手术时较易剖露。先找到它的根部,然后结扎足底动脉深支,即可游离足背动脉。II 型的动脉位置较深,常需切开骨间肌全长,才能显露跖背跖底动脉总干和跖背动脉的起始部。此型除结扎足底深支外,尚需结扎第 1 跖底动脉,但在结扎第 1 跖底动脉前,需确认第 1 跖背动脉远端良好。III 型的跖背动脉很细,且不参与跖底动脉血管网的形成,可采取跖底动脉作为足趾移植时的血供。

(二)第 1 跖底动脉

第 1 跖底动脉的外径平均为 1.3mm,最大为 2.2mm,最小为 0.8mm。第 1 跖底动脉通常起自足底深支和足底动脉弓的移行部(上述第 I 型及部分第 III 型),或是跖背跖底动脉内侧分支间常存在的纤细的吻合支,有时此吻合支较粗,甚至可取代跖底动脉近侧段,成为第 1 跖底动脉的起源。

第 1 跖底动脉的行程颇为恒定,根据局部位置不同,可以区分为近侧段(深部)和远侧段(浅部)两部分。近侧段贴附第 1 跖骨的外侧面向前下行,再通过拇短屈肌二头之间在籽骨后方形成一典型弯曲,然后在拇长屈肌腱的内侧穿出,到达浅部。为了完整而无损伤地解剖此段动脉,需切开部分拇短展肌。远侧段在第 1 跖骨间隙内走向趾蹼间隙,参与跖底动脉网的组成。第 1 跖底动脉近侧段位置深,剖露不易;远侧段浅,但长度只有 3~4cm。在 100 例标本中,第 1 跖背动脉大于跖底动脉者占多数,达 63%;等于跖底动脉者为 11%;小于跖底动脉者为 26%。因此,在第 2 足趾移植中,只有 60%~70% 用第 1 跖背动脉作为血供来源,其他尚有 30%~40% 患者的第 2 足趾移植血供来源需要依靠部分跖底动脉,或完全依靠跖底动脉作为血供来源。

(三)第 1 跖背动脉与跖底动脉间的吻合

在 100 例标本中,第 1 跖背动脉和跖底动脉间存在吻合支者有 84%,其余 16% 未看到明显的吻合。在无明显吻合存在的 16 例中,趾底动脉由跖背动脉形成的为 1 例,趾底动脉由跖底动脉形成的有 15 例。这在临床上,当第 1 跖背动脉缺失时,跖底动脉成为第 2 足趾移植的血供来源。

(四)趾背动脉和趾底动脉

除拇趾趾背动脉稍粗外,其他四趾的趾背动脉都较细,而趾底动脉则常较粗大。

在拇趾腓侧缘,趾背动脉小于趾底动脉者有 92%,趾背动脉等于趾底动脉者为 6%,而趾背动脉大于趾底动脉者只有 2%。但在第 2 趾胫侧缘,趾背动脉小于趾底动脉者达 86%,趾背等于趾底者为 8%,而趾背大于趾底者为 6%。这说明趾底动脉通常大于趾背动脉。换言之,足趾本身的动脉血供主要来自趾底动脉。此外,趾底和趾背的动脉分支间也存在吻合支。

　　足背动脉和第1跖背动脉的径路及关系,虽然在解剖学上存在上述分型,但这种分型仅是一般的情况,远不能代表个别的特殊变异例子。在笔者所见的临床病例中,时常会遇见一些特殊畸形。其中有一个病例,足背动脉经伸肌支持带深面到达足背后,向腓侧绕行,转向拇长伸肌腱及拇短伸肌肌腹的外侧,再弯向内侧进入第1跖骨间隙基部,而成为足底深支,进入足底,在此处并不分出第1跖背动脉。而第1跖背动脉却为另一支由足底部来的动脉,在第1跖骨间隙中部穿出表层,走向足趾。这两条动脉与足底深支动脉间并无联系,相距约1.5cm。手术中将由足底部来的足底深支结扎切断后,由于足背动脉未能足够供应第2足趾,该趾转成缺血状态。最后将足背动脉的足底深支解剖出一段,将它和第1跖背动脉另作吻接,第2足趾迅即获得良好的血供,移植手术最后成功。

　　综上所述,可见在第2足趾移植时,选用第1跖背动脉具有下述优点:①第1跖背动脉为足背动脉的直接延续;②第1跖背动脉的口径较大,且常粗于跖底动脉;③跖背动脉常与趾底动脉通过吻合支相通,而趾底动脉是足趾血供的主要血管。这些都是保证游离足趾血液供应的主要条件。

　　(五)第2足趾的静脉

　　第2足趾的静脉有浅、深两组。浅静脉较发达,且走行变异较大,第2足趾趾背静脉经第1、2跖背静脉回流至足背静脉弓,足背静脉弓的内侧端注入大隐静脉。深静脉为足背动脉的伴行静脉,在足底深支相对面有浅、深两组静脉的交通支。第2足趾移植过程中,当大隐静脉损伤时,吻合深静脉亦可保证足趾的静脉回流。

　　(六)第2足趾的神经分布

　　第2足趾的神经分布,趾底和趾背来源不同,趾背的内、外侧来源也不同。趾背内侧有腓深神经分布,外侧有腓浅神经分出的足背内侧皮神经分布;趾底的神经有足底内侧神经分出的第1、2趾底总神经分支,即趾固有神经分布。再造手指指腹的感觉建立是重要的,因此需缝接趾底神经。

　　三、拇指再造术前准备

　　1.了解供区血管状况,检查足背动脉是否存在,检查第1跖背动脉的类型。目前,物理检查仍是重要方法,尚缺少无创性血管检查方法。

　　将供足放入温热水中浸泡10～15分钟,检查供足足背静脉及大隐静脉的充盈度和弹性,用二指法检查血流方向,以排除栓塞性静脉炎。

　　用三点一线法检查动脉状况,即于足背动脉起始部、第1跖间隙基底部及移植足趾趾底部,扣诊检查血管搏动情况及血管弹性,再检查第1跖间隙是否有动脉搏动存在。一个有经验的医师通过触诊还可估计出该血管的外径,也可借助多普勒超声血流探测仪检查估计血管外径。如果均良好,证明是第Ⅰ型,手术操作容易,否则是第Ⅱ、第Ⅲ型。后两者在供区解剖时应予注意,并细致解剖,不要误伤足趾供养血管,有条件时可作血管造影。

　　2.了解受区准备受吻合的血管状况,了解动脉、静脉及拇指残端皮肤、肌腱、骨骼状况。

　　3.禁忌吸烟,或戒烟1周以上。

　　4.作好供足及受区的皮肤准备。如果要取骨移植,也应作相应准备。

　　5.作相关血液凝固因素及因子的测定,便于术后必要时应用抗凝药物。

　　四、拇指再造手术过程

　　手术分两组同时进行。一组在手部,暴露受区的动静脉、神经及拇指残端的肌腱和指骨或掌骨,准备接受移植;另一组则进行第2趾的解剖及离断手术,并待足趾全部离断后,负责将足部创面消灭覆盖。通常受区解剖较易,时间亦短。而供趾区手术常因血管的分布变异而进行缓慢,耗时较长。故通常可由供趾组手术先开始一段时间,再进行手部的解剖手术,以缩短手部手术野的暴露时间。两组的密切配合及熟练的手术操作,可以逐渐缩短手术时间。整个受区及供区的准备移植过程,宜在止血带下完成。

　　(一)麻醉选择

　　由于手术时间较长,吻接的血管很容易发生痉挛,故应选择既能达到完善的麻醉,又能防止血管痉挛的麻醉方法。可采用颈部及腰部硬膜外麻醉,分别为手、上肢、足部及下肢提供有效的麻醉;也可选用全身麻醉。

（二）第2足趾的解剖分离及截取

先在第2足趾基底的足背部设计"V"形切口,"V"形的两臂伸向第1、2趾蹼间隙时,宜稍微偏向两侧(拇趾及中趾方面),以扩大"V"形皮瓣的面积,并可防止解剖时损伤血管。"V"形皮瓣的尖端应达到第2跖骨中1/2的部位。再从此"V"形切口尖端,向近心端在足背动脉径路区作"S"形延长,以便清晰地解剖足背动脉和足背静脉网(图44-15)。足底部的切口亦制成"V"形(图44-16),但为了更好地暴露足底组织,有时可向跖心延长成"Y"形,但延长部位不宜过长,以免造成术后瘢痕性行走疼痛。

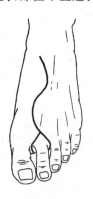

图44-15 第2足趾移植足背切口设计

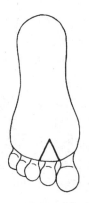

图44-16 第2足趾移植足底切口设计

手术开始时,先切开足背"V"形切口,切断"V"形切口下浅筋膜层的细小静脉并结扎之,然后解剖出足背静脉弓,暴露大、小隐静脉和足背静脉弓。注意保留足背静脉弓向第2趾的分支,不予损伤,而将伸向拇、中趾的分支切断结扎,使形成一个闭合的静脉回流襻(图44-17)。将"S"形切口的两侧皮瓣翻开,从十字韧带足背伸肌腱网状结构下方开始,在拇短伸肌的深面,仔细解剖出足背动脉,并逐步向远心端进行解剖分离。足背动脉经内侧楔骨和第2跖骨底之间,进入第1跖骨间隙后端,分为第1跖背动脉和足背动脉的终末支,即足底深支。足底深支在跖骨底部穿过第1跖骨间隙到足底,参与和构成了足底动脉弓。而第1跖背动脉则向前行走,其位置的深浅和变异已如上所述可分成3型,故手术到此部位时,即应探查第1跖背动脉的走向和属型。如它属于第Ⅰ型在骨间肌上方行进,且口径较粗(在1mm左右),搏动明显,则手术过程就比较简单,只需将足底深支予以结扎切断,逐步向远侧端小心解剖整个第1跖背动脉直到第1趾蹼间隙,第1跖背动脉在此处分成腓侧趾背动脉和第2趾胫侧趾背动脉。在靠近拇趾侧结扎和切断腓侧拇背动脉,继续解剖跖侧及背侧趾动脉间的吻合支,暴露趾底动脉,结扎向拇趾的分支,第2趾的动脉供应即基本上得到清晰完全的游离。由远端向近端解剖,如第1跖背动脉有一部分穿过骨间肌前行,则必须切开骨间肌后在肌间隙内追随前进。如属于第Ⅱ型,则第1跖背动脉几乎全部在骨间肌深部下降,此时分离组织必须小心谨慎,以防止误伤动脉。而属于第Ⅲ型的病例,在骨间肌浅层就可以见到一条很细的第1跖背动脉(口径往往只有0.3~0.4mm),该动脉不能作移植吻接血管,必须解剖跖底动脉。跖底动脉伸向第2趾的趾底动脉,必须切开骨间肌后,向深部探查。先切断第1、2跖骨间的跖骨横韧带,并切断部分拇内收肌后,方可在拇内收肌的跖侧寻出足背动脉的足底穿支、胫后动脉的分支所汇成的第1跖底动脉之间的相互关系,及跖底动脉与拇趾及第2趾的趾底动脉之间的相互关系。这些动脉往往有1mm的外径,足够供应第2趾。解剖时必须保护好它们,避免损伤。然后结扎和切断伸向拇趾的趾底动脉,通向第2趾的动脉解剖顺利完成。

足背动脉口径较大,常有2mm,故吻合手术并不困难。但当足背动脉受到损伤无法利用时,则往往需要利用跖背动脉,或趾背动脉,或趾底动脉来进行吻接。这些血管口径在1mm上下,吻接难度较高,但也能成功。动静脉分离完毕后,从足底的"V"形切口内分离解剖出第2趾的固有神经,在长约3cm以上处予以切断,再切断趾深屈肌腱,在足背上切断趾长伸肌腱。这两条肌腱均应有7cm以上的长度,以供作肌腱修复吻合之用。一般可在跖骨头处作跖趾关节的离断。注意要保持较完整的关节囊组织,以便与拇指的掌指关节囊相缝合而形成新的关节囊。如需连同一部分跖骨取下,就应在第2跖骨中段处用钢丝锯或电锯截骨。在肌腱、神经及关节囊离断后,整个第2足趾只有动脉和静脉相连(图44-18)。一旦手部受区准备完毕,即可将第2趾动

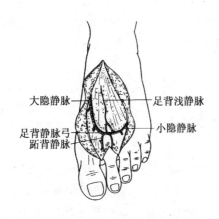

图 44-17　足背静脉回流襻

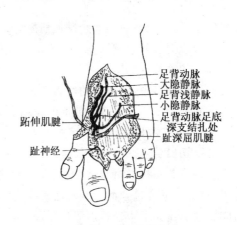

图 44-18　第 2 足趾解剖完成
（只有足背动脉及大隐静脉未切断）

静脉分别阻断，切断结扎。注意血管蒂长均应在 10cm 以上。

（三）指端残端的准备

另一手术组在拇指残端作切开及分离，以备接受移植。拇指残端的皮肤切口，除情况需要使用局部皮瓣外，一般都采用矢状切口（图 44-19A），暴露出掌骨（或指骨）残端，或掌指关节及其关节囊，或腕骨、指骨、掌骨残端，应予修整成形。在鼻烟壶区作略斜交于腕横纹的一条横切口，在该切口内解剖出头静脉、手背浅静脉及桡神经浅支备用。再在鼻烟壶切口中央部解剖出桡动脉的腕背支，作为接受吻合的动脉。成年人这条动脉约在 1.3mm 以上，头静脉则都在 2mm 以上。在同一切口内，解剖出拇长伸肌腱，然后在腕部切口和拇指残端切口之间作皮下隧道，以备通过足趾的血管束、拇长伸肌腱及足背内侧皮神经。在手掌部大鱼际纹作另一切口，此切口亦可和拇指残端切口相连，在此切口内暴露出两条拇固有指神经和拇长屈肌腱。如找不到这条肌腱时，不必延长切口强行寻找，可以切取环指的指浅屈肌腱，或小指的指浅屈肌腱来代替拇长屈肌腱。

（四）将足趾移植到拇指残端

在第 2 趾已截断离体，准备移植前，应先将血管吻合口进行冲洗，用肝素 12 500 单位、利多卡因 400mg，加入林格液 200ml 进行冲洗。将第 2 足趾在拇指残端上作对位对线的固定，加用克氏针作髓内固定（图 44-19B）。如掌骨头关节面完整，亦可与趾骨近端关节面相对接合，不作克氏针的内固定，而仅作关节囊 3-0 尼龙线的缝合修复。在修复关节囊的过程中，应注意把手内肌（包括拇内收肌、拇短展肌及拇对掌肌）的止点作固位吻合，继将趾的血管蒂经过皮下隧道到达鼻烟壶创口中，作血管吻合。吻合次序是先静脉，后动脉，继而缝合肌腱，最后作神经的吻接和皮肤切口的缝合。血管的吻合是手术成败的关键。这些血管的口径一般较大（平均在 2～3mm 左右），应在 6～10 倍手术显微镜下操作。动脉的组合通常是足背动脉和桡动脉的腕背支，如腕背支较细可直接和桡动脉作吻合。吻合部位在鼻烟壶创口内。静脉则是将足背静脉或大隐静脉和头静脉或手背静脉相吻接。如能吻接两条静脉则更佳。

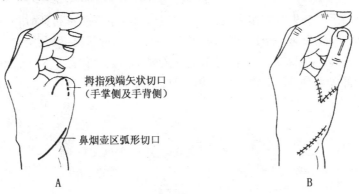

图 44-19　受区切口设计及移植足趾克氏针固定

（五）肌腱的缝接

笔者都采用编织缝接法，这有利于术后早期活动，一般术后第 2、3 天即可让拇指作主动屈伸活动。在大鱼际部切口中,将拇长屈肌腱和趾深屈肌腱作缝接。在鼻烟壶部切口内,将拇长伸肌腱和趾长伸肌腱作缝接。如拇长屈肌腱或拇长伸肌腱因伤残而不能应用时,可用邻指的伸屈肌腱之一来代替之。

(六)神经的吻接

在大鱼际部切口中,将拇指的两条指神经和第2趾的两条趾神经或趾底总神经作吻接。吻接应在手术显微镜下用束膜缝合法进行操作。每条神经用7-0单丝尼龙线缝合3～4针。在腕背部创口内将足背内侧皮神经和手部桡神经浅支缝接。

(七)皮肤切口缝合

最后缝合皮肤切口。在创口张力过大的情况下缝合时,应注意尽可能保证虎口区及吻合血管部位创面的良好覆盖,避免因缝合过紧而导致对血管吻合部位的压迫。剩余部位有裸露创面时可用中厚皮片移植。术后创口内应放置引流。术毕轻轻加压包扎局部,用石膏托制动。再造拇指的指端部分应予暴露,以便术后观察手指的血供和测量指温。

(八)第2趾供区的处理

第2趾截断取下后,供区应作整形处理。修复跖骨残端及皮肤覆盖,消灭死腔,放置引流,缝合。

第2足趾移植拇指再造效果见图44-20。

五、足趾移植手指再造

足趾移植进行手指再造,其手术方法类同于足趾移植的拇指再造,而在适应证的选择、供区切取移植足趾的设计及移植技巧等方面则略有区别。

(一)适应证

1. 示、中、环、小指缺损半节以上,为了美容的目的和功能的恢复而进行足趾移植。

2. 示、中、环、小指缺损2～3节,为了功能及美容的目的进行足趾移植作手指再造。

3. 除了拇指以外其他手指全部缺损,进行1～2个足趾移植,进行对掌手指再造。

4. 手指指腹缺损、指甲缺损,影响功能及外形,采用部分足趾移植进行指腹或指甲再造。

(二)手术方法及种类

可采用第2足趾移植、第1趾蹼皮瓣移植("V"形组织瓣)、第2足趾包裹皮瓣移植、第2足趾甲床游离移植、部分第2足趾移植、扩大第2足趾移植、第2及第3足趾联合移植、双侧第2足趾移植、一侧第2足趾加另一侧第2及第3足趾联合移植、第4足趾移植等。

移植手术过程与拇指再造的供区及受区手术过程相同。其注意点是:供区解剖时必须作供区移植组织的整形,适合手指再造的要求。再造手指要求切除的足趾较细,在跖趾关节处要进行较彻底的修整,保护神经及血管不受损害,防止臃肿,使移植的组织形态正好与受区的需要相符合(图44-21)。

六、多手指缺失的再造

一般认为两个以上的手指缺失就有作多指再造的必要,但在掌握手术指征时,要根据手缺失功能的实际情况,从多方面综合考虑,如缺失哪一个指、缺损的平面、拇指的功能状况,以及年龄、职业等因素。手指再造多采用足趾移植的方法,这就意味着手指的再造都是以丧失相同数量的足趾为代价的。很显然,缺一补一的做法是不正确的。应以再造强有力的对掌手指为第一目的,有条件时可进行个别手指再造,如示、中指再造,或中、环指再造。

(一)手术指征

1. 一只手4个手指均在近节指骨中段以远缺失。

2. 仅存拇指和小指,其他手指全部缺失。

3. 仅存小指,其他四指缺损。

4. 从美观角度或职业要求考虑,患者强烈要求行多指再造。

5. 在急诊中可偶遇多指缺损并伴有因没有再植条件而废弃的下肢或足趾,此时将所有可利用的足趾移植作手指再造。

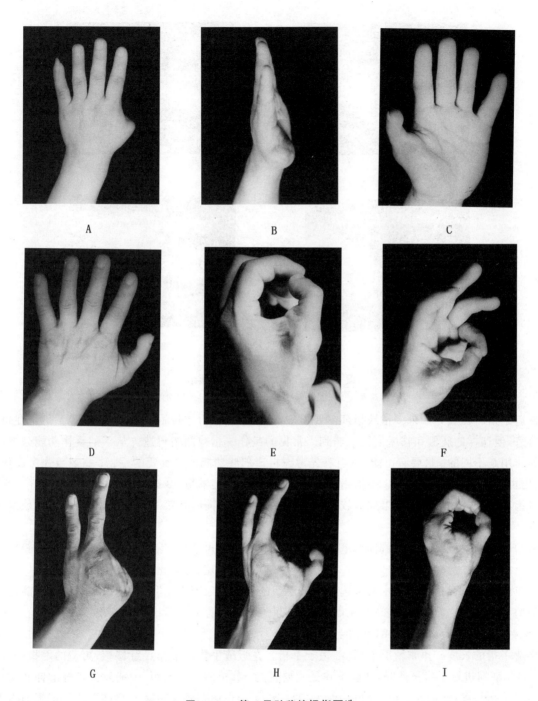

图 44-20　第 2 足趾移植拇指再造

A、B.拇指缺损术前　C、D.拇指再造术后形态　E、F.拇指再
造术后功能　G.拇、示、中指缺损术前　H、I.拇指再造术后

（二）手术方案的确定

1.需要再造手指的数目　根据患者的实际需要,尽量以最少的手指再造数目,来满足功能要求及患者所能接受的形态改善。当然,一只手再造正常形态的手指越多,捏的力量就越大,持物就越稳定,形态改观也越明显。手指残缺的程度是确定手指移植数的重要依据。如果掌指关节功能良好,保留近节指骨水平的手指,该指具有一定的功能长度,则一般不作手指再造。即便是作了足趾移植手指再造,因手指和足趾的形态差异,直径不同,尤其是在连接部位,很难达到完美的效果。

如没有特殊要求,一只手只要有健全的拇指和另外两个手指就可以具备 70%～80% 的手功能。因此从功能重建的目的而论,在多指缺损的患者,只要再造两个手指就可以达到治疗目的。

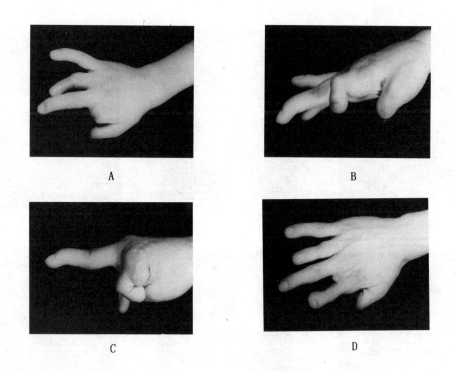

图 44-21　第 2 足趾移植示指再造
A.示指缺损术前　B.示指再造术后可屈曲指间关节　C.示指再造术后可屈曲掌指关节　D.示指再造术后

2.再造手指的位置　如果多指缺损都需要再造,这就不存在再造位置的问题,可取等量足趾在每个残指上进行再造,但这样的病例在临床上很少遇到。常见的是作一指或两指再造。从手的整体功能来看,不同手指所起的作用是不同的。只要有可能,应当事先考虑再造那些功能比较重要的手指。一般首先考虑作示指再造,作示指再造的先决条件是:①患手拇指功能良好;②虎口要足够宽;③第 2 掌指关节功能良好。否则就不能完成对指功能及握物功能。如果虎口较狭窄,应作中指再造,同时将第 2 掌骨短缩,修整皮肤软组织,形成新的虎口。

在多指缺损中,决定作两指再造时,笔者认为作相邻的两指再造,无论在功能和形态方面均较良好,而且易为患者所接受。

通常应根据每个残指的缺损水平来选择再造手指的位置。近节手指完整,如果掌指关节功能良好,从手功能缺失的程度上评定而言,这类缺损无需再造。如果患者从美容方面考虑,要求再造,医师要精心地选择供区,精心地对供足趾进行修整,移植后才能达到目的。

3.再造手指的长度　正常情况下,足趾短于手指。在近节手指水平作足趾移植,再造的手指均短于原来的手指。多指缺损进行手指再造时,功能重建是主要目的。移植的足趾虽短,但能发挥良好的伸屈功能;如果为了追求原手指长度,连同跖骨取下移植,作手指再造,无论在形态还是功能上都难以达到理想的程度。

在掌骨水平的手指缺损,再造时可将跖趾关节与原掌指关节囊相吻接,特别是在有正常的掌指关节存在时更应如此。

每个手指的正常长度是不同的,中指最长,小指最短,至于示指和环指之间哪个长哪个短是无关紧要的。多指再造时,在尽可能的条件下,应考虑到这个特点。

残指缺损平面在中节手指,足趾移植再造虽能达到原手指长度,但因手指与足趾连接部的膨隆,使手指形态欠佳。虽可作局部软组织的修剪及移植趾骨的整形,但移植足趾的伸屈功能亦难以达到功能要求。在多指缺损的病例尤其要慎重考虑。

缺损手指残端的皮肤条件也是影响再造手指长度的因素之一。手指残端瘢痕增生,皮肤挛缩而变得菲薄,常伴有水肿等,难以接纳移植的足趾,这时的处理方法,或是供移植足趾作扩大足趾移植,或者就要以牺牲再造手指长度为代价,切除残端不正常的覆盖组织。

手指再造的长度也受拇指功能状况的影响。如果拇指功能受限,预计通过手术及功能锻炼难以恢复正常活动范围,则再造手指的长度以比计划的短一些为好,否则就难以完成对指功能。

4.供趾的选择　对于供足的选择,要求无瘢痕、大隐静脉未作过切开或长期输液、无足癣或较轻微,足背动脉及第1跖背动脉搏动较清晰。根据足的解剖结构选择供足,其基础是,足背动脉及大隐静脉位于移植足趾的内侧,因此供足为单足时,取同侧足为好,因受区的血管在桡侧,足趾的血管蒂在皮下隧道内距离较短,不易发生迂回、扭曲。

因组合移植再造手指,双足都是供足,再造桡侧手指用对侧足,尺侧的则用同侧足,理由是两个足趾的血管蒂彼此靠近,有利于组合移植。

在多指缺损的病例中,通常以再造两个手指为多。为避免供足术后形态及功能损害,宜在双足各取一个足趾,以组合移植的方式作手指再造。如在一侧供足取两个足趾,尽管手术方法简单,不需组合,终因供足外形欠佳及功能损害,而且再造手指指蹼过高,需再次作指蹼加深手术,因而很少应用。但在三指以上的手指再造时,可在同足取下两趾。

（三）手术方法

与第2足趾再造拇指基本相同,所不同的是将两个血管蒂在与受区血管吻合前进行组合,形成一个整体。当供移植的足趾取自双足,而且准备作组合移植时,在切取足趾时,要有计划地在其中之一的血管蒂保留适当的分支。动脉分支是保留足背动脉的足底深支,在大隐静脉上保留一适当管径的静脉属支,先将另一足趾血管蒂与上述动静脉分支作端端吻合,然后再将保留分支的血管蒂与受区血管吻合。

另一种方法是:两组血管蒂不作组合,而是将两条带血管蒂的足背动脉分别与受区血管切断后的两个断端吻合,其中之一是采用逆行供血的方式。手背的浅静脉数量较多,可选择两条作为受区静脉与两条大隐静脉吻合。

如果作组合移植,则两个受区创口之间及其近侧皮下隧道应做得较宽,以容纳两组移植足趾的血管蒂通过。手背皮肤作广泛的潜行分离时,要根据局部皮肤的条件,如有深在的瘢痕时,分离范围不宜过大,否则会影响皮肤血供。

重建骨支架、肌腱吻合、神经吻合的方法与第2足趾移植拇指再造相同。

第四节　扩大第2足趾移植及"V"形皮瓣移植拇指和手指再造

为了提供拇指及手指再造一些特殊情况的需要,笔者于1976年应用扩大第2足趾移植作拇指及手指的再造,后又设计了足趾"V"形皮瓣移植拇指再造;Foncher等人设计了多种足背皮瓣,行足趾部分移植,作拇指及手指的再造,对医治特殊情况的拇指及手指缺损,具有较大的实用价值。

一、扩大第2足趾移植

切取第2足趾及足背皮瓣或第2跖骨一并移植,称为扩大第2足趾移植。

（一）适应证

1.第Ⅴ、Ⅵ型拇指缺损及包括掌骨缺失的手指缺损。

2.拇指或手指缺损伴有手背或手掌大块皮肤缺损。

3.拇指合并两个以上的手指缺损。

4.拇指存在,4个手指及掌骨缺损。

5.断掌手指拇指全缺损。

6.断腕的拇指手指再造。

（二）分类

扩大第2足趾移植可分为5种类型,除了第Ⅴ型扩大足趾移植因为供区损害较大,目前已废弃不用外,其他 4 型可供复杂拇指、手指缺损的修复。

1．Ⅰ型　第 2 足趾加足背皮瓣移植。

2．Ⅱ型　第 2 足趾加第 2 跖趾关节加部分第 2 跖骨加足背皮瓣移植。

3．Ⅲ型　Ⅱ型加趾短伸肌腱移植。

4．Ⅳ型　Ⅱ型加拇趾及第 3 足趾趾背皮瓣移植。

5．Ⅴ型　第 2、3 足趾加足背皮瓣移植（图 44-22）。

扩大第 2 足趾移植效果见图 44-23。

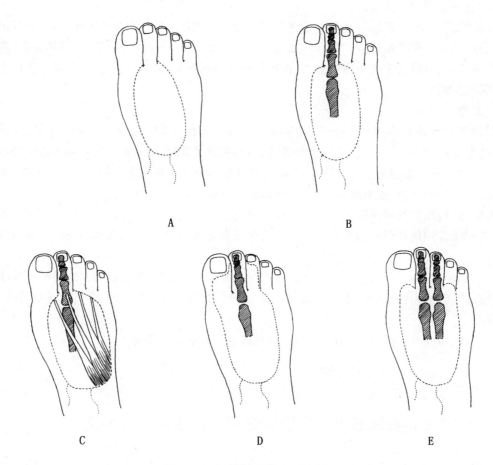

图 44-22　扩大第 2 足趾移植的分类

A．Ⅰ型　B．Ⅱ型　C．Ⅲ型　D．Ⅳ型　E．Ⅴ型

二、足趾"V"形皮瓣及部分足趾移植

足趾"V"形皮瓣移植包括第 2 足趾胫侧加拇趾腓侧趾皮瓣移植，或第 2 足趾胫侧加拇甲皮瓣移植，或第 2 足趾趾甲皮瓣加拇趾腓侧趾皮瓣移植，尚有部分足趾移植等。这些方法为各种不同类型的拇指或手指缺损，提供了多种组织供区选择。

三、足趾合并足背或胫前皮瓣移植

扩大第 2 足趾移植的拇指再造，使足趾移植拇指再造的范围大大扩大了，但有时由于手部创伤严重、组织缺损较大，即使扩大第 2 足趾移植，还不足以覆盖手部创面。笔者利用胫前踝关节区的胫前动脉皮肤分支，在胫前区同时制造另一块胫前皮瓣，构成扩大足趾加胫前区皮瓣移植，这样一对足背动脉及足背静脉携带了多种游离组织移植，使足趾移植拇指再造的手术适应证有所扩大，拇指手指缺损及手背或手掌的大范围皮肤缺损，能一次得到修复。

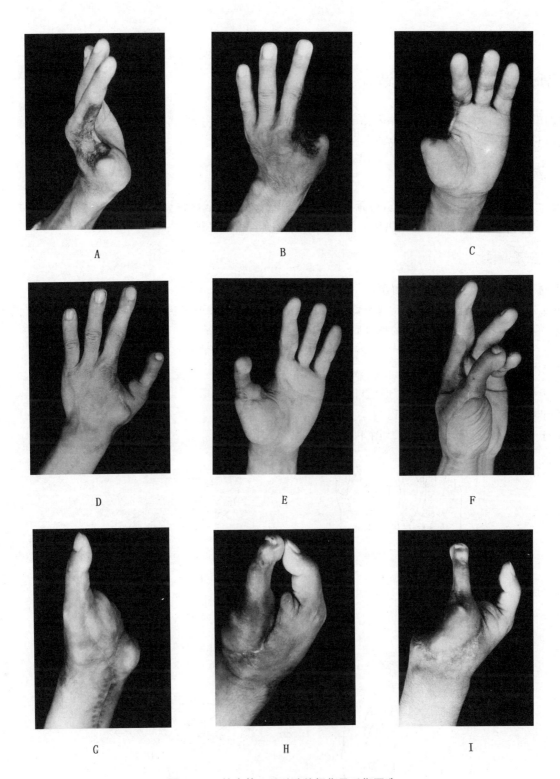

图 44-23　扩大第 2 足趾移植拇指及手指再造

A、B、C.拇指、示指缺失　　D、E、F.扩大第 2 足趾移植拇指再造术后

G.示、中、环、小指缺失　　H、I.扩大第 2 足趾移植，对掌手指再造术后

第五节　拇趾移植拇指再造

应用拇趾移植拇指再造(big toe to thumb reconstruction)是拇指再造的良好方法。Cibbett(1969)及Buncke(1973)先后在临床上取得成功。

一、适应证

拇指Ⅲ、Ⅳ、Ⅴ型缺损拇指再造,拇趾移植的形态更接近于拇指,指甲扁平,指肚宽大,有两节指骨,而且移植后拇指力量及感觉良好,但对供区外形及功能的影响较第2足趾为大。

二、应用解剖

类同于第2足趾移植的应用解剖。

拇趾动脉包括拇趾固有动脉及拇趾背动脉,来自第1跖背动脉或来自第1跖底动脉,静脉系统同第2足趾移植。神经来自足底内侧神经的拇趾固有神经。

三、手术切口设计

1. 于拇趾背侧及足背设计"Y"形切口。
2. 于拇趾跖底设计"V"形切口。
3. 于受区设计拇指残端纵切口(图44-24)。

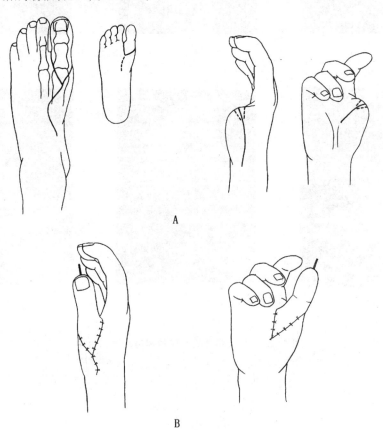

A

B

图44-24　拇趾移植手术(仿 Buncke HJ,拇趾移植,1989)

A.切口设计　B.手术结果

四、手术过程

手术过程类同第 2 足趾移植拇指再造。手术分两组进行,受区组及供区组同时进行。

(一)受区组

1.切开拇指残端。

2.在手背鼻烟壶区暴露出桡动脉。

3.暴露手背部、头静脉、手背静脉。

4.暴露拇长伸肌腱残端。

5.在手掌暴露两根指神经残端及拇长屈肌腱。

6.修整第 1 掌骨残端,如条件允许,解剖出掌指关节囊供吻接;如果无法恢复掌指关节,则在掌骨残端制成凹槽,容纳移植足趾趾骨或跖骨作骨栓固定。

(二)供区组

1.在足背作"Y"形切口,暴露足背浅静脉及大隐静脉,切断足背浅静脉向第 2、3 趾的分支。

2.在足背近端解剖足背动脉、足背动脉足底深支及第 1 跖背动脉,有困难时,切开跖深韧带,使第 1 跖间隙扩大,在第 1 跖间隙骨间肌内解剖第 1 跖背动脉或第 1 跖底动脉。

3.在足底拇趾基底作"V"形切口,解剖拇趾固有动脉与第 1 跖背动脉或跖底动脉的吻合支,切断到第 2 足趾的动脉分支,保留拇趾血管的完整。

4.解剖拇趾固有神经并切断,应有足够长度。

5.解剖拇长伸肌腱及拇长屈肌腱,并切断,应有足够长度。

6.在拇跖趾关节处,或在拇趾跖骨区截断拇趾。

(三)移植

待受区血管准备完成后进行拇趾移植。

1.作骨关节克氏针固定,或关节囊缝合。

2.先吻合静脉,再吻合动脉。

3.吻合肌腱。

4.吻合神经。

5.放置引流,必要时可用石膏托固定。

第六节　拇甲皮瓣移植拇指再造

拇甲皮瓣移植拇指再造(big toe wrap-around flap to thumb reconstruction)由 Morrison(1978)最先应用。该皮瓣为一带有血管神经拇趾的包裹皮瓣,移植到拇指后再加植骨,形态逼真,因而被推广应用于拇指再造。

一、适应证

该法适用于 Ⅲ、Ⅳ 型拇指缺损及第 1 掌骨缺损较少的第 Ⅴ 型拇指缺损。本手术再造的拇指虽有较好的形态效果,但植骨有时会有吸收及愈合不良。在手术中加以改进,即切除部分拇趾的趾骨一起移植,使拇指再造的植骨区近端及远端都有血供,可促进移植物的成活。

二、应用解剖

类同于第 2 足趾移植及拇趾移植的应用解剖。

三、手术切口设计

我们改良了 Morrison 的手术切口,即在足背拇趾基底设计"Y"形切口,在足底设计"V"形切口,拇趾胫侧皮肤保留作拇趾趾骨的血供。受区切口设计类同于拇趾移植拇指再造(参见图 44-24)。

四、手术过程

手术过程类同于拇趾移植拇指再造。

(一)受区组

同拇趾移植,同时需切取一块 1.0cm×1.0cm×5cm～1.0cm×1.0cm×6cm 的髂骨,备用。

(二)供区组

参见本章第七节"异体手指移植拇指和手指再造"的手术过程。

(三)拇甲皮瓣移植

1. 在受区移植一块 0.8cm×0.8cm×4cm～0.8cm×0.8cm×6cm 的髂骨,于拇指掌骨残端作骨栓固定,另加钢丝结扎。

2. 移植拇甲皮瓣,包裹移植的髂骨块,如果拇甲皮瓣带有末节趾骨,需用克氏针固定。应注意如果用克氏针固定,则不用钢丝结扎,以免影响骨的愈合(图 44-25、图 44-26)。

3. 吻合静脉及动脉,最后吻合神经。

4. 缝合皮肤,放置引流。

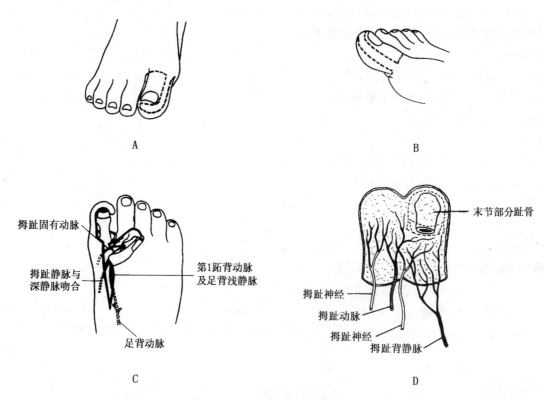

图 44-25 拇甲皮瓣移植

A、B.拇甲皮瓣切口设计　C.拇甲皮瓣的切取　D.拇甲皮瓣结构

(四)供区拇趾创面植皮修复

术后往往会造成供足行走痛,可用第 2 足趾背皮瓣修复拇趾腹侧,其余部分植皮修复(图 44-27)。

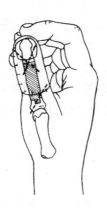

图 44-26 拇甲皮瓣移植加植骨拇指再造

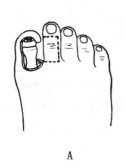 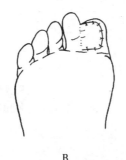 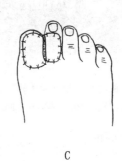

A B C

图 44-27 拇甲皮瓣供区处理
A.第 2 趾背皮瓣设计 B.第 2 趾背皮瓣转移修复拇趾腹侧 C.拇趾及第 2 趾背植皮

（王炜、董佳生）

第七节 异体手指移植拇指和手指再造

1953 年 3 月，黄硕麟取新鲜尸体手指，剥除抗原性很强的皮肤组织后，把指骨-关节-肌腱复合组织埋藏在缺指者的胸腹部皮管内，为 5 名志愿者再造手指。他发现－40℃冰箱保存 3～7 天的异体手指移植后，皮管充血和肿胀较轻微，提示新鲜尸体的手指，不必当日切取移植，可以冷藏备用。

近几年来的动物实验和临床实践证明，关节囊、肌腱、韧带等组织的抗原性较弱，不会引起全身和局部严重的免疫反应；而骨组织的抗原性较强，植入宿主会引起体液免疫反应和细胞介导免疫反应。移植物细胞数量越多，反应越强。因此，移植之前对异体骨进行降低抗原性的处理就非常必要了。与放射线照射、免疫抑制剂的应用等方法相比较，冷冻降低骨组织的抗原性是一个最简单有效的方法。Heiple 认为保存在－20℃3 周可减弱骨的抗原性，在－80℃时可以保存更长时间。

1979 年，黄硕麟对二十多年前异体手指移植的志愿者进行复查，发现从事体力劳动者的异体指骨吸收缩短，关节变性狭窄；而从事轻体力劳动者，异体指骨却硬化（图 44-28）。皮管感觉差，血管不丰富，再造的手指外形臃肿，容易冻伤、烫伤。

黄硕麟(1982)和他的助手用拇甲皮瓣游离移植替代皮管，包裹－10℃冷冻保存的异体手指复合组织，并取得成功。但随访发现异体末节指骨有顶出皮瓣及吸收的现象，故设计了在拇甲皮瓣内附上末节趾骨片，与异体末节指骨缚扎固定，从而解决了指骨顶出及吸收的问题。随着时间延长，异体关节呈现变性狭窄，甚至半脱位，类似关节失去神经血管营养支配的 Charcot 关节病变。于是又改进了手术方法，将尸手冷藏的温度定在－30～－20℃，在拇甲皮瓣内附着趾关节两块趾骨片，镶嵌于异体指关节的两块指骨上，期望用神经血管营养支配的自体趾骨片,去"爬行替代"异体骨,并引入神经血管生长(图 44-29)。结果趾骨片与异体骨均获得了骨性连接,但关节端的骨吸收仍然存在,可能与指骨骺端髓腔内聚集抗原性强的红骨髓有关。于是移植时挖空指骨两端的异体骨髓,填入自体新鲜的同侧桡骨下端红骨髓。红骨髓具有高活性的成骨能力,内含未分化间质细胞、骨内膜细胞、有成骨活力的骨祖细胞,能够诱导成骨,促进骨折愈合。从 1959 年起,经过三十多年的临床实践和不断改进,异体手指复合组织移植的手术方法有了发展。

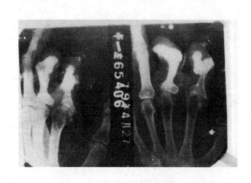

图 44-28　示、中指异体手指移植二十多年后复查,轻体力劳动者,异体指骨硬化

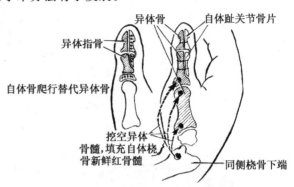

图 44-29　拇甲皮瓣、趾关节骨片皮瓣图示,挖出异体骨髓,填入自体桡骨下端红骨髓

一、适应证

1. 对 Ⅲ、Ⅳ、Ⅴ 型的拇指缺损,可采用拇甲皮瓣加异体手指复合组织移植。

2. 拇指存在,2～5 指全部或四指或三指 Ⅴ、Ⅵ 型缺损,用拇甲皮瓣并连第 2 足趾加上异体手指复合组织,可以再造两指。

3.5 个手指 Ⅴ、Ⅵ 型缺损,只留残掌,用扩大拇甲皮瓣并连第 2 足趾加上异体手指复合组织,可以造出虎口与拇、示指。

4. 指骨与掌骨的节段性缺损、手背瘢痕、虎口挛缩,可用扩大拇甲皮瓣(包括足背皮瓣)修复切瘢后的创面,以异体指骨或掌骨修补骨缺损。

手术年龄为 17～25 岁。年龄过小,骨骺发育未全,不宜作骨性手术,而且儿童的尸体手来源困难;年龄过大,常有老年性血管病变,容易发生术后皮瓣血循环危象。

二、应用解剖

详见本章第三节"第 2 足趾游离移植拇指和手指再造"的应用解剖。

供足第 1 跖背动脉的类型及各型所占比例,各文献报告均有差异。1982 年 6 月～1995 年 12 月,上海市第一人民医院游离移植拇甲皮瓣 260 例,第 1 跖背动脉Ⅰ型(皮下型)占 33.46％(87/260),Ⅱ型(肌内型)占 50.77％(132/260),Ⅲ型(肌下型)占 14.62％(38/260),Ⅳ型(缺失型)占 1.15％(3/260)。

拇趾甲棘与末节趾骨结节处有侧骨间韧带,与甲床连成一体,坚韧不易分离。剥离趾甲时需切断此韧带,否则剥离困难。甲床的真皮层有垂直的纤维束与其下的趾骨膜紧密相连,需锐性分离,才能把甲床与骨膜分开。在伸拇肌腱浅面,拇趾腓侧背动脉支于距趾甲上皮缘 3～7mm 处形成动脉弓,发出分支营养甲床,剥离时不能误伤,否则会影响趾甲生发层的营养,生长畸形趾甲(图 44-30)。

三、术前准备

(一)供手准备

健康青年外伤死亡后,迅速从其腕关节处,取下新鲜尸手,剪指甲,用肥皂水刷洗干净,消毒灭菌。作好皮肤、肌肉、肌腱及骨组织的细菌培养。用无菌塑料袋作三重包装,编号归档,标记尸手性别、年龄、血型、取样日期,放入 -30～-20℃ 的深低温冰箱内保存。使用前细菌培养应为阴性。手术当日早晨 6 时,从冰箱内取出选好的尸手,于室温下逐渐解冻。

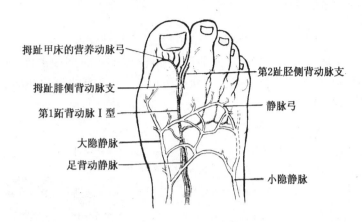

拇趾甲床的营养动脉弓

拇趾腓侧背动脉支

第1跖背动脉Ⅰ型

大隐静脉

足背动静脉

第2趾胫侧背动脉支

静脉弓

小隐静脉

图 44-30　拇趾腓侧背动脉支距趾甲上皮缘 3～7mm 处形成动脉弓，发出趾甲之营养支

（二）受体准备

患者心、肺、肝、肾等功能应当正常，身体健康，未处于血小板增多等高血凝状态；无长期使用激素史；女性不处在行经期；无性病，无吸毒史；手脚无皮癣及灰指甲等皮肤病。吸烟者必须先戒烟 1 周。

（三）多普勒超声血流仪测定

供区与受区的动静脉须进行多普勒超声血流仪监测。选取动脉搏动良好、静脉回流通畅的一侧为供足。有足部静脉穿刺输液史及足背存在增生瘢痕者，往往提示足部血管可能存在病变，应慎重挑选。

（四）供、受体配型

异体手指经过深低温冷冻后，抗原性明显减低，移植后不会引起宿主的急性排异反应。因此不必配合血型，也不需作 HLA 之组织配型。术前不使用抑制免疫反应的任何制剂与激素。

（五）家属签字

仔细向患者家属或工作单位负责人解说病情、手术治疗可能发生的并发症及手术效果。办好签字手续，作为患者自愿手术的依据。

四、手术过程

采用全身麻醉，也可采用长效臂丛神经阻滞麻醉及腰部连续硬膜外阻滞麻醉。采用利多卡因加布比卡因阻滞臂丛，能维持手部 6～8 小时无疼痛感觉。手术分组同时进行。

（一）尸手准备

从塑料袋中取出尸手，消毒皮肤。剥除尸手的外层皮肤，深层的组织虽未解冻，仍可分离，按需要的长度取下尸手指骨-关节-肌腱-腱鞘复合组织，浸入含新霉素 1g、多粘菌素 B 50 万单位的 250ml 生理盐水溶液中 1 小时，备用。如果尸手刚从深低温冰箱内取出，未解冻，只能用利刃如削土豆皮样削去皮肤组织（图 44-31）。术者需熟悉局部解剖，不削伤皮下的肌腱、腱鞘和关节囊。

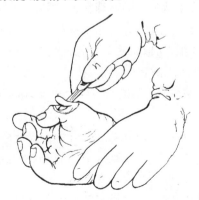

图 44-31　用利刃如削土豆皮样削去尸手手指的皮肤组织

（二）拇甲皮瓣的切取

1.切口　根据手部拇指、手指缺损的部位和局部瘢痕,设计供足皮瓣切口。在足部动静脉与大隐静脉干间作波浪形切口,在第1～2跖骨头处与拇甲皮瓣的切口相连(图44-32)。经趾蹼到跖面,将第1～2跖骨头间的非负重区切口作成尖角形,向内连于拇趾胫侧舌状皮瓣切口。该舌状皮瓣的基部于右拇趾定在2～6点钟处,左拇趾定在6～10点钟处(图44-33)。

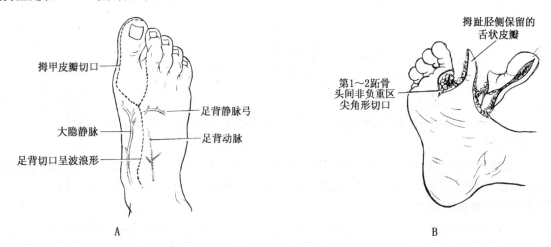

图 44-32　供足皮瓣切口

A.足背切口:在大隐静脉与足背动静脉间作波浪形切口　B.在1～2跖骨头的跖面非负重区作尖角形切口

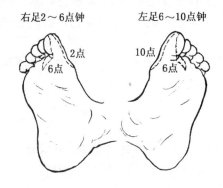

图 44-33　拇趾胫侧保留的舌状皮瓣基部,右足在2～6点钟处,左足在6～10点钟处

2.游离皮瓣的血管神经　保持足背动静脉-第1跖背动脉-拇趾腓侧背动脉的血供系统。如果第1跖背动脉变异,难于保证拇甲皮瓣的血供,则应保持足背动脉-足底深支-足底弓-第1跖底总动脉-拇趾底动脉之血供系统。

在第1跖骨基部,大隐静脉与足背动脉伴行静脉即深浅静脉之间常有一短路交通支,保留它可使拇甲皮瓣的血管蒂经过手背皮下隧道时不易自行扭转,并可增加皮瓣的静脉回流(图44-34)。

根据手部指掌、指背神经缺损的范围,切取趾底神经、腓深神经之拇趾皮支。

3.剥离趾甲　切断趾甲棘与趾骨间的侧骨间韧带,按趾甲弧度从胫侧到腓侧,在甲床与骨膜间锐性剥离,包括甲根,不能穿破趾甲侧缘的甲皱皮肤。不能强力牵拉甲体,以免引起甲板与甲床分离。趾骨上留有骨膜,有利于植皮存活。

4.凿取趾关节二骨片　趾甲掀起后,利用锐利凿从趾骨背侧皮质骨向跖侧劈取趾骨片,也可以从较阔的趾关节面处,于伸拇肌腱止点外侧缘向远侧与近侧趾骨纵形劈开,才能不伤及二趾骨片相连的腓侧关节囊韧带,又不会扯断皮瓣进入趾关节囊骨片的神经血管细支。

5.解痉与皮瓣断蒂　在趾甲与骨片剥取后,皮瓣仅靠血管蒂与足相连(参见图44-34)。由于暴露在空气中操作及牵拉等刺激,皮瓣血管常呈痉挛状态,皮肤苍白皱瘪。这时应放回原位热敷,行罂粟碱液局部点滴,同时静脉注射低分子右旋糖酐及复方丹参等药物。经过这些处理后,皮瓣常能解痉,颜色转红润,皮瓣边缘渗

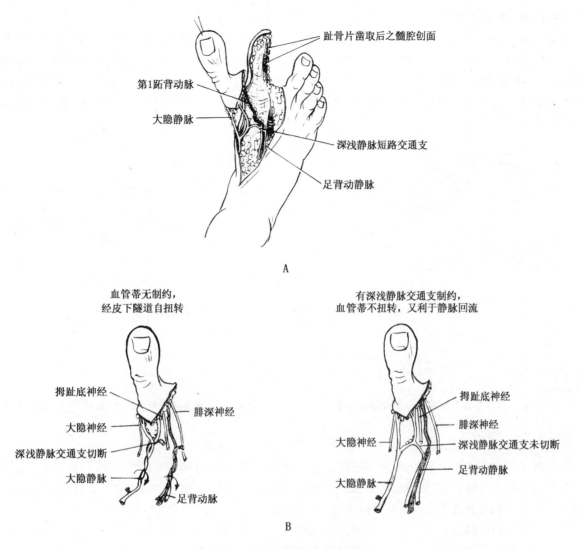

图 44-34　游离皮瓣的血管神经

A.游离后拇甲皮瓣仅血管蒂相连,保持深浅静脉间的交通支　B.深浅静脉交通支切

断,血管蒂经手背皮下隧道易自行扭转,保持交通支则不易扭转,又利于皮瓣静脉回流

血活跃,此时即可断蒂。若经过这些措施不好转,应在显微镜下检查动静脉蒂全程有否存在未结扎的小分支、有否存在血管壁损伤,同时给予相应处理。有 2 例于术中反复发生顽固性动脉痉挛,未能查到原因,被迫放回原位,缝合皮瓣包扎,患者返回病房后继续保暖解痉治疗。18～20 小时后,皮瓣呈红润、饱满,皮温升高,血管扩张,又回到手术室断蒂移植,获得成功。

6.植皮　从供足侧大腿取中厚皮片移植于拇趾供皮瓣区创面,或以前述的第 2 足趾背皮瓣进行修复,用厚敷料均匀包扎,足背皮肤切口间断缝合。

（三）受区准备

1.切口　以拇指缺损为例,在缺指部位作矢状切口或"Z"切口。解剖出跖骨或掌骨、伸屈拇指肌腱断端及指神经瘤,分离出大鱼际肌止点。于腕部另作横切口或斜切口,找出受区的桡动静脉或其腕背支,并与手指切口间作宽敞的手背皮下隧道。

2.供、受体的骨固定与肌腱缝合　用阶梯式或嵌插式法对合供、受骨,以克氏针或钢线作内固定。若受体内为掌骨,可把异体近节指骨干皮质插入掌骨髓腔内,缝合大鱼际肌止点到异体伸指侧束上。异体肌腱在Ⅲ区与Ⅴ区用 Kessler 法与自体肌腱缝合,伸拇肌腱的缝合张力稍大些。

3.异体指骨与皮瓣自体趾骨片镶嵌　皮瓣取自缺指同侧足者,需在异体指骨的尺侧凿出镶嵌骨面。若皮瓣取自对侧足者,则在异体指骨的桡侧凿出镶嵌面,不能弄错(图 44-35)。

（四）拇指（手指）再造

皮瓣断蒂后，尽快用 39 号不锈钢线缚牢已对合镶嵌的异体骨与皮瓣内趾骨片。皮瓣血管蒂无扭转地经手背皮下隧道引到腕部切口。在显微镜下吻合大隐静脉与头静脉、足背静脉与头静脉、足背动脉与桡动脉（或腕背支）。一般皮瓣恢复血供约需 1 小时。然后吻合神经，即隐神经支对接桡神经手背支。常规在指根、虎口放橡皮引流条各一根。皮瓣必须完整地、松弛地包绕移植物缝合，若有张力，需在皮瓣缘条隙内植皮（图44-36）。

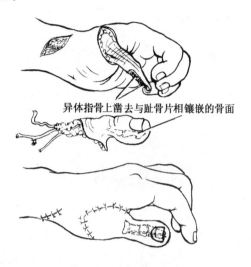

异体指骨上凿去与趾骨片相镶嵌的骨面

图 44-35　异体指骨与皮瓣内趾骨片镶嵌固定

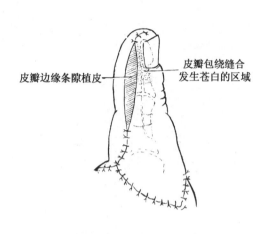

皮瓣边缘条隙植皮

皮瓣包绕缝合发生苍白的区域

图 44-36　皮瓣缝合有张力时，在皮瓣缘条隙内植皮

五、手术注意事项

1.若供手致病菌培养为阳性，应摒弃不用。每使用 1 次，需细菌培养 1 次，为下次应用提供无菌依据。

2.手部切口应与拇甲皮瓣相对合，异体移植物不能太长、太大。皮瓣包绕移植物务必完整、宽松，行无张力缝合。皮瓣血管蒂通过手背皮下隧道时不能扭转与受压迫。

3.若伸屈拇指肌腱缺损，可采用邻指浅屈肌腱或示指固有伸肌腱转位替代，与异体相应的肌腱缝合。

4.不切除第 1 背侧跖骨肌，使第 1 跖骨间隙不凹陷，有利于植皮存活。

5.应用止血带能得到无血的清晰术野，但使用后组织缺血缺氧及代谢产物积聚，易引起皮瓣血管痉挛，因此止血带应用时间不宜过久。不常规进行肝素和利多卡因药液灌注，以免造成人为的血管内膜或毛细血管床损伤。

六、术后处理

1.患者在病房内，患手置入特制的烘箱内抬高，保暖（图 44-37）。烘箱内有 45° 的倾斜搁板，箱内装有白炽灯泡，可调节箱温到 20～30℃。箱盖有玻璃窗可开启，以观察和测定移植手指的颜色、肿胀程度及进行毛细血管返流试验。术后 5 天内，每小时测定移植手指皮温 1 次，并与健康手指对比。

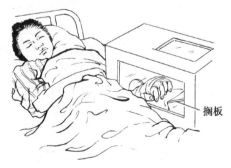

搁板

图 44-37　患手置入特制的烘箱内抬高，保暖

2. 术后常规静脉应用抗生素、低分子右旋糖酐及扩血管药物。

3. 引流条不必按外科常规在术后 24～48 小时拔除，因此期间正是皮瓣发生血循环危象的危险期。若打开敷料患手受寒冷和疼痛的刺激，有激发血循环危象的可能，故第一次掉换敷料可放在术后第 5 天进行，此时血管吻合口已有内皮细胞生长覆盖，比较安全。

4. 注意保暖与局部制动，严禁吸烟。

5. 供皮瓣区术后 10～14 天掉换敷料，拆线。创面植皮大部能存活。少数患者在趾关节区、肌腱上、趾骨髓腔面、趾蹼区、甲床的植皮失活，但创面小，通过换药可以自愈。若创面大于拇趾甲面积，需再植皮。

6. 术后血循环危象的防治与足趾游离移植相同。足部拆线后可逐渐起床活动，开始有足肿、植皮区易磨破等并发症，待侧支循环建立皮片增生增厚后，肿胀可自行消退。胫侧保留的舌状皮瓣会增生扩大到整个拇趾跖面负重区，耐磨性能良好，完全能胜任步行功能。有个别患者拇趾甲根未剥离干净，术后残留趾甲长成一小结，会钩破袜子，并有压痛，应切除之。

七、并发症的防治

(一)异体指骨吸收

长期随访部分患者有异体指骨吸收，原因是多方面的。骨移植后，宿主对异体骨的"爬行替代"是一个缓慢的愈合过程，约需 2 年时间才能完成。此期间若移植骨吸收与新骨形成的速度保持平衡，则可维持骨与关节的形态。若骨片固定不正，有错位、感染或过早活动，就会使植骨吸收加快，或新骨不形成，终致植骨消失。这并不是慢性排异的唯一影响，因为自体骨移植遇到这种情况，也会有骨吸收的后果。因此，异体手指移植的骨片固定应当贴切、牢固。术后 2 年小心保护，不过早活动再造指。待骨的"爬行替代"完成，才能达到永久存活并胜任强力劳动(图 44-38)。已有骨吸收缺损者，仍需用自体骨或异体骨再植骨，以矫正手指短缩及晃动不稳的缺点，此时需加作关节融合术。

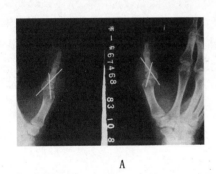
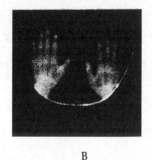
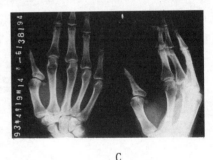

A B C

图 44-38 异体指骨吸收病例分析

A. 1983 年 9 月，移植－30℃冷冻 209 天的异体环指复合组织再造右拇指，供骨与宿主骨两根克氏针交叉内固定之正侧位 X 片 B. 同一患者，术后 Tc⁹⁹ᵐMDP 放射性核素扫描左右拇指显影相同 C. 同一患者，术后 9 年 4 月 X 线复查，异体骨与宿主骨融合成一块，指关节消失，拇指无萎缩，握捏有力

(二)异体关节变性

皮瓣内趾骨片与异体指骨镶嵌，虽能促进骨连接，并引入宿主的神经血管营养支配，以克服类似 Charcot 关节病变的发生，但关节软骨的退行性变极难避免。

(三)异体肌腱粘连

经过深低温冷冻的异体肌腱，移植后能与宿主肌腱牢固连接，其修复及愈合过程同自体肌腱移植相似。1996 年 6 月，上海市第一人民医院对 1 例移植 14 年的异体手指复合组织者仅因骨吸收再行植骨术，发现种植的异体伸拇肌腱结构仍然良好。取该腱一束作组织切片光镜检查，报告肌腱组织细胞核为正常梭形，未发现核固缩、核碎裂、核溶解等现象。肌腱存活，无排异反应，但肌腱周围有轻度粘连。肌腱移植后的粘连，异体肌腱与自体肌腱均不幸免。处理方法为行肌腱粘连松解手术。术毕在肌腱周围放些透明质酸，对防止肌腱粘连有好处。

(四)感染

同其他外科手术一样,异体手指移植也存在着伤口感染的可能性,但其致病因素较自体移植有所增加。个别人在异体手指移植术后 1 个月发生迟发性感染,表现为慢性炎症征象。局部炎症组织存在淋巴细胞、中性粒细胞和浆细胞。

(五)供足的并发症

供足切取拇甲皮瓣及植皮后,一般对步行均无影响,在随访的病例中,还有能爬山、踢足球的。但也存在下列一些并发症。

1.供足植皮区易磨破,个别人不能穿皮鞋,但可穿宽松鞋,有的女性不能穿高跟鞋。在第 1~2 趾骨头存在胼胝。

2.早期供足麻木,冬天怕冷并有足肿,以后逐渐好转。

3.拇趾胫侧保留的舌状皮瓣过狭,可引起拇趾末节坏死。

4.皮瓣并连第 2 足趾游离移植者,有拇趾外翻畸形。

5.拇趾上存在残甲结节。

这些并发症是可以防止的。如游离皮瓣时尽量不结扎供足的跗内、外侧动静脉,保持足部良好的侧支循环;完整地剥离甲根;用中厚皮片植皮,容易成活也能耐磨;术后半年用弹性绷带保护供足活动等,都有利于供足的康复。

八、评价与展望

拇指和手指再造的方法不断革新创造,目前已有几十种,足趾移植也有近百年的历史了。异体手指复合组织移植又为缺指者提供了一个再造的选择。随着低温生物学的发展及低温储藏技术的进步,对移植物进行深低温冷冻处理,以降低其抗原性,已成为一个较为简单而有效的方法。对于低温冷冻降低异体骨抗原性最合适的冷冻温度与日期,尚需继续研究。上海市第一人民医院所选择的冷冻温度是 $-80 \sim -10 ℃$,冷冻期为 $13 \sim 1\ 800$ 天(平均为 410 天)。这只是一个参考数据,不是极限数据和最适合数据。由于皮肤的抗原性很强,移植后很快被宿主排斥而无法永久存活,因此目前的异体手指只能剥除皮肤后移植。针对异体关节移植后容易变性的缺陷,通过增加自体有神经血管营养支配的趾骨片和自体新鲜红骨髓去改造异体移植物,进行"爬行替代",是很有实用价值的。

(侯明钟)

第八节　拇指延长术

拇指延长术(thumb lengthening)常用的手术方法有:Gillies 拇指延长术,又称脱套延长术,以及掌骨延长拇指延长术和指骨延长拇指延长术等。

一、Gillies 拇指延长术及改良 Gillies 拇指延长术

利用拇指残端手背皮肤形成帽状皮瓣加上植骨,使残指有效地加长,能加长 2~3cm。如适应证选择恰当,功能恢复好,延长的拇指能恢复粗、细劳动功能,这是由于其关节及感觉良好之故。因为手术方法简单,所以特别适用于年长患者。其缺点是外形不理想,并且延长长度有限。

(一)适应证

该法适用于Ⅰ型、Ⅱ型及部分Ⅲ型拇指缺损,残端无硬韧瘢痕,软组织丰满,皮肤移动性良好者,以及因患者条件限制,不宜或不愿选用其他方法如示指转位、足趾移植进行拇指再造者。

（二）**手术方法**

1.残指局部皮瓣加植骨　Gillies 拇指延长术利用拇指末端的带蒂舌状皮瓣加植骨进行拇指延长。

外科技术：距残端 2～3cm 处，在残指的背侧或桡侧作半环形或舌形切口，皮肤切口深达深筋膜层。保留掌侧或尺侧皮肤为蒂，在深筋膜层下掀起局部皮瓣，如皮瓣血供欠佳，可行延迟手术，即先掀起皮瓣的 2/3 或 1/2，在深筋膜层下分离皮瓣，然后原位缝回，待 10 日后重新切开和掀起皮瓣。将皮瓣向远端分离，暴露拇指残端，使皮瓣与拇指残端之间能容纳拇指延长的移植骨片。修整残端，取髂骨块插入髓腔，用克氏针作内固定。皮肤切开后注意保护拇指掌侧神经血管束的完整，不受损伤。皮瓣翻起遗留的创面用皮片移植修复。

2.残指帽状皮瓣加植骨　Gillies 拇指延长术中，采用上述延长方法，拇指长度增加在 1～2cm，常难以达到满意结果。采用拇指末端制造岛状帽状皮瓣，可使拇指延长 2～3cm。

外科技术：距残指指端 2.5～3cm 处作环状皮肤切口。在拇指腹侧仔细显露两侧指神经血管束，并保持与帽状皮瓣相连。在神经血管束近端仔细分离，尽可能使其延长，使拇指末端皮肤制成带神经血管蒂的帽状皮瓣。利用游离神经血管束，可使皮瓣向远端牵出 2～3cm。因延长的皮瓣形态为帽状，又称脱套拇指延长术。

在拇指骨残端移植 2.5cm×0.8cm×1.0cm 的髂骨块，修整残端，植骨，用骨栓及克氏针作内固定。进行骨块移植时，常常不易操作，可在帽状脱套皮瓣的远端作一横切口，暴露拇指指骨残端，进行指骨修整及骨移植的固定。帽状皮瓣下方创面用全厚皮片移植修复。

本法的主要缺点是拇指延长长度有限，有时出现皮瓣血供障碍、骨外露、再造拇指形态欠佳等。如由有经验的医师手术，不易出现脱套帽状皮瓣的血供障碍，手术成功率很高。由于手术操作简单，对于一些年龄较长，要求恢复功能迫切，而对形态要求不高的患者，此手术是一良好选择（图 44-39）。

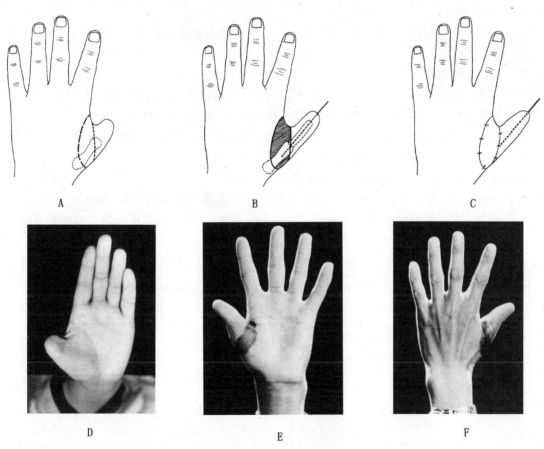

图 44-39　Gillies 拇指延长术

A.拇指皮肤切口设计　B.拇指延长植骨　C.延长区创面植皮　D.术前　E、F.术后

（三）**注意事项**

1.拇指延长术适合于残端拇指皮肤愈合良好，皮肤及皮下组织松软者。

2.作拇指桡侧舌状皮瓣延长时，注意保护手背的回流静脉不受损伤，保护好指血管神经不受损伤。

3.脱套延长的帽状皮瓣应保护其手背静脉及指神经血管不受损伤。

4.移植骨块应大小适宜,过大会造成皮瓣血供障碍。

5.移植骨块与拇指残端指骨间应有良好固定,采用骨钉固定,或骨栓插入近端指骨残端,或钢丝固定,或小型钢板螺钉固定,或骨钉加克氏针固定。

6.拇指基底植皮床应没有骨及肌腱或腱鞘暴露。

7.移植骨克氏针固定宜在术后4周以后、X线检查骨愈合良好时拔除。

8.术后3个月内延长拇指不宜作重负荷劳动。手术后早期,即3～4周内,除了克氏针固定外,并用外支架或石膏托保护,但拇指腕掌关节可以活动。

二、拇指掌骨或指骨延长术

该法即为用拇指掌骨或指骨延长方法,增加拇指的功能长度,达到拇指缺失功能再造的目的。

对于Ⅰ、Ⅱ、Ⅲ型及部分Ⅳ型拇指缺损,均可采用此种手术进行拇指延长,达到拇指再造的目的。

常常采用的方法是掌骨延长,但是如有足够的指骨时,也可采用指骨延长。

手术方法包括植骨术掌骨延长,或应用外置式骨延长器掌骨或指骨延长。

(一)植骨术掌骨延长

植骨术掌骨延长是将掌骨中部截断,移植骨片插入其中。

在拇指背侧掌骨中部作一纵形皮肤切口,暴露第1掌骨中部,用骨膜剥离子剥离掌骨骨膜,进行掌骨中部截骨,移植一块1.0cm×1.0cm×1.0cm的髂骨块,插入掌骨截断的间隙之中,外用小型钢板螺钉固定,或钢丝固定,或克氏针固定。

由于第1掌骨周围的肌肉、肌腱及韧带张力较大,立即植骨的掌骨延长很少能达到1.5cm的,因此这不是一种有效的拇指延长术。

(二)骨延长器掌骨延长

骨延长器掌骨延长是将掌骨截断,在截骨的掌骨上安放骨延长器,达到拇指延长的目的。

该手术可延长拇指3cm左右,延长的拇指外形及功能良好;缺点是治疗周期较长。

该手术是Mater(1967、1980)报告的一种术式,笔者在应用中对其作了一定的改良,方法如下。

1.切口　在拇指第1掌骨中部背侧皮肤作一2～3cm的纵形切口。

2.分离骨膜　在第1掌骨中部背侧作一纵形切口分离骨膜。

3.掌骨中部截断　在掌骨中部用电锯或线锯将掌骨截断,作横形截骨或"Z"形截骨。

4.安插克氏针　在被截断掌骨的近端及远端各安插两根克氏针,注意克氏针进入处应避开拇指的血管神经。

5.安放外置式骨延长器。

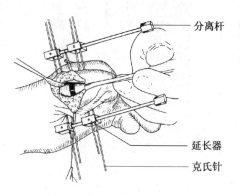

图44-40　用于拇指延长的骨延长器

6.骨的延长　术后即可通过捻动骨延长器的分离杆进行骨延长,一般每转一圈延长1mm,每天延长1～1.5mm,达到设计的延长长度后,骨延长器继续安放3～4周。待X线检查骨痂愈合良好时拔除钢针,卸下掌骨延长器。一般掌骨延长长度为3cm,也可延长4cm(图44-40)。在骨延长时注意延长速度,遇有拇指远端血液循环不良,或指神经快速延长有不适时,宜减慢延长速度。

第九节 手指转位拇指再造

应用手指转位再造拇指的方法称为手指拇指化手术(pollicization)。对于拇指全缺损伴有示指、中指远节缺损的患者,手指转位拇指再造术,是一种功能、形态良好的拇指再造术。由于是带血管神经蒂的手指转位移植,因此手术成功率高,远比游离足趾移植拇指再造风险小。但是通过该拇指再造术后,毕竟不能增加一个手指,有时不能满足患者期望,如果医师能恰当地阐明该手术的优点,则肯定会被患者所接受,但最终的选择权还是应留给患者及其家属。该法对不具备足趾移植手术适应证的患者,是首选的手术方案。

一、残缺手指拇指化手术

残缺手指拇指化手术,即利用部分残缺的示指或中指或环指的残端转位移植,来再造拇指。

(一)适应证

1.拇指Ⅲ、Ⅳ、Ⅴ型缺损。

2.示指或其他手指远节或远节、中节缺损,拇指缺损。

3.患者不愿或没有条件进行足趾移植。

(二)手术方法

该手术方法由Littler(1953)首先报告。现今的方法已有了一定的改进。

1.切口设计

(1)在示指背残端掌指关节近端设计一三角形皮瓣,基底位于示指掌指关节处,尖端达腕背远端横纹。

(2)在虎口区设计一舌状皮瓣,基底位于虎口平面,顶端达远端腕横纹。舌状皮瓣与三角皮瓣相邻,舌状瓣桡侧切口达第1掌骨中线,并转绕过拇指残端瘢痕区。

(3)在示指基底部掌指关节横纹区设计横切口。

2.手术过程

(1)在示指作三角形皮瓣切口,掀起三角皮瓣,注意保护好皮瓣蒂部,保留一条以上的静脉不切断、不损伤。一旦损伤,应在示指转位后寻找一条静脉与示指静脉吻接,使示指转移术后更为安全。一般而言,不作静脉再吻合转移示指也能存活,因为指动脉神经蒂周围有伴行静脉,虽然很细,但能提供移植手指的部分静脉回流通路。

(2)在虎口背侧掀起舌状皮瓣,于深筋膜下掀起皮瓣,直达虎口边缘。

(3)切除拇指残端瘢痕,暴露拇指残存掌骨。

(4)切开示指掌侧基底部横形切口,暴露指神经血管束,结扎指总动脉向中指的指动脉分支,避开指总神经,保护向中指桡侧及示指尺侧的指神经,此时完成了示指神经血管束的分离。

(5)在示指背分离手背深筋膜,暴露及分离伸指肌腱。

(6)切开第2掌骨骨膜,分离骨膜在适当的部位,截断第2掌骨。为了保持手掌形态,并截除一段第2掌骨近端,分离背侧及骨间掌侧肌,示指已可游离,作带蒂移植。

(7)转移示指,将第2掌骨断端与拇指残端接合,用骨钉加克氏针固定,或骨钉加小型钢板固定。

(8)在拇指桡侧制造垂直切口,容纳示指三角形皮瓣插入。

(9)转移舌状皮瓣作虎口再造,置引流,缝合皮肤。

残缺示指拇指化手术经过见图44-41。

二、示指拇指化手术

示指拇指化手术的具体适应证及手术过程如下。

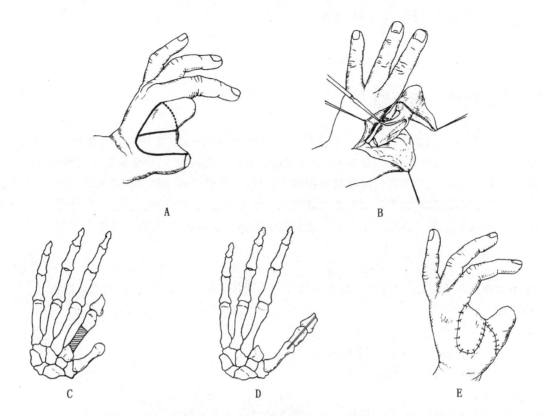

图 44-41　残缺示指拇指化手术经过
A.示指背皮瓣及虎口皮瓣设计　B.暴露掌骨,移开伸肌腱,准备作第 2 掌骨截骨
C.部分第 2 掌骨切除　D.固定转位的示指残端　E.示指残端转位拇指再造

(一)适应证

该法适用于 V 、Ⅵ型拇指缺损。

(二)手术过程

基本方法同残缺示指拇指化手术,其皮肤切口设计区别如下。

1.于示指背设计三角形皮瓣,皮瓣尖端位于掌骨中部,从示指尖到三角形皮瓣尖端的长度等于再造拇指的长度,也等于健侧拇指从指尖到腕掌关节平面的长度。

2.在手背设计"S"形切口,制造手背舌状皮瓣,从示指外侧缘到达第 1 掌骨残端。

3.在示指掌侧指间关节横纹近端 1cm 处作横形切口,与手背三角形皮瓣尺侧切口相汇合,桡侧与手背"S"形切口示指掌指关节处相汇合。

皮瓣掀起后,其他手术步骤同残缺示指拇指化手术,只是示指伸肌腱应作相应的短缩,如果大鱼际肌已毁损,应用手内肌进行大鱼际肌的再造及示指固有肌转移,作拇长展肌腱的再造(图 44-42)。

三、环指及中指拇指化手术

环指拇指化手术是 Gosser 提倡使用的拇指再造术。笔者通过临床感觉到示指拇指化手术,无论是对于先天性拇指缺损或是外伤性拇指缺损,均是一优良选择。在移植中,可再造一个三节指骨的拇指,或两节指骨的拇指。但 Gosser 的观点还是有价值的,他指出示指比环指在对掌和三点捏握等功能方面更为重要,因此,他倡导用环指转移作拇指再造。

(一)适应证

该法适用于Ⅳ 、V 、Ⅵ型拇指缺损。

(二)切口设计

1.于环指基底部掌侧作两条平行的纵形切口,两切口相距 2.0cm,切口达近节指骨底。

2.在鱼际区作横形或斜形切口,一端与环指掌侧纵切口相连,另一端达拇指残端瘢痕区,分别制成两三

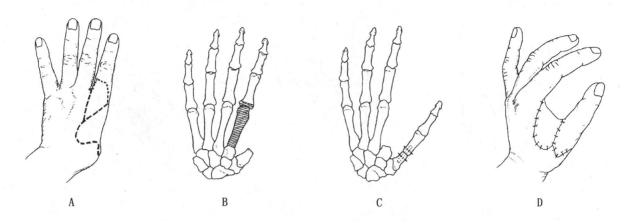

图 44-42　示指拇指化手术经过

A.皮肤切口设计：长虚点为手背切口设计，短虚点为示指掌侧皮肤切口设计　B.阴影部分为骨切除的范围　C.移位指的骨栓固定和克氏针固定　D.指移位手术结束

角形交叉的"Z"形切口。

3.环指手背基底部作网球拍样切口。

（三）手术过程

1.作手掌部两纵切口及一横切口，达掌筋膜深面，保护其下的指神经、血管不受损伤（图 44-43A）。

2.分离环指的神经血管束，切断结扎向小指及中指的指动脉，并将环中指间及环小指间的指总神经劈开，使其尽可能向近端分开，而有足够的移植长度。

3.在环中指间及环小指间切开掌深横韧带，使移植的环指与中、小指掌骨头间游离。

4.分离两侧骨间肌。

5.在第 4 掌骨骨膜表面分离环指屈指腱鞘。

6.在手背切口切开皮肤，切断伸指肌腱，并保留足够长度，便于转移后与拇长伸肌腱吻接。

7.掌指关节近端作第 4 掌骨截骨离断，转移环指，环指有一狭窄的皮肤蒂、两神经血管束及屈指肌腱。

8.将环指第 4 掌骨断端与拇指掌骨残端骨制成骨栓相互接合，并作克氏针固定。

9.作环指指长伸肌腱与拇长伸肌腱吻接。

10.截除部分第 4 掌骨残端，缝合中、小指间的掌深横韧带，关闭环指皮肤，再造拇指周围切口，放置引流，作一条环指背静脉与拇指背静脉吻合（图 44-43B），有助于移植环指的静脉回流。

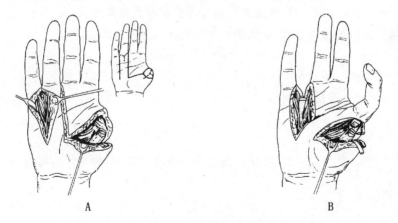

图 44-43　Gosser 手术经过

A.环指移位的切口位置，神经血管束的解剖，第1掌骨的准备　B.环指即将转位到第1掌骨上

另外，尚有中指拇指化手术，手术方法与上相似（图 44-44）。

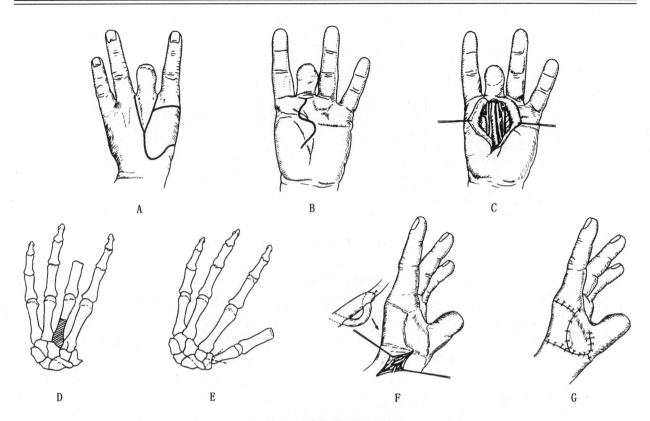

图 44-44　中指拇指化手术经过

A.背侧切口,中指基底三角皮瓣,虎口区舌状皮瓣　B.掌侧与中指基底部的切口线　C.显露血管神经蒂　D.第 3 掌骨的切除范围　E.转位手术骨的固定　F.转位指的伸肌腱,在腕关节水平编织缝合到拇长伸肌腱上　G.拇指再造完成

第十节　皮管植骨拇指再造

皮管植骨拇指再造(thumb reconstruction by skin tubule transfer)是一项多次手术的拇指再造。由于手术次数多,再造拇指缺少感觉,而且拇指再造的游离髂骨移植很容易被吸收,当今已很少应用。但是,有时没有其他手术方法可选择进行拇指再造时,这还是一个可选择的手术方法。

一、适应证

该法适用于Ⅲ、Ⅳ、Ⅴ、Ⅵ型拇指缺损。

二、皮管供区选择

上臂皮管、胸肩峰皮管、季肋区皮管、上腹部皮管及下腹部皮管等,均可作为拇指再造的皮管供区。

三、下腹部皮管植骨拇指再造

1.在患侧对侧下腹部设计皮管供区,便于术后制动固定。

2.皮管为(7~8)cm×(14~16)cm,这是可以立即转移接在手部的皮管,即皮管一端立即移植到拇指残端;如果第一次制作皮管,第二次手术转移,则皮管的设计应是(7~8)cm×(16~20)cm,3 周后切断皮管的一端,移植到拇指残端。对于肥胖者在浅筋膜层制作皮管,否则皮管皮下脂肪丰富,难以卷成皮管缝合。

3.在创面愈合良好的情况下,再过 3 周后腹部断蒂,条件允许时移植相应的髂骨块。

4.为防止移植皮管断蒂后立即植骨手术失败,在拇指残端的皮管可让其寄养 3 周,然后沿皮管纵形瘢痕切开皮管,植入髂骨块,髂骨与拇指掌骨用骨栓加克氏针或钢丝结扎固定。

5.缝合皮管,用石膏托制动。

6.缝合后3周,也可在植骨的同时作环指血管神经岛状皮瓣移植,以恢复拇指感觉。

第十一节　前臂及手部皮瓣加植骨拇指再造

该法为取前臂桡侧或尺侧或骨间背侧岛状皮瓣加植骨行拇指再造。

王炜、鲁开化(1982)将前臂逆行动脉岛状皮瓣移植用于手外科,并用于拇指再造。这是一个手术方法简易、成功率高的拇指再造手术。但由于该手术可造成前臂瘢痕,以及可能牺牲一条供区的主干动脉,故选择时应权衡利弊。国外有人取前臂桡骨骨皮瓣移植作拇指再造,这种术式的供区损害太大,而且很难提供桡骨片的血供,故选用时更应慎重。如果要选用,则桡骨缺损宜用植骨修复之。笔者曾在1983年设计了前臂骨间背侧岛状皮瓣移植进行先天性手发育不良的拇指再造。路来金(1986)对前臂骨间背侧岛状皮瓣进行了系统研究。应用前臂骨间背侧岛状皮瓣加植骨进行拇指再造,是一个较好的选择。

一、适应证

该法适用于Ⅲ、Ⅳ型及部分Ⅴ型拇指缺损,以及无法进行或不愿意采用足趾移植进行拇指再造的患者。

二、手术过程

于前臂中、上部设计一7.5cm×7cm~7.5cm×8cm的皮瓣,皮瓣的近端为双叶瓣,构成再造拇指的末端,远端制成双三角瓣,构成再造拇指的近端。注意皮瓣的血管蒂部要有足够长度,能使皮瓣旋转且无张力地移植到拇指基底部,前臂皮瓣供区行游离植皮修复(图44-45)。

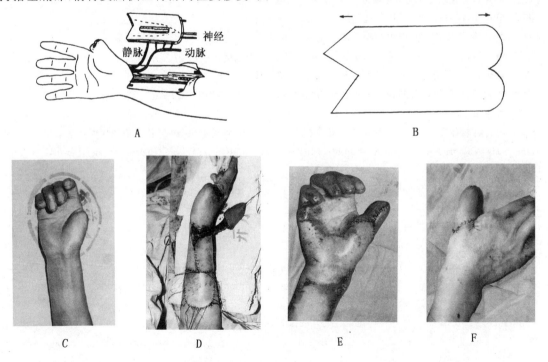

图44-45　前臂皮瓣拇指再造

A.前臂桡动脉逆行岛状皮瓣　B.皮瓣形态　C.前臂皮瓣拇指再
造术前　D.前臂皮瓣拇指再造术中　E、F.前臂皮瓣拇指再造术后

　　前臂皮瓣加植骨拇指再造手术操作简单,成功率高,但是前臂留下了丑陋的瘢痕,且移植骨片有被吸收的可能性,故此术式不是拇指再造的主要手术方法。其他尚有手部皮瓣转移加植骨作拇指再造,及示指背或拇指掌侧皮瓣加第2、3指蹼间皮瓣作拇指再造,也可采用拇指背及示指背皮瓣移植加植骨进行拇指再造,这是在有些情况下可以考虑的手术方法,称之为手部皮瓣瓦合移植(图44-46)。

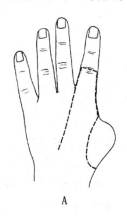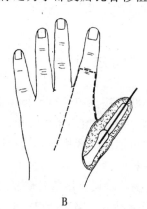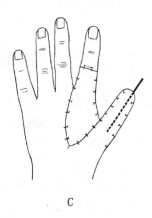

图 44-46　拇指背皮瓣及示指背皮瓣瓦合移植拇指再造
A.拇、示指背皮瓣设计　B.植骨　C.手术结束

(王炜、董佳生)

参考文献

〔1〕王炜.足背皮瓣移植.见:张涤生.显微修复外科学.北京:人民卫生出版社,1985.165~174

〔2〕杨东岳,顾玉东.游离第2足趾移植拇指再造(40例报告).中华外科杂志,1977,15:13

〔3〕吴晋宝.足背和足底的动脉分布.解剖学报,1980,11(1):13

〔4〕林淑琼,史嫦瑛,祝引瑗,等.手指移植的康复医疗.中华理疗杂志,1985,1:30

〔5〕侯明钟,黄硕麟,严才楼,等.拇甲皮瓣手术的足部问题(附150例分析).中华显微外科杂志,1987,10(2):75

〔6〕侯明钟,黄硕麟,袁启智,等.冷冻异体手指复合组织移植再造拇指200指.中华手外科杂志,1995,11(4):207

〔7〕侯明钟,黄硕麟,贾万新,等.建立尸手冷藏库.中国修复重建外科杂志,1996,10(3):152

〔8〕高新生,严大庆,金瑞侠,等.同种异体肌腱移植与肌腱库的建立.中华手外科杂志,1996,12(2):89

〔9〕黄硕麟.趾移植术.中华外科杂志,1962,7:10

〔10〕黄耀章,王泳鑫,孙文江,等.Tc^{99m}MDP骨显像在异体手指移植术后的临床应用.中华核医学杂志,1985,5(2):86

〔11〕Buncke HJ. Valauri FA. Big toe to thumb reconstruction. Landi(ed):Reconstruction of the thumb. London:Chapman and Hall Medical. 1989.242~253

〔12〕Heiple KG. Chase SW. Herndon CH. A comparative study of the healing process following different type of bone transplantation. J Bone Joint Surg. 1963.45A:1593

〔13〕Lampbell Reid DA. Pollicization of stumps. Landi(ed):Reconstruction of thumb. London:Chapman and Hall Medical. 1989.128~142

〔14〕McCraw JB. Furlow LT. The dorsalis arterialized flap:a clinical study. Plast Reconstr Surg. 1975.44:177

〔15〕Morrison WA. O'Brien BM. Macleod AM. Thumb reconstruction with a free neurovascular wrap-around flap from the big toe. J Hand Surg. 1980.5A:573

〔16〕Wang W. Keys to successful toe-to-hand transfer:a review of 30 cases. T Hand Surg. 1983.8A:902

〔17〕Wang W. Chang TS. Extended second-toe free transfer. Landi(ed):Reconstruction of thumb. London:Chapman and Hall Medical. 1989.211~232

第四十五章 手及上肢瘢痕、瘢痕挛缩畸形

第一节 概述

一、病因

手及上肢瘢痕、瘢痕挛缩(scar contracture)畸形是我国整形外科临床常见的疾病,手及上肢烧伤或创伤后瘢痕挛缩畸形几乎占整形住院患者的1/5～1/4。

手及上肢瘢痕、瘢痕挛缩畸形最常见的病因是烧伤,包括火焰烧伤、高温液体烫伤、高温器具接触烫伤或烧伤、酸碱等腐蚀性溶液灼伤、放射线损伤以及电击(烧)伤等。

凡是造成上肢皮肤、皮下组织和其他组织创伤,以及组织坏死性炎症、疾病等,均可引起瘢痕及瘢痕挛缩畸形。除了烧伤以外,冻伤、皮肤撕脱伤、挤压伤、上肢不同病因的缺血性坏死疾病,如筋膜下高压综合征、止血带损伤、先天性血管畸形、动-静脉瘘、动物咬伤(如毒蛇咬伤)等,以及强烈的缩血管药物注射时皮下广泛溢出等,也都可引起上肢的瘢痕及瘢痕挛缩畸形。虽然病因可能不同,但症状及治疗有类同之处。

二、临床表现

手及上肢瘢痕、瘢痕挛缩畸形首先是外观的丑陋,再者是功能的损害。由于瘢痕挛缩,早期造成肢体原发性功能障碍,长期存在的挛缩,引起肌肉、肌腱、骨关节及其周围韧带的挛缩继发性畸形,致使上肢部分功能的丧失或全部丧失。手及上肢是人体常裸露的部位,犹如人们的第二副面孔,丑陋的瘢痕可引起患者心理、精神上不同程度的创伤,轻者为心态的压抑及自信心的丧失,重者可致患者痛不欲生,因此,及时有效地医治患者手及上肢瘢痕、瘢痕挛缩是十分重要的。

(一)表浅瘢痕

表浅瘢痕是因擦伤、裂伤、浅表烧伤(浅Ⅱ度)、浅表放射线损伤及浅表炎症等引起的,瘢痕呈片状或线状,由于损伤的层次在真皮浅层,多半不留局部的挛缩畸形。瘢痕外观为色素的减退,毛孔粗大明显,或局部充血,毛细血管增生,或局部色素沉着、脱屑,因没有瘢痕挛缩,故不产生功能障碍。深Ⅱ度烧伤或伤及真皮乳头层引起的瘢痕,早期表现为增生性瘢痕,局部有挛缩畸形,损伤范围较小者,没有明显功能障碍,多半在2年后,增生的挛缩瘢痕逐渐缓解,变成表浅瘢痕。

表浅瘢痕从外形上可分为两类。一类是仅有色素沉着,而皮肤的质地没有改变,这类表浅瘢痕损害可不进行治疗,半年到1年后色素消退;也可进行一定的药物治疗,以促进色素沉着消退,磨削法是治疗方法之一,但宜用于病程半年以上的病例。另一类是不仅有皮肤颜色的改变,表现为色素沉着或色素减退,同时皮肤质地亦有改变,轻者表现为皮肤变薄,表面色素减退,有粗大的毛孔,毛孔周围有色素沉着的上皮,其周围为乳白色的瘢痕及毛细血管增生;重者整片均是色素减退的瘢痕,或是由于各区域损伤程度不一,呈花斑样,一般都没有功能障碍。这类瘢痕如果位于身体易于裸露的区域,为了美观的需要,可作手术切除,治疗方法是分次切除,或采用组织扩张器的方法,待皮肤扩张后切除瘢痕,使瘢痕缩小、外形改善,一般不作瘢痕切除游离植皮修复。但有些患者,特别是白色人种或儿童,因植皮后效果好,能改善形态,故对于形态丑陋而功能不受影响、瘢痕范围较大的病例,也可以取全厚皮肤移植或厚中厚皮肤移植,修复瘢痕切除后的局部皮肤缺损。

（二）增生性瘢痕

增生性瘢痕是指损伤深及真皮乳头层及以下的皮肤损伤,因深Ⅱ度烧伤、皮肤深层擦伤或切削伤所致,也可见于切取中厚皮片的供区,创伤愈合后形成明显增生性瘢痕。其他尚有高张力缝合的切口,或裂伤的创口,也可能产生局部增生性瘢痕。早期表现为创口局部充血、奇痒、刺激感及疼痛等;中期,即创伤后3个月左右,上述症状略有改善,局部瘢痕增生,高出皮肤表面,并逐步出现挛缩畸形,瘢痕增生的厚度因损伤程度不同、年龄不同、部位及个体不同而有区别,厚的瘢痕增生可达2cm或更厚。在临床中,笔者发现化学灼伤、汽油等火焰烧伤,增生性瘢痕更为多见。在创伤愈合后半年左右,增生性瘢痕充血好转,瘙痒及疼痛感均好转,挛缩畸形也有所减轻。如果损伤范围小,增生性瘢痕不留明显功能障碍;而范围广的增生性瘢痕,特别是在关节周围的增生性瘢痕,常伴有明显的挛缩畸形,造成关节活动受限。影响到肢体功能的增生性瘢痕,宜早期进行整形修复,切除增生的瘢痕,游离植皮修复,或以皮瓣移植修复。如果是范围较小的增生性瘢痕,可采用分次切除或皮肤组织扩张器进行皮肤扩张后切除瘢痕、修复缺损。对增生性瘢痕范围较大又不影响功能的病例,可采用理疗或瘢痕抑制药物敷贴、注射及放射疗法等进行治疗,对索条状的增生性瘢痕可以作瘢痕切除加皮肤改形手术。

（三）挛缩瘢痕

挛缩瘢痕是一种广泛软组织缺损而未进行修复,瘢痕愈合后留下的挛缩畸形。常见于肢体Ⅲ度烧伤没有进行早期修复的后遗症,另外如皮肤撕脱伤、广泛皮下蜂窝组织炎症及其他原因造成肢体大范围皮肤、皮下组织坏死的疾病,也可造成瘢痕挛缩畸形。

瘢痕挛缩的力量很大,在广泛软组织缺损的瘢痕愈合过程中,其挛缩的力量呈渐增性。在早期创面没有愈合之前,肢体的活动及外形可近乎正常;一旦瘢痕愈合,其挛缩力量增加,轻者只是皮肤及皮下软组织挛缩,重者可造成肌肉、肌腱、血管、神经的短缩,甚至骨关节畸形;多年的挛缩,可造成肢体扭曲呈蛇状畸形,完全丧失功能。瘢痕挛缩的力量可超过骨、关节、韧带、肌腱的张力,使关节扭曲、关节半脱位或全脱位。儿童时期的肢体瘢痕挛缩畸形如不进行及时治疗,可造成骨生长迟缓、骨发育受限及骨弯曲畸形等。

长期瘢痕挛缩畸形常造成深部组织的继发性挛缩畸形。由于瘢痕挛缩,肢体缺少活动,特别是在肘关节附近,还容易发生异位骨化症,进一步加重了肢体的功能障碍,直至关节强直畸形。

挛缩瘢痕的治疗宜在早期进行。其治疗原则是切除挛缩瘢痕,充分松解挛缩,矫正畸形,根据缺损情况作组织缺损的修复及再造。

（四）萎缩性瘢痕

萎缩性瘢痕是指因皮肤、皮下组织坏死瘢痕愈合,或伴有深层肌腱、肌肉坏死瘢痕愈合,形成的成片的扁平瘢痕。其质硬,呈白色或粉红色,瘢痕上皮很薄,易破溃,晚期可致恶性病变(图45-1)。萎缩性瘢痕常见于肢体的深Ⅲ度烧伤、电击伤、毒蛇咬伤及强烈缩血管药物静脉注射时皮下溢出等。缺血性挛缩(Volkmann挛缩)在皮肤上有时也表现为萎缩性瘢痕。这类瘢痕多伴有皮肤、皮下组织及其下层组织的损害挛缩,宜作瘢痕广泛切除,缺失组织需作组织移植及再造。

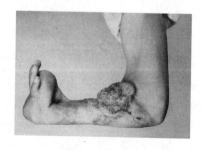

图 45-1　萎缩性瘢痕后期恶变,肘部瘢痕癌

（五）瘢痕、瘢痕疙瘩

参见第十六章"瘢痕与瘢痕疙瘩"。

(六)蹼状瘢痕

蹼状瘢痕(webbed scar)是挛缩瘢痕的一种表现,主要发生在关节的屈侧面,瘢痕因形如蹼状而得名。

三、治疗原则及时机选择

有损于手及上肢功能的瘢痕、瘢痕挛缩均应进行治疗。治疗有非手术和手术治疗两种。非手术治疗适用于:①无功能障碍的上肢多处散在性瘢痕;②无功能障碍的大片瘢痕、色素沉着性瘢痕或色素减退的瘢痕,经手术也不能改善其外形者;③瘢痕生长活跃期。非手术治疗包括理疗、局部加压、持续性牵引、敷贴瘢痕抑制剂、局部注射类固醇激素或抗组织胺药物及放射治疗等。

手术治疗则采用组织移植修复皮肤、皮下组织缺损。使用组织扩张器,是增加组织移植供区组织量的良好手段,常被采用。对于继发性的骨、关节、肌腱、韧带短缩畸形,则应进行相应的整复手术。

手及上肢瘢痕的手术治疗多半在瘢痕"成熟"(约瘢痕形成半年之后),即在瘢痕增生静止后进行。但对广泛性皮肤缺损造成严重关节畸形的病例,特别是手部瘢痕挛缩者,宜早期进行手术治疗,防止瘢痕挛缩引起手部肌腱、韧带及关节难以修复的继发性损害。

第二节　腋胸部及上臂瘢痕、瘢痕挛缩

腋胸部及上臂瘢痕因其表现及损害程度不同可分为:

一、上臂及肩部散在性瘢痕

由于瘢痕散在且面积较小,多半只影响外形,没有或少有挛缩畸形,因此没有或只有轻度功能损害,常采用非手术疗法医治。为了外观需要,可作瘢痕分次切除、局部皮肤改形使瘢痕缩小,也可采用组织扩张法,减少瘢痕切除后组织愈合的张力,防止瘢痕的复发(参见第六章"皮瓣移植"和第十章"皮肤软组织扩张术")。

二、环上臂的瘢痕及瘢痕挛缩

较广泛的上臂瘢痕呈环上臂瘢痕挛缩,它可能围绕上臂的全部或部分,除影响外观外,局部常呈硬板样,影响肘部或肩部的活动,并可造成瘢痕远端静脉及淋巴回流障碍,宜进行手术治疗。手术目的为解除挛缩的环状瘢痕,修复皮肤缺损。手术多采用游离植皮,也可采用局部皮瓣转移或远端皮瓣移植进行修复。手术设计需注意:环状挛缩瘢痕切除后,切口边缘进行 W 成形或 Z 成形,防止术后植皮边缘发生缩窄样瘢痕挛缩。

三、腋胸部瘢痕及蹼状瘢痕挛缩

因灼伤造成腋胸部皮肤缺损,且没有进行良好的早期治疗,可引起腋部蹼状瘢痕或腋胸粘连、臂胸粘连等。腋胸部瘢痕因其组织缺损范围不同,可呈现 3 种不同形式:轻度为腋部蹼状瘢痕挛缩、腋部索条状瘢痕挛缩;中度为腋胸瘢痕挛缩粘连;重度为臂胸瘢痕挛缩粘连(图 45-2)。

(一)腋部蹼状瘢痕挛缩

1.病因及临床表现　因颈部、胸部、腕部成片的深Ⅱ度或Ⅲ度烧伤后瘢痕愈合挛缩所致。早期瘢痕充血,上肢活动自如,数月后瘢痕挛缩,逐步使臂外展受限,上臂前方或后方与胸前壁或后壁的皮肤软组织缺损,瘢痕愈合后,造成蹼状瘢痕挛缩。发生在腋前壁及腋前线区域的蹼状瘢痕挛缩,称为腋前壁蹼状瘢痕挛缩;发生在腋后壁及腋后线区域的蹼状瘢痕挛缩,称为腋后壁蹼状瘢痕挛缩。它们可单独存在,也可同时存在。腋部蹼状瘢痕常伴有胸部、颈部及背部皮肤软组织缺损和瘢痕挛缩,由于蹼状瘢痕牵拉,造成肩外展、前屈、后伸及旋转各方位活动受限,有时伴有颈部瘢痕牵拉和挛缩畸形,在女性可伴有乳房移位或乳房发育障碍等。

2.治疗　目的是解除挛缩瘢痕,进行缺损组织的修复。肩关节是一个多轴的广泛活动的关节,故在软组织缺损的修复方法上,需选择具有正常伸展功能的软组织修复缺损区,尽可能采用局部皮瓣转移修复缺损。

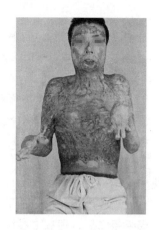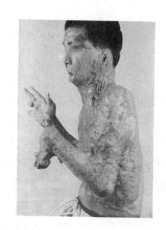

A

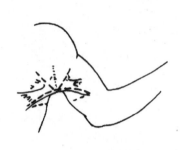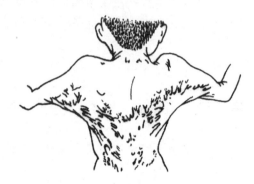

B   C

图 45-2　腋胸部瘢痕及瘢痕挛缩

A.腋胸部片状瘢痕及部分为蹼状瘢痕(右侧);腋胸部片状瘢痕及臂胸瘢痕挛缩和粘
连(左侧)　B.腋胸部蹼状瘢痕挛缩 Z 成形　C.腋胸部瘢痕挛缩,背部被损害的病例

(1)单纯性腋部蹼状瘢痕挛缩　这类患者肩关节活动障碍较轻,常在外展 90°以上才受限,除了蹼状瘢痕及其邻近的皮肤损害外,周围皮肤的真皮下层均良好,选用单 Z 成形术或双 Z、多 Z 成形术,可解除挛缩,矫正畸形。在双 Z 成形术中,可选择顺方向双 Z 成形术或逆向双 Z 成形术,俗称四瓣成形术(参见图 6-42)。对于肩关节活动外展 60°以上受限的病例,小 Z 成形术往往不能矫正畸形,可选择大的对偶三角瓣转移修复,有时也采用双 Z 成形术加 V-Y 成形,即五瓣成形术(参见图 6-45)。

在腋部蹼状瘢痕 Z 成形术中,由于设计的对偶三角皮瓣常伴有浅Ⅱ度或深Ⅱ度烧伤,即其真皮浅层或真皮深层也有烧伤,为防止转移的三角皮瓣部分坏死,在制成对偶三角皮瓣转移时应注意下列几点:①将对偶三角皮瓣的尖端制成半圆形,避免锐角。②转移的对偶三角皮瓣应包括深筋膜,使皮瓣有较丰富的血供。③用低能量的电刀精细分离皮瓣,仔细止血,防止术后转移皮瓣下血肿,影响皮瓣的血供。④转移的对偶三角皮瓣的形态避免锐角,宜在 45°以上,使三角皮瓣的底边较宽,高与底边的比例为 1 或小于 1。转移的三角皮瓣要足够大,进行无张力缝合,如果不能保证无张力缝合,其皮肤缺损区域可行游离植皮。⑤进行血供较差的三角皮瓣转移手术时,局部麻醉药中不加或少加肾上腺素。

(2)腋前壁和腋后壁同时有蹼状瘢痕挛缩　这类病例肩关节功能障碍较大,肩外展幅度可小于 60°,采用多 Z 成形术,由于组织缺损较多,不能彻底解除挛缩畸形,在治疗上往往需要游离植皮,或合并其他皮瓣移植,以解除挛缩畸形。

3.麻醉　麻醉应根据个体而定。健康的、精神状况较稳定的中青年患者,可选用局部麻醉。用 0.5% 利多卡因(内含 1:20 万的肾上腺素)作切口的浸润麻醉,转移的三角皮瓣下可用 0.25%~0.3% 的利多卡因加 1:20 万的肾上腺素作浸润麻醉。如果估计手术时间较长,局部麻醉药中可加入布比卡因。对儿童及神经较为紧张的成年人,宜用基础麻醉加局部浸润麻醉,或全身麻醉、气管插管麻醉等。

（二）腋部索条状瘢痕挛缩

1.临床表现　这是一种牵涉部位较广的索条状瘢痕挛缩。累及范围可从颈部、锁骨部越过腋前部由上臂前内侧向远端延伸，甚至可越过肘关节屈曲面一直到达前臂。当头颈部旋转或环上肢活动时，可出现一条索条状瘢痕，索条两侧的皮肤或瘢痕组织尚处于较松弛的状态。

2.治疗　治疗原则是解除挛缩的瘢痕，不必进行瘢痕全部切除，以恢复功能为主要目的。修复方法可采用连续Z成形术，或选用V-Y皮瓣推进术加Z成形修复手术，即五瓣成形术。手术中必须注意在三角皮瓣分离时，应包括深筋膜在内，以防止皮瓣远端坏死。在手术中，还可利用有表浅瘢痕的软组织制成转移皮瓣。经过局部皮瓣转移后局部尚存有创面者，需植皮修复（参见图6-46）。

（三）腋胸片状瘢痕挛缩

1.临床表现　此症常由于上肢及胸背部Ⅲ度烧伤后局部瘢痕愈合所致。腋窝前后壁、胸侧壁存在不同程度的瘢痕及瘢痕挛缩，使腋窝变浅或消失，或埋在瘢痕之中。这类病例与腋部蹼状瘢痕挛缩及索条状瘢痕挛缩病例的区别是，腋窝部分或大部分损毁，在手术修复时，不能采用一般的Z成形术矫正。由于瘢痕挛缩严重，臂外展明显受阻，肩部外展、内收、前屈、后伸及旋转活动受限，外展活动范围小于60°。

2.治疗　由于瘢痕范围广、腋窝受损害、组织缺损多，应采用局部瘢痕切除法治疗。在瘢痕切除时可能会看到藏有污垢的部分腋窝皮肤存在于瘢痕之中，应彻底切除周围瘢痕，再进行清洗、消毒，作局部皮瓣转移修复，使上臂能外展90°以上。首选的是胸外侧皮瓣或背阔肌肌皮瓣移植，也可选择肌瓣移植加游离植皮，或肩胛旁皮瓣转移加植皮。移植的皮瓣安放在腋下胸部，横过腋后壁到腋前壁，在上壁内侧及胸部的皮肤缺损区进行游离植皮修复（图45-3）。虽然也可以完全采用游离植皮修复缺损，但游离植皮术后易发生再度挛缩，使畸形矫正不够彻底，有条件的病例宜采用皮瓣移植修复腋窝，其余区域游离植皮修复，术后功能改善较好。术后将上臂于外展位包扎。

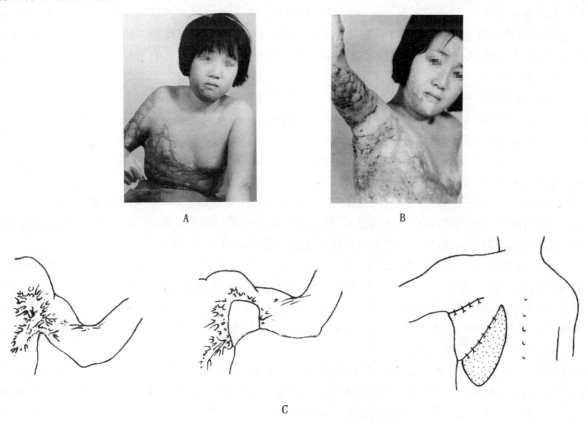

A　　　　　　　　　　　B

C

图45-3　腋胸部片状瘢痕挛缩

A.术前　B.胸外侧皮瓣旋转推进修复腋窝，上臂内侧植皮修复术后　C.背阔肌肌皮瓣或肩胛旁皮瓣旋转修复腋胸部瘢痕挛缩

3.麻醉　腋前、腋后壁均有蹼状瘢痕挛缩的患者，涉及腋部上臂、肘部、颈部均有索条状瘢痕挛缩的患者，以及腋胸部片状瘢痕挛缩的患者，手术范围较广，一般都采用全身麻醉，少数病例也可采用基础麻醉加局

部麻醉。由于手术范围较大,需麻醉的部位广,宜注意局部麻醉药的用量,以利多卡因为例,每小时量不超过400mg,总量不超过800mg为安全。因这类手术时间较长、范围较广,局部麻醉药可采用0.5%利多卡因作切口麻醉,皮瓣分离的麻醉采用0.25%利多卡因加布比卡因。两类局麻药中均加入1:20万的肾上腺素。对于转移皮瓣周围均是瘢痕的病例,或皮瓣转移时有较大张力的病例,以及一些有可能发生术后皮瓣血供障碍的病例,其0.25%的利多卡因浸润麻醉药中,可以不加或少加肾上腺素。

(四)臂胸瘢痕挛缩粘连

1.临床表现　这是腋胸部烧伤后瘢痕挛缩最为严重的一类。烧伤范围波及胸前、后、侧壁,以及腋窝、上臂和肩部,由于早期没有及时有效地医治,使得上臂、胸侧壁广泛皮肤缺损,造成上臂内侧与胸侧壁瘢痕愈合,多为严重烧伤所致。临床表现为上臂内侧及前后方广泛瘢痕与胸前后壁及侧壁广泛瘢痕联成一片,上肢外展严重受限,外展及内收功能丧失殆尽或是在30°以内。有时腋窝也全部消失,或腋窝部分健康皮肤埋于瘢痕之中。由于皮肤皮脂腺及汗腺排泄不畅,常常造成局部炎症或脓肿形成,并屡屡复发。这类畸形多半见于没有及时进行早期治疗的边远地区的儿童。

2.治疗　此症宜早期进行治疗,以矫正畸形、修复缺损,不要按常规等到瘢痕愈合半年即瘢痕"成熟"后再进行手术,即使局部有小的残留创面,也可早期进行整形手术。

这是整形外科较为常见的手术,但患者又有明显的功能障碍,故需认真地进行术前准备及设计手术方案,具体实施时宜注意以下几点。

(1)早期治疗,防止肩关节粘连或异位骨化症　如不早期治疗,病程持久的病例,可造成肩关节难以康复的畸形,特别对中、老年患者更宜早期治疗。

(2)术前准备　首先是局部皮肤的清洁处理,这类病例可能有部分腋窝皮肤埋藏在瘢痕之中,腔穴中污垢成堆,术前应设法清除。植皮或移植皮瓣的供区应列入术前准备之列。其次是防止手术过程中失血过多。有些病例挛缩范围较广,瘢痕松解及瘢痕切除时失血较多。在术前可常规使用维生素 K_1 10mg,肌内注射连续3天,以增强机体凝血酶的功能,有效地减少术中出血;在手术过程中可应用一定量的局部麻醉药加肾上腺素。只要准备充分,这类手术一般是无需输血的。但对手术范围广、时间长的患者,应在术前备血。手术前还应准备好术后使用的功能支架。

(3)手术设计及术中处理　这类病例胸前后壁及上臂内侧或其周围均是瘢痕,术中应注意:①彻底松解挛缩瘢痕,使上臂外展达90°以上,不必作广泛的瘢痕切除,只作挛缩瘢痕松解。对那些影响挛缩松解的部分瘢痕及藏积污垢的瘢痕洞穴则应切除。②选择皮瓣移植修复腋窝及其周壁,使肩关节下方有一个具伸展弹性的组织作覆盖。常用背阔肌肌皮瓣或背阔肌岛状肌皮瓣修复、肩胛旁皮瓣或岛状肩胛旁皮瓣移植、岛状胸外侧皮瓣旋转修复等。男性病例还可采用胸大肌肌皮瓣修复。腹直肌岛状肌皮瓣移植也在可选择之列,其对伴有腹壁松弛的女性尤为适用。③腋窝用皮瓣修复后,其周围的皮肤缺损区可采用游离植皮修复。④有经验的医师采用游离植皮修复,也可取得满意的效果,重点是要加强术后的功能锻炼(彩照103)。在瘢痕松解中,其周边的切口采用锯齿状切口,以防止术后植皮区周边的直线切口引起挛缩的再复发。

(4)带有创面及腋腔脓肿病例的处理　有的病例埋于瘢痕中的腋窝藏有污垢或脓肿,或局部有创面,需进行彻底清除。其方法称为3:2:1清洗,即局部用3次肥皂水盐水轻柔清洗,2次1:2000的苯扎溴铵或1:2000的洗必泰清洗,在充分隔离下切除感染灶,再用1次1:2000的苯扎溴铵或1:2000的洗必泰清洗,然后更换器械及手术巾。植皮和皮瓣移植完成后,于皮瓣及皮片下注入0.5%氯霉素溶液,这是一种繁复但有效的处理感染性创口的方法。

(5)术后处理　腋部瘢痕挛缩修复术后,除常规外科手术后处理之外,均需将上臂固定于外展90°位置。对于单纯使用皮瓣转移修复的病例,术后早期(第3天)在没有出血的情况下,就可鼓励患者逐步进行肩部的自主活动。对于用游离皮片移植修复的病例,术后常规需要用支架将上臂固定于外展位,2周后移植皮片成活,白天去除支架,进行上臂外展的功能锻炼,夜间连续配戴支架3个月,防止腋部植皮片的继发性挛缩。对于臂胸瘢痕挛缩粘连时间较长的严重病例,因腋部瘢痕挛缩继发周围深部肌肉和肌腱组织挛缩,术中无法完全松解和外展上臂,术后第3周可用活动牵引支架进行连续上臂外展牵引,牵引后4～6周内,可达到松解挛缩的目的。

第三节 肘部及前臂瘢痕、瘢痕挛缩

一、临床表现

肘部及前臂瘢痕、瘢痕挛缩多半是烧伤的后遗症,也可能是其他创伤、严重炎症或缺血性坏死的后遗症。由于致病原因不同,损伤的深度、范围不同,其临床表现也不同。为了便于治疗方法的选择,根据其临床表现的差异,可将肘部及前臂瘢痕、瘢痕挛缩分为以下几种。

(一)肘部屈侧及前臂蹼状瘢痕挛缩

肘部及前臂蹼状瘢痕挛缩是由于肘屈侧较为广泛的皮肤组织缺损,瘢痕愈合后致挛缩畸形。轻型病例瘢痕范围狭窄,从上臂下端到肘窝延及前臂上端,影响肘部的完全伸展,伸肘时肘窝中央有蹼状或索状瘢痕牵引,肘部伸展受限,但常常亦能伸展到180°,屈肘功能没有障碍。较重的病例,挛缩的瘢痕也呈狭长形,但范围较广,可从颈部到胸部,延及上臂,下降到肘窝并波及前臂及腕关节屈侧面,为一细长相连的索状瘢痕挛缩带,在肘窝区常较重一点,呈蹼状挛缩畸形。

(二)肘部及前臂伸侧瘢痕挛缩

肘部及前臂伸侧瘢痕挛缩是以肘部伸侧损害为主的瘢痕挛缩。轻型病例瘢痕范围限于肘关节伸侧,向上不超过上臂下端的1/3。这类病例若仅是增生性瘢痕,一般只有屈肘受限,不能屈曲到90°以上,没有严重的功能障碍。由于肘关节的经常活动,肘伸侧常常皲裂出血,或呈硬板一块。严重的病例,一是损伤程度较深,涉及上臂、肘及前臂的肌腱和骨关节,呈萎缩性瘢痕的外观,屈肘及伸肘都可能受限,有伸肘肌群及肌腱与瘢痕粘连;二是损伤范围较广,虽然损伤程度不深,但波及上臂及前臂伸侧的大部,因上臂及前臂具有代偿功能的正常皮肤软组织较少,肘关节的屈曲明显受限,波及到前臂及腕部的瘢痕挛缩,可影响到腕关节的功能。

(三)环肘瘢痕挛缩

环肘瘢痕挛缩是肘部伸侧、屈侧皮肤及相关组织均受损害的瘢痕挛缩,一般都存在明显的伸肘、屈肘功能损害。轻型病例仅有深Ⅱ度烧伤后的皮肤损害,表现为增生性瘢痕,损害范围也不超过上臂的下1/3及前臂的上1/3。虽然环肘瘢痕如同盔甲一样围肘一圈,伸肘、屈肘活动受限,但日常功能活动常能完成。严重的病例表现为:①瘢痕挛缩范围广泛,上方超过上臂的1/2,下方超过前臂的1/2;②损害的程度较深,伤及肌肉、肌腱及骨、关节,肘关节功能受到严重障碍,甚至出现关节强直。

(四)烧伤后肘部异位骨化症

烧伤后肘部异位骨化症是肘部烧伤后软组织内产生骨化,造成肘关节活动受限直至肘关节强直的一种病症(参见本章第四节"烧伤后肘及前臂异位骨化症")。

二、治疗

(一)非手术治疗

范围较小的增生性瘢痕挛缩,对肘关节屈伸没有明显功能障碍的病例,可采用非手术治疗,包括理疗(如音频、石蜡疗法、超短波、涡流浴及弹力绷带包扎等)、局部外用软化瘢痕的膏药、局部注射类固醇药物及应用放射疗法等。

(二)手术治疗

肘部瘢痕挛缩的手术治疗类同于腋部瘢痕的治疗。其治疗原则如下:对蹼状瘢痕挛缩采取切除索条状的挛缩瘢痕,用Z成形术矫正挛缩畸形。对于严重的、范围较广的蹼状瘢痕挛缩,单纯的Z成形不能彻底消除挛缩畸形,可在皮肤缺损区作游离植皮(彩照104)。

在肘部、前臂及腕部伸侧和环肘部瘢痕挛缩的治疗中,对于损害仅限于皮肤及皮下组织层在深筋膜表面的组织,可作瘢痕部分或全部切除,矫正挛缩畸形,用游离植皮进行修复,植皮区边缘作成锯齿状,防止术后

再挛缩。由于肘关节是功能活动区域,供移植的皮片应有一定的厚度,可取中厚皮片移植。对于瘢痕挛缩同时有深部肌腱、肌肉、骨、关节损害的病例,切除瘢痕矫正挛缩后常伴有肌腱、肌肉、骨、关节外露,宜选用皮瓣进行修复,可选用局部皮瓣转移、远处带蒂皮瓣转移或游离皮瓣移植。背阔肌岛状肌皮瓣、胸侧壁任意皮瓣、季肋部轴型皮瓣,及以第9、10、11肋间动脉穿支作血供的轴型皮瓣、胸外侧皮瓣或腹直肌肌皮瓣等,均是可供选择的移植皮瓣(图45-4)。为了减少腹部皮瓣供区的瘢痕,可用组织扩张器进行预扩张,再进行腹部皮瓣移植。

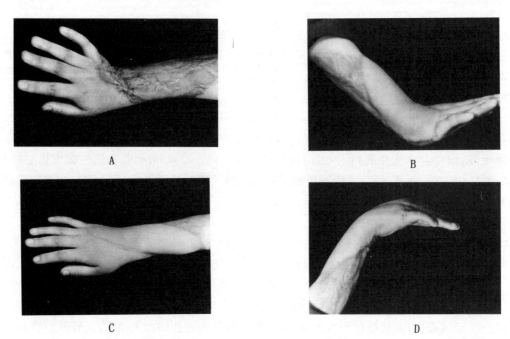

图 45-4　前臂及腕关节瘢痕挛缩,有肌腱、肌肉、骨、关节损害,游离皮瓣移植修复

A. 术前　B、C、D. 术后

(三)术后处理

关节活动区瘢痕挛缩畸形矫正后,涉及肘关节区的瘢痕挛缩,植皮术后应放置夹板,以防止挛缩,并应进行物理治疗,包括音频、石蜡疗法、加压包扎等(参见第五十二章"康复治疗在整形外科的应用")。

第四节　烧伤后肘及前臂异位骨化症

异位骨化症(heterotopic ossification)是一类由非骨性组织在一定的外来创伤或炎症等因素的影响下,衍变成典型的板层样骨性组织,并造成功能障碍的疾病。全髋置换、烧伤、颅脑损伤及神经损伤之后,常可引起肢体大关节的异位骨化症。早在1883年,Riedel就报告了脊髓损伤后造成的异位骨化症。异位骨化症常见于髋、膝、肘等大关节,其中以肘关节更为多见。肘部、前臂烧伤后,有可能在肘关节及其周围,或尺、桡骨之间滋生出骨化组织,造成肘关节屈伸及前臂旋转的功能障碍,称为肘及前臂烧伤后异位骨化症。异位骨化症也可见于膝关节烧伤之后。Mumim(1995)报告了5例肝移植及双肺移植之后的肘关节异位骨化症。

Holguin(1996)报告了2 280例大面积烧伤患者中,有6例发生肘关节异位骨化症,引起肘关节强直,其中2例为双侧性。Evans(1991)报告了烧伤后异位骨化症的发生率为1%～3%。如果把烧伤后关节周围软组织的暂时性钙化统计在内,发生率可达15%～25%,但真正因钙化成骨样组织的发病率为2%左右。上海第二军医大学(1982)报告了3 156例烧伤住院患者中,4例为异位骨化症,其中3例发生在肘关节;在108例臂部烧伤的患者中,有3例肘关节异位骨化症。

一、病因病理

异位骨化症的原因及发病机制至今尚不明了。有人认为,烧伤后异位骨化症通常与烧伤的严重程度有关,与烧伤的面积及部位无直接联系。许多人认为,异位骨化症的发生可能由烧伤患者全身性的生理环境改变所引起。

肘关节作为异常骨化好发部位的原因,可能与患者长期卧床,肘背部长期受压,固定制动,或者不适宜地对挛缩的肘关节进行强制性被动伸屈,以及肘关节特殊的解剖学关系和杠杆的活动功能有关。

在病理生理方面,异位骨化的骨组织代谢非常活跃,组织学检查示异位骨化的骨组织没有正常的骨膜,骨母细胞数量明显多于正常骨组织,破骨细胞数量高出正常骨的两倍。异位骨的形成可能与间质细胞或成纤维细胞分化成骨母细胞机制紊乱有关。有人已证实,骨形成蛋白对诱导未分化的间质细胞分化成软骨和骨成分起了重要作用。有报道在烧伤鼠实验动物模型上,前列腺素 F_2 可能有促进新骨形成的作用。

二、临床表现与诊断

肘及前臂异位骨化症诊断的建立是容易的。有烧伤及瘢痕挛缩的症状,或有感染及骨折的病史,早期局部有组织水肿及充血,大部分病例局部有压痛,加上关节进行性的运动受限,直至出现关节强直,即可确定为异位骨化症造成的关节损害。X线检查可帮助确诊,摄片可见肘关节周围有绒毛样片状不规则阴影,关节间隙模糊或消失,肘关节周有异位骨化,肘前或肘后有骨桥形成,将肘关节锁定。对肘前及肘后异位骨化症严重的患者,应进行磁共振检查,以了解肘部血管、神经与异位骨化之间的定位关系,可供手术作参考。

根据临床表现可将肘及前臂异位骨化症分为 3 类,以利于治疗方法的选择。

第一类(Ⅰ型):表现为早期局部软组织充血水肿,局部压痛。X线检查有异位骨化的证据,但关节活动没有受限。

第二类(Ⅱ型):病变发展,使肘关节一个至多个方向活动受限,又可分为ⅡA(肘关节屈伸活动受限)、ⅡB(前臂旋前及旋后活动受限)、ⅡC(肘关节在两个轴方向的活动受限)3 型。

活动受限可由异位骨化的骨质阻挡所致,或因伴有软组织挛缩而引起。例如屈肘受限,可能是因鹰嘴窝的骨性阻碍,或是由肱肌或肘前部其他结构的挛缩所致。

第三类(Ⅲ型):表现为肘关节或前臂的关节强直,或两者并存。X线片上可见肘前或肘后骨桥形成,前臂尺、桡骨之间可见骨融合。

由烧伤瘢痕挛缩以外因素造成的肘部异位骨化症,其病变表现了较多的内容,肘关节上的任何组织均可形成异位骨化。异位骨化常发生在肘关节的后外侧方,形成骨桥,从肱骨外上髁到后外侧尺骨鹰嘴,异位骨化组织充填了鹰嘴窝。后外侧肘关节异位骨化形成后,表现为关节强直在屈曲30°位。在关节不全强直中(如ⅡA型),关节活动时可听到关节弹响,并在鹰嘴窝有疼痛及压痛。

因肘外侧的直接损伤,异位骨化常见于肘关节桡侧及尺侧侧副韧带附近,久之可发生慢性尺神经瘫痪。

肘前的异位骨化可从肱骨到桡骨及尺骨的二头肌结节,并伴有桡、尺骨间骨融合。异位骨化的区域可涉及肱肌、肱二头肌以及肘前关节囊等。

三、治疗

(一)非手术治疗

异位骨化症的早期,即骨化形成阶段,宜进行非手术治疗,包括药物疗法、放射疗法及营养疗法。早期虽有一定的功能障碍或异位骨化形成,但仍不宜手术。多数人认为,一般宜在原发性创伤发生 1 年后及异位骨化"成熟"后再进行手术治疗,早期手术易导致异位骨化症的再发。

1.药物疗法　主要采用二磷酸盐化合物和非类固醇抗炎药物。前者的代表性药物是羟乙二磷酸二钠。该类药可防止或抑制羟磷灰石结晶形成,从而降低类骨质的矿化。后者的代表性药物为消炎痛,属于环氧合酶抑制剂,能抑制前列腺素合成酶,阻断前列腺素 E_2 的合成。消炎痛的剂量为 $25\sim50mg$,一日 3 次。

2.放射疗法　病变局部放射治疗能降低病变部位的疼痛和改善急性期关节活动的限制。放射线能抑制间质细胞转化成骨母细胞,从而防止异位骨化的发生。此外,放射线在缓解局部组织充血、肿胀和疼痛的同时,间接降低了异位骨化形成的速度。放射治疗的常用总剂量通常约为 2 000CGy,分 10 天平均给予。

Martin(1995)采用放射疗法抑制异位骨化形成,其中 1 例为颅脑外伤后 9 周,X 线片证实为右肘关节异位骨化症,肘关节区疼痛,肘关节屈伸活动在 75°～95°。服用消炎痛 25mg,一日 3 次,无效。采用放射治疗后,肘关节活动在 50°～120°,治疗结束后,疼痛消失。血清碱性磷酸酶由治疗前的 188u/L 降到 123u/L。

3.营养疗法　应限制这类患者高蛋白的摄入,因为高蛋白饮食能增加钙的活动性。

(二)手术治疗

1.肘关节异位骨化症的手术　烧伤后肘关节区瘢痕挛缩伴发异位骨化症时,其手术治疗的时机宜选在伤后 1 年。手术治疗目的包括:瘢痕挛缩松解、异位骨化骨或骨桥的凿除、强直肘关节的矫正、肘关节成形及挛缩肌肉或肘关节囊的松解等。瘢痕挛缩松解后常有皮肤缺损,应按情况进行皮肤移植或皮瓣移植修复。

(1)肘后异位骨化症　取肘后"S"形皮肤切口,将三头肌腱及肘后皮肤从尺骨骨膜下掀起,尺侧腕伸肌向前拉开,暴露肘关节周异位骨化的骨质。如果是后方的肘关节完全强直,从尺骨骨膜下掀起三头肌腱后,直达鹰嘴的内侧,连同鹰嘴的脂肪垫与三头肌腱一并掀起,凿除肘关节后方异位骨化的骨质,进入肘关节。如果肘关节内关节软骨尚存,宜予保护。用骨凿撬起强直的肘关节,使关节松动,凿除使肘关节强直的异位骨化骨,包括凿除部分鹰嘴,必要时可包括鹰嘴的内、外侧方。笔者在处理伴有肘关节关节软骨也完全破坏的严重肘关节强直病例中,于术中凿除异位骨化骨的同时,也凿除鹰嘴,后用阔筋膜包裹尺骨鹰嘴残端以形成假关节,手术后可取得肘关节稳定的伸屈活动。

当肘关节异位骨化侵及尺骨内侧时,在去除异位骨化骨时要注意保护尺神经不受损害。

在凿除异位骨化骨之后,肘关节能作被动的伸屈活动,然后再关闭创口。首先将肱三头肌肌腱与尺骨近端固定,在尺骨上钻孔,用钢丝缝扎,使肘关节具有屈肘能力,不使肌腱固定张力过大。手术过程中如遇有骨髓腔渗血,宜用骨蜡封闭,也可用筋膜包裹,术毕皮下置引流,防止血肿,最后缝合皮肤。肘关节处于屈曲 80°位包扎固定,待术后 2～3 日,即可作肘关节的屈伸训练,以防止肘关节强直再发。

(2)肘前异位骨化症　因肱肌及肱二头肌的挛缩、肘关节囊前壁的挛缩,或是存有影响伸肘的喙状骨突起所引起。如果肘前有异位骨化形成,则常继发肘前关节囊挛缩。在一般情况下,肘前异位骨化症会伴有肘后异位骨化骨形成,形成骨障,妨碍肘关节活动,因此应前后同时矫正,需加肘后切口,或作部分鹰嘴切除。

肘前部是前臂重要血管、神经出入之处,手术应十分细心。可取肘前外侧切口为进路,在肱肌与肱桡肌之间深及异位骨化骨,此处应注意保护桡神经及臂外侧皮神经。在对肘关节前外侧的异位骨化骨作清除时,要保护好桡神经及骨间背侧神经。如果异位骨化骨扩展到肱二头肌结节及前臂骨间膜近端,则需用肘后外侧切口,在尺骨近端分离肘肌,将肘肌及尺侧腕伸肌向前拉开,桡神经在旋后肌的深浅层之间,暴露桡骨,进入异位骨化骨,用骨凿去除,注意保护好肱二头肌止点。

异位骨化在前内侧时,采用肘前内侧进路,沿肱肌内侧前进,暴露肱动脉及正中神经,并保护好。看见肱二头肌及肱肌后,暴露异位骨化的骨质,予以凿除。

(3)肘内侧异位骨化症　常见于肘内侧侧副韧带附近,常累及尺神经,并可能压迫尺神经,引起相应的神经症状,但较少有肘关节活动障碍,异位骨化的骨质位于皮下。其手术首先是将尺神经解剖出来,前移,以防止尺神经受损受压。尺神经向前可移至前臂屈肌群表面的皮下,也可以置于前臂屈肌群之中。当尺神经被安全转移后,再进行异位骨化骨的清除。在手术中应注意解剖前臂内侧皮神经及臂内侧皮神经,防止其损伤。

(4)肘外侧异位骨化症　孤立的肘外侧侧副韧带异位骨化症较为少见。采用肘外侧切口,该切口可暴露肘关节前方及后方,从肱骨外上髁向下,进入尺侧腕伸肌与肘肌之间,拉开桡侧伸肌、肱肌及肱桡肌,暴露肘关节前关节囊;也可向后掀起肱三头肌肌腱,暴露鹰嘴,处理肘后部异位骨化症。

2.肘关节屈曲挛缩的处理　肘关节异位骨化症融合的骨骼被凿开后,大部分患者肘部能被动伸直,局部缺损的皮肤可采用游离植皮修复或皮瓣移植修复。但有少数患者,由于长期肘关节屈曲挛缩,造成神经、血管、肌肉、肌腱的挛缩,肘关节不能伸直,采用伸肘牵引装置,其创面用异体皮或碘仿油纱布覆盖。牵引 1～2 周,能伸肘达 150°～160°时,即可修复创面。

第五节　手部瘢痕、瘢痕挛缩

一、病因

手部瘢痕及瘢痕挛缩的病因是多样的,其中以烧伤最为常见。在人体烧伤中,手部烧伤占 60% 左右,而且严重的手烧伤可使手的全部功能丧失。研究烧伤手损害的防治是一项十分重要而且难度极大的工作。

手是人体的形态器官、运动器官及感觉器官。人们的生存及生活活动很多都是通过手来完成的,人与人之间的交往及情感传播,有些也通过手来实现,而且人类在识别事物,进行读、写等活动中,手都起着十分重要的作用。瘢痕及瘢痕挛缩轻者只影响手的形态,造成丑陋的外观,重者可使手的上述功能完全丧失。

烧伤对手的损害几乎可涉及手的所有结构,包括皮肤、皮下组织、血管、神经、肌肉、肌腱、骨、关节及韧带等。烧伤造成的瘢痕挛缩畸形,主要有瘢痕性并指、拇内收畸形、手指关节畸形、瘢痕性爪形手、瘢痕性掌挛缩以及烧伤手残缺性畸形等。

烧伤后手部畸形可有原发性损害,即因组织结构的损毁造成手的畸形,也可由于原发性损害没有及时修复,或无法进行及时修复,形成了瘢痕愈合,以及血管、神经、肌腱、肌肉、骨、关节等附属装置的挛缩,产生各种类型的继发性畸形。因瘢痕挛缩力量的逐渐增大,可引起继发性关节扭曲、肌腱拉长或短缩,严重的还会造成骨生长受限及压迫性损伤等。

二、手部烧伤瘢痕挛缩的处理原则

第一,早期治疗。与其他部位瘢痕挛缩不一样的是,手部烧伤瘢痕挛缩不能等到瘢痕处于静止状态时(即"成熟"时)再作整形。因为手瘢痕挛缩到晚期(手烧伤半年以后),常伴有手部肌腱及骨、关节继发性损害,会造成治疗上的困难。第二,在治疗方法的选择上,应尽可能地切除挛缩瘢痕,解除挛缩,恢复正常的解剖结构、层次及位置,对缺损的组织,应尽可能作相应的组织移植修复。第三,在术后应用手部支架及康复治疗,这是巩固疗效和扩大疗效的重要措施。忽视术后的康复治疗,可使手术的效果完全丧失,而且有些患者可能会因此失去再治疗和改善功能的机会。

第六节　瘢痕性并指及瘢痕性拇指内收畸形

手背部深Ⅱ度以上的烧伤,如果没有进行有效的治疗,会引起手背部不同程度的瘢痕及瘢痕挛缩,轻者手背部散在的瘢痕仅影响外观。瘢痕成片存在可形成瘢痕性并指或瘢痕性拇指内收畸形等。

一、瘢痕性并指畸形

(一)临床表现

手背部、手指背及拇指背部的深Ⅱ度及浅Ⅲ度烧伤,如未得到及时的治疗,造成局部感染及瘢痕愈合,形成指蹼瘢痕,可构成不同程度的瘢痕性并指(cicatrice syndactyly)。一般发生在示、中指间,或中、环指间,或环、小指间,或波及全部指蹼。瘢痕性并指可表现为指蹼变浅,也可表现为近节指并指,或全部并指。这类患者亦常有伸指肌腱损害,如伸指中央腱断裂,或指背瘢痕挛缩,呈现鹅颈畸形等。

(二)治疗

瘢痕性并指宜手术治疗。切开挛缩瘢痕,进行游离植皮修复。因指蹼要求用较松弛的皮肤再造,故应尽可能用局部小皮瓣覆盖指蹼中部,以防术后挛缩,重现并指。单纯性手背及拇指背烧伤,在指蹼深处,常藏有正常皮肤及皮下组织,可将其制成舌状皮瓣,用以修复瘢痕性并指的指蹼。瘢痕性并指可分以下两种类型。

1.完全性瘢痕并指 手背及指背烧伤后瘢痕愈合,造成真正完全性瘢痕并指是很少见的,凡是手指近节1/2以上或全部瘢痕并指,均包括在完全性瘢痕并指之内。这类并指的治疗是切除瘢痕,用游离植皮修复。在植皮修复的手术技巧中,应注意防止植皮的挛缩。一般情况下,瘢痕并指的手指掌面还保留有部分正常的皮肤,在指蹼中部纵形切开少许手掌皮肤,将游离植皮的一边制成三角形,插入手掌的创面内,形成指蹼。但更多的是利用残存指蹼制成一等腰三角形皮瓣,蒂位于手掌侧,将三角形瓣插入手背部而形成指蹼。三角形皮瓣侧方的创面,可用游离植皮修复,这种术式可防止并指再发(彩照105)。

2.蹼状并指 是指瘢痕性并指仅波及手指近节长度1/3或更少范围,两指间有蹼状瘢痕相连。这类并指常可采用局部皮瓣转移修复,有时需加小块植皮。蹼状并指往往在两手指间隙的尺、桡侧存在正常的皮肤,可设计指蹼舌状皮瓣。皮瓣设计在手指侧方,蒂在手指根部,皮瓣一般为0.6~1.0cm宽、1.5~2.0cm长,手术操作方便,术后功能恢复良好(参见第三十八章"先天性手及上肢畸形"第十四节"先天性并指畸形")。

二、瘢痕性拇指内收畸形

(一)临床表现

瘢痕性拇指内收畸形(adductive thumb contracture by scar),简称拇内收,是发生在拇、示指间的瘢痕性并指。因烧伤损伤的程度不同,拇内收畸形可分为轻、中、重3型,与爪形手畸形的分型类同。

1.轻型拇内收畸形 由深Ⅱ度烧伤所致,仅造成皮肤损伤、瘢痕挛缩。皮下组织筋膜层、肌腱、骨及关节没有原发性损害,虎口轻度挛缩,呈蹼状瘢痕,拇指外展功能轻度受限,拇指桡侧外展幅度大于2cm(拇指桡侧外展时,拇指指间关节横纹的尺侧端到示指掌指关节横纹桡侧点的最大距离),见图45-5。

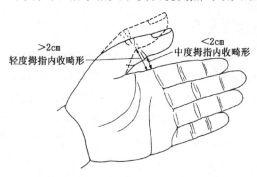

图 45-5 瘢痕性拇指内收畸形程度的测评

2.中型拇内收畸形 由于深Ⅱ度烧伤后感染或Ⅲ度烧伤没有作早期处理,可造成皮肤、皮下筋膜层被瘢痕所替代,并有部分肌腱、肌肉损害,拇指的掌指关节、指间关节及其周围的韧带继发性损害。虎口间隙明显狭小,瘢痕挛缩,瘢痕与下方的手内肌粘连,拇外展功能严重受限,桡侧外展幅度在0.5~1.9cm之间。如伴有拇指背烧伤瘢痕,则呈现指间关节或掌指关节过伸畸形,或造成掌指关节半脱位或全脱位。

3.重型拇内收畸形 由于拇、示指间深Ⅲ度烧伤,拇、示指的背侧及掌侧皮肤、皮下组织、筋膜、肌腱和肌肉受到损害。第1指蹼间隙消失,被坚实的瘢痕组织替代,拇指主动及被动的外展功能均丧失,或主动、被动桡侧外展范围小于0.5cm。拇指本身因受伤情况不同,可造成拇指部分缺损、肌腱损伤,以及指间关节、掌指关节脱位或关节强直等。

4.拇指背烧伤后瘢痕挛缩 不仅可造成拇指内收畸形,而且会造成拇指指间关节及掌指关节畸形,表现为指间关节及掌指关节过伸畸形,严重的可使掌指关节向背侧半脱位或全脱位,有时伴有拇指伸肌腱的损害。由于拇指背深Ⅲ度烧伤,伤及肌腱、骨或骨膜,瘢痕愈合可致指间关节或掌指关节强直,主动及被动活动消失或少有活动。X线检查可见关节间隙狭窄、关节面毛糙或消失、骨质疏松等。

(二)治疗原则

1.轻型拇内收畸形 因虎口区手掌皮肤没有损害,可利用虎口区手掌皮肤向手背转移,即采用蹼状瘢痕的Z成形术、双Z成形术(四瓣法)或双Z加V-Y成形术(五瓣法)等修复指蹼。术时要彻底松解挛缩瘢痕,再作 Z 成形。皮肤不足之处可作局部皮瓣转移或植皮修复(参见第三十八章"先天性手及上肢畸形"第七节"先天性拇指内收畸形")。

2.中型拇内收畸形　除了采用手掌部三角形皮瓣旋转修复以外,还会剩下创面,应用植皮修复。由于虎口修复采用了较多的游离植皮,术后需采用手部功能支架、理疗及进行功能训练,以防止移植皮片挛缩。如果除了瘢痕性拇内收外,手背皮肤良好,可采用示指旗状皮瓣转移,或采用前臂逆行岛状皮瓣转移修复。伴有虎口手掌区烧伤者,则采用带蒂皮瓣或游离皮瓣修复。

3.重型拇内收畸形　包括拇内收虎口挛缩的矫正,拇指指间关节、掌指关节、腕掌关节畸形的矫正,拇指内收、外展动力功能的重建及虎口区皮肤覆盖修复等。

4.拇指背烧伤后瘢痕挛缩　应矫正拇指指间关节及掌指关节畸形,皮肤缺损应该采用皮瓣修复。

(三)常用手术方法

1.轻型拇内收畸形

(1)术前准备　除了全身性准备同其他烧伤整形外,局部皮肤准备也很重要。由于这类患者手功能不良,拇指指蹼内及瘢痕内常藏有污垢,术前应仔细清洗。

(2)麻醉　采用臂丛或全身麻醉,并在止血带下手术。

(3)手术方法与步骤　Z 成形术是轻型拇内收畸形的主要术式。对于虎口区及手掌、手背瘢痕较多的患者,Z 成形术不一定能矫正畸形,可采用局部皮瓣转移,或加游离植皮修复。Z 成形的纵轴设计在虎口的游离缘,其两臂分别位于手掌及手背的皮肤上,三角瓣的夹角以 45°～60°为宜,两三角瓣可等大,也可不等大,具体视局部需要而定。为增加拇指桡侧外展的能力,可进行双 Z 成形术,或双 Z 加 V-Y 成形术(图 45-6)。

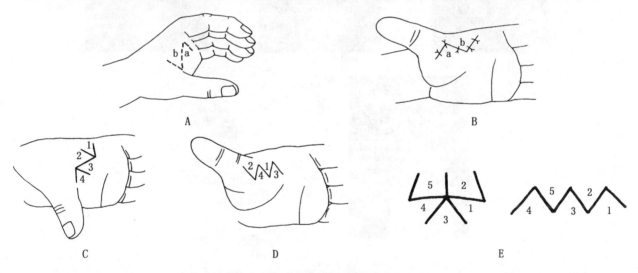

图 45-6　轻型拇内收畸形的矫正

A.Z 成形设计　B.Z 成形术结果　C.双 Z 成形设计　D.双 Z 成形术结果　E.五瓣成形的设计及结果

2.中型拇内收畸形及重型拇内收畸形　这两类畸形不能仅仅依赖 Z 成形矫正,必须借助皮瓣移植或游离植皮修复(图 45-7)。

(1)麻醉　在臂丛阻滞麻醉或全身麻醉下施行手术。

(2)手术方法与步骤

1)松解挛缩瘢痕　①设计"W"形瘢痕边缘切口线;②在止血带下切除影响拇指外展的瘢痕,皮下用电刀切割,电凝仔细止血;③切开挛缩筋膜;④切断拇内收时拇指近节指骨基底部的横头止点,用轻柔力量使拇指桡侧外展。经过上述处理如果仍不能使挛缩的虎口外展,则可以采用钢丝牵引,或以弹簧式支架,架于第1、2掌骨之间,术后持续牵引(图 45-8)。虎口挛缩解除后采用游离植皮修复,术后加压包扎,10～14 天拆线。为防止术后挛缩,采用皮瓣修复。

2)轴型皮瓣移植　手背部可供旋转移植的轴型皮瓣有示指背旗状皮瓣、第 2 掌骨骨间背侧动脉轴型皮瓣,可顺行或逆行移植。用皮瓣移植修复拇内收畸形,矫正挛缩较彻底,手术后拇指桡侧外展的伸展性较大。

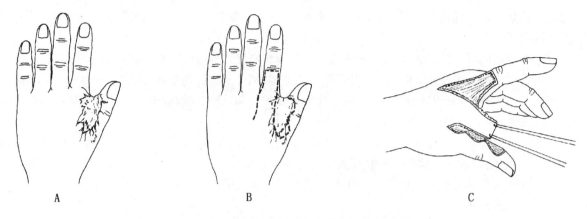

图 45-7　示指背皮瓣移植,修复中型拇内收畸形
A.术前　B.手术设计　C.示指背皮瓣移植

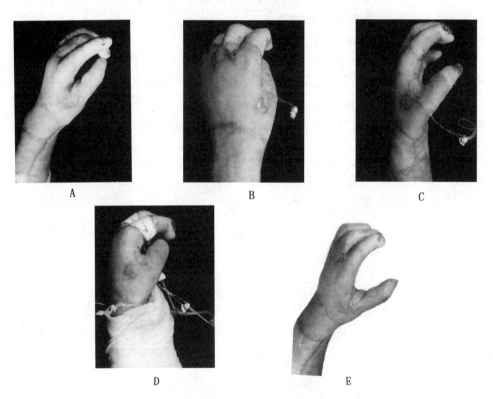

图 45-8　瘢痕性拇指内收畸形,虎口挛缩解除后采用钢丝牵引
A.植皮术后　B、C.安放牵引钢丝　D.支架牵引　E.治疗结束

如果手内外肌及拇指骨、关节状况良好,可以使内收畸形得到完全矫正。

3)逆行岛状皮瓣移植术　可采用的逆行岛状皮瓣有骨间背侧动脉岛状皮瓣、前臂桡动脉(或尺动脉)岛状皮瓣等。骨间背侧动脉岛状皮瓣移植对供皮区损害较小,因此具有较广泛的适用范围。

4)游离皮瓣移植　是修复中型及重型拇内收畸形的良好选择。在技术条件允许的医院,采用游离皮瓣移植修复中、重型拇内收畸形,优于局部轴型皮瓣或逆行岛状皮瓣移植。这是由于虎口区所需皮瓣的面积较小,远处供皮区可以一期拉拢缝合,因此游离皮瓣移植后,移植供区几乎没有后遗症,移植皮瓣的厚度也适中。这类皮瓣的宽度往往小于 4cm,笔者称之为"微型游离皮瓣"(1986),它避免了采用前臂逆行岛状皮瓣移植后前臂供区的损害。笔者常选用的"微型游离皮瓣"有下腹壁皮瓣、髂腹股沟皮瓣、上臂内侧皮瓣及上臂外侧皮瓣等。在早期(1983 年之前),笔者还较多地采用足背皮瓣或前臂皮瓣移植修复虎口,术后手功能虽然良好,但对供区损害较大,近年来已较少采用这两类皮瓣。还有人曾应用肩胛皮瓣修复拇内收畸形。在笔者临床医疗中见到的以肩胛皮瓣修复拇内收畸形患者,由于肩胛部位皮肤厚,皮下筋膜层也较厚韧,术后虎口的外形及功能远不及上述的 6 种皮瓣移植。对拇内收畸形伴手背大范围烧伤的病例,笔者曾选用大腿外侧皮瓣移植修复,术后手的外形及功能均良好(图 45-9、图 45-10)。

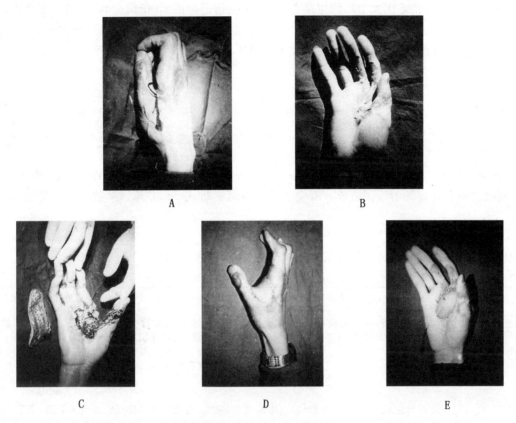

图 45-9 瘢痕性拇指内收畸形虎口挛缩,选用上臂内侧皮瓣("微型游离皮瓣")移植修复

A、B.术前 C.术中 D、E.术后

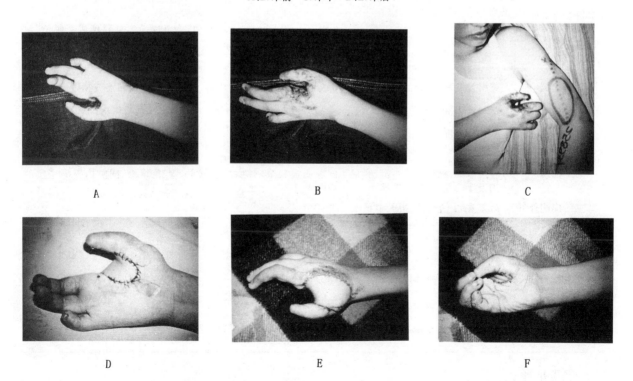

图 45-10 瘢痕性拇指内收畸形虎口挛缩,选用上臂外侧皮瓣("微型游离皮瓣")移植修复

A、B.术前 C.手术设计 D、E、F.术后

5)拇指指间关节及掌指关节畸形的矫正　①切除瘢痕,解除挛缩,用局部皮瓣或游离皮瓣移植覆盖创面。术后用克氏针固定指间关节或掌指关节于伸直位,或屈曲15°功能位3周,防止过伸畸形的再发。②指间关节、掌指关节强直畸形,常采用关节功能位融合,以改善拇指的功能。③指间关节、掌指关节强直畸形,常伴有第1、2掌骨间隙缩窄,主要见于重型拇内收畸形。治疗时可将第1、2掌骨分开后,使拇指处于掌侧外展位(对掌位),于第1、2掌骨间架桥植骨融合固定,或采用第1、2掌骨间牵引。

第七节　手背烧伤瘢痕挛缩

手背烧伤瘢痕挛缩,即烧伤爪形手(postburned claw hand)畸形,是我国常见的手畸形,由于深Ⅱ度或Ⅲ度烧伤,早期没有进行妥善的治疗而造成。因烧伤后手瘢痕挛缩,手形如"爪"样,故命名为烧伤爪形手畸形。

一、病理、临床表现及分型

根据损伤程度及畸形表现,可将烧伤爪形手畸形分为3型(表45-1)。

表45-1　爪形手的分型

病理及临床表现	轻型爪形手(Ⅰ度)	中型爪形手(Ⅱ度)	重型爪形手(Ⅲ度)
烧伤深度及病理	深Ⅱ度烧伤,皮下筋膜层及肌腱、骨、关节均未受损害	深Ⅱ度烧伤后感染或Ⅲ度烧伤,大部分皮下筋膜、部分肌腱或腱周组织受损,骨、关节及其周围的韧带有继发性损害	Ⅲ度烧伤,伤及皮下筋膜及肌腱,骨、关节及其周围韧带也受损害,并有严重的继发性畸形
临床特征			
1.瘢痕移动度	瘢痕增生、挛缩局限在皮肤层,瘢痕可在皮下筋膜表面滑动	瘢痕增生、挛缩,与皮下筋膜层及肌腱粘连,瘢痕可能平坦,很难被移动	瘢痕多为平坦、光滑,紧贴在骨及损伤肌腱表面,几乎没有滑动
2.掌指关节功能			
①掌指关节过伸畸形	30°以内	30°～90°,掌指关节呈半脱位,关节侧副韧带继发性挛缩	超过90°,呈脱位或半脱位,掌骨颈部有压迹,近节指骨近端关节面畸形,关节韧带严重挛缩
②肌腱状况	伸腱没有粘连,腱活动良好	部分伸腱粘连	伸腱广泛粘连或损毁
③主动活动	活动度＞30°	＜30°	消失,或有微活动
④被动活动	活动度＞60°	30°～60°	0°～30°
3.拇指外展功能			
①第1指蹼	轻度挛缩,瘢痕组织可滑动,可扪及手内肌良好,间隙缩小	间隙明显狭窄,瘢痕与下方手内肌粘连	严重挛缩,间隙内充满坚实的组织
②主动桡侧外展	外展幅度(拇指掌指关节横纹到示指掌指关节横纹间的水平距离)大于2cm	0～2cm	无
③被动桡侧外展	存在,受限	存在,受限	几乎无被动外展
4.拇指掌指关节	正常,或轻度过伸畸形	明显过伸或半脱位	脱位或半脱位
5.小指掌指关节	正常,轻度或明显过伸畸形	明显过伸,半脱位	脱位
6.手掌形态(手掌横弓及纵弓形态)	横弓变浅,纵弓存在	横弓明显变浅,纵弓变浅	横弓及纵弓消失

(一)轻型爪形手

深Ⅱ度烧伤后,涉及表皮及大部分真皮层,但未伤及皮下组织及筋膜层,肌腱、骨、关节也未受到损害,此时即为轻型。临床表现为手背瘢痕增生及挛缩,增生的瘢痕可在皮下筋膜层上滑动,伴有掌指关节过伸畸形,过伸畸形在 30°以内,伸腱没有损伤,掌指关节的主动及被动活动受到损坏,但其活动度大于 60°。可伴拇内收畸形,手掌的横弓变浅(图 45-11)。

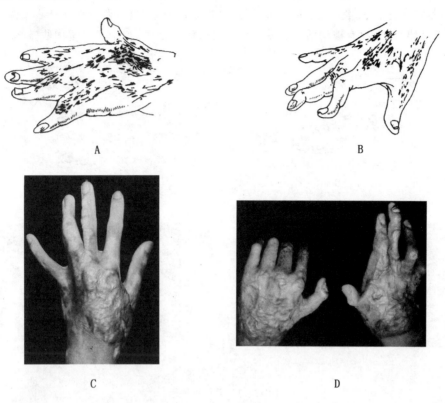

图 45-11　轻型爪形手

(二)中型爪形手

中型爪形手由深Ⅱ度烧伤后感染或Ⅲ度烧伤所致,大部分皮下组织、浅深筋膜及部分肌腱或腱周组织受损,骨、关节及其周围的韧带有继发性损害。瘢痕增生、挛缩,并与皮下筋膜层及肌腱粘连,无法移动。掌指关节过伸可达 30°～90°,掌指关节呈半脱位,关节侧副韧带继发性挛缩,掌指关节掌屈功能丧失,在过伸范围内可作 30°～60°的被动活动。中度拇内收畸形,手掌平坦,横弓明显变浅或消失,纵弓变浅(图 45-12)。

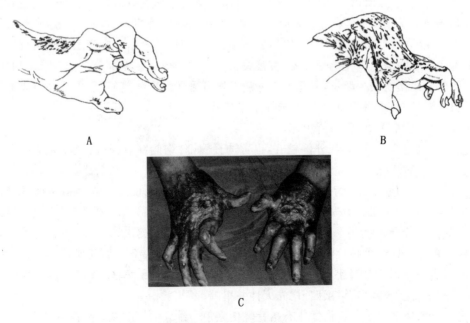

图 45-12　中型爪形手

（三）重型爪形手

重型爪形手由Ⅲ度烧伤所致,伤及皮下筋膜及肌腱,或伤及骨、关节,并伴有严重的继发畸形。手背瘢痕多半平坦、光滑,紧贴在骨及肌腱上。掌指关节过伸,呈半脱位或全脱位,侧副韧带严重挛缩。伸指肌腱部分或全部损毁,手指过伸,几乎没有被动活动。手掌的横弓及纵弓消失,拇指呈严重内收畸形(图 45-13)。

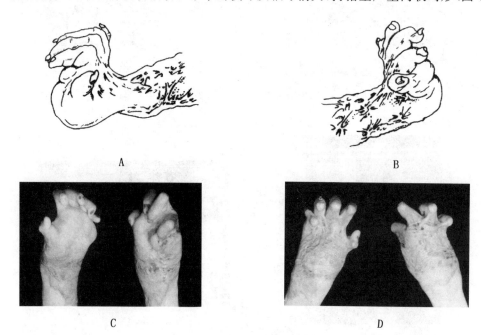

图 45-13　重型爪形手

二、治疗

轻型爪形手及绝大部分中型爪形手均可采用游离植皮修复,而少数伴有伸指肌腱广泛损伤的病例,及重型爪形手,则需行皮瓣或皮管移植修复。

（一）游离植皮在烧伤爪形手治疗中的应用

对轻型及中型爪形手,宜在止血带下切开瘢痕边缘的皮肤,用电刀切除挛缩瘢痕。手术切口的设计应避免直线切口。特别是在手掌侧面,宜作曲线或"Z"形切口,边缘避免作直线切口,以防止术后植皮边缘发生直线瘢痕挛缩。指蹼及虎口修复,也应采用Z成形术加植皮。在切除挛缩瘢痕后,用盐水纱布热敷,直到完全止血,再进行中厚皮片或厚中厚皮片移植,并且均匀加压包扎。烧伤爪形手治疗中应用游离植皮修复,手术方法并不复杂,但手术完成后的加压包扎十分重要,直接关系到手术的成败。大部分烧伤爪形手均属于轻型及中型爪形手,肌腱的原发性损伤较少涉及,因此大部分病例均可采用游离植皮修复,但应注意以下几点。

1.游离植皮的皮肤厚度　手部游离植皮选择中厚皮片移植,以 0.4～0.5mm 较为合适,移植后容易成活,术后较少挛缩,少有色素沉着,且功能较好。

2.游离植皮的供区选择　大腿内、外侧较好,也可选择腹部、胸侧壁,这些供区较为隐蔽,供区的瘢痕有衣物遮盖。在皮源较少的情况下,可选择背部、臀部或头皮作为供区。

3.游离植皮的拼接　成人的手背宽度在 12cm 左右,加上手的尺、桡侧边缘烧伤瘢痕,植皮的宽度超过13～14cm,而一般取皮机取下的皮片宽度只有 6cm 或 10cm,因此皮片移植时要拼接。一般宜纵形拼接,以拇指及虎口区为一单元,4 个手指为另一单元,拼接线位于第 2 掌骨的桡侧缘。

4.指蹼的修复　烧伤爪形手必然伴有各个指蹼间的瘢痕挛缩。宜在各指蹼正常区作深入指蹼的切口,使移植皮片在指蹼区有三角形皮片经手背边缘插入手掌指蹼,并深入到手掌区,或局部进行小皮瓣修复(参见第三十八章"先天性手及上肢畸形"第十四节"先天性并指畸形")。

5.指背烧伤瘢痕的处理　手背烧伤常伴有指背烧伤瘢痕挛缩,为使植皮区平整,可将指背与手背植皮分开进行。

6.手掌边缘植皮的设计　已如前述,手掌边缘切口应作成"Z"形或"W"形,将皮片边缘制成多个三角形皮片插入手掌边缘切口,三角形高约 1cm 左右,太小不能预防移植皮片边缘挛缩。

7.小指掌指关节过伸畸形的处理　无论轻型或中型爪形手,多半伴有第 5 掌指关节过伸畸形。笔者在临床实践中发现,该关节过伸畸形不易矫正,术后易复发,这与继发小指展肌腱向手背滑脱有关。小指展肌腱原来位于第 5 掌指关节中点的掌侧,其作用是外展小指及轻度屈曲小指。烧伤后手背瘢痕挛缩,掌横弓消失,小指展肌腱滑向手背,小指展肌的作用变为伸小指掌指关节。因此在治疗上要纵形切开第 5 掌指关节的腱帽,使小指展肌腱复位,予以固定,并在手掌尺侧缘设计一蒂在远端的舌状皮瓣,修复第 5 掌指关节腱帽切开区,使掌指关节屈曲30°,用克氏针固定 2～3 周。

8.植皮区的止血　止血要彻底,可反复多次,然后植皮。有经验的医师可在止血带下植皮,包扎后再放松止血带,但这种方法有一定风险,如果术后出血,常会造成移植皮片的部分或全部坏死。

9.植皮区的包扎　手背植皮的包扎是手术成败的关键。包扎时应注意以下几点:①包扎宜在继续麻醉下进行;②手部包扎要有两名医师进行;③用松软纱布条逐条放在虎口及各指蹼区;④包扎包括手指及腕部,并将手指尖暴露在外,以观察手指血供;⑤外层用弹力绷带较重加压包扎;⑥儿童包扎后要套以石膏托,特别是伴有腕部植皮的患儿,要对腕部制动。

10.拆线　手背植皮宜在10～14 天后打开敷料,拆线。在拆线前宜观察手指血供,嗅包扎敷料有无异味,以便早期发现感染。如有感染应尽早打开敷料,进行对症处理。

11.康复治疗　植皮后的理疗、功能支架的应用及功能训练是取得良好效果的重要环节,术后治疗应坚持 3～6 个月(彩照 106)。

(二)皮瓣移植在烧伤爪形手治疗中的应用

皮瓣移植多用于严重爪形手及部分中型爪形手伴有肌腱及骨、关节损害的病例。伴有肌腱及骨、关节损害的病例,不能采用游离植皮修复,因为游离植皮修复后会造成肌腱粘连,骨、关节外露,或造成游离植皮坏死,所以必须采用皮瓣移植。

皮瓣移植分为带蒂皮瓣移植和游离皮瓣移植两种。

1.带蒂皮瓣或皮管移植　常用的带蒂皮瓣有局部带蒂皮瓣和远处带蒂皮瓣两种。局部带蒂皮瓣移植有前臂逆行岛状皮瓣移植、前臂逆行筋膜瓣移植加植皮等。远处带蒂皮瓣移植,常选用下腹部或侧腹部(脐旁)带蒂皮瓣或皮管。但远处带蒂皮瓣移植,常由于严重爪形手伴有严重掌指关节过伸、半脱位或全脱位,矫正后有克氏针固定,而造成皮瓣设计及移植的困难,术前应有充分的估计。20 世纪 60 至 70 年代,皮管移植是修复严重爪形手的重要术式。第一期手术采用侧腹壁双蒂皮管〔(8～10)cm×(20～25)cm〕;3 周后进行第二次手术,皮管的一端接在拇指腕掌关节近端;经过 3～4 周后进行第三次手术,将皮管的另一端接在四指的腕掌关节处;第四次手术是在第三次手术后 3～5 周以后,将皮管一剖为二,一半修复拇指及虎口,另一半修复其他四个手指(图 45-14、图 45-15、图 45-16)。

2.游离皮瓣移植　用于烧伤爪形手,特别是对重型爪形手的修复,不失为一良好的选择。常选用的游离皮瓣有足背皮瓣、上臂外侧皮瓣、股外侧皮瓣、下腹部皮瓣、髂腹股沟皮瓣、股前外侧皮瓣、肩胛皮瓣、颞浅筋膜瓣加植皮等。20 世纪 70 年代及 80 年代中期曾采用前臂皮瓣或小腿内侧皮瓣移植修复爪形手,由于这两个供区损伤较大,目前已较少采用(图 45-17、图 45-18,彩照 107)。

游离皮瓣移植及颞浅筋膜瓣移植的手术方法,参见第六章"皮瓣移植"和第七章"筋膜瓣移植"。

(三)掌指关节畸形的矫正

烧伤爪形手在不同程度上都伴有掌指关节畸形,表现为掌指关节向背侧半脱位。这是由于手背部烧伤,皮肤缺损,瘢痕挛缩,造成伸指肌腱短缩及掌指关节侧副韧带短缩,因此,作好掌指关节畸形的矫正,是治疗烧伤爪形手的重要环节。一般情况下,只要切断侧副韧带包括斜行及横行两部分,即可矫正畸形;如果还不能矫正掌指关节半脱位,则需要作掌指关节背侧关节囊切开,或伸指肌腱延长。采用掌指关节侧副韧带切断矫正,术后需用克氏针掌屈位暂时固定 2～3 周。掌指关节侧副韧带切断矫正的手术方法,参见第三十九章"手及上肢外伤的处理"。

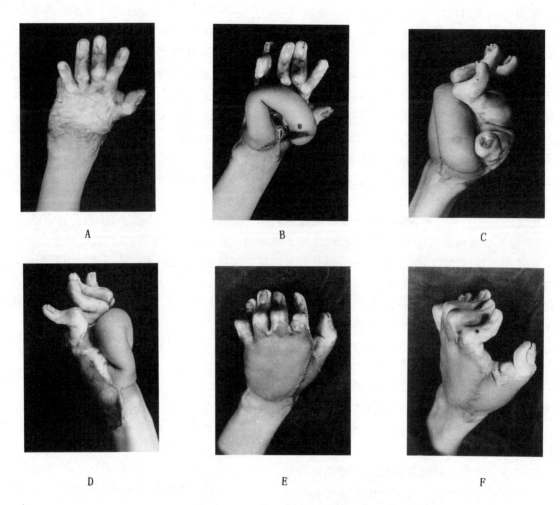

图 45-14　皮管移植修复重型爪形手

A. 术前　B、C、D. 治疗过程中　E、F. 术后

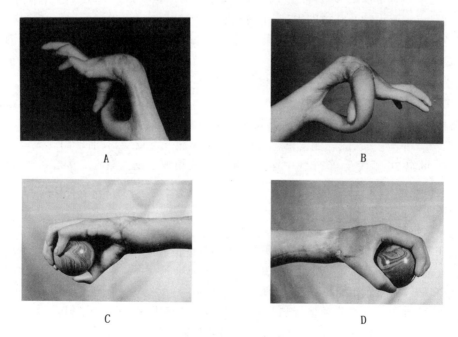

图 45-15　皮管移植修复烧伤爪形手畸形

A、B. 治疗过程中　C、D. 术后功能状况

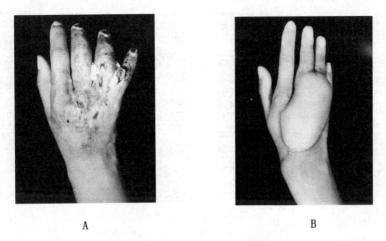

A　　　　　　　　　　　　　　　　B

图 45-16　烧伤后肌腱损害及手指慢性骨髓炎,前臂逆行岛状皮瓣移植修复手背
A. 术前烧伤后骨、肌腱外露,指骨骨髓炎　B. 术后

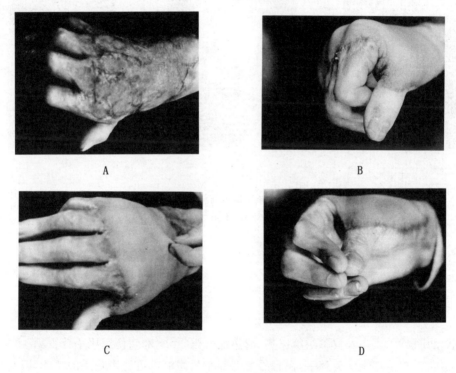

A　　　　　　　　　　　　　　　　B

C　　　　　　　　　　　　　　　　D

图 45-17　前臂皮瓣游离移植治疗重型爪形手
A. 术前　B、C、D. 术后

　　掌指关节半脱位或全脱位,大部分均可采用侧副韧带切断矫正和复位,只有在重型爪形手时,不一定会见效。对其必须采用掌骨头部分切除,再以筋膜包绕,形成假关节,以达到治疗目的。该手术后虽可维持手指掌屈位,但关节活动一般都不满意。

　　(四)指间关节畸形的矫正

　　爪形手指间关节畸形包括指间关节屈曲位强直、纽孔样畸形、鹅颈畸形及锤状指等。指间关节屈曲强直畸形,如果伸、屈肌腱良好,可采用指间关节掌板松解。如果已无关节间隙,或伸腱严重损害,指背皮肤又不良,则可作指间关节功能位融合。纽孔样畸形及鹅颈畸形则应行肌腱修复及术后适当的位置制动,才能保证手术成功。对锤状指则应分析病因,进行对症治疗,但其较易复发,必要时可作末节关节融合(参见第四十章"手及上肢肌腱损伤")。

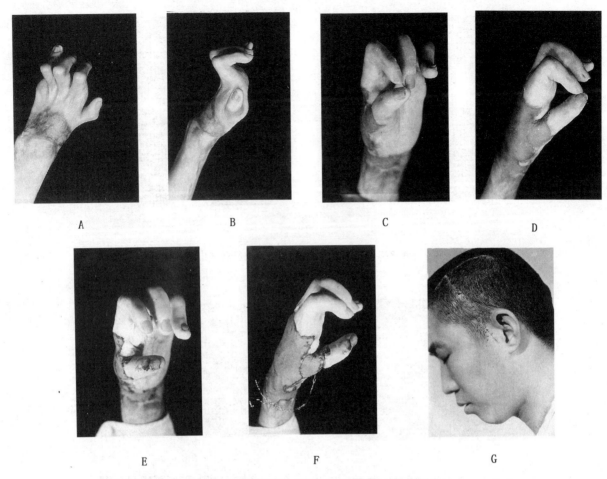

图 45-18 重型爪形手颞浅筋膜瓣移植加植皮修复

A、B.术前 C、D.术后 E、F.虎口牵引 G.供区

第八节 手掌烧伤瘢痕及瘢痕挛缩

手掌部皮肤角质层厚,真皮及皮下组织坚韧,耐热能力强,手掌部烧伤远比手背少见。手掌烧伤瘢痕及瘢痕挛缩常见于热压伤,在治疗上十分棘手,而且手掌部很小的瘢痕都可能影响手的功能,因此,手掌烧伤瘢痕及瘢痕挛缩的治疗较为复杂。因手掌部皮肤构造的特殊性,即皮肤具有稳定性,弹性较小,所以手掌部瘢痕切除后创面的修复也具有特殊性。

一、临床表现

全手掌瘢痕挛缩,多见于儿童,成人多为机器热压伤所致,表现为呈握拳样,瘢痕挛缩不仅波及手掌皮肤,而且还可包括手指腹侧皮肤。严重的可伴有肌腱损毁,或骨、关节的损害。少数病例可发生正中神经腕部受压,造成烧伤后腕管综合征。

二、治疗

手掌瘢痕挛缩是由于早期处理不当所致,应早期清创,作皮肤缺损的修复。

(一)治疗原则

晚期手掌瘢痕挛缩应切除瘢痕,彻底解除继发性挛缩畸形,切除或切开挛缩的掌筋膜。伴有掌指关节屈曲挛缩者应作掌板松解;伴有正中神经受压者应作腕管松解;伴有屈肌腱短缩的,术后用动力性功能支架矫正。如果肌腱严重短缩,妨碍屈曲矫正,可考虑在前臂部作屈肌腱延长,但前臂肌腱延长,有时易造成手内肌阳性畸形,故术前应有充分估计,并采取相应治疗。

（二）皮肤修复的选择

手掌皮肤缺损游离植皮修复后,容易发生植皮区的收缩,影响外形及功能。虽然皮瓣修复手掌有外观臃肿及皮肤滑动等缺点,但在矫正手掌挛缩畸形中,特别是掌筋膜层也被烧伤的病例,仍是较好的选择。儿童时期的瘢痕性手掌挛缩,采用全厚皮片或厚中厚皮片移植,远期的外形及功能都能近乎正常。而在成年人的全手掌挛缩修复中,薄的游离植皮的效果常不能令人满意,需要用厚中厚皮片移植修复。

（三）手掌皮肤缺损皮瓣移植的选择

笔者曾用前臂桡动脉逆行岛状皮瓣修复手掌皮肤缺损(1982年前),术后手的功能及外形良好,但前臂供皮区瘢痕明显,且损伤桡动脉,目前已很少应用。而在国外,仍有人采用我们的前臂逆行皮瓣移植修复手部缺损。目前,用骨间背侧岛状皮瓣移植修复手掌,虽然也造成前臂供区瘢痕,但由于不牺牲前臂的主要血管,而被广泛地选用。

远处带蒂皮瓣或是皮管移植,仍是手掌部皮肤缺损修复的有效术式。皮瓣供区可选择在下腹部、髂腹股沟、侧胸部及上腹部等(图45-19)。过去有取自胸部或另一侧上臂者,由于这些都是人体容易裸露的部位,一般情况下还是以不选用为好。

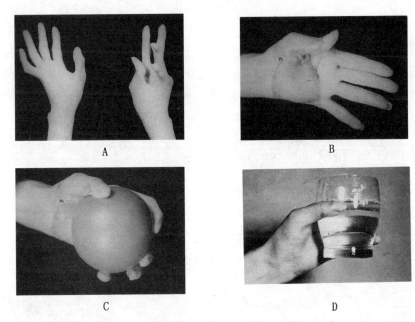

图45-19　手掌部烧伤瘢痕挛缩,腹部皮瓣移植修复
A.术前　B.术后　C、D.术后功能状况

皮瓣修复后,有些患者由于手掌部臃肿,外形及功能欠佳,择期需进行皮下脂肪切除,即皮瓣修薄术。

用游离皮瓣作手掌部皮肤缺损的修复,笔者曾选用足背皮瓣、足底内侧皮瓣、大腿外侧皮瓣、大腿前外侧皮瓣、下腹部皮瓣等。前3种皮瓣移植,术后功能及外形良好。肩胛皮瓣及一些肌皮瓣移植后,常臃肿,故不宜选用。

对手掌及手指腹侧皮肤同时缺损的病例,笔者曾采用前臂逆行筋膜瓣加植皮修复,效果良好。另外采用颞浅筋膜吻合血管游离移植加植皮修复,也有较好的效果。

第九节　烧伤后残缺手畸形

　　烧伤后残缺手畸形是严重的手畸形,包括残余的手背、手掌均有瘢痕挛缩,又伴有数个手指或全部手指缺损。单个拇指缺损,其他手指存在一个以上的,可行拇指再造。全手指缺损的,由于周围瘢痕挛缩,并伴广泛的肌腱、骨、关节损害,则可采用虎口开大、掌骨指化,使患者恢复一些夹持功能(图 45-20)。烧伤后残缺手畸形中,遇有手完全缺损的患者,行单纯的掌骨指化、第 1 指蹼间切开植皮,由于皮片收缩,往往后期效果不良,则可以考虑前臂骨间背侧逆行岛状皮瓣移植进行修复,能取得较好的效果(图 45-21),或可用前臂桡侧逆行岛状皮瓣进行修复(图 45-22)。前臂分叉术是全手指缺损手功能再造的一种选择。安装假肢也是一种恢复烧伤残手功能及外形的重要途径。

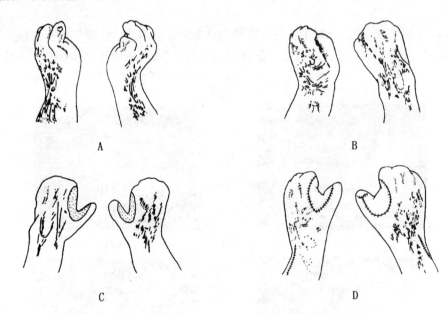

图 45-20　烧伤后残缺手畸形,虎口开大,有 1、2 掌骨指化

A.术前　B.手术设计　C.术中　D.术后

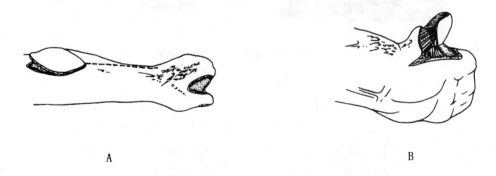

图 45-21　烧伤后残缺手畸形,前臂骨间背侧逆行岛状皮瓣移植修复

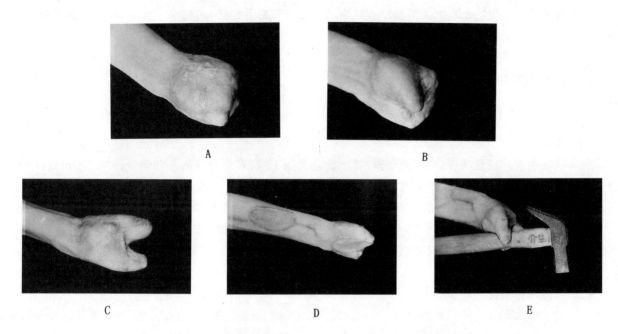

图 45-22　烧伤后残缺手畸形，前臂桡动脉逆行岛状皮瓣移植修复

A、B. 术前　C. 术后　D. 供区修复　E. 术后功能

（王炜、钱云良）

第十节　前臂分叉术

手部残缺畸形，没有条件进行手指及手掌再造时，可进行前臂分叉术（Krukenberg operation）。前臂分叉术由 Krukenberg 于 1917 年首创。本手术功能效果佳，患者感觉良好，夹持力强，动作灵活，能从事日常生活劳动。但其外观欠佳，适应证亦受到限制。国内自 20 世纪 50 年代初以来，也有不少报道。20 世纪 80 年代以来，由于整形外科带蒂组织移植的进步和显微外科的发展，国内进行的手再造取得了较好效果。在上海第九人民医院的前臂分叉术随访患者中，术后能编织毛衣、骑车、举锄种地、绘图及进行日常生活上的自理的患者不在少数，因此这是一项可供选择的腕上断肢功能重建的手术，易于在基层医院施行并推广。

一、适应证与禁忌证

（一）适应证

1. 凡因创伤、烧伤、电烧伤经前臂截肢而失去手的患者，无论单侧或双侧，只要残肢长度足够，没有禁忌证，均可作此手术。如为双侧截肢者，则特别适用。如为其中一侧截肢较短，不能作前臂分叉者，可装备假手，另一侧作分叉术。

2. 适于作此手术的前臂残肢的最短长度有两种计算方法：一是从肱二头肌附着于桡骨处起，或在肘远侧横纹以下，残肢有 8cm 长者；另一方法是以前臂掌侧中线与旋前圆肌下缘交叉点算起，在此以下桡骨仍有 2cm 者，为适于作此手术的最短长度。

3. 对于年龄在 2～4 岁以上的先天性断腕，也可进行前臂分叉术，但分叉术中要尽可能地保留尺、桡骨远端骨骺。

4. 该术对前臂中、下 1/3 断肢，伴双目失明者特别适用。

（二）禁忌证

1. 前臂残端有严重瘢痕形成、广泛肌肉萎缩与麻痹、血供不足及感觉消失或感染者。

2.肱桡关节、上尺桡关节、肘关节僵硬或强直者。至于尺桡骨连接,因在术中可予切除,故不属于禁忌。

3.残肢留有活动的手指或有足够长度的掌骨者。

4.不宜在急症截肢中同时作前臂分叉术者。

5.有全身性手术禁忌者。

二、手术方法与步骤

(一)切口

麻醉前嘱患者作残肢的旋前、旋后动作,找出旋前圆肌下缘,在前臂掌侧及背侧设计"Y"形切口,用美蓝画出,或自肘横纹下约7cm处为起点作切口,呈"V"形,下方纵切口直达前臂残端。在臂丛麻醉和充气止血带下,将前臂残端旋后,自起点向远侧、掌侧正中线桡侧旁1cm处作一条直切口,在背侧中线偏尺侧1~2cm作一直切口,两切口在残端相遇,形成"V"形。切开两侧皮肤筋膜瓣,在深筋膜下面锐性剥离,勿伤及桡、尺动脉两侧皮支所构成的血管网,以保证皮肤筋膜瓣的成活。不作皮下剥离,可避免伤及前臂内、外侧及背侧皮神经。

(二)充分暴露肌群

可以考虑作大部分前臂屈伸肌切除,如掌长肌、指浅屈肌、桡侧腕屈肌、旋前方肌、拇长屈肌及指深屈肌,在背侧有拇长展肌、拇短伸肌、示指固有伸肌和小指固有伸肌等。舒天认为仅需保留肱桡肌、旋前圆肌和旋后肌。其优点为减少臃肿、增加分叉后动作的灵活性,而且皮肤缝合容易,不需植皮。吴祖尧(1985)认为切除肌肉的多少要视残臂尺、桡支的体积和臃肿情况而定,须注意避免损伤桡、尺动静脉及正中和尺神经的肌支,并须有足够的软组织包裹分叉后的两支。分离时由上而下,上达旋前圆肌。此肌为分叉功能的关键肌肉,切勿损伤其肌肉及神经支配,以免影响分叉后的夹持力量。靠近尺骨或桡骨切开骨间膜,避免损伤骨间血管和神经,分开尺、桡骨10~15cm,使两支分叉成30°~40°角,远端开口约5~6cm,不得小于3.5cm。手术至此,尺、桡骨的骨干和骨端均未从骨膜下暴露,并且所有保留的肌肉和肌腱都未与骨和软组织分离,这对功能重建有利。如需处理骨端,须多保留一些骨膜,以便骨端修整后缝合。放松止血带,彻底止血。

(三)重新组合肌肉

在桡侧可保留旋前圆肌、肱桡肌、桡侧腕伸肌和(或)桡侧腕屈肌、桡侧一半的指浅或指深屈肌及桡侧一半的指总伸肌等。在尺侧安排尺侧一半的指浅或指深屈肌和指总伸肌,以及尺侧腕伸、屈肌。将正中神经安排在桡支,尺神经安排在尺支。试测尺、桡两骨的活动与合拢情况。如有过多的软组织阻碍两支合拢,可予以修整。

(四)缝合

先缝合深筋膜,皮肤缝合时尽量完整地覆盖尺、桡两端。分叉处与尺、桡骨端均不可过紧,否则可致皮肤坏死或过于臃肿而不灵活。分叉附近如缝合困难,应行皮片移植。叉底置负压引流,24~48小时内拔除(图45-23)。

(五)术后治疗

术后2~3周开始进行功能锻炼,循序渐进。如出现上尺桡关节酸痛,即减少练习强度。最初在医师指导下进行,以后患者自行锻炼,这对手术效果可起到重要作用。锻炼目标是将前臂的旋转运动转化为桡、尺骨的张开与夹持动作,即利用旋后肌、肱二头肌、肱桡肌、桡侧腕长伸肌及腕短伸肌的收缩,使桡骨离开尺骨,两骨张开;利用桡侧腕屈肌与旋前圆肌、前臂屈肌的旋前动作,使桡、尺骨接近,完成夹持动作。使尺骨展开的肌肉为尺侧腕伸肌,使它内收的为肱肌和肘后肌等。尺骨的内收范围虽小,但在强力钳夹中,尺骨的内收极为重要。上尺桡关节由原来的旋转动作,变为内收、外展动作,即以桡骨为主的闭合与张开动作,应防止出现原有的旋转动作,这远比安装假肢花费小,易在基层医院推广。

前臂分叉术后需要在逐步的训练中重建功能。功能重建的好坏与手术的选择、患者的坚持练习及医护人员的耐心监护有关。术后还要作两骨端的皮肤触觉训练。训练中要求先准确后快,达到每分钟张开、闭合100次。远期可作日常生活与简单劳动,以恢复部分劳动能力,这对患者及其家庭和社会来说都很有意义。

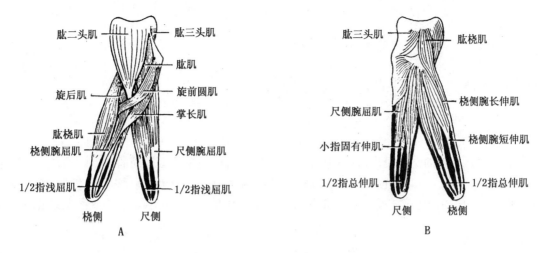

图 45-23　前臂分叉术肌肉的分组

A. 屈面　B. 伸面

(六)仍应重视前臂分叉术的康复价值

据笔者所知,近十余年来国内对前臂分叉术的病例报道及专科书籍中的叙述都很少,而 20 世纪 50 年代中后期的报道多属抗美援朝战后的伤残重建。如今我国虽处在和平时期,但难免会因意外创伤、电烧伤等,导致前臂下 1/3 至腕关节附近截肢。当全手再造或装配较先进功能的假手因故未能如愿时,施行前臂分叉术仍不失为一项较好的选择。

（钟德才）

参考文献

〔1〕汪良能,高学书.整形外科学.北京:人民卫生出版社,1989

〔2〕章惠兰,高学书,何清濂,等.烧伤后肘部瘢痕挛缩并发肘关节异位骨化的整复外科治疗.第二军医大学学报,1982,增刊:89

〔3〕Hill H, Thomas JG. The classification and treatment of heterotopic ossification about the elbow and forearm. Hand Clin, 1994,10:417

〔4〕Holgnin PH, Rico AA, Garcia JP, et al. Elbow anchylosis due to post-burn heterotopic ossification. J Burn-Care-Rehabil, 1996,17:150

〔5〕Schaeffer MA, Sosner J. Heterotopic ossification:Treatment of established bane with radiation therapy. Arch Phys Med Rehabil, 1996,76:284

第四十六章　掌腱膜挛缩症

掌腱膜挛缩症(Dupuytren contracture)是一种进行性增殖性的组织纤维变性病,好发于老年人。主要累及掌腱膜与指筋膜。发病的掌腱膜出现坚韧的结节与索带,当病变蔓延至指筋膜时,手指屈曲挛缩、伸直受限。最早描述此病的是 1610 年的 Plater,1823 年 Cooper 称其为掌腱膜挛缩。但直到 1932 年,Baron Dupuytren 才提出创伤的理论及腱膜多处切断的治法,因而被冠以 Dupuytren 挛缩症称呼而沿用至今。

一、流行病学

据很多文献记载,本症在欧洲白色人种中最多见,而且欧洲患者中 1/3 有家族史;黄色人种少见,黑色人种更少见。1956 年 Yost 报告 171 例,黑色人种只有 4 例,占 2.3%。1960 年 Larsen 报告 99 例,黑色人种 6 例,占6.1%。近几年来,中国、日本有资料表明,东方人患此症亦并非少见。仅以 20 世纪 80 年代中国"手外科文献索引"统计,报告本症有 1985 年安徽 1 例,1986 年广西 1 例、天津 11 例,1987 年江苏 10 例、皖南 1 例,1989 年鹤岗 6 例,1990 年浙江 7 例。到了 20 世纪 90 年代,有 1991 年台湾台北 Yih Liu41 例,1992 年上海黄硕麟及侯明钟 37 例、河南 6 例。上海1961～1991 年与台北 1970～1988 年的资料显示,本症发病有逐年增加之势,这可能与社会人口中老年人比例增加、生活条件改善、这种不威胁生命的病症逐渐被注意等有关。因此,重视本症的研究,加强防治,特别是熟悉掌腱膜与指筋膜的显微解剖与结构,有利于提高手术治疗的质量。

二、掌腱膜的形态结构与功能

掌腱膜位于手掌中部,是皮肤下面的三角形筋膜样组织(图 46-1),被覆在屈指肌腱及蚓状肌的表面。腱膜的尖角同腕横韧带的远侧与掌长肌腱相连。约 2%的人,掌长肌先天性缺损,掌腱膜的纵形纤维与尺侧腕屈肌腱相连。掌腱膜的两侧逐渐变薄,构成大鱼际筋膜与小鱼际筋膜。掌腱膜从腕部向指根与屈指肌腱方向一致呈扇形散开,分成 4 条纵形的纤维束,称为腱前束,抵止于掌远侧横纹以远的皮肤,部分纤维止于屈指腱鞘上。在接近掌骨头的部位,掌腱膜纵束的深层有横形纤维连接,浅层也有薄的横形纤维连接,称为掌浅横韧带。在掌指关节平面,腱前束两旁的纵形纤维位于指神经血管束浅层及中央,然后斜向手指侧方,称为螺旋束。该束在掌指关节边上向背侧绕过神经血管束,旋转 90°止于手指的侧方指膜。螺旋束的这种走向在它挛缩时,就会把指神经血管束向前牵拉到手指中线,手术切除螺旋束时,应注意不要损伤移位的神经血管束(图 46-2)。

掌腱膜在大鱼际肌的尺侧及小鱼际肌的桡侧,向背侧延伸形成手掌的外侧肌间隔与内侧肌间隔,分别止于第 1 掌骨及第 5 掌骨上,将手掌分成 3 格。手掌内的掌腱膜向皮肤发出短的垂直纤维,与浅筋膜和皮肤相连,在掌心及粗皮纹处最为明显。约在手掌的远侧 1/3 处,掌腱膜又向深层发出长的垂直纤维,与骨间肌筋膜相连,并与掌骨一起构成 4 个肌腱的纤维鞘管,其中通过屈指肌腱。另外在掌骨间隙及各指桡侧,又形成 4 个膜状的蚓状肌管,其中通过蚓状肌和手指的神经血管束(图 46-3)。

腱前束的远侧有一横形纤维,与前束之间无筋膜联系,称为游移韧带或蹼间韧带,组成指蹼筋膜。一部分纤维向远侧与手指的侧方指膜相连。这样在游移韧带近侧、掌浅横韧带远侧与腱前束之间有一个指蹼间隙,填满了脂肪垫,既保护了深层的神经血管束,也是神经血管束的定位标记(参见图 46-2A)。

掌腱膜延伸到手指部,其纵形纤维大体分成 3 束:中央束在手指掌侧,通过纤维脂肪组织与手指全长的皮肤相连;两侧束则连于肌腱的纤维鞘管、指骨膜和指关节囊上,但未连到远侧指关节,故该关节很少受到掌腱膜挛缩的牵连。相反地,因患指屈曲、伸指肌腱紧张,该关节有时反而过伸。除了纵形纤维外,在手指的近节与中节,还有一薄层的横形纤维,从腱鞘中线越过神经血管束的浅面,抵止于皮肤,称为 Grayson 韧带。在

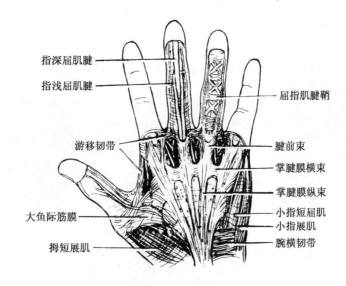

图 46-1　掌腱膜正面观

指深屈肌腱
指浅屈肌腱
屈指肌腱鞘
游移韧带
腱前束
掌腱膜横束
掌腱膜纵束
大鱼际筋膜
小指短屈肌
小指展肌
拇短展肌
腕横韧带

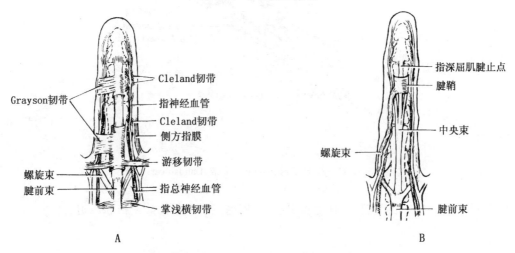

Cleland韧带
Grayson韧带
指神经血管
Cleland韧带
侧方指膜
游移韧带
螺旋束
腱前束
指总神经血管
掌浅横韧带

A

指深屈肌腱止点
腱鞘
中央束
螺旋束
腱前束

B

图 46-2　螺旋束周围的神经血管解剖示意
A.腱前束、螺旋束、侧方指膜、掌浅横韧带　B.螺旋束牵拉神经血管束到中线

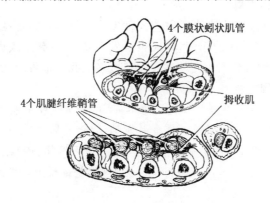

4个膜状蚓状肌管
4个肌腱纤维鞘管
拇收肌

图 46-3　手掌远侧的 4 个纤维鞘管和 4 个膜状蚓状肌管

指骨的侧方又有短的斜形纤维经神经血管束背面,抵止于皮肤,称为 Cleland 韧带(图 46-4)。这两条韧带的纤维均与侧方指膜的纤维混合。此外,在伸指肌腱与指神经血管束间还有 Landsmeer 韧带联系(图 46-4B、C),它与掌浅横韧带一般不受掌腱膜挛缩的影响。造成手指挛缩屈曲的病变主要位于螺旋束、侧方指膜(混合有 Grayson 韧带、Cleland 韧带纤维)、侧束与中央束,均在手术切除之列。

从以上描述可见,掌腱膜在掌部、指部及指蹼部都与皮肤、皮下组织紧紧连成一层坚韧的骨皮韧带屏障结构,使手在抓握物体时皮肤不易滑移,握物稳健有力。掌腱膜的纵形纤维束又能协助手指屈曲活动。这层

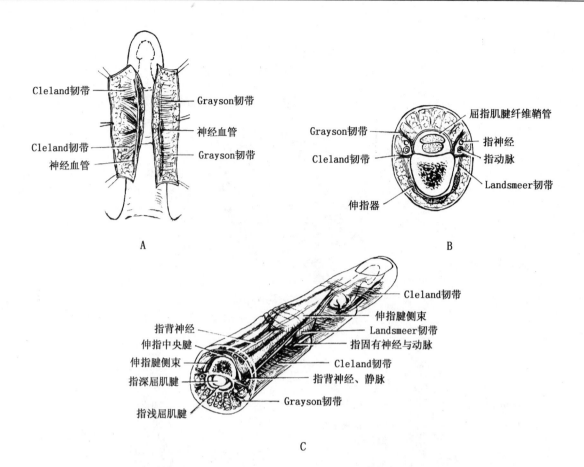

图 46-4 Grayson 韧带、Cleland 韧带、Landsmeer 韧带
A.纵切面　B.横切面　C.手指立体观

屏障亦保护了其深层的神经血管束和肌腱等重要组织,使这些组织不易被损伤和压迫。

三、病因

本症的病因至今不能明确,但与本病发病关系密切的因素则有下列几种。

（一）人种与家族遗传基因的作用

本症是欧洲白色人种的多见病,有的地区白色人种发病率达 15.5%～23.5%,而有色人种此症少见。Ling 认为其发病是一个显性遗传基因的作用,该氏报告发病者 68% 有家族史,McIndoe 报告只有 33%,而 Luck 报告却是 23.4%;也有人报告有家族史的并没有那么多。我国报告的病例,几乎无家族史可追踪。

（二）某些慢性病的可能诱因

Lund 报告癫痫患者有 50% 男性和 25% 女性再患本症。可是掌腱膜挛缩症的患者再得癫痫的却极少见。乙醇中毒者及门脉性肝硬化者中 19% 有此症。本症并发肺结核、痛风、风湿病的也不少见。上海黄硕麟等报告的 37 例中,41% 有慢性心肺疾病,特别是肺结核占了 7 例,但无癫痫、嗜酒及糖尿病患者。Davis 报告本症患者 85% 有颈椎病,因为本症好发于 50～70 岁的老年人,这也是颈椎退行性病变的好发年龄。

（三）外伤与性别的影响

1948 年,Skoog 在掌腱膜挛缩症的病变组织中发现胶原纤维破裂,毛细血管出血,提出微损伤概念,认为该病与手部的慢性损伤有关。病变组织中出现含铁血黄素暗示着局部有过撕裂伤。损伤可激发有本症遗传素质者提前发病。但是也有很多学者认为本症与损伤无关。手工劳动者与脑力劳动者的发病并无显著的差异,就是手工劳动者各工种间也无明显的差异。但是女性发病比男性约迟 10～12 年,男女间的发病比率为7：1～15：1。性别上的这种差异,至今未能弄清楚。Hankin 检查掌腱膜病变组织,亦未发现有雌、孕激素的受体存在。

Robert 提出了 6 点判断损伤诱发本症的依据:①若非掌腱膜挛缩症的强好发素质者,男子在 40 岁前、女子在 50 岁前发生本症,应支持损伤引起本症的病因关系;②若为双手发病,包括本症的好发素质者,无损伤一侧手的病变应在男子 40 岁后、女子 50 岁后出现;③患手上有客观的损伤迹象;④掌腱膜挛缩发生在手的损伤区域;⑤损伤 2 年内出现掌腱膜挛缩症;⑥若存在挛缩的瘢痕,同时存在的掌腱膜挛缩应有可得到的病理证据。

(四)局部缺血缺氧的影响

掌腱膜挛缩症的主要病变是纤维组织增生,最后瘢痕化。电镜下看,皮下结节主要由成纤维细胞簇集而成,缩窄的微血管周围有大量成纤维细胞分布。电镜下确认这些细胞都是成肌纤维细胞。对于成纤维细胞的增殖,Murrell 提出自由基学说,认为遗传、性别及年龄老化等因素,可使血管壁增厚,管腔狭窄,造成局部缺血缺氧,类似乙醇中毒样,能使 ATP 分解产生自由基,促进成肌纤维细胞增殖。成肌纤维细胞又产生大量的胶原,形成索带导致挛缩。在细胞增殖的过程中释放自由基,反过来进一步刺激成肌纤维细胞增生,再产生大量胶原沉积,造成微血管缩窄缺血、组织缺氧,形成恶性循环。

Davis 对 40 例掌腱膜挛缩症作了动脉造影和血管电影照相术,发现全部病例有尺动脉分支迂曲,而且观察到造影剂注入时手部循环的恢复情况,发现该处血流速度缓慢。作为营养神经的尺神经因受到刺激,引起手掌部小血管的收缩,可形成血栓,进而发生周围组织水肿,逐渐引起该处的纤维化和挛缩,发展成为掌腱膜挛缩症,且尺侧二指先发病。

Badalamente 报告成肌纤维细胞膜上含有 PDGF 受体,具有高度的亲和性,结合 PDGF,能激发成肌纤维细胞增殖,他还发现病变筋膜的 PGE2 及 PGF2a 的含量明显升高,以 PGF2a 最显著,后者能诱发成肌纤维细胞收缩。

综上所述,掌腱膜挛缩症的病因目前仍不清楚。手术切除病变组织,并不能完全防止病症的复发与扩散,只有消除引起成肌纤维细胞增殖的原因及抑制其收缩,才能根本上治愈本症。

四、病理分期与临床分型

(一)病理分期

病理组织在光镜观察下主要成分为成纤维细胞与胶原纤维。随着病情进展,两者在各部位的比例也随之发生变化。按细胞的形态、活动度(有丝分裂)及胶原纤维的数量,在病理上可以分为 3 期。

1.早期(浸润期)　在掌横纹与环指纵轴交界处出现皮下小结节,光镜下结节为大量簇集成团的成纤维细胞与胶原纤维,偶见有丝分裂,血管周围有炎性细胞浸润,但无纵形索带形成。

2.增殖期(活动期)　皮下结节变扁,纵形索带形成。若侵犯手指,则患指呈屈曲性挛缩,光镜下见纤维细胞极化,有核分裂,胶原纤维多数属于Ⅲ型(正常者为Ⅰ型)。随着纤维组织的成熟,血管逐渐减少直至消失,被侵袭的皮肤角化层增厚,棘皮层变薄。

3.晚期(残余期)　结节的形状消失,留下质硬的纤维索带,光镜下已无细胞形状可见,只是一致密的瘢痕组织,被表皮角质层覆盖。Ⅲ型胶原纤维减少,Ⅰ型胶原纤维增多。长期的屈曲位,使手指的皮肤、神经、血管、关节囊发生继发性挛缩。病变周围的皮下脂肪、汗腺、淋巴管等组织被挤压消失。

(二)临床分型

为指导临床治疗及选择手术方法,各学者对本症进行了分型。因他们的依据不同,故分法也不同,现选录如下,以供参考。

1.Meyerding(1936)分级法。0 级:手指无屈曲挛缩,仅有手掌小结节。Ⅰ级:只见一手指屈曲挛缩。Ⅱ级:屈曲挛缩波及一手指以上,各手指的屈曲挛缩角度总和小于 60°。Ⅲ级:至少有一手指的屈曲挛缩在 60°以上。Ⅳ级:全部手指均有屈曲挛缩。此分法提出较早,简单实用,被很多学者所引用。

2.Sennwald(1990)以病变组织的解剖位置为依据,将本症分为 5 级。0 级:手掌内有皮下结节,无索带。Ⅰ级:除了手掌有结节外,还出现索带,但索带未超过掌指横纹。Ⅱ级:病变超过患指的近侧指关节。Ⅲ级:病变已达患指中指节,未超过远侧指横纹。Ⅳ级:病变越过远侧指横纹到末指节。本分法简单,对选择治疗有参考价值。

3.黄硕麟(1992)根据受累的关节和手术效果将本症分成 4 型。Ⅰ型:仅在手掌的皮下摸到结节。Ⅱ型:手掌存在结节,又出现挛缩索带,但未累及掌指关节(MP)与近节指间关节(PIP)。Ⅲ型:在Ⅱ型程度上 MP 受累,PIP 正常。Ⅳ型:在Ⅲ型程度上又累及 PIP。黄氏认为对Ⅰ、Ⅱ型可以行保守治疗,Ⅲ型需要手术治疗,Ⅳ型必须尽快手术治疗。因为 MP 即使屈曲挛缩到 90°,也是可以纠正的。而引起任何程度的指关节屈曲挛缩,其病变进展迅速,则较难纠正。

五、症 状 与 诊 断

本症以男性多见,据 Luck1959 年的报告,平均发病年龄,男性为 56.5 岁,女性为 61.1 岁。黄硕麟报告 37 例,年龄从 34~74 岁,平均 56.4 岁,病程为 3 个月~10 年,平均 2.7 年。发病早期,手掌内出现一个或多个皮下结节,不痛不痒或仅于晨起有僵硬感,结节常在掌远侧横纹与环指纵轴的交界处,继之出现索带,延至手指时,患指屈曲挛缩。结节与皮肤粘连形成皱褶,加上索带牵扯,呈现半月形凹陷(图 46-5)。很多患者不是因为手指伸不直求医,而是怀疑手部"长瘤子"或"生癌"去就诊,也常常被当成纤维瘤、神经纤维瘤、脂肪瘤或腱鞘囊肿等医治。本症最易侵犯环指与小指,Skoog 统计 2 277 只手共 3 400 个手指,罹患的手指依次为环指 1 451(42.68%),小指 1 217(35.8%),中指 536(15.8%),示指123(3.6%),拇指 73(2.1%)。受累手指的近侧指关节背侧常存在指节垫(图 46-6)。手指长期屈曲者,皮肤皱褶内积聚污秽,常潮湿发臭。本症也可合并跖腱膜(足底结节)增厚,其发生率据 Larsen 的报告为 5%,Yost 的报告为 3%。此外,3% 的患者有阴茎海绵体间隔增厚或结节增生,即 Peyronie 病。约半数病例双手同时或在 1 年内先后发病。病情进展缓急不定,有很快发展的,也有许多年不变的,但从无自行缓解消失者。据 Skoog 报告,双手发病占 55%,右手为 29%,左手为 16%,右手与左手之比为 2:1。

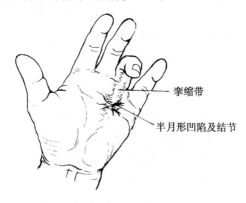

图 46-5　掌内挛缩带及皮肤半月形皱褶

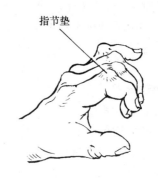

图 46-6　近侧指关节背侧的指节垫

在诊断上,对 40 岁以上的男性及 50 岁以上的女性,尤其是 60~70 岁的老人,手上出现皮下结节、索带、环、小指不能伸直,应当怀疑到本症。通过仔细询问病史及体格检查,摄颈椎正、侧位 X 线片,可以了解颈椎有无退行性变。对于无法鉴别的纤维瘤等,需作活体组织病理切片来检查鉴别。由外伤及感染所遗留的手部瘢痕性挛缩,从病史上不难区分。

六、治 疗

病变早期,相当于 Meyerding 分法与 Sennwald 分法的 0~Ⅰ级、黄硕麟分法的Ⅰ~Ⅱ型,可行保守治疗。口服大量维生素 C、E,以抑制结缔组织增生。对手掌的结节、索带病变组织,局部注入确炎舒松 A 1ml 及 1% 利多卡因液 1ml,也可用胰蛋白酶 5~10mg 或透明质酸酶 1 500~3 000 单位,注入局部。约每 5~7 日重复 1 次,可望暂时缓解症状,但仍极易复发,应每 3 个月复查 1 次。局部放射治疗由于收益少、合并症多,现已不用。本症的主要治疗手段是手术,一般用臂丛神经阻滞麻醉,在充气止血带下操作。现把常作的手术介绍如下。

(一)皮下挛缩腱膜切断术

1.适应证　①年老体弱,不能耐受掌腱膜切除术者;②手指严重屈曲挛缩,作为掌腱膜切除术的术前准备,皮下切断掌腱膜,扳直手指或牵引手指关节,清洁皮肤;③只适用于索带状挛缩,不适用于手指的挛缩或蹼状挛缩。

2.操作要点　用 15 号刀片或 11 号刀片,从手掌的尺侧刺入皮下,在挛缩带的浅面作皮下剥离,分开与皮肤的粘连。借扳直挛缩的手指,刀刃加压在拉紧的索带上将其切断(图 46-7)。术毕应能伸直手指,用小夹板固定在伸指位 3～6 周。术中注意刀刃不能通到索带的深层,以免误伤附近的神经血管。本法虽然简单,但操作有很大的盲目性,有损伤神经血管的危险,同时又不能清除增厚的掌腱膜,疗效有限,术后容易复发,现已少用。

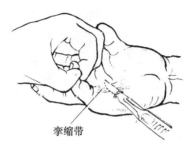

挛缩带

图 46-7　皮下挛缩腱膜切断术

(二)部分掌腱膜切除术

1.适应证　①环、小指的掌指关节与近侧指关节受累屈曲挛缩;②病情较重,进展较快者;③掌腱膜挛缩症的强好发素质者。

2.操作要点　切口:横切口、单"Z"形切口或多"Z"形切口、"V-Y"形切口、"W"形切口。

全部操作在直视或放大镜下进行,先找到神经血管束,给予保护。然后暴露掌腱膜的挛缩部分及其纵束、螺旋束和纤维间隔,全部用锐性切除,纠正受累的手指尽量到能被动伸直的位置。若手指仍不能伸直,可能存在 Checkrien 韧带(近侧指关节的掌侧板与指骨头的连接纤维,参见图 39-116)与侧副韧带的掌侧纤维挛缩未纠正,应当暴露并切断之(图 46-8)。有时尚需松解腱鞘,才能伸直手指。本手术精确有效,复发率也不比掌腱膜全切除术高,因此很多医师都乐于采用。

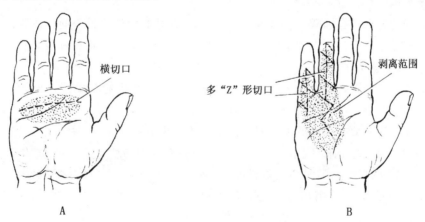

横切口

多"Z"形切口

剥离范围

A　　　　　　　　　　　　　　　　　　B

图 46-8　部分掌腱膜切除术
A.横切口,掌腱膜部分切除及剥离范围　B.多"Z"形切口,掌腱膜部分切除及剥离范围

(三)掌腱膜全切除术

1.适应证　①年纪较轻,特别是掌腱膜挛缩症的强好发素质者;②病情进展快;③病变广泛,多手指罹患,对皮肤粗厚无弹性者,尚需于腱膜切除后植皮。

2.操作要点　切口:横切口、"L"形切口、倒"L"形切口、锯齿形切口。

沿切口切开皮肤后,在掌腱膜浅层仔细剥离皮瓣达全腱膜范围,结扎掌浅弓穿支,暴露 4 个肌腱纤维鞘管及 4 个蚓状肌管的垂直纤维与手指的中央束、侧束及螺旋束,全部给予锐性切除,直到屈曲的手指能被动伸直为止。必要时也须切断 Checkrien 韧带与侧副韧带掌侧纤维,松开腱鞘。若皮肤与病变组织紧密粘着,可将皮肤与腱鞘一并切除。皮肤缺损可移植全厚皮片,也可用局部移行皮瓣修复(图 46-9)。

本手术病变切除彻底,效果可靠,但手术复杂,并发症多,术后的复发率与掌腱膜部分切除术相比无明显优势。为避免术后血肿或皮肤张力缝合的缺点,McCash(1964)提出手掌横切口开放的技术。他把其他部位切口缝合,而远侧掌横纹处的横切口任其开放不缝合,放上厚的敷料加压包扎。术后早期进行伸屈手指活动,晚上掌指关节用伸直位支架固定。创面换药3~6周后自然愈合。开放切口术后疼痛较轻。对于掌腱膜与皮肤粘连紧密者或复发病例,可将腱膜与皮肤一并切除。开放法不失为一种简单、安全、有效的手术方法。

(四)截指术

在小指尺侧,螺旋束的近端与小指展肌相连,肌肉收缩使该束如肌腱样牵拉小指屈曲,造成比环指更严重的屈曲挛缩,纠正更加困难,效果亦差。但小指的功能只占手功能的10%,当罹患的小指严重屈曲挛缩影响其他手指活动时,对于老年人,倒不如将小指的骨-关节-肌腱-指甲一并切除,留下有神经血管营养支配的手指皮瓣去修复手掌的皮肤缺损创面,这也是一种实用方法(图46-10)。

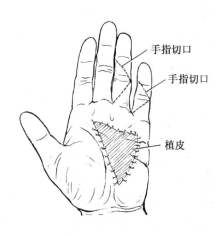

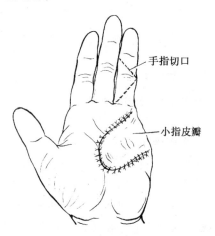

图46-9 掌腱膜全切除术的创面植皮　　　**图46-10 小指皮瓣覆盖手掌的皮肤缺损区**

(五)手术注意事项

掌腱膜与指筋膜的解剖结构细微、复杂,术者必须熟悉,并精心操作。另外尚需注意:

1.手掌皮肤皱褶及半月形凹陷内积聚的污秽,必须在术前清洗干净。若有皮肤糜烂,需外敷抗生素直到愈合后才进行手术,以免感染。

2.手术需在充气止血带下进行,才能使术野清晰。戴手术放大镜把能看清的病变组织切除干净。术毕放松止血带仔细止血,应用双极电凝器止血更佳,又可减少结扎线结的遗留。

3.切口缝合时需注意不要在手指的关节屈面留下直的中线瘢痕,切口应调整成锯齿状缝合。

4.需用多根橡皮条从手掌创面不同方向引流,掌心以折叠成团的纱布按压,外加厚的敷料均匀包扎,以防止血肿。对于开放技术的手掌横切口,厚敷料可在术后第5天去除,换上干净的敷料。

5.挛缩屈曲的手指扳直后,尚需用弹性支架牵引保护,防止手指屈曲复发,伸展支架在术后夜间约需间断使用3~6个月。

(六)术后并发症的处理

1.血肿　这是最常见的早期并发症。术后患者伤口持续疼痛,又有低热,应打开敷料检查,必要时拆线,引流血肿。

2.皮肤尖角及边缘坏死　病变的皮肤本来血管就少,剥离后血循环更差,若在张力下缝合,极易造成皮肤坏死。对失活的皮肤应当切除植皮或采用开放技术,让皮肤无张力松开,自然愈合。

3.误伤指神经与血管　由于螺旋束的挛缩,指神经血管被向前、向中央牵拉移位,故术中易误伤神经与血管。神经一旦切断应立即吻接,血管可结扎止血。

4.切口延迟愈合　当切口缝合有张力或皮肤血供较差时,其愈合的时间也较长,一般应在术后2周拆线。过早拆线切口裂开,应按开放技术处理。

5.复发　病变组织切除不彻底,年轻的患者或本症的强好发素质者,手术后容易再发,需再次手术纠正。

对于环、小指近侧指关节屈曲复发者,也可考虑作指关节融合术。

七、预后

影响本症预后的因素有以下几点:①有家族遗传史者,本症的发病较早较快。②女性的发病年龄比男性迟 10～12 年,而且病情较轻,进展缓慢。③乙醇中毒及癫痫患者并发本症,往往病情较重、发展迅速、术后复发率高。④病变的部位与范围。双手发病,特别是存在指节垫与跖筋膜挛缩者,病情进展快,复发率高。手尺侧的手指发病比桡侧的手指发病进展快。同一个手指掌指关节挛缩比近侧指关节挛缩的矫正效果更好。同样近侧指关节挛缩,小指比环指的预后更差。

(侯明钟)

参考文献

〔1〕王澍寰.手外科学.第二版.北京:人民卫生出版社,1990.477～479

〔2〕李承球,宋知非,孙贤敏.掌腱膜挛缩症(13 例报告).中华骨科杂志,1989,9(4):265

〔3〕杨克勤,过邦辅.矫形外科学.上海:上海科学技术出版社,1986.694～695

〔4〕顾玉东.手的修复与再造.上海:上海医科大学出版社,1995.119～123

〔5〕郭巨灵.临床骨科学:骨病(四).北京:人民卫生出版社,1989.650～654

〔6〕黄一雄,侯明钟.中国人掌腱膜挛缩症的若干流行病学问题.实用手外科杂志,1998,12(1):43

〔7〕阚世廉,费起礼.掌腱膜挛缩症.手外科杂志,1986,2(2):35

〔8〕Badalamente MA, Hurst LC, Grandia SK, et al. Platelet-derived growth factor in Dupuytren's disease. J Hand Surg, 1992, 17A:317～322

〔9〕McCash CR. The open palm technique in Dupuytren's contracture. Brit J Plast Surg, 1964, 17:271

〔10〕McIndoe SA, et al. The surgical management of Dupuytren's contracture. Am J Surg, 1985, 95:197

〔11〕Murrell GAC, Francis MJO, Howlett CR. Dupuytren's contracture fine structure in relation to aetiology. J Bone Joint Surg, 1989, 71B:367～373

〔12〕Robert M. McFarlane MD. Dupuytren's disease:Relation to work and injury. J Hand Surg, 1991, 16A:775

〔13〕Rombouts JJ, et al. Prediction of recurrence in the treatment of Dupuytren's disease:Evaluation of a histologic classification. J Hand Surg, 1989, 14A:644～652

〔14〕Skoog T. The pathogenesis and etiology of Dupuytren's contracture. J Plast Reconstr, 1963, 31:258～267

〔15〕Yih Liu, Winby York-kwan Chen. Dupuytren's disease among the Chinese in Taiwan. J Hand Surg, 1991, 9:779

第四十七章 肢体淋巴水肿

第一节 概述

一、病因

淋巴水肿(lymphedema)是由于先天性淋巴管发育障碍或继发性原因致使淋巴液回流受阻所引起的肢体浅层软组织内体液积聚,继发纤维结缔组织增生、脂肪硬化、筋膜增厚及整个患肢变粗的病理状态。因皮肤增厚,表皮过度角化,皮下组织增生,其中包括大量增生的纤维成分,使晚期的肢体病变组织坚硬如象皮,称为象皮肿病。病情严重者,除肢体增粗外,还常伴有丹毒发作、皮肤赘疣样增生及溃疡等,甚至致残而丧失劳动能力。

肢体淋巴水肿的发病原因很多,其中10%属于先天性淋巴系统缺陷引起的原发性淋巴水肿;其余90%则属于继发性,除丝虫病所致外,其他为局部感染、外伤、肿瘤切除手术后所导致的肢体淋巴水肿。据国际淋巴学会估计,全世界约有1.4亿人患有各种类型的淋巴水肿,其中4 500万人是肢体淋巴水肿,包括2 000万人乳腺癌手术后引起的上肢淋巴水肿。建国前,我国丝虫病患者达3 000万以上,是当时世界上丝虫病患者最多的国家。20世纪50年代中期以后积极开展大规模防治工作,目前我国已基本上消灭了丝虫病。但是晚期丝虫病并发的肢体淋巴水肿患者仍有百万人以上,加上其他原因而致的淋巴水肿,总的肢体淋巴水肿人数估计在300万人左右。

淋巴水肿属于高蛋白滞留性水肿,它是一种进行性疾病,主要表现为组织中存在过多的蛋白质和体液,超过了淋巴系统的运转能力,从而积聚在组织中。淋巴系统运转能力的降低又加剧了淋巴回流障碍。早期以水肿样成分为主,后来高浓度蛋白质刺激成纤维细胞活性,继发组织内纤维增生和淋巴返流,最终形成淋巴淤滞。同时高蛋白又是细菌繁殖的内环境,可进而导致患病肢体的急、慢性炎症,更进一步加剧了淋巴管功能的损害。此外,巨噬细胞又失去组织内的正常吞噬功能,降低了它对大分子蛋白质的分解作用。这样,就逐渐形成了一个恶性循环,以致最终出现肢体淋巴水肿典型的临床和病理改变。

二、解剖及生理

淋巴管在组织结构与生理功能上与静脉有相似之处,但淋巴系统本身又是一个独立的系统,它主要回收组织间隙的大分子(如蛋白质)进入静脉,从而在机体体液平衡与物质交换方面发挥重要作用。此外,淋巴结还有过滤、防御和免疫功能。

(一)淋巴管与淋巴结

1.淋巴管 体内各器官除脑、脊髓、视网膜、角膜、肝小叶等外,均有无瓣膜的毛细淋巴管(又称原始淋巴管)呈网状广泛分布。它们引流所在区域的淋巴液,汇集成集合淋巴管。集合淋巴管无色、透明,管腔内有瓣膜,呈念珠状。它们再汇成淋巴干,包括腰干、肠干、支气管纵隔干、锁骨下干和颈干。其中除肠干外均为成对分布。右侧的颈干、锁骨下干和支气管纵隔干,在右颈静脉角处分别地或汇集成右淋巴干进入静脉;而其余各淋巴干则经乳糜池、胸导管,到左颈静脉角处进入静脉。

2.淋巴结 在集合淋巴管与淋巴干的行程中,常经过一组或几组淋巴结。淋巴结的大小、形状有很大差别,但一般均由皮质、髓质两部分构成。皮质包括包膜和淋巴滤泡,淋巴滤泡内含有淋巴胚细胞与巨噬细胞的生发中心。髓质如海绵样,含有大量淋巴细胞、巨噬细胞,围绕着小动静脉,此外还有较多纤维组织及少许脂肪。从肢体远端来的淋巴输入管注入包膜下的窦状隙(边缘窦),通过放射状中间窦穿过皮质,逐渐变成大而迂曲的髓质窦,最后形成许多小的管道,汇成淋巴输出管在淋巴结内部离开淋巴结上行(图47-1)。

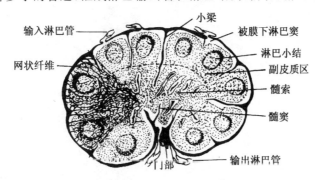

输入淋巴管　　小梁　　被膜下淋巴窦

网状纤维　　淋巴小结　　副皮质区　　髓索　　髓窦

门部　　输出淋巴管

图 47-1　淋巴结结构

(二)肢体的淋巴解剖

　　肢体淋巴管被深筋膜分为筋膜上的浅淋巴系统和筋膜下的深淋巴系统。浅淋巴系起始于真皮内毛细淋巴管网,到皮下组织中汇成集合淋巴管,二者相延续处有瓣膜控制淋巴流动的方向。一般来说,浅层集合淋巴管数量较多,常与上、下肢的头静脉、贵要静脉、大小隐静脉伴行;深淋巴系引流骨、肌肉、筋膜、关节、韧带的淋巴液,集合淋巴管数量较少,常与深部血管伴行。肌肉内没有淋巴管。由于筋膜的屏障作用,除通过腘窝、腹股沟、肘、腋部的淋巴结外,深、浅淋巴系之间没有交通支。

　　1.上肢浅淋巴管　手指有丰富的毛细淋巴管网,形成淋巴丛,在指根处与来自掌心的淋巴丛汇集后,于指蹼间转到手背浅面,形成三十多条集合淋巴管,分为前臂背面桡侧组和前臂背面尺侧组,分别与头静脉和贵要静脉伴行。手掌的淋巴丛经腕部向上到前臂深面,约有10条浅淋巴管,分为前臂掌面桡侧组、前臂掌面尺侧组和与正中静脉伴行的前臂掌面中央组。上行过程中,背面两组逐渐向掌面与掌面的桡、尺侧组汇合,一部分注入肘浅淋巴结,另一部分与中央组一起注入滑车上淋巴结(图47-2)。

　　2.上肢深淋巴管　前臂深淋巴管分别与桡、尺及骨间前后血管伴行,注入肘深或肘上淋巴结;肘深淋巴管与肱动脉伴行,并与肘深淋巴结、滑车淋巴结的输出管汇合注入腋淋巴结群;上臂另有一支深淋巴管,沿头静脉进入胸三角肌沟随腋静脉注入腋淋巴结外侧组。

　　3.上肢淋巴结

　　(1)肘部滑车上淋巴结　接受前臂浅淋巴管、输出管与一部分尺侧淋巴管,与贵要静脉伴行,和肘深淋巴管汇合后进入腋淋巴结外侧组;另有一部分桡侧与正中组淋巴管不经过滑车上淋巴结而上升,在上臂中1/3处转向内侧,注入腋淋巴结中央组。

　　(2)腋窝淋巴结　共分5组:①外侧组,在腋静脉周围排列,接受上肢深、浅淋巴回流;②前组,在胸小肌下缘,接受前胸壁与乳房外侧淋巴回流;③后组,在腋后壁沿肩胛下动静脉排列,接受肩、背、颈下部的淋巴;④中央组,在腋窝脂肪组织中,接受上述3组淋巴结的输出管;⑤锁骨下组,于腋窝尖端,在腋静脉上段周围排列,接受以上4组淋巴结和锁骨下淋巴结的输出管,以及乳腺上部及周围的淋巴液,其输出管可直接注入颈静脉,也有部分注入颈深淋巴结。

　　4.下肢浅淋巴管　可分为:①内侧组,起于第1~3趾足背及足背内侧,约有4~16条淋巴管,其中2~4条较粗。与大隐静脉伴行向上,注入腹股沟下浅淋巴结,少部分注入腹股沟下深淋巴结。②外侧组,沿小腿外侧缘上行,数量很少,多数在上行过程中与内侧组汇合。③后外侧组,起于足背外侧缘,有3~5条淋巴管,其中1~2条较粗,向上与小隐静脉伴行,经腓肠肌间沟注入腘窝淋巴结浅组,偶有一条集合淋巴管直接向上注入腹股沟下浅淋巴结(图47-3)。

　　5.下肢深淋巴管　与下肢的主要血管伴行,分别注入腘淋巴结与腹股沟下深淋巴结。

　　6.下肢淋巴结

　　(1)腹股沟下浅淋巴结　沿腹股沟韧带分布,以卵圆窝为界分为内侧组与外侧组,接受腹前壁、腹外侧

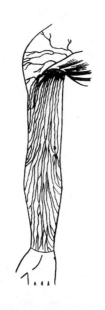

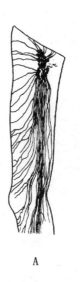

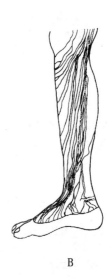

图 47-2 上肢淋巴管   图 47-3 下肢浅淋巴管

壁、臀部及会阴部的淋巴管,输出管注入髂外淋巴结;沿大隐静脉末端垂直分布的为下组,接受下肢浅淋巴管及臀部、会阴部少量淋巴管,输出管注入腹股沟下深淋巴结及髂外淋巴结。

(2)腹股沟下深淋巴结 位于股环及大隐静脉处,接受下肢深淋巴管及阴部淋巴管,注入髂外淋巴结。

(3)腘淋巴结 接受小腿与足部的淋巴回流,输出管与股血管伴行,注入腹股沟下深淋巴结。少数可伴有大隐静脉注入腹股沟下浅淋巴结。

（三）淋巴系统生理

1.淋巴液

(1)淋巴液的成分 组织液进入淋巴管即成为淋巴液。因此,来自某一组织的淋巴液成分与该组织的组织液非常相近。由于组织液很难采集样品,故常以淋巴液的成分间接推测组织液的成分。除蛋白质外,淋巴液的成分与血浆非常相似。淋巴液中的蛋白质以小分子居多,也含纤维蛋白原,故淋巴液在体外能凝固。不同器官的淋巴液中所含蛋白质浓度不同,肢体静息时淋巴液的蛋白质含量为 1～1.5g/dl。蛋白质可通过毛细淋巴管的细胞间隙或吞饮作用而进入淋巴管。

(2)淋巴液的生成量 健康成人在安静时,从淋巴管引流入血液循环的淋巴液每小时约 120ml,其中经胸导管引流入血液的淋巴液每小时约 100ml,从右淋巴导管进入血液的淋巴液每小时约 20ml。平均每日生成淋巴液约 2～4L,大致相当于人体血浆的总量。值得指出的是,淋巴液中共含蛋白质约 195g,因此淋巴液回流入血液对保存血浆量与血浆蛋白有重要意义。淋巴液的生成速度缓慢而不均匀,可在较长一段时间内处于停滞状态,而体力运动、按摩、血量增多或静脉压升高等,则会使淋巴生成增快。

2.淋巴的生成与回流

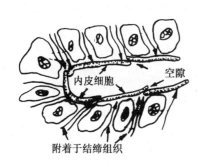

图 47-4 下肢淋巴管内皮细胞结构

(1)毛细淋巴管的组织学特点与通透性 毛细淋巴管是一端为封闭盲端的管道,管腔较大而不规则,管壁与毛细血管相似,也是由单层扁平内皮细胞构成,细胞之间不相连接,呈瓦片状或鱼鳞状互相叠盖,即一个内皮细胞的边缘重叠在邻近内皮细胞的边缘上(图 47-4)。这种排列方式允许组织液及悬浮其中的红细胞、细菌等微粒通过内皮细胞间隙向毛细淋巴管内流入,但不能倒流,因而具有活瓣样作用。内皮细胞还通过胶原细丝与组织中的胶原纤维束相连。当组织液积聚于组织间隙中时,组织的胶原纤维与毛细淋巴管之间的胶原纤丝可将互相重叠的内皮细胞边缘拉开,使内皮细胞之间出现较大的缝隙。此外,毛细淋巴管的内皮细胞也有吞饮机制;毛细淋巴管的壁外无基膜,故通透性极高。这些特点均有利于组织液及组织液中的蛋白质与微粒进入淋巴管。

(2)影响淋巴生成的因素　由于淋巴液来源于组织液,而组织液是从毛细血管渗出的液体,因此决定淋巴液成分的重要因素是毛细血管壁的通透性。不同器官组织中,淋巴液所含蛋白质等的量不同,与该组织毛细血管壁的通透性有关。淋巴液中含有各种血浆蛋白。据实验分析,一天内循环血液中50%以上的血浆蛋白可透过毛细血管进入组织间隙,并与组织液中的蛋白质混合,然后随同水和盐等从毛细淋巴管经淋巴系统回入静脉血。在静息状态下,从一个组织间隙进入淋巴的蛋白质的量是一定的,如淋巴液流量增加则其中蛋白质浓度降低,但单位时间内回流入血的蛋白质总量不变。毛细血管内的各种类脂质进入组织间隙与毛细淋巴管时,均与蛋白质结合后才能通过。乳糜中的中性脂肪,可能通过吞饮等作用由毛细血管内透入组织间隙与毛细淋巴管。

液体进入毛细淋巴管的动力是组织液压力与毛细淋巴管压力的差值。任何能增加组织液压或降低毛细淋巴管压的因素均可使淋巴流量增加,其中组织液压的变化对淋巴形成的影响更为重要。

(3)淋巴管瓣膜与影响淋巴回流的因素　毛细淋巴管经汇合而成集合淋巴管,后者的管壁中有平滑肌,可以收缩。另外,除毛细淋巴管上皮细胞边缘重叠排列,在组织液与淋巴之间起着瓣膜作用外,淋巴管内部亦有许多活瓣,在大淋巴管中每隔数毫米就有一个瓣膜,在小淋巴管中瓣膜更多,其方向均指向心脏方向。因此,与静脉中的瓣膜一样,淋巴管中的瓣膜使淋巴液只能以外周向中心的方向流动。淋巴管壁平滑肌的收缩活动和瓣膜一起,构成了淋巴管泵。当淋巴管被淋巴液充盈而扩张时,其管壁的平滑肌就会收缩,产生压力,迫使淋巴液通过瓣膜流入下一段淋巴管。大淋巴管的平滑肌有交感神经支配,可作主动收缩,除了淋巴管壁平滑肌收缩外,由于淋巴管壁薄、压力低,任何来自外部对淋巴管的压力也都能推进淋巴流动。例如骨骼肌的节律性收缩、邻近动脉的搏动,以及外部物体对身体组织的压迫和按摩等,都可成为推动淋巴回流的动力。

(4)淋巴循环的生理意义　回收组织间液的蛋白质是淋巴回流最重要的功能。因为由毛细血管动脉端滤出的血浆蛋白分子,不可能逆着浓度差从组织间隙重新吸收入毛细血管,却很容易通过毛细淋巴管壁进入淋巴液,所以组织液中的蛋白质浓度能保持在低水平。每天由淋巴管回流入血管的蛋白质占血浆蛋白总量的50%左右。如果体内的主要淋巴管被阻塞,则组织液中的蛋白质必将积聚增多,组织液的胶体渗透压不断升高,这又会进一步增加毛细血管液体的滤过,引起严重的组织水肿。如果某一肢体的淋巴管发生阻塞,则该肢体可发生淋巴水肿。另外,淋巴回流还具有运输脂肪及其他营养物质、调节血浆和组织液之间的液体平衡等作用,淋巴结对机体起防御屏障的作用。

(干季良)

第二节　发病机制和临床表现

淋巴水肿形成的基本因素是淋巴液滞留。造成淋巴液滞留的主要因素是淋巴回流通道中断。有学者称淋巴水肿为"低产出衰竭",以区别于淋巴液生成增多、淋巴循环负载超荷而引起的组织水肿,如低蛋白血症、静脉栓塞、下肢动-静脉瘘等,后者又被称为"高产出衰竭"。因为此类水肿发生的起始因素在淋巴系统之外,淋巴输出功能不良是静脉压升高、水分和蛋白质渗出过多的结果,这类水肿不属于淋巴水肿。

从解剖学观点看,淋巴回流障碍可发生在各级淋巴通路上,如初始淋巴管、真皮淋巴管网、集合淋巴管、淋巴结、乳糜池和胸导管等。由于淋巴受阻的部位不同,所引发的淋巴水肿的病理生理改变也有所不同,如盆腔大集合淋巴管受阻时的病理生理改变,一定不同于初始淋巴管闭塞。此外,不同的发病因素,如外伤、感染、放射等所造成的淋巴管病变也有差异。原发性淋巴水肿如米罗病的发病原因目前尚不清楚。

皮肤组织发炎可导致局部初始淋巴管闭塞。淋巴管及周围组织炎症、盆腔或腋窝淋巴结清扫,以及放射治疗后的继发性病损,均可导致集合淋巴管部分或全部闭塞。造成淋巴管闭塞的确切机制尚不清楚,有人认为存留在肢体远端(手、足)皮肤淋巴中的细菌和细菌繁殖,可能是引起闭塞的原因。手术切除淋巴管或淋巴结以及局部照射以后,均可引起急性淋巴水肿,此时组织中的淋巴管扩张,并有大量毛细淋巴管形成;平时关闭的淋巴管与静脉之间交通支开放,淋巴管侧支循环形成;同时巨噬细胞分解大分子蛋白质的功能也增强。通过以上代偿机制,急性水肿大多能自行消退。然而随着组织中瘢痕组织的日益成熟,大量新生的毛细淋巴管逐渐消失;扩张的淋巴管的瓣膜功能减退或丧失;淋巴管壁肌纤维萎缩,内膜增厚,胶原沉积,淋巴管腔变窄,收缩功能丧失。在急性水肿消失的数月或数年后,水肿又复出现,成为不可逆的慢性淋巴水肿。

肢体淋巴水肿临床表现为单侧或双侧肢体的持续性、进行性肿胀。水肿的早期,按压皮肤后出现凹陷,称为凹陷性水肿,此时若将肢体持续抬高,水肿将减轻或消退。临床上无组织纤维化或轻微纤维化,此时称为淋巴水肿 I 期;随着病期的延续,水肿和纤维化加重,患肢明显增粗,如两侧肢体的周径相差不足 5cm,称为淋巴水肿 II 期;如两侧肢体周径相差超过 5cm,则为淋巴水肿 III 期;严重的晚期水肿,皮肤组织极度纤维化,常伴有严重表皮角化及棘状物生成,整个病肢异常增粗,形同大象腿,又称象皮肿(elephantiasis),此时称为淋巴水肿 IV 期。

根据病史和临床表现,淋巴水肿的诊断一般并不困难。单侧的下肢淋巴水肿有时需与先天性动-静脉瘘鉴别,后者患肢较健肢增长。临床上,下肢淋巴水肿主要需与静脉水肿相鉴别。据统计,下肢水肿中静脉性水肿占总数的 95%,而淋巴静脉混合性水肿只占少数,单纯淋巴性水肿不超过总数的 3%。静脉性水肿患者多有急性深部静脉栓塞的病史。由于毛细血管灌注不良,患肢组织质地变硬,皮肤色素沉着,趾甲缺失,病期长者可在局部(常见于胫前区)形成难以愈合的慢性溃疡。以上均为静脉性水肿的特点。如怀疑淋巴水肿与静脉性水肿同时存在,可借助淋巴闪烁造影和多普勒深静脉血流测试来明确诊断。

第三节 病因和临床分类

肢体淋巴水肿可分为原发性淋巴水肿和继发性淋巴水肿两大类。

一、原发性淋巴水肿

(一)先天性淋巴水肿

先天性淋巴水肿(congenital lymphedema)在出生时即发病,如果有家族遗传史,称为米罗病(Nonne-Milroy's disease)。此病 1890 年由 Nonne 首先提出,Milroy 后来证实。此类患者占原发性淋巴水肿发病总数的 10%~25%。女性病例是男性病例的 2 倍多。其中上肢的发病率约占 1/4。四肢、外生殖器、肠道和肺部都可累及,并常伴有其他的先天性异常。此病的发病机制尚不清楚,导致淋巴滞留的病理机制也有待阐明。

(二)先天性淋巴管过度发育

先天性淋巴管过度发育(congenital lymphatic hyperplasia),此类水肿往往在 5~10 岁时确诊,然而仔细询问病史,往往是在出生后不久即出现轻度水肿。淋巴管阻塞的部位可能在乳糜池,但临床上未被证实。水肿累及整个下肢(或双下肢),很少发生继发感染。浅表淋巴管数量增多,且扭曲、扩张,瓣膜功能不全,可见乳糜返流,但淋巴管仍保留活跃的自主收缩功能,淋巴结的数量亦增多。组织学检查显示淋巴管扩张,肌层增厚。临床检查可见有的患儿病肢(往往是单侧)皮肤上可见白色小丘疹样突起,表明乳糜返流入下肢淋巴管,是先天性淋巴水肿中最严重的类型,主要发生在女性患者。

(三)获得性早发性淋巴水肿和迟发性淋巴水肿

获得性早发性淋巴水肿(lymphedema praecox)和获得性迟发性淋巴水肿(lymphedema tarda)占原发性水肿病例总数的 80%。早发性淋巴水肿主要为女性患者,发病年龄在 20~30 岁;迟发性则在 35 岁以后发病。大约 70% 的病例水肿发生在单侧,最初表现为足和踝部水肿,经过数月或数年,水肿发展至整个小腿,但较少蔓延到大腿,此后病情发展缓慢。数年后约 30% 的患者对侧肢体也开始发病,此类患者很少出现急性淋巴管炎和淋巴管周围组织感染。组织学检查显示:淋巴管和淋巴结的内膜增厚,内膜下胶原沉积,肌纤维变性,提示是一种炎症性的改变。

除了发病时间的早晚外,早发性与迟发性的表现无差别。水肿发生的时间代表了淋巴管异常的发展过程,临床症状出现得越早,说明淋巴管异常改变越严重。有人认为青春期激素水平的变化是促使年轻女性发病的原因之一。

二、继发性淋巴水肿

(一)感染后淋巴水肿

1. 丝虫病感染　丝虫病引发的肢体淋巴水肿,在我国的部分省份(如浙江、湖南、安徽、山东等)有较高的发病率。丝虫(班氏丝虫和马来丝虫)的Ⅲ期幼虫经蚊子传播进入初始淋巴管,随淋巴循环到腹股沟或腋窝淋巴结,停留在输入淋巴管中,发育为成虫,造成淋巴管部分阻塞,损伤淋巴管,使其功能丧失,淋巴回流受阻。机体针对丝虫抗原产生局部免疫反应以及寄生虫代谢产物的刺激引起了淋巴管的损伤。淋巴管丧失自主收缩功能,淋巴液在皮肤组织内滞留。典型的临床症状包括:反复发作的丝虫热,往往有不适的前兆,随之出现急性淋巴管炎及肢体水肿,以上症状被认为是丝虫病活动期的表现,此时血中可以查到幼虫。病程的晚期,由于感染(包括细菌感染)的反复发作,淋巴管堵塞,组织水肿和纤维化日渐加重,可形成象皮腿。

2. 皮肤淋巴管淋巴结炎(dermato lymphangio adenitis,DLA)　反复发作的皮肤淋巴管、淋巴结感染(又称丹毒),是导致淋巴管系统病变形成继发性肢体淋巴水肿的主要原因之一。最常见的病菌是甲型溶血性链球菌,好发于下肢。浅表淋巴管造影表明炎症后淋巴管发生闭塞,组织学检查也证实了淋巴管在感染后发生变性改变,犬部分管腔发生闭塞。其病变过程为:炎性因子作用于淋巴管,使其通透性增高,管壁变硬,弹性下降,自主收缩功能减弱甚至消失;同时淋巴管内膜增厚,管腔狭窄,引发肢体远端的水肿。

引发肢体浅表淋巴管、淋巴结炎症的因素有:创伤、静脉栓塞、静脉曲张性溃疡、趾间糜烂(如足癣),以及身体其他部位(如耳、胃等)的细菌感染。此外,骨折后的肢体肿胀及各种静脉手术、妇科手术,也是淋巴管炎的易发因素。

临床观察发现淋巴管发育异常易诱发淋巴管炎。对16名已有一次单侧下肢淋巴管炎症发作史的患者作双下肢间接淋巴管造影,以观察初始淋巴管和集合淋巴管的变化。造影结果显示,绝大多数初始淋巴管形态均不规则,直径有改变,集合淋巴管病理性闭合,这些改变与典型的原发性淋巴水肿的改变相同。这些结果提示,有一部分淋巴管炎症引发的淋巴水肿不能归为继发性淋巴水肿,事实上它们很可能是原发性淋巴水肿,而感染则加重了水肿。

(二)非感染性淋巴水肿

此类水肿病因包括手术、创伤、放射治疗以及肿瘤侵犯等。因恶性肿瘤而行腹股沟和髂窝淋巴结清扫,可以导致下肢淋巴水肿;而乳房癌根治术则是大多数上肢淋巴水肿的引发因素。通常手术或放疗后早期,肢体可发生急性水肿,数周后水肿往往自行消退,肢体粗细恢复正常。经过数月至数年的潜伏期,肢体再度出现水肿,此时为慢性水肿。Olszewski(1977)解释手术或创伤后数月或数年发生淋巴水肿的原因为:

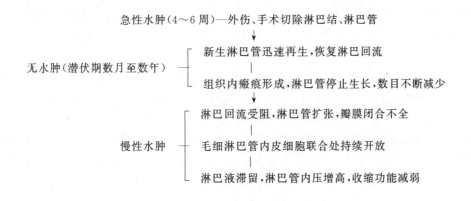

急性水肿(4～6周)—外伤、手术切除淋巴结、淋巴管

无水肿(潜伏期数月至数年)——新生淋巴管迅速再生,恢复淋巴回流
组织内瘢痕形成,淋巴管停止生长,数目不断减少

慢性水肿——淋巴回流受阻,淋巴管扩张,瓣膜闭合不全
毛细淋巴管内皮细胞联合处持续开放
淋巴液滞留,淋巴管内压增高,收缩功能减弱

肢体淋巴水肿最常见的并发症是皮肤淋巴管、淋巴结炎症。炎症发作的次数、程度与水肿的发展呈正比。由于大多数患者为恶性肿瘤患者，生存期较正常人短，一般情况下病肢的皮肤不出现淋巴水肿晚期的病理性改变。

淋巴系统恶性肿瘤或淋巴结转移性肿瘤可以阻塞淋巴回流而引发淋巴水肿。常见的淋巴系统恶性肿瘤有霍奇金病、淋巴肉瘤、Kaposi多发性出血性肉瘤以及淋巴管肉瘤等。淋巴结转移性肿瘤多数来自卵巢、宫颈、前列腺、睾丸和膀胱。下肢的水肿多为腹股沟或髂窝淋巴结受侵犯。肿瘤引发的淋巴水肿的特点是，水肿始发于肢体近端，即受累淋巴结群的周围，以后向肢体远端扩展，淋巴闪烁造影有助于确诊。

（刘宁飞）

第四节　诊断方法

一、淋巴管造影

因淋巴管细小，尤其是肢体的淋巴管更为明显，而且淋巴液无色透明，肉眼观察只能看到较粗大的集合淋巴管、淋巴干及淋巴导管，所以，如何通过淋巴系统造影来显示淋巴管和淋巴结的形态及功能状况相当重要。

将遮光物质直接或间接注入淋巴管，然后进行X线摄影，以观察显影的淋巴管和淋巴结，分别称之为直接淋巴管造影和间接淋巴管造影。依据显影淋巴管的情况，可以了解有关肢体淋巴循环的情况。

（一）直接淋巴管造影

Hudack和McMaster（1933）应用11%的酸性湖蓝制成等渗液作皮下注射使淋巴管染色。Kinmonth（1952）为诊断下肢淋巴水肿，将碘制剂直接注入淋巴管进行淋巴管造影，取得良好效果，为临床诊断打下了基础。直接淋巴管造影（direct lymphangiography）方法的建立，为肢体淋巴水肿的诊断和疗效观察提供了非常可靠的手段。

此方法主要用于临床患者，也可用于动物实验。但是淋巴管本身管径较细，且壁薄而透明，使得肉眼难以从其周围组织中分辨出来，所以在直接注入造影剂之前，需先用间接注射的方法注入显色剂，即引导注射，使淋巴管充盈着色，然后再直接向显色的淋巴管内注入造影剂。

1.引导注射　一般常用的是2.5%～11%的酸性湖蓝和0.5%～3%的伊文思蓝0.5～1ml，可与等量的1%利多卡因或1%普鲁卡因液作成混合液。其中以酸性湖蓝的效果为最好，因为它在组织内的扩散性较强，很快就可进入淋巴管；其毒性也较低，注入后24～48小时即由尿排出，且在注射部位不遗留色素。引导注射的部位可根据淋巴管造影的部位来确定，如四肢淋巴管造影时，在指、趾间蹼皮下作引导注射。注射点处常会出现蓝色皮丘和数条蓝色细丝，蓝色细丝即是皮下的浅淋巴管。

2.注入造影剂

（1）造影剂　临床常用的碘剂有水性和油性两种。水性碘剂主要有70%的醋碘苯酸钠等。水性碘剂无不良反应，但在淋巴管内停留时间短，且容易外溢，显影浅淡，所以不适于较长时间或远隔部位的淋巴管造影。油性碘剂为含碘的植物油（碘油），主要制剂有ethiodol、lipiodol、popiodol等。碘油不易外溢，扩散慢，显影效果好，在淋巴管及淋巴结停留时间长，但有时会发生一过性肺栓塞，所以需掌握注射量和注射速度。

（2）注射方法　造影时，患者平卧，常规消毒铺巾后，在引导注射点的近侧数厘米处（足背为4～6cm），于局麻下作2～3cm长的横切口，切开表皮和真皮后仔细分离，在真皮下可找到蓝染的淋巴管。选择较粗的一条，充分游离，剥去外膜约1～2cm长的一段，在1～2倍手术放大镜下用直径0.3～0.35mm带导管的穿刺针穿刺，结扎固定，用加压推进器缓慢注入碘剂，上肢淋巴管造影每侧约注入4～6ml，下肢每侧约注入7～10ml。下肢在造影剂进入腹股沟淋巴结时，患者有轻胀感，此时即摄片，若清晰，即可停止注射造影剂，拔出针头,缝合伤口。因造影剂外溢或刺激淋巴管易引起炎症反应,故术后应常规应用抗生素,并嘱患者抬高患肢,注意休息。

3.正常的淋巴管造影表现　正常淋巴管呈线状,直径约0.5～0.6mm,远、近端口径基本一致。其行走可呈波纹状,相连的淋巴管间可有分支或互相合并,个别的可见有节段性弯曲,但口径不变。因管腔内有瓣膜,可呈纺锤形或串珠样。穿刺点远端淋巴管不显影,深、浅淋巴管间亦无交通支可见。

4.肢体淋巴水肿的淋巴管造影表现　不同类型的淋巴水肿,淋巴管造影的表现也不同。原发性肢体淋巴水肿患者,淋巴管的数量和结构变化多端,表现为:①淋巴管发育不良。约80%的病例淋巴管数量减少,小腿部仅有1～2条,大腿部只有2～3条。其径路是正常的,临床上也不一定表现出水肿。淋巴引流失常者常伴有淋巴管狭窄、瓣膜稀少甚至缺如,因瓣膜功能不全而造成真皮淋巴返流。②淋巴管增生,约占10%～15%。淋巴管数目增加,扩张且迂曲,这类患者发病较早,常发生于一侧肢体。淋巴管生成不全,约占3%～5%,造影时肢体远端找不到淋巴干,仅偶尔在真皮内见到极细的毛细淋巴管。

继发性阻塞性肢体淋巴水肿的淋巴管造影表现为淋巴管中断,呈盲端,肢体远端淋巴管不规则,数量增多,管径粗细不一,多数扩张、迂曲,常有真皮淋巴返流。阻塞近端淋巴管充盈不良或呈空旷区,附近有众多侧支循环。淋巴管分布常不规则,瓣膜影像消失。有些患者因炎症发作,导致远端淋巴管萎缩而无法进行淋巴造影。静脉曲张并发的肢体淋巴水肿,可产生不可逆的皮肤改变与淋巴管异常,造影显示淋巴管严重畸形。

(二)间接淋巴管造影

间接淋巴管造影(indirect lymphangiography)是将造影剂注入体内能迅速被淋巴管吸收而显影的方法,但是由于早期研制的造影药物刺激性强,而且药物吸收与显影极不规则,可与血管影像相混淆,因此未能在临床上应用。1988年新一代造影剂伊索显的问世,使间接淋巴管造影术开始在临床上广为应用。干季良(1989)应用伊索显-300对不同病因的肢体淋巴水肿患者作间接淋巴管造影术,取得良好效果。正常肢体以下肢为例,在趾蹼注射造影剂2～3分钟后即可见到淋巴管充盈,并且以造影剂斑块向心扩散,扩散速度快,在踝关节内后方行走,呈“Y”形分支,越过膝关节后方,成集束状到达大腿。注射后10分钟,腹股沟淋巴结已经显影,整个行径连续无中断。淋巴管直径约1mm,光滑而无扭曲和扩张现象,并可见到纺锤状瓣膜影像(图47-5)。继发性淋巴水肿在患肢主要有3种不同表现:①集合淋巴管在不同部位呈扩张、扭曲、管径粗细不一且有部分中断现象,正常瓣膜影像消失,并可见广泛的真皮返流,皮下淋巴管网状扩张,没有或极少见到初级淋巴管(图47-6)。②初级淋巴管以增生为主,表现为数量增多,未见粗大的集合淋巴管。③未见任何初级或集合淋巴管。而原发性肢体淋巴水肿仅表现为注射部位有圆形、边缘不规则的造影剂斑片。

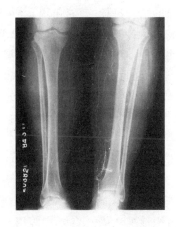

图47-5　正常淋巴管显像

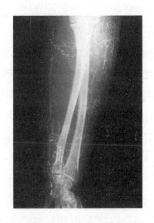

图47-6　继发性淋巴水肿:淋巴管扩张显像

传统的单体苯环造影剂如泛影酸盐,其碘原子与溶液中颗粒的数量比为1:5。为了获得足够的碘深度以满足诊断需要,常使渗透压高达1 600mOsm/L。新一代等渗的非离子型水溶性造影剂伊索显-300为二聚体结构,其碘原子和溶液中颗粒的数量比为6:1,因此能被制成高浓度,但与血液、脑脊液等渗的制剂。伊索显-300每毫升含碘量为300mg,具有较理想的等渗性、满意的显影密度及较低的化学毒性等特点,在淋巴造影中显示了其独特优点。由于伊索显有良好的理化特性,在皮肤的间质内注射后,它能进入毛细淋巴管,并且通过内淋巴的转运而到达血循环,最后由肾脏排出。

间接淋巴管造影与直接淋巴管造影相比,具有操作简便、容易掌握的优点,它基本上是一种无损伤的检查方法,造影所需时间短,平均 30 分钟即可完成;而直接淋巴管造影术一般需 2 小时以上,并且还存在未能发现淋巴管或穿刺淋巴管失败的可能性。另外,间接淋巴管造影不良反应少,无肺、脑、肾栓塞等并发症,对淋巴管的刺激作用小,并能显示非常细小的初级淋巴管。检查可反复进行,这在临床上具有重要意义。间接淋巴管造影不但可用以了解病变的发展或转归,而且可用于对治疗效果的判断。

二、放射性核素淋巴造影

如前所述,由一层扁平内皮细胞组成的毛细淋巴管起始于组织间隙,其主要功能为吸收组织间隙中的蛋白质和清除大分子物质。大分子的放射性示踪剂注入组织间隙后,进入毛细淋巴管几乎全部顺淋巴回流而被清除。应用 r-相机或同位素计算机摄片(SPECT)显像设备,即可显示放射性淋巴显像剂淋巴回流的途径及分布。以此为基础的核医学淋巴显像技术可用于观察淋巴链的形态和淋巴动力学检查。新一代的 SPECT 比早期的同位素扫描仪及 r-相机有着更高的灵敏度,图像处理技术也相当完善。

自 1953 年 Sherman 等首次介绍核素淋巴显像以来,示踪剂的研究有了很大进展。先后有 Au^{198}、Tc^{99m}-HSA、Tc^{99m}-硫化锑等胶体应用于临床检查。张涤生(1978)采用 Au^{198} 进行下肢淋巴结扫描,取得良好效果,显示淋巴管阻塞病例淋巴结显影欠佳或不显影。但上述淋巴显像剂都各有不足和应用局限性,比如显像剂制备复杂、放射剂量偏大等。Tc^{99m}-Dextran 作为淋巴系统的显像剂始于 1982 年,它是一种非胶体化合物,能溶于淋巴液,因其分子量大,不会穿过毛细血管膜,故能特异地显示淋巴系统的形态。Tc^{99m}-Dextran 主要以渗透方式进入系统,并以分子溶液形式随淋巴流动,因此在淋巴系统内定向速度快,图像细腻,药物在淋巴结定向程度高,能客观反映淋巴回流,而且可以制成药盒,临床使用方便,现作为新型淋巴显像剂已被广泛接受。

上肢淋巴系统检查即使采用直接或间接淋巴管造影技术也比较困难,而核素淋巴显像能清楚显示腋窝周围淋巴结甚至上肢淋巴干的图像。乳腺癌根治或放疗术后,可能不发生上肢淋巴水肿,或出现轻、中或重度的淋巴水肿,其发生率各家报道差异很大,Leis 报告改良乳腺癌根治术后有 15.4% 并发上肢淋巴水肿。近年来放射性核素造影研究显示,即使施行同样术式,对每位患者上肢淋巴系统变化的影响也不相同。Witte 等甚至认为核素淋巴显像可作为一个有效指标来预测淋巴水肿发生的可能性。

核素淋巴显像能清楚显示下肢淋巴干的解剖和局部淋巴结。髂周围淋巴管常能被看到,有时甚至能显示乳糜池或胸导管。但是一旦放射性示踪剂进入血液循环,它很快就会被肺、心脏、肝和脾摄取,从而影响上腹部纵隔淋巴干的显示。应该指出的是,油剂淋巴造影能显示淋巴结内的结构特征,核素淋巴造影只能确定淋巴结的位置,证实淋巴结存在或缺失异常。但核素淋巴显像能确切显示集合淋巴管,并可用示踪剂的转运作为衡量淋巴回流的指标,这是核素淋巴显像的最大价值。除此之外,此检查方法安全、简便易行、重复性好、患者无痛苦,相对于直接淋巴管造影患者更乐于接受。因此,核素淋巴显像是目前检查肢体淋巴水肿治疗前后变化的最佳方法,如用于淋巴管重建手术(如淋巴管-静脉吻合、静脉代替淋巴管移植术等)疗效的评价,而且放射性淋巴显像剂对淋巴管内皮细胞无任何损害。另外,核素淋巴显像还可用来检查临床上原因不明的四肢特发性水肿,对其淋巴回流功能作出评价,从而有助于明确诊断。

三、其他

与放射学有关的淋巴影像检查还有干板 X 线照相术、CT、MRI 等。Clouse 用干板 X 线照相术检查肢体淋巴水肿患者 11 例,显示患侧肢体皮肤厚度比健肢增加 4 倍,皮下组织增加 2 倍。Kalima 等用 CT 对 15 例单侧下肢淋巴水肿进行检查,与正常肢体作对照,发现淋巴水肿肢体的皮下脂肪和肌肉清晰可辨,其皮下组织和肌肉组织分别较正常增加 85% 和 5%;而慢性静脉水肿和急性静脉水肿,皮下和肌肉组织较正常增加各为 65% 和 25%、30% 和 60%,说明肢体淋巴水肿皮下组织增加最多,肌肉组织增加相对较少。还有人报道用 MRI 测量淋巴水肿的程度和组织变化,图像质量好,但其费用昂贵,不宜作为常规淋巴学检查。上述几项检查只能反映肢体淋巴水肿的形态学改变,不能像核素淋巴显像那样可同时提供淋巴管功能的信息。多普勒超声探查和静脉造影可了解静脉系统状况,对肢体淋巴水肿的鉴别诊断有一定价值。

第五节　治疗

肢体淋巴水肿的治疗分为保守(非手术)治疗和手术治疗两大类。

一、保守治疗

根据最新研究动向表明,世界各国的淋巴学专家均倾向于首选保守疗法治疗肢体淋巴水肿,其中最具代表性的是烘绑疗法(张涤生)、复合理疗法(Foldi)、苯吡喃酮类药物治疗(Casley-Smith)等。

(一)烘绑疗法

自从张涤生(1964)应用祖国医学原理首创烘绑疗法(heating and bandage treatment)以来,先后成功地设计了远红外烘疗机和微波烘疗机(图 47-7),使治疗效果得到进一步改善和提高。迄今为止,已收治各种原因引起的肢体淋巴水肿患者近 3 000 例,总有效率为 95%,优良率(消肿 75% 以上)达 68%。烘绑疗法已被意大利、日本、印度等国家先后采用,取得良好的临床疗效。它不仅能使患肢消肿,周径缩小甚至恢复正常,而且能非常有效地控制丹毒发作,具有疗效高、安全方便、医疗费用低、易于操作和推广等优点。

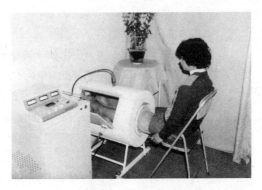

图 47-7　微波烘疗

烘绑疗法主要包括远红外或微波加热烘疗患肢、弹力绷带或弹力袜外包扎加压及皮肤护理 3 部分内容。治疗时将患肢伸入烘疗机烘箱内加热,烘箱内平均温度达 80℃,每天 1 小时,连续 20 次为一疗程,治疗后以弹力绷带包扎患肢,夜间休息时松开,一般 1~2 个疗程即有明显疗效(图 47-8、彩照 108)。

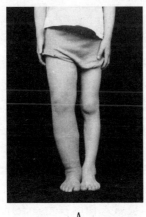
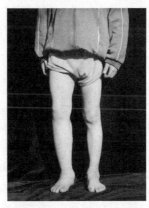

A   B

图 47-8　原发性右下肢淋巴水肿患者微波烘疗前后对比
A.治疗前　B.经 3 个疗程微波烘疗后

自从 20 世纪 80 年代初以来,对烘绑疗法治疗肢体淋巴水肿的机制进行了初步探讨,并取得了重要结果。应用淋巴闪烁造影技术对 20 例肢体淋巴水肿患者进行对照研究,结果显示烘绑治疗能促进患肢的淋巴回流,使 85%(17 例)的患者得到不同程度的改善。观察研究下肢淋巴水肿患者局部高温下对其皮肤的影响,并将微波烘疗与远红外线治疗进行了比较,结果表明,局部微波高温促进淋巴水肿消退的主要原因,可能与组织内炎症病变的消退,以及局部组织液和蛋白质的重吸收有关。烘疗还能降低皮肤组织中羟脯氨酸的含量,从生物化学角度佐证了烘疗能够降低病变组织的纤维化程度。近期的研究结果进一步阐明,烘疗能增加机体的细胞免疫功能,从而增强机体的抵抗力,有效地防止丹毒发作;并且组织内蛋白水解酶活性亦增加,能促进淋巴水肿组织内多余蛋白质的分解与重吸收,减轻或消除组织水肿。烘疗治疗肢体淋巴水肿的机制还有待于进一步阐明,其具体机制的阐明对改进这一传统治疗方法及进一步提高疗效具有非常重要的意义。

(二)复合理疗法

复合理疗法(compound physical therapy,CPT)由德国 Foldi 首先倡导。复合理疗治疗肢体淋巴水肿有长期的实践经验,总的来说可分为两个阶段。第一阶段包括:①皮肤护理;②手法按摩治疗;③治疗性锻炼;④多层弹力绷带包扎压迫。第一阶段结束后即开始第二阶段,旨在巩固第一阶段取得的治疗效果,其侧重于康复治疗,仅在必要时才重复手法按摩治疗。手法按摩治疗的基本原则是,首先从淋巴水肿肢体近侧非水肿部位开始,依次先近后远以离心方式按摩。整个疗程由包括医师、护士和理疗师组成的治疗组来完成。Foldi 主张应用低弹力绷带包扎患肢以维持复合理疗效果,这一点非常重要,但应避免对患有动脉性或深静脉疾病的患者使用,因为这可能会加剧病情。从原则上讲,包扎压力保持在患者能够耐受的最高压力(5.3~8kPa)时,最有利于取得良好疗效。

复合理疗的设想是依据肢体及躯干淋巴系统有一定的分区:上肢通过腋窝淋巴结回流,下肢则经过腹股沟淋巴结回流,躯干部同侧上下也有若干集合淋巴管交通,但在躯干中央线和腰部则存在天然屏障,很少互相交通,称之为“水障”。手法按摩的目的是为了首先在不肿肢体近心端开始,将淋巴液推向血液循环,加强“水障”之间的淋巴交通系统,促进淋巴回流,然后再逐步过渡到肢端。笔者虽然一再倡导该治疗方法,但似乎收效甚微,目前仅局限于个别国家采用。关键是该方法复杂,须经过专门培训的按摩师担任,疗程很长甚至可达 1 年以上,且医疗费用极高,不易推广。

(三)间歇气压疗法

早在 20 世纪 60 年代,Zelikovski 等就设计了可移动的上肢外加压装置用于上肢淋巴水肿的治疗。Richmond 和干季良先后报道使用自行设计的间歇加压设备治疗肢体淋巴水肿的结果,在随访期间内(最长达 2 年)疗效满意,肢体肿胀明显消退。间歇气压疗法(intermittent air compression therapy)治疗通常分为两个阶段,在淋巴水肿肢体外加压之后,选择大小合适的弹力袜、弹力袖或弹力绷带来保持加压后的水肿消退,但一定要避免把水肿驱赶到肢体近端或外生殖器部位,否则会使水肿加剧,因为在肢体根部形成纤维环可能会加剧淋巴回流障碍。

(四)药物治疗

1. 苯吡喃酮类药物　其中比较有代表性的是苯吡喃酮,用于治疗高蛋白水肿。此类药物首先由澳大利亚 Casley-Smith 研制并使用,在国外已进行了大量动物实验和临床研究,笔者所在科室也曾经与澳大利亚合作对苯吡喃酮与烘绑疗法治疗淋巴水肿作了系列研究,取得了良好疗效,这是迄今为止治疗淋巴水肿比较有效的药物,但其单独应用不及烘绑治疗效果好。我国已研制成功了类似药品“克炎肿”投入临床应用,治疗效果与之相近。口服苯吡喃酮类药物具有加强巨噬细胞活力、增加组织内多余蛋白质分解的作用,从而使大分子的蛋白分解后得以直接被吸收进入血液循环,组织中蛋白质浓度降低,使其胶体渗透压下降,从而有利于组织内水分重吸收,最终减轻或消除水肿。苯吡喃酮片剂为 200mg,服用方法为 200mg,每日 2 次,连续服用9~12 个月。因其起效慢,加上单独应用效果不是特别理想,故仅作为治疗肢体淋巴水肿的辅助药物。

2. 抗微生物类药物　肢体淋巴水肿并发急性淋巴管炎时,应常规使用抗生素治疗。真菌感染是淋巴水肿的常见并发症,一经证实就应给予相应的治疗。Olszewski 和 Jamal 对丝虫性淋巴水肿患者的皮肤、组织液等进行了组织学、细菌和免疫学的系列研究,并设计了正常对照组,近期结果显示:75%的组织标本细菌培养阳性,其中重度淋巴水肿的病例培养结果均为阳性,并且与正常皮肤组织细菌种类不同。Olszewski 指出,继发细菌感染是丝虫性淋巴水肿发病的重要因素,而不像原来认为的那样:丝虫性淋巴水肿的症状和进展是由于丝虫在患肢的活动和血循环中的微丝蚴引起的。另外,丝虫性淋巴水肿者定期使用偏碱性或清水清洗患肢,配合应用抗生素、抗真菌霜剂对治疗有所帮助,活动期应选择使用抗微丝蚴药物。

3.利尿剂 肢体淋巴水肿应用利尿剂治疗偶可短期见效,长期应用疗效不佳,而且容易引起水和电解质紊乱。现多数淋巴学专家均倾向于非特殊情况一般不用利尿药物,因其作用弊大于利。但亦有报道称,恶性肿瘤造成的淋巴管阻塞而致的肢体淋巴水肿应用利尿剂后,可出现部分症状缓解。

4.其他 动脉内注射自体淋巴细胞来加强免疫功能,以及应用透明质酸酶来松解细胞外间质纤维化等,其实际疗效均不肯定,尚待研究证实。目前还没有特殊的饮食调节有助于肢体淋巴水肿的治疗,但在乳糜返流综合征患者中,饮食中含低长链甘油三酯和高短中链甘油三酯可能有益。通常情况下,肢体淋巴水肿患者的液体进入不受特殊限制。

二、手术治疗

淋巴水肿的手术治疗经过了长时期的摸索,许多早期施行的手术没有经受住时间的考验而逐渐被摒弃。有些手术缓解了水肿,使病肢外形得到较大程度的改善而沿用至今。但到目前为止,还没有一种手术方法能够治愈淋巴水肿。在选择任何一项手术治疗之前,均应首先采用保守疗法。只有在保守治疗失败后,才考虑手术治疗。

治疗淋巴水肿的手术主要分为3类,即促进淋巴回流、重建淋巴通道及切除病变组织。前两种方式被称为"生理性"手术,目的是加速或恢复淋巴回流。临床经验表明,除了手术技巧以外,手术成功与否在很大程度上取决于对适应证的掌握。淋巴水肿病因不同,病理生理改变也不尽相同,所以应根据每个患者的具体病情选择适当的治疗方法。

(一)促进淋巴回流

自从采用直接淋巴管造影技术观察到肢体淋巴水肿主要为浅表淋巴系统的病变,而深部淋巴系统往往不受波及后,许多旨在将浅表淋巴引向深部组织的手术相继问世。这类手术包括:切除数条肌肉筋膜,使深部组织与深部肌肉贯通;在皮下组织和肌层之间埋藏丝线或尼龙线。其中比较著名的是 Thompson 采用的在深筋膜下埋藏去除表皮的真皮皮瓣,以引流浅表组织淋巴的方法。后来的临床实践表明,这类手术只能带来暂时的改善,术后有较高的感染率、排异反应以及埋藏物周围形成的纤维化,真皮皮瓣的术后效果亦十分有限,皮瓣常常发生坏死。这些手术方法目前基本上已不再采用。下面介绍几种目前仍被采用的方法。

1.带蒂大网膜瓣移植 Dick(1935)曾采用大网膜瓣转移治疗生殖器的淋巴水肿。Goldsmith(1968)将此术式用于治疗上、下肢淋巴水肿。大网膜的淋巴循环比较丰富,有1~2条集合淋巴管与胃网膜血管伴行,注入胃下淋巴结和胰脾淋巴结。将带蒂的大网膜转移到上、下肢,使受区淋巴管与大网膜淋巴管吻合而达到引流淋巴的目的,转移后大网膜被纤维包膜包裹。然而,受区的淋巴管与大网膜淋巴管之间能否建立起足够数量的吻合,以使患肢的淋巴液得到充分回流还没有被证实。Goldsmith(1975)术后1~7年的观察表明,约1/3~1/2的病肢水肿有中等程度的消退。但是考虑到手术的范围和创伤,以及腹疝、胃肠功能紊乱等并发症,最终放弃了此手术。Egorov(1994)对手术方法作了改进。他将大网膜以游离方式移植到患肢,并将大网膜血管与股血管或腋动、静脉分支作吻合,同时作受区小静脉与大网膜淋巴结吻合。19个病例中有5例术后水肿消退达50%左右;其余患者水肿消退亦达25%以上。然而术前与术后的淋巴闪烁造影图像并未显示明显的改变。笔者认为改进后的手术避免了以往的带蒂筋膜瓣的缺点,尤其适用于治疗原发性淋巴水肿,如淋巴管缺失或淋巴管发育不良等的治疗。

2.带蒂皮瓣移植 Gillies(1935)尝试在上臂作窄而长的皮瓣越过腹股沟转移到大腿,以促进患肢的淋巴回流至腋部。经过较长期的随访,水肿有较明显的消退,但供皮瓣的上肢却发生了继发性淋巴水肿。虽然此项手术因上肢的并发症而未能推广,但手术证实了淋巴循环阻断后是可以被桥接的。用来促进淋巴回流的皮瓣最好是局部旋转皮瓣,皮瓣内应包括功能良好的轴状淋巴管,其蒂部应尽可能接近腋部或腹股沟区。皮瓣转移后与受区淋巴回流方向一致,供区肢体的淋巴回流必须正常。此外,还有带背阔肌肌皮瓣治疗乳房癌根治术后上肢淋巴水肿,以及顺肠段、肠系膜组织瓣一并转移治疗下肢原发性淋巴水肿的报道(Medgyesi,

1983;Kinmoth,1978)。但由于这些手术病例数少,疗效尚不能肯定,同时因手术创伤大,术后并发症多,也限制了在临床的应用。

(二)重建淋巴通道

近20年来,由于显微外科技术的发展,人们不断探索应用显微外科技术重建淋巴回流通路的方法。从理论和实践上可有两方面的选择:一方面是利用小血管吻合技术,进行含淋巴组织游离移植,通过移植组织与受区组织中的淋巴管再生而重建患肢的淋巴通道;另一方面是直接对淋巴管本身进行显微外科操作,通过淋巴管-静脉吻合或阻塞远、近端淋巴管间搭桥吻合来重建淋巴通道,这是显微淋巴外科发展的主要动向。目前,淋巴-静脉吻合术已在临床上应用,淋巴管移植的实验研究已经开展。针对这两种手术在临床与实验观察中暴露的问题,张涤生等于1981年进行了静脉移植代淋巴管重建淋巴通道的实验研究,取得初步成果后已开始用于临床,为应用显微淋巴外科治疗阻塞性淋巴系统疾患提出了一种新的可能的方法。此类手术旨在重新修复已被阻断的或被损坏的淋巴管,恢复淋巴液回流。由于手术设计符合正常淋巴循环的解剖生理特性,因此被称为“生理性”手术。此类手术的特点是,必须在手术显微镜下进行,技术操作要求比较高。手术种类包括淋巴-静脉吻合、淋巴管移植、静脉移植代淋巴管等。选择何种术式,必须根据每个患者具体的病因和病情来决定。

1.淋巴-静脉吻合 包括淋巴结-静脉吻合和淋巴管-静脉吻合。Danese、Jacobson等(1962)最先进行了动物淋巴结的切断吻合、淋巴结-淋巴管吻合与淋巴管-静脉吻合的实验研究。Laine等(1963)进行了狗的淋巴管-静脉端侧吻合的实验观察。Rivero(1967)进行了狗的腘淋巴结-静脉吻合,用同位素碘[131]标记的白蛋白清除试验及淋巴管造影证明术后早期通畅,后期不通。Neilubowicz(1968)进行狗淋巴结-静脉吻合,术后通畅达1年之久,1969年他们将淋巴结-静脉吻合术应用于临床治疗宫颈癌或卵巢癌术后及放射治疗后的下肢淋巴水肿4例,有一定疗效。同年,Politowski也用淋巴结-静脉吻合治疗原发性淋巴水肿16例,8例效果较好。与此同时,Gilbert、O'Brien等对实验性淋巴管-静脉吻合作了较细致的观察,指出:淋巴管造影不能对淋巴管-静脉吻合口的功能状况提供可靠的资料。在解剖后直接观察淋巴管-静脉吻合的情况,发现吻合口通畅率在术后1周为74%,2~6周为66%,3~8个月时为50%。O'Brien(1974)开始把淋巴管-静脉吻合术应用于临床,治疗因乳房癌手术或放疗后的上肢淋巴水肿,获得较好的早期疗效。1979年以后,国内中山医学院附属第一医院、上海第九人民医院、蚌埠医学院等先后应用此法治疗下肢阻塞性淋巴水肿,也取得一定的近期疗效。但是,对其远期疗效至今尚不能肯定。

(1)适应证及手术方法选择

1)上肢阻塞性淋巴水肿可选择淋巴管-静脉吻合。最常见的是在乳房癌根治术或放射治疗后,以及恶性黑色素瘤作腋窝上块清除或霍奇金病腋部作放射治疗后发生的淋巴水肿。

2)宫颈癌、阴茎癌、外阴癌及下肢恶性黑色素瘤根治术后或放射治疗后引起的下肢淋巴水肿,也可选择淋巴管-静脉吻合。宫颈癌放疗后若盆腔淋巴管已受累而腹股沟淋巴结完好者,尚可选择淋巴结-静脉吻合。

3)反复皮肤炎症、丝虫感染、外伤性下肢淋巴水肿、肢体尚有淋巴管存在者,可采用淋巴管-静脉吻合。

4)淋巴结-静脉吻合术可用于原发性或继发性淋巴水肿,可单独使用或与淋巴管-静脉吻合同时使用。

(2)术前准备 首先必须明确诊断。详细而完整的病史是确定手术与否的前提,术前6周内应无丹毒发作史。术前常规作淋巴闪烁造影和静脉造影。通过淋巴造影,可观察淋巴管、淋巴结的形态和数量变化,以及淋巴系统的功能状况。例如检测造影剂在注射部位消失的速度,反映了初始淋巴管的吞噬功能和淋巴液在组织中滞留的程度;手术后作淋巴闪烁造影,可观察吻合口是否通畅、淋巴液流速是否增快,以及淋巴结、淋巴管是否显像等。

周围静脉造影有助于发现静脉系统的异常。多普勒超声血流探测仪可检测深静脉回流状况。静脉系统的病变与淋巴水肿同时存在,不仅会加重水肿,还可能影响淋巴-静脉吻合的效果。因此,静脉系统的检查不仅有助于术前的诊断和鉴别诊断,还可对术后的效果作预测。此项检查应列入每个患者的术前常规检查项目。

此外,术前3~5天应预防性使用抗生素,如肌注青霉素,剂量为80万单位,每日2次。

术前患者应卧床休息3~5天,抬高患肢,以弹力绷带包扎肢体。

(3)手术方法 以下将分别叙述淋巴结-静脉吻合及淋巴管-静脉吻合。

1)淋巴结-静脉吻合 手术基本步骤见图47-9。术中应注意:①解剖淋巴结时注意不要损伤输入淋巴管和淋巴结包膜。②注意保护淋巴结滋养血管。③在淋巴结长轴的远侧1/3与中间1/3交界处将其横断。④分离静脉时注意不要使其扭转,仅分离出血管的前壁即可。⑤用精细血管夹以防损伤血管。在静脉侧壁作开口后,用含肝素的生理盐水冲洗。⑥淋巴结断面的出血不宜用电凝止血,以防淋巴窦被损伤。⑦将静脉壁与淋巴结包膜作缝合,使用6-0或7-0尼龙线,在手术显微镜下操作。注意不要形成吻合口狭窄或闭塞。⑧去除血管夹后在肢体远端轻轻按摩,以加速淋巴液通过吻合口。⑨创面充分止血,防止血肿形成,采用负压引流。不需全身肝素化。⑩术后患肢用弹性绷带包扎。患者清醒后可以作患肢锻炼,以加速淋巴回流和防止静脉血流淤滞。

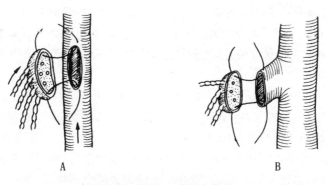

图 47-9 淋巴结-静脉吻合术
A. 切开淋巴结,与静脉作端侧吻合 B. 切开淋巴结,与静脉作端端吻合

2)淋巴管-静脉吻合 手术适应证已如前述,尤其适合于淋巴管扩张而易于分离(如乳糜漏、过度增生型淋巴水肿),以及不适合作淋巴结-静脉吻合的病例。

吻合方法有两种。第一种是扩张的淋巴管与静脉之间的端端吻合。为了防止吻合口狭窄,吻合时将一小管插入静脉和淋巴管,结束前于静脉近心端作一小切口将小管引出。第二种吻合法是近年来应用比较普遍且比较简便的插入法。手术借助一枚带有凹槽的长静脉注射针头,长约140mm,直径1.2~1.8mm(图47-10)。下面以下肢手术为例说明淋巴管-静脉吻合术大致步骤。

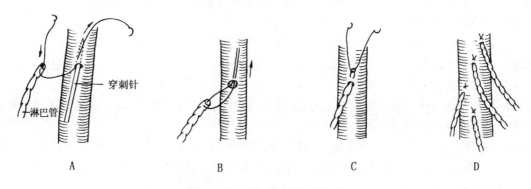

图 47-10 淋巴管-静脉吻合术
A. 淋巴管提起,于血管壁制造吻合口 B. 淋巴管套入静脉管腔 C. 套入完成 D. 多条淋巴管-静脉吻合

在趾蹼间注射2~3ml 11‰美蓝使浅表淋巴管显影后,于腹股沟韧带稍下方作切口暴露浅表淋巴管和大隐静脉,将黑丝线套入已分出的淋巴管(3~9根)。根据淋巴管的位置,游离出一段大隐静脉,用橡皮片套入作牵引。将淋巴管切断后,近心端予以结扎。将带凹槽的静脉针头(根据淋巴管和静脉的粗细选择不同型号的针头)在适当的位置刺入大隐静脉。用含肝素的生理盐水冲洗淋巴管远侧断端,使管腔膨胀,用9-0无损伤双针尼龙缝针作吻合,先单针从淋巴管外壁进针,管腔内出针,然后顺静脉导针的凹槽进入静脉壁的开口,距静脉开口2mm处穿出静脉壁,另一缝针的进针顺序相同,两针在静脉壁上的间距为1mm。轻轻牵拉双针及双线,在拔出静脉针头同时,将淋巴管拉入静脉,然后较松地打结。注意打结不宜过紧,否则易形成吻合口狭窄。淋巴管的植入方向应与静脉走向平行,不应形成大角度。手术在显微镜下(放大10倍或更高)进行。如

果同时有数根淋巴管需吻合,应选择不同的静脉穿刺点。为防止静脉内皮细胞损伤后形成血栓,穿刺应一次成功。临床经验表明,淋巴管吻合的数目与术后水肿消退的程度成正比。吻合 3 根淋巴管,水肿消退可达60%~70%;吻合 6~9 根时,水肿消退可在 80%~100%。但 O'Brien 根据随访结果,认为手术效果与吻合口数量无关。

　　术后将患肢抬高,外部用弹性绷带加压包扎。适当的行走及被动锻炼,有助于加速淋巴回流,防止吻合口栓塞。

　　根据 Olszewski 随访 10 年以上的结果表明,在继发性淋巴水肿患者中,因手术或创伤引发的水肿行静脉-淋巴吻合后,其疗效比感染性水肿要好;术后达到良好疗效(肢体周径缩小,踝和膝关节活动度增加,疼痛感消失)达 80%,其中有的病例可保持达 18 年以上。另一组(O'Brien,1989)阻塞性淋巴水肿患者行淋巴管-静脉吻合后随访 4 年多,有效率达 76%。原发性淋巴水肿的病例中,只有过度增生性淋巴水肿有明显的疗效。Olszewski 随访 10 年以上的 9 个行淋巴结-静脉吻合的病例中,5 例术后疗效持久,1 例术后有短暂的改善,1 例无改善,另外 2 例术后采用保守治疗,水肿逐渐加重。先天性淋巴管缺失引发的淋巴水肿,术后效果不太理想。

　　由于大多数显微淋巴-静脉吻合术是在 20 世纪 60 年代后期及 20 世纪 70 年代所实施,手术适应证掌握得不严,有相当数量的病例术后早期水肿减轻,但 6 个月后水肿又复发,或逐渐加重,因此手术的疗效与保守治疗的效果无明显差别。影响手术疗效的因素有局部的和全身的两类。局部因素有:伤口感染;输入淋巴管损伤;吻合栓塞形成,机化后使淋巴管狭窄、循环受阻等等。全身因素有:淋巴管失去收缩功能;吻合口远侧淋巴管有炎症性改变;由于集合淋巴管循环不足,集合淋巴管部分或全部栓塞;淋巴结严重纤维化,使淋巴回流受阻。除此以外,淋巴管与静脉内压力的差别也影响吻合口的通畅。淋巴水肿发生后,淋巴液滞留,淋巴管内压力增高,当超过静脉压时,淋巴液分流至静脉。然而,水肿缓解到一定程度后,当淋巴管内压等于或小于静脉内压时,淋巴回流变缓甚至停留,或者静脉血返流入淋巴管,可以造成吻合口血栓形成,从而影响手术的远期效果。静脉压可能影响通畅率的另一个理由是,上肢淋巴管-静脉吻合的长期疗效比下肢同样手术后的疗效好。由于地心引力的作用,下肢静脉内压通常较高,因此吻合的失败率较上肢高。自从淋巴-静脉吻合术开展以来,一些学者对其治疗的生理机制进行了探讨。O'Brien 认为,淋巴管压力高于静脉压力,发生阻塞性淋巴水肿时这种压力差可能更大,进行淋巴-静脉吻合术后,能将外周淋巴液直接引流入静脉,减少局部淋巴液淤积,这是一种比较符合生理的方法,但是无论在临床观察或动物实验中,其远期疗效尚不能肯定。目前比较一致的意见认为,应严格掌握手术适应证,病肢应有局部阻塞但仍有自主收缩功能的淋巴管,及皮肤和淋巴管没有明显炎症改变,才可能取得满意和持久的疗效。原发性淋巴水肿中的淋巴管扩张增生型,应选用淋巴结-静脉吻合;而淋巴管缺失型的水肿,则应采用保守疗法。

　　2.自体静脉移植代淋巴管　该手术始于 1982 年。手术的设计基于以下理由。

　　(1)静脉-淋巴吻合后由于两种管腔的压力差,可能导致吻合口术后闭塞,而在淋巴管之间搭桥,则避免了不同脉管之间压力差的问题。

　　(2)无论从解剖学还是从功能方面分析,静脉与淋巴管均有许多类似之处,如瓣膜结构、回流方向等。除了淋巴管以外,自体静脉是桥接淋巴管最好的代用品,然而取自体淋巴管有引发供肢淋巴水肿的可能,采用静脉移植则避免了此不足之处。

　　(3)浅表静脉取材方便,来源广,切取后不会引起供区静脉回流障碍。

　　(4)静脉的管腔一般较淋巴管大,而且有诸多分支,可根据不同的临床需要灵活选择合适的静脉。

　　手术适应证包括外伤、手术及放疗后局部淋巴管(结)损伤或缺失引发的淋巴水肿。原发性无淋巴管或淋巴管缺少,以及继发性淋巴水肿深、浅淋巴管均受累时,不适合作静脉移植代淋巴管手术。

　　术前应作淋巴闪烁造影,以明确淋巴循环被阻断的部位和淋巴管形态及功能的改变;同时应作静脉功能测试,方法有静脉造影、多普勒静脉血流图等,以发现静脉尤其是深静脉的病变。为明确淋巴管缺失的部位和范围,也可用 lipiodol 作直接淋巴管造影,并能同时观察深部和浅层的淋巴循环改变。

　　手术在全麻下进行,移植静脉可选自前臂的头静脉和贵要静脉及其分支、小腿隐静脉远端及其分支。如所取静脉与淋巴管口径相似,可作端端吻合。如静脉管径较粗,则可将静脉套在淋巴管外作套入式吻合,淋巴管与静脉壁作简单的"U"形缝合。缝合时注意保护淋巴管和静脉的瓣膜。移植静脉的长度为 7～25cm,直径为 1.5～5mm。

　　上肢淋巴水肿通常在上臂内侧中段与锁骨上区之间作皮下隧道,移植静脉的近心端与颈部的淋巴管近心端吻合。下肢可在腹股沟上、下区之间或腘窝上、下区之间作隧道。

　　手术在 15～40 倍手术显微镜下进行,用 9-0 无损伤缝针作缝合。在大多数病例中,要寻得与淋巴管直径相似可作端端吻合的静脉的机会不多,往往是大口径的静脉两端分别套在数根口径小得多的淋巴管外面。

　　术后常规给予低分子右旋糖酐,每日 250～500ml,并给予广谱抗生素,患肢抬高,用弹性绷带包扎。

　　此项手术临床上开展得不很广泛。Campisi(1991)报道的一组 32 例临床观察结果表明,术后水肿均有不同程度的消退,其中消肿达 75%～100% 的有 19 例(占 60%),消退达 50%～75% 的有 9 例(占 28%),消肿达 25%～50% 的有 4 例(占 12%)。扫描电镜检查表明,套入式吻合的吻合口,新生内皮细胞覆盖完整,淋巴管吻合口在静脉腔内保持通畅。然而采用套入式吻合方法,淋巴液的流动与移植静脉的长度、淋巴管的数量与静脉直径之间的关系,还需作进一步研究和观察。

　　3. 自体淋巴管移植　由 Baumeister 首创(1981)。他在狗的后肢解剖出一根静脉的两根伴行淋巴管,将外侧的淋巴管切断后导入 4-0 尼龙单丝,切取 1cm 长的一段淋巴管,连同尼龙丝作支架移至内侧淋巴管切断后回缩的两断端之间,用 10-0、11-0 尼龙丝线作端端吻合。

　　自体淋巴管移植手术的适应证包括:手术或创伤后局部淋巴管损伤、缺损或感染后局部淋巴管闭塞,以及比较少见的单侧先天性骨盆淋巴管闭锁引发的淋巴水肿。乳房癌根治术摘除腋淋巴结,及阴囊、睾丸、卵巢恶性肿瘤切除腹股沟和髂窝淋巴结后引发的上、下肢继发性淋巴水肿,占淋巴管手术病例的绝大多数。但淋巴水肿患者,有可能隐伏肢体淋巴管发育缺陷。切取健侧淋巴管有可能诱发供肢淋巴水肿。

　　为了确保供肢术后不发生淋巴水肿,术前应常规作淋巴闪烁造影,了解健肢淋巴管的形态和功能,以排除可能存在的病变。此外还需排除癌肿复发的可能性。

　　用作移植的淋巴管取自健侧大腿内侧的集合淋巴管束。术前先在第 1 趾蹼注射美蓝,淋巴管蓝染后易用肉眼辨认,通常取两根。

　　以上肢手术为例介绍手术过程:在患侧上臂内侧寻找淋巴管残端,准备与移植淋巴管吻合;然后在胸锁乳突肌后缘寻找从头部走向锁骨下静脉的集合淋巴管,以备与移植淋巴管的近侧端吻合。在颈部与上臂内侧创口之间的皮下组织中分出一隧道,植入桥接的淋巴管。如果是下肢手术,供区的淋巴管仅切断远侧端,与腹股沟淋巴结的连接予以保留,然后将移植淋巴管通过耻骨联合上方的皮下隧道,将其远侧断端与患肢淋巴管近侧残端作吻合。手术在 40 倍手术显微镜下进行,一个吻合口一般需缝 4～8 针,注意吻合口应避免张力。

　　术后常规使用抗生素,静脉输入低分子右旋糖酐。患肢用弹性绷带包扎,早期作功能锻炼,以促进淋巴回流。

　　与淋巴管-静脉吻合相比,自体淋巴管移植修复淋巴管缺损,恢复淋巴引流是目前最符合生理状况的手术方法,并且不受静脉压差的影响,移植后淋巴管保持了自主收缩功能。手术成功的关键依赖于术前对淋巴管残缺状况的估计、对供区淋巴管功能的了解以及熟练的显微外科技巧。到目前为止,淋巴管移植代淋巴管的手术尚不十分普及。主要原因之一是移植淋巴管的来源有限,作桥接的淋巴管不仅要有相当的口径,还需一定的长度,最理想的来源是下肢的浅表淋巴管,但医师们则顾虑切取健侧淋巴管后可能会造成健肢的继发性淋巴回流障碍。根据 Baumeister 近 200 例最长随访期在 10 年以上的观察表明,无 1 例健肢发生继发性水肿,术后 80% 患者的患肢水肿有不同程度的消退,淋巴闪烁造影显示,约 30% 的患者术后淋巴回流比术前增强。

(三)切除病变组织

　　到目前为止,显微淋巴外科手术主要适用于早期的继发性淋巴水肿及部分原发性淋巴水肿。对于各种类型的晚期病例,尤其是皮肤结缔组织增生,高度纤维化导致肢体异常增粗(如象皮腿),影响肢体活动时,切除部分或大部分病变组织仍是可选择的治疗方法。

　　由于手术不可能将病变组织全部除去,并且对患肢淋巴回流的改善没有直接作用,因此切除病变组织又被称为"非生理性"手术。早期的手术原则是去除尽可能多的病变组织。创面的关闭有两种基本方式:一种是切除肌肉浅层的病变组织,但保留皮肤及少许皮下组织形成局部皮瓣覆盖创面;另一种方法是将病变的皮肤和皮下组织一并切除,然后将切下的皮肤以全厚或中厚皮片的形式回植。如果病变的皮肤有明显的病理改变,也可以取身体其他部位的皮肤来修复。

病变组织切除后皮片移植时,需将病肢浅层软组织包括皮肤、皮下组织和肌膜全部切除。用断层皮片覆盖创面的方法由Charles首先提出,因此又称为Charles法。手术时在大腿根部缚扎野战止血带,按病变的范围切除肌肉浅层(包括或不包括肌膜)的软组织。远端可以包括足背皮肤,但要保留足底。踝关节处的皮肤组织,在肌腱周围应尽可能保留一些皮下组织。在已切除的病变组织上采用鼓式取皮法切取断层皮片,回植覆盖创面。如果病变皮肤严重角化,则可从身体其他部位切取。术后用桶状石膏固定2周,并将患肢抬高。

Charles法早期应用得比较广泛,临床经验表明,虽然手术后病肢体积缩小,在一定程度上控制了水肿的发展,但也有明显的不足之处。术后常见的继发病变包括:明显的瘢痕增生以致形成瘢痕疙瘩;皮肤表面淋巴液渗漏;可导致反复发生的急性淋巴管炎,患者痛苦不堪,皮肤易发生乳头瘤病;移植的皮肤易破损,形成难以愈合的溃疡,以致发生恶变。笔者遇到过数例此类手术后瘢痕溃疡转变为鳞状上皮癌而导致截肢者。由于术后形成的瘢痕组织较术前的病变组织更为坚硬,表面凹凸不平,无论是外观还是患者的自我感觉均较术前更差。基于以上原因,切除病变组织并以断层皮片覆盖创面的手术已不大流行。为了避免因皮片较薄而造成术后瘢痕增生,许多术者主张用全厚皮片移植,而且尽可能用整张的皮片。但是全厚皮片移植后成活率较断层皮片低,所以有人采用延迟植皮,即切除病变组织后72小时,待创面已有肉芽组织生长时再行全厚植皮,提高了皮片的成活率。此外,对于较严重的晚期淋巴水肿,有人主张在进行积极的保守治疗(如抗感染、手法按摩、弹性绷带包扎)同时,切除部分过度增生的病变组织,创面予以一期关闭,以缩小肢体体积。对于病程不长而肢体增粗明显的病例,在作淋巴-静脉吻合的同时,也可作部分病变组织切除,术后效果比采用单一疗法要好。

（于季良、刘宁飞）

参考文献

〔1〕干季良,等.间接淋巴管造影术在肢体淋巴水肿诊断中的应用.中华外科杂志,1990,28:362

〔2〕王钊.中国丝虫病防治.北京:人民卫生出版社,1997

〔3〕张涤生,等.微波烘疗用于治疗慢性肢体淋巴水肿98例报道.中华外科杂志,1987,35:481

〔4〕张涤生,等.苯吡喃酮类药物在慢性肢体淋巴水肿中的应用.中华医学杂志,1990,70:655

〔5〕Baumeister RG. et al. Treatment of experimental lymphedema by transplantation of lymph vessel. International Microsurgical Society. The sixth international congress Sydney. 1981

〔6〕Degni M. New technique of lymphaticovenous anastomosis. J Cardiovasc Surg. 1979. 19:577

〔7〕O'Brien BM. Shafiroff. Lymphaticovenous and resectional surgery in obstructive lymphedema. World J Surg. 1979. 3:3

〔8〕Olszewski WL. Episodic dermato lymphangio adenitis(DLA) in patients with lymphedema of the lower extremities before and after administration of benzathine penicillin;a preliminary study. Lymphology. 1996. 29(3):126

〔9〕Partsch H. et al. The dermal lymphatics in lymphedema visualized by indirect lymphography. Br J Dermatol. 1984. 110:431

〔10〕Zelikovski A. et al. Lympha-Press. a new device for the treatment of lymphedema. Lymphology. 1980. 13:68

第四十八章 下肢畸形与缺损

第一节 概述

下肢外科的历史主要由下肢创伤特别是战伤的处理发展而来。在 Celsus（公元前 25～50 年）后的几个世纪中逐渐形成了封闭创口的原则，即清除异物、彻底止血、仔细缝合。18～19 世纪，分别由 Pierre-Joseph Desault（1744～1795）和 Ollier（1825～1900）在创伤处理中应用了具有重要意义的"清创术"和肢体制动"石膏管"。在第一次世界大战后期及以后的一段时间里，Orrorr 确立了创伤处理中引流的重要性。Trueta 在前人经验的基础上，发展了彻底清创术后石膏管制动的处理方法，降低了肢体的感染率。第二次世界大战中进一步明确了清创术和肢体制动的下肢创伤处理原则，并引入抗生素治疗、复苏术、无菌操作技术和建立血库等，降低了肢体创伤后的死亡率和骨髓炎的发生率，使创伤处理趋于成熟。

20 世纪 60 年代，Jacobson 首先运用小血管（1.6～3.2mm）显微外科吻合技术并获得成功，此后，显微外科基础研究和临床应用得到迅速发展。利用显微外科技术，可成功地处理许多以往难以治疗的下肢软组织缺损。随着下肢解剖研究的深入，发展了一些新的下肢皮瓣，其中有些对小腿下端缺损的修复起了良好作用，这使肢体创伤后的功能恢复比以往有了明显的提高，而小腿下 1/3 段软组织缺损的修复，传统上视为难题。现代整形外科技术，已显示出在复杂创面处理、局部形态与功能重建中的良好作用。下肢整形外科治疗，已涉及到先天与后天性肢体畸形、下肢慢性溃疡、慢性骨髓炎、下肢肿瘤、周围血管疾病及其并发症，以及一些系统性疾病引起的下肢病变。随着临床各亚科的专业化发展，整形外科医师应与更多的专科医师合作，处理各类下肢问题。

在下肢整形外科处理中，有必要认识下肢解剖、生理功能及病理变化的基本特征：行走与负重是下肢最基本的功能，与上肢相比，其功能性修复技术要简便得多，只要解决创面稳定的软组织覆盖和重建必要的感觉功能，就可恢复一定的肢体功能。下肢功能位处于下垂位，静脉淤滞、慢性水肿较上肢常见，在组织修复中，静脉回流不畅是移植失败的常见原因。下肢有较高的动脉硬化发生率，皮瓣移植术前，应对下肢动脉功能作认真评价。下肢神经干较长，神经损伤修复后，神经再生需时较长，在复杂的下肢修复术前，应预计神经功能恢复的可能性，不必为建立一个无功能的肢体而付出代价。胫骨是主要的负重骨，与股骨相比，其缺乏富含血供的软组织环境，骨折后易出现骨不连结和局部感染。因此，早期良好的软组织覆盖很重要。由于骨筋膜间室为封闭性结构，在下肢严重创伤后，尤其是伴有血管损伤者，易发生骨筋膜间室综合征。下肢感觉的缺乏常会成为其他继发疾病的病因，在足底重建中，感觉恢复是必须考虑的内容。

皮肤血供方式概念的更新及解剖学研究的深入，使下肢不断有新的皮瓣推出。在临床应用时，应同时考虑受区功能修复的需要及供区功能与形态受损害的代价，全面评价手术的价值。虽然下肢整形外科技术已有长足进步，但肢体与生命相比，随时都应把抢救生命放在首要位置。肢体发生严重感染、坏死等严重并发症时，应及时进行相应处理，必要时行截肢术，以保全生命。

第二节 下肢应用解剖

一、骨筋膜间室

下肢筋膜隔形成下肢肌群的解剖框架。在大腿部,筋膜隔将肌群分为3个骨筋膜间室结构,即前室、内侧室和后室(图48-1)。前室内有股神经支配的大腿前组肌群,支配屈大腿和伸小腿功能;内侧室含内收肌群,由闭孔神经支配;后室有大腿后侧肌群,由坐骨神经支配,行伸大腿、屈小腿功能。小腿筋膜隔将小腿肌群分为4个室结构:前室、侧室、后浅室和后深室。前室在胫、腓骨及胫、腓骨间膜之前,有胫骨前肌群受腓深神经支配;侧室在小腿外侧,前、后室之间,有腓骨肌群受腓浅神经支配;后浅室有腓肠肌和比目鱼肌;后深室有跗屈肌。后两室的肌肉由胫神经支配。

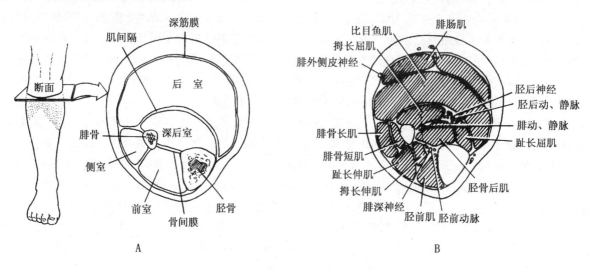

图 48-1 小腿骨筋膜间室横截面解剖

二、动脉解剖

在腹股沟韧带近端,髂外动脉发出腹壁下动脉和旋髂深动脉。以腹壁下动脉为蒂,可形成腹直肌肌皮瓣(Pennington,1980)和不带腹直肌的下腹壁皮瓣;以旋髂深动脉为蒂,可形成髂骨肌皮瓣(Taylor,1982)。腹股沟韧带下方,股动脉发出腹壁浅动脉和旋髂浅动脉。腹壁浅动脉构成腹壁下皮瓣(Shaw、Pagne,1946);旋髂浅动脉形成髂腹股沟皮瓣(McGregor、Jackson,1972),也称髂腰皮瓣。阴部外浅动脉构成阴股沟皮瓣。腹股沟韧带下方约4cm处,股动脉分为股深动脉和股浅动脉。股深动脉发出旋股外动脉、旋股内动脉和4支穿支动脉,股深动脉提供大腿主要血供。旋股外侧动脉横支为阔筋膜张肌肌皮瓣血管蒂,股薄肌肌皮瓣由旋股内侧动脉供血。第一穿支动脉在股后方与臀上、下动脉有丰富的吻合;第三穿支动脉为最大的穿支,供应大腿外侧方的皮肤。在大腿深筋膜的浅面,有丰富的血管丛,可在多方位形成筋膜皮瓣(图48-2)。股浅动脉在腱裂孔近端发出降膝动脉后,进入腘窝为腘窝动脉,降膝动脉向下经膝内侧延续为隐动脉,与隐神经伴行,支配小腿内侧半皮肤,该部为隐动脉神经皮瓣区(Acland,1981)。

腘动脉在腘窝部发出腓肠内侧、腓肠外侧动脉和数支皮动脉浅支,以外侧、中间皮动脉浅支较为恒定,在小腿后区可形成筋膜皮瓣。腓肠内、外侧动脉分别沿腓肠肌内、外侧头向下行走。腘动脉主干向下分为胫腓干和胫前动脉。胫腓干分为腓动脉和胫后动脉(图48-3)。腓动脉在小腿中、下段有数支穿支血管,供应小腿外侧皮肤,这些穿支动脉的上行支与腓肠外侧皮动脉浅支相吻合。该区可分别以穿支动脉及皮动脉浅支为血管蒂,形成局部逆行皮瓣及岛状皮瓣,修复膝周围及小腿远端皮肤软组织缺损(李柱田等,1989、1995)。胫后

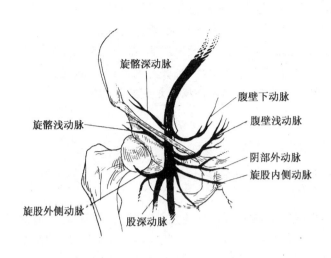

图 48-2　腹股沟区动脉解剖

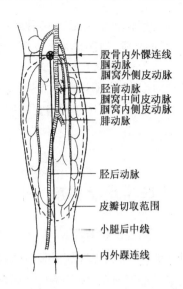

图 48-3　小腿后区筋膜皮瓣供血动脉解剖

动脉经内踝后至足底,分为足底内侧和外侧动脉。胫前动脉至足背近端进入足背动脉。

　　足背动脉多数情况下分为两支,即第 1 跖背动脉和跖深动脉(图 48-4)。以足背动脉为血管蒂可形成足背皮瓣,修复足部及远位缺损。以第 1 跖背动脉为血管蒂可组成游离足趾皮瓣,修复手指缺损。跖深动脉穿过第 1、2 跖骨头之间,与足底外侧动脉吻合形成跖深弓。足底循环以足底外侧动脉供血占优势。在足底常以足底内侧动脉为蒂,构成足底内侧皮瓣,修复同侧或对侧足跟及足底负重部位缺损。

三、神经解剖

　　下肢运动神经由坐骨神经、股神经和闭孔神经组成。坐骨神经来源于 L_4、L_5 及 S_1、S_2、S_3 神经根,股神经和闭孔神经来源于 L_2、L_3、L_4 神经根。股神经在股动脉外侧经腹股沟韧带下方进入大腿,支配股四头肌和缝匠肌。闭孔神经与闭孔动脉伴行,穿过闭孔,支配股收肌群。坐骨神经经坐骨孔,穿梨状肌下孔进入股后区,发出分支支配股二头肌、半腱肌和半膜肌,在近腘窝区分为胫神经和腓总神经(图 48-5),它们支配小腿的肌群。

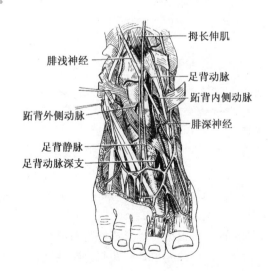

图 48-4　足背动脉解剖

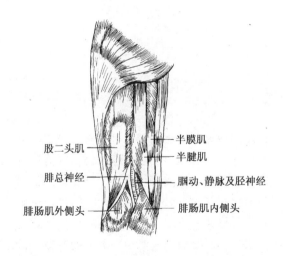

图 48-5　腘窝区腓总神经解剖

　　胫神经在后深骨筋膜间室与胫后动脉伴行,支配后深、浅筋膜室的肌肉,至内踝后发出内侧根支,进入足底分为足底内侧和外侧神经,支配足底肌群。腓总神经紧靠股二头肌内侧向下行走,在股二头肌与腓肠肌外侧头之间穿出腘窝,绕腓骨小头分为深浅两支。腓深神经在骨筋膜前室,与胫前血管伴行,支配骨筋膜前室的 4 块肌肉,腓浅神经支配腓骨肌群。

下肢的感觉除股上部外,由上述神经的感觉支支配。小腿内侧半皮肤的感觉,由股神经发出的隐神经支配;第1趾蹼区的感觉,由腓深神经支配;足底的感觉,由胫神经的3个终末支支配;跟内支在皮下较为浅表,紧靠皮下行走,支配足跟区皮肤。足底内、外侧神经,分别行走在拇外展肌与趾短屈肌、趾短屈肌与小趾展肌之间的肌间沟内。足底内侧神经占优势,支配足底大部分皮肤和内3个半足趾;足底外侧神经,支配足底外侧皮肤和外1个半足趾。足底感觉为足功能所必需,足底缺损重建中,应尽可能恢复足底感觉功能。

第三节　下肢常用组织瓣

随着解剖学基础研究的深入,下肢皮瓣发展很快,不断有新的皮瓣在临床应用。下肢皮瓣不仅在下肢缺损修复中起着重要作用,而且对其他部位缺损的修复也有极为重要的作用。用下肢皮瓣修复下肢缺损时,至少应考虑几个方面的问题,即所选择的皮瓣:①是否可以满足受区功能恢复的需要;②是否简单、安全;③对供区形态与功能影响的程度,所选择皮瓣的血供是否受创伤或疾病的影响;④患者的身体条件是否允许行皮瓣移植术等。充分的术前准备、严谨的皮瓣设计,以及良好的术后管理,可提高皮瓣移植的成功率。

20世纪80年代提出筋膜皮瓣的概念。下肢存在丰富的筋膜皮瓣供区,可根据具体情况设计筋膜皮瓣,修复相邻部位的缺损。

下肢常用组织瓣有:

1.髂腹股沟皮瓣　由旋髂浅血管供血(图48-6)。动脉起点及走行常有变异,故作吻合血管的游离皮瓣应尽量不用,多作带蒂皮瓣用于外伤的修复,在局部主要用于耻骨区、会阴部及上腹部缺损的修复。

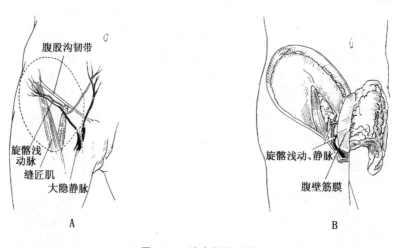

图 48-6　髂腹股沟皮瓣

2.旋髂深血管为蒂的髂骨肌皮瓣　髂骨前1/3部分由旋髂深血管供血,血管解剖恒定(图48-7)。多用游离瓣修复下肢骨软组织复合缺损创面或慢性骨不连结等。

3.阔筋膜张肌肌皮瓣　由旋股外侧动脉供血(图48-8)。皮瓣最大面积约15cm×40cm。皮瓣的特点是具有很强的抗张能力,除用于局部修复外,可用于腹壁及胸壁缺损的修复。

4.股外侧肌肌皮瓣　主要由旋股外侧动脉的降支供血(图48-9)。可根据需要形成顺行肌皮瓣及逆行肌皮瓣。股外侧肌是股四头肌中最宽大的肌肉,可形成单蒂或广蒂肌瓣,移位充填骨腔及软组织缺损。

5.股前外侧皮瓣　由旋股外侧动脉降支发出的肌皮穿支为血管蒂。皮瓣可切取面积约为15cm×20cm。皮瓣内含有股外侧皮神经(图48-10)。该皮瓣是吻合血管游离皮瓣移植常选用的供区之一,也可带蒂转移修复邻近的缺损。

6.股薄肌肌皮瓣　由节段性血管供血,主要为旋股内动脉的分支或股深动脉的直接分支(图48-11)。皮瓣宽一般不超过10cm。可分别作成单蒂或岛状皮瓣或肌瓣,修复会阴部或下腹部等处的软组织缺损与畸形。

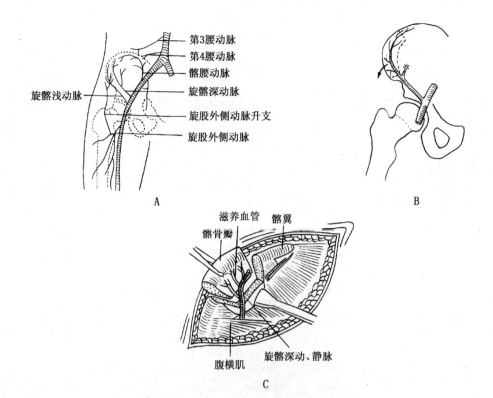

第3腰动脉
第4腰动脉
髂腰动脉
旋髂浅动脉
旋髂深动脉
旋股外侧动脉升支
旋股外侧动脉

A

B

滋养血管 髂翼
髂骨瓣
腹横肌
旋髂深动、静脉

C

图 48-7 旋髂深血管为蒂的髂骨肌皮瓣

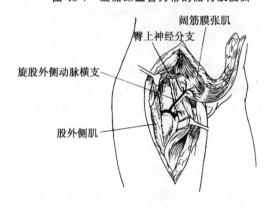

阔筋膜张肌
臀上神经分支
旋股外侧动脉横支
股外侧肌

图 48-8 阔筋膜张肌肌皮瓣

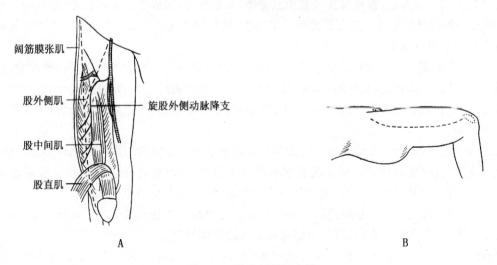

阔筋膜张肌
股外侧肌
旋股外侧动脉降支
股中间肌
股直肌

A

B

图 48-9 股外侧肌肌皮瓣

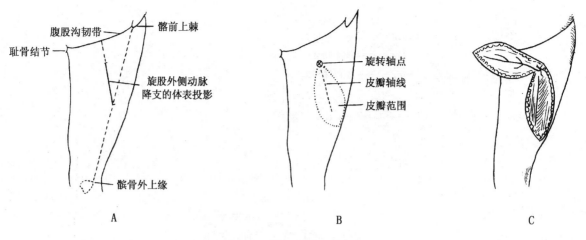

图 48-10　股前外侧皮瓣

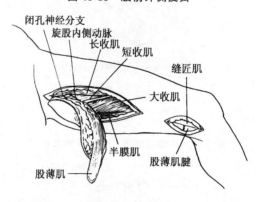

图 48-11　股薄肌肌皮瓣

7.腓肠肌肌皮瓣　以腓肠内、外侧动脉为血管蒂,皮瓣范围为小腿后上 3/4 的腓肠肌及其表面的皮肤软组织,可根据需要分别形成腓肠内侧和腓肠外侧肌皮瓣(图 48-12)。可移位修复小腿前面上 2/3、膝及膝上方的软组织缺损。尤其适用于修复胫骨上段慢性骨髓炎病灶清除、死骨摘除后遗留的骨及软组织缺损。

8.隐动脉皮瓣　由隐动脉供血,隐动脉源于膝最上动脉。皮瓣范围在大腿内下和小腿内上部分,皮瓣最大面积约 8cm×15cm。皮瓣内含有与隐动脉伴行的隐神经,可制成良好的感觉皮瓣(图 48-13)。临床上常用于该皮瓣旋转弧能达到区域的软组织缺损的修复,如腘窝处的瘢痕挛缩、溃疡,及胫前、上部的创面修复。另外亦可作交腿皮瓣修复对侧小腿及足部的缺损。

9.小腿外侧皮瓣　以腓动、静脉及其分支为血管蒂,常带腓骨,组成腓骨骨肌皮瓣,也可包含腓肠神经为神经皮瓣。该皮瓣顺行修复股骨下端及膝关节周围缺损,逆行修复踝关节及足部缺损。带有腓骨可修复下肢和足部等骨及软组织复合缺损。

10.小腿下外侧皮瓣　以腓动脉穿支与腓肠外侧皮动脉吻合血管弓为蒂的小腿下外侧皮瓣,腓动脉穿支分布于外踝上 14.3±3.83cm,腓肠外侧皮动脉浅出点位于腓骨小头后上方、腓骨后缘 2～3cm(图 48-14)。该皮瓣属筋膜皮瓣,其优点是皮瓣设计范围较大,不损伤小腿主干血管,顺行或逆行设计均可,可修复膝至足跟部较大面积的缺损。

11.带腓肠神经伴行血管为蒂的逆行岛状皮瓣　腓肠神经伴行血管近端来自腘窝中间皮动脉的深支,远端在外踝后上方约 5cm 处与腓动脉穿支形成细小动脉吻合网,可以形成良好的逆行皮瓣及岛状筋膜皮瓣(图 48-15)。该皮瓣主要用于足跟、踝区及小腿下 1/3 段的中、小皮肤软组织缺损的修复。

12.胫后动脉筋膜皮支为蒂的小腿内侧皮瓣　筋膜皮支由胫后动脉的胫骨滋养动脉发出(图 48-16)。皮瓣的优点是皮瓣薄,不损伤主干血管,可用于踝部及足部缺损的修复。

13.足背皮瓣　以足背动脉和大隐静脉为皮瓣蒂(图 48-17)。可用于足及踝部缺损的修复。携带肌肉及肌腱,可形成复合组织瓣,主要用于复杂的手功能修复,一般不轻易采用。

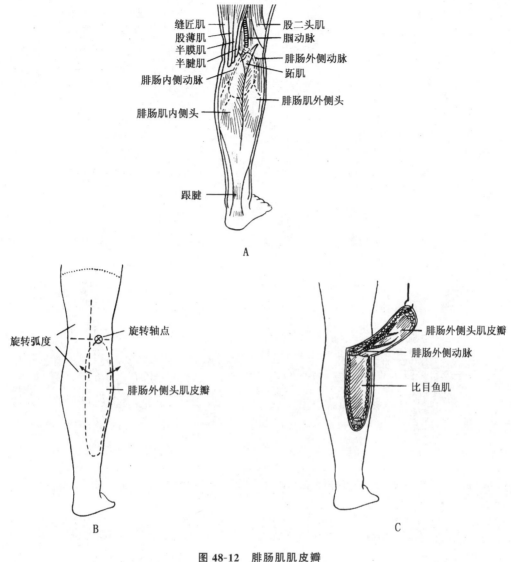

图 48-12　腓肠肌肌皮瓣

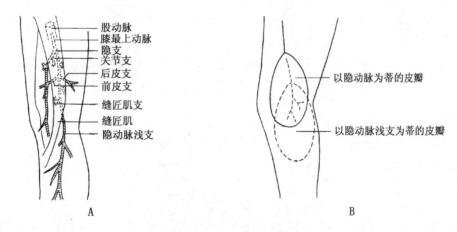

图 48-13　隐动脉皮瓣

14.足外侧皮瓣　是以跟外侧动脉和伴行神经终末支为蒂的皮瓣,皮瓣可分为垂直部和水平部两部分(图48-18)。用于跟区皮肤缺损的修复。

15.足底内侧、外侧皮瓣　是分别以足底内侧血管或外侧血管及其伴行神经皮支为蒂的皮瓣。临床常在足底内侧非功能区形成足底内侧皮瓣(图48-19),修复同侧或对侧足底负重区的缺损。

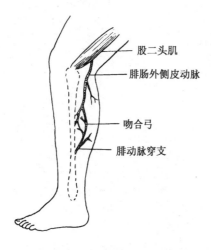

图 48-14　小腿下外侧皮瓣

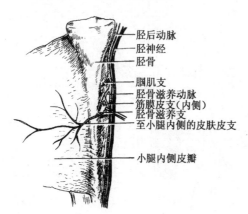

图 48-15　带腓肠神经伴行血管为蒂的逆行岛状皮瓣

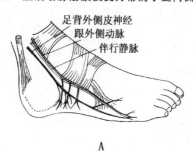

图 48-16　胫后动脉筋膜皮支为蒂的小腿内侧皮瓣

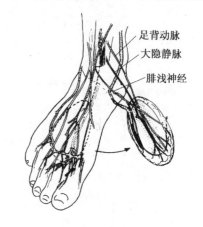

图 48-17　足背皮瓣

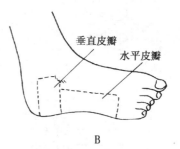

A　　　　　　　　　　　　　B

图 48-18　足外侧皮瓣

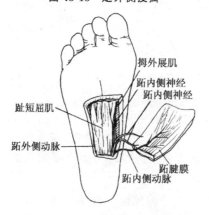

图 48-19　足底内侧、外侧皮瓣

16.足底浅层肌肌瓣　以足底内侧动脉及其神经感觉支为蒂,形成拇外展肌或趾短屈肌肌瓣,并在肌瓣表面植皮,用于足部缺损的修复(图48-20)。

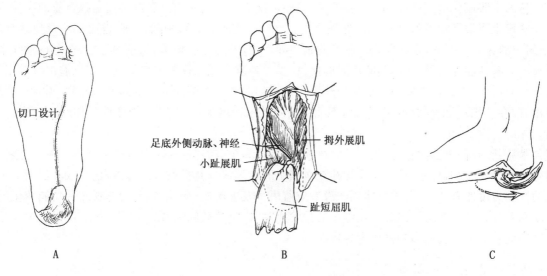

切口设计

足底外侧动脉、神经
小趾展肌
拇外展肌
趾短屈肌

A　　　　　　　B　　　　　　　C

图48-20　足底浅层肌肌瓣

第四节　下肢创伤

下肢创伤以暴力撞击伤为主,交通事故占多数,创伤往往比较复杂,伴有多器官损伤。早期正确的处理,有利于下肢形态和功能的恢复。整形外科医师在下肢创伤处理中,涉及清创处理、软组织缺损的修复、功能重建和再植、下肢骨创伤处理及骨支架重建等问题,不在此赘述。

一、术前伤情评估与准备

创伤处理前要了解创伤的致伤原因、部位、范围、严重程度和有无严重合并伤。确定有无危及生命的严重损伤是首要的,这可使医师有机会挽救危重患者的生命。在急诊室,应行积极抗休克治疗,选择使用广谱抗生素和破伤风抗毒素,必要时请有关科室的医师会诊。初步检查创面,止血包扎后简易固定,行必要的实验室检查、放射学检查、超声波检查等,以提供诊断依据,掌握伤情,拟定治疗计划,推测预后,并以此为依据与患者及家属协商,争取患者方面的配合治疗,这是进一步治疗的必行步骤。在伤情估计中,应注意深部软组织损伤的程度可能比外观表现要重得多。在排除危及生命的严重合并症及休克初步控制后,将患者转入手术室行清创术。

二、清创术

清创术是下肢创伤处理中最基本的步骤。清创处理正确与否,直接关系到预后,因此清创应由有经验的医师主持。清创开始前要耐心地反复冲洗创面,以减轻创面污染,这对预防术后感染有重要意义。麻醉后要再次周密地检查创面情况,了解需清除什么、保留什么、伤情是否与术前拟定的手术方案相符,针对新情况制订完善的手术计划。术中探查要仔细、全面,有时表面情况尚好,其实深部组织已严重受损,只有进入深层结构方可发现受损组织。探查由受伤中心部位向周围展开,对受损的肌肉要观察损伤的程度;完全丧失功能的肌肉,建议行整块肌肉切除,以免肌肉断端出血及局部形成瘢痕愈合。探查附近的知名血管、神经和肌腱,确定其有无损伤。对下肢创伤较重,特别是疑有血管损伤者,应行骨筋膜间室切开减压,以防止骨筋膜间室综合征。清创要彻底,同时更应爱惜每一块存活的组织。严重挫伤及明显失活的组织,原则上应切除,对有疑问的组织,可用温生理盐水局部加温观察后再行处理。对大面积皮肤撕脱伤的处理,首先应对撕脱伤后局部的病理变化有清楚的认识。皮肤血供主要来源于直接皮肤动脉、肌皮动脉穿支血管和筋膜血管丛，下肢皮肤的血供形式以后两者为主。皮肤撕脱伤时，皮下组织自深筋膜浅层撕脱或潜行剥离，彻底破坏了肌皮穿支血管和筋膜血管丛的皮肤血供形式，同时严重的皮肤撕脱伤可能使皮肤真皮内血管网结构遭致严重的碾挫伤，这就不难解释临床上下肢严重撕脱伤后未经处理原位缝合时出现的继发性血管栓塞，进而不可避免地会出现皮肤、皮下组织的坏死。因此，在大面积皮肤撕脱伤的处理中，不应存有侥幸、姑息的思想，在急诊治疗中，应及时请有经验的医师参与指导，正确判断皮瓣的血供，妥善处理未完全撕脱的皮瓣及利用撕脱的皮肤组织修剪后回植于创面，这是大面积皮肤撕脱伤的处理原则。清创时须注意清除创区内的所有异物，孤立性大块异物容易取出，散在性细小异物清创时较困难，不能因清除异物而增加损伤，甚至损伤重要神经、血管，造成医源性损伤。

清创术后处理：加强创面管理，包括及时更换敷料、抬高患肢、选择使用有效抗生素等。注意患者全身情况的调整，创伤患者术前失血较多，应及时补充血液中的胶体成分及提高血红蛋白，这对减轻创面的水肿，增强组织的修复力可能有利。对严重肢体创伤患者应监测水及电解质、酸碱平衡，动态观测肾功能变化，及时防治骨筋膜间室综合征。在患肢出现危及生命的并发症时，应考虑截除患肢。术后尽量不用激素类药品，因其可抑制毛细血管芽的生长而影响移植皮片转红。

三、创伤后创面软组织覆盖

创面覆盖是下肢创面处理中的重要环节。在显微外科技术和皮瓣研究深入发展之前，要完成复杂的创面覆盖是不可能的。创面处理的效果，能反映出整形外科医师对现代外科技术掌握的程度。稳定合理的创面覆盖，有利于下肢功能的恢复。

下肢创伤后的创面覆盖，没有统一的方法可循，应根据具体情况，灵活运用所掌握的技术，兼顾功能与形态的统一，尽早施行创面覆盖，变开放性损伤为闭合性损伤是创面修复的准则。创面覆盖的时机，多数学者赞同一期创面覆盖，因为早期创面覆盖可以降低创面感染的机会，防止创面干燥带来的不利影响，减少局部瘢痕愈合，有利于早期进行功能锻炼。如患者全身情况或局部条件不允许，也可考虑延期创面覆盖。创面覆盖的常用方法有：

（一）游离皮片移植

清创后创面有良好的血供，包括有完整的骨膜和肌腱腱膜；或延期创面肉芽组织生长良好，组织培养菌落数低于 $10^5/g$，这类创面可行游离皮片移植修复，皮片的厚度以中厚为宜。在供区充裕的情况下，应行大张皮片整块移植，这有利于局部形态和创面愈合后的稳定性。邮票状植皮，因其外观及稳定性均较差，故应少用。如果考虑皮源不够或为大面积创面，为节省皮源，可行网状皮移植。网状皮移植的特点是：①以较小的皮源，覆盖较大的创面；②网状皮可较好地贴敷于下肢不平整的创面；③网状皮移植后，便于引流网眼间创面，1周后渐由上皮覆盖，这对改善大面积创面患者的全身情况见效较快。网状皮的缺点是，晚期局部瘢痕挛缩较明显，其外观形态介于大张植皮与邮票状植皮之间，在关节活动区不宜使用网状皮移植。一期新鲜创面和延期肉芽创面均可用网状皮移植。在无网皮机的情况下，大张皮片打洞移植也是临床上常用的方法。

（二）撕脱皮肤回植

撕脱皮肤组织如未受明显碾挫伤，保存方法恰当，且撕脱时间不太久（常温下不超过 12 小时），可将完全撕脱的皮肤经适当处理及修薄后回植于创面。处理方法为：清洗撕脱组织后，用 1∶1 000 苯扎溴铵溶液浸泡消毒 20 分钟，再用鼓式取皮机或组织剪修成中厚皮片，有时也可将处理后的中厚皮片打孔或制成网状皮，以增加覆盖面积及创面的引流作用。在处理撕脱伤中常会遇到大片皮肤软组织已明显撕裂但未撕脱（潜行撕脱伤）的情况，这种创面如直接原位缝合，常出现大片皮肤软组织坏死和感染。处理这种潜行撕脱伤可由创缘开始，向周围修剪，清除皮下明显受损的组织，将近创缘无血供的皮肤修剪成中厚皮，直至有良好的血供为止。在操作困难时，可向创缘远侧作附加切口，这样可避免将撕裂的组织盲目地切下处理。修剪中如能保留完好的真皮下血管网，将有利于手术后外观的丰满。

（三）皮瓣移植

下肢创伤中如有重要的血管、神经、肌腱外露，关节区的复杂创伤或创面不宜行游离植皮时，应行皮瓣修复。下肢创面的皮瓣修复以局部皮瓣为主，必要时可选用游离皮瓣或交腿皮瓣。修复下肢创面常用的游离皮瓣有背阔肌肌皮瓣、肩胛区皮瓣、阔筋膜张肌肌皮瓣、股前外侧皮瓣等。

四、下肢血管伤

(一)血管损伤的表现

下肢血管伤有切割、碾挫、挤压、撕脱伤等，其中除切割伤外，血管损伤往往伴有明显的下肢软组织及骨损伤。下肢主干血管损伤后会造成严重失血、骨筋膜间室综合征等，严重者会出现失血性休克或肢体远端的缺血性坏死。因此，对肢体主干血管伤应予及时妥善处理。血管损伤的类型有：

1. 血管完全断裂　即指创伤后血管完全断裂。其临床表现受血管断裂部位、局部创伤形式及就诊时间等因素的影响。具体表现为：局部喷射性大出血，迅速出现出血性休克或死亡，局部广泛张力性血肿，肢体远端严重缺血甚至坏死。有时会发生下肢虽存在主干血管的断裂，但就诊时创面出血已止的现象，这与血管断裂后随即发生血管痉挛或短缩、血管内膜卷缩、血压下降、局部组织压迫等因素，促使血管断端血栓形成有关。在清创探查中常可发现断裂的主干血管。

2. 血管部分断裂　即指创伤后血管有明显破裂伤但未离断。这种血管损伤自凝止血性较差，常造成严重大出血、休克甚至死亡。局部多有明显血肿，早期误诊未予修复者，中后期可出现搏动性血肿和假性动脉瘤，在局部留下隐患。

3. 血管挫伤　创伤后血管壁延续性尚好，但血管内膜或(和)管壁肌层组织由于挫伤而发生挫裂或分离，管壁组织内出血。轻度血管挫伤可不影响血管功能，严重者因内膜卷缩，管壁组织内出血，导致局部形成血栓或小栓子脱落而引起远端小血管栓塞，造成血供障碍。静脉管壁较薄，受挫伤后易造成血栓形成，引起回流障碍。手术探查时可见局部管壁有挫伤痕，管壁饱胀，触之硬实，远端血管变细，搏动明显减弱。

4. 血管痉挛　由于动脉管壁受创伤刺激因素作用后，使动脉外膜中交感神经纤维过度兴奋，管壁肌层持续收缩所致。血管痉挛可限于受伤部位数厘米的长度，也可累及远端血管，乃至小动脉、毛细血管和远处的侧支循环。下肢易发生痉挛的动脉为股动脉的下 1/3、腘动脉和胫后动脉。下肢血管痉挛发生在腘动脉段以上者，可出现肢体远端明显缺血表现。血管痉挛持续时间长者可达 24 小时以上，下肢远端有明显缺血表现者，应予局部理疗及使用解除血管平滑肌痉挛的药物。

(二)下肢血管损伤的修复

对大腿部主干血管(如股动脉、股深动脉等)的损伤均应行即刻修复，重建血管的连续性。小腿由腘动脉分为 3 支主干血管，即胫前动脉、胫后动脉和腓动脉。虽然只要保留 1 条主干血管的完整性，就可维持小腿的血供需要，但在临床上，仍应争取修复每一条主干血管。血管伤的诊断，通过临床体检及清创术中的探查，多可确定，但也会存在血管受挫伤或钝击伤后的血管内膜损伤，未即刻表现出肢体循环障碍，而是随血管内膜病变的进一步加重，逐渐出现临床症状。血管损伤与骨筋膜间室综合征存在内在联系，骨筋膜间室综合征会加剧血管损伤，因此在下肢血管损伤的诊断中，还应对下肢创伤患者进行动态观察，肢体远端动脉搏动存在，并不能排除血管损伤的存在。血管损伤手术前后的经皮动脉造影，可为诊断提供准确的依据。血管损伤的修复，可遵循周围血管损伤的处理原则，在此不加赘述。

五、下肢神经损伤

下肢严重创伤，常伴有较广泛的神经损伤，加之下肢神经干较长，伤后神经组织再生较困难。因此，下肢神经损伤后，恢复常不完全，但并不能因此而忽视下肢神经损伤的探查及处理。相反，应采取积极主动的措施，争取一期神经修复，以期获得术后良好的功能恢复。下肢神经损伤有 3 种情况：①伴发于下肢创伤；②继发于下肢缺血和骨筋膜间室综合征；③医源性损伤。由切割伤造成的神经损伤因其创面条件较好，应争取在72 小时内完成神经的吻接修复术，多可获得满意的术后效果。严重创伤造成的神经损伤，在清创术后如无神经缺损，应行一期端端吻合。如有明显神经缺损(大于 4cm)需行神经移植修复时，应考虑以下条件：明确神经损伤的确切范围；受损神经支配的终板应完整；创面有良好的软组织覆盖；污染不严重。如不能满足这些条件，可将断端神经作标记后，待二期处理。钝性伤后局部神经功能缺失，可在局部肿胀期后行探查术。一期神经修复术后,逾期未出现神经恢复征象时,应行再次探查术。少数在终板前离断的神经,可将神经近端直接置于终板区的肌肉内或皮下,也可获得较好的修复效果。对继发性的神经损伤,则应以预防为主,及时排除病因,争取早诊断、早治疗。下肢神经修复后,其感觉功能的恢复优于运动功能,在下肢神经修复时,必须注意足底感觉功能的修复。

六、跟腱断裂伤

跟腱断裂伤分开放性和闭合性断裂两种。开放性跟腱断裂,有局部创面,常合并其他肌腱、神经、血管甚至骨骼损伤。闭合性跟腱断裂,多是在跟腱退行性变的基础上,足部突然发力,导致跟腱组织不胜负荷所引起。在跟腱断裂确诊后,应立即行跟腱修复术,以免近端腱组织上移、挛缩,造成二期修复困难。常用的修复方法有直接缝合术和肌腱瓣修补术。

(一)直接缝合术

沿跟腱内侧作纵形切口,长约10cm,充分显露跟腱断端,以利刀修齐,在屈膝位30°、踝跖屈20°位,用细线间断缝合(图48-21),并以不锈钢丝加强缝合。术后于屈膝、踝跖屈位石膏固定6周。

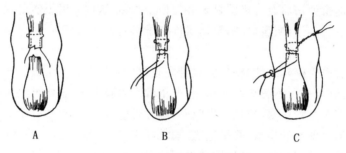

A   B   C

图48-21 跟腱断裂直接缝合

(二)肌腱瓣修补术

从跟腱近端切取一蒂朝远端的腓肠肌肌腱瓣,其蒂基底距断端1~1.5cm,翻下后缝合至远端断端(图48-22)。术后同样用石膏固定6周。

七、下肢创伤并发症

由于长时间失血性休克未纠正及创伤后创面处理不当等,可导致下肢创伤后出现一些严重的并发症。

(一)感染

感染常发生于严重组织损伤、创面严重污染、清创不彻底,或撕脱伤直接原位缝合而发生继发性坏死的创面。局部感染不但会加重局部组织损伤,影响肢体的功能恢复,重者可致感染性休克、急性肾功能衰竭而危及患者生命。对感染应着重预防,注意清除创面污染及异物,术中严格无菌操作,避免交叉感染,彻底清除坏死组织,对撕脱伤决不可只简单地原位缝合。对污染重、局部坏死组织多的创面,应及时清除坏死组织并注意创面引流。发生感染后应选用敏感抗生素,局部加强换药处理。

(二)骨筋膜间室综合征

骨筋膜间室综合征的名称至今仍不统一,常用的有Volkmann缺血性肌挛缩、挤压综合征等。下肢骨筋膜间室综合征临床主要表现为:创伤后,局部肿胀渐明显,血供受阻,逐渐出现肢体远端神经功能障碍症状,肢体持续疼痛,并渐加剧,晚期可发生肌肉广泛坏死、神经麻痹、急性肾功能衰竭等。Matsen提出筋膜间室内压6.0kPa为骨筋膜间室综合征发生的临界值。下肢严重创伤尤以合并主干血管损伤者,易发生骨筋膜间室综合征,应及早行预防性间室筋膜隔切开减压术。Mubarak及Gelberman等主张间室内压超过4.0kPa时,就应切开室筋膜减压,以防止骨筋膜间室综合征的发生。

(三)急性肾功能衰竭

创伤后急性肾功能衰竭与多种因素有关。肢体挤压伤、失血性休克、低血压、清创不彻底继发感染及不适当使用血管收缩药物等,均可能引起创伤后急性肾功能衰竭。预防急性肾功能衰竭的措施,包括及时抗休克治疗、彻底清创、及时清除血肿和坏死组织、防治骨筋膜间室综合征以及防治感染等。一旦出现急性肾功能衰

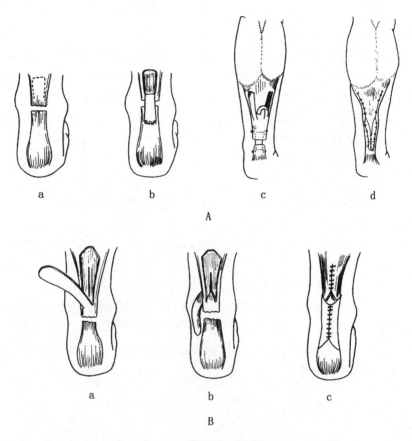

图 48-22　跟腱断裂肌腱瓣修补术

竭,应给予正规内科治疗及加强局部坏死、感染病灶的处理。

(四)脂肪栓塞综合征

脂肪栓塞综合征主要表现为由脂肪栓子所引起的脑部和肺部栓塞症状。以低氧血症为显著表现,即发生呼吸困难、咳嗽、发绀、神志不清、谵妄和昏迷,上胸和颈根部可出现皮下瘀点,胸片可出现暴风雪样改变,痰和尿中可检出脂肪滴。治疗以对症处理为主,并使用人工呼吸机,予以低分子右旋糖酐 500ml,每天 2 次,应用激素和广谱抗生素。

第五节　下肢瘢痕的晚期修复

下肢瘢痕多由创伤、烧伤、电击伤等引起。早期未经良好的皮肤软组织覆盖所致的瘢痕性愈合、大片瘢痕或长形条索状瘢痕等,常有明显挛缩,影响下肢的活动功能,严重者可累及下腹和会阴部,给患者造成生活上的困难和精神上的痛苦。下肢瘢痕有时虽然不引起明显下肢功能障碍,但却明显有损于局部形态。另外,由于瘢痕组织的防卫功能较差,在瘢痕区常会出现反复磨损、糜烂和慢性溃疡,有时还伴有反复感染,甚至造成淋巴管炎及象皮肿。下肢瘢痕治疗的目的,按本质区别可分为 3 个方面:①松解挛缩,复位异位组织,恢复局部功能;②行瘢痕切除、改形,改善局部形态;③切除伴有慢性疾病的瘢痕组织,消除恶变的隐患。在大面积瘢痕处理中,常遇到供区不足的问题,此时应以功能修复为主,将皮肤质量较好的大张皮或游离皮瓣置于关节活动区,其余可用网状皮片修复,也可根据情况分次手术治疗。随着皮肤扩张技术的临床应用,其在以改善下肢外观为目的的下肢瘢痕处理中逐渐显出较好的临床应用价值,分次将充分扩张的皮肤软组织转移,可以缩小局部瘢痕区。

一、腹股沟区瘢痕的治疗

腹股沟区瘢痕常由烧伤或电击伤引起。瘢痕挛缩程度与烧伤深度和面积有关,严重者伴有下腹壁挛缩、脐明显移位,以及会阴部畸形和髋关节活动受限等。严重的腹股沟区瘢痕,不但影响下肢功能,而且会影响会阴区器官功能和腹壁妊娠能力。小面积轻度挛缩患者的治疗并不困难。大面积严重挛缩患者的处理较为复杂,挛缩松解后的创面,在近腹股沟区,如创面较浅者,以整张中厚皮或全厚皮移植修复;创面深、有重要血管神经外露者,应以股外侧区皮瓣或游离皮瓣覆盖,以确保腹股沟部的功能恢复,皮肤扩张术也有良好的效果。

二、腘窝瘢痕的治疗

腘窝在下肢解剖及功能活动中占重要地位,其瘢痕不仅影响膝关节的活动功能,而且常伴有长期不愈的溃疡及反复感染,须予妥善处理。轻度条索状或蹼状瘢痕,可用Z成形术和五瓣成形治疗。腘窝片状瘢痕松解后创面不深者,可行大张皮移植,移植时应注意避免创缘直线瘢痕。创面深而伴有重要结构外露者,应以皮瓣移植修复。隐动脉皮瓣和小腿中、上段的皮瓣,可用于腘窝创面的修复,局部缺乏皮瓣供区时,可行游离皮瓣修复。常用的皮瓣有肩胛皮瓣、股前外侧皮瓣等。对严重的腘窝挛缩瘢痕,尤其是病程长者,其松解较困难,其中对已有血管、神经挛缩者,宜采用瘢痕切开松解,持续牵引的方法治疗,创面可部分植皮或先用人工皮、冻干皮或凡士林纱布覆盖。持续牵引在成年人多采用跟骨或胫骨牵引,重量从1~2kg开始,待患者适应后重量可以逐渐增加,直至5~6kg,一般经过6~8周的牵引,可使膝关节活动度达到70°~175°。儿童也可用皮肤牵引,一般3~4kg即可将挛缩伸展。

第六节　足部软组织缺损的修复

足包括足背、足底、双侧足踝及跟腱区。足底面皮肤厚实,皮下软组织丰富,在皮肤与深筋膜之间,有致密的纤维小梁结构,能保持足底面皮肤的稳定性。足底面分为负重区和非负重区两部分。负重区为足底功能区,非负重区位于足底跖弓间内侧部。足背皮肤有一定的滑动性,在足部功能活动中,其作用相对次要,修复要求不高。足踝及其后部的跟腱区,缺乏皮下组织,在功能活动中受摩擦影响较大,要求创面修复后有较好的稳定性。

一、足背部软组织缺损的修复

足背为非主要功能区,其软组织修复的主要目的是创面覆盖,创面如无骨或肌腱外露,可以游离植皮修复创面。如创面存在不利于植皮的因素时,可考虑以足背皮瓣转移修复,或以远位皮瓣修复。临床中常见的足背晚期瘢痕,常引起不同程度的足背挛缩和仰趾畸形,在行瘢痕切除、挛缩松解后,以游离植皮修复创面,创缘应作成锯齿状以避免直线瘢痕。为矫正仰趾畸形,需行克氏针内固定于趾屈位4~6周,术后可获得满意疗效。

二、足踝及跟腱区缺损的修复

足踝及跟腱区,在足部功能活动中张力较大,软组织缺损修复后,要求有较好的稳定性。在此区的瘢痕往往伴有反复磨损、糜烂,形成慢性创面或慢性溃疡,影响足的功能活动。下肢静脉淤血性溃疡和神经营养不良性溃疡,也往往累及此区。对该区软组织缺损的修复,应力争在去除病因的基础上,切除瘢痕组织或慢性溃疡,以小腿逆行皮瓣、足部皮瓣或跟外侧皮瓣等局部皮瓣修复。有时也可考虑以交腿皮瓣或游离皮瓣进行修复。

附:跟腱延长术(achilles tendon lengthening)　在行跟腱区缺损修复的同时,有时需对挛缩的跟腱行延长术。在跟腱的内侧作纵形切口,游离跟腱后,在矢状面作"Z"形切断,胫侧半的跟腱在其抵止部;跟骨结节上方横形切开,腓侧半在肌腱与肌腹交界处切断,使踝关节背伸 5°～10°位时,缝合固定延长的跟腱,分层缝合创面(图 48-23)。术后,足踝部用石膏固定于背伸 5°～10°位 6 周。

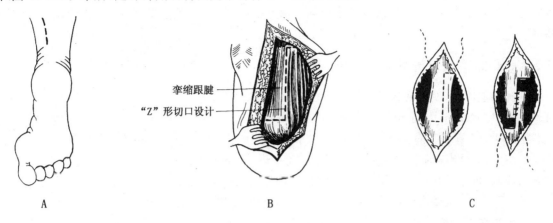

跟腱

"Z"形切口设计

A　　　　　　　　　　B　　　　　　　　　　C

图 48-23　跟腱"Z"形延长术

三、足底软组织缺损的修复

足底面皮肤软组织的特殊解剖结构与其负重、耐磨的功能相适应,类似的解剖结构只有手掌部,而手掌的功能较足底要重要得多。足底负重面的理想供区是跖弓间内侧区,这种供区是有限的,因此在修复中,无论是行岛状瓣移植,还是游离瓣移植,均应谨慎操作,以争取手术成功。如无足底内侧供区,可考虑以足背皮瓣、足底浅层肌瓣或其他游离感觉性皮瓣修复足底负重区的缺损。总之,在足底负重区缺损的修复中,感觉的恢复是必须的。

第七节　下肢慢性溃疡

下肢皮肤出现经久不愈的伤口,伴有不同程度的炎性渗出,称为下肢慢性溃疡(chronic ulcer of lower limb)。引起下肢慢性溃疡的原因很多,主要有创伤、下肢循环功能不足、神经营养不良、感染、恶性肿瘤、糖尿病等,其中除因创伤引起的下肢慢性溃疡外,多与系统性疾病有关。因此,下肢慢性溃疡的治疗多为综合性治疗,以局部对症处理,加系统性疾病病因治疗为原则。对下肢恶性溃疡则以广泛彻底切除为主,并行局部引流区淋巴结清扫。

一、创伤性溃疡

创伤性溃疡(traumatic ulcer)是指由于机械性、物理性、化学性等因素所致的下肢慢性溃疡,或在创伤性瘢痕基础上再度出现的慢性溃疡。这类溃疡的诊断多不困难。放射性溃疡作为创伤性溃疡的一个特殊类型,有时因无明显的放射损伤史,而造成误诊。这类溃疡的临床表现为:愈合能力极差,溃疡边缘不规则,周围组织较坚硬,有色素沉着,夹杂色素消退斑,基底高低不平,呈黄褐色,深浅不定,累及深部神经十时伴有难忍的疼痛。治疗重点在于局部处理,具体措施参见第十九章"皮肤放射性损伤的整形治疗"有关章节。

二、静脉淤血性溃疡

由于下肢静脉淤滞、循环障碍造成局部营养不良,并在此基础上发生皮肤软组织损伤,所形成的溃疡称为静脉淤血性溃疡(venous congestive ulcer)。这类溃疡占下肢慢性溃疡的多数,约为 55％。溃疡伴有明显的下肢静脉曲张,溃疡浅,基底平坦,边缘不规则,周围皮肤萎缩、硬化、粗糙,有乳突样增生及色素沉着,溃疡好发于小腿的下 1/3,踝部有明显水肿。治疗首先要了解下肢静脉功能情况,可通过 Brodie-Trendelenburg 试验、Perthes 试验及静脉造影,全面掌握下肢静脉功能情况及造成下肢静脉淤血的具体原因。治疗以解决静脉淤滞的病因为主,如单纯大隐静脉功能不良以大隐静脉剥除术治疗、深静脉栓塞可采用相应的再通处理,只要下肢静脉淤血得到改善,多数静脉淤血性溃疡可自愈。局部溃疡可行溃疡切除后的植皮或皮瓣移植修复。对一些轻症或不宜手术治疗的患者,也可采取保守治疗措施,包括抬高患肢、按摩、烘绑疗法、抗炎治疗及局部换药等。

三、动脉供血不足性溃疡

由于动脉功能障碍,发生动脉阻塞或痉挛,可造成肢体缺血,在小腿或足部出现干性坏死性溃疡,称为动脉供血不足性溃疡(arterial blood supply deficient ulcer)。常见病因有动脉硬化、血栓闭塞性脉管炎及雷诺病等。此类溃疡常伴有下肢静息痛、间歇性跛行、肢体远端皮肤粗糙,苍白严重者可出现肢体远端坏死。动脉供血不足性溃疡的诊断不困难,必要时可行动脉造影,确定诊断及拟定治疗方案。治疗以保守治疗与手术治疗相结合为原则。保守治疗包括使用控制、改善疾病的药物及缓解动脉供血不足的药物,注意休息,适当进行局部理疗等。手术治疗主要有旁路血管移植术、动静脉灌流术、腰交感神经切除术及单侧肾上腺切除术等。溃疡在循环改善后多可自愈。肢端皮肤已出现明显坏死者,应予截肢(趾)。

四、神经营养不良性溃疡

神经营养不良性溃疡(neuratrophic ulcer)由神经疾患所致。支配区组织感觉障碍,神经营养不良,并在此基础上受外界致伤因素的影响,可局部出现难以愈合的溃疡。这种溃疡伴有明显的神经功能障碍,容易诊断,但治疗困难。因神经组织受损后的恢复多不完全,或局部功能的完全丧失,可使溃疡病因的治疗较为困难。对这类溃疡的治疗以预防为主,在神经组织出现病损后,应力求早期诊断和有效的治疗,争取最大限度地恢复神经功能,加强对有神经病损患者的护理。下肢溃疡可切除后行皮瓣修复。

五、糖尿病性溃疡

糖尿病引发慢性溃疡的机制,目前认为有3方面的因素:①血管改变,引起动脉硬化;②神经组织变性,引起组织神经营养不良;③白细胞防卫功能改变,引起组织抗感染能力下降。糖尿病性溃疡(diabetic ulcer)临床表现较为特殊,溃疡多发生在足底负重区及易受摩擦处,表面痂壳较厚,痂下为潜行性液化坏死腔,多继发化脓性感染,溃疡较深。治法包括糖尿病治疗和溃疡处理。前者包括控制糖尿病、行全身支持治疗、增强机体免疫力、加强局部护理、尽可能改善肢体血循环等。局部溃疡处理,即在血糖和尿糖检查转阴后,切除溃疡行植皮或皮瓣移植修复。

六、恶性溃疡

恶性溃疡(malignant ulcer)包括原发癌的癌性坏死溃疡及慢性溃疡恶变。癌性溃疡常见的有基底细胞癌、鳞状上皮癌及黑色素瘤。溃疡恶变多发生在慢性溃疡经久不愈的基础上,溃疡恶变时限不定,差距较大,短者仅数月,长者可达40~50年。恶性溃疡的诊断,须由病理检查确定。溃疡恶变多由溃疡边缘开始,外观呈菜花状,伴有恶臭味,活检时应注意多取点材。治疗应参考病理检查结果,基底细胞癌为低度恶性肿瘤,局部彻底切除即可获得满意疗效;其他恶性溃疡,应予以扩大切除,加腹股沟淋巴清扫术,术后辅以化疗或放疗以加强手术治疗效果。对恶性程度较高、病程长、患者恐癌心理负担过重、自愿要求者可行高位截肢。

七、感染性溃疡

感染性溃疡(infective ulcer)多由结核、梅毒、真菌等所致,这类特异性感染溃疡,临床上已明显减少。诊断需行病理检查及实验室检查,治疗为病因治疗、抗感染药物加局部处理。

第八节 下肢再植

Carrel 和 Guthrie(1906)以犬的后肢作了一些最早的再植研究与实践。Lapchinsky(1960)报道了一系列犬大腿中部水平的再植,显示了肢体的长期存活和良好的功能恢复。1963 年 1 月,陈中伟等成功地再植了 1 例右腕完全离断的肢体,成为世界上肢体再植手术中首先报道并获成功的实例。这一成果极大地鼓舞了临床医师对肢体离断伤治疗的兴趣,并使这一领域得以迅速发展,此后又不断有肢体离断伤成功再植的报道。1971 年,浙江医科大学附属第二医院也成功地完成了 1 例双小腿离断伤后的交腿再植。肢体离断伤治疗的基本技术是显微外科技术,在我国这一技术已得到广泛的普及。

下肢再植的指征是:患者全身情况尚好,无危及生命的合并伤,失血性休克已纠正,如患者情况不允许,离断的肢体可暂时冷藏保存。离断的肢体应有一定的完整性,血管床未受严重的破坏,必要时行血管造影以确定血管受损情况,这与创伤的性质有关。切割伤对组织破坏较小,再植条件较好,手术后有较好的功能恢复。再植肢体骨架缩短程度,必须是在机体自身或其他措施所能代偿的范围内,一般认为不超过 8～10cm。组织再植的基本要求是在断肢后 6～8 小时之内(视气温、断肢保存方法,可适当调整)、不可逆损伤发生之前,重建组织的血液循环。肌肉组织对缺氧的耐受性较差,温缺血耐受时间约 4～6 小时,低温保存可延长离断肢体再植时限,必要时可行离断肢体动脉的间段灌流,以减少断肢缺氧的改变。再植肢体应无严重的膝关节损伤,严重损伤的膝关节会致再植后的肢体膝强直,影响再植后肢体的功能恢复。离断伤肢体如伴有长段神经干缺损,将影响肢体再植后的神经功能恢复。由于假肢工业的发展和现代科技在医学的应用,使得许多以往只能靠轮椅生活的患者重新恢复了行走。膝下性假肢已基本能满足下肢功能的需要,在作断肢再植价值的评估时,应考虑假肢的作用。

(一)骨支架重建

骨支架是下肢负重和行走的主要功能结构。在骨支架重建中,骨缩短不应超过 8～10cm,内固定要简便迅速、稳定可靠。经关节离断者,可考虑作早期关节融合术或关节成形术,具体操作方法不在此赘述。

(二)血循环重建

血管的修复必须尽快进行。修复一支主要的下肢动脉可维持下肢存活,深、浅两组静脉必须修复,静脉与动脉的吻合比例应在 1.5:1 以上。当有血管缺损行游离血管移植修复后,局部应有良好的软组织覆盖,以减少局部感染和血栓的发生率。术中不主张全身肝素化,局部可用 12.5 单位/ml 的肝素等渗盐水冲洗血管。

(三)肌肉与肌腱修复

根据骨筋膜间室情况缝合离断的功能肌群,缝合后,应注意各筋膜室的引流与减压,尽可能早期修复肌腱,以促进早期功能锻炼。肌腹与肌腱的缝合可用鱼口式缝合法,肌腱缝合可用改良 Kessler 缝合法。

(四)神经修复

膝上性离断的肢体如有长段神经抽出或缺损时,不宜行再植术。坐骨神经必须修复,腓总神经、腓深神经、胫后神经和足底内、外侧神经均应争取修复。其他神经在修复困难时可以不作一期缝合。

(五)皮肤创面覆盖

锐性切割伤,皮肤软组织损伤小,不存在皮肤覆盖问题。复杂性离断伤的皮肤软组织创面覆盖,参见本章第四节"下肢创伤"。

(六)术后处理

加强全身支持治疗,及时纠正水、电解质及酸碱平衡,注意防治急性肾功能衰竭。急性肾功能衰竭多由肢体大片肌组织坏死所致,一旦发生,应及时截除再植肢体。抬高患肢,选用广谱抗生素预防感染。使用抗凝解痉药物及低分子右旋糖酐 500ml,每 12 小时 1 次;用妥拉苏林 50mg、罂粟碱 30mg 肌内注射,每 8 小时 1 次,维持 7 天。对血循环危象的处理,要注意分清动脉性危象或静脉性危象,在扩充血容量、抗凝、解痉等保守治疗无效时,应及时行手术探查,再通血管。良好的术后处理可提高再植的成功率,亦有可能挽救出现循环危象的肢体,应予重视。

(七)补救性再植

对肢体离断伤在放弃再植后,治疗重点应是尽可能行低位截肢,特别是要争取保留膝关节,这关系到肢体是否能达到功能性康复的问题。补救性再植常用废弃足部分的游离组织瓣,覆盖那些膝以下肢体离断伤,有较好的胫骨长度,但缺乏软组织覆盖的残端。包裹足的整块软组织可形成游离皮瓣,将足跟部的软组织垫置于骨残端底面,并可通过胫神经的吻合,使该组织垫富有良好的感觉,不易磨损。保留膝以下 5cm 以上的胫骨长度,通过假肢可基本恢复下肢功能,因此有时有效的补救性再植,就相当于保留了下肢的功能。在某些双侧性下肢截断伤的病例,也许可通过交腿再植,保留一侧较完好的下肢功能。

第九节 先天性下肢畸形

先天性下肢畸形所涉及的疾病较广,疾病的发生原因复杂,命名、分类也不尽统一。在先天性下肢疾患中,主要为骨、关节异常,而单纯需整形外科处理的先天性疾患主要为束带发育异常,这类疾病是在肢体的某一部分发生环状缺损,形成环状束带。其原因可能是起于皮下中胚层的一种发育缺陷,深的环形狭窄可累及皮肤和皮下组织,甚至深达筋膜和骨,致使环形狭窄以下组织的淋巴、静脉回流障碍,造成远端肢体水肿增粗。有明显局部畸形和临床症状的环形狭窄,均应行局部狭窄的松解和延长处理,松解后的局部缺损创面应以皮瓣修复。另外,发生在手部的先天性畸形,也同样可在足部发生,但其治疗意义远不如在手部重要,因下肢的主要功能是负重和行走,无复杂的精细活动。一些严重影响下肢功能的骨、关节畸形性疾病,如先天性马蹄内翻足等,因考虑到肢体的发育生长因素,行手术矫正时,应注意手术的破坏性不要太大,手术可分次进行,或出现问题及时纠正。

下面介绍第 1 跖骨内翻伴拇外翻的治疗。

拇外翻(hallux valgus)是足部常见的畸形性疾病,是指拇趾向外偏离第 1 跖骨及拇趾通过关节的纵轴线,局部形成向内大于 20°角的成角畸形。该病常见于女性,有资料统计,男女之比可达 1∶40。轻者可无症状,不需治疗;重者不但因其畸形影响外观和穿鞋,还可因其严重的临床症状影响足部功能活动,而必须手术治疗。但拇外翻的临床症状与其畸形程度常无明显的比例关系,因此手术目的不尽相同,应根据具体情况选择适当的手术方法。

(一)病因

该病的发病因素主要涉及力学因素、先天性和炎症性因素,其中力学因素是最重要的因素。通常认为穿着高跟、尖头皮鞋是造成拇外翻的主要力学基础,因此本病多发生在女性。先天性因素为跖骨间存在附骨,使第 1 跖骨内翻,相反则拇趾外翻。遗传因素也有一定关系。炎症性因素主要为风湿性关节炎,局部结缔组织增生与关节破坏并存,可造成明显的拇外翻。

(二)临床表现

拇趾、跖趾关节外翻异常有侧向半脱位,第 1 跖骨头内侧隆起,第 1 跖骨内翻,伴有拇短肌腱及籽骨的外向移位、足弓改形,使足底变得扁平,易致胼胝、鸡眼。因局部炎症性改变及胼胝、鸡眼,常可出现局部疼痛。

(三)手术治疗

1.Keller 手术　是临床常用而有效的骨切除术。手术特点是切除部分骨骼、松解挛缩的软组织、切除远端跖趾关节面,可解除因骨关节炎引起的局部疼痛。

手术方法:作跖趾关节内侧弧形切口,切口长约 4～5cm,切开跖趾关节囊及近节趾骨骨膜,切除近端 1/3～1/2 趾骨,使近节趾骨长轴与第 1 跖骨的长轴一致,切除跖骨的骨赘和局部拇囊炎引起的增生软组织,将向外移位的籽骨及拇长屈肌腱复位。拇长伸肌腱紧张者,作肌腱延长松解之,关闭时应适当紧缩松弛的关节囊,术后用夹板固定拇趾于矫正位 2 周(图 48-24)。

2.McBride 手术　为临床常用的通过软组织手术矫正拇外翻的方法。手术特点是将拇收肌在近第 1 跖骨上的止点切断,移到第 1 跖骨头的近端腓侧,以此来减轻拇趾的外翻力,同时增强跖骨头向外的牵拉力,达到缓解拇趾外翻和第 1 跖骨内翻的畸形。

手术方法:作第 1～2 趾间背侧纵形切口,切口长约 5cm,向下分离拇内收肌至近节趾骨基部、关节囊外侧壁及外侧籽骨上的止点,并予切断,摘除外侧籽骨,将拇收肌腱移至第 1 跖骨头的腓侧。再作跖骨头内侧切口,切除骨赘,矫正跖骨与趾骨的位置后,将拇收肌腱的止点重建于第 1 跖骨头外侧的关节囊壁上,分层缝合切口,术后夹板固定拇趾 2 周(图 48-25)。

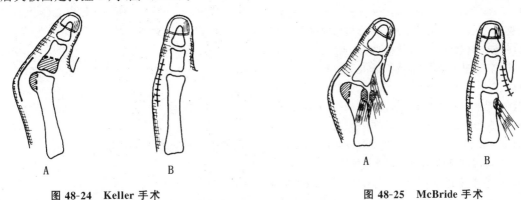

图 48-24　Keller 手术　　　　　　　　　　图 48-25　McBride 手术

第十节　鸡眼、胼胝

鸡眼(corn)和胼胝(callus,tylosis)是足部常见的皮肤角质增生性疾病。发病原因是足部皮肤长期受压和摩擦。如果跖骨和趾骨存在异常隆起,使局部皮肤长期受到自内向外的持续性压力,则更易使局部皮肤产生角质增生性改变。

一、鸡眼

(一)临床表现与诊断

临床表现为高出皮肤表面的硬结,病变成圆锥形的角质栓,有角质中心核,圆锥基底向外,顶端向内深入皮内。因顶端压迫局部神经或发生滑囊炎时,局部有明显的疼痛感。

(二)治疗方法

治疗以解除引起局部压迫和摩擦的致病因素为主。非手术治疗包括局部用水杨酸制剂涂擦、温水浸泡后用刀片修剪和鸡眼膏贴敷等。对难治性鸡眼可行手术切除治疗。手术治疗包括对局部骨、关节畸形的矫正,以及鸡眼切除后局部创面修复两方面。

二、胼胝

(一)临床表现与诊断

临床表现为足底负重部位皮肤出现浅黄色或蜡黄色、扁平或高出皮肤表面的片状角质增生斑,呈半透明状,质硬,中央较厚,边缘不清。一般无自觉症状,但当其深面组织发生病变时,可出现局部疼痛。

(二)治疗方法

非手术治疗措施与鸡眼相同,对难治性,尤其是影响足部功能的胼胝,应行手术治疗。治疗方案应根据具体病症制订出行之有效的手术方法。手术目的是要矫正局部骨关节的畸形,尽可能地恢复足部生理形态和改善足底负重面的受力合理性。

(程健、马奇)

参考文献

〔1〕王和驹,等.带腓肠神经伴行血管蒂逆行岛状皮瓣.中华显微外科杂志,1996,19(2):82

〔2〕毛宾尧.足外科学.北京:人民卫生出版社,1992.155~166,171~175,206~209,240~243,459~461,519~529,592~597,610~625

〔3〕朱盛修.现代显微外科学.长沙:湖南科学技术出版社,1994.254

〔4〕李吉,等.大腿前中区皮瓣游离移植解剖学基础.临床解剖学杂志,1986,3:152

〔5〕李林,等.腓动脉穿支为蒂的腓肠外侧皮动脉逆行岛状皮瓣的应用解剖.中华整形烧伤外科杂志,1995,11(1):23

〔6〕李世骐.旋髂浅、深血管的解剖与临床应用的体会.中华显微外科杂志,1986,3:153

〔7〕杨志明.带血管蒂组织瓣移位术.重庆:重庆出版社,1988.131

〔8〕何明武,等.动脉外侧皮支岛状筋膜皮瓣修复下肢软组织缺损.中华整形烧伤外科杂志,1994,10(4):256

〔9〕汪良能,高学书.整形外科学.北京:人民卫生出版社,1989.891

〔10〕张放鸣.足底肌瓣血管神经的显微解剖.中华显微外科杂志,1987,10:92

〔11〕张肇祥,陈维佩.实用创伤急救手术学.北京:人民军医出版社,1994.139

〔12〕郭恩覃,等.小腿内侧(胫前滋养血管皮支)游离皮瓣.中华整形烧伤外科杂志,1994,10(2):89

〔13〕熊树明,等.阔筋膜张肌血管和神经供给.广东解剖学通报,1982,4:143

〔14〕黎鳌,杨果凡,郭恩覃.手术学全集:整形与烧伤外科卷.北京:人民军医出版社,1996.989

〔15〕Amarante J, Caxta H, Reis T, et al. A new distally based fasciocutaneous flap of the leg. Br J Plast Surg, 1986, 39:338

〔16〕Barday TL, Cardoso E, Sharpe DT, et al. Repair of lower leg injuries with fasciocutaneous flaps. Br J Plast Surg, 1982, 35:127

〔17〕Fogdestam I, Donski PK. Distally based fasciocutaneous flap from the sural region. Scand J Plast Reconstr Surg, 1983, 17:191

〔18〕Hidalgo DA, Shaw WW. The anatomic basis for plantar flap design:clinical applications. Plast Reconstr Surg, 1986, 78:637

〔19〕James W, Smith MD, Sherrell J, et al. Plastic Surgery. Fouth edition. Little Brown and Company, 1991.1259

〔20〕Josephg, McCarthy MD. The trunk and lower extremity. In:Plastic Surgery, volume 6. W. B. Saunders Company, 1990.4029

〔21〕Moscona AR, Gorrin-Yehudain J, Hirshowitz B. The island fasciocutaneous flap:a new type of flap for defects of the knee. Br J Plast Surg, 1985, 38:512

〔22〕Yaermchuk MJ, Brumback RJ, Marson PN, et al. Acute and definitive management of traumatic osteocutaneous defects of the lower extremity. Plast Reconstr Surg, 1987, 80:1

第四十九章　外生殖器、会阴及肛周畸形和缺损

第一节　尿道下裂

尿道下裂(hypospadias)是一种较常见的先天性男性生殖器畸形,表现为阴茎短小,向腹侧弯曲,尿道口异位。尿道口不是位于阴茎头的顶端,而是位于阴茎头颈部或阴茎体部,或阴囊区域,或会阴区。Horton(1977)描述尿道下裂发生率较高,每300个存活男婴中就有1例发生。尿道下裂影响排尿,常不能站立排尿,影响儿童的心理发育,成年后影响性生活和生育能力。

尿道下裂的发生机制:胚胎的性别区分及尿道形成始于妊娠第8周,完成于第15周。由于胎儿睾酮缺乏或作用不足,演化停顿于不同阶段而发生不同类型的尿道下裂,再则尿生殖沟是自后向前逐渐闭合的,因此远端型尿道下裂居多。在异位尿道口远侧的尿道海绵体发育不良,形成纤维索带,使阴茎下弯。

一、临床表现及分类

尿道下裂的临床表现首先是阴茎短小,阴茎头、阴茎体发育不良,阴茎向腹侧弯曲,阴茎弯曲程度与尿道下裂的畸形程度相关。阴茎头型尿道下裂,阴茎轻度弯曲或不弯曲;阴茎阴囊型或阴囊会阴型则常伴有阴茎严重弯曲。其次是尿道口不是位于阴茎头顶端,尿道部分缺失。再者是阴囊及睾丸可能也有不同程度的发育不良,患儿常不能直立排尿,不少尿道下裂的男孩从小被当成女孩哺育。尿道下裂根据尿道口位置的异常,可分为4型(图49-1)。

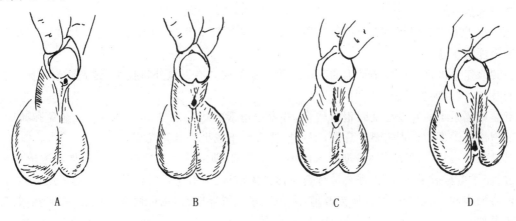

图 49-1　尿道下裂的分类
A.阴茎头型　B.阴茎体型　C.阴茎阴囊型　D.阴囊会阴型

1.阴茎头型　尿道口位于冠状沟腹侧或下方,呈裂隙状,阴茎头较扁平,包皮在腹侧裂开,似头巾样折叠于阴茎背侧,阴茎不伴下弯或轻度下弯,成人后不影响性生活及站立排尿。此型最为常见,几乎占尿道下裂病例的一大半。

2.阴茎体型　尿道口在阴茎体腹侧任何部位,异位尿道口越向后,阴茎下弯畸形越明显,影响正常排尿及性生活。

3.阴茎阴囊型　尿道口位于阴茎根部阴囊,阴茎下弯畸形明显,阴茎短小。

4.阴囊会阴型　尿道口位于阴囊下方,阴茎短小,阴囊分裂为二,常伴有睾丸下降不全,严重者外阴形如

女孩。

阴茎阴囊型和阴囊会阴型通常被称为严重的尿道下裂。这类患者除了阴茎下弯、尿道口异位畸形外,常伴有阴囊严重发育不良,阴囊分裂为二,形如阴唇,阴茎海绵体不发育致阴茎短小如阴蒂,伴有睾丸未降等,致使外生殖器酷似女性,而成男性假两性畸形,严重者需与肾上腺性征异常症、真两性畸形相鉴别。必要时可作染色体、17-羟、17-酮测定,及B超、CT等检查,以了解是否有女性内生殖器官存在。

二、治疗

尿道下裂的治疗前提首先是确定患者的性别,特别是对阴囊会阴型尿道下裂,若伴有睾丸未下降,两侧阴囊严重发育不良,状如阴唇者,应与性别畸形相区别,待确定性别后再制订治疗方案。

手术治疗是尿道下裂的唯一选择,至今已有百余年历史,手术方法不下百种。

（一）手术目的

对有阴茎下弯者,首先需彻底切除、松解阴茎腹侧无弹性的纤维索带,使阴茎完全伸直。只有阴茎弯曲矫正后,才能进行有效的尿道再造,并消除痛性勃起。

阴茎下弯矫正后,需进行尿道再造,将异位尿道口移至阴茎顶端,使患者能站立排尿。

（二）手术年龄

选择在6～18月龄进行手术较妥,有些医师主张在6～9月龄时手术。笔者认为患儿应在2岁前完成阴茎弯曲矫正术或一期尿道成形术,而二期尿道成形最晚宜在学龄前完成。有经验的整形外科医师又具有显微外科技巧的,可将尿道下裂的阴茎弯曲矫正及尿道再造手术提前到6个月～2岁之间一期完成。

尿道下裂的传统术式分两期进行。第一期手术进行阴茎腹侧纤维束切除及阴茎弯曲矫正;第二期手术进行尿道再造,两期手术间隔时间应在6个月以上。

一期尿道下裂修复术,多半采用带血管的皮瓣再造尿道,同时矫正阴茎弯曲,成功率高,目前应用较为广泛。

（三）术前准备

患儿身体健康,没有严重贫血;性别确认为男性;有尿路感染者应予控制感染;局部有湿疹者应予以治疗。

（四）麻醉选择

在婴儿时期手术宜采用全身麻醉;6～7岁以后或成年施行手术者,可采用全身麻醉或硬膜外麻醉。

（五）手术注意事项

尿道下裂修复手术是一项复杂精细的手术。手术医师应具有显微外科技术,做到微创操作,同时应具备皮瓣移植的技巧,以保证手术成功。

尿道下裂修复手术的并发症文献报道较多,并发尿道瘘的达10%～30%或更高。避免和减少手术并发症是尿道下裂修复手术中特别需要注意的,下述措施有利于减少手术并发症。

1.暂时性尿流改道　尿道下裂分期手术的第一期手术,即阴茎弯曲矫正术,因不涉及尿道再造,不必进行尿流改道;而尿道再造手术,多半需要进行暂时性尿流改道。具有丰富经验的医师,对采用带血管皮瓣进行较短尿道再造的病例,无需行暂时性尿流改道,采用原尿道置导尿管,也可使手术成功。暂时性尿流改道的方法及注意事项如下。

尿流改道的方法包括:①耻骨上膀胱造瘘;②耻骨上套管膀胱造瘘;③会阴部尿道造瘘。

暂时性尿流改道的术后处理:暂时性尿流改道的术后处理十分细致和重要。造瘘管常会阻塞,引起再造尿道溢尿,这是术后发生尿瘘或感染的重要原因。因此,首先应选择较粗的造瘘管,宜在10F以上。其次是要保证造瘘管安放在膀胱下部分、尿道口上方。太上方会不断刺激膀胱壁,造成膀胱痉挛,患儿总有尿意不尽及不适的感觉,造瘘管安放太浅则可导致引流不畅。第三,应进行定时冲洗,以保证造瘘管畅通。冲洗液可采用生理盐水,或稀释的呋喃西林,或洗必泰冲洗液等。在术后24小时内,血块易阻塞造瘘管,术后应即时进行膀胱冲洗,以后每日冲洗1次,或持续冲洗。

2.阴茎悬吊　尿道再造术后应保持局部皮肤干燥,因此,手术开始时,宜在阴茎头上用4号尼龙线或细钢丝缝一针,牵引悬吊阴茎,将缝线或钢丝用胶布贴在腹壁上,早期轻加压包扎阴茎,后期暴露阴茎腹侧创口。

3.进行精细的微创操作　用显微外科器械或眼科镊子、剪刀进行操作,防止损伤皮肤或皮瓣及其血供。用 5-0 或 6-0 的缝线缝合。

对于婴儿手术,宜在手术放大镜下采用 7-0 或 8-0 的缝线或可吸收缝线缝合。

4.防止术后血肿　严密止血,以防止术后血肿。

5.术后护理　术后适量应用镇静剂及雌激素,以防止阴茎勃起。为防止术后排便时尿道溢尿,宜进流质饮食,并保持大便通畅。对埋藏皮条法,或行膀胱粘膜移植、包皮移植尿道再造的病例,更应如此。

(六)常用尿道再造术的种类及选择原则

尿道再造是尿道下裂治疗的关键手术步骤。正常男性尿道分为前尿道及后尿道两部。前尿道包括阴茎部和球部尿道;后尿道包括膜部和前列腺部。尿道下裂的尿道再造主要是进行阴茎部尿道再造。

成年男性的前尿道从球部尿道到尿道口,长约 15cm,尿道四周由尿道海绵体包绕,尿道位于两个阴茎海绵体沟内。

1.尿道再造的种类　种类很多,较为实用的有下列几种:尿道口前移阴茎头成形、翻转皮瓣尿道下裂修复、埋藏皮条尿道再造术、带血管的包皮岛状瓣尿道再造、带血管的阴囊岛状瓣尿道再造及游离皮片移植或游离膀胱粘膜移植尿道再造等。

2.尿道下裂修复方法的选择原则　尿道下裂修复的手术方法很多。笔者根据数十年整形外科临床实践,提出尿道下裂修复的手术方法选择原则如下。

(1)阴茎头型或阴茎体远端尿道下裂的修复,可选用尿道口前移阴茎头成形术,或尿道延伸术,或翻转皮瓣尿道下裂修复。

(2)阴茎体型或阴茎阴囊型尿道下裂,可选用包皮岛状皮瓣尿道再造,合并阴茎弯曲矫正一期整形;也可采用阴囊中隔岛状皮瓣尿道再造,合并阴茎弯曲矫正一期整形,并加阴茎头整形。

(3)阴囊会阴型尿道下裂,可选用阴囊中隔岛状皮瓣,或加用包皮岛状皮瓣尿道再造,加阴茎弯曲矫正。这类患者均有阴茎短小,阴茎严重发育不良。治疗效果不佳,必要时需进行阴茎再造。

(4)埋藏皮条法尿道成形术,这是一传统术式,虽经改良,但由于采用阴茎腹侧的皮肤形成尿道,形成的尿道皮管血供不丰富,愈合不良,常有尿道瘘发生,尿道瘘的发生率可高达 30% 左右。上述的几种术式则较少有尿瘘并发症。改良埋藏皮条法尿道成形术仍可用于一些曾经手术失败的患者。

(5)游离植皮尿道成形,或膀胱粘膜移植尿道成形,或颊部粘膜移植加膀胱粘膜移植尿道成形术,这些方法均有人采用。但由于形成的尿道重建血供不良,而且影响移植物成活的因素较多,术后尿瘘发生较多,也易发生狭窄及尿道隔膜等,因此选择时宜谨慎考虑。这些方法亦可用于一些曾经手术失败的患者。

(6)尿道瘘是尿道下裂手术后较常见的并发症,宜选择有血供的阴囊岛状皮瓣或带血供的睾丸鞘膜瓣或包皮岛状皮瓣修复。

三、阴茎弯曲矫正术

阴茎弯曲矫正术(correction of the chordee)直译为痛性阴茎勃起矫正术。

阴茎弯曲是由于阴茎腹侧存有异常的纤维束所致。严重时纤维组织侵及阴茎深筋膜及海绵体之间。纤维束组织位于阴茎腹侧,从尿道口向冠状沟延伸。尿道下裂患者可在不同程度上伴有阴茎下弯,这类患者必须首先切除纤维束,进行阴茎弯曲矫正术后才能有效地进行尿道成形。在分期修复术中以阴茎弯曲矫正术作为第一期手术,6 个月后作第二期手术(尿道成形术),阴茎弯曲矫正术也可与尿道再造一期完成。手术步骤如下。

1.悬吊阴茎头　作阴茎头缝线悬吊牵引。

2.切口　半环形切开冠状沟包皮,在阴茎腹侧皮肤作"Z"形切口,深达深筋膜下的白膜层,游离阴茎皮肤至根部,显露阴茎腹侧皮下纤维束带和发育不良的筋膜。紧贴白膜层作潜行分离后,彻底切除纤维束带,直至白膜清晰光滑可见,矫正阴茎弯曲。

3.人工勃起试验　为检查阴茎弯曲矫正的效果,必要时可进行人工勃起试验。在阴茎根部扎一根橡皮筋,用血管钳固定,通过阴茎头穿刺至海绵体,注入1:20万肝素化盐水10ml左右,使阴茎膨胀勃起,检查是否伸直。如仍有下弯,可考虑在海绵体间沟处作白膜横形切开,或纵形切开中隔,使阴茎完全伸直。

4.修复创面　进行阴茎皮肤Z成形缝合,如腹侧皮肤不足,可将阴茎背侧包皮转移至腹侧修复创面。

5.术后处理　加压包扎阴茎,并保持伸直位固定于下腹壁,留置导尿1周(图49-2)。成人术后应服用镇静剂,以防止勃起。

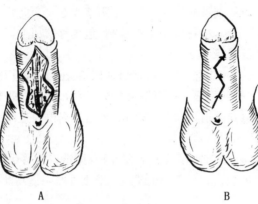

图 49-2　阴茎弯曲矫正术
A.手术设计及纤维束带切除　B.手术结束

四、尿道口前移阴茎头成形术

尿道口前移阴茎头成形术,是将畸形的后置位的尿道口前移,使尿道口移植到阴茎头顶部,属于一期尿道成形术。

Duckett(1977)首先报告了这种术式,并将尿道口前移阴茎头成形称为"MAGPI"术式(meatoplasty and glanuloplasty)。

张涤生(1983)报道的前尿道延伸术一期治疗尿道下裂,是此类手术方法的发展。手术中连同部分尿道海绵体一并前移,手术适应证则更加广泛。

(一)适应证

该法适用于阴茎头型尿道下裂,或远端阴茎体型尿道下裂,伴有轻度阴茎弯曲畸形或没有阴茎弯曲畸形者。

Duckett(1991)报道了"MAGPI"术式修复尿道下裂1 111例,在随访的12年中,1 111例患儿中仅1.2%进行了二期手术。因此这一术式如果适应证选择恰当,是一良好的手术方法。

(二)手术方法与步骤

现将笔者的综合手术步骤叙述如下。

1.悬吊阴茎头　用4号丝线横穿阴茎头,悬吊阴茎,检查如无阴茎弯曲,可不作尿流改道。

2.留置导尿管　在尿道内,儿童留置7～10F、成人留置16～20F的硅橡胶导尿管。

3.切口设计　笔者的经验是:用美蓝在冠状沟尿道外口周围作一环形切口设计,在环形切口两翼、冠状沟两侧延长,于尿道口下方作"S"形皮肤切口线。

4.游离尿道　按切口设计切开皮肤,将尿道粘膜及其周围组织伴随导尿管在阴茎腹侧向阴茎根部游离。Duckett法(1981)只强调游离尿道粘膜,使尿道口前移。如果按张涤生法(1983)连同部分尿道海绵体一并分离,则可使尿道前移幅度增加。

5.阴茎头尿道隧道制备及阴茎头整形　在阴茎头顶部的腹侧可见尿道沟,于沟顶部设计一蒂部位于冠状沟的倒"V"形切口,制造一小皮瓣。在皮瓣顶部,即阴茎头顶部,用直蚊式钳或粗的穿刺针穿过阴茎头,直通阴茎腹侧游离的尿道处,在此处制造隧道,以容尿道口前移。也可设计一正"V"形皮瓣,并使阴茎头腹侧纵形切开,使阴茎头成左右两瓣敞开,安置移位尿道,并进行阴茎头整形。也可切开阴茎头部尿道沟,使其敞开,安置前移的尿道。

6.尿道口前移　将游离出的一定长度的尿道前移,前移的尿道可安放在敞开的阴茎头尿道沟内,将"V"形皮瓣插入前移的尿道口,增加尿道口直径;也可将游离出来的尿道,穿过阴茎头冠状沟上方的隧道,将尿道口移于阴茎头顶端。为了同时进行阴茎头整形,可将阴茎头切开制成两翼,容纳提升的尿道。用5-0或6-0可吸收缝线缝合前移的尿道口,并缝合皮肤,皮下置皮片引流(图49-3、图49-4)。

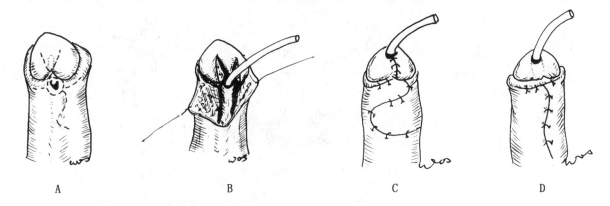

A　　　　　　　　　B　　　　　　　　　C　　　　　　　　　D

图49-3　改良尿道口前移阴茎头成形
A.阴茎腹侧"V"形切口、尿道口周环形切口、阴茎腹侧"S"形切口　B.插入导尿管,游离尿道,阴茎头制成"V"形皮瓣　C."V"形皮瓣插入尿道口,尿道口前移,缝合阴茎皮肤　D.前移尿道通过阴茎头隧道,尿道口前移,缝合皮肤

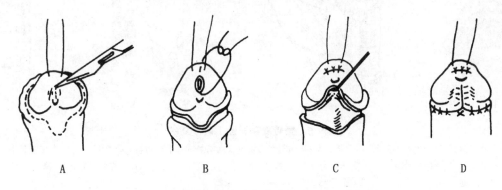

A　　　　　　　　　B　　　　　　　　　C　　　　　　　　　D

图49-4　尿道口前移阴茎头成形("MAGPI"术式)
A.尿道口背侧垂直切口　B.用6-0可吸收线作横形缝合　C.用单齿皮肤钩将冠状沟侧正中腹皮缘
向阴茎头牵引,呈倒"V"形　D.间断垂直褥式缝合倒"V"形两臂,并将背侧包皮转向腹侧间断缝合

(三)术后处理

手术后24～72小时拔除引流,7～8天拔除导尿管,并拆线。如采用张涤生尿道延伸法,术后可不用留置导尿管。

五、翻转皮瓣尿道下裂修复术

翻转皮瓣尿道下裂修复术(flip-flap hypospadias repair),即利用尿道口下方的皮瓣翻转,修复阴茎远端尿道缺损,属　期尿道下裂修复术。

(一)适应证

该法适用于尿道口位于冠状沟近端、阴茎体上的尿道下裂修复,常可能伴有轻度阴茎弯曲,手术时可行阴茎弯曲矫正与尿道再造一期完成。

(二)手术方法与步骤

1.悬吊阴茎头,可不作尿流改道。

2.设计尿道基底翻转皮瓣切口。于尿道口近心端阴茎腹侧皮肤设计一舌状皮瓣,尿道口基底部为舌状皮瓣的蒂部,蒂宽约1.0cm,皮瓣其他部分宽0.6～0.8cm。该皮瓣构成再造尿道的腹侧壁。

3.设计再造尿道背侧壁切口。在阴茎头及尿道口远端制造一平行切口,与尿道基底翻转皮瓣相连,宽约

0.6～0.8cm，准备与翻转皮瓣缝合。

4. 翻转皮瓣向远端掀起，与制造的尿道背侧壁切口缝合，形成新的尿道远端，儿童内置 7～10F 导尿管。可同时进行阴茎头成形，切开阴茎头制成两翼瓣，覆盖再造尿道的远端，方法同"MAGPI"术式。

5. 遇有阴茎弯曲的患儿，需先作尿道向近心端分离，去除纤维束。

6. 作包皮移植修复阴茎腹侧创面（图 49-5）。

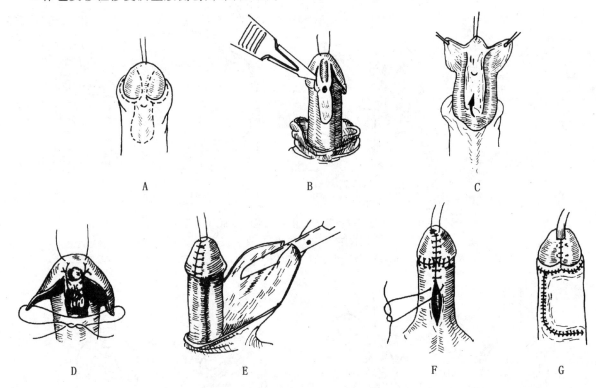

图 49-5　翻转皮瓣尿道下裂修复术

A. 切口设计　B. 切开尿道口近端舌状皮瓣，并在阴茎头尿道口远端制造一平行切口　C. 游离尿道口基底皮瓣并
翻转向远端，再造远端尿道　D. 阴茎头切开，形成两翼，包绕再造尿道远端　E、F、G. 包皮向腹侧转移，修复创面

（三）术后处理

同"尿道口前移阴茎头成形术"的术后处理。

六、埋藏皮条法尿道成形术

Danis Brown（1964）对此法进行了详细叙述，称之为Danis Brown 埋藏皮条法尿道成形（Danis Brown technique of burying medline skin）。改良埋藏皮条法尿道成形是利用尿道远端阴茎腹侧皮肤卷成尿道，这是一类二期尿道成形术。目前多采用改良埋藏皮条法尿道成形。

（一）适应证

该法适用于尿道下裂伴有严重阴茎弯曲、阴茎体型尿道下裂、阴茎阴囊型尿道下裂、阴囊会阴型尿道下裂，以及某些手术失败病例的尿道再造。埋藏皮条法是修复尿道下裂的基本技术，但该术式利用血供较差的阴茎腹侧皮肤再造尿道，手术复杂、精细，且术后发生尿瘘的机会较多。目前采用的是各种改良的 Danis Brown 术式。虽然这是基本技术，但缺点较多，已较少应用于临床。

（二）手术方法与步骤

阴茎弯曲矫正术，参见本节的"三、阴茎弯曲矫正术"。

阴茎弯曲矫正后 6 个月可进行尿道再造。埋藏皮条法尿道成形术（改良 Danis Brown 法）的步骤如下。

术前清洁灌肠，为术后控制排便作准备。

1. 行尿流改道、膀胱造瘘。

2. 悬吊阴茎头。

3.切口设计:在阴茎腹侧环绕尿道口设计一宽 1.3～1.4cm 的皮条,到冠状沟区向一侧延长,可制成足够长度的皮条通过阴茎头隧道,到达阴茎头部尿道外口。

4.尿道成形:按切口设计切开阴茎腹侧皮肤,Danis Brown 术式是留置皮条不予处理,愈合后形成尿道;改良 Danis Brown 法是将阴茎腹侧皮条卷成尿道。儿童留置 7～10F、成人留置 14～16F 的硅橡胶导尿管。将皮条两侧的皮肤掀起,尽可能保留真皮下血管网,并将尿道口周皮肤掀起,将两侧掀起的皮肤内翻卷成管状,用 5-0 可吸收缝线缝合皮肤及真皮下层,双层交错缝合。检查导尿管能否自由地插入及拔出。将卷成尿道的皮条穿过阴茎头隧道,由于此操作不易,故常将尿道口置于冠状沟处。术毕拔除导尿管。

5.在冠状沟腹侧包皮两翼作横切口,使包皮制成滑行组织瓣,移行用于修复阴茎腹侧创面。创面闭合时宜作 Z 整形,避免阴茎腹侧直线瘢痕,该层皮肤宜作两层缝合。有时包皮不足以封闭腹侧创面,可采用阴茎背侧包皮纵形松弛切口减张。

6.留置引流条,加压包扎(图 49-6)。

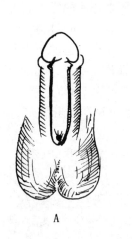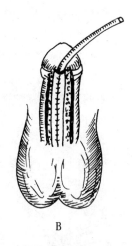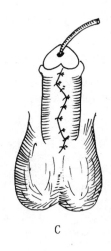

A　　　　　　　　　　B　　　　　　　　　　C

图 49-6　改良埋藏皮条法尿道成形术

A.埋藏皮条切口设计　B.将皮条两侧皮缘掀起,卷成尿道　C.作包皮游离松动,封闭阴茎腹侧创面

(三)术后处理

1.术后进行膀胱持续冲洗。

2.进流质饮食。服用鸦片酊 7～8 日,以控制大便。

3.应用雌激素,防止阴茎勃起。

4.拔除引流后使创面暴露。

5.如手术成功,术后 10～12 日服用石蜡油或蓖麻油通便。

6.如采用丝线缝合,术后 7～8 天拆线,拆线后 2～3 天测试再造尿道的排尿情况;如采用可吸收线缝合,术后 10～11 天测试再造尿道排尿情况。若排尿通畅,可拔除尿流改道造瘘管;若有尿瘘,再隔 3～5 天再次测试再造尿道排尿情况。如果术后 3 周仍有流线状尿瘘,则定有术后尿瘘。若术后 2 周内有点滴状尿瘘,则可拔除膀胱造瘘管,让患儿排尿时用手指堵住瘘口,尿瘘仍有自愈的可能。

七、包皮岛状皮瓣尿道下裂一期整形

尿道下裂采用带血管的包皮岛状皮瓣(vascularized preputial island flap)修复是尿道下裂手术发展过程中的一大进步。Broadbent(1961)报道了这种术式,最初称之为"一期尿道下裂整形",其实这是利用带有血供的斜形包皮岛状皮瓣进行尿道成形。Duckett(1980)报道了包皮岛状皮瓣尿道成形,即利用横形的包皮内板岛状皮瓣移植进行尿道再造。也可制成包皮内板的纵形岛状皮瓣进行尿道再造(包皮的血供参见本章第四节"阴茎延长术"的"一、阴茎相关解剖")。现将这类术式的改良方法叙述如下。

(一)适应证

该法适用于阴茎体型尿道下裂或阴茎阴囊型尿道下裂的一期整形,以及经其他手术方法失败的尿道下裂。

（二）手术方法与步骤

手术方法包括 Broadbent 的斜形包皮岛状皮瓣尿道再造及 Duckett 的横形包皮内板岛状皮瓣尿道再造。

1. 尿流改道，膀胱造瘘。

2. 悬吊阴茎头。

3. 斜形包皮岛状皮瓣尿道成形术：在阴茎腹侧环尿道口设计一个斜向阴茎背侧的斜形包皮岛状皮瓣，长度应略长于尿道口到阴茎头的距离，因为斜形包皮皮瓣由阴茎背侧转移到腹侧时，由于蒂部牵拉，造成旋转时有张力，造成术后阴茎体扭曲，手术时应予避免。该岛状皮瓣的宽度，儿童为 1.2～1.4cm、成人为 1.6～2.0cm。在阴茎头设计"V"形瓣（图 49-7A）。而横形包皮岛状皮瓣则设计在背侧包皮的内板，宽度等于再造尿道的长度；皮瓣的高度等于尿道皮瓣的宽度，儿童为 1.2～1.4cm、成人为 1.6～2.0cm（图 49-8A）。同时在阴茎头部设计"V"形瓣。

4. 矫正弯曲阴茎。在阴茎腹侧切口内，向两侧分离皮瓣，切除造成阴茎弯曲的纤维束。

5. 尿道再造：在尿道内安置导尿管，儿童选用 7～10F、成人选用 14～16F。切开皮肤，斜形包皮岛状皮瓣宜将皮瓣充分分离，直到阴茎根部，保留包皮皮瓣的系膜部分不受损害。而横形包皮岛状皮瓣则在背侧包皮的内板切开包皮，制造成岛状皮瓣，在包皮系膜内可见半透明的细小血管分支，类似肠系膜样。将游离的包皮岛状皮瓣围绕导尿管，卷成管状，制成尿道，再造的尿道近端与原尿道口吻合。为防止尿道吻合口狭窄，使吻合口呈椭圆形，可加以插入三角瓣吻合，或作吻合口 Z 成形。再造尿道的远端穿出阴茎头，将阴茎头"V"形瓣插入尿道口，进行缝合，以扩大新的尿道口。

6. 阴茎腹侧皮肤作 Z 成形，关闭阴茎腹侧皮肤切口，并留置引流条（图 49-7、图 49-8）。

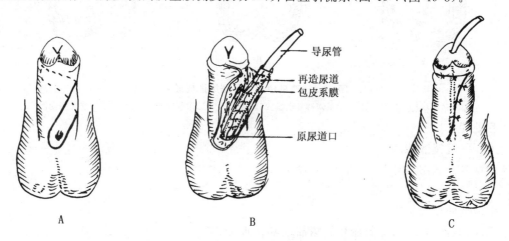

图 49-7 改良 Broadbent 斜形包皮岛状皮瓣尿道下裂一期整形

A. 在尿道口周腹侧包皮设计斜形包皮岛状皮瓣，一直斜行转向阴茎背侧　B. 分离斜形包皮岛状皮瓣，卷成尿道，保留皮瓣系膜不受损害　C. 缝合阴茎腹侧皮肤，置引流，阴茎腹侧缝合线可呈斜形，但是常常进行 Z 成形减张

（三）术后处理

类同于 Danis Brown 埋藏皮条法的术后处理。

再造尿道内不用安置导尿管，24～72 小时拔除引流条。8～10 天拆线，测试排尿，确定没有尿瘘后，拔除膀胱造瘘管。

斜形包皮岛状皮瓣尿道成形术由于再造的尿道有旋转，手术后时有阴茎侧旋。

八、阴囊岛状皮瓣尿道下裂一期整形

应用阴囊岛状皮瓣（vascularized scrotal island flap）进行尿道下裂一期整形，是一良好的手术选择。李式瀛创造了此术式。由于皮瓣有阴囊中隔的系膜血管供养，皮瓣血供丰富，而且该皮瓣可切取较大的范围，皮瓣的系膜较长，便于移植，被国内外学者选用，但是阴囊区常有阴毛，应予避免。

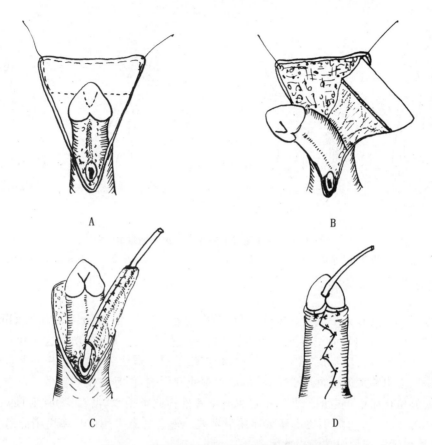

图 49-8　横形包皮岛状皮瓣尿道下裂一期整形

A.于阴茎腹侧切除阴茎弯曲的纤维束,在背侧包皮内板设计横形包皮岛状皮瓣,阴茎头设计"V"形切口　B.游离横形包皮岛状皮瓣　C.将横形包皮岛状皮瓣制成尿道　D.缝合阴茎腹侧皮肤,置引流

(一)适应证

该法适用于阴茎阴囊型尿道下裂、阴囊会阴型尿道下裂、其他手术失败的尿道下裂,以及阴囊中隔区没有阴毛的患者,或有阴毛已进行脱毛的患者。

(二)手术方法与步骤

1.尿流改道,膀胱造瘘。

2.悬吊阴茎头。

3.在阴囊中隔处设计一岛状皮瓣,长度等于再造尿道的长度,宽度儿童为 1.2～1.4cm、成人为 1.6～2.0cm。在阴茎头部设计"V"形切口。

4.矫正弯曲阴茎。作阴茎腹侧"Z"形切口,分离两侧皮瓣,切除造成阴茎弯曲的纤维束。

5.尿道再造:切开阴囊岛状皮瓣设计线,游离岛状皮瓣,注意保护阴囊中隔部的系膜组织,使系膜血管不受损伤。在原尿道口插入导尿管,将阴茎中隔岛状皮瓣卷成尿道,充分游离岛状皮瓣系膜,使之有足够的长度到达阴茎头部,但应以保证皮瓣系膜部血供不受损伤为前提,否则可让阴茎轻度屈曲,二期进行矫正。

如果是阴囊会阴型尿道下裂,阴茎中隔岛状皮瓣不能被有效地运用,可将阴囊中隔皮肤形成管状,制成阴囊区尿道,阴茎体尿道可采用包皮岛状皮瓣进行尿道再造。

将再造尿道近端与原尿道口吻合,远端穿过阴茎头,与阴茎头"V"形瓣缝合,扩大再造的尿道口。

6.阴囊及阴茎皮肤切口作 Z 成形,缝合阴囊及阴茎腹侧皮肤,留置引流片(图 49-9)。

(三)术后处理

类同于 Danis Brown 埋藏皮条法的术后处理。

术后尿道内不留置导尿管,24～72 小时拔除引流片。8～10 天拆线,测试排尿情况,若没有尿瘘,则拔除尿流改道的造瘘管。

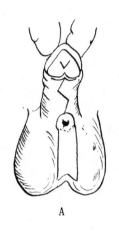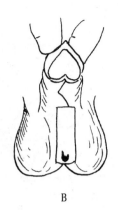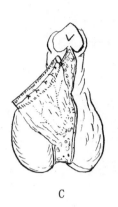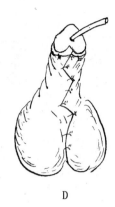

A　　　　　　　　B　　　　　　　　C　　　　　　　　D

图 49-9　阴囊岛状皮瓣尿道下裂一期整形

A.阴茎阴囊型切口设计　B.阴囊会阴型切口设计　C.尿道成形　D.手术结束

九、游离组织移植尿道再造

最早是采用移植中厚皮片来形成管状尿道,但成功率较低。1955 年,Marshall 及 Spellman 用膀胱粘膜重建尿道取得成功。1973 年,Horton 用包皮全厚皮游离移植重建尿道获得成功。这两种方法适用于各型尿道下裂,自由度大,重建尿道材料丰富,操作比以上各种皮瓣重建尿道法简单,均可作一期重建手术。但这是一类不带血供的游离组织移植尿道再造手术,手术成功率受到影响,而且并发症较多。目前该法多半用于无法采用带血供皮瓣移植行尿道再造的患儿。不过也有学者推荐此类手术,据 Charles J. Devine 评估,全厚皮重建尿道的成功率为 85%～90%,不比皮瓣重建尿道术差。笔者愿意采用成功率更高的岛状皮瓣移植尿道再造,只有在岛状皮瓣无法选用时才考虑此式型。

膀胱粘膜片游离移植重建尿道术:在作尿流改道时,于膀胱前壁切取宽约 2.0～2.5cm、长度依据尿道缺损长度的膀胱粘膜全层,将粘膜面向内缝成管状,移植于阴茎矫直后的腹侧皮下,再造尿道。这种方法可用于某些阴茎再造的尿道再造,也可采用颊粘膜移植进行尿道再造。

十、尿道下裂手术并发症

尿道下裂修补术后的并发症分为早发和迟发两类。

（一）早发并发症

早发并发症有膀胱痉挛、感染、血肿、阴茎皮肤血循环障碍等。

1.膀胱痉挛　这是较难处理的。它可引起患儿的哭闹及再造尿道频频溢尿,易造成术后尿漏,应积极处理。通过调整导尿管或耻骨上造瘘管的位置、下腹部热敷等措施,通常可以得到改善。

2.感染　为了预防感染,可在术前或术后给予抗生素治疗。一旦发生,需对伤口分泌物作细菌培养和药物敏感试验,选择应用合适的抗生素。加强局部引流是关键。

3.血肿　阴茎血供丰富,尽管在术中止血很充分,但仍可能发生术后血肿。小的血肿不会影响伤口愈合,可自行吸收消失。在临床上如发生水肿及广泛血肿引起的肤色青紫,则需探查,清除血肿和止血。术后使用透明压力绷带,对预防血肿的发生有一定作用。

（二）迟发性并发症

迟发性并发症有尿瘘、尿道狭窄等。

1.尿瘘　在术后较早发生尿瘘时,应先作尿流改道,可使1～2mm 的尿瘘在 2 周内闭合。如果无效,则需等待 6 个月后作尿瘘修补,必要时可在修补术前先作膀胱镜检查,确定重建的尿道有无狭窄、活瓣、弯曲存在。如果确定是正常的,则在切除后可用邻近尿道壁或局部皮瓣来修补。尿瘘有时很小,修补不易获得成功,每次手术增加了局部瘢痕,都会增加再次手术的困难,有时在重建的尿道上发生多个瘘口或大的瘘口,这些情况,往往宣告手术失败,需再次作尿道重建术。

2.尿道狭窄　在术后早期发生,可能是炎症性水肿所致,可通过抗炎、消肿等非手术治疗控制。晚期发生的尿道狭窄,多因瘢痕挛缩、尿道扭曲所致,常需手术治疗。

发生在尿道外口的狭窄,可进行手术切开Z成形扩大。前尿道狭窄初期可行尿道扩张术,如无效,对短的狭窄环可作狭窄切除,尿道吻合;长段狭窄可作充分切开,选择全厚皮、膀胱粘膜作补片移植,或整段切除后用局部皮瓣修复。修复后的尿道必须用周围皮肤软组织瓣来覆盖,皮肤的缝合要错开尿道上的缝合处闭合创面。通过造影或膀胱镜检查确定憩室的位置及大小后,可切除部分室壁,修整成正常的粗细均匀的尿道。尿道内有毛,毛少者可用电解法去除毛囊;如有大量毛生长,则需切除长毛区的尿道,用无毛全厚皮或膀胱粘膜移植修补。

(马奇、王炜)

第二节　尿道上裂和膀胱外翻

尿道上裂(epispadias)和膀胱外翻(vesical extrophy)是罕见的畸形,发病率约为1/30 000,男性发病率是女性的3～4倍。此类畸形主要表现为阴茎背侧、下腹壁和膀胱前壁发育不正常。

一、临床分类

(一)阴茎头型
男性尿道开口于阴茎头背侧,称为阴茎头型;女性尿道开口于分裂的阴蒂间,称为阴蒂型,因无显著的生理影响,求治者较少。

(二)阴茎型
尿道开口于阴茎体背侧,海绵体分裂,致阴茎头、阴茎体扁平,阴茎短小、上弯。

(三)完全型
完全型又称阴茎耻骨型。尿道完全开口于阴茎背侧耻骨联合处,阴茎短小,向上贴伏于耻骨联合前,多伴有尿失禁,严重者有耻骨分离、膀胱外翻(图49-10)。

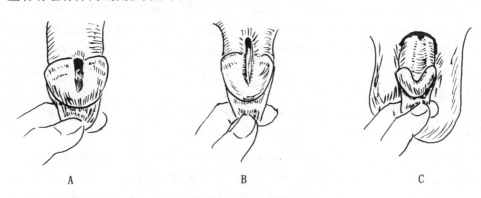

图49-10　尿道上裂的临床分类
A.阴茎头型尿道上裂　B.阴茎型尿道上裂　C.完全型尿道上裂

二、治疗

由于存在尿道短、阴茎海绵体分离且短、阴茎上弯及皮肤缺乏等4个问题,术前要综合考虑,手术应争取一期修复成功,再次手术易失败。如阴茎短小,可给予庚酸睾酮250mg肌内注射,每月1次,共3个月,以促进阴茎发育。

(一)远端型尿道上裂的手术治疗
远端型尿道上裂(包括阴茎头型及阴茎型)的治疗术式与远端型尿道下裂一样,只是尿道再造及安放的位置相反,尿道上裂重建的尿道是在阴茎的背侧。对于近端的尿道上裂,多采用阴茎腹侧面全厚包皮瓣重建尿道。重建的尿道需通过全线切开阴茎海绵体间隔,使再造的尿道向阴茎腹侧转移复位(图 49-11)。

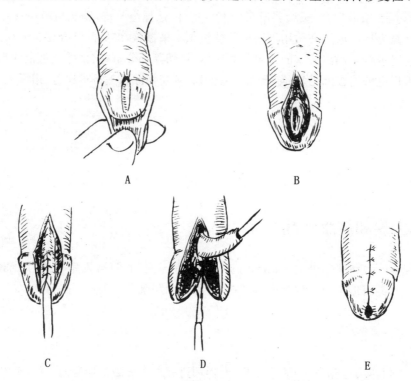

图 49-11 远端型尿道上裂(包括阴茎头型及阴茎型)的治疗

A.阴茎头型手术前 B.游离尿道粘膜 C.阴茎头部尿道再造 D.切
开阴茎海绵体,将尿道移植到阴茎腹侧 E.缝合阴茎背皮肤及阴茎头

(二)完全型尿道上裂的手术治疗

尿道重建和复位与阴茎型的治疗相同。如果尿道上裂一直延伸至膀胱颈并伴有尿失禁,为使括约肌功能恢复,可切开耻骨联合处,暴露膀胱,楔形切除膀胱颈前壁,作该部浆膜肌层内翻缝合,以延长尿道 3～4cm,尿道的这部分合拢后,再将周围纤维韧带组织交叠缝合其下,用来加强尿道的括约作用。如果膀胱容量不够大,或输尿管进入膀胱的位置较低,则在不损伤输尿管的情况下,需把输尿管重新植入膀胱的较高位置。如果膀胱容量不足,可用部分结肠带蒂移植来代替,以增大膀胱容积。尿失禁患者重建完全有功能的膀胱是必要的(图 49-12)。

(三)膀胱外翻的手术治疗

膀胱外翻是一种更加严重的畸形,表现为耻骨联合分离,下腹壁有缺损。膀胱前壁缺失,膀胱外翻,这种畸形可伴有上尿路发育不全。如果不纠正,可导致感染,输尿管扩张,肾脏破坏而夭折。膀胱外翻常可发展到膀胱癌。关于膀胱外翻的治疗方法,目前还存有争议,主要有两类意见。一类建议作尿路改道,进入回肠或结肠,切除膀胱,修补腹壁缺损,或把输尿管移植于乙状结肠。外生殖器畸形的纠正可以同期进行或稍后进行。另一类建议进行膀胱的功能恢复、重建一定程度的排尿节制、预防下尿路梗阻及膀胱输尿管返流。但对这种先天性异常的治疗,没有一种方法是完全能令人满意的。通过输尿管结肠吻合的尿路转向,可使患者有一定的节制能力,但半数左右的膀胱外翻患者有大便失禁(这种失禁在婴儿时不能估计)。此种术式的远期效果不尽人意,许多患者早期死于感染和并发症。回肠或结肠襻转向是膀胱功能重建的一个改进,因其对肾脏有更好的保护作用,但此方法需要一个外在的收集装置。乙状结肠尿路转向术式在年轻患者中比在老年患者中效果要好。

近几年来,使膀胱外翻患者的"功能恢复"变得流行。这种手术在新生儿时作较为理想。有人建议作双侧髂骨切开使耻骨联合在中线合拢,以减少腹壁缺损,使其闭合简单化,但这并不是必须的,因为外翻的膀胱与腹壁的附着点无任何粘连,而且边缘常常是双层闭合。腹壁逐层缝合,可以提供前壁支持。外生殖器的任何

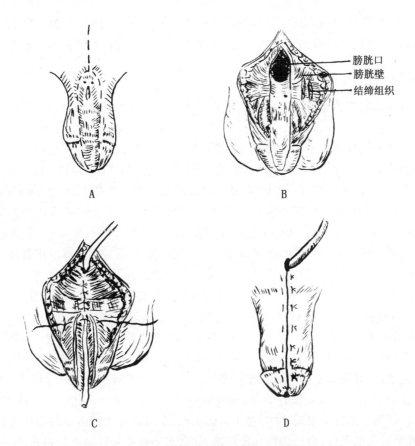

图 49-12　Snyder 完全型尿道上裂手术治疗的第二期手术（仿 Mcchaty，
整形外科学，1979。第一期手术是将阴茎腹侧皮肤移植到阴茎背侧）

A. 皮肤及尿道粘膜切口设计　B. 分离耻骨间韧带　C. 缝合膀胱颈及耻骨间韧带，安放膀胱造瘘管，缝合尿道粘膜　D. 关闭创口

畸形可同时修补，也可二期修补。如腹部缺损较大，可用双侧腹股沟皮瓣转移来修复缺损。

在这些重建膀胱的患者中，膀胱输尿管返流是常见的。在一期修补术或以后的手术中，常需作一个纠正返流的手术。由于膀胱壁的扭曲及粘膜的不规则，较迟作则效果较好。如果期望一期完成，则输尿管的再种植需采用膀胱内加强术。手术后，耻骨上引流需置 6～8 周，以避免因膀胱内压力升高而损伤修补的输尿管。

Snyder 等人报道的一种术式中，建议把乙状结肠襻近端附着于膀胱后壁的远端以作为一个尿容器，保持与正常输尿管膀胱壁的连接，可以降低因返流而引起并发症的可能性，被横切的乙状结肠的远端，可通过正常肛门后的肛门括约肌提供节制。但远期效果并不如所期望的那样满意。在所有膀胱外翻的患者中，自控的程度被认为依赖于患者的性别。在功能恢复术后，男性患者不易自控，女性患者则较好。所有患者常会发展为尿路感染，因此必须用预防尿路感染的抗生素维持。到目前为止，还没有一种治疗膀胱外翻的方法在所有患者中均有效。必须强调的是，保护肾功能是治疗的主要目的，而其他的所有目的都是次要的。

（马奇、陈杭）

第三节　阴茎缺损及阴茎再造

阴茎缺损是由于外伤、肿瘤切除、先天性发育不良等因素所造成，可引起男性蹲位排尿及性功能障碍。尿道口位于阴茎头部的短小阴茎，一般认为阴茎有 3cm 以上的长度，可以满足泌尿及性功能的需要。阴茎缺损需要进行阴茎再造（penis reconstruction），变性手术也需要进行阴茎再造。上海第二医科大学第九人民医院整形外科在三十多年的临床工作中，收治的阴茎缺损阴茎再造者约有 200 例。阴茎再造是整形外科的一项重要手术,包括尿道再造、阴茎体再造及阴茎支撑物的种植等,以制造一个形态与功能类似正常的阴茎。龙道畴设计的阴茎延长术,是短小阴茎再造的又一措施,值得推广(参见本章第四节"阴茎延长术")。

一、历史与现状

阴茎缺损可进行断离阴茎再植或阴茎再造。阴茎再造手术分为传统阴茎再造及现代显微外科阴茎再造两大类。

传统阴茎再造包括利用腹部皮管阴茎再造、腹中部皮瓣阴茎再造、大腿内侧皮管阴茎再造等,这是20世纪40至70年代应用的手术方法。高学书(1989)曾经对阴茎再造进行了历史回顾:Bargoras(1936)用腹部皮管进行阴茎再造,Morales与宋儒耀等(1956)应用大腿斜形皮管进行阴茎再造,Orticochea(1972)应用股薄肌肌皮瓣加对侧腹股沟内翻皮管进行阴茎再造,5次手术,费时两年。传统阴茎再造的方法是一项很复杂的手术,而且需要多次手术,其中每一次手术的失败都可能造成前功尽弃的后果,因此这类手术需要由有经验的整形外科医师来完成。现代显微外科阴茎再造是阴茎再造的新发展。目前可应用显微外科进行的阴茎再造方法有很多,由于显微外科技术的普及,应该说,身体上许多游离皮瓣的供区都可游离移植进行阴茎再造。可以进行游离移植或岛状或轴型移植阴茎再造的皮瓣有:①前臂皮瓣游离移植阴茎再造;②脐旁岛状皮瓣移植阴茎再造;③下腹部岛状皮瓣移植阴茎再造;④髂腹部岛状皮瓣移植阴茎再造;⑤阴股沟皮瓣移植阴茎再造;⑥大腿内侧皮瓣游离或岛状移植阴茎再造;⑦股前外侧岛状皮瓣移植阴茎再造;⑧节段背阔肌肌皮瓣游离移植阴茎再造;⑨阔筋膜张肌肌皮瓣游离移植阴茎再造;⑩上臂外侧皮瓣游离移植阴茎再造;⑪股薄肌肌皮瓣游离移植阴茎再造;⑫腓骨骨皮瓣游离移植阴茎再造等。其中以前6种皮瓣行阴茎再造为最好。这6种皮瓣的阴茎再造都是由中国学者最先报告的,其中包括张涤生、高学书、何清濂、孙广慈、龙道畴、陈守正等。在所有皮瓣游离移植阴茎再造的手术设计中,对于中国人而言,以前臂皮瓣游离移植阴茎再造手术较为典型和适用。而对于前臂毛发多的患者,则应选择其他皮瓣,如脐旁岛状皮瓣移植阴茎再造、下腹部岛状皮瓣移植阴茎再造、髂腹部岛状皮瓣移植阴茎再造、大腿内侧皮瓣游离或岛状移植阴茎再造,以及股前外侧岛状皮瓣移植阴茎再造等,都是良好的选择。

二、阴茎再植

阴茎再植(replantation of penis)是指在阴茎断离早期急诊进行的截断阴茎再植。

(一)适应证

全身状况良好,截断的阴茎头或阴茎体没有严重的挤压伤,受区血管及血管床良好者,可进行阴茎再植。

(二)术前准备

患者全身状况良好,血容量正常,精神状况正常。患者及家属同意并要求进行阴茎再植。停止吸烟。断离阴茎及阴茎残端血管后尿道良好。

(三)麻醉

作连续硬膜外麻醉或气管内插管麻醉。

(四)手术方法与步骤

1.阴茎血管神经解剖,详见本章第四节"阴茎延长术"的"一、阴茎相关解剖"。阴部内动脉、静脉及阴部神经分布于会阴及生殖器,阴部内动脉前行至尿生殖隔后缘时发出会阴动脉和阴茎背动脉。阴茎背动脉行走于阴茎深筋膜与白膜之间,并在尿生殖隔处发出一阴茎深动脉,经阴茎脚进入阴茎海绵体。阴茎背动脉在阴茎体背侧行走于阴茎深筋膜与白膜之间,其深面及浅面有阴茎背浅静脉及阴茎背深静脉,两侧有阴茎背神经(图49-13,参见图49-16)。

2.对断离阴茎进行清创及血管解剖。分离阴茎背动脉、阴茎背浅静脉、阴茎背深静脉、阴茎背神经及尿道。

3.安置导尿管,吻合尿道,吻合口可进行Z成形,防止尿道吻合口狭窄。

4.缝合海绵体、阴茎白膜,使离断阴茎接合。

5.吻合阴茎背动脉、静脉及神经。血管吻合完成后观察再植阴茎血供良好,缝合阴茎白膜及皮肤。

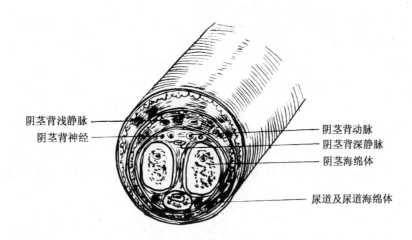

阴茎背浅静脉
阴茎背神经
阴茎背动脉
阴茎背深静脉
阴茎海绵体
尿道及尿道海绵体

图 49-13　阴茎血管神经解剖

6.用松软纱布包扎,阴茎头暴露以便观察血供,阴茎敷料外方用半管状支架包扎。

(五)术后处理

1.同一般显微外科手术处理。常规应用血管活性药物扩张血管,防止血管吻合口栓塞。

2.应用镇静剂及雌激素 1 周,以防止阴茎勃起。

三、前臂皮瓣游离移植阴茎再造

前臂皮瓣游离移植阴茎再造(forearm flap free transfer for the penis reconstruction),包括前臂桡侧皮瓣游离移植阴茎再造和前臂尺侧皮瓣游离移植阴茎再造两类。在这两类皮瓣移植中,尚可包括前臂骨皮瓣游离移植阴茎再造。这是一种手术操作方便、术后形态良好的方法,但是前臂皮瓣远期随访的患者,部分显示阴茎再造皮瓣较薄。

(一)适应证

该法适用于阴茎外伤性次全或全缺损、阴茎严重发育不良而不能进行正常性交者,及变性术阴茎再造等。

(二)术前准备

前臂皮瓣供区皮肤应健康、没有毛发、没有炎症,前臂尺、桡动脉良好,同时进行右季肋部和耻骨区皮肤准备。手术前 1 周禁烟。

(三)麻醉

作臂丛麻醉加胸腰部连续硬膜外麻醉,或气管内插管麻醉。

(四)手术方法与步骤

手术分两组进行。一组切取肋骨、作受区准备,另一组切取前臂皮瓣。

1.尿流改道,耻骨上膀胱造瘘。

2.切取肋软骨　在胸部切取肋骨及肋软骨,长 9.0～10.5cm、宽 1.5cm,备用,作为阴茎支撑物。

3.前臂皮瓣设计　在肱骨外上髁设计点 a、桡动脉与腕横纹交点设计点 b,ab 连线构成前臂皮瓣的纵轴.绘出桡动脉及头静脉的体表标志,阴茎再造的皮瓣设计在纵轴两侧,将桡动脉及头静脉包括在皮瓣之内。

4.阴茎再造皮瓣的设计及阴茎体预制

(1)阴茎再造皮瓣的设计　阴茎再造包括阴茎体再造、尿道再造。将前臂皮瓣分为 3 部分:尺侧部分宽 2.5～3.5cm、长 13～14cm,尺侧部分蒂部最好留有一条贵要静脉,作为尿道再造的皮瓣;桡侧部分宽 10～12cm、长 12～14cm,皮瓣蒂部有桡动脉、桡静脉及头静脉,作为阴茎体再造的皮瓣。桡、尺侧皮瓣之间留有 1cm 宽的去上皮的区,该去上皮区域作为尿道。在受区准备完成后,切下皮瓣制成的阴茎体准备进行移植再造,将其埋入阴茎体内时与阴茎体皮瓣缘缝合。按皮瓣设计线切开皮肤,解剖动脉及静脉,在桡、尺侧皮瓣之间去除 1cm 宽的上皮区域。

(2)阴茎体预制　解剖皮瓣的动静脉蒂,将尺侧皮瓣皮肤向内翻转,制成尿道;将桡侧皮瓣皮肤外翻,使尿道包埋在桡侧皮瓣内,并将肋骨包埋在皮瓣内,制成阴茎体部。前臂创面以游离皮片修复。

5.受区准备 解剖尿道口及前臂皮瓣的移植床,在腹股沟韧带下方股动脉跳动区,解剖股动脉及股静脉的分支。可选用股深动脉,或腹壁浅动脉,或旋髂浅动脉与桡动脉进行端端吻合,或端侧吻合。选用大隐静脉的属支与头静脉、贵要静脉及桡动脉的伴行静脉吻合。从腹股沟韧带下方制造隧道与会阴部相通,作为移植皮瓣血管的隧道。

6.预制阴茎体移植阴茎再造 将前臂皮瓣预制的阴茎体游离移植到会阴部,将皮瓣蒂部的血管通过隧道到达腹股沟韧带下方股动脉跳动区。先进行预制阴茎体与会阴部定位缝合,安插导尿管,再吻合动、静脉,证明血管吻合良好后,吻合尿道,将阴茎支撑物与会阴部组织缝合固定,然后缝合皮肤(图49-14)。

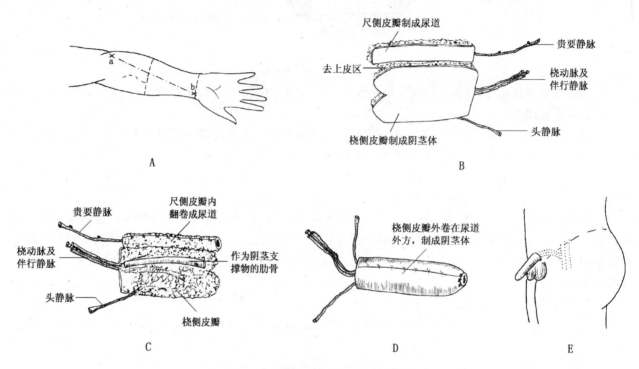

图 49-14 前臂皮瓣游离移植阴茎再造
A.前臂皮瓣设计 B.阴茎再造皮瓣的设计 C.阴茎体预制,尺侧皮瓣皮肤向内翻转,制成尿道,植入阴茎支撑物 D.阴茎体预制准备移植 E.阴茎再造完成

四、其他皮瓣游离移植阴茎再造

其他皮瓣游离移植阴茎再造的方法类同于前臂皮瓣游离移植阴茎再造,即制造一块皮瓣,包括尿道部分、阴茎体部分及皮瓣翻转缝合的去上皮部分,另加支撑物。在尿道再造方面,可利用皮瓣制造,也可利用游离的皮片移植、游离粘膜移植制造尿道。支撑物可采用游离肋骨移植,也可以利用连皮瓣一起移植的带血供髂骨移植,或利用连皮瓣一起移植的带血供腓骨移植等。在身体其他部位游离皮瓣可作为阴茎再造的供区,有的已见文献报道,例如:大腿内侧皮瓣游离移植阴茎再造、阔筋膜张肌肌皮瓣游离移植阴茎再造、上臂外侧皮瓣游离移植阴茎再造、股薄肌肌皮瓣游离移植阴茎再造,以及腓骨骨皮瓣游离移植阴茎再造等。未见文献报道的其他皮瓣也可作为阴茎再造的供区,例如:节段背阔肌肌皮瓣游离移植阴茎再造、胸外侧皮瓣游离移植阴茎再造、侧胸部皮瓣游离移植阴茎再造、小腿内侧皮瓣游离移植阴茎再造,以及节段腹直肌肌皮瓣游离移植阴茎再造等,其原理和方法与前臂皮瓣阴茎再造相似。

五、带蒂岛状皮瓣移植阴茎再造

带蒂岛状皮瓣移植阴茎再造是一良好选择,手术过程中不用吻合血管,更有利于推广应用。它包括下腹部岛状皮瓣移植阴茎再造、脐旁岛状皮瓣移植阴茎再造(参见第八章"肌皮瓣移植"第三节"各种肌皮瓣的移植"的"九、腹直肌肌皮瓣")、髂腹部岛状皮瓣移植阴茎再造、阴股沟皮瓣移植阴茎再造、大腿内侧岛状皮瓣移植阴茎再造,以及股前外侧岛状皮瓣移植阴茎再造等。现以下腹部岛状皮瓣移植及髂腹部岛状皮瓣移植阴茎再造为例介绍如下。

(一)适应证

该法适用于阴茎全缺损或次全缺损,腹壁浅及旋髂浅动、静脉没有损伤,皮瓣供区皮肤健康者。

(二)术前准备

下腹部皮瓣和髂腹部皮瓣供区皮肤应健康、没有炎症。术前用多普勒超声血流仪检查腹壁浅血管状况和旋髂浅动脉状况良好。作右季肋部和耻骨区皮肤准备,宜按照显微外科术前准备。手术前1周禁烟。

(三)麻醉

作胸腰部连续硬膜外麻醉,或气管内插管麻醉。

(四)手术方法与步骤

1.尿流改道,耻骨上膀胱造瘘。

2.切取肋软骨或髂骨　在胸部切取肋骨及肋软骨,长9.0～10.5cm、宽1.5cm,作为阴茎支撑物备用。也可取髂腹股沟皮瓣带血管的髂骨移植(参见第六章"皮瓣移植"第九节"各种皮瓣移植"的"二十一、髂腹股沟皮瓣")。

3.下腹部皮瓣设计或髂腹部皮瓣设计　用美蓝绘出多普勒超声血流仪测定的腹壁浅及旋髂浅动脉的走向,皮瓣设计在血管分布的范围内。皮瓣设计包括4部分,即皮瓣蒂部、尿道部、阴茎体部和去上皮部。皮瓣蒂部设计:于左下腹设计一球拍样皮瓣,球拍柄为蒂部,位于腹股沟韧带下方的股动脉跳动区,作为皮瓣旋转移植的蒂部,内含轴型血管。球拍柄蒂长度以腹股沟韧带股动脉区到会阴部的距离为准,并比该距离长2～3cm,约长10cm、宽3.5～4.0cm。尿道部皮瓣设计:宽3.0～4.0cm、长12～14cm。阴茎体部皮瓣设计:长12～14cm、宽10～12cm。在尿道部皮瓣与阴茎体部皮瓣间有1cm宽的去上皮区域。

4.皮瓣的切取　先在皮瓣设计线内侧切开皮肤,直达腹外斜肌表面,再次证实腹壁血管良好。可按皮瓣设计线切取皮瓣,然后在皮瓣上去上皮,沿皮瓣设计线切开皮瓣,在皮瓣蒂部注意血管分布,防止损伤。当皮瓣从腹部游离而仅有皮肤蒂及广泛筋膜蒂部相连时,检查皮瓣血管及血供良好后准备阴茎体预制。

5.阴茎体预制　将尿道部分皮瓣内翻缝合,卷成尿道,植入阴茎支撑物,将阴茎体部分皮瓣外卷在再造尿道皮瓣外面,完成阴茎体的预制。

6.阴茎再造　在皮瓣预制成阴茎后,于皮瓣蒂部的内侧方作皮肤皮下组织切开,容皮瓣蒂部安放,将预制的阴茎体带蒂转移到会阴部,进行阴茎再造。先作软组织固定,再进行尿道口吻合和支撑物固定,缝合皮肤(图49-15)。腹部供区游离植皮修复。

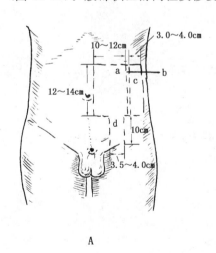 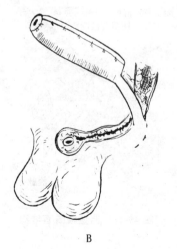 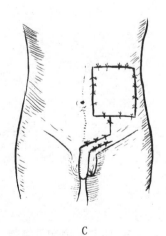

A　　　　　　　　　　　　B　　　　　　　　　　　　C

图49-15　下腹部岛状皮瓣移植阴茎再造

A.皮瓣设计　a.阴茎体部,长12～14cm、宽10～12cm　b.去上皮部,宽1.0cm　c.尿道部,宽3.0～4.0cm、长12～14cm　d.球拍柄为蒂部,约长10cm、宽3.5～4.0cm　B.阴茎体预制准备移植　C.下腹部皮瓣阴茎再造完成术后处理同前臂皮瓣阴茎再造。

髂腹部岛状皮瓣移植阴茎再造的手术设计、步骤及注意事项与下腹部岛状皮瓣移植阴茎再造相类似,只是皮瓣血管借助于旋髂浅及旋髂深血管供血。

(王炜)

第四节　阴茎延长术

一、阴茎相关解剖

(一)阴茎的正常形态和结构

阴茎由 3 个阴茎海绵体组成,根部由两个阴茎海绵体脚将其固定在耻骨弓上,尿道海绵体位于两个阴茎海绵体腹侧。尿道海绵体分为球部、体部及阴茎头部,前端膨大呈蘑菇状物称为阴茎头,后端膨大物为尿道球。男性尿道全长约 18～22cm,分为前列腺部(长约 3cm)、膜部(长约 2cm)、海绵体部(长约 15cm)。尿道海绵体部称为前尿道,尿道在尿生殖隔以上的部分称为后尿道。正常成人阴茎长度(活动部分)于常态下约为4.5～11.0cm,平均长度为 7.1 ± 1.5cm;周径为 5.5～11.0cm,平均周径为 7.8 ± 0.7cm。勃起时长度约为10.7～16.5cm,平均为 13.0 ± 1.3cm;周径为 8.5～13.5cm,平均为 12.2 ± 1.2cm。阴茎的皮下组织疏松、无脂肪,皮肤有很大的伸展性和滑动性。

(二)阴茎白膜和海绵体

3 个海绵体外周分别被一层致密纤维结缔组织包绕而构成白膜。阴茎海绵体白膜较厚,其厚度在 0.5～2.0mm 之间。白膜分两层,表层为纵形胶原纤维,内层为环形弹力纤维,纤维向海绵体内伸入形成间隔。尿道海绵体的白膜较薄且富有弹性。阴茎海绵体内由平滑肌纤维、弹力纤维和自主神经纤维组成许多小梁,围绕成不规则间隙,即窦状隙。阴茎海绵体由小梁及窦状隙组成,外面为致密而坚实的白膜所包裹,每侧海绵体脚附着于耻骨弓的同侧坐骨支,被坐骨海绵体肌所覆盖。尿道海绵体从尿生殖隔下面前行,在腹侧面有球海绵体肌覆盖形成尿道球部(图 49-16)。

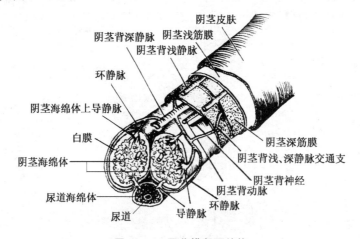

图 49-16　阴茎横断面结构

(三)阴茎筋膜和悬韧带

阴茎的皮下组织为一薄层疏松结缔组织,不含脂肪,含少量平滑肌纤维。紧贴皮肤的称阴茎浅筋膜,该筋膜是腹壁浅筋膜深层的延续。在阴茎浅筋膜与白膜之间有阴茎深筋膜,深筋膜紧贴白膜,并伸入尿道海绵体与阴茎海绵体之间,在前端止于冠状沟,在后部至 3 个海绵体相聚合处逐渐消失,不与其他的深筋膜相续。阴茎背浅静脉在浅深筋膜间走行,阴茎背动脉、神经和阴茎背深静脉位于阴茎深筋膜和白膜之间的阴茎背侧沟

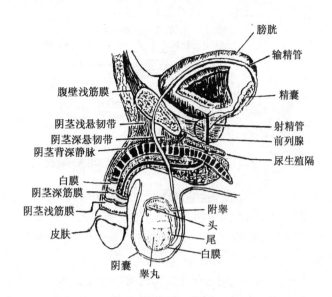

图 49-17　男性外生殖器解剖结构

内。阴茎背侧沟是两阴茎海绵体背侧接合区的凹陷处。阴茎浅深两层筋膜均包绕 3 个海绵体(图 49-17)。

阴茎悬韧带:阴茎除了阴茎脚固定于耻骨弓及同侧坐骨支、球部附着于尿生殖隔下面以外,尚借助阴茎悬韧带固定于耻骨联合及腹白线的下部。阴茎浅悬韧带实际上是阴茎筋膜在耻骨联合处增厚的结果。笔者通过阴茎尸解和 40 例手术时阴茎悬韧带活体组织测量,阴茎浅悬韧带宽 1.2～2.0cm、厚 1.0～1.8cm。距阴茎浅悬韧带深面 1.4～1.8cm,有阴茎深悬韧带呈底朝下的三角形,起自耻骨联合前面下半部,移行于阴茎深筋膜和海绵体白膜。该韧带强韧而短,与阴茎体之间的间距为 0.8～1.3cm,越向深处间距越窄(参见图 49-17)。切断阴茎浅悬韧带后,可使埋藏于耻骨联合前方的海绵体延伸 3～5cm。

(四)阴茎动脉血供

1. 阴茎背浅动脉　为阴部外浅动脉升支的终末支,左右各一支,位于阴茎背面的皮下组织中,主要供血给阴茎皮肤与阴茎背动脉及对侧的背浅动脉,相互之间有吻合支(图 49-18)。

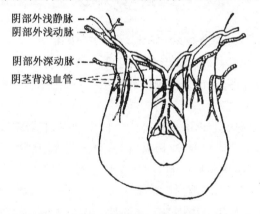

图 49-18　阴茎外浅、深血管

2. 阴茎动脉　髂内动脉的分支阴部内动脉从阴部管穿出,经尿生殖隔分出会阴浅动脉及会阴横动脉。会阴浅动脉分出阴囊后动脉,供应阴囊血运;会阴横动脉向内横至会阴体与对侧横动脉吻合,供血给会阴部附近的组织。阴部内动脉的延续支为阴茎动脉,阴茎动脉发出 4 条终末支,即球动脉、尿道动脉、阴茎海绵体动脉(阴茎深动脉)和阴茎背动脉(图 49-19)。

(1)阴茎背动脉　阴茎动脉在接近耻骨弓处分为阴茎海绵体动脉和阴茎背动脉。阴茎背动脉在阴茎海绵体脚与耻骨联合之间,绕到阴茎背部,在阴茎深静脉的两侧前行至阴茎头,沿途发出小支分布于阴茎皮肤和筋膜,同时发出分支与阴茎海绵体动脉及尿道动脉吻接。

(2)球动脉和尿道动脉　球动脉是一支短而较粗的动脉,供应球部尿道及球海绵体。尿道动脉进入球海

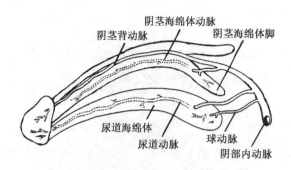

图 49-19　阴茎动脉血供

绵体后,在尿道腹侧走行,终于阴茎头,供血给尿道、球海绵体及阴茎头。

(3)阴茎海绵体动脉　阴茎海绵体动脉从阴茎脚内侧进入海绵体内,经海绵体中央前行达前端,与对侧海绵体动脉、尿道动脉和阴茎背动脉吻合(参见图 49-19)。

海绵体动脉在海绵体内分出微小分支沿小梁行进,其间有吻合支。分支血管为许多迂曲的微动脉,在血管内膜下由结缔组织和平滑肌构成纵行嵴突入管腔,使呈螺旋状,称为螺旋动脉(图 49-20)。

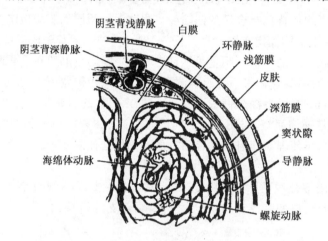

图 49-20　海绵体内血流示意图

螺旋动脉开口于海绵体内的窦状隙,而窦状隙中的血流经导静脉,由多支导静脉出白膜后组成环静脉,两侧环静脉中的血回流至阴茎背深静脉,汇入前列腺静脉丛。另外在螺旋动脉与导静脉之间尚有许多直接的交通支——动静脉短路(图 49-21)。

在动脉小分支的管壁上,有凸向管腔内纵形排列的肌性小隆突,起着瓣膜作用。在隆突内有纵形的平滑肌束,正常时平滑肌呈收缩状态,使小隆突变厚,阻塞管腔,致使流入窦状隙的血量减少。当性冲动时,支配小动脉分支的副交感神经兴奋性增加,平滑肌松弛,动脉管腔开放,大量的血液由海绵体动脉分支直接注入窦状隙,小静脉和动静脉短路同时闭合,窦状隙内的血量大增,海绵体因充血而膨胀,由于海绵体外周有坚韧的白膜限制,不能无限膨大,以致阴茎变粗变硬而勃起。当性兴奋消退时,交感神经兴奋性增加,动脉小分支内的小隆突增厚,分支的螺旋动脉管腔关闭,小静脉和动静脉短路开放,不仅使注入窦状隙的血量减少,而且血量流出增多,从而使窦状隙内的血量减少,阴茎变软恢复至常态。

(五)阴茎静脉系回流

阴茎静脉系起源于由窦状隙形成的微静脉,这些微静脉走行于窦状隙的小梁,在形成导静脉前先形成白膜下静脉丛。导静脉是引流阴茎海绵体的最小静脉,无数导静脉垂直或斜行穿过白膜,数支导静脉汇合成一支环静脉,在阴茎以远 2/3 处出现的环静脉约有 3~10 条,在白膜表面走行,汇入背深静脉。阴茎静脉系回流,可分为浅、中、深 3 层(图 49-22)。

1.表层静脉回流　由数条位于阴茎背侧浅筋膜和深筋膜之间的浅静脉组成,在阴茎根部汇成 1~2 支主干,流入一侧或分别流入两侧的阴部外浅静脉,汇入大隐静脉,也通过阴茎根部以 2~3 支流入腹壁浅静脉。

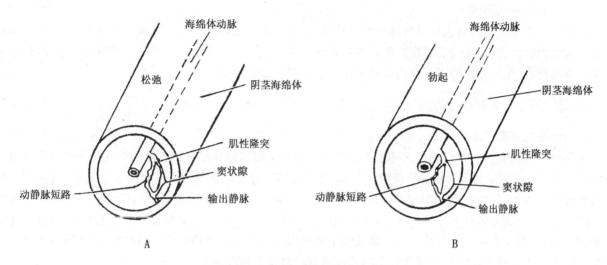

图 49-21　血液动力学勃起示意图
A.阴茎松弛时窦状隙内空虚　B.阴茎勃起时窦状隙内充满血液

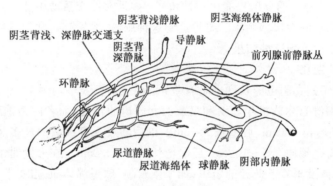

图 49-22　阴茎静脉系回流

2.中层静脉回流　阴茎头的多支小静脉在冠状沟后方形成冠后静脉丛,静脉丛再汇集成 1～2 支形成阴茎背深静脉的起始部,再接收阴茎海绵体血液,至阴茎根部行经阴茎深悬韧带过耻骨弓状韧带进入前列腺静脉丛,最终流入髂内静脉。中层静脉包括阴茎背深静脉和环静脉,接收阴茎头和阴茎海绵体的血液。

3.深层静脉回流　由阴茎近端 1/3 的导静脉汇合形成阴茎海绵体静脉(深静脉),在阴茎脚内侧离开阴茎海绵体形成阴部内静脉的起始部,沿途接收阴茎海绵体脚静脉、环静脉、阴囊静脉及直肠静脉,进入盆腔后汇入髂内静脉。

这 3 层静脉回流,以阴茎背深静脉为轴心,相互间有很多吻合支使血液回流彼此沟通,加上静脉内瓣膜、海绵体内的动静脉短路和窦状隙内的一些特殊装置,在体神经和自主神经的调节下,动静脉间的循环非常完善。

(六)阴茎神经

阴茎根部背外侧的皮肤由髂腹股沟神经分布。阴部神经穿出尿生殖隔后缘分为会阴神经和阴茎背神经。阴茎背神经在尿道海绵体与坐骨海绵体肌之间,上行穿过阴茎深筋膜及深悬韧带到达阴茎背面,在阴茎深筋膜与白膜之间前行,位于阴茎背动脉的外侧走向阴茎头。在行程中分支走向腹侧及阴茎皮肤,支配阴茎皮肤感觉。尿道的神经来自会阴神经的深支,由环部进入,部分神经纤维直接到达阴茎头。在阴茎头皮肤及包皮的真皮乳头层内有触觉小体,其深层及尿道粘膜内有生殖小体,在阴茎头深层和海绵体白膜下有环层小体。所有这些小体均受机体神经和自主神经支配。阴茎勃起时接受来自盆腔丛的副交感神经纤维($S_2 \sim S_4$)支配。此神经丛穿过尿生殖隔至阴茎背侧与阴茎背神经相互吻合,发出小支进入尿道海绵体;大的分支进入阴茎海绵体。当副交感神经受刺激兴奋时,引起螺旋动脉伸展扩张而充血,白膜紧张而使静脉回流淤滞,阴茎便勃起。交感神经兴奋时使血管收缩而中止勃起。球海绵体肌及坐骨海绵体肌受会阴神经支配,当性兴奋时肌肉收缩压迫阴茎静脉回流,对勃起起辅助作用。

（七）阴茎的淋巴回流

阴茎皮下的淋巴管起自包皮内的淋巴毛细管网，伴随阴茎背浅静脉注入腹股沟下浅淋巴结。阴茎头的淋巴管向冠状沟腹侧集合，在包皮系带的两侧构成系带外侧淋巴管丛。此丛发出的淋巴管绕至阴茎背侧，与阴茎背深静脉伴行，至阴茎根部由 3 个途径分别注入腹股沟下深淋巴结。

二、阴茎延长术的性生理基础

（一）女性性兴奋敏感区

女性外生殖器受机体神经和自主神经丛的支配。分布于阴蒂的神经有机体性阴蒂背神经和自主性阴蒂海绵体丛神经。阴唇腹侧部为髂腹股沟神经分布；背侧为阴部神经分支及股后皮神经分支支配。自主神经纤维来自膀胱丛及阴道神经丛，在阴道的子宫阴道神经丛以副交感神经纤维较多；也有交感神经纤维，一部分来自腹下丛，另一部分来自交感丛的骶部。阴道丛分出的纤维分布于阴道中部及上部的阴道壁内，形成神经丛和网状结构，其中有许多小的神经节。阴蒂和小阴唇内含有许多生殖感受器，这种感受器经阴部神经传入脊髓。阴蒂及阴唇的无髓神经纤维分布于阴蒂及阴唇的血管壁和腺体上。

阴蒂、阴唇及阴道口由机体神经支配，为性刺激的高敏感区。自主神经虽然没有定位感觉，但当宫颈和穹隆受刺激时，通过 $S_2 \sim S_4$ 神经丛的反射也能出现性快感。如果在性交活动中能反复从宫颈滑动达穹隆，这无疑对男女双方都是一种强烈的性快感刺激。要想达到这种刺激，除了有正常的性功能外，阴茎的长度在勃起时不得短于 13cm，否则将达不到这种结果。

（二）分娩前后阴道的变化

由于种族的不同，成年妇女阴道的长度也略有差异。阴道前壁长平均为 7～9cm、后壁长 9～12cm。都培玲分别统计了 280 例新疆维吾尔族成年妇女和汉族妇女阴道的长度，前者阴道前壁平均长 10.2cm、后壁长 12.2cm；后者阴道前壁平均长 8.0cm、后壁长 9.5cm。以后随着生育次数的增多及年龄的增长，阴道也随之延伸，每分娩一次，阴道前壁延伸 0.5～1.2cm，后壁增长 1.0～2.0cm。在分娩时由于产道的损伤，常发生阴道及会阴撕裂，累及会阴体及附着于此处的组织（如尿生殖隔、球海绵体肌、肛提肌等）。有时阴道粘膜及皮肤皆无明显撕裂伤，但深部的肌肉、筋膜及神经纤维断裂，阴道及阴道外口的支持组织减弱而松弛，有的须作阴道前后壁修补。因此，已育女性在性交活动中仅刺激阴蒂、阴唇及阴道口，难以达到性满足，而常要求同时配合刺激宫颈和穹隆，才能促进性高潮的到来。在我们已作的阴茎延长的病例中，已育者占 92％，年龄在 30～50 岁。多数患者认为育前性生活尚和谐，但育后则难以使女方达到性满足。

当前国内外某些医生对阴茎延长术（penile elongation）持有不同的观点，他们认为女性性敏感区是阴蒂、阴唇和阴道口，只要上述性器官能受到性刺激就会得到性满足，而与阴茎的粗细长短无关。然而事实并非如此。在笔者 12 年内已作的 1 275 例阴茎延长病例中，有一对夫妻曾结婚 8 年，妻子每年体检处女膜均未破裂，男性阴茎勃起时长和周径仅有 6cm，双方感情甚好，但最终只得痛苦离散。由于阴茎短小，出现夫妻性生活不和谐导致家庭破裂的现象时有发生。当然也不是说阴茎越长越粗越好，超越一定的标准亦可能对女性性器官造成损伤。

（三）阴茎发育障碍的常见因素

1. 小阴茎　妊娠第 6 周开始出现原始性腺，第 8 周原始性腺分化成功能性睾丸，具备了分泌睾酮的能力。性器官进一步分化的方向取决于胎儿在发育过程中有无一定数量的睾酮水平，即便是男胎儿，也必须要有适量的睾酮，才能保证胎儿性器官朝着男性分化发育。如果在胎儿发育过程中（第 12 周前），由于母体服用某些药物或患慢性疾病，可使胎儿性器官发育受到抑制，如原发性曲细精管发育不全征（Klinefelter 综合征）的小阴茎，但这也可能是某种遗传基因的影响，常有一条额外的"X"染色体（47，XXY），其发生率约为男性婴儿的 1/500。这种阴茎在解剖上是正常的，只是阴茎、睾丸都特别小，并伴有不育和性欲低下。睾酮缺乏的患者长期应用睾酮治疗后，可使患者性欲增强、性交能力改善且自信心增强。但在儿童期，如过多地使用雄激素治疗，可引起骨骺过早愈合，甚至影响以后的长骨生长。成年后可行阴茎再造或阴茎延长和加粗手术，以进一步改善性功能。

睾丸女性化综合征是一种胎儿发育障碍罕见的综合征，为男性 46，XY。尽管睾丸分泌睾酮的数量正常，但是因为胎儿的组织细胞对分泌的睾酮不敏感,从而引起男性外生殖器在胎儿期就朝着女性方向发育,形成阴唇、阴道和阴蒂。由于此征的睾丸能分泌正常数量的活性中肾旁管抑制物质,因此,原始的内生殖结构不能形成子宫、宫颈和输卵管,阴道明显缩短,阴道 1/3 的胚胎发育起源于中肾旁管系统。另一方面,因为睾丸分泌的睾酮对任何组织细胞都不能产生相应的激素效应,所以华非氏管系统也同样不能分化发育成正常的男性内生殖器,这种男性胎儿在出生时很像女婴,他们具有一个真正下降不全的功能性睾丸。因此,女婴出现腹股沟肿块时,常常暗示存在着男性女性化综合征的可能,如果能够早期检查性染色体以证实为46,XY,则可确诊为男性女性化综合征。但是,在婴幼儿中常易被漏诊,一般要等到青春期无月经时才能明确诊断。睾丸女性化综合征存在一些体征不严重的亚型,就是家族性缺乏 5α-还原酶,因为 5α-还原酶是睾酮转化成双氢睾酮所必需的一种酶。由于患者一生中都对雄激素不敏感,他们并不出现男性青春期的特征,又因为睾丸分泌的雌激素和体内睾酮代谢转化而来的雌激素共同刺激引起乳房女性化发育,从而形成女性外貌。对这类患者的治疗,不宜进行阴茎延长和加粗手术,因性欲极度低下,也不宜作阴茎再造,应该切除睾丸行阴道再造或阴道延长手术。

2.后天发育迟缓　出生后在性器官发育期间,由于患慢性疾病致全身性营养不良,造成全身发育迟缓,性器官发育也受到抑制,成年后阴茎发育稍差,但功能正常。另一种是肥胖儿童,由于血睾酮含量稍低,阴茎发育迟缓,与同龄儿童相比差异明显。从 13 岁起适当给予小剂量睾酮,提高血睾酮浓度,有利于性器官的发育,与此同时必须节食,并加强身体锻炼以利减肥。成年后若阴茎发育稍差,同时影响夫妻性生活时,可作阴茎延长术。

3.包茎或包皮过长　学龄前儿童仍为包茎或包皮过长时,将阻碍阴茎的正常发育。有些国家将每年的 5 月某日定为"包皮节",凡是年满 5 岁的男孩若有包皮过长症,必须作包皮环切术。据统计,在青壮年阴茎发育不良的 647 例患者中,曾患包茎或包皮过长者 462 例。阴茎的发育分 3 个阶段:胎儿分化发育;出生后至 6 岁为幼儿期发育;6 岁后至 12 岁阴茎发育基本停滞,至 13 岁进入青春期发育阶段,20 岁阴茎发育成熟。家长应密切观察孩子阴茎的发育增长情况,并定期进行测量以作为观察阴茎发育数据的比较。若在 12～18 岁期间,阴茎仍未见正常发育,应适当给予小剂量丙酸睾酮 25～50mg,每周 2 次,每年治疗两个疗程(2 个月),以促进阴茎的发育。若注射两个疗程仍无效时,应检查性染色体、血睾酮、促卵泡成熟素、黄体生成素、24 小时尿 17-酮类固醇及孕三醇的含量,以便排除 Klinefelter 综合征或性别畸形。成年后或阴茎勃起短于 10cm 时,宜行阴茎延长术。

三、阴茎延长术的原理和关键技术

(一)阴茎延长术的原理

通过阴茎尸解可见,当切断阴茎浅悬韧带后可使阴茎延伸 3～5cm(图 49-23)。由于阴茎海绵体脚附着于耻骨弓和同侧的坐骨支,且有坐骨海绵体肌及腱膜覆盖,从而保持了阴茎海绵体脚的稳定性。

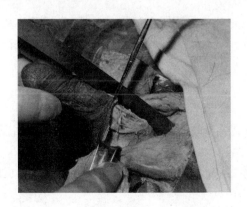

图 49-23　尸解显示阴茎可延长的长度

当阴茎悬韧带被完全切断并分离至耻骨弓处时,原固定于耻骨联合和耻骨下支前方的阴茎段得以游离,从而增加了阴茎体的长度。由于保留了阴茎海绵体脚的完整性,当阴茎体和海绵体脚勃起时,仍能保持阴茎的强度和稳定性。在切断阴茎深悬韧带时可显露阴茎背深静脉,应小心分离避免损伤。如若切断背深静脉,也不会引起阴茎静脉回流障碍,因为还有其他两层静脉系代偿而使血液回流,只是在术后,阴茎冠状沟特别是系带处的皮下组织水肿明显,消肿时间也会更长些,有时长达2~3周。

(二)保持阴茎延长效果的关键技术

曾有于耻骨联合处作"十"或"艹"字形切口,切断阴茎浅悬韧带,在其断端间填塞一块脂肪组织后原位缝合切口。浅悬韧带切断后,由于该处皮肤未延长,韧带断端间距较窄,日后脂肪机化,纤维组织增生,断端重新粘连,这样阴茎延长的长度又恢复至术前的长度。阴茎延长后如何保持已延长的长度,不使韧带切断后的创面再粘连,这是阴茎延长术的关键。目前国内外已逐渐开展这种手术,但疗效不一,差的仅能延长1~2cm,这主要取决于对延长手术机制的理解和采取的相应缝合技巧。浅深悬韧带切断后,将耻骨弓两侧的结缔组织和脂肪组织拉拢缝合衬垫于耻骨弓的最低处,然后将阴茎根部两侧皮肤缝合固定于耻骨弓处的脂肪垫上,以防止韧带切断后的创面再度粘连。术后5天开始将阴茎头向前下方牵拉,开始轻拉,7天后逐渐加重。由于皮肤向深处缝合,术后可见皮肤下凹,但3个月后凹陷消失,变得平整自然,毛发生长后难以看出切口线。

(三)阴茎长度的测定

阴茎延长术前后长度的变化是衡量手术疗效的重要指数。由于常态下阴茎长度受患者精神、体位、室温以及外界环境的影响,而有 $1.1\pm0.5cm$ 的差异,因此,准确测量阴茎的长度应该是以勃起时的长度为准。为减少误差,测量时应注意以下几个方面。

1.反复测量,使患者熟悉环境和适应测量操作,取测量的平均值为所测长度。

2.测量时取站立位,室温在25℃左右。室内不得超过两人,特别要避免异性刺激。

3.测量时以从阴茎根部腹壁反折处至阴茎头尿道外口的长度(过长的包皮不计入数据内)为阴茎长度。

4.固定专人测量,一般应测定手术前后常态下和勃起时两种状态下的长度和周径,以便进行手术前后疗效的对比。

四、手术适应证

1.根据阴道解剖和女性性生理特征及中国成年男子阴茎正常长度测量,常态下为 $7.1\pm1.5cm$,勃起时为 $13.0\pm1.3cm$。若阴茎发育不良,勃起时阴茎长度不足10cm,且不能满足女方性要求者,可作阴茎延长术。

2.阴茎大部分缺损,勃起时长度一般仅为3~5cm,既往常规作阴茎再造术,然而再造的阴茎目前尚无正常的勃起和感觉功能。采用阴茎海绵体延伸术,切断阴茎浅、深悬韧带至耻骨弓处,使埋藏于耻骨联合前方的海绵体成为游离部分,从而增加阴茎的有效长度,再用腹股沟岛状皮瓣修复海绵体被延长后的皮肤缺损创面。这种术式不仅可使阴茎延伸至接近正常的长度,而且具有正常的勃起和感觉功能。

3.小阴茎勃起时,其长度和周径在5~8cm之间,睾丸体积大于6ml时,在作阴茎加粗术的同时作阴茎延长术,有利于阴茎的形态接近正常。

4.先天性阴茎异位畸形,可根据病情采用阴茎延长术,使阴茎延长并复位。

5.对阴茎静脉瘘性阳萎,在作阴茎背深、浅静脉结扎的同时作阴茎延长术,常能取得更好的疗效。

五、手术方法与步骤

(一)阴茎残端延伸法

阴茎大部分损伤后造成阴茎残端瘢痕畸形,为使阴茎残端皮肤延伸、瘢痕松解,可采用阴茎根部皮瓣转移,使阴茎残端延伸。

1.术前设计:于阴茎残端根部作环形切口,基部两侧各设计一方向相反的三角形皮瓣。两个三角皮瓣的面积等于延长阴茎皮肤缺损的范围。

2.阴茎根部作环形切开并松解瘢痕,将阴茎海绵体拉出。

3.切开并分离两侧三角形皮瓣。

4.将两三角瓣分别包绕阴茎海绵体创面,使残端稍有延伸(图49-24)。

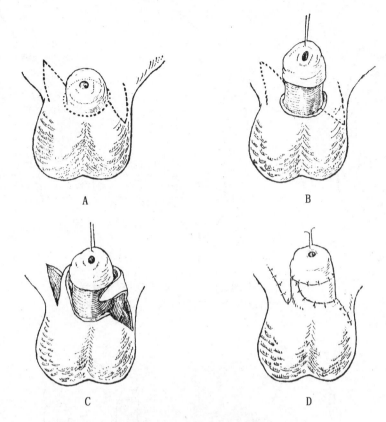

图 49-24　阴茎残端延伸法
A.切口设计　B.延长阴茎根部　C.皮瓣转移　D.缝合皮肤

（二）切断阴茎浅悬韧带脂肪瓣填塞法

1.于阴茎根部作"十"或"卄"字形皮肤切口。

2.分离筋膜，切断阴茎浅悬韧带，取耻骨联合处脂肪瓣填塞浅悬韧带断端间隙，防止切断的韧带再粘连。

3.原位缝合皮肤切口。

（三）耻骨弓前阴茎海绵体延长法

自笔者1984年创立此种术式后，在14年内共作阴茎延长1 200余例，术后阴茎延长3～4cm者占78%。由于手术未涉及阴茎背神经和背动脉，术后未见性功能受损。又因术中结扎部分阴茎背浅静脉，多数患者于术后1年内勃起强度和性功能均有不同程度的增强。在切口设计方面，根据不同患者的情况又进行了多次改进，以尽可能使切口缝合完善。

1.切口设计的改进和完善

（1）于耻骨联合处作"M"形切口，切口行"Y"、"Z"形缝合或"X"形缝合（图49-25）。

（2）于耻骨联合处作倒"V"形切口，倒"Y"形缝合（图49-26）。

（3）于耻骨联合处作双翼"V"形切口，"X"形缝合（图49-27）。

2.手术方法与步骤

（1）按切口设计线切开皮肤，显露阴茎浅悬韧带后，分离韧带两侧的浅筋膜和疏松结缔组织。

（2）切断浅悬韧带，分离至深悬韧带并完全切断，将阴茎海绵体剥离至耻骨弓。在剥离过程中显露阴茎背深静脉，必要时可以切断缝扎。

（3）皮肤切开后，因深悬韧带完全被切断，耻骨弓下留下空虚。将耻骨弓两侧的结缔组织和脂肪组织向中央拉拢缝合，衬垫于耻骨弓的最低处，并将阴茎根部两侧的皮肤缝合固定于耻骨弓处的脂肪垫上。这样不仅可以防止韧带切断后的再度粘连，而且也是延长阴茎的最佳缝合方法。"X"形缝合法，由于切口在阴茎根部，毛发生长后难以看出手术切口线（图49-28，参见图49-27）。

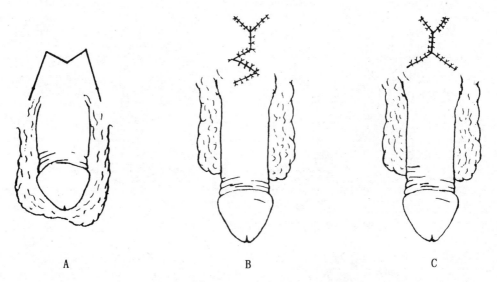

A   B   C

图 49-25 "M"形切口,"Y"、"Z"形或"X"形缝合

A."M"形切口设计　B."Y"、"Z"形缝合　C."X"形缝合

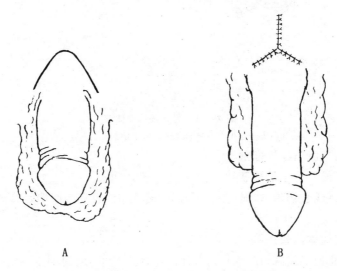

A   B

图 49-26 倒"V"形切口,倒"Y"形缝合

A.倒"V"形切口　B.倒"Y"形缝合

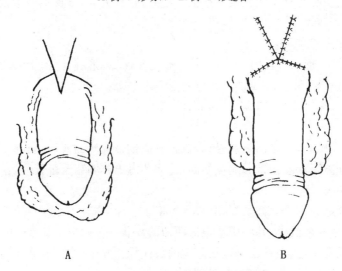

A   B

图 49-27 双翼"V"形切口,"X"形缝合

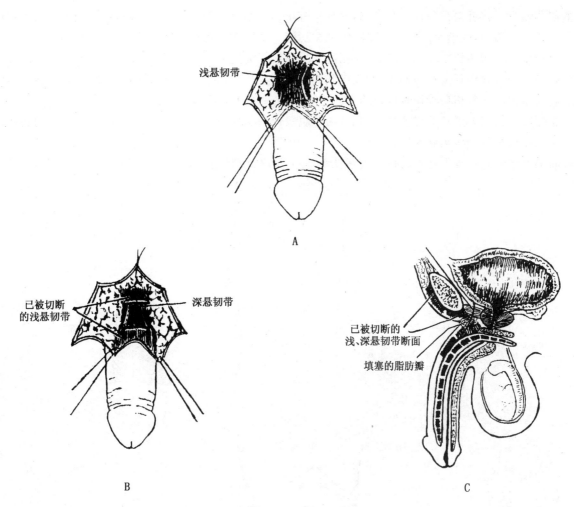

图 49-28　阴茎延长术
A.阴茎浅悬韧带　B.阴茎深悬韧带　C.切口缝合示意图

六、手术并发症的防治

1."M"形切口,行"Y"、"Z"形缝合时,由于"Z"切口在阴茎背根部,少数患者可产生增生性瘢痕,增生瘢痕较硬,偶尔影响性生活。对有瘢痕增生倾向者或切口炎症易引起切口瘢痕增生者应及时处理,或选择其他方法缝合切口(如"X"缝合法)。

2.倒"V"形切口,由于"∧"三角瓣为逆行三角瓣,如三角瓣设计过长,长宽比例超过 1.5∶1 时,偶尔会发生三角瓣尖端缺血性坏死。若坏死面积未超过 $1.0cm^2$,可通过换药令其愈合,否则宜作清创缝合或用阴囊上部带蒂皮瓣转位,修复坏死组织缺损创面。为防止三角瓣尖端坏死,三角瓣尖端应修剪成钝圆形;"∧"形两边不宜太宽,最好不超过阴茎外侧 1.0cm,尽可能避免误伤阴部外浅动脉至阴茎皮肤的分支。三角瓣的脂肪太厚时,可修剪部分脂肪,但不宜超过浅筋膜。另外,在三角瓣尖端缝合后置入一小橡皮片,以引流韧带切断分离之组织渗液,可以避免产生分离腔隙积液而增加三角瓣张力,影响其血供。至于三角瓣上的毛发,一般不影响日后的性生活,若有碍其形态美,可用去毛机除去。

七、用阴茎延长术修复阴茎大部分缺损或小阴茎畸形

(一)阴茎大部分缺损的修复

因阴茎烧伤或外伤性离断或阴茎癌作阴茎大部分切除后,可造成阴茎大部分缺损。一般残留阴茎常态下长 1.5~3.0cm,勃起时长 3.0~6.0cm。既往对大部分缺损阴茎是通过阴茎再造来完善其功能的,然而再造的阴茎目前尚无完好的勃起功能。采用阴茎海绵体延长术,可使大部分缺损阴茎的海绵体延长 6~8cm,并使

短缺的阴茎恢复至接近正常的长度和形态,而且具有正常的勃起功能。手术半年后,由于阴茎海绵体神经末梢爬行生长至皮瓣内,逐渐恢复了阴茎皮肤的感觉功能。术后能进行正常性生活,不需行阴茎再造。

1.术前常态下阴茎长 1.5～3.0cm。在相当于阴茎冠状沟处作一环形切口,保留阴茎前端皮肤。

2.按切口设计线切开皮肤与筋膜,近段皮肤回缩至阴茎根部,切断阴茎浅、深悬韧带,显露阴茎背神经和血管。将阴茎前端皮肤切口缘作真皮内缝合固定于阴茎深筋膜,以免皮肤向阴茎尖端滑移。

3.根据阴茎海绵体延长后皮肤缺损创面,切取腹股沟岛状皮瓣。若腹壁脂肪太厚,可用阴股沟岛状皮瓣或阴囊带蒂皮瓣修复阴茎皮肤缺损面。

4.将岛状皮瓣通过皮下隧道转位于阴茎根部,修复阴茎皮肤缺损创面(图 49-29)。

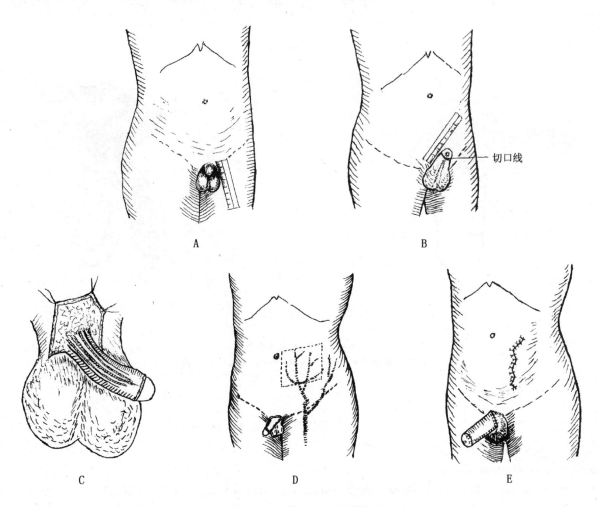

图 49-29 皮瓣移植阴茎延长术
A.术前 B.手术切口设计 C.阴茎浅、深悬韧带切断后,分离出耻骨弓前海绵体,使
阴茎游离段延长 D.切取腹股沟岛状皮瓣 E.用岛状皮瓣修复阴茎皮肤缺损创面

(二)小阴茎的整复治疗

既往小阴茎的治疗常常采用阴茎再造来完善其功能。由于小阴茎发育程度的不同,应尽可能改变这种治疗方法。用阴茎延长和加粗替代部分阴茎再造,可使延长和加粗的阴茎更趋于正常,且有良好的勃起和感觉功能。但不是所有的小阴茎都能行阴茎延长和加粗术,阴茎勃起的长度和周径在 5～10cm 时适合于这种手术,小于 5cm 者仍应行阴茎再造术。

1.在阴茎延长术完成后,同时用腹股沟去上皮岛状瓣或阴股沟去上皮岛状瓣衬垫于阴茎皮下加粗阴茎。这种术式适用于阴茎勃起时长度和周径在 5～8cm 者。

2.阴茎勃起时长度和周径小于正常但在 8cm 以上者,在作阴茎延长后,同时可用阴囊纵隔真皮瓣行阴茎加粗,或于阴茎皮下移植脂肪细胞加粗阴茎。

八、术前准备与术后处理

(一)术前准备

由于阴囊皱褶密集又邻近肛门,容易被肠道菌污染,加之会阴部组织汗腺多,比较湿润,有利于细菌繁殖生长,因此,作会阴部手术时应重视术前准备。术前两天每晚洗澡并清洗外阴;术前1日剃毛,并用1∶2 000的苯扎溴铵液或洁尔阴液坐浴,清洗外阴部,以尽可能减少外阴部的细菌量。与此同时,必须对患者及其家属交待术中和术后可能发生的事情以及相关知识,特别是要解除患者心理上的自卑和压抑情绪,使其密切配合治疗,早日康复。

(二)术后处理

手术切口在阴茎根部,术中切断了部分阴茎背浅静脉和部分淋巴管,有的甚至切断了背深静脉,造成部分淋巴液回流和部分静脉血回流受阻,常出现包皮水肿,特别是腹侧系带处水肿最为明显,因此,术后应尽可能平卧,以便于阴茎静脉血及淋巴液回流,促进水肿消退,也可用弹力绷带包扎阴茎,减轻阴茎水肿。若出现三角瓣尖端皮肤坏死,应将切口的血痂用过氧化氢溶液、抗生素盐水清洗后,换药使其愈合。

第五节　阴道缺损、闭锁与阴道再造

一、阴道发育异常

(一)先天性无阴道

在人体胚胎发育过程中,无论男性或女性,都有中肾管和中肾旁管两对纵形管道。中肾旁管的头段纵列部分衍化为输卵管;中段的横列部分衍化为子宫底和体部;尾段的纵列部分衍化为子宫颈及阴道上段。两侧合并的中肾旁管的最尾端在尿生殖窦背面相伸展接触,于胚胎第3个月时突起成中肾旁结节,两侧中肾旁结节相连通形成阴道下段。先天性无阴道(congenital absence of the vagina)系阴道上段发育异常,即双侧中肾旁管会合后未向尾端伸展所致。其发病率约为1/5 000。尿道与直肠间无空隙,两者之间仅有些疏松组织,有些患者于阴道口处仅有一浅的凹陷,系泌尿生殖窦所演变的部分阴道,多数无子宫,或只有始基子宫,偶尔亦有子宫或残角子宫,而卵巢一般发育正常,第二性征良好。

(二)阴道闭锁

阴道闭锁(obliteration of the vagina)系胚胎发育期间双侧中肾旁管会合后的尾端与尿生殖窦相接处发育停滞未贯通所致。根据闭锁程度可分为两型。

1. 完全阴道闭锁　阴道管腔完全闭锁,子宫及卵巢发育不良,无生殖功能,须作阴道再造术。

2. 部分阴道闭锁　系双侧中肾旁管最下端会合后未贯通,仅阴道下段闭锁,上段为正常阴道,子宫、卵巢发育良好,功能正常。一般在月经初潮后出现周期性下腹痛,肛诊可触及因积血所形成的包块。治疗亦宜行部分阴道再造术。

(三)阴道狭窄

阴道狭窄可分为先天性阴道狭窄和后天性阴道狭窄两种。先天性阴道狭窄系两中肾旁管会合后最下端仅部分贯通所致。后天性阴道狭窄多发生于严重创伤之后,如骨盆骨折所致的复合性损伤、产伤、肿瘤切除后的放疗性损伤、阴道手术后增生瘢痕牵缩等。阴道狭窄者,经血可流出,但阴道壁僵硬,放置窥阴器和性交困难。可根据不同病情分别予以治疗。

1. 阴道模具扩张法　适用于轻度瘢痕牵缩者。阴道再造术后在阴道置入硅胶模具,可预防其挛缩。增生性瘢痕在模具的持续压力作用下,胶原排列逐渐被拉长而与皮肤平行,顺应性增加,阴道粘膜或皮肤弹性增加,并逐渐扩张,以达到恢复性交及经血流畅的目的。

2. Z成形术　适用于阴道口蹼状瘢痕,通过多个Z改形可扩大阴道外口。

3.瘢痕切除 瘢痕增生明显,为局限性瘢痕硬块,瘢痕切除后可用小阴唇皮瓣、阴股沟皮瓣进行修复。

4.阴道再造 若为严重瘢痕挛缩,应在瘢痕切除后作阴道再造术。

二、阴道再造术

(一)阴道再造的历史回顾

Snegurireff 于 1904 年首先采用一段小肠或结肠襻进行阴道再造。由于肠襻的分泌物给患者带来很多不便,目前已较少应用。Mclndone 于 1938 年用皮片移植行阴道再造,由于皮片收缩,常须较长期放置阴道模具。1956 年,Apuct 用羊膜移植替代皮片行阴道再造,所形成的阴道腔富有弹性且湿润,术后阴道壁挛缩明显,亦须长期放置模具。为避免长期配戴模具的痛苦,采用皮瓣作腔壁衬里,较符合生理上的要求。Frank (1927)用大腿皮瓣植入,行阴道再造;Brady(1945)用会阴皮瓣再造阴道后壁、小阴唇皮瓣重建前壁和侧壁;宋儒耀(1963)应用两侧阴唇瓣再造阴道;McCraw(1976)用股薄肌皮瓣转位再造阴道;黄文义(1984)用小阴唇皮瓣辅以皮片移植再造阴道;陈宗基(1986)用下腹壁皮瓣再造阴道;何清濂(1990)用阴股沟皮瓣再造阴道;熊世文(1991)用腹壁下动脉带上腹岛状皮瓣再造阴道,都取得了较满意的疗效。

(二)适应证

1.先天性无阴道或阴道闭锁。

2.男性假两性畸形。

3.睾丸女性化综合征。

4.变性手术。

(三)术前准备

1.术前按肠道手术准备。

2.手术前日进流质饮食并备皮,手术前晚和术晨作清洁灌肠。

3.术前 3 日每天清洁会阴皮肤。

4.手术前日服广谱抗生素。

(四)术后处理

1.术后留置 Foley 氏导尿管 1~2 周。

2.进流质饮食 3 日,后改为无渣半流质饮食。

3.阴道内填塞的碘仿纱布于术后 10~18 天取出,并更换敷料,待皮片或皮瓣完全成活后拆线清洗阴道,放置阴道模具。必要时需配戴阴道模具 6~12 个月直至结婚。

(五)手术方法与步骤

1.阴道腔穴成形术

(1)将小阴唇缝合固定于大阴唇皮肤,以便显露外阴前庭,插入导尿管,于处女膜痕迹中心处作"X"形切口。

(2)术者左手示指伸入直肠内作引导,以防止分离形成阴道过程中穿破直肠。

(3)液压法造穴:右手持硬膜外穿刺针呈水平方向进入 4~6cm,再沿直肠生理弧度稍向下方深入 10~12cm,拔出针芯,回抽无血、无尿、无气后,注入肾上腺素生理盐水溶液约 200ml。

(4)液压可使直肠前间隙的结缔组织分离,边注液边退针,拔针后用两示指伸入腔隙继续扩大腔穴,以能容纳三指为宜。对少数扩穴有困难的病例,须切断部分肛提肌束才能扩大腔穴。对阴道下 1/3 侧壁的子宫动脉阴道支,在分离腔穴的过程中,若能明显触及且妨碍分离腔穴时,则宜切断缝扎。

2.皮片移植阴道成形术

(1)于再造阴道腔穴内填塞纱布条压迫止血。将腹部切取的厚中厚皮片〔约(10~12)cm×(10~14)cm〕用肠线或可吸收线反缝于干纱布卷柱上。将已包裹皮肤的纱布卷塞入已形成阴道的腔穴内。

(2)将已形成的阴道口与植入皮片外缘缝合,然后在阴道口外加压包扎固定。2 周后拆包观察阴道内皮片成活情况,若移植皮片已成活,为防止阴道腔穴挛缩,术后应于阴道内放置阴道模具。由于皮片移植挛缩快,甚至在 1 年后仍见挛缩,因此放置阴道模具的时间至少应在 1 年以上;或在婚前 3 个月行阴道再造术,以缩短阴道模具的置放时间(图 49-30)。

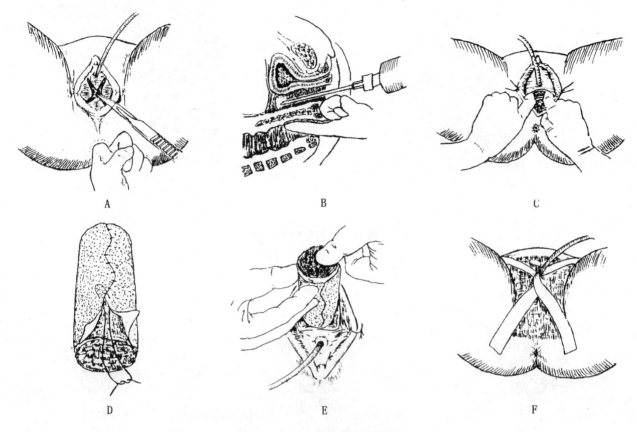

图 49-30　皮片移植阴道成形术

A. 切口设计,示指作引导,切开前庭　B. 液压法造穴　C. 双指扩大阴道腔穴

D、E. 将包裹皮片的纱布卷塞入阴道腔穴中　F. 皮片移植后加压包扎固定

3. 腹膜移植阴道成形术　腹膜具有分泌粘液的功能,有助于进行性生活。其不足之处是:术后阴道腔穴易挛缩,所以必须长期置放阴道模具直至结婚。手术步骤如下。

(1)从耻骨上切口进入腹腔,于盆腔正中偏直肠侧的横形腹膜皱襞上缘,将腹膜切开 4～6cm,将腹膜提起,与膀胱、直肠、两侧盆腔组织作钝性分离,形成一筒状腹膜腔穴,并游离盆底腹膜,以能牵拉到阴道口为度。另外在膀胱、直肠间反折处,切开盆底腹膜皱襞,使其与阴道腔穴相通,并将筒状腹膜牵引至阴道腔穴中。

(2)将筒状腹膜缘与阴道口皮肤对应间断缝合。在筒穴腹膜顶端,用肠线将直肠前方、膀胱后方及两侧盆腔腹膜缝合,其外加固缝合一层封闭腹膜,以防肠疝。阴道内置抗生素纱布卷填塞,缝合小阴唇以防纱布卷脱出(图 49-31)。

4. 小阴唇-前庭三瓣法阴道成形术　即应用双侧小阴唇皮瓣及前庭皮瓣移植进行阴道再造。

(1)手术设计 3 个皮瓣,即两侧小阴唇皮瓣和前庭后皮瓣。

(2)先切开掀起前庭后皮瓣,然后在前庭部作"X"形切口,经液压法及双示指分离出阴道腔穴,用盐水纱条填塞阴道腔穴压迫止血。

(3)按设计线切开双侧小阴唇,直达阴道腔穴口,阴道口处为皮瓣远端,阴唇外侧为皮瓣蒂部。

(4)自皮瓣远端在阴唇内外两面的转折处展平,形成小阴唇瓣。

(5)将形成的 3 个皮瓣缝合成袋状。

(6)将袋状皮瓣内翻送入已形成的阴道腔穴内,填塞纱布条或碘仿纱条,填塞压力不能过大,以皮瓣创面与阴道腔穴面贴合为宜(图 49-32)。

阴唇瓣法只适用于小阴唇发育较大的患者,特别适合于阴唇肥大者;对于小阴唇发育欠佳者不适用。

5. 阴股沟皮瓣阴道成形　即应用阴股沟皮瓣带蒂移植进行阴道再造。阴股沟区的上界为腹股沟,下界为臀股沟,内侧为会阴,外侧为股内侧皱襞,即阴囊或阴唇外侧至股内侧的无毛区称为阴股沟区。其血供主要来

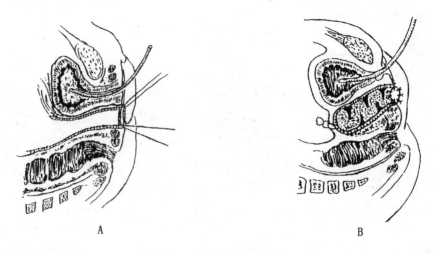

图 49-31　腹膜移植阴道成形
A.将腹膜引入阴道腔穴中　B.封闭阴道顶

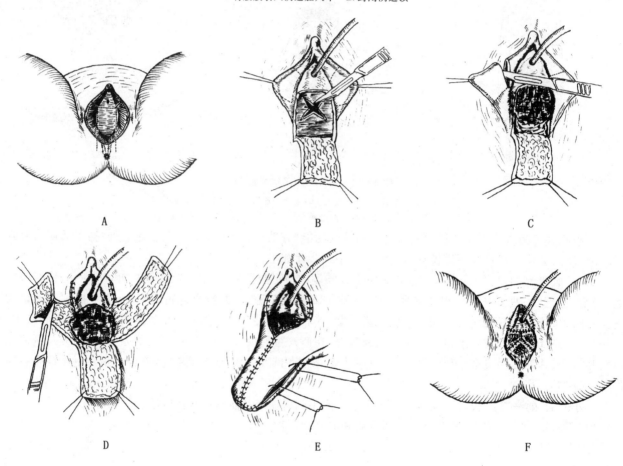

图 49-32　小阴唇-前庭三瓣法阴道成形
A.皮瓣设计　B.掀起前庭后皮瓣　C.切开阴唇皮瓣　D.分离阴唇皮瓣
E.将三瓣缝合成袋状　F.袋状皮瓣内翻送入阴道腔穴中,成形阴道

自阴部外浅动脉的降支和阴唇后动脉、会阴横动脉相互间的吻合支。采用阴股沟皮瓣行阴道再造时,其血管蒂为阴唇后动脉和会阴横动脉。阴唇后动脉外径为 1.0～1.5mm,在大阴唇后端沿途发出 2～4 个分支至皮肤。大多数动脉分支有静脉伴行。

(1)皮瓣设计:阴唇后动脉的体表投影线是从耻骨联合与耻骨结节连线的中点,到肛门中央与坐骨结节点连线的中点,连接两线中点,连线中上 2/3 即为阴唇后动脉的体表投影线。用多普勒超声血流仪探测皮支的浅出点,以此为中轴设计一蒂在下方的皮瓣,每侧皮瓣长 10～12cm、宽 6～8cm,皮瓣蒂部连接 3cm 的皮下组织蒂。

（2）按设计线切开皮肤，并在蒂部切除三角形上皮，露出 3cm 长的皮下组织蒂。

（3）在深筋膜下自上而下作蒂部分离，形成包括阴唇后动、静脉及会阴神经分支的皮下蒂岛状皮瓣。在大阴唇下端由外侧皮下向内侧分离，形成可容纳皮下蒂通过的阴唇下隧道。两侧皮瓣通过阴唇皮下隧道转移至阴道口。

（4）两皮瓣皮面朝内边缘互相对合，用可吸收缝线或 6-0 尼龙线间断缝合皮瓣边缘形成袋状。

（5）从阴道腔穴中取出纱布条，将袋状皮瓣内翻送入阴道腔穴中，使皮瓣组织面与腔穴组织面相互紧贴而成为阴道。

（6）两蒂部 a、b、a′、b′ 4 个三角瓣与"X"切口形成的 4 个三角瓣交叉相对合，形成 b、b′ 及 a、a′。用可吸收线或肠线间断缝合成 4 个锯齿状，以防止阴道口环形狭窄。阴道内用碘仿纱条填塞，阴道口缝合数针，行包裹式包扎，使阴道内置敷料不脱出。皮瓣供区创面直接缝合。创面愈合后，其切口瘢痕与阴股沟皱襞相重合，难以看出切口瘢痕，不会对外阴形态有大的影响（图 49-33）。

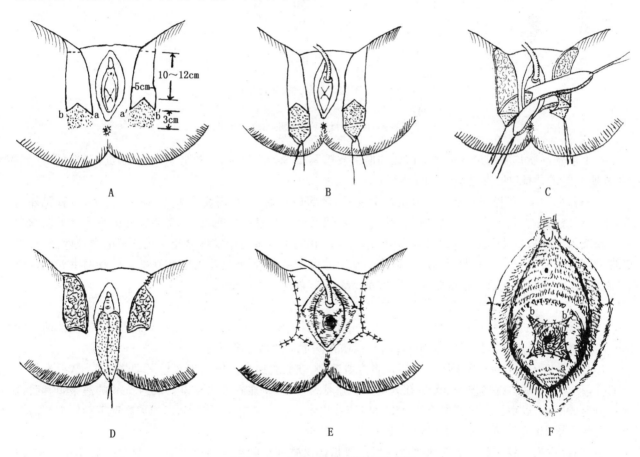

图 49-33 阴股沟岛状皮瓣阴道成形

A.皮瓣设计 B.按设计线切除上皮 C.皮瓣通过皮下隧道转移至阴道口 D.将皮瓣翻卷缝合成袋状
E.将袋状皮瓣内翻送入腔穴中成形阴道 F.4 个三角瓣交叉对应缝合，形成不易挛缩的阴道口

6.下腹壁皮瓣阴道成形术 即应用下腹壁皮瓣带蒂移植进行阴道再造。腹壁浅动脉起始于股动脉与腹股沟韧带交点下约 1.5cm，向上越过腹股沟韧带，上行分为内侧支朝向脐部，外侧支与旋髂浅动脉分支吻接。

（1）皮瓣设计：从腹股沟韧带与股动脉交点处向上方 9～10cm，设计长 8～10cm、宽 10～11cm 的菱形皮瓣。皮瓣底边有 9～10cm 长的筋膜血管蒂，蒂愈宽血供愈佳。在皮瓣远端同时设计一个 3cm 半径的圆形皮瓣，以此瓣封闭阴道顶端。

（2）按设计线从深筋膜下切取皮瓣，皮面朝里，将皮瓣缝合成管状，皮瓣底边与半圆形皮瓣缘对拢缝合，封闭阴道顶端以成盲端。

(3)在腹壁皮瓣蒂部的内侧,将腹股沟韧带附着在耻骨结节处的纤维作部分切断,沿耻骨结节及其上支内侧面向阴道方向作钝性分离,形成能容皮管通过的隧道。将预制的皮管引进隧道,再经阴道腔穴引至阴道外口,皮下蒂留在隧道内。经检查确定皮管进入阴道腔穴的方位合适、蒂无扭转或过紧。将蒂部组织(避开血管)与耻骨膜或韧带边缘缝合固定数针,以避免蒂部组织受重力牵拉而过紧。切断的部分韧带原位缝合。皮管口边缘与阴道口创缘缝合,阴道内置碘仿纱条,并作阴道口对应缝合固定,防止内置敷料脱出(图 49-34)。

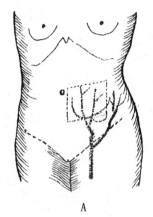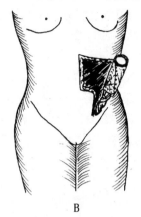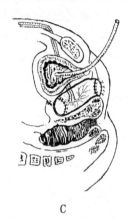

图 49-34 下腹壁岛状皮瓣阴道成形
A.皮瓣设计　B.将皮瓣翻卷缝合成管状并封闭阴道顶端
C.将管状皮瓣通过耻骨后隧道转移至阴道腔穴中成形阴道

7.上腹壁岛状皮瓣阴道成形术　即应用脐旁皮瓣移植进行阴道再造(参见第八章"肌皮瓣移植"第三节"各种肌皮瓣的移植"的"九、腹直肌肌皮瓣")。

(1)解剖基础　腹壁下动脉自髂外动脉起始后,经腹股沟韧带中、内交界处,斜向内上抵达腹直肌外侧缘,于半环线的前方进入腹直肌鞘,向上走行于腹直肌后鞘与腹直肌之间,在平脐部有分支与腹壁上动脉吻合。腹壁下动脉从始发部至入肌点的间距为 10.8mm,在向上行走途中发出分支穿过前鞘的内外两侧,在深筋膜下层与来自 7～12 肋的肋间动脉和腹壁上动脉的属支吻合,再通过浅筋膜和真皮下血管网供养上腹部和腹外侧皮肤。腹壁下动脉起始部外径为 2.36mm,伴行静脉为 2.5mm。

(2)皮瓣设计　于腹壁一侧画出腹直肌体表投影线,于脐上 2cm 旁开 2cm 设计长 8～10cm、宽 10～11cm 的皮瓣。在皮瓣下缘内侧设计长 2cm、宽 3cm 的半圆形皮瓣,用以封闭阴道顶部。皮瓣上缘设计两个宽 3cm 的等边三角形皮瓣,用以深入阴道口缝合,以防止阴道口挛缩狭窄。

(3)岛状皮瓣形成　经腹直肌切口切开腹直肌前鞘,在腹直肌后方解剖出腹壁下动静脉主干,沿血管主干上行,延长腹部切口抵达皮瓣下缘。在分离形成血管蒂时,应将血管入肌点以上长约 5cm 的一条腹直肌包含在内形成肌袖,以免损伤血管主干及分支。然后,按皮瓣设计线自上而下掀起,形成以腹壁下动脉为蒂的上腹壁岛状皮瓣,并将其翻卷缝合成筒状。

(4)阴道成形　将筒状皮瓣和血管蒂通过耻骨后隧道转移至阴道腔中形成阴道,封闭阴道顶和腹膜,同时将皮瓣缘与腔穴口缝合形成阴道口(图 49-35)。

8.股薄肌肌皮瓣阴道成形术

(1)股薄肌呈长带状,起于耻骨结节和耻骨下支,止于胫骨粗隆内侧面。肌皮瓣血管为股深动脉分支及伴行静脉,距耻骨结节下约 8cm,支配皮瓣的神经为闭孔神经前支。

(2)皮瓣设计:患者取仰卧、供区大腿外展外旋位,先画出耻骨结节至胫骨粗隆内侧面的连线,在耻骨结节下 4cm 处设计与连线平行的皮瓣,长为 16～18cm、宽 6～7cm,两侧股部相同。

(3)按设计线切口皮肤掀起皮瓣,分离出股深动脉分支及血管神经蒂。

(4)分离皮下隧道至腔穴口,将岛状肌皮瓣通过皮下隧道转移至阴道腔穴口,并翻卷缝合成管状。

(5)将管状肌皮瓣内翻送入腔穴中,并与腔穴口缝合,成形阴道(图 49-36)。

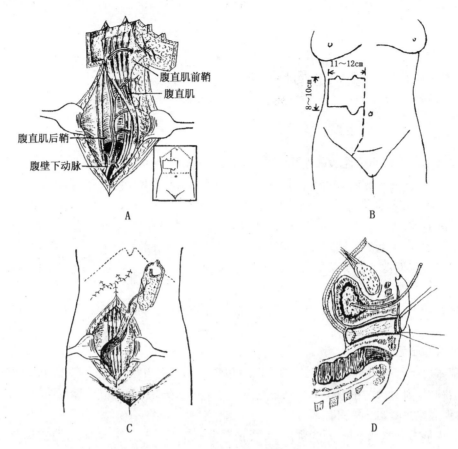

图 49-35　上腹壁岛状皮瓣阴道成形

A.腹壁下动脉走向　B.皮瓣设计　C.将岛状瓣翻卷缝合成筒状　D.阴道成形并封闭阴道顶

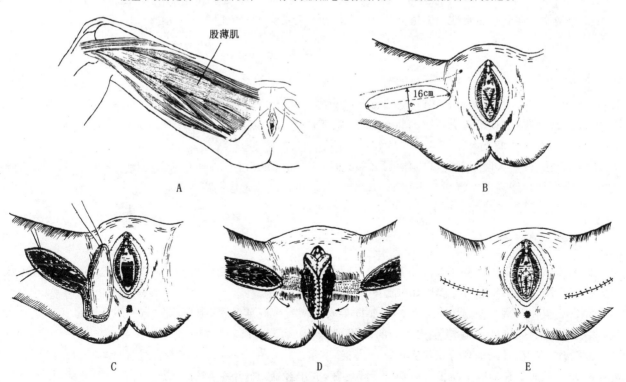

图 49-36　股薄肌肌皮瓣阴道成形

A.股薄肌肌皮瓣解剖结构　B.皮瓣设计　C.掀起股薄肌肌皮瓣

D.皮瓣转移至腔穴口,并翻卷缝合成管状　E.管状皮瓣内翻,成形阴道

第六节 女性外阴畸形及阴道损伤的整复

一、阴蒂肥大

阴蒂肥大在确诊前必须与男性假两性畸形(有睾丸组织,性染色体为 XY,性染色质为阴性;阴茎女性化似肥大之阴蒂,大阴唇皮肤有皱褶如阴囊,阴道深浅不一、有盲端,无女性内生殖器官)及女性假两性畸形(有卵巢组织,性染色体为 XX,性染色质为阳性;阴道狭小,有男性体征,如阴蒂肥大、肌肉发达、有喉结、皮肤粗糙、男性面容、上唇有须、无月经等)相鉴别。阴蒂肥大常与遗传基因有关,由胚胎发育期在遗传基因控制下生殖结节发育异常所致;后天获得性则常与内分泌紊乱有关,即雄性激素相对增高。一旦性别确诊为属女性或男性性腺和性器官发育不良且长期以女性生活者,可按女性治疗。对肥大的阴蒂宜行部分阴蒂切除术。

(一)术前准备

手术不应在月经期或妊娠期进行。术前 3 天每晚清洗外阴,手术前日剃除阴蒂周围阴毛并服用甲硝唑(灭滴灵)片。

(二)手术方法与步骤

1.阴蒂切除术 于局麻下将阴蒂牵引,切开阴蒂包皮并分离阴蒂海绵体,从阴蒂根部切断,创面直接缝合。由于阴蒂的神经、血管及大部分海绵体均已切除,术后阴蒂的性刺激反应敏感度明显降低,影响性快感。虽然手术简单,但会给患者造成终身痛苦。

2.阴蒂阴唇成形术 取截石位,行局部麻醉,于阴蒂背侧皮肤作"工"字形切口。将皮瓣向两侧剥离,显露阴蒂背神经和血管,分离阴蒂背侧神经血管束。切除肥大的阴蒂海绵体,并楔形切除肥大的阴蒂头部,以缩小阴蒂。缝合阴蒂头楔形创面,并将阴蒂头缝合固定于阴蒂根部,阴蒂皮肤自身折叠,缝合形成部分小阴唇。这样不仅形成了正常形态的女性外生殖器,同时还保留了阴蒂头性的敏感度(图 49-37)。

二、小阴唇肥大

小阴唇位于尿道外口及阴道外口的两侧,具有保持阴道口湿润、防止外来污染、维持阴道自净的作用。小阴唇的正常宽度一般为 1.5～2.0cm。立位时两侧小阴唇贴拢于两侧大阴唇之间,微微显露。若小阴唇肥厚或肥大,外露甚为明显,超出大阴唇在 1.0cm 以上,行走时阴唇摩擦不适,影响尿流或尿流方向,甚至影响性生活时,可考虑作阴唇缩小术。

手术方法:两侧大阴唇并拢,以两阴唇缘接近的高度为基线,在小阴唇上画出高出大阴唇 0.5cm 的平行切口线,内侧切口线高于外侧切口线 0.5～1.0cm,致使切口线位于小阴唇外侧。

术后创缘暴露,切口外涂抗生素软膏,以保持外阴洁净干燥。

三、处女膜闭锁

1.临床表现 青春期女子月经不来潮,并有周期性下腹痛,下腹正中可触及包块,阴道积血过多时可压迫尿道及直肠。会阴检查可见膨胀而鼓起的处女膜,呈紫蓝色。

2.发病机制 因生殖道上皮增生的下界即处女膜褶发育旺盛,使阴道口不能与外阴前庭贯通而呈闭锁状态。于处女膜膨隆处穿刺,若抽出不凝的褐色或黑红色血液便可确诊。

3.治疗 如在月经来潮后发现症状,应行急诊手术治疗,放出经血。治疗不宜过晚,以免造成宫腔积血,甚至输卵管积血。在局麻下将处女膜作"X"形切开,放出经血,剪除多余粘膜,使处女膜呈圆环状,慎勿损伤尿道口。潴留之经血要尽量排出并保持切口通畅,以免引起继发感染。术中不作双合诊,以免增加感染机会及使经血倒流或输卵管血肿破裂。

术后应用抗生素,保持外阴清洁,进流质饮食 3～5 天,减少大便次数,以防止污染伤口。

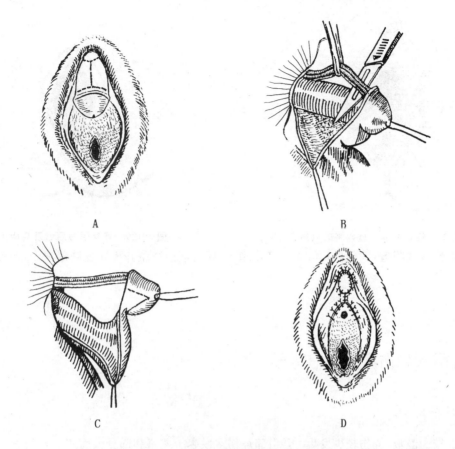

A　　　　　　　　　　　　　　　　　B

C　　　　　　　　　　　　　　　　　D

图 49-37　阴蒂阴唇成形术（阴蒂肥大缩小术）

A.阴蒂背侧作"工"字形皮肤切口　B.剥离出神经血管束,拟切除阴蒂海绵体　C.缩小阴蒂　D.阴蒂阴唇成形

四、处女膜破裂

未婚女性处女膜意外破裂,本人迫切希望通过手术修复者,可行处女膜修复术。性交引起的处女膜破裂而未生育者,多位于 4 点和 8 点处;外伤导致的处女膜破裂多不规则。

手术不应在月经期及妊娠期施行。术前 2 日每天冲洗阴道。

手术方法:取截石位,于局麻下用小剪刀剪除破裂的处女膜缘,形成新的创面。用 5-0 肠线或 8-0 尼龙线在手术放大镜下进行缝合,处女膜孔以能通过一小指尖为度。处女膜破裂较重者,宜剥离阴道口两侧的部分粘膜,以便将处女膜向阴道口中心拉拢缝合,中心留处女膜孔。创面暴露,外涂抗生素药膏以预防感染。

五、阴道松弛

阴道与肛门由肛门括约肌、肛提肌和球海绵体肌呈"8"字形环绕,这些肌肉可维持肛门及阴道的收缩作用。由于分娩或外伤,可使这些肌肉撕裂或变薄,致使阴道收缩力下降、性快感减弱。

阴道外 1/3 段及阴道口周围粘膜集中了丰富的感觉神经末梢,而阴道外 1/3 段的肌肉对阴茎围裹作用较强,所以阴道紧缩术应侧重阴道外 1/3 肌肉的修复。

手术不应在月经期及妊娠期施行。术前 3 日每天冲洗阴道,并按肠道手术准备,以防损伤肠道而造成严重污染。

手术方法:取截石位,于 6 点处作一菱形切口,远端达阴道中段。切除一块菱形阴道粘膜和裂伤的部分会阴部瘢痕皮肤,分离出断裂的肛提肌、球海绵体肌。缝合撕裂的肌肉,恢复这些肌肉的收缩力,同时缝合阴道后壁肌层组织(图 49-38)。若肛门括约肌也见部分断裂,亦应重新拉紧缝合,同时缝合撕裂的会阴后联合,以增加阴道口的紧缚力(图 49-39)。

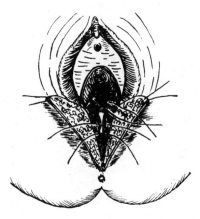

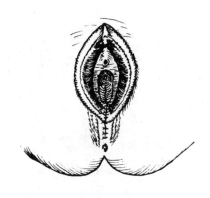

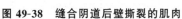

图 49-38　缝合阴道后壁撕裂的肌肉　　　　　　　　　　图 49-39　修复阴道后壁及会阴后联合

术毕用抗生素冲洗阴道,并用碘仿纱条填塞阴道。1周后取出纱条并拆除皮肤缝线。保持会阴部清洁,禁止性生活两个月。

第七节　会阴部烧伤瘢痕挛缩畸形

一、特点与分类

由于会阴部较为隐蔽,烧伤较少发生。会阴部烧伤多发生于儿童和部分大面积烧伤的成人患者。其发生率约占烧伤瘢痕畸形总数的 1.5%～2.6%。

会阴部皮肤松软、凹凸不平,毛囊和汗腺较为丰富,烧伤后容易发生瘢痕挛缩畸形,造成肛周组织及外生殖器畸形,影响大小便的排泄和性功能。严重烧伤瘢痕挛缩畸形患者,两下肢不能外展及蹲坐。根据瘢痕挛缩程度和范围的不同,可分为以下两种类型。

(一)周围型

瘢痕主要累及会阴周围、大腿内侧、臀部和阴阜等处。少数患者累及骶尾纵沟,影响排便,有的表现为外生殖器移位畸形。该型会阴中央常保留有较正常的皮肤,可发生会阴前后横蹼,使会阴部形成一喇叭口形,造成外生殖器或肛门假性闭锁,给女性患者月经的卫生处理带来不便和痛苦。

(二)中心型

中心型瘢痕挛缩畸形多因烧伤源直接烧伤会阴部所致,常造成肛门或外生殖器开口的闭锁或缺损。特别是由于高压电或放射性损伤时,多伤及深部组织,瘢痕形成或组织缺损较为严重。一般会阴部烧伤累及范围较广,但多限于皮肤损伤,修复亦较容易。若为会阴后区严重烧伤,常可发生肛门瘢痕性狭窄,并常伴有臀部骶尾纵沟、大腿后内侧蹼状瘢痕挛缩畸形。女性外生殖器由于部位特殊,一般烧伤时,发生瘢痕挛缩仅限于阴道前庭区,常因瘢痕牵引而变形,很少引起瘢痕性阴道狭窄,偶尔发生大、小阴唇粘连,形成假性阴道闭锁。

二、治疗原则与方法

(一)治疗原则

治疗会阴部瘢痕的目的是松解瘢痕,矫正肛门及外生殖器畸形或缺损,恢复外生殖器的正常位置,恢复大小便排泄和性功能,解除患者肉体上和精神上的痛苦。

(二)术前准备

由于瘢痕凹凸不平,污垢易沉积于凹陷缝隙处,一般难以清除干净,宜在术前 2 日用微型耳匙逐一刮出,并以乙醇清洗干净。

对于全身营养不良的患者,应待改善其全身情况后方可进行会阴部切瘢修复术。术中应备血。手术时于瘢痕下注射肾上腺素盐水液,以减少术中渗血。

若排尿不畅,术后宜留置导尿管,防止术后尿液污染手术野和敷料。特别是女性患者,应留置导尿管1~2周。

大便排泄不畅者,术前须作肠道准备。术前3天进无渣饮食。服用新霉素、庆大霉素或卡那霉素、灭滴灵片。手术前晚及术晨作清洁灌肠,以期达到术后5~7天不排便的目的。

(三)手术方法与步骤

由于瘢痕挛缩程度、范围及引起器官移位的不同,治疗方法也因人而异,但原则上均应以手术切除瘢痕并彻底松解挛缩后,使器官复位为目的。创面的处理应根据不同情况,采用皮片移植或局部皮瓣转位修复。

1.蹼状瘢痕的整复 在会阴前或会阴后缘形成的萎缩性蹼状瘢痕,影响两腿分开时,可行五瓣成形及Z成形术矫正。

2.皮片移植法 用于广泛瘢痕挛缩切除后的创面修复。瘢痕切除后允分松解受牵拉的组织,使移位器官复位,采用中厚皮片分区移植于创面,打包加压固定,术毕用蛙式石膏固定(图49-40)。

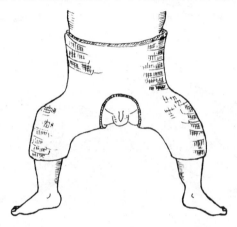

图 49-40 会阴部植皮术后蛙式石膏固定

3.阴股沟皮瓣转位修复法 阴股沟区的主要血供来自阴部外浅动脉的降支和阴唇后动脉及会阴横动脉,其间相互有吻合支吻接。上蒂阴股沟皮瓣以阴部外浅动脉降支为蒂;下蒂阴股沟皮瓣以阴唇后动脉及会阴横动脉为蒂(图49-41)。

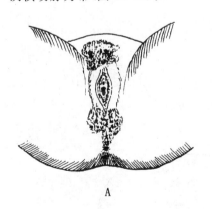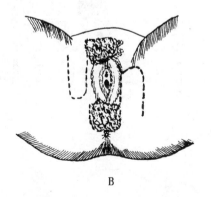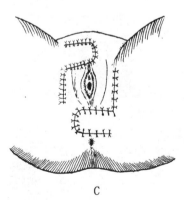

A B C

图 49-41 阴股沟皮瓣修复法
A.术前 B.皮瓣设计 C.手术结束

4.腹股沟岛状皮瓣法 阴茎皮肤及阴茎背根部周围的增生性瘢痕,当瘢痕切除后,若用皮片移植,日后可出现皮片收缩而影响阴茎的勃起功能。由于皮瓣弹性好,只有用皮瓣修复阴茎皮肤缺损创面,才有利于恢复阴茎的勃起功能。当阴茎大部分被烧毁时,可通过阴茎海绵体延伸术使其延长5~8cm,阴茎海绵体皮肤缺损创面可用腹股沟岛状瓣修复,此法常能使延长的阴茎具有正常的勃起和感觉功能。

5.双大腿内侧旋转皮瓣法 女性外生殖器烧伤后形成增生性瘢痕,使外生殖器变形,有的可引起尿道或阴道口狭窄。瘢痕切除后,用双侧大腿内侧旋转皮瓣修复,能较好地解决尿道和阴道口狭窄问题(图49-42)。

　　6.肛门瘢痕性狭窄的修复　肛门烧伤后瘢痕狭窄,可分为假性肛门狭窄和真性肛门狭窄,其主要症状为排便困难,多伴有周围型或会阴前区的中央型瘢痕挛缩畸形。肛门管口周围尚残存正常皮肤者为假性肛门狭窄,用钡剂或碘油经瘢痕狭窄孔注入肛管内进行X线造影,可见狭窄口与管口间尚有一憩室。若无憩室存在,则为真性肛门狭窄。采用"八"字形皮瓣转位修复肛门狭窄,或"八"字皮瓣加皮片移植,常能取得较好的疗效(图49-43)。

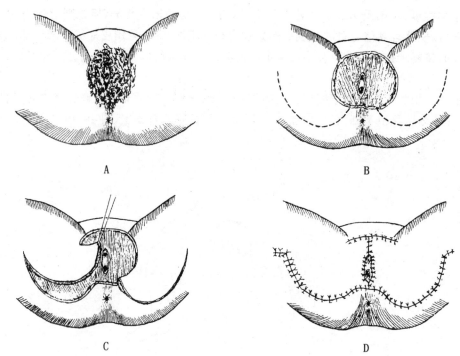

图 49-42　双大腿内侧旋转皮瓣法
A.术前　B.皮瓣设计　C.皮瓣移植　D.手术完成

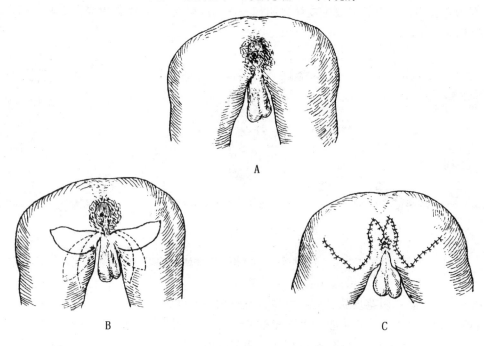

图 49-43　"八"字形皮瓣转位修复肛门狭窄
A.术前　B.皮瓣设计　C.手术完成

（四）术后处理

术后处理甚为重要,关系到手术的成败。其重点是便后清洗,保持外阴洁净,防止敷料潮湿和创面感染,作蛙式石膏固定,争取皮片或皮瓣全部成活。具体措施如下。

1.两大腿外展 60°,用蛙式石膏固定,术后处于俯卧位,以便肛门清洁与护理。

2.术前清洁灌肠,术后进无渣流质饮食 7～10 天,并内服鸦片酊控制大便,10 天后内服液体石蜡通便。

3.常规留置导尿管,有助于防止敷料潮湿,避免感染。男性患者置管 3～5 天,女性患者置管 10～14 天。

4.预防性应用抗生素 5～7 天。

第八节　先天性直肠肛门发育畸形与肛门失禁

一、先天性直肠肛门发育畸形

先天性肛门闭锁(congenital imperforate anus)属先天性直肠肛门发育畸形的一部分。因为除肛门闭锁外,尚有直肠阴道瘘、直肠尿道瘘或直肠膀胱瘘等先天性发育畸形,因此泛指先天性直肠肛门发育畸形为妥。其发病率在新生儿中为 1/5 000～1/1 500,占消化道畸形的第一位。一般男婴较女婴稍多。

（一）胚胎学基础

胚胎在第 4 周时,泄殖腔开始分成两部分:背侧部形成直肠,腹侧部为尿生殖窦,其间为尿直肠隔。从第 5 周开始,外胚层的原肛发育形成肛凹,肛凹向体内延伸与直肠相遇,其间有一膜状隔称为肛膜。胚胎第 8 周时肛膜破裂,原肛与直肠肛门贯通,即形成正常的直肠与肛管。

泄殖腔尿生殖隔发育不全,未能将直肠与尿生殖窦完全分隔,则导致直肠与尿生殖系之间各种瘘管的形成。尿生殖窦与直肠间相通的泄殖管前部已闭合,而后部向下伸展,形成直肠会阴瘘。在女性,内生殖器官由中肾旁管沿尿生殖窦后壁向下发展,可形成直肠阴道瘘、直肠舟状窝瘘或直肠会阴瘘。

在先天性直肠肛门畸形病例中,约 40% 伴有其他器官发育畸形,特别是泌尿系的伴随畸形较为多发,在术前应仔细作全身检查。

（二）病理分类

先天性直肠肛门发育畸形的分类方法很多,现就其简便的分类方法分述如下。

1.单纯直肠肛门闭锁型

（1）直肠肛管狭窄　发生于肛门及肛门以上 1～4cm(图 49-44)。

（2）肛门膜状闭锁　该型较少见,治疗也较简单(图 49-45)。

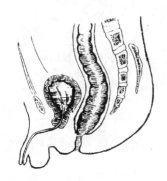

图 49-44　直肠肛管狭窄(仿张涤生,
辛时林等,整形外科手术图谱,1997)

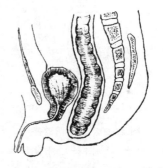

图 49-45　肛门膜状闭锁

（3）直肠肛管闭锁　此型较多见,闭锁厚度常在 2～4cm(图 49-46)。

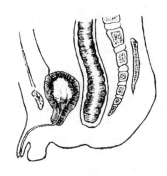

图 49-46 直肠肛管闭锁

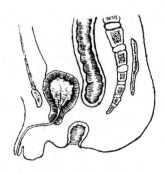

图 49-47 直肠下端闭锁

(4)直肠下端闭锁 肛管肛门良好,仅直肠下端闭锁(图 49-47)。

2.男性直肠瘘型

(1)直肠膀胱瘘 瘘口常开口于膀胱三角区(图 49-48)。

(2)直肠尿道瘘 瘘口常开口于尿道膜部或尿道前列腺部(图 49-49)。

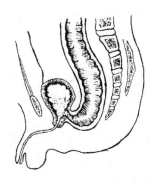

图 49-48 直肠膀胱瘘

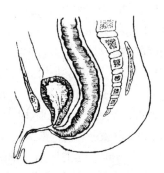

图 49-49 直肠尿道瘘

(3)直肠会阴瘘 瘘口位于会阴阴囊的后基部。

3.女性直肠瘘型

(1)直肠阴道瘘 瘘口开口于阴道后壁(图 49-50)。

(2)直肠舟状窝瘘 瘘口开口于舟状窝处(图 49-51)。

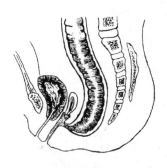

图 49-50 直肠阴道瘘

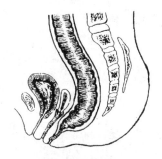

图 49-51 直肠舟状窝瘘

(3)直肠会阴瘘 瘘口开口于阴唇系带至肛门凹陷之间。

(三)临床表现与诊断

先天性直肠肛门发育畸形的种类很多,其临床表现不一,出现时间也不同。主要表现包括以下几个方面。

1.无肛门或肛门位置异常,或肛门外口狭小。

2.肛门完全闭锁者,出生后即有急性肠梗阻表现,出现呕吐,呕吐物含有胆汁或胎粪样物,生后 24 小时不排便。若为直肠肛门狭窄或合并各种类型瘘者,生后不一定出现肠梗阻症状,而在几周、数月甚至几年后出现排便困难、便条很细、腹胀,在左下腹可触及大团粪块,继而出现慢性肠梗阻症状。

3.女孩的直肠肛门瘘多为阴道瘘,瘘口常开口于阴道后穹隆部,合并尿道瘘的非常罕见。并发膀胱尿道瘘的几乎都见于男孩。从尿道外口排气和排粪是直肠泌尿系瘘的主要症状。膀胱瘘时因胎粪进入膀胱与尿混合,患儿在排尿的全过程中呈绿色尿,压迫膀胱区时则见胎粪和气体排出更多,不排尿时,由于膀胱括约肌的控制,无气体排出。直肠尿道瘘时,仅在排尿开始时排出少量胎粪,不与尿混合,而后的尿液则是透明的。

4.用最小号金属尿管或探针沿尿道后壁缓缓插入,通过瘘管进入直肠,用手指触摸肛门部可触及探针的尖端,大致明确瘘道的走行、长度和宽度,并可粗略估计直肠盲端与皮肤的距离。

5.X线片显示膀胱内有气体或液平面时可确诊为直肠膀胱瘘。直肠肛门狭窄为罕见畸形,瘘道造影可明确诊断。Wan-Gensteen 和 Rice(1930)设计了倒位摄片法诊断直肠肛门畸形。摄片前患儿保持头低卧位10分钟,并用手轻柔地按压腹部,使气体充入直肠,在肛门位置皮肤上贴一金属标记,倒置1~2分钟后摄正、侧位片。直肠气体阴影与金属标记间的距离为直肠肛门闭锁的高度。

(四)治疗

对先天性直肠肛门畸形,应根据其类型及直肠末端的高度而采用不同的治疗方法。

1.直肠肛管狭窄扩张法　用特制的金属扩张器或子宫口扩张器,反复扩张狭窄部,每日1次,留置15分钟,逐日改为隔日1次或每周2次。一般持续扩张6个月,直至能通过示指为度。

如扩张法扩肛效果不佳时,可将肛门狭窄环作放射状切开1cm,并分离少许直肠粘膜层。将粘膜与切口的肛缘横形缝合,必要时可切开多处,但勿损伤肛门括约肌。

2.肛门膜状闭锁切开法

(1)患者取截石位,于肛膜处作"十"字形切口,切口两端勿超过括约肌边缘,以免损伤肛门括约肌。

(2)肛膜切开后,待有胎粪涌出后,用止血钳扩张分离,然后用手指扩张(图 49-52)。

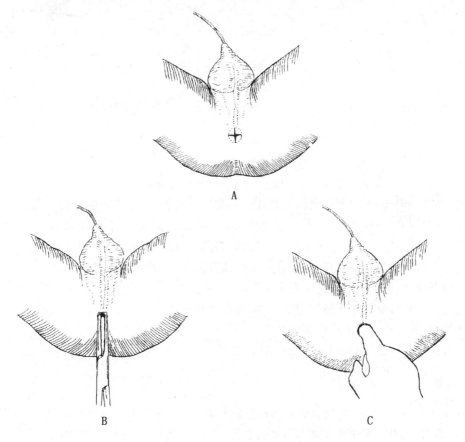

A

B　　　　　　　　　　　　　　C

图 49-52　肛门膜状闭锁切开法

A.肛膜处作"十"字形切口　B.用止血钳扩张分离切口　C.用手指扩张肛口

3.会阴肛门成形法 　本术式适用于直肠盲端距会阴皮肤在 2cm 以内的肛门闭锁。

(1)于肛门中心处作 6 个三角瓣切口。

(2)分离肛提肌和外括约肌直达直肠盲端,充分分离直肠壁。

(3)用肠线间断缝合直肠前方的肛提肌和外括约肌,缝合时应穿过直肠前壁浆肌层,并于显露的直肠盲端作 6 瓣切口,放尽胎粪,作皮肤及直肠末端粘膜仔细缝合(图 49-53)。

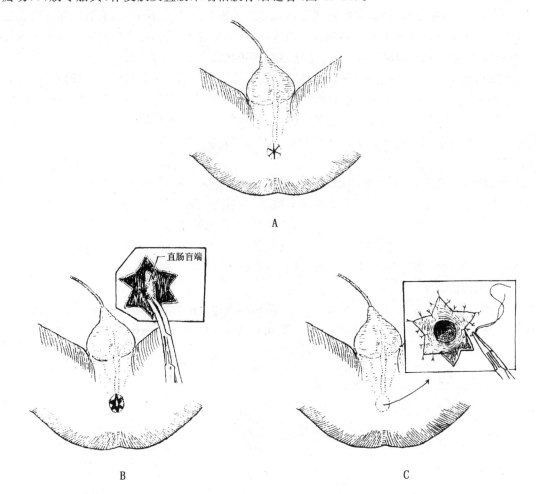

图 49-53　会阴肛门成形法
A.于肛门中心作 6 瓣切口　B、C.分离出直肠盲端并与皮肤缝合

对肛门闭锁伴有会阴瘘者,沿瘘孔两侧及后缘半环形切开皮肤,于其中点向后延长切开 1.5～2.0cm,充分分离直肠后壁及两侧壁,前壁不分离,剪除已剥离的瘘口边缘,与皮肤切缘缝合。

4.直肠瘘管移位肛门成形法 　适用于直肠会阴瘘、直肠舟状窝瘘和低位直肠阴道瘘。

(1)于肛门中心处作六角形皮肤切口,并分离肛提肌和括约肌,直达直肠盲端。

(2)沿瘘口切开皮肤,使其与周围组织分离。

(3)从肛门切口处通过肛提肌下隧道钳夹瘘管,使瘘管从肛门切口处拉出。

(4)切除瘘管口,将瘘管口与六角形皮肤缝合。

(5)分层缝合原瘘管转位后的创面(图 49-54)。

二、肛门失禁

肛门失禁(anal incontinence)是指肛管失去括约肌控制功能,粪便不自主地从肛门流出,终日污染衣裤,妨碍工作和社会活动,给患者带来极大的身心痛苦。

正常的排便机制:当粪便积聚于乙状结肠内,便刺激结肠产生自律收缩,将粪便推入直肠,刺激直肠感觉神经,反射性产生便意。在神经支配下,肛门括约肌松弛,直肠及结肠收缩,粪便排出。在成人,有时虽有便意,

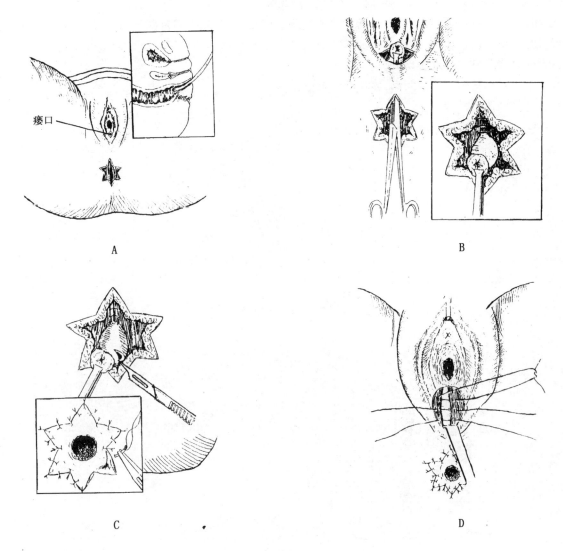

瘘口

A

B

C

D

图 49-54　直肠瘘管移位肛门成形术
A. 于肛门处作六角形切口　B. 将瘘管从肛门切口处拉出
C. 瘘管复位后与六角形皮肤缝合　D. 修复原瘘管转位后的创面

但无排便条件时,大脑皮层抑制排便中枢,肛门括约肌收缩力增强,乙状结肠舒张,直肠内粪便退回乙状结肠,于是便意消失。肛门外括约肌具有自主地控制肛门的作用,直肠肛门环能有效地关闭肛门,加上肛提肌的收缩,能有效地控制排便,因此,破坏排便反射过程中某一环节(如肛门括约肌损伤)的任何原因,均可导致肛门失禁。

(一)病因

1. 先天性肛门内括约肌缺如、外括约肌发育不良,以致直肠肛门环失去收缩力,可导致肛门失禁。在会阴肛门成形术中,将直肠下拉时未通过耻骨直肠环或手术中损伤括约肌,也会造成肛门失禁。

若发生先天性腰骶裂并发腰骶神经缺如,无排便反射,括约肌呈无神经支配的松弛状态时,也会发生肛门失禁。

2. 肛门括约肌损伤,如直肠肛门手术、产伤、车祸外伤,或肛门局部感染形成瘢痕等,均会影响括约肌收缩功能。年迈体弱,以致括约肌收缩乏力,也可出现肛门失禁。

(二)治疗

重建肛门括约肌功能是治疗肛门失禁的关键。根据肛门失禁的病因和程度,应选用不同的治疗方法。在术前应作肛诊或内窥镜检查,以了解肛门失禁的程度和病因。术前按肠道手术进行准备,手术前日及术晨清洁灌肠。

常用的手术方法如下。

1.**断裂肛门括约肌修复术** 因肛门括约肌或直肠肛门环受损,其受损范围不超过周径 1/3 者,可行肌肉断端瘢痕切除,肌肉断端缝接,以恢复括约肌功能。

(1)患侧肛旁作"W"形皮肤切口。

(2)解剖出受损括约肌的两断端,并切除瘢痕组织。

(3)缝合括约肌两断端。

(4)切除肛周皮肤瘢痕,分层缝合切口组织(图 49-55)。

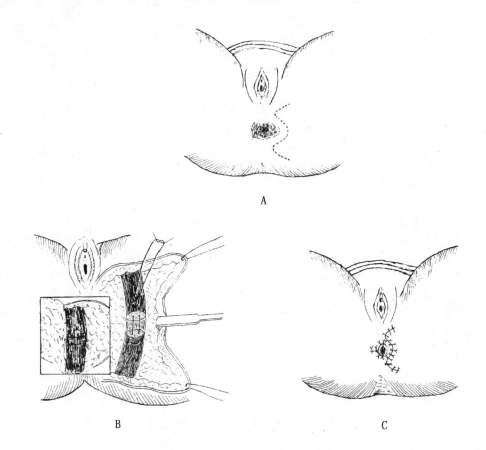

图 49-55 断裂肛门括约肌修复术
A.肛旁作"W"形皮肤切口 B.缝合括约肌两断端
C.切除肛周皮肤瘢痕,分层缝合切口组织

2.**肛门括约肌紧缩** 肛门括约肌没有断裂,但因括约肌松弛,收缩力减弱,可致肛门失禁。对女性患者,可在肛门前作半圆形切口,显露括约肌,将肌肉折叠缝合,其折叠的长度以缝合后肛门可通过一小指为度。对男性患者,则取肛门后切口行括约肌折叠缝合。

3.**股薄肌肌瓣转位行肛门括约肌成形术** 适用于肛门括约肌广泛性缺损,或因神经损伤引起括约肌功能丧失而致的肛门失禁。

(1)显露股薄肌,该肌起始于耻骨结节及其下支的闭孔前缘,止于胫骨粗隆内侧。肌肉营养血管为股深动脉分支及伴行静脉。

(2)于股薄肌表面作 3 条皮肤切口。

(3)股薄肌肌瓣切取后,在直肠肛门皮下隧道环绕一周。

(4)股薄肌肌腱绕直肠肛门一周后,缝合固定于对侧坐骨结节及肛提肌上(图 49-56)。

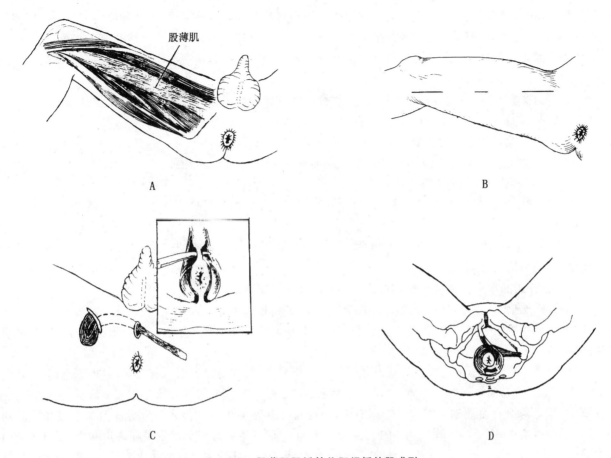

图 49-56　股薄肌肌瓣转位肛门括约肌成形
A.股薄肌示意　B.股薄肌皮肤切口设计　C.股薄肌肌瓣环绕直肠肛门
一周　D.股薄肌肌腱缝合固定于对侧坐骨结节上,完成括约肌成形术

（龙道畴）

第九节　尿道狭窄、尿瘘及阴道直肠瘘

一、尿道狭窄

尿道狭窄是比较常见的疾病之一,多见于男性,青壮年居多,女性发病率在 3% 左右。

（一）应用解剖

1. 男性尿道　男性尿道从膀胱颈内口至阴茎头的尿道外口,长约 16 - 22cm,在松弛状态下呈"S"形曲折,尿道内腔平时呈闭合裂隙状,成人可通过 16～24F 的尿道扩张器。尿道全长分为 3 部分。

（1）前列腺部　长约 3cm,自膀胱颈内口穿过前列腺达尿生殖隔上筋膜(三角韧带),管腔呈梭形,是尿道最宽的部分,周径约 4.5cm,内腔底部有一纺锤样隆起称为精阜,前列腺管、射精管均开口于精阜。精阜远近端粘膜形成的皱襞叫尿道嵴。

（2）膜部　长约 1～2cm,位于尿生殖隔两层筋膜之间,为尿道外括约肌所包绕,是尿道最固定和狭窄的部位。

（3）海绵体部　长约 15cm(有的为 11～14cm),位于两个阴茎海绵体的腹侧。自尿生殖隔下层筋膜到尿道外口,通常分为 3 部分:①阴茎头部尿道。起自尿道外口至阴茎冠状沟平面,尿道外口开口于阴茎头部下面。外口是尿道最狭窄部位,尿道外口的后方扩张处称为舟状窝。②悬垂部尿道,又称阴茎部尿道。阴茎体近端由悬韧带固定于耻骨上,该处形成尿道的第一弯曲,阴茎上提时,此弯曲可变直。③球部尿道。起于耻骨下,止于尿生殖隔下筋膜,位于会阴部。该部尿道海绵体膨大,比较固定,血液循环丰富,可因会阴部骑跨于硬物上而致损伤。尿道球腺开口于球部尿道的末端。

前列腺部尿道和膜部尿道合称为后尿道,海绵体部尿道称为前尿道。

2.女性尿道　长约 3～4cm,短而粗,富有弹性,分为 3 部分。

(1)骨盆部　此部与整个膀胱颈有内括约肌环绕,括约作用较强。

(2)膜部　为上 1/3 尿道,是尿道通过尿生殖隔的部分,被外括约肌所环绕。

(3)阴道部　无肌肉,只有纤维组织。

由于女性尿道短且靠近阴道,手术操作时容易损伤括约肌,影响术后排尿功能,故应谨慎操作。

(二)病因及分类

1.先天性尿道狭窄　为尿道先天性发育障碍或畸形,较少见,主要包括先天性尿道外口狭窄、尿道瓣膜或粘膜横隔、精阜肥大、尿道管腔先天性缩窄等。

2.炎症性尿道狭窄　常由特异性感染或非特异性细菌感染,或留置导尿管不当所致。

(1)特异性感染　以淋病性尿道狭窄为主,其次为尿道结核和梅毒所致。

(2)非特异性感染　如包皮、阴茎头反复炎症引起的尿道外口及阴茎部尿道狭窄。尿道结石嵌顿后亦可发生感染。

(3)留置导尿管不当引起的炎症性尿道狭窄　仅见于男性,可能与以下因素有关:①男性尿道细长,在生理弯曲和狭窄部位易受导尿管压迫而缺血坏死,由于导尿管过粗、过硬、留置时间过长或插管时损伤。②有人研究证实,尿道对全身血液动力学改变特别敏感,因此行体外循环手术的患者留置导尿管容易发生尿道狭窄。③导尿管的质量。Edwards 等(1983)的动物实验证实:橡胶导尿管可引起严重炎症渗出和出血,乳胶管引起中等度炎症,硅胶管仅引起轻度组织水肿。因此,橡胶管引起炎症性尿道狭窄的比例最高,乳胶管次之,硅胶管最少。此类尿道狭窄可发生于尿道任何部位,但多见于海绵体部尿道,尤其是阴茎阴囊交接处。这类尿道狭窄治疗效果不良,关键在于预防。

3.外伤性尿道狭窄　多因尿道严重损伤(如骨盆骨折、骑跨伤),初期处理不当或处理不及时所致。狭窄部位与损伤部位一致。医源性尿道狭窄,随尿道内器械操作增多而明显加重。如尿道扩张、膀胱镜检查、开放性前列腺摘除术、经尿道前列腺电切(TURP)、压力性尿失禁膀胱颈悬吊、尿道下裂修补术等术后引起的尿道狭窄,多位于前尿道阴囊阴茎交界处至球膜部尿道之间。

(三)病理

尿道狭窄的病理改变就创伤而言,粘膜下层和壁层受损时,尿道肌层及其周围筋膜组织呈现充血水肿和出血改变,受损组织纤维性变,瘢痕挛缩,管腔狭窄甚至闭锁。病理表现因病因、损伤程度及病程长短而有所不同,轻者仅呈膜状尿道狭窄,重者尿道管腔完全闭塞。瘢痕组织累及深度亦不一致,有的仅局限于粘膜层,有的侵及粘膜下、海绵体、尿道全层甚至尿道周围组织。狭窄长度不一,短者呈薄片状,长者可累及整个尿道。多数为一处狭窄,亦可呈节段性及多发性狭窄。急性尿道炎时,粘膜下层与腺体周围组织受到炎症浸润,在慢性阶段,炎症逐渐被吸收,代之以纤维性变。狭窄形成后,近端尿道因高压而扩张,扩张的尿道内出现残留尿,因引流不畅加之尿道粘膜血供差,容易发生感染。在高压排尿时可引起尿道粘膜破损,导致尿液外渗,进而发生尿道周围炎、尿道周围脓肿,脓肿穿破形成尿瘘。瘘道部位视狭窄部位而异,前尿道狭窄所致者多在会阴部或阴囊部,后尿道狭窄所致尿瘘可在股内侧出现,亦可形成尿道直肠瘘。尿道周围感染及尿外渗必然使狭窄进一步加重。尿道狭窄还可发生继发性尿道憩室、尿道结石、前列腺炎、前列腺脓肿、睾丸炎、附睾丸炎等。不少病例并发膀胱炎及上尿路感染。长期尿道梗阻可导致上尿路积水,最终出现慢性肾功能衰竭。假道是尿道狭窄病变中的另一并发症,主要由医源性因素造成,大部分是因不适当的尿道扩张术所致。狭窄部位瘢痕组织坚硬,管腔狭小,尿道扩张时用力过猛,探子绕过瘢痕进入管腔之外的勃起组织内,日久后假道内壁可上皮化,致使经久不闭。假道使患者症状复杂化并增加了治疗上的困难,有时甚至在手术中也很难鉴别真假尿道,导致将尿道吻合于假道上,使手术失败。

　　为了便于尿道狭窄的治疗,金氏(1981)根据尿道狭窄的病理变化,参照 Turner-Warwick(1977)的意见,将尿道狭窄分为单纯性和复杂性两大类。

　　1.单纯性尿道狭窄　　是指无并发症,狭窄长度球部尿道在 3cm 以内、后尿道在 2cm 以内的尿道狭窄。

　　2.复杂性尿道狭窄　　凡有以下表现之一者就可诊断为复杂性尿道狭窄:①狭窄长度球部尿道超过 3cm、后尿道超过 2cm;②有两个以上狭窄区;③伴有结石、憩室、炎症性息肉、尿道炎或尿道周围炎、尿瘘等;④有假道并存;⑤尿道括约肌功能发生障碍;⑥有严重骨盆畸形;⑦并发耻骨骨髓炎;⑧存在接近膀胱颈的高位后尿道狭窄。

(四)临床表现

　　1.排尿困难　　是尿道狭窄的主要症状。轻者表现为尿线变细、排尿费力、排尿时间延长;重者尿不成线、滴沥,甚至不能排尿。

　　2.膀胱激惹及膀胱失代偿　　主要表现为尿频、尿急、排尿不尽、遗尿等。若膀胱的代偿功能丧失,可导致残余尿,最终出现尿潴留,尿急症状逐渐消失,进而发生充溢性尿失禁。

　　3.并发症状　　尿道狭窄常可并发尿道周围感染、上尿路感染及生殖系感染,急性期时伴有全身寒战、高热及白细胞增加。尿道周围蜂窝组织炎表现为会阴部红肿、压痛。形成脓肿后可自行穿破形成尿瘘。尿瘘位于外括约肌远端者仅排尿时瘘口有尿液溢出,位于近端者尿液持续溢出,可并发急性睾丸炎、附睾丸炎、阴囊红肿疼痛及全身症状。长期排尿困难可并发腹股沟疝、直肠肛门脱垂等。

(五)诊断

　　尿道狭窄的诊断仅根据病史、临床表现及体格检查即可确定。为了明确狭窄部位、长度、程度,以及有无假道、憩室、结石、瘘道等,必须作以下各项检查。

　　1.尿道触诊　　沿尿道可触及狭窄部位呈硬条索状及其长度,了解有无压痛、炎症和尿瘘。

　　2.肛门直肠检查　　可了解前列腺及后尿道情况。

　　3.尿道探子检查　　可确定狭窄的部位、程度和长度。于尿道外口插入探子至狭窄处受阻,即可确定狭窄部位。有膀胱造瘘口者,经造瘘口插入探子至后尿道口内,以协助确定尿道狭窄的近端位置,同时从尿道外口再插入一根探子,俗称“会师术”,两探子分别受阻的部位亦即狭窄的部位,会师检查的两探子间间距即狭窄长度。尿道探子应由大号开始(从 F18 号开始)逐渐换小,必要时可用尿道探丝引导,能通过狭窄部位的号数即为狭窄的宽度,借以判断狭窄的程度。

　　4.尿道造影检查　　尿道造影(逆行尿道造影和排尿性膀胱尿道造影)能清晰而准确地显示狭窄部位、程度、长度和各种并发症。造影剂能通过狭窄部位时,作逆行尿道造影即可。逆行造影造影剂不能通过狭窄部位时,应进行排尿性膀胱尿道造影,使狭窄近端尿道得到充盈。两种方法同时使用能获得更为满意的显示,可见到狭窄段造影剂变细或中断。

　　5.B 型超声波检查　　是一项非侵入性、无创伤、无碘剂对尿道刺激的诊断手段,能清晰地辨明尿道管腔、海绵体组织及尿道周围组织的层次,因此能明确诊断出尿道狭窄的长度、程度以及尿道狭窄周围瘢痕组织的厚度。对于前尿道,只需向尿道内注入 20~30ml 生理盐水充盈管腔,探头在会阴部尿道表面进行检查,患者毫无痛苦。检查后尿道,则将探头置于直肠内。B 超诊断尿道狭窄的长度比尿道造影更为准确。

　　6.其他检查　　作内窥镜(尿道镜)检查,能明确尿道腔病变情况并同时进行腔内手术。CT、MRI 检查,对明确诊断和排除其他病变有一定意义,但一般通过上述检查,绝大多数患者都能得到准确诊断,这也是临床上一般不用 CT、MRI 检查尿道狭窄的一个原因。疑有上尿路病变者,应行静脉尿路造影。

(六)尿道狭窄的手术治疗

　　1.术前准备　　对于尿道狭窄程度轻、病程短的患者,一般没有什么特殊准备。对狭窄程度重、病程长、需多次手术的复杂病例,手术前应注意以下几点。

　　(1)有无心血管、呼吸系统疾病及肾功能障碍和糖尿病;有无水、电解质平衡紊乱;有无营养不良和贫血;有无泌尿系统感染。术前应细致检查、治疗和纠正。

　　(2)对于先天性尿道畸形者,应了解是否同时存在泌尿系其他部位的畸形,应作上尿路和生殖系统的检查。

（3）作尿道成形术者，术前连续 2 日进行皮肤准备，用 1∶1 000 苯扎溴铵液清洗手术部位皮肤。

（4）男性成人患者，术前 2 日开始服用己烯雌酚 2mg，每日 3 次，以防止术后因阴茎勃起而使吻合口撕裂。

（5）瘢痕严重者，可先试用局部理疗、热敷或皮质激素等治疗，待瘢痕软化后再行手术。

2.手术方法与步骤　由于尿道狭窄病变的复杂性，目前尚无单一的治疗方法，只能根据不同的病例及不同的病理情况，采取不同的治疗手段。

（1）尿道扩张术（dilatation of the urethra）　尿道扩张术利用机械扩张和按摩，促进局部血液循环、瘢痕软化和浸润吸收，从而达到预防和治疗炎症性、外伤性及尿道手术后尿道狭窄的作用。狭窄较轻者，尿道扩张术多可奏效。有感染者不能施行尿道扩张，以免导致感染扩散，甚至发生败血症。对于依赖经常扩张以维持排尿的病例，应进一步明确诊断，并考虑进一步治疗的可能性。

（2）尿道外口切开术（urethro-meatomy）　适用于尿道外口狭窄，常见于包皮龟头炎、部分阴茎截除术后或尿道下裂修补术后的患者。在尿道外口腹侧纵形切开，横形缝合，或作 Z 成形。

（3）腔内手术　由泌尿科医师完成。

（4）尿道内假体植入法　尿道内植入组织相容性较好的金属或硅胶或其他网状支架管，是治疗尿道狭窄一种比较新的方法。作硬膜外麻醉。用尿道镜将假体送到狭窄段尿道，放置假体前可先行尿道扩张或尿道内切开，以及根据尿道狭窄段长短选择假体的大小和长度。目前主要使用的是用记忆合金制作的网状支架管，送入前置于 4℃ 的冰水中，植入尿道内复温后支架管膨胀而固定在狭窄段。手术放置假体仅在个别情况下施行，作为长段复杂性尿道狭窄的治疗，是一种可选择的方法。

（5）尿道狭窄段切除对端吻合术　不能作尿道内切开的病例可选择此法，因为良好的暴露能更有效地切除狭窄段及其周围瘢痕组织。严密止血，在无张力的情况下用可吸收缝线作尿道两断端间断外翻缝合，创面彻底引流，术后留置导尿管，3 周左右拔除。尿道狭窄段切除对端吻合，为目前国内外多数医院采用的方法。

1）经耻骨后尿道吻合术　劈开或切除部分耻骨联合部后，能在直视下切除狭窄尿道之瘢痕和吻合尿道。这对于以前多次手术失败、后尿道狭窄段较长、会阴部瘢痕严重的病例是有利的，但术中易伤及前列腺静脉丛及痔下静脉丛，有引起大出血和术后发生尿失禁的可能，加之操作较为复杂，因此要注意选择。

行硬膜外腔阻滞麻醉。显露耻骨联合后，在其下缘切断阴茎悬韧带及阴茎背浅静脉，使阴茎根部与耻骨联合分开。游离耻骨联合，劈开或切除部分耻骨联合，在远近端尿道内探子的引导下，游离并切除瘢痕狭窄段，游离两断端尿道，以吻合无张力为准。如狭窄段长，操作有困难，可按经腹会阴尿道吻合术操作步骤进行。如吻合有张力，可将两阴茎海绵体间剪开（边缘缝合止血），如此吻合的尿道走行变直，吻合口无张力。

尿道缺损长，吻合有张力，可通过血管（如颈内静脉）移植或带蒂皮瓣移植或膀胱粘膜移植，缝制成管状尿道，与两断端尿道吻合（图 49-57）。

术中既要彻底切除瘢痕组织，又要尽量减少对周围组织的损伤，以免术后形成更多的瘢痕及阳萎。为了减少吻合口张力，可游离远侧尿道，甚至达冠状沟处，但近侧尿道不宜游离过长。

2）经腹会阴后尿道吻合术　适用于球膜部尿道狭窄者。

作会阴部弧形切口或加直切口，显露球海绵体肌、中心腱、会阴浅横肌。纵形切开球海绵体肌，游离尿道，在尿道探子受阻处切断尿道，拔出探子，插入导尿管，从尿道断端牵出，提起尿道远端，游离 3～4cm 长，以作吻合之用（图 49-58A）。从膀胱切口或造瘘口经后尿道口插入金属探子至狭窄处，并将狭窄处向会阴部切口顶出，围绕探子切开尿生殖隔，游离尿道狭窄瘢痕段（图 49-58B）。从膀胱切口尿道探子顶端切断狭窄段（图 49-58C），用剪刀环绕近端尿道游离出 1cm 长，为吻合作准备（图 49-58D、E）。将导尿管自近端尿道口插入膀胱，尿道远、近端以肠线间断吻合（图 49-58F）。如后尿道狭窄，切除吻合困难，可用长直针在经腹会阴创口中进行吻合。尿道缺损长，吻合有张力，可通过血管（如颈内静脉）移植或带蒂皮瓣移植或膀胱粘膜移植，缝制成管状尿道，与两断端尿道吻合（图 49-58G）。

3）尿道拖入术　用于治疗后尿道狭窄，长期以来一直被国内外广泛采用。该手术操作简单，虽然疗效报道不一，但只要掌握手术要领，仍能取得较好的疗效。儿童尿道狭窄，不宜采用此法治疗。该法治疗复杂性长段后尿道狭窄较为适合，优点是仅需切除尿道狭窄瘢痕段，不需游离尿道近端，不作尿道吻合，把远端尿道用

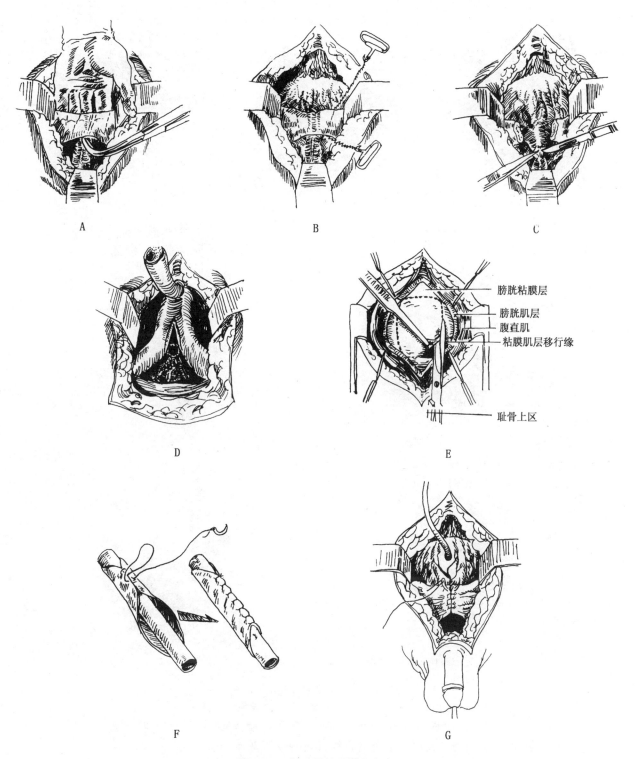

图 49-57 经耻骨后尿道吻合术

A.暴露耻骨 B.截断耻骨 C.切除尿道瘢痕区 D.分离出健康
的供吻合的尿道 E、F.取膀胱粘膜移植,制成尿道 G.手术完成

一肠线固定在导尿管上拖入膀胱,使两端对合,并固定导尿管作支架,以达到对合的目的。

4)球部尿道吻合术 切开皮肤及皮下组织,游离显露球海绵体肌(图 49-59A)。纵形切开该肌后即显露球部尿道,再沿尿道海绵体表面向两侧及上下将尿道从球海绵体肌中游离出来。提起尿道狭窄段,用剪刀在尿道海绵体和阴茎海绵体之间分离,但勿损伤两者的包膜。如损伤,则应用细线缝合止血,切勿钳夹(图 49-59B)。在尿道内探子尖端受阻处的正常尿道上横形切断,近端亦如此切断,移去狭窄段尿道(图 49-59C)。尿

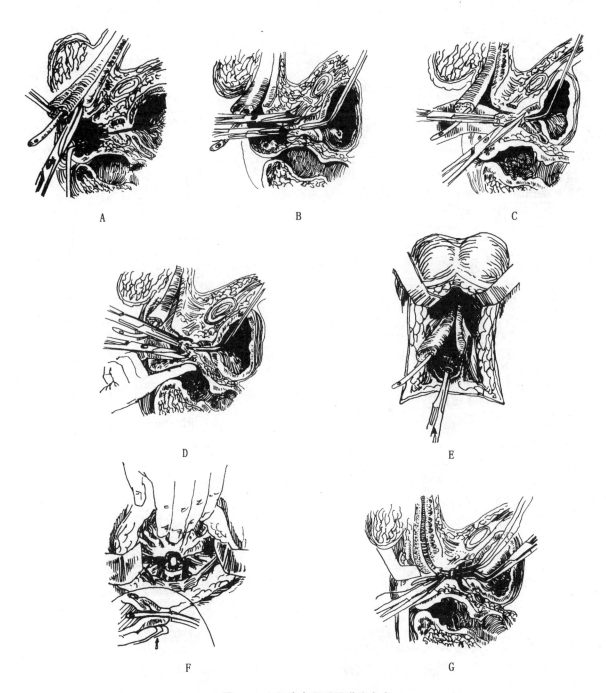

图 49-58　经腹会阴后尿道吻合术

A.游离狭窄远端尿道　B.探查狭窄近端尿道　C.切除狭窄尿道部分　D、E.制
造尿道移植床　F.暴露尿道狭窄近端吻合口　G.进行尿道吻合或再造尿道移植

道远、近两断端靠拢,在无张力的情况下以可吸收线行间断端端吻合。

　　5)尿道成形术　对于复杂性尿道狭窄,特别是长段狭窄、多次手术、尿道缺损及瘢痕严重,其他方法不能奏效者,可通过多种方法作尿道成形术,如用阴茎、阴囊、背部、股部及会阴部皮肤或带蒂皮瓣、膀胱粘膜、羊膜等组织移植作尿道成形。尿道切开和成形可一期完成,亦可分两期进行。

　　6)狭窄尿道造瘘术　切开狭窄段尿道,两端切至正常尿道处,用20~24F探子探查尿道无狭窄后,将尿道切缘与皮肤切缘间断对位缝合,尿道造瘘。将尿道远端与阴囊根部皮缘间断缝合成远端尿道造口。

　　3~6个月后行二期尿道成形术。将人工尿道瘘口与尿道造口用会阴部皮肤或阴囊岛状皮瓣制造尿道相吻合(参见本章第一节"尿道下裂"的"八、阴囊岛状皮瓣尿道下裂一期整形")。

　　也可通过血管(如颈内静脉)移植或膀胱粘膜移植修复尿道。

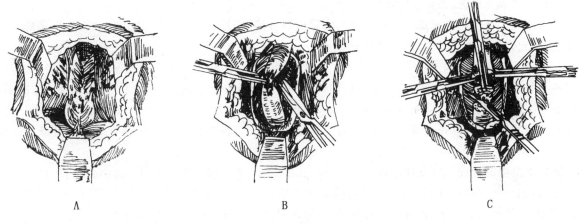

图 49-59　球部尿道吻合术

A.暴露球海绵体肌　B.分离尿道狭窄区　C.切除狭窄尿道作端端吻合

7)后尿道狭窄合并尿道直肠瘘的手术治疗　后尿道狭窄合并尿道直肠瘘时,往往伴有感染,尤其是合并有较大的直肠瘘时,感染往往更为严重。要保证手术成功,必须注意以下几点:①先期行结肠造瘘和膀胱造瘘,待炎症消退 3～6 个月后再行手术治疗;②术前 1 周起加强抗感染治疗;③作术前常规肠道准备;④术前清洁灌肠,灌肠后直肠内保留 0.1% 新霉素液 50～100ml。

手术方法与步骤:切口及游离后尿道狭窄的方法同经腹会阴后尿道吻合术。在直肠与后尿道之间切断瘘道,待狭窄段尿道完全游离后,将两者一并移去(图 49-60A)。彻底切除尿道与直肠瘘口处瘢痕后,行尿道对端吻合,直肠创面以肠线间断内翻缝合,用丝线缝合肌层,放置负压引流管,按层次缝合切口各层(图 49-60B)。

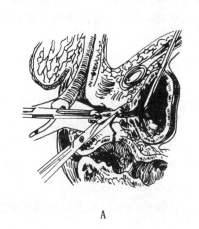
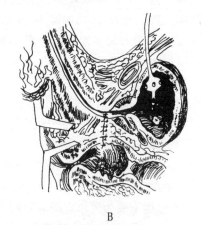

图 49-60　后尿道狭窄合并尿道直肠瘘成形

尿道直肠瘘口较大,局部瘢痕组织切除后,可用带有血供的大网膜、转移带蒂皮瓣及其他软组织移植于尿道吻合口与直肠瘘口修补处之间,使两者隔开,不留死腔,这对手术的成功极有意义。

尿道缺损长,吻合有张力,可用静脉移植或转移带蒂皮瓣或膀胱粘膜移植,缝制成尿道,与两断端尿道吻合。

术后 2 周内避免灌肠。排尿正常后关闭膀胱造瘘口,再关闭结肠造瘘口。

(七)术后处理、并发症及防治

1.导管的处理　泌尿系手术后用于引流的导管比较多,这在保证手术成功方面具有重要意义。因此,要固定好导管,始终保持导管的通畅,及时清除导管周围的液体及分泌物。具体应做到:①负压引流管在引流液少于每天 10ml 时拔除;②皮片一般在 48～72 小时拔除,渗液多,可推迟皮片拔除时间;③耻骨上膀胱造瘘管在能自行排尿通畅时拔除;④导尿管拔除时间因不同的手术方式和手术部位而不同,一般在 1～4 周内拔除。

2.术后用药　术后 5～7 天内继续口服己烯雌酚 2mg,一日 3 次;地西泮 5mg,每晚 1 次,可防止因阴茎勃起而导致的吻合口出血,并可减轻疼痛。

3.清洁尿道 挤压排出尿道内分泌物及清洁尿道口分泌物,每日2次。必要时用庆大霉素生理盐水作尿道内灌洗,能起到预防尿道及吻合口感染的作用。

4.预防感染 尿道手术失败,感染是其中一个重要因素。因此,除了积极治疗术前潜在性感染(如尿道及尿道周围小脓肿、感染性窦道、瘘道、膀胱的慢性感染等)外,术中止血彻底,防止血肿形成,以及有效的引流、切口周围局部注射抗生素等,均能有效地预防切口感染。一旦发生上、下尿路和生殖系及切口的感染,应作尿的培养和细菌敏感试验,选择有效抗生素,同时拔除导尿管,改作耻骨上膀胱造瘘,拆除切口部分缝线以利于引流。

5.继发性出血的处理 继发性尿道出血多发生在术后5～7天内。主要是因尿道吻合口张力大、局部血液循环障碍,而导致缺血性坏死、阴茎勃起及感染等。处理方法为:加强抗炎及止血治疗,局部加压包扎、冷敷,清除返流入膀胱内的血块,保持导尿管通畅,尿道内可用气囊尿管扩张压迫止血。

6.尿道瘘的防治 尿道瘘主要发生在尿道成形术后,因切取的皮瓣太薄,或游离不够,缝合后张力过大,局部血液循环较差所致,感染及阴茎勃起亦是影响切口愈合的因素之一。及时清除炎性坏死组织、线头及尿道腔内的脓性分泌物,小的瘘口可自愈;不能自愈的瘘孔待3～6个月后再行瘘口修补术。

7.继发性尿道狭窄的处理 继发性尿道狭窄为尿道吻合或成形术后的常见并发症。术后感染、出血或手术技术不当是常见原因。轻者行间断尿道扩张即可,重者则需再次手术治疗。

二、尿瘘及阴道直肠瘘

尿液从非正常部位的异常通道流出称为尿瘘(urethral fistula)。女性中常见的有以下几种类型:①膀胱阴道瘘;②膀胱子宫颈阴道瘘;③膀胱尿道阴道瘘;④尿道阴道瘘;⑤膀胱阴道直肠瘘;⑥输尿管阴道瘘。

男性尿道瘘又有先天性和后天性之分,女性先天性尿道瘘较男性更为少见。

1.先天性尿道瘘 分为:①前尿道瘘,多发生在阴茎部;②后尿道瘘,又可分为尿道直肠瘘伴发肛门直肠闭锁、"H"形尿道直肠瘘和后尿道会阴部瘘3类。

2.后天性尿道瘘 分为:①阴茎部尿道瘘;②会阴部尿道瘘;③直肠尿道瘘,是其中比较复杂的一种。

(一)病因

1.先天性病因 在胚胎第6～7周时,尿直肠隔将泄殖腔分隔成尿生殖窦及直肠。如果泄殖腔分隔不全,则形成尿生殖道与直肠间瘘;亦可由于尿生殖窦与直肠间相通的泄殖管前部闭合,而后部向下伸展,形成直肠与膀胱、尿道或会阴部的瘘。如男性阴茎头部或阴茎阴囊交界处尿道瘘,多因在胚胎时阴茎头部尿道与阴茎部尿道未能连接起来或尿道沟未能融合所致。在女性,由于中肾旁管沿着尿生殖窦后壁向下伸展,可形成直肠阴道瘘或会阴瘘。先天性低位肛门直肠畸形并发直肠阴道瘘的瘘多在阴道后壁下段,高位者瘘口则在阴道后壁上部。后尿道瘘主要为尿道直肠隔缺损,严重者为穴肛残留,这种病例多伴发其他脏器的畸形,死亡率极高。先天性尿道瘘(尤以前尿道瘘)极为少见。

2.感染 由于晚期膀胱结核、尿道结核、尿道憩室炎、尿道周围脓肿、肛门周围脓肿等穿破而形成瘘道,较为少见。

3.癌肿 尿道恶性肿瘤、子宫颈癌、阴道癌、膀胱癌晚期或直肠癌,均可因肿瘤浸润破溃或放疗而引起尿(粪)瘘。

4.机械性因素 异物、膀胱结石、尿瘘修补术后丝线在创口残留,或憩室形成结石,损伤压挫组织,均可引起尿瘘复发。其中外伤引起者最为常见。

(1)骨盆骨折,如外阴骑跨伤、粗暴性交损伤等。

(2)阴道前壁手术、尿道手术、尿道憩室切除等手术时损伤,子宫脱垂治疗不当,误将硬化剂注入膀胱壁或尿道壁,可使组织坏死形成尿瘘。

(3)分娩时损伤最为常见,分为坏死和创伤两型,其结果可导致尿瘘的发生。

(二)分类

尿瘘的分类较为复杂,目前尚无公认而统一的分类法。参照1979年我国尿瘘科研协作会的分类,从瘘孔性质上可分为：

1. **简单尿瘘** 可分为：①膀胱阴道瘘孔小于 3cm；②尿道阴道瘘孔小于 1cm；③膀胱宫颈阴道瘘，宫颈活动，瘘孔较易暴露；④阴道瘢痕较轻，容易暴露；⑤无合并症，未作过手术修补。

2. **复杂尿瘘** 可分为：①瘘孔大于上述标准，瘘孔隐蔽，暴露较困难，或尿道有断裂或缺损；②瘘孔大于上述标准，为尿粪联合瘘或多发性瘘；③尿瘘合并瘢痕或合并阴道重度瘢痕狭窄或闭锁；④修补手术失败后，有会阴部严重撕裂或合并有膀胱结石；⑤因癌症、结核或放疗损伤导致的尿瘘。

（三）临床表现

尿瘘的症状因不同部位及病理变化而异，如合并有漏粪，阴道除有漏尿外，尚有粪便排出。

1. **漏尿（粪）** 如膀胱子宫颈瘘，站立时可无漏尿，平卧位则漏尿不止。若瘘孔小，周围肉芽组织增生或为曲折的小瘘道，则在膀胱充盈时方出现漏尿；瘘孔位于侧壁，则在健侧卧位可暂无漏尿。

尿道阴道瘘者，平卧位膀胱未充盈时可无漏尿；如瘘孔在尿道下 1/3 段，一般能控制排尿，但排尿时，小便大部或全部经阴道排出。

单侧输尿管阴道瘘，除能自主排尿外，同时阴道中有尿液间歇性排出。未婚或无阴道分娩史者，平卧并夹紧大腿时，尿液可暂时潴留在被扩张的阴道内；如大腿分开或站立时，尿液立即从阴道排出，即所谓的"阴道膀胱征"。

尿道阴道瘘与阴道直肠瘘同时存在时，阴道漏出的尿液中混有粪便及气体。

2. **尿湿疹** 由于尿液及粪便浸渍，患者外阴、大腿内侧，甚至肛门及臀部皮肤因此而形成皮炎、皮肤红肿增厚、丘疹，甚至有浅表性溃疡和脓肿，外阴瘙痒且灼痛，严重影响了患者的日常生活。少数患者加上有阴道狭窄或因卵巢感染或精神创伤出现性生活障碍和闭经时，伴有抑郁症甚至厌世。

（四）诊断

通过病史、临床表现和体检，一般即可作出诊断，但对一些复杂的病例，则需在特殊检查后才能明确诊断。

手术或外伤后即出现阴道滴尿，难产在数天后出现尿失禁，先天性畸形儿出生后即出现漏尿，有泌尿系结核病史或膀胱尿道肿瘤或直肠癌或肛门周围脓肿者，突然出现尿（粪）失禁，以及放疗后出现漏尿，往往提示尿（粪）阴道瘘的存在。

1. **妇科检查**

（1）阴道检查 通常采用阴道镜、双合诊和三合诊的方法。

患者取膝胸位，以单叶阴道拉钩牵引阴道后壁，可观察到宫颈、阴道前壁及阴道膀胱瘘、阴道尿道瘘及阴道直肠瘘口。对于位置高而难以窥见的小瘘口，可嘱患者咳嗽，此时能发现隐蔽的瘘口中有尿液流出。须注意瘘口的位置、大小、周围瘢痕组织性状及阴道有无炎症和狭窄。用金属导尿管或子宫探针从瘘口或尿道外口插入，小的瘘孔可于瘘口处触到或看到；若瘘孔较大，探子可经瘘口进入阴道，瘘口远端尿道有狭窄、闭锁或断裂，则探子受阻。靠近侧穹隆的小瘘孔常为输尿管阴道瘘。难产所致者常为膀胱阴道瘘或膀胱宫颈阴道瘘，尿液由颈管流出，有时可合并阴道前壁缺损。有时在巨大尿瘘或宫颈裂伤近宫颈的瘘孔边缘或外露的膀胱粘膜处，可找到输尿管口。

（2）肛门指诊 可以明确阴道直肠瘘口的位置、大小及其周围瘢痕情况，以及有无直肠狭窄。

2. **辅助检查**

（1）膀胱镜检查 比较适用于高位尿瘘患者，可了解膀胱与瘘口、输尿管口及尿道内口的关系，了解瘘口的大小、多少和位置，以及膀胱的容量，有无结石、憩室和炎症。必要时插入输尿管导管或作腔胭脂试验，可以确定输尿管位置。因尿瘘患者膀胱往往不能充盈，可采用张国良推荐的用避孕套前端的小囊紧套膀胱镜前端，充水后隔极薄的膜观察膀胱。

（2）X 线检查 有外伤史者，应作骨盆摄片。静脉尿路造影可了解上尿路有无病变和输尿管瘘的位置。

（3）肾图检查 对明确肾功能变化及有无输尿管梗阻有一定意义。

（4）美蓝试验 以美蓝 100～200ml 经导尿管注入膀胱或直接注入尿道后夹管，扩开阴道观察：①清亮的尿液继续流入阴道为输尿管瘘；②蓝液自宫颈管流出为膀胱宫颈瘘或膀胱子宫瘘；③蓝液自阴道壁流出为膀胱阴道瘘;④无清亮液体或蓝液自阴道流出,而在拔尿管后或咳嗽后流出,则可能为尿失禁;⑤对疑有小而迂曲的瘘的患者,在阴道的顶端放置干棉球或纱布,让患者起床活动20分钟,此时棉球蓝染为膀胱阴道瘘,棉球湿而无蓝染则为输尿管阴道瘘;⑥由尿道直接注入蓝液从阴道流出者为尿道阴道瘘。

(5)腚胭脂试验　静脉注射腚胭脂5ml,5～7分钟后蓝液从瘘口流出,则极可能是先天性输尿管开口异位或输尿管瘘。

(五)治疗原则及方法

就尿(粪)瘘患者而言,就诊时已为时较长,多半已失去早期非手术治疗的机会,因此绝大多数患者需要手术治疗。手术与否、选用何种方法,应根据瘘道的位置、大小、形态、时间、阴(尿)道情况以及患者全身状况来决定。

1.非手术治疗　对分娩损伤、手术损伤、术后1周出现的输尿管阴道瘘,可通过保留导尿和插入输尿管导管来处理。年老体弱不能耐受手术、反复手术修补失败者,可采用集尿器以减少患者终日漏尿的痛苦。

2.手术治疗原则

(1)感染引起的瘘,需待炎症消退后进行治疗。

(2)肿瘤引起的瘘,切除范围要广,要充分考虑肿瘤的类型、病理分级与预后的关系。

(3)尿粪瘘同时存在时,原则上应一次手术修复。如有困难,可先修补阴道直肠瘘,以后再修补膀胱(尿道)阴道瘘。

总之,瘘发生后6个月或手术后3个月,月经结束后5～7天是手术适宜时间。手术引起的瘘应及时发现、及时修补,但放疗引起的阴道直肠瘘,需在结肠造瘘后1年再行瘘管切除、大网膜或股薄肌移植修复。手术成功的关键是:①充分的术前准备;②恰当的术式选择;③足够的瘘孔周围分离;④适当的创缘瘢痕修剪;⑤良好的组织血液供给;⑥准确而无张力的创缘缝合;⑦牢靠的创口覆盖"屏障";⑧畅通的尿液引流。

3.手术方法

(1)耻骨上膀胱内阴道瘘修补术

1)适应证　瘘孔较小,位于膀胱三角区或底部,或阴道顶部。

2)术前准备　①外阴有湿疹者,以1∶5 000高锰酸钾液清洗会阴部。②术前3日每天用1∶2 000苯扎溴铵液冲洗阴道2次、清洗外阴4次。③术前3日留置导尿,以庆大霉素生理盐水液或1∶2 000呋喃西林液作膀胱灌洗,每日3次。④作尿细菌培养、计数及药物敏感试验,选用敏感的抗生素控制感染。⑤手术前晚进半流质饮食,手术前晚及术晨各清洁灌肠1次。

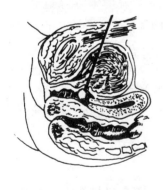

图 49-61　带线乒乓球暴露法

3)手术步骤　作硬脊膜外腔阻滞麻醉或低位椎管内麻醉。患者取平卧位或膀胱截石位。阴道内填塞无菌纱布以助于显露。

作下腹部弧形切口或正中切口。切开腹壁,向上推开膀胱顶部腹膜,切开膀胱,显露瘘孔。如瘘口靠近输尿管膀胱移行部,须插入输尿管导管,以免分离时误伤输尿管。为使瘘孔显露得更清楚和便于操作,可将已经灭菌的带线乒乓球、木球或纱布块塞入阴道内,将丝线通过瘘孔进入膀胱作轻轻牵引,使瘘孔抬起,便于游离等操作(图49-61)。

找到膀胱和阴道或子宫颈间分离平面,沿瘘孔边缘(1.5～2cm处)切开膀胱壁,分离膀胱壁与阴道粘膜,再用解剖剪刀伸入两层之间逐步分离,修剪瘘孔边缘的瘢痕组织,切除瘘管。

对于高位、比较大的膀胱阴道瘘,需先游离膀胱底部,到瘘孔附近切开膀胱壁,再延长切至瘘孔边缘,分离膀胱与阴道、子宫,达瘘孔周围1.5～2cm处,环形切开并游离瘘管,切除瘘道。

输尿管位于瘘孔边缘,手术中损伤时,要在修补的同时行输尿管膀胱再植术。截断球上丝线,从阴道退出小球或纱布块。

缝合阴道壁:冲洗阴道后,用2-0铬制肠线行纵形间断(或褥式外翻)全层缝合。缝合膀胱后壁:用丝线或2-0铬制肠线间断缝合膀胱后壁肌层,用3-0铬制肠线或Dexon线间断缝合粘膜及浅肌层。

瘘孔较大者,可用带蒂大网膜膀胱阴道瘘修补法,即切取一片带蒂大网膜,经膀胱后壁隧道拖入膀胱与阴道壁之间的瘘孔处,折叠3～4层,用4-0肠线将大网膜间断缝合固定在瘘孔切口边缘的膀胱壁上(膀胱壁及阴道壁瘘口先缝合),再将带蒂大网膜的腹腔段缝合固定在前腹壁上,以防止术后内疝形成。用3-0铬制肠线或Dexon线间断缝合膀胱切口粘膜及浅肌层,用丝线缝合肌层。

瘘孔较大者,为检测手术修补成功与否,可向膀胱内注入美蓝溶液,观察阴道内有无美蓝液漏出。经尿道膀胱留置三腔导尿管,膀胱后间隙放置负压管引流,缝合腹部切口。

(2)经阴道膀胱(尿道)阴道瘘修补术　与泌尿科医师共同完成。

4.膀胱壁尿道重建术　尿道及膀胱颈完全缺损,而阴道无狭窄,阴道壁缺损不严重,膀胱容量正常者,可考虑用膀胱壁瓣行尿道重建术,但疗效仍有不尽人意之处,且有一定的并发症,因此应严格掌握手术指征。对有下列情况之一者应禁用该术式:①神经原性膀胱;②挛缩性膀胱;③膀胱肌肉菲薄、萎缩;④巨大膀胱尿道阴道瘘,膀胱后壁及尿道缺损严重,估计术后有发生膀胱容量过小或阴道壁大片缺损而无法修补者。

作持续硬膜外腔阻滞麻醉。患者取膀胱截石位,臀部垫高。

手术方法:①膀胱前壁瓣重建尿道。因为膀胱前壁有环形肌,重建的尿道控制尿液的作用比后壁强,故应作为首选。②膀胱后壁(膀胱三角区)瓣重建尿道。适用于膀胱前壁有缺损,或膀胱前壁经多次手术,瘢痕过多时。该法的不足之处是:用后壁重建尿道,需行输尿管膀胱重吻合术,比用前壁重建尿道相对复杂些,且改变了输尿管膀胱连接处的生理状态,上尿路并发症要多于前壁重建尿道,因此作为一种替补方法来选择是适宜的。

手术步骤:手术可分两组进行,上组作下腹部正中切口或耻骨上弧形切口,暴露膀胱前壁,下组切开前庭部,沿耻骨联合深面及阴道前壁的浅面分离、切除瘢痕组织,使两切口相通,将膀胱颈及尿道分离出来。

对于膀胱尿道阴道瘘,应将膀胱三角区部分及瘘口边缘完全游离。在分离前应行双输尿管插管,以免术中误伤。

将膀胱颈及瘘管由腹部切口牵出,切除瘘管及其周围瘢痕组织。在膀胱前壁正中,由膀胱颈前缘起,垂直向上,切一长5.0cm、宽3.0cm的全层(基底部与膀胱相连)膀胱壁瓣,在导尿管支撑下用肠线及丝线双层缝合卷成"尿道"(图49-62A、B、C)。

若用后壁重建尿道,先行双输尿管膀胱重吻合术(手术方法参见"耻骨上膀胱内阴道瘘修补术"),然后游离膀胱下部,切一与前壁瓣大小相仿的膀胱后壁瓣做成"尿道"。

重建的尿道管经耻骨后通道由阴道牵出,置于尿道床的部位,尿道口与前庭粘膜以3-0肠线间断全层缝合,阴道前壁覆盖在尿道上,阴道前壁裂口用2-0肠线间断缝合(图49-62D)。

作耻骨上膀胱造瘘,耻骨后间隙置负压引流管,关闭腹部切口。

术后处理:①导尿管10天拔除;②耻骨上造瘘管必须保持通畅,术后2周试排尿良好者则拔除造瘘管;③术后定期行尿道扩张。

5.男性尿道瘘的手术治疗　先天性尿道瘘极为少见,手术修补方法大多与后天性尿道瘘相同,故仅作一简单描述。后天性尿道瘘大多数为外伤、感染、肿瘤引起,亦常见于尿道手术,由于缝线过紧过密,局部血液循环不良及血肿、尿液引流不畅等因素引起。

术前准备:①凡因创伤、手术或感染所致者,须在炎症控制后且无尿道狭窄的情况下方可手术;②术前3日以1∶5 000高锰酸钾液坐浴;③术前1日及术晨用1∶2 000苯扎溴铵液灌洗尿道。

手术方法:对复杂性尿瘘,可用带蒂长收肌转位修补或带蒂大网膜瓣修补,效果较好。单一的尿瘘有以下几种治疗方法。

(1)会阴部尿道瘘修补术　环绕瘘口作梭形切口,游离瘘管,在其根部切除瘘道,肠线内翻缝合修补尿道,或作瘘口皮下荷包缝合,再用皮瓣覆盖,分层缝合切口各层组织。作耻骨上膀胱穿刺造瘘。

(2)阴茎部尿道瘘修补术　先插导尿管。手术方法同会阴部尿道瘘修补术。

阴茎皮瓣修补术:以瘘口为中心作一长方形切口,切除瘘管,游离近心端皮瓣时须注意保留血液供应,皮瓣厚而无张力,肠线内翻缝合修补尿道,皮瓣前拉覆盖瘘口,以3-0丝线分别缝合皮下组织及皮肤切口。

对大的尿道皮肤瘘,有作者采用颊(或唇)粘膜片移植修补。采用阴囊岛状瓣及包皮岛状瓣修复是一良好

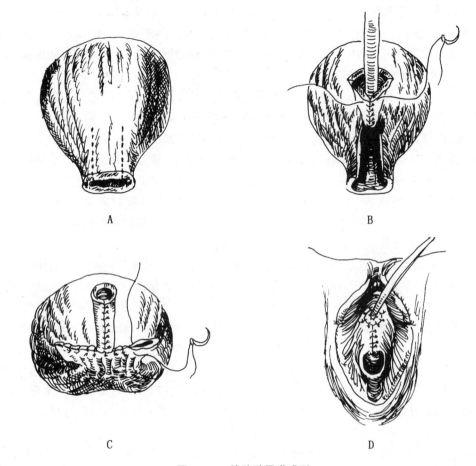

A   B

C   D

图 49-62　膀胱壁尿道成形
A.切口设计　B.卷成尿道　C.修复膀胱壁　D.缝合阴道前壁

选择(参见本章第一节"尿道下裂")。

术后需给予雌激素及镇静剂,以防止阴茎勃起而影响伤口愈合。2 周后拔除造瘘管,如切口未愈,则应延长造瘘时间。

(3)尿道直肠瘘并发肛门直肠闭锁的治疗　需作结肠造瘘,必要时加膀胱造瘘。待患儿年长能耐受较大手术时,经由下腹部切口将直肠与尿道分开,修补瘘孔,直肠由会阴部拉出,作肛门成形术。

(4)阴道直肠瘘修补术　术前准备:①有炎症或瘘口较大时,先作结肠和膀胱造瘘,待炎症消退 3~6 个月后再手术;②作术前常规肠道准备;③术前清洁灌肠,直肠内保留 0.1% 新霉素液 50~100ml。

手术步骤:

1)高位阴道直肠瘘　作下腹部切口,在阴道与直肠间分离至瘘孔处,切除瘘道及其周围的瘢痕组织,以 2-0 肠线分别间断内翻缝合阴道与直肠的创口(两切口应避免缝合在同一平面上),用 1-0 丝线缝合肌层,放置负压引流管。瘘口较大而愈合欠佳者,可取带蒂大网膜组织块移植于阴道直肠间,促进创口愈合。

经阴道切口,是将直肠子宫陷窝切开,分离阴道与直肠,切除瘘管,分别缝合修补直肠创口。将阴道切口下缘缝合在直肠切口的上缘肠壁上,相互覆盖伤口,有利于创口愈合。

2)低位阴道直肠瘘　瘘口位于直肠环以下,切除瘘管后可用肛周皮瓣修补,或让创口敞开,让其自行愈合。瘘口位于直肠环以上,手术方法包括:①瘘口小而瘢痕少的患者,可经阴道环形切除阴道与直肠的瘘管,分别缝合修补阴道及直肠伤口。也可另作阴道壁粘膜组织瓣滑行或旋转修复,目的是使两缝合线不在同一平面上。②经会阴沿瘘管走向切开皮肤及瘘管,彻底切除瘢痕组织,用肠线分别缝合阴道及直肠粘膜,以丝线间断褥式缝合括约肌,缝合皮肤。③瘘口大而瘢痕多者,在阴道与肛门间作一横切口,此切口正好位于瘘管的后壁,常因瘢痕粘连,很难分离。在横切口的两端各作一纵切口,并向深部分离,在瘘管的两侧向深部前进,超越瘘管后,阴道直肠间由深而浅地逆行分离。为防止损伤直肠,可将左手伸入直肠内作引导。切除瘘管,切开括约肌，分别缝合直肠和阴道切口。游离阴道和直肠，使两者前后分开3cm，分别逐层缝合直肠和阴道间的两侧软组织；亦可用患者自身软组织块或凡士林纱布垫在阴道与直肠之间，使阴道与直肠完全分隔，并消灭死腔。缝合括约肌、皮肤、阴道粘膜及肛门皮肤。④挂线疗法：以放射状切开瘘口部位的皮肤层，在探针引导下将弹力线从窦道内引出，收紧弹力线打结，通过弹力回缩的作用逐渐切割组织，伤口自行愈合。此法适用于低位阴道直肠瘘，优点是对肛门括约肌功能无影响。

（唐来坤）

参考文献

〔1〕汪良能，高学书.整形外科学.北京；人民卫生出版社，1989.917～947

〔2〕张金哲.女婴后天性直肠阴道瘘的临床研究.中华小儿外科杂志，1984，5：15

〔3〕张涤生.整复外科学.上海：上海科学技术出版社，1979.741

〔4〕陈照祥.膀胱粘膜尿道移植术治疗陈旧性尿道长段狭窄.中华泌尿外科杂志，1982，4：293

〔5〕姜淑贞，等.几种复杂尿瘘的手术治疗.中华医学杂志，1985，65：6

〔6〕黄来运，张天申.直肠阴道低位瘘挂线法的初探.中国肛肠杂志，1994，14：10

〔7〕Blaivas-JG, Heritz-DM. Vaginal flap reconstruction of the urethra and vesical neck in women：a report of 49 cases. J Urol. 1996, 155(3)：1014～1017

〔8〕Bzeed-M. Nabeeh-A. Urovaginal fistular：20 years'experience. Eur-Urol. 1995, 27(1)：34～38

〔9〕Chen S, Wang G, Wang M. Modified longitudinal preputial island flap urethroplasty for repair of hypospadias：results in 60 patients. J Urol. 1993, 149(4)：814～816

〔10〕Dessanti A. Porcu A. Scanu AM, et al. Labial mucosa and combined labial/bladder mucosa free graft for urethral reconstruction. J Pediatr Surg. 1995, 30(11)：1554～1556

〔11〕Duckett JW. Snyder HM. The MAGPI hypospadias repair in 1 111 patients. Ann Surg. 1991, 213(6)：620～626

〔12〕Fabrizio MD. Strup SE. Filmer RB, et al. Duplicate bladder exstrophy：a unique approach to initial repair. Urology. 1999, 53(2)：401～404

〔13〕Fall-M, et al. Vaginal wall bipedicled flap and other techniques in complicated urethral diverticulum and urethrovaginal fistula. J-Am-Coll-Surg. 1995, 180(2)：150～156

〔14〕Gearhart JP. Mathews R. Taylor S, et al. Combined bladder closure and epispadias repair in the reconstruction of bladder exstrophy. J Urol. 1998, 160(3)：1182

〔15〕Govila A. Reconstruction of penis by prefabrication on forearm. Acta Chir Plast. 1993, 35：3～4, 125～130

〔16〕Hage JJ. Winters HA. Van Lieshout J. Fibula free flap phalloplasty：modifications and recommendations. Microsurgery. 1996, 17(7)：358～365

〔17〕Hanash KA. Tur JJ. One-stage plastic reconstruction of a totally amputated cancerous penis using a unilateral myocutaneous gracilis flap. J Surg Oncol. 1986, 33(4)：250～253

〔18〕Hentz VR. Pearl RM. Grossman JA, et al. The radial forearm flap：a versatile source of composite tissue. Ann Plast Surg. 1987, 19(6)：485～498

〔19〕Khanduja-KS, et al. Delayed repair of obstetric injuries of the anorectum and vagina. A stratified surgical approach. Dis-Colon-Rectum. 1994, 37(4)：344～349

〔20〕Koraitim-MM. The lessons 145 posttraumatic posterior urethral treated in 17 years. J Urol. 1995, 153：63

〔21〕Landes RR. Melnick I. Klein R. Vesical exstrophy with epispadias：Twenty-year follow-up. Urology. 1977, 9：53

〔22〕Lopez-JA. Valle-J. Use of autologuous buccal mucosal graft for urethral surgery in males. Eur-Urol. 1996, 29(2)：227～230

〔23〕Louis Geceter. Transanorectal approach to the posterior urethra and bladder neek. J Urol. 1973, 109：1011

〔24〕MacRae-HM. McLeod-RS. Treatment of rectovaginal fistulas that has failed previous repair attempts. Dis-Colon-Rectum. 1995, 38(9)：9212～9215

〔25〕Margolis-T. Full-Thickness. Martius grafts to preserve vaginal depth as an adjunct in the repair of large obstetric fistulas. Obstet-Gynecol. 1994, 84(1)：148～152

〔26〕 Mazier-WP. Operative repair of anovaginal and rectovaginalfistular. Dis-Colon-Rectum. 1995. 38(1):4～6

〔27〕 Morey AF. McAninch JW. Technique of harvesting buccal mucosa for urethral reconstruction. J Urol. 1996. 155(5): 1696

〔28〕 Nicholls G. Duffy PG. Anatomical correction of the exstrophy-epispadias complex:analysis of 34 patients. Br J Urol. 1998. 82(6):865

〔29〕 Palou-J. Caparros-J. Use of proximal-based vaginal flap in structure of the female urethra. Urology. 1996. 47(5):747～749

〔30〕 Perovic SV. Djordjevic ml. Djakovic NG. A new approach to the treatment of penile curvature. J Urol. 1998. 160(3): 1123

〔31〕 Sadove RC. Sengezer M. McRoberts JW. et al. One-stage total penile reconstruction with a free sensate osteocutaneous fibula flap. Plast Reconstr Surg. 1993. 92(7):1314～1325

〔32〕 Stephenson-RA. Middleton-RG. Repair of rectourinary fistulas using a posterior sagittal transanal. transrectal(modified York-Mason) approach:an update. J Urol. 1996. 155(6):1989～1991

〔33〕 Ti-Sheng Chang. Wen-yi Hwang. Forearm flap in one-stage reconstruction of the penis. Plast Reconstr Surg. 1984. 74: 251

〔34〕 Tzarnas-CD. Raezer-DM. A unique fasciocutaneous flap for posterior urethral repair. Urol. 1994. 43:379

第五十章　性别畸形与易性病

性别是指性的差别,即男女两性的区别。这种差别体现在遗传、解剖、生理、代谢、心理、社会等生物学及社会学的各个方面,性别一词也因而被演绎出多层次的概念,如遗传学性别(染色体性别)、解剖及生理性别、心理性别、社会性别(包括公民性别、抚养性别、自认性别)等,这些性别概念既相互区别又相互联系。个体的正确性别必须以染色体(核性别)、外生殖器、生殖道、性腺这4方面的表现协调一致为基础,而社会因素及个体心理情况对性别的形成与完善亦具有重要影响,一般也应该与上述几方面保持一致。如果核性别、外生殖器、生殖道及性腺等出现矛盾现象,就会产生性别畸形。对于一个外阴部男女难分的个体,性别畸形的诊断较容易,但要对畸形的性别进行审定,有时却非常困难,需要作仔细的病史询问、周密的体格检查、核型鉴定与性染色质检验,以及相应的物理和生物化学检抽、内窥镜和影像学检查、剖腹探查等,根据检查结果来综合分析确定。性别畸形的治疗非常复杂,尤其对性别属男属女的选择应进行多方面的综合考虑,从解剖、功能、心理与社会因素等进行综合判定,切忌单凭外生殖器外形及染色体性别贸然确定性别取向,这是选择一切治疗方法、决定治疗效果的前提。

第一节　性别判断标准

正常情况下,性别的判定是一件非常简单的事,但当性分化异常,出生后外生殖器性别混淆,青春期第二性征与性腺性别、染色体性别不相符合,抚养性别已发生错误时,这时性别的甄别与判定则是一项极其复杂的工作,这需要对性别的分化、发育与形成进行深入的研究与全面的认识。人类对性别决定机制的研究历史很长,但真正取得突破性进展则只是近半个世纪的事。现在人们可以从多个层次来研究与理解性别。

一、染色体性别

正常人体细胞中含有23对染色体,其中22对是常染色体,1对是性染色体,男性为XY,女性为XX。染色体性别决定性腺性别(男性为睾丸、女性为卵巢),性腺性别决定表型性别(男女生殖器官在结构方面的差异及第二性征),三者互相依存、协调统一,其中任何一个环节异常,均可导致性分化异常。在以上3种因素中,染色体性别(遗传性别)在性分化中起决定性作用。

在亲代生殖细胞形成过程中,经过减数分裂,两条性染色体彼此分离,男性产生两种类型的精子,即带X染色体的精子和带Y染色体的精子;女性则只产生一种带X染色体的卵。受精时,如果是带X染色体的精子和卵结合,就产生具有XX的受精卵而发育成女性;而具有Y染色体的精子与卵结合,则产生具有XY的受精卵而发育成男性。这说明男女性别在受精当时即已决定。

在胚胎发育过程中,具有XY与XX的受精卵进一步进行与性别有关的分化发育即性分化。现代研究表明,在Y染色体的短臂上携有睾丸决定因子(testis determine factor,TDF),它是雄性特异的组织相容性抗原(histocompatibility Y antigen),简称H-Y抗原。1990年,Sinclair等从Y染色体1A1区的PY53.3位点上,采用克隆方法得到一个核心序列为250个碱基对、编码80个氨基酸的高度保守的单拷贝基因,称为Y染色体性决定区基因(sex-determining region of the Y chromosome,SRY)。近年来,越来越多的研究证实,SRY基因很可能就是H-Y抗原。H-Y抗原的作用,就是使性腺向睾丸演化。因此,在正常情况下,只要存在Y染色体,性腺即分化为睾丸,胚胎将发育为男性;不存在Y染色体时,性腺即分化为卵巢,胚胎将发育为女性。所以,受精卵是否含有Y染色体是性分化的决定因素。Y染色体丢失SRY,或X染色体得到SRY时,就可能出现 XY 女性或 XX 男性。

X 染色体的生物功能比 Y 复杂,除与性别分化有关外,它可能还与体格性特征形成有关。两条正常的 X 染色体是卵巢发育所必不可少的。X 单体、X 长臂或短臂部分缺失者,卵巢均呈索状,故 X 染色体的长臂和短臂上均含有与卵巢分化有关的基因。

当 X 或 Y 染色体数量与结构异常时,称为性染色体异常。染色体数目异常,包括不分离畸形、嵌合体和非整倍体;染色体形态和结构的畸变,以缺失、等臂、环形、易位等畸变较为多见。

二、性腺性别

性腺性别是指在性腺水平上表现的性的差别(女性性腺是卵巢、男性性腺是睾丸)。性腺通过其所产生的激素,对性别的分化发育,以及与性有关的结构、功能的形成发挥着重要调节作用。

人类在胚胎发育早期,男女生殖腺均起于中胚层的生殖嵴,原始生殖腺分为皮质与髓质两部分,在 XY 或 XX 染色体的诱导下,向睾丸或卵巢发育。在男性胚胎中,因为有 Y 染色体及 H-Y 的存在,髓质发育、皮质退化而形成睾丸;在女性胚胎中,皮质发育、髓质退化而形成卵巢(图 50-1)。

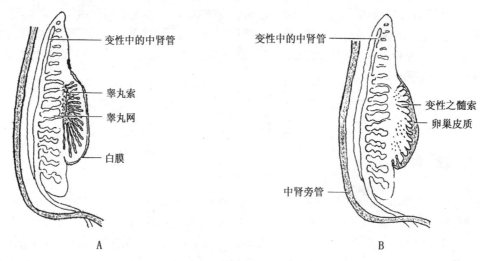

图 50-1　男女性腺的分化与发育
A. 男性　B. 女性

睾丸间质细胞在黄体生成素(LH)的作用下不断产生一定量的雄激素,经血液循环输送至靶器官。它在胚胎发育期能保证男性胎儿进行正常的性分化;青春期刺激睾丸及副性器官的生长发育,并促进第二性征的出现;成年期对促进和维持男性功能起决定性作用,保证精子的生成和成熟。

卵巢的颗粒膜细胞在卵泡刺激素(FSH)作用下,于排卵前产生了雌激素的第一个高峰,排卵后在 LH 作用下,卵泡膜细胞除分泌大量孕激素外,也分泌一定量的雌激素,产生雌激素的第二个高峰。雌激素通过血液循环,输送至靶器官,如乳腺、子宫内膜、阴道上皮等,发挥其生物效应。

三、生殖器性别

生殖器官包括内生殖器及外生殖器两部分,男女截然不同。因此,人们通常靠外生殖器来判定婴儿的性别,一般都不致发生错误。性分化异常的患者往往存在不同程度的内、外生殖器畸形,外生殖器的畸形容易被发现。然而在胚胎发育过程中,男女两种性别的生殖器都来源于共同的始基,使畸形生殖器常常介乎男女之间,所以容易造成性别混淆和抚养性别错误。

无论是男性还是女性,在胚胎早期都产生 1 对中肾管和 1 对中肾旁管,这两对管道将分别发育成男性或女性生殖管道,故称为原始生殖管道。中肾管、中肾旁管和中肾小管在男性和女性的发育过程中发生不同的改变,有的继续发育成为有用的内生殖器官,有的则退化。中肾管在男性逐渐演变为附睾管、输精管、精囊腺及射精管;在女性,中肾管消失。中肾旁管在女性形成输卵管、子宫和阴道;而在男性,中肾旁管大部分消失,头端形成睾丸附件,尾端形成前列腺囊和精阜。存留的中肾小管,在男性演变为睾丸输出管;在女性中,其头端未消失的部分则形成卵巢冠和泡状附件(图 50-2)。

　　男女外生殖器共同始基于生殖结节、生殖隆突和尿生殖襞。睾丸间质细胞产生的睾酮对外生殖器的发育起着重要作用:当有睾酮的作用时,原始的外生殖器即向男性方向演变,生殖结节演变为阴茎,尿生殖襞演变为阴茎海绵体,两侧生殖隆突合在一起成为阴囊,并使睾丸下降到阴囊内;当缺少睾酮的作用时,原始外生殖器有自然向女性演变的倾向,造成阴茎发育短小似阴蒂样,两侧生殖隆突未合拢而呈女性大阴唇样,发育不良的睾丸降入其中等异常。睾酮分泌严重障碍时可以完全发育为女性状态。相反,女性胚胎在发育过程中若受到大量雄激素的作用,如先天性肾上腺皮质增生导致雄激素产生过多时,或母体妊娠期服用含雄激素的药物等,女性阴蒂可以增大似阴茎状,两侧大阴唇融合成为阴囊状等畸形(图 50-3)。

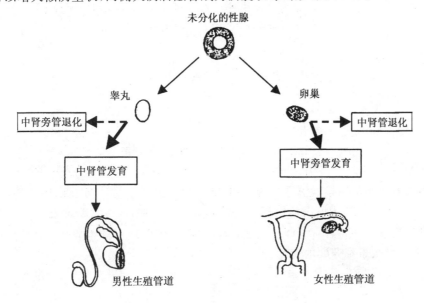

图 50-2　男女生殖管道的分化与发育

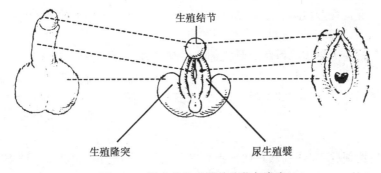

图 50-3　男女外生殖器的分化与发育

四、激素性别

　　体内的激素,尤其是性激素水平,表现着明显的性别特征,而性别的分化与发育则受性激素及其相关激素,如皮质类固醇激素的调节与影响。

　　女性的性腺是卵巢,主要分泌雌激素。雌激素是含 18 个碳原子的类固醇激素,与其他类固醇的不同之处是,其结构环为酚,故具有酸性。人体内重要的雌激素有雌二醇、雌三醇和雌酮 3 种,其中雌二醇的活性最高,雌酮次之,雌三醇最弱。一般认为雌二醇是真正分泌的雌性激素,雌三醇则只是雌二醇的代谢产物。

　　男性的性腺是睾丸,主要分泌雄激素。雄激素是含有 19 个碳原子的类固醇激素。具有雄激素活性的类固醇有多种,重要的有睾酮、雄烯二酮、脱氢表雄酮和雄酮 4 种,其中以睾酮的活性最高。

　　雄激素与雌激素除来源于性腺外,还可来源于肾上腺皮质。它们在生物合成时与肾上腺皮质产生的皮质激素来源于共同的原料——胆固醇,因而它们三者又被统称为甾体类激素。参与其合成的酶系统也基本上一致,除 11-羟化酶和 21-羟化酶是肾上腺皮质所特有的之外,其余的酶系统均为睾丸、卵巢和肾上腺皮质所共有;并且,其在生成过程中既相互联系,又互为中间产物,任何一种酶存在缺陷或代谢障碍时,都可以直接或间接地影响另外两个腺体的功能和另外两种激素的生物合成或作用。下面是甾体类激素的生物合成流程图(图 50-4)。

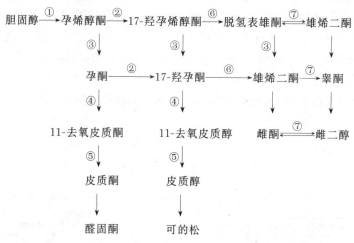

图 50-4　甾体类激素生物合成流程图

①20,22-羟化酶-碳链酶系统　②17α-羟化酶　③3β-羟脱氢酶　④21-羟化酶　⑤11β-羟化酶　⑥17,20-碳链酶　⑦17β-氧化还原酶

实验室对雌激素有较多的间接检测方法,而检测雄激素则主要靠放射免疫测定。雌激素的间接测定方法包括:通过阴道涂片观察角化细胞所占的比例来判定雌激素的水平;通过宫颈粘液、羊齿状结晶形成的程度判定雌激素的高低。正常女性每月有一卵子成熟,可通过基础体温观察排卵情况。直接测定法、放射免疫测定法,可准确测定血中雌激素和睾酮的含量。

五、脑性别

中枢神经系统某些部位也有男女性别上的差异,即称为脑性别。

女性丘脑下部存在着促性腺激素释放激素(GnRH)的两个中枢,一个是持续中枢,一个是周期中枢。周期中枢是女性所特有的,它控制着卵巢周期和月经周期。男性只有持续中枢。中枢神经系统在其发展过程中,丘脑下部、视前区、杏仁核及大脑边缘系统等特定部位均有雄激素受体。有研究表明,人脑分化的时间是在外生殖器分化完成以后。总之,在不同性别的个体,人脑有着不同的结构与功能,在性别分化过程中,它也毫不例外地打上了性别的烙印。随着研究的不断深入,有关脑与性别的关系也会逐渐被阐明。

六、社会性别

社会性别包括公民性别、抚养性别和自认性别。婴儿出生,接产医护人员认定性别,填写出生证,向公安户籍管理部门登记的性别为公民性别,性别一经户籍注册,终身不变;孩童在成长过程中,父母按认定的性别抚养其成人的性别为抚养性别;从懂事起,对自我确认的性别为自认性别。公民性别、抚养性别、自认性别三者通常是一致的。其他亦有父母按自己的偏爱抚养小孩,如把男孩当女孩抚养或把女孩当男孩抚养,发型、服饰、环境均与原公民性别不一,这种长期的错误抚养会对自认性别产生重要影响。自认性别甚为重要,一旦确定失误,再想改变非常困难,会使患者在精神、心理上造成极大负担,而难于以另一性别适应生活。因此,对于性分化异常患者,随着年龄增长可发生一系列表型改变,应早期(最好在 2~3 岁时)进行诊断,作出正确的性别再认定和处理。

第二节　性别畸形及综合征

如前所述,性别畸形(sex deformity)主要体现在染色体、性腺及内外生殖器几方面的异常。染色体性别畸形指 X 或 Y 染色体数量与结构异常所致的性别畸形,包括曲细精管发育不全(Klinefelter 综合征)、性腺发育不全(Turner 综合征)、混合性腺发育不全、真两性畸形及 XX 男性综合征;性腺性别畸形指染色体正常,因种种原因造成性腺分化异常所致的畸形,其性腺性别与染色体性别和表型性别不一致,包括纯性腺发育不全、无睾丸综合征;外生殖器性别畸形指染色体及性腺均正常,由于甾体激素合成、作用及反应异常,影响生殖器原基的演变过程,造成的各种不同的外生殖器畸形。除以上按病因及发病机制的分类方法外,临床上还习惯沿用一种实用方便的按性别进行分类的方法。

一、男性假两性畸形

男性假两性畸形(male pseudohermaphroditism)的共同特点是:性染色体为 XY,性染色质阴性,具有睾丸组织,畸形主要表现为发育程度不等的女性内生殖器与外生殖器。

(一)睾丸女性化综合征

睾丸女性化综合征是较为常见的一种男性假两性畸形,属于 X 连锁隐性遗传性代谢性疾病,与 X 染色体决定雄激素受体位点上的基因发生突变有关。由于靶细胞上不能产生相应的受体,性激素不能与受体结合,激素作用发生障碍,因此不能发挥生物效应。这时即使血液中有足够量的雄激素,亦不能与靶细胞结合,从而影响患者向男性化方向发展。但体内雌激素受体正常,睾酮能经芳香化酶作用转变为雌激素,而雌激素则使第二性征呈女性表现。

根据体内雄激素受体缺陷的程度,可将睾丸女性化综合征分为完全型与不完全型两种,这两种类型虽然都有遗传性,但一个家族中只会产生一种类型的缺陷。完全型者第二性征发育良好,对外源性雄激素不敏感;不完全型者第二性征发育较差,且表现出不同程度的男性化,如阴蒂增大等,对外源性雄激素敏感。

临床检查可见发育正常的睾丸组织及发育良好的附睾。病理学检查示:光镜下完全型者曲细精管发育良好,偶见精母细胞,未见支持细胞和精子细胞,基底膜无增厚及玻璃样变,间质细胞量少,分散或呈小簇分布;不完全型者曲细精管萎缩,退变严重,管腔闭锁,支持细胞和生殖细胞消失,基底膜增厚,呈玻璃样变,间质细胞呈大片状增生。

本病患者往往以原发闭经、不孕而就诊。典型者呈女性体态,青春期呈现女性第二性征,乳房发育,但乳腺组织较正常女性为少,而脂肪组织相对较丰富,乳头稍小或正常,乳晕稍淡,无腋毛。完全型者皮肤细腻,身材同一般女性,外阴发育良好,与正常女性几乎毫无区别,无阴毛,故又称“无毛女”,阴道发育良好,深度正常,但阴道顶端为盲端,无宫颈,盆腔空虚,睾丸组织大多位于腹股沟内(图 50-5);不完全型者皮肤粗糙,身材高于一般女性,外阴发育存在不同程度的畸形,阴蒂增大,有少许阴毛,睾丸组织一般位于阴唇内,阴道短浅或呈泌尿生殖窦,盆腔空虚(图 50-6)。

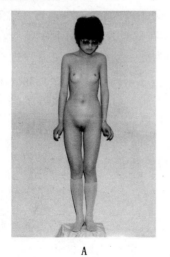
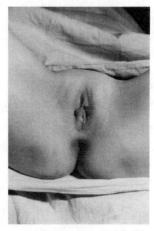

A　　　　　　　　　　　　B

图 50-5　睾丸女性化(完全型)

A. 女性体态与身材,乳房发育,双侧大阴唇内睾丸　　B. 正常女性外阴,无阴毛,阴道隔膜型闭锁,尿道开口于正常位置

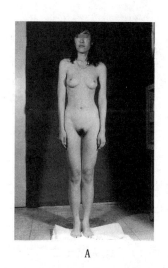
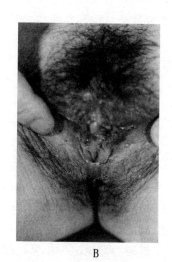

A   B

图 50-6   睾丸女性化(不完全型)

A.女性体态,身材高于一般女性,乳房发育,双侧大阴唇内睾丸   B.外

阴畸形,阴蒂增大,少许阴毛,短浅的阴道与尿道共同开口于泌尿生殖窦

染色体检查核型为 46,XY,口腔粘膜检查染色质阴性,荧光小体(Y 染色质)阳性。血睾酮水平正常或高于正常男性,雌激素水平相当于卵泡期,阴道脱落细胞检查示雌激素水平相当于月经周期的卵泡期。盆腔充气造影、B 超及腹腔镜检查见盆腔空虚,无子宫及卵巢。

(二)17β-还原酶缺陷

17β-还原酶缺陷是由于 17β-还原酶缺陷,致使脱氢表雄酮(DHA)不能转化为雄烯二酮及睾酮,造成体内 DHA 堆积。DHA 是一种弱雄激素,由于该酶缺陷的程度不同,可表现出不同程度的男性体态,阴毛、阴茎等能得到相应的发育。

临床表现为身材修长,男性体态,可有不同程度的男性化表现,皮肤粗糙,有喉结,乳房不发育。在腹股沟或阴囊内可触及不同发育程度的睾丸组织。阴毛分布呈男性型,阴茎发育欠佳,有的比阴蒂稍长。尿道下裂呈阴茎阴囊型或会阴型,阴道短浅或呈泌尿生殖窦,盆腔空虚,无子宫及卵巢。

染色体核型为 46,XY,X 染色质阴性。血清雌二醇及睾酮均表现明显低下,盆腔充气造影或 B 超检查示无子宫及卵巢。

(三)5α-还原酶缺陷

5α-还原酶缺陷是一种常染色体隐性遗传病,以男性生殖器官发育不全为特征。正常情况下,睾酮进入前列腺等组织的细胞内,在 5α-还原酶作用下先转变成双氢睾酮(DHT),它的生理活性比睾酮还大,可能是这些细胞内的真正性激素。胎儿在第 20 周左右,泌尿生殖窦需在双氢睾酮作用下发育为前列腺、阴茎、尿道与阴囊。当缺乏 5α-还原酶时,不能将睾酮转化为双氢睾酮,前列腺不发育,外生殖器分化不全。

临床表现为出生后只见酷似阴蒂样的阴茎,长约 1~2cm,呈会阴型尿道下裂,睾丸发育极差,往往位于腹股沟内,生殖隆突、尿生殖襞均未发育,盆腔空虚而无子宫和卵巢。青春期开始发育,睾酮分泌增多,男性征改变明显,肌肉发达,声音低沉,睾丸下降,相当阴囊处增大、着色,出现皱褶。阴茎长大,发育并能勃起,相反前列腺仍不见长大,面部无须,乳房不发育。

染色体核型为 46,XY,X 染色质阴性,血浆睾酮正常或稍高。

二、女性假两性畸形

女性假两性畸形(female pseudohermaphroditism)的共同特点是:性染色体为 XX,性染色质阳性,具有卵巢组织,畸形主要表现为程度不等的男性化。

(一)21-羟化酶缺陷

本症属先天性肾上腺皮质增生症,发病率占该症病例的 90%。21-羟化酶缺陷,使孕酮向醛固酮及 17-羟孕酮向皮质醇的转化过程受阻,结果一方面使醛固酮和皮质醇生成受阻,另一方面通过反馈性调节机制,使垂体前叶分泌促肾上腺皮质激素(ACTH)增加,刺激肾上腺皮质增生,加速代谢过程,造成皮质醇前身物质堆积。这些堆积物质遂通过17-羟孕烯醇酮途径转化为脱氢表雄酮、雄烯二酮和睾酮,造成雄激素产生增多。

21-羟化酶缺陷症患者为女性遗传型,有卵巢、女性内生殖器及阴道,但其外生殖器则表现为不同程度的男性化。少数发生在男性病例,主要表现为性早熟。通常按酶缺陷程度可将本症分为两种类型。

1.单纯男性化型(代偿型)　特点为21-羟化酶缺陷的程度较轻,皮质醇合成相对不足,但并没有完全失去合成皮质醇的能力,不伴醛固酮合成障碍,因而无失盐表现,故本型以雄激素增多的表现为主。

临床表现为:①外生殖器畸形与第二性征异常。女性患者出生时,阴蒂增大甚至可酷似男性,尿道与阴道的开口异常,严重时两者可开口于一个共同的生殖窦,甚至尿道开口于阴蒂顶端而常被误认为尿道下裂。由于大量雄激素的作用,2~5岁的女性患儿即可出现阴毛(彩照109);4~7岁即见腋毛和逐渐增长的体毛,阴毛呈男性分布,上达脐周,下达肛周,两侧达腹股沟外侧,皮肤粗糙,甚至出现痤疮;8~10岁出现喉结,声音低沉。原发闭经,女性第二性征未发育,呈男性状态,骨骼、肌肉发达,身体强壮有力,乳房不发育。男性患者出生时生殖器无明显畸形,只有阴茎稍大,随年龄增长,阴茎逐渐长大,甚至3~4岁儿童的阴茎就似成年人,呈"早熟性巨大生殖器"畸形,睾丸却呈不成熟状态,常与年龄相符,与增大的阴茎极不相称,前列腺发育较快,阴茎容易勃起。2~3岁即出现阴毛;4~7岁出现腋毛,最早3岁即可出现胡须,体毛增多;5~10岁出现喉结,皮肤粗糙,甚至出现痤疮;4~8岁音调变得低沉,全身肌肉、骨骼发达,呈"小大力士"体态(图50-7)。②生长迅速和骨骺早期愈合。大量雄激素的作用使蛋白合成及骨基质形成增加,骨成熟加快,患儿10岁前比同年龄者生长迅速,但10岁以后因骨骺早期愈合,生长缓慢,最后身材反而矮于正常人。③抵抗力低下。由于皮质醇缺乏而使应激能力下降,致抵抗力低下。④皮肤色素沉着。因ACTH反馈性产生增多,促进黑色素细胞的分泌,患者常表现为皮肤色泽黑或粘膜色素沉着。缺陷越严重,色素沉着越明显。

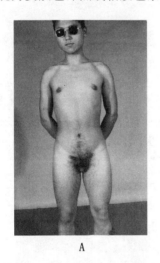
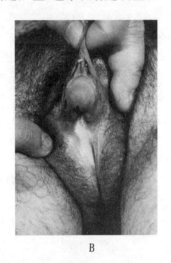

A　　　　　　　　　　　　　B

图50-7　先天性肾上腺皮质增生症(单纯男性化型)

A.社会性别男性,呈男性体态,体毛较浓密,全身肌肉较为发达　　B.阴毛浓密,阴蒂肥大似龟头,长约2.5cm,女性阴道,深8cm

实验室检查:24小时尿17-酮类固醇、尿三醇排出量明显升高;女性雌激素呈低下表现,如阴道涂片以中、底层细胞为主,放射免疫测定示雌激素水平低下、垂体功能亢进,FSH增高;皮质醇浓度下降。

2.男性化伴失盐型(失代偿型)　特点为21-羟化酶缺陷的程度较代偿型严重,皮质醇和醛固酮的合成均受阻。故除代偿型所具有的雄激素增高外,还伴有醛固酮合成减少所引起的失盐和电解质紊乱的表现。

临床上表现为电解质紊乱,主要是失盐。常见于婴儿期,儿童期少见,成年期更少见。一般在出生后2个月内逐渐或突然发病。最常见的症状是拒食、不安、呕吐、腹泻、嗜睡,甚至休克。低血钠、高血钾等严重电解质紊乱,致使二氧化碳结合力降低而引起酸中毒,如不及时抢救,往往因循环衰竭而死亡。本病发病率并不低,但幸存下来者寥寥无几。幸存者往往喜食盐,1岁左右开始,3岁以后这种失盐综合征逐渐消失。

除了失盐症状外,患者同样具有单纯男性化型的体征,不同之处为:在开始1~2年之内,由于电解质紊乱致使生长和骨成熟比较缓慢,典型的生长迅速和骨骺早期愈合开始得比较晚。

实验室检查:与单纯型基本相同,尿17-酮类固醇增高,孕三醇增高,但17-羟类固醇排出量降低,还伴有低血钠、高血钾的表现。

（二）17α-羟化酶缺陷

17α-羟化酶缺陷属常染色体隐性遗传性疾病，由于17α-羟化酶缺陷，孕酮不能转化为17-羟孕酮，致皮质醇产生明显不足，而孕酮、皮质酮、11-去氧皮质醇产生过多。后两者过多可引起钠潴留、血压升高，并有排钾作用而引起低血钾；其次是由于17α-羟化酶缺乏使孕烯醇酮不能转变为17-羟孕烯醇酮，致使雌激素和雄激素产生均受到阻碍。

临床表现常有性腺功能低下，无第二性征发育，有低钾性碱中毒、高血压等表现。临床上女性患者多见，由于在胚胎期女性发育并不需性甾体激素作用，其表型为正常女性，但常见原发性闭经、无阴毛、高血压表现。男性患者，则表现为不同程度的男性化不足，或为完全男性假两性畸形，或为会阴型、阴囊型尿道下裂，或呈非男非女外生殖器，内生殖器仍为男性；在部分酶缺陷时，青春期可发生乳房女性化。由于皮质酮、去氧皮质酮分泌多，因此并不发展到肾上腺功能不足。

实验室检查：孕酮及孕烯醇酮的代谢产物孕二酮均增加，而17-酮类固醇、17-羟类固醇均明显减少或缺乏，雌激素、雄激素均明显低下，而使垂体功能亢进，FSH升高。染色体核型，女性为46，XX，男性为46，XY。

三、真两性畸形

在同一人体内有睾丸及卵巢两种组织并存，可分别分布在两侧，或在同一个性腺内含有两种性腺组织，称为卵睾。据统计，两侧均为卵睾者占20%，一侧为卵睾而对侧为卵巢或睾丸者占40%，两侧分别为睾丸与卵巢者占40%。一般卵巢位于左侧，睾丸位于右侧，性腺的位置倾向于该性腺的原来位置。卵睾内卵巢和睾丸多位于性腺两端，彼此分界清楚。染色体核型中，70%为46，XX；10%为46，XY；其余的为嵌合体，如46，XX/46，XY，45，XO/46，XY等。

真两性畸形（true hermaphroditism）患者中，单以外生殖器往往难以决定性别。约3/4者以男孩抚育，但多数为尿道下裂。一半以上患者有阴唇阴囊不完全融合，仅10%以下者有正常男性外生殖器。表型性别呈女性者约2/3有大的阴蒂，多数有尿生殖窦。内生殖管道类别与邻近性腺一致。附睾邻近睾丸，但2/3患者无完整输精管。近卵睾的生殖道2/3为输卵管，1/3为输精管。卵睾中睾丸成分越多，发生输精管的可能性越大。卵巢通常在正常位置，睾丸与卵睾可位于睾丸下降过程中的任何位置，并常合并斜疝。睾丸组织可存在于阴囊、腹股沟管或腹腔内，其机率各占1/3。大多数病例有发育不良的子宫。

青春期约70%患者可出现乳腺增大明显，24.5%发育欠差，5.5%不发育。50%有月经来潮。表型男性者表现为周期性血尿。25%～50%患者有排卵现象，仅1.2%有精子生成。曾有报道切除卵睾后，表型男性者与女性者均有生育可能。

对于真两性畸形，仅根据临床表现与染色体检查还不能进行诊断。因两侧性腺结构不同，故往往需要行两侧性腺探查与活检（图50-8）。

四、Klinefelter 综合征

本病由 Klinefelter 于1942年首先发现而得名，又称先天性睾丸发育不全或小睾丸症，也有称曲细精管发育不全者。因配子发生时，染色体减数分裂而性染色体不分离，从而导致染色体的数目异常。

发病率约占男性的1/800，患者儿童期无任何症状，青春期后出现临床症状，外观男性，表现为体形瘦高，手距大于身长，劳动力比一般男性差；睾丸小而硬，直径约2cm，睾丸曲细精管萎缩退变，呈上皮玻璃样变，无精原细胞，间质细胞正常，阴茎亦较短小，不育。男子性征发育不良，体毛稀少，大部无须，喉结发育欠佳，约25%患者有乳房发育（图50-9）。

核型最常见者为47，XXY，可有智力迟缓及甲状腺功能异常或糖尿病，仍有男子性心理及正常性能力；此外还有48，XXXY、48，XXYY、49，XXXXY、46，XY/47，XXY等。血清睾酮水平低下，FSH增高明显。

五、Turner 综合征

本病由 Turner 于1938年首先发现而得名，又称先天性性腺发育不全或先天性卵巢发育不全。这是由于

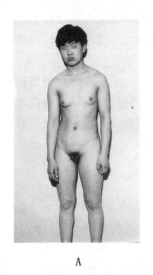
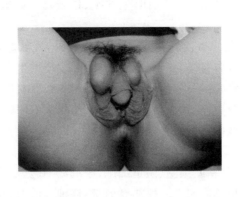
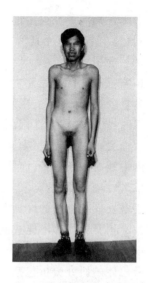

图 50-8　真两性畸形

A. 青春期乳房发育,14 岁始有月经来潮,偶有遗精　B. 阴毛少,小阴茎,双侧阴囊
不融合,中央为尿生殖窦,右侧阴囊内卵睾,B 超探及左侧卵巢、输卵管和幼稚子宫

图 50-9　先天性睾丸发育不全

男性体貌,瘦高身材,手距大于身高,睾
丸小而硬,阴茎短而细小,体毛少,无须

父代精子或母代卵子在减数分裂时,性染色体 X 或 Y 遗失,或是受精后有丝分裂缺陷产生的结果。

畸形发生于女性,发病率约为 2 700 女婴中 1 例,青春期前难以发现。主要体征为:身材矮小,第二性征不发育,乳间距宽,乳头发育不良,乳腺未发育,无阴毛及腋毛生长;生殖器官未发育,外阴呈幼儿型,前庭粘膜发红、薄弱,阴道窄小且短浅,无子宫或呈小三角形、片状子宫,原发无月经;躯体畸形或异常,上颌狭窄,下颌小而内缩,耳畸形低位,后发际低,有颈蹼,盾状胸,骨骼有异常改变,骨质疏松,骨骺延期愈合,骨龄小于年龄,肘外翻,手与脚背面有淋巴管扩张性水肿,指甲发育不良,第 4、5 掌骨短小;智力低下,伴发脏器畸形,10%~20% 有先天性心脏畸形,以主动脉缩窄最常见;皮肤纹理改变,部分患者呈通关手。

性腺为一条细长的结缔组织。在成人,这种性腺呈旋涡排列,像卵巢皮质,但没有能辨认的生殖细胞或颗粒细胞。虽然有女性生殖结构的始基,但如不治疗,则输卵管、子宫、阴道、外生殖器和乳腺终身保持在婴儿(幼稚)状态。

本病核型最常见的为染色体数目异常,为 45,XO,约占患者的一半;另一种为嵌合体,约占患者的 1/4,为 45,XO/46,XX,但无结构异常;其余为 X 染色体结构异常,或同时还伴有嵌合体,如染色体长臂或短臂缺失等。可见的嵌合体核型有:45,XO/46,XY、45,XO/47,XXY、45,XO/47XYY、47,XXX/46,XX/45,XO 等等,临床表现取决于哪一种细胞系占优势。雌激素水平明显低下,阴道涂片以底、中层细胞为主,宫颈粘液无羊齿状结晶,放射免疫测定雌激素水平均在 30pg/ml 以下,促性腺激素明显升高,这是卵巢功能低下致使垂体功能活动代偿性升高所致。

第三节　性别畸形的诊断

性别畸形的临床表现千变万化,非常复杂。目前,国内外尚未形成一种既统一又科学的分类方法,因此对性别畸形的诊断也十分困难。有些表型性别较为明确,因而诊断也容易,如 Klinefelter 综合征、性腺发育不全、睾丸女性化等;有些畸形的鉴别诊断则较为困难,如真两性畸形、混合性腺发育不全、女性假两性畸形、男性假两性畸形等。在诊断工作中,以下几方面尤应注意。

(一)病史与体格检查

患者一般以尿道下裂、隐睾、阴蒂肥大等外生殖器畸形,或不育、无月经、男性乳房发育等性腺异常表现为原因而就诊。

　　由于性别畸形在很多情况下属于遗传性疾病,因此还必须询问家族史,不仅要了解有无与患者相似的病史,而且还应包括有无其他形式的发育异常,如不育、闭经、多毛,以及母亲妊娠期间是否服用药物(如雄激素、孕酮)等历史。

　　体格检查中除注意患者的体态、毛发分布、有无脱水和乳腺发育外,性腺的触诊及详细的外生殖器检查亦十分重要。乳晕、阴唇、阴囊皱襞色素沉着过多,提示先天性肾上腺皮质增生;如在阴唇、阴囊皱襞或阴囊内有性腺时,则可排除女性假两性畸形(因卵巢下降至阴囊内很罕见),一般睾丸质地较软,卵巢较硬,如性腺一部分软而另一部分硬时,则卵睾可能性较大;鉴别尿道下裂的阴茎与肥大的阴蒂,可根据系带来区别,通常阴茎腹侧中线有一条系带,而阴蒂腹侧中线两侧各有一条系带。

　　(二)性染色质检查

　　正常女性细胞核的性染色质可在口腔粘膜细胞、阴道细胞、尿沉淀细胞、皮肤组织等处查到,称为性染色质阳性。正常男性多不能查到,称为性染色质阴性。要注意的是,这种方法的假阳性与假阴性率均较高。

　　(三)染色体检查

　　染色体的研究分析包括:总数、性染色体、异常染色体等。目前最常用的材料为周围血液的白细胞,或取骨髓进行培养,亦可用睾丸及皮肤组织。为了避免遗漏嵌合体,检查的组织一般应在两种以上。利用荧光显微镜检测 Y 染色体是较准确、快速的方法,但有时也有假阴性。

　　(四)生化检查

　　各种生化检查有助于先天性肾上腺皮质增生症的诊断。血 17-羟孕酮水平增高可达 2 000mg/dl 以上,表明 21-羟化酶缺陷,也可测尿内 17-酮类固醇。血孕烯醇酮与脱氢表雄酮升高,则意味着 3β-羟类固醇脱氢酶缺陷。C-21 和 C-19 类固醇缺乏为 20,22-碳链酶缺陷。皮质酮、去氧皮质酮水平升高,为 17-羟化酶缺陷。C-19 类固醇不足和 C-21 前体类固醇升高,为 17,20-碳链酶缺陷。睾酮生物合成能力往往通过 HCG 试验检测。用 HCG 每天 2 000u,连续 4 天,血雄烯二酮增加,为 17β-羟类固醇脱氢酶缺陷。在注射 HCG 后,血睾酮与二氢睾酮比值大于 30,可考虑 5α-还原酶缺陷。

　　(五)H-Y 抗原的血清免疫学检查

　　这是确定有无 Y 或含有男性决定基因的 Y 碎片的一种较敏感的试验。正常男性的染色体和生殖细胞均含有 H-Y 抗原,而女性的染色体和生殖细胞则不含这种物质。H-Y 抗原与睾丸分化和男性发生有密切关系。因此,若细胞染色体检查未见 Y,而血清免疫学测定 H-Y 抗原呈阳性,则仍可说明具有男性决定基因。

　　(六)内窥镜和影像学检查

　　利用内窥镜和放射学造影检查,可了解尿生殖窦、内生殖管道、肾上腺和腹内性腺等情况。有子宫和输卵管存在,可排除因雄激素合成或作用障碍导致的男性假两性畸形。另外,也可通过超声波、CT、MRI 等来探查肾上腺、性腺、子宫和输卵管等。在经过一系列检查及化验仍不能确定性别畸形的类型时,需行剖腹探查术与性腺活组织检查以便于确诊。在探查时应作性腺及其可疑组织的快速冰冻切片检查。这对及时确定诊断和决定治疗方案是必不可少的。如发现性腺为分叶状或硬度不同时,则各部分都应采取标本,以免遗漏。

　　(七)其他

　　性别异常除了要考虑遗传性别、性腺性别、外生殖器性别外,还要注意社会性别。近年来,我们在实践中发现,对于有些病例,社会性别比生理性别更为重要。

第四节　性别畸形的治疗原则

　　性别畸形的治疗是一个十分复杂的问题,主要涉及性别的选择和内、外生殖器的重建,以及第二性征的维持等。

　　(一)性别的再认定

　　所有的性别畸形都存在着性别再认定问题,即选择为男性或女性的问题。性别的选择没有规律可循,除要参考患者有关性别的遗传、解剖、生理等生物学检查结果外,还必须结合患者的年龄、社会性别、外生殖器形态及本人与家长的意愿来决定。

对于外阴表现有性别异常的婴儿,应及早作出病因诊断,尽早(一般在2岁以内)确定性别,采取积极措施,争取获得与生理性别一致或较为合理的性心理发育及性别角色的形成。

在多数情况下,性别畸形的早期发现与正确诊断是很困难的。有些外生殖器官畸形在年幼阶段不易被家长注意或认识,有些畸形异常征要到青春期甚至婚后才表现出来,还有些性别畸形虽较明显,但由于家长不愿张扬而延误了及早诊治,至就诊时,患者大都已经根据其外生殖器形态特征确定了社会性别,并按这个性别抚养、成长、建立起相应的性心理和性别角色。在治疗上企图改变这一性别必将引起患者心理上极大的刺激,并在生活和工作上造成极大不便。因此,在选择性别时,不能仅仅依据生物学检查结果来进行,而应充分重视和尊重其既定的社会性别。不过实际上,社会性别的认定往往能够得到外生殖器形态的支持。

然而,既定的社会性别并非绝对不能改变。在选择性别时,对患者本人的意愿应充分予以重视。患者对于性别选择的趋向,与其年龄、文化程度、职业、经济条件以及既定的社会性别等多种因素有关,应以能满足其尽可能正常的性生活,方便其参与社会生活为宗旨。过去的观点倾向于尽量使性别畸形患者成为女性,主要依据是成为女性的手术较容易施行,但随着阴茎再造术的不断成熟,这一观点应予以纠正。手术的难易程度一般不应成为性别选择的依据。

值得一提的是,性别选择或再认定还涉及到复杂的伦理学问题,有关这方面的问题有待于不断深入的认识与探索。

(二)切除性腺与补充激素

对于性腺的切除与否和切除时机,主要从以下几个方面进行综合考虑:①比较性腺存在与性腺切除对青春期第二性征形成的影响。在确定性别后,如在青春期有相反的第二性征发生,则应将相反的性腺切除,否则应在期待的男性化征或女性化征完全形成后再切除相反的性腺。如在男性假两性畸形(睾丸女性化综合征等),外生殖器官为女性型,若选择女性性别时,应保留睾丸至青春期后出现女性化再将其切除;如外生殖器官为混合型或为男性型,选择女性性别,则应尽量在童年时切除睾丸。在真两性畸形,如一侧为睾丸另侧为卵巢时,尽早切除相反的性腺是合理的;如为卵睾,则很难将两部分分离并将其中一部分切除,这时如女性化征较为明显,应保留睾丸至青春期女性化比较完全时再切除睾丸部分。②性腺存在的部位。主要指睾丸存在的部位,如已确定为男性,但不能将睾丸移至阴囊,应将其切除,以避免睾丸恶变的发生;当确定为女孩时,位于腹股沟或阴唇内的睾丸易于受损伤,也应将其切除。

对于由先天性肾上腺增生引起的男性化(女性假两性畸形),应用糖皮质类固醇治疗,可使患者向正常女性发育,甚至可有月经来潮及生育能力。除此之外的性别畸形,在性腺切除后,当表现有既定性别相应的性激素产生不足时,都必须给予适当的内分泌治疗。

(三)内、外生殖器官的重建

1.内生殖器官的切除　与所认定性别不相适应的结构,如输卵管、子宫、输精管等,最好在剖腹探查时将其切除,对部分患者,这是性别选择的决定性步骤。这一手术应尽可能在2～3岁时施行。阴道切除是一项难度较大的手术,一般可等到成年时再作,而且届时有可能利用阴道粘膜作为阴茎再造术中后尿道成形的材料。

2.外生殖器官的重建　重建要达到的主要目的是,使外阴具有近乎所认定性别相适应的形态,并具有足够好的性功能。重要的外生殖器官重建手术包括阴茎再造术、阴道再造术及阴蒂整复术等。

(1)阴茎再造　可与患者协商选用阴股沟皮瓣、腹壁轴型皮瓣或前臂游离皮瓣行阴茎再造术。可用阴道粘膜、小阴唇皮肤或阴囊皮肤设计组织瓣,粘膜或皮肤面向里翻转呈管状形成后尿道。若希望保留小阴茎或阴蒂的海绵体以保持较好的性功能,必须剔除龟头或阴蒂头部的上皮,以防癌变发生。

(2)阴道再造　应用阴股沟皮瓣行阴道再造术,尽量保留大小阴唇结构(哪怕是发育较差的),使外阴更加接近女性。

(3)阴蒂整复　有些外科医师主张切除全部肥大的阴蒂,而实际上,阴蒂在性行为中发挥着重要作用。因此,应该将阴蒂海绵组织大部分切除,将顶端部分组织作成带血管神经蒂的组织瓣加以保留,使之既有灵敏的感觉,又能勃起,从而保证阴道再造后良好的性功能。

第五节　易性病与易性术

一、易性病

(一)概述

易性病(transsexuals)是性身份严重颠倒性疾病。患者通常在 3 岁时萌发,青春期心理逆变,持续地感受到自身生物学性别与心理性别之间的矛盾或不协调,深信自己是另一性别的人,强烈地要求改变自身的性解剖结构,为此要求作易性手术以达到信念。在易性要求得不到满足时,常因内心冲突而极度痛苦,甚至导致自残、自戕。

易性病通常被称为易性癖,笔者认为临床上应称为易性病,因为只有这样,才能准确地表达该疾病的特征。易性病不是主观所为,而应该是生物学因素所致;癖则是指后天养成的一种习惯。长期以来,人们一直认为易性癖是一种堕落的恶习,是反自然的亵渎行为,有的患者还被视作"流氓",甚至受到行政、司法的惩处,这显然是不公平、不合理的。众多的病例资料表明,易性病是与生俱来的,并非积久成习的嗜好,几乎对所有患者进行的心理治疗均告无效,因而不能简单地用心理障碍概括之;它也不是偏爱成习,像这样把常人畏之如虎、避之不及而又遍体鳞伤的手术当成幸福、当成幸运,这也不可能是癖。目前人们对这种疾病尚缺乏足够了解,尽管听起来离奇、可怕,但它毕竟属于疾病的范畴,因此命名为易性病较妥。

人们对易性病现象的注意和观察古已有之,但对易性病进行深入了解并取得重要进展则只是近 30 年的事。考德威尔(D. Cauldwell,1949)首先提出易性癖的名称,而后何欧尼格(J. Hoenig,1964)概括出易性癖的 4 个特征:①深信自己内在是异性;②声称自己是异性,但身躯发育并非异性;③要求医学改变躯体成为自己所认定的性别;④希望周围人按其体验的性别接受自己。

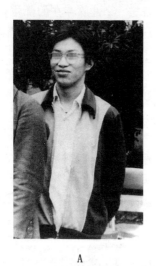 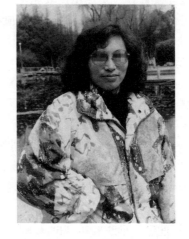

A　　　　　　　　　　　　　　　　　B

图 50-10　中国第一个公开亮相的变性人(男→女)

A. 变性前　B. 变性后

我国对易性病的研究和记载甚少。世俗的偏见,使患者遭受讥笑和唾弃,不被社会理解和接受,因此患者常难以启齿而投医无门,并严重阻碍了对易性病的深入研究。1990 年 7 月,何清濂为 1 例先后自行切除睾丸和阴茎,排尿已十分困难的患者,进行了我国首例公开报道的男性转女性的变性手术(图 50-10)。1991 年 10月,何清濂又完成了我国首例女变男的变性手术。新华社向国内外发稿报道,使大量易性病患者闻讯而前来求治。7 年来,全国各地(包括台湾、港澳地区)写信和前来门诊,提出要求作变性手术者达 1 307 人,其中 522

例要求男性变女性,785 例要求女性变男性。发病者涉及社会各阶层各行业,包括教授、硕士生、大学生、中学生、教师、医生、护士、律师、工人、农民、战士、营业员、经理等;年龄最大者 60 岁,最小者仅 10 岁,其广泛性和严重性出乎意料。国外资料估计,易性病的发病率为 1/14 万～1/10 万,但根据笔者掌握的资料初步判断,真正的易性病患者的发病率低于上述数字。

对于如此之多患者提出的变性手术要求,作为医师,应采取极其认真负责、严肃慎重的态度,在明确诊断、严格手续、条件具备、确认万无一失时才决定施行手术。笔者对 1990 年 7 月以来治疗的 34 例患者(其中男性变为女性 10 例,女性变为男性 24 例)术后长期密切的随访证实,所有患者治疗前后判若两人,心理得到平衡,心情舒畅,工作愉快,除个别病例外,术后均未用激素,2 例男变女者已结婚 4 年,10 例女变男者亦已结婚 2～3 年,且性生活满意,家庭和睦幸福。

（二）病因

易性病发病的原因十分复杂,不少环节还无法解释,至今仍停留在观察和研究阶段,据推测可能与下列因素有关。

1.遗传因素　一般认为遗传因素可能与易性病发生有关,但尚无充分资料能加以证明。曾有 2 例双胞胎,其中哥哥健康正常,弟弟患有严重易性病,而父母身体健康,其他兄弟精神亦无异常。

2.内分泌因素　有学者报告血浆中睾酮水平在易性病中男性患者偏低,女性患者偏高。亦有人认为男女易性病患者血浆中睾酮均无明显变化。在笔者接触的病例中,术前术后血浆睾酮水平有改变,但症状并没有随睾丸和卵巢的被切除而消失,可见根源不在于此,性激素水平的差异并非易性病发生的原因。

3.外生殖器大小与形态　由于外生殖器与性身份有着密切关系,有人估计外生殖器的大小及形态与易性病的发生有关。但在笔者目前的资料中,还未发现有男性易性病患者性器官大小、形态异常,以及女性易性病患者的外阴畸形(如阴蒂肥大等)。

4.环境和心理因素　人们习惯上认为,产生易性病的原因是父母对幼小儿女按异性打扮或抚养,或患者在异性人群中成长。女性易性病患者可因为对男性刚强性格和独立生活能力的崇拜而产生对男性性别的向往,这在病例中也确实有所发现。然而,不少演员一生扮演女角,却从来没有改变他们对自身男性性别的认同;有些两性畸形患者,虽从小被切除睾丸、阴茎,并按女孩打扮抚养,似乎已成为"真正"女性,但在青春期并未出现女性特征,而在了解自己的身世后,最终仍要求恢复男性。

5.性别中枢功能异常　有学者认为,决定性别的中枢在下丘脑。至青春期,下丘脑会使人体向既定的性别发育成熟。由于下丘脑的功能受制于染色体上的性基因,性基因的启动,才是表现性别的真正原因,而性基因的选择,在卵子受精的瞬间已决定。笔者认为,易性病的产生并不仅仅是由于心理变异,它还应该有生物学因素的作用,深入的研究有可能为此找到证据。

（三）症状

典型的易性病患者,3～4 岁萌发想法,4～5 岁对性别产生蒙蒙意识,青春期剧变,认定自己是异性。十六七岁开始,病程加重,确认自己错生性别,男的认为自己应该是女人,女的认为自己应是男人;衣着、举止、爱好、志向都出现异性化,回避人群,且不进澡堂、公厕,持续而强烈地要求变性。由于其变态的心理与行为非强制性,故不易为人们所察觉,也不会采取暴力危害社会。患者精神状态无显著异样,青少年期学习成绩超群;随年龄增长,病情加剧,心理负担加重,而成绩下降。其工作能力、事业心均与常人无异,有些还有过人的才智。患者通常生性懦弱内向,与世无争,但自尊心强,为求得内心矛盾的缓解,而能努力工作学习,智商亦高。病情时轻时重,与环境、季节(春秋)、心态等有关,但要求变性,到老也不会改变。由于习俗之故,有些患者认为结婚可以缓解症状而结婚,性生活说不上满意,仅是为情爱所激发。病症轻者,对婚嫁生育得过且过,严重者则不堪性生活,亦有仅结婚 1 年而以处女膜未破裂分手者。这些患者认为易性病是与生俱来的痼疾,是刻骨铭心的追求、无法克制的欲望、难与人言的"嗜痂之癖",不变性不如死。

男性易性病患者,自幼喜爱针线活,稍大后偷着女装、三角裤、胸罩,涂脂抹粉,对镜自赏,喜欢别人对其以女性称呼,爱唱爱跳,对美很是迷恋,对女性的各种行为举止不学自会。其恨自己的胡须、恨喉结、恨阴茎和阴囊(睾丸),视它们为累赘,在进行女性打扮时并不伴有性兴奋和快感的获得,而是为了缓解内心冲突,持续渴望改变自己的性别。发病时烦躁不安,对自己的剪影深恶痛绝,其消沉忧郁,易自卑,内心甚至充满内疚、悔恨和缺失感而极度痛苦,进而有自残、自戕现象。

女性易性病患者,幼时即表现有男性行为趋向,喜欢踢球、爬树、与男孩为伍。性成熟后,好以男性自居,喝酒、抽烟、打抱不平,不肯穿裙子,不愿进女厕,视长发为追命绳,视月经为憎恶的生活周期,视丰满的乳房为多余之物。笔者病例中曾有用胶布粘贴13年,企图不让乳房隆起者,亦有用铁片压两乳,平睡时加砖头重压者,甚至有用刀片切胸脯而致伤痕累累者。由于男性化为当今社会潮流,女性为伍亦不易引起注意和为社会所反感,因此女性易性病患者常伴有同性异性恋,且患者多为情感型而非性欲满足型,内心冲突亦较轻。以往认为这类患者不多,而从临床病例来看,女性易性病患者多于男性易性病患者。

(四)诊断

易性病的诊断主要取决于本人的主诉和病史,体征、化验及其他检查无助于诊断,必须反复询问病史,通过多次书信、电话交谈,最后当面复查,进行分析,审定甄别。成年人中易性病的诊断不难成立;而青春期以前的易性病诊断必须慎重。一般根据以下各特征的综合分析来进行诊断。

1.深信自己是真实的异性,终身感受是异性中的一员。

2.声称自己是异性,躯体发育并非异性,更非两性畸形。

3.深恶痛绝自身的生理特征和生殖系统迹象,如乳房、月经、阴茎、睾丸等。

4.强烈要求医学改变躯体而成为自己认为应该的属性。

5.着同性装束感觉痛苦,着异性服装感到满足。

6.恼恨别人把自己看成现有属性,对理解自己是异性感到宽慰。

7.对同性可产生同性异性恋,而确认自己应该是异性。

8.要求变性不是单独追求性行为,亦非对异性性别的偏爱。

9.对现有性别生活如演戏,行尸走肉,觉得无路可走,只有变性,目标是不屈不挠的,不变性不如死。

(五)鉴别诊断

易性病需与异装癖、同性恋及精神分裂症等相鉴别,它们的发病原因与行为表现上有共同之处,但实质上是不同的。是否要求变性,是易性病与异装癖及同性恋的根本区别。

易性病者以着异性服装为形式,使其外表符合其自觉性别,且为无性感兴奋目标的跨性别着装,仅为取得心理平衡,而非追求性关系,更非性行为异常。

易性病者对自我性别认同有障碍,认定自身为异性,渴望改变自身生理性别。有的人成年后把自身作为异性来爱恋另一同性别的人,双方以理解、同情、真诚的态度及崇高的要求相待,一般不会做不道德或违法的事,亦非单纯追求性行为,这在女性易性病者为多,我们定名为同性异性恋。笔者周围病例中,有10例同性异性恋者,都在变性后组成了幸福家庭。

异装癖者对自己的生物学性别持肯定态度,并无变性要求,属性行为异常,多见于男性,性定向为异性,对性交有兴趣,着异性服饰带有性快感追求成分,甚而出现性兴奋或性感满足。偶有要求变性者,但在明白变性手术实质后,多远而避之不再求医。有一异装癖者,取得妻子认同,每月着异装,装扮成女性逛街一次,而家庭性关系均正常,近来告知其尚有裹足癖,欣赏女性三寸金莲,经7年多交往观察,其为一典型异装癖患者,而本人在律师工作方面很是出色。

同性恋者对自我性别认同,无变性要求,性定向指向同性,是对他人的感觉,以同性个体作为性爱对象。同性恋多以男性为多见,他们有自己的生活圈,往往结成团伙活动在公园、公厕、公共浴池,以鸡奸为性爱方式,多数人扮演着主动、被动两种角色,性行为完全是渲泄性欲,固定的同性恋情侣很少。同性恋者并不愿着异装,即使是扮作异性姿态的一方,仍注重同性气质,更无变性的渴望。女性同性恋者大多是情感型,她们相爱甚深,有时不易与易性病相区别,还有待于深入研究与甄别。

精神分裂症患者,有的也有变性妄想,妄想自己成为异性成员,把易性手术视为一种有魔力的治疗方法。他们避免去正视自己的问题焦点,有的男性偏执地妄想变性后能生儿育女,有的妄想成为出名的歌唱家,有的为消除胡子而要求切除睾丸。他们并不存在性身份与其生物学性别相互矛盾的巨大心理冲突,亦无一贯性的病史,成天想入非非,对工作、学习无所适从,在得不到变性满足时,恼怒激动状态下会失去理智,动手打骂亲人,扬言杀人,呈现轻度精神分裂症妄想症的表现。这些在病史中应认真加以分析,从求治者的异样眼神中可以得到正确判断。

(六)病例验证

有人曾认为易性手术是不必要的,经过时间的推移和心理治疗,易性病将会自愈,实际上这是不可能的。当然,并非所有的患者都需要手术。从笔者34例变性人的结果表明,尽管从技术上看,变性手术不是治本,而是性别重塑,但对所有变性人来说,手术都被认为是值得的,且术后无一例反悔。在外科手术之前,一般并不主张进行激素治疗,而是试图通过完全公开进入易性角色在社会中生活,这个措施可以提供一个甄别手术后可能遇到的舆论压力,作为考虑是否施行变性手术的参考依据。手术后,绝大多数变性人均未用激素治疗,生活和性功能良好。易性病者,不愿身心为敌,个个都饱含有一段血泪史。

例1,秦某,男→女,27岁,大学教师,出生农村,家中长子,幼时朦胧感觉到自己是女孩,13岁开始心理逆变,心烦不适,渴望变性。大学毕业后,病态心理进一步加剧,开始蓄长发扮红妆,俨如女性。于1987年2月应内心冲突自行切去睾丸,1989年10月,又自行割去阴茎。两次自残,使其感觉到除去累赘后的畅快。但由于瘢痕挛缩使尿道外口缩成针尖大,致排尿困难,其在生理和心理上都感受到了极大痛苦,故强烈要求变性。1990年7月25日施行手术,切除残留海绵体,行阴股沟皮瓣阴道成形,尿道开口于阴道上方,阴囊组织形成阴唇;同年8月11日又行喉结切除和隆乳术。术后7年随访,患者自感身心正常,现担任英语翻译工作。

例2,董某,女→男,27岁,宾馆厨师,高中文化,4～5岁开始自信是男孩,青春期时逆性心理剧增,视乳房为多余物而束胸,并通过服药使月经停止。着男装,性格豪爽,以男性自居,迫切要求变性。曾切脉服毒3次自尽未遂,后由母亲相伴5次去沪求治,久跪不起,要求行变性手术以救一命。1991年10月为其施行手术,术后患者心情舒畅、平静,有自豪感,1996年12月结婚。

例3,陈某,男→女,21岁,舞蹈演员,自幼认定自己应是女孩,一直着女装,女性气质。因内心冲突多次产生自杀念头。在对父母的再三要求下,于1992年5月施行变性手术,用阴茎皮瓣形成阴道,术后心情舒畅,2年后结婚,性生活满意,领养一女孩已3岁,家庭幸福美满。

例4,浦某,男→女,36岁,职员,自幼萌发变性欲望,自感低贱、下流而无法自拔,曾渴望结婚能使病情好转,27岁结婚后妻生一子,已8岁,但患者欲成为女性的心理丝毫未减。1991年11月夫妻分居后,其多次来门诊要求变性手术未允,于1993年离婚,始着女装以女性角色生活,还要求儿子称自己为母亲。1994年2月自残后出现排尿困难,其离异的妻子出于同情和理解,多次陪同前来求医。1994年5月施行变性手术,术后心态平静,从事生活美容工作。

例5,曲某,女→男,29岁,职员,自幼具男子心理,成年后被迫婚嫁,无性欲,憎恶婚事而离异,遂四处求医,其间结识一女子并相互爱恋,发展成为同性异性恋。来院后采用阴股沟皮瓣再造阴茎。1994年结婚,婚后夫妻恩爱无比,性生活满意且性欲强。曾任推销员,工作积极,能力强,完全得到同事和社会认可。1996年被推选为商场副经理,妻经人工受精于1997年5月生一女,家庭幸福美满。

例6,郑某,女→男,31岁,经理,自幼认为错生性别,试图以婚姻来摆脱困境,1979年1月结婚,生一女,自感违心,难以生活,于1982年离婚。从厦门去上海求治近十次,迫切要求变性。1995年2月施行变性手术,术后心理得到平衡,与情人在热恋中,自感生活幸福。

二、易性术

(一)手术适应证及条件

易性病的诊断,由于无客观指标可依据,仅以病史为主,病情也可轻可重,且各人的年龄、性格、学历、职业、家庭生活环境等差异甚大,术后将面临的复杂社会环境更难以预测,因此,作出变性手术的决定必须慎之又慎,具体实施过程中又会存在着难以解决的弊端,并非所有易性病者都是变性手术的适应证。

易性病的治疗是极为困难的,对成长中幼儿性别的认定应给予关注,当发现儿童性格有异样或已有轻症者,须通过心理行为治疗及早予以纠正。要注意同情患者,理解其痛苦,行正面疏导,用各种方法,尽最大努力,使其自我解脱,尽量减轻体内对立的两种倾向。要充分让他(她)认识到手术是不可逆的,把自身的性解剖结构变异成易性结构,从现有性别角色变为易性角色,这是人生所有改变中最激烈的改变,因此,能不作变性手术就尽量不要作,应凑合过去,逐渐顺应性别,改变性格,用各种办法克制自己,自得其乐。

然而,对严重的真正易性病患者,心理和药物治疗往往是徒劳的。对于病史长,症状典型,已严重影响生活和生命者,为缓解其自认性别与生物学性别的激烈矛盾,促使心理平衡,有利于社会稳定,经过长期观察、甄别,在其他治疗措施无效时,可以考虑行易性手术治疗。要绝对避免错误诊断,庸医杀人,轻率进行变性手术,严禁利用变性手术图谋盈利,危害患者,甚至制造"人妖"。

鉴于易性病的治疗,患者除医疗外,还要面对社会方面面许多问题,因此施行变性手术,医师必须对患者、对社会、对国家负责。施行变性手术是极其严肃慎重的,必须是极严重的易性病,其手术适应证也是有限的。在有关法律法规未公布以前,自1992年起,临床上对变性手术制定了严格的手续和制度。

1.患者在手术前必须解决和考虑许多复杂的社会问题,诸如手术后的工作、生活、经济来源、家庭组成、社会舆论等。

2.手术前先有适应过程,日常生活中试行异性行为及角色1~2年。

3.必须具备下列各项证明:①公安部门证明,应取得公安部门的理解和认可,术后户口簿中性别和公民身份证明要予以更换;②个人申请,包括经历、病史、家庭情况、手术要求和决心;③精神病院证明,以排除精神病;④父母兄弟姐妹的证明,以求得术后家庭成员的理解和认可;⑤工作单位证明、术后工作安排及经济来源;⑥乡政府和居委会证明,以取得社会的认可和理解;⑦已婚者必须解决好配偶问题并具法院证明;⑧医疗费用的筹备及术后生活保障措施。

4.对上述各项证明应认真审核。诊断明确,条件完全具备后,经有关部门审定,才能决定是否施行变性手术。

(二)手术方法

易性术(sex reassignment surgery)是指把原有的外生殖器改变成异性的结构并切除性腺。其标志手术是阴道再造术、阴茎再造术。同时进行表形重塑,如喉结整形、乳房整形等,以符合自我性别再认定。术后患者原来自觉性别与生物学性别之间的矛盾缓解,心理得到平衡,性功能恢复正常,可以结婚组成家庭,但无生育能力。

男性转变为女性的易性手术,包括喉结整形术、隆乳术、睾丸切除、尿道口成形、阴唇成形、阴道再造等。阴道再造可用阴茎皮瓣或阴囊皮瓣或阴股沟皮瓣来完成。如条件许可,手术可分组同时进行,男变女的易性手术常可一次完成。

女性转变为男性的易性手术较为复杂,难度大,需多次手术才能完成,疗程长。手术包括:①乳腺切除、乳头整形使乳房男性化。②内生殖器的切除,涉及到卵巢、输卵管、子宫和阴道的切除,其中粘膜切除阴道全闭锁术难度甚高,应由妇产科医师完成。内生殖器切除的同时,以小阴唇瓣行尿道延长尿道口上移术。③阴茎再造,包括尿道形成、支撑组织植入、茎体成形3部分,其中最难的是尿道形成。

1989年12月,笔者设计阴股沟皮瓣行阴茎再造术、阴道再造术取得成功。迄今已用阴股沟皮瓣完成阴茎再造30例,阴道再造80例,且效果满意。手术方法适用于性别畸形、易性病、无阴道和阴茎缺损患者的治疗,特别对易性病中女变男的阴茎再造尤为适用。腹股沟向内下方延续,会阴与大腿间的皱襞,我们称之为阴股沟,通过解剖学及临床研究,阴股沟区皮肤为多源性血供,神经分布繁密。该区前部有阴部外动、静脉和髂腹股沟神经的皮支分布,中后部有闭孔动脉皮支、旋股内动脉皮支,以及阴唇后动、静脉及神经和股后神经会阴支分布,以上血管、神经相互吻合,形成丰富的血管神经网。设计带蒂的阴股沟皮瓣再造阴茎和阴道,具有良好的感觉功能,供区为全身最隐蔽部位,不需植皮即可直接缝合,无功能障碍,无明显瘢痕,符合美学要求,实为目前较理想的手术方法。1984年笔者研制成涤网银丝硅胶棒,植入阴茎体内作为支持物,使其具有足够的长度和硬度,又能屈伸,同时避免了切除肋软骨的痛苦,缩短了手术时间,迄今已用40例,效果良好。

1.阴股沟皮瓣阴道再造术(pudendal-femoral flap vaginoplasty)

(1)术前准备　①每日多次清洗会阴;②流质饮食2天,多饮水;③术前1日13时、17时、21时各服用卡那霉素1.0g(对需氧菌有效)、甲硝唑0.4g(对厌氧菌有效);④手术前晚清洁灌肠。

(2)麻醉与体位　持续硬膜外麻醉,取截石位。

(3)手术方法与步骤

造阴道腔穴:

1)插入 14 号硅胶导尿管排空膀胱并予以留置,作为尿道和膀胱标志。

2)相当于阴道前庭凹陷处为中心,作"X"形皮肤切口,切口线长 4～5cm,形成 4 个三角形皮瓣(图 50-11)。

3)左手示指伸入肛门直肠内作引导,腰椎穿刺针从切口中心朝水平方向进入 3～4cm 后,向下方进针深达 10cm,拔出针芯,抽吸无血液、尿液和气体后,徐徐注入肾上腺素生理盐水(200ml 生理盐水中加 1∶1 000 肾上腺素 0.5ml),可使间隙的结缔组织疏松而易于分离。当直肠内手指感到液压达两指节时,边退针边注射溶液,总量可达 200ml,一般在 150ml 左右。

4)用组织剪分离切口内纤维束,用手指在腔隙的左右、前后进行分离,深入直肠子宫凹陷腹膜反折部,再用双手示、中指向两侧轻轻扩张,在尿道、膀胱与直肠之间形成长达 10～12cm、宽 4～6cm,可容三指的阴道腔穴,对阴道下 1/3 侧壁的子宫动脉阴道支,有时需切断缝扎(图 50-12)。个别病例切断部分提肛肌索才能使腔穴扩大,术中止血要彻底,遇有大出血应予以缝扎,一般可用电凝或纱垫填塞压迫止血。造穴过程中动作要轻柔、轻巧,谨防损伤尿道、膀胱、直肠和腹膜;液压法常可无出血地形成阴道腔穴。

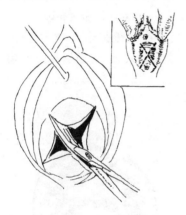

图 50-11 "X"形切口

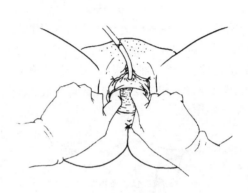

图 50-12 阴道造穴

阴道形成:

1)皮瓣设计　在两侧阴股沟,以沟为纵轴,平造穴口,向上设计一飞鱼形皮瓣,长 10～12cm、宽 5～6cm,远端呈鱼嘴状,近端呈鱼尾分叉状,鱼尾状分叉远端形成长 3～4cm 去表皮的皮下蒂(图 50-13)。

2)皮瓣制备　按设计线切开皮肤、皮下组织直达深筋膜下,从上端向蒂部分离形成皮瓣,再向下细心分离形成 3～4cm 皮下蒂,使带有皮下蒂的皮瓣能成 70°～80°角向中线无张力旋转,皮下蒂内有会阴动脉属支血管、旋股内动脉肌支皮动脉以及股后皮神经会阴支,为避免损伤,不需对这些血管神经作精心解剖(图 50-14)。

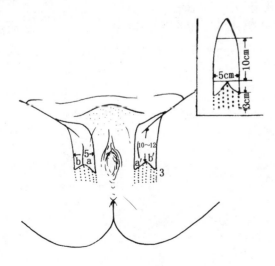

图 50-13 皮瓣设计

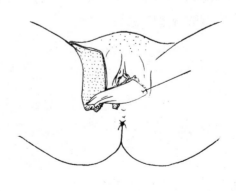

图 50-14 皮瓣切口

3）皮瓣转移　用弯组织剪，由阴唇外侧皮下向腔穴作分离，钝性撑开，形成可容皮下蒂通过的阴唇下隧道。两侧皮瓣通过隧道转移至阴道造穴口，向下翻转，使皮面朝内、组织面朝外而便于缝合（图50-15、图50-16）。

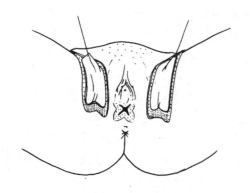

图50-15　皮瓣形成

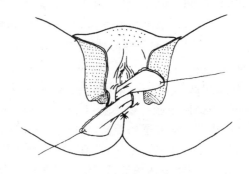

图50-16　皮瓣转移

4）阴道形成　两皮瓣边缘相互对合，用5-0涤纶线间断缝合两皮瓣边缘真皮层，形成皮筒（图50-17）。检查腔穴无活动性出血，无纱布遗留，将皮筒自尿道下方作180°旋转置入腔穴，组织面紧贴组织面，皮面朝向形成的阴道腔，皮瓣蒂部鱼尾状分叉形成的a、b、a′、b′4个三角形皮瓣与"X"切口形成的4个三角形皮瓣交错插入（图50-18），用5-0涤纶线或可吸收性缝线间断缝合成锯齿状。

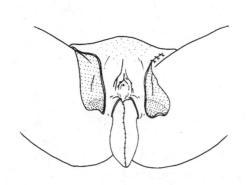

图50-17　皮筒形成

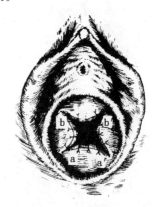

图50-18　阴道形成

5）阴道固定　阴道内用碘仿及凡士林纱条填塞压迫，阴道口缝合4针粗线，包裹式包扎，压迫固定，使置于阴道内的敷料不外脱。置放纱条时深达顶部，由内向外填塞，使阴道壁与腔穴周围组织紧贴。填放敷料不可过紧，以免影响皮瓣血供，以及防止术后阴道短缩变浅或狭窄。

6）术毕处理　皮瓣供区拉拢缝合，以0号丝线缝合皮下组织，3-0丝线缝合皮肤（图50-19）。阴道口两侧造穴腔内及皮瓣供区各置橡皮条引流。检查硅胶导尿管置放深度，一般在12cm，观察排尿通畅后，用丝线缝合固定，接尿袋持续导尿。

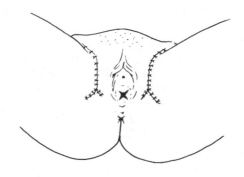

图50-19　供区缝合

(4)术后处理 平卧 10 天。输液 2～3 天。注射抗生素 3～5 天。流质饮食 3～5 天,1 周后可进普食。24 小时后拔除引流条,更换敷料加压包扎。5 天后术区肿胀逐渐消退,可去除敷料,置护架显露切口。皮瓣供区术后 7 天、10 天各拆除缝线 1/3,12 天全部拆完,阴道口缝线 12 天拆除或让其自行脱落。术后 10 天拔除导尿管,抽出阴道内部敷料,用过氧化氢溶液清洗术区,继续用凡士林纱布 2～3 块填塞至阴道顶部使之固定,1 周后取出不再置放。拔管后下地活动,自行排尿。7～10 天可出院,2 个月内不作剧烈活动,1 个月内不用或慎用窥阴器检查,以防阴道缝接处撑裂,一般无需阴道扩张。术后 1 年,至少半年,以阴道口瘢痕软化后结婚为好。初婚时用润滑剂,如液体石蜡油或眼药膏,直至生理适应为止(彩照 110)。

2.阴股沟皮瓣阴茎再造术(pudendal-femoral flap phalloplasty) 以阴部外动脉为轴心血管形成阴股沟皮瓣再造阴茎,因有髂腹股沟神经皮支支配,具有感觉功能。再造阴茎"平地直立",不着组织床,供血及回流均较困难,故手术要求高。本法手术分二期进行,第一期皮管形成;第二期阴茎成形。其间,皮管形成后 2 周,可进行血运训练。不同病种的患者,皮下脂肪多少不一,皮下组织薄者,皮瓣切除时带上深筋膜,成为筋膜皮瓣血供好,两次手术间隔时间可为 3～4 周;而皮下组织丰满者,术中需切除部分脂肪,形成的皮瓣不带深筋膜,两次手术间隔时间以 5～6 周为妥。

第一期手术皮管形成:

(1)术前准备 ①患者要有长期卧床不能下地大小便的思想准备和训练;②术前每日多次清洗会阴是预防感染的积极措施;③术前 1 天进流质饮食,防止术后腹胀及过早排便;④手术前晚用生理盐水灌肠 1 次。

(2)麻醉与体位 持续硬膜外麻醉,取截石位。

(3)手术方法与步骤

1)在左右两侧阴股沟、阴唇或阴囊外侧,平耻骨联合的皮肤上绘出两平行切口线,长 16～18cm、宽7～8cm(图 50-20)。

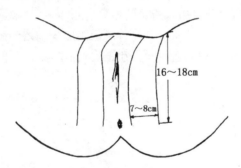

图 50-20 切口设计

2)按设计切开两平行切口线,深达筋膜下或皮下脂肪层,分离形成双蒂皮瓣,操作中尽可能减少损伤皮下脂肪中的小血管,彻底止血后将皮瓣卷成管状,用 5-0 涤纶线间断缝合。皮管形成中若过紧,细心剪去脂肪颗粒,避免张力过大影响血液循环或术后裂开(图 50-21、图 50-22)。

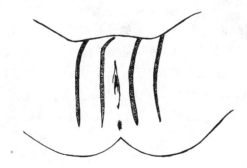

图 50-21 形成皮瓣

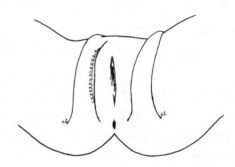

图 50-22 皮管形成

3)供区两侧皮下组织游离后直接拉拢缝合,缝合过程中应注意皮管两蒂端三角区的处理,避免创面暴露。

4)皮管蒂部置放橡皮条引流。皮管与供皮区的缝合部分分别用碘仿、凡士林纱布覆盖隔开,皮管两侧置放粗纱布卷保护防压,其上置棉垫稍加压包扎。

5)留置导尿管,持续导尿。

(4)术后处理　会阴区因腺体旺盛,尿道肛门所在区易受污染感染,大腿伸屈内收外展、人体坐立行走,阴股沟区无不受影响,因此皮管的术后处理难于其他部位皮管。一旦感染裂开,"势如破竹",创口极难愈合,瘢痕发硬,影响二期手术,术后处理应予以十分重视。术后平卧7～10天,减少髋部活动。流质饮食5～7天,推迟排便。注射抗生素5天抗感染。术后24小时拔除引流条,更换敷料,加压包扎,7～10天后除去皮管两侧纱布卷,拔除导尿管逐渐下地活动,换药过程中动作要轻巧,可用乙醇纱布擦洗。两蒂三角区极易糜烂形成创面,皮管与供区皮肤之间一定要用纱布隔开,保持皮管三角区通风干燥,即使拆线后亦如此。术后2～3周拆线。

(5)血运训练　训练工具为塑料杯。杯口一侧形成一弧形缺口,缺口大小根据皮管粗细而定,以训练时不压迫皮管为度。血运训练:将塑料杯紧压皮管远端蒂部周围皮肤,阻断血液循环,促使近心端血管代偿性扩张,以增加血液供应,使血管变粗。训练时间为2～3周,每日3次,每次10分钟,逐渐增加,直至血液循环阻断1小时,皮管颜色无变化。

第二期手术阴茎成形:

术前准备、麻醉及体位与一期手术相同。

(1)手术方法与步骤

1)离断两侧皮管远端蒂部,纵形切开皮管,形成两单蒂皮瓣,蒂部供区直接缝合。

2)选择血供好的一侧皮瓣,取内侧3cm宽皮面朝内卷成管状,其间置14号硅胶导尿管,邻接部切取1cm宽的表皮,供作茎体形成缝接部,用5-0涤纶线间断缝合真皮层形成尿道(图50-23)。再造尿道旋转90°至正常阴茎根部受区,并行尿道吻合,调整插入膀胱的导尿管长度,一般插入25cm长,缝合固定,严防抽出。

3)另侧阴股沟皮瓣旋转至受区,包绕于尿道口并与对侧阴股沟皮瓣两侧缘对合,用3-0细丝线缝合形成阴茎体,完成阴茎再造(图50-24),阴茎根部置橡皮条引流,24小时拔除。根据血供情况,即时植入支撑组织或改期植入。

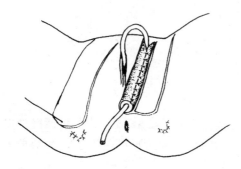

图50-23　皮管切开,尿道形成

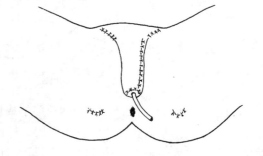

图50-24　阴茎成形

(2)术后处理　阴茎体取30°抬高,平卧位,1周内不侧卧,以防阴茎下垂。因仰卧时间长,应注意臀部护理,以免发生褥疮。注意勿因尿袋牵拉导尿管,使之压迫尿道口而影响血供,故导尿管宜凌空固定。静脉用抗生素4～5天。流质饮食1周后改半流质。多饮水、多排尿,保持导尿管通畅,服用诺氟沙星预防尿路感染。大便前膀胱部加压,排尽尿液,以免排便时用劲,尿液从导尿管外渗至后尿道,易引起感染发生尿瘘。阴茎体及供区缝线10～14天间断拆除。术后10天左右拔除导尿管自行排尿。内冲洗可防止尿瘘发生,故导尿管不宜久置。拔导尿管后可逐步下地活动。

典型病例见彩照111、彩照112。

(何清濂、杨松林)

参考文献

〔1〕 刘燕明.性偏离及其防治.天津:天津科学技术出版社,1990

〔2〕 肖凤云.男女生殖系畸形.北京:人民卫生出版社,1990

〔3〕 何清濂,章慧兰,陈敏亮,等.阴股沟皮瓣一期器官(阴茎、阴道)再造.第二军医大学学报,1990,11;94

〔4〕 黄文义.性别畸形.见:汪良能,高学书.整形外科学.北京:人民卫生出版社,1989

〔5〕 Kramer SA. Weinerth JL. Treatment of ambiguous genitalia. In;Pediatric Plastic Surgery. vol. 1. North Carolina;The C. V. Mosby Company. 1984

第五十一章　假肢与支具

假肢与支具是整形外科的一个重要组成部分,整形外科医师应该了解其结构原理并掌握其适应证,这对患者肢体畸形的治疗及功能恢复,具有十分重要的意义。

第一节　假肢

为截肢的患者装配人工假肢,替代已丧失的肢体,目的是恢复患者生活自理能力和部分劳动力。目前现代科学技术造出的假肢,在外形上已达到以假乱真的地步。而对于那些具有坚韧毅力、充满信心的截肢者,则往往能在熟练使用精致复杂假肢的基础上,重新得到生活与工作的乐趣,为家庭带来幸福。

一、种类

按截肢的部位,及假肢的使用时间、用途和动力来源设计,假肢(limb prosthesis)可分为下列几种。

(一)按使用的时间分类

1.临时性假肢　截肢伤口完全愈合约需 2 周时间,上肢在截肢后 3 周、下肢在 5～6 周就可以装配临时性假肢,让患者暂时使用,有促进患肢消肿和减轻疼痛的作用。用宽绷带紧扎残端,促使软组织萎缩,使残肢早日定型,可为装配永久性假肢创造条件。在假肢的练习过程中,患者可逐步树立起与病残作斗争的信心。

2.永久性假肢　截肢后肌肉废用性萎缩,残肢体积缩小,约术后 5～6 个月,残肢端定型。若肢端的关节活动良好,就可以按照残肢大小及局部组织的解剖生理情况,设计永久使用的假肢。

(二)按用途分类

1.装饰性假肢(cosmetic limb prosthesis)　此种假肢纯粹是为了美容需要,而并无动作功能。常用轻巧的材料以健侧肢体为样式仿造。如肩关节离断的肩部假肢,整个上肢已丧失,以不可协调的肌力控制假肢的关节活动。假肢弥补了截肢侧的身体外形缺陷,又为肩胛带提供了平衡作用,使脊柱不歪斜。对于手指缺损者,戴上硅橡胶做的假手指,有利于患者参加社交活动,减轻其精神压力。

2.工作假肢(work arm prosthesis)　主要是指上肢假肢,其结构轻巧,使用简单,能做日常生活和劳动的简单动作。其肢端有工具衔接器,装上专用的零件如钢夹、钢钩、螺丝刀等,就可以拿起笔、牙刷、匙叉等进行写字、刷牙、进食等操作。其外表需戴上手套伪装。因为上肢假肢不如下肢那样容易隐瞒,所以亦需要有一定的装饰伪装(图 51-1)。

下肢主要的功能是承重和步行,正规的下肢假肢完全能达到这个要求。下肢行走中存在跌倒的危险性,故亦应考虑下肢假肢的安全性能。以往绞链式的假腿现在已逐渐被新颖的骨骼式假肢所替代,其使用起来更加方便和稳定(图 51-2)。

(三)按假肢的动力来源分类

1.肌动假肢(mechanical artificial limb)　利用躯干的胸大肌、肩胛带周围的肌肉或残臂的伸屈肌肉,先用皮肤包绕一部分肌腹,做成一个皮肌管。肌管系上假肢的牵引索,皮管内肌肉收缩牵拉索带,可带动假肢关节活动,如屈曲肘关节,张开假手的拇、示、中指取物等。假手上手指的张开与闭合,称为一个自由度动作,假肢上装配的弹簧又使动作后的手指返回原位。设计假手的开手有效直径不少于 8cm,肌肉拉力要求只在 0.8kg 之内。闭合时假手中、拇指与示、中指指肚紧合,能捏住纸片不脱落,还能持重 1kg。上肢的肌动假肢有:

(1)掌骨截肢的假手　假手内装有多轴连杆系统,靠伸屈腕关节的肌力,开启与闭合假手指。假肢上的弹

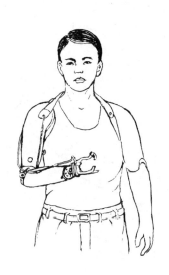

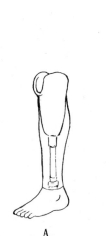 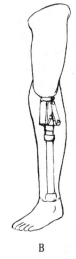 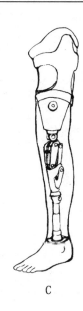

图 51-1　右侧带钩状工具手肌控上臂假肢，
左侧装饰性前臂假肢

图 51-2　骨骼式下肢假肢

A. 骨骼式小腿假肢　B. 骨骼式膝离断假肢　C. 骨骼式大腿假肢

力使手指恢复原位。该假肢适用于掌骨干截肢，腕关节伸屈功能良好者。

（2）前臂假肢　适用于腕关节离断或前臂下 1/3 离断者，前臂尚保留 35％～80％ 的长度，所保留的肌力能直接带动假手旋转活动，并借假肢上的弹簧锁子，把腕关节旋转锁定在所需的任何位置，完成日常生活动作（图 51-3）。

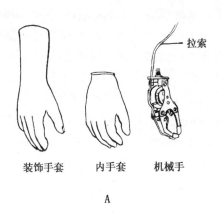

装饰手套　　内手套　　机械手

A

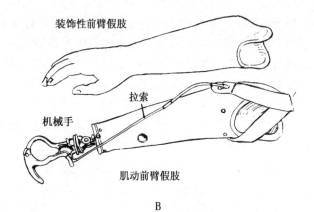

装饰性前臂假肢

拉索

机械手

肌动前臂假肢

B

图 51-3　腕关节离断假肢与前臂假肢

A. 腕关节离断假肢　B. 前臂假肢

（3）肘关节离断假肢　假肢由手、腕、前臂及带绞链的肘部组成，用裹套（皮鞲）固定在上臂及肩上（图 51-4），靠外展肩胛带与前屈肩关节，拉动假肢上的牵引索屈曲肘关节。下降及后伸肩胛带活动，即能锁定肩关节在所需的位置。

（4）上臂假肢　此类假肢的固定-控制-传递装置中，肘关节是一个重要的组成部件。其由带锁结构与屈肘伸指的控制装置组成，肩胛带用最小的肌力就能使肘部锁定在任何伸屈位置上。假肢的重量不超过 1kg（图 51-5）。

（5）肩关节离断的假肢　因为整个上肢已丧失，自身可利用的肌力非常少，有人设计用下颌的动作来操纵假肢上的锁定装置，由对侧的耸肩活动来完成屈肘动作和操纵假手活动。这实际上是一个装饰性的假肢，假肢全部重量不超过 1.4kg（图 51-6）。

2. 使用外部动力的假肢　残肢自身无肌力可利用时，需借助外部动力牵动假肢活动。按动力来源的不同，又分成电动假手与气动假手两种。

（1）电动假手（motor-driven hand prosthesis）　电源为镍镉蓄电池，能启动微型直流电机。电池与袖珍

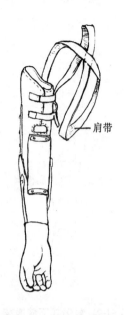

肩带

图 51-4 肘关节离断假肢

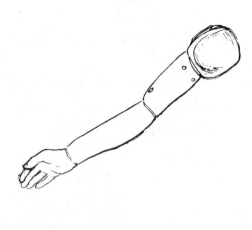

图 51-5 上臂假肢

电机均装在假肢内。利用肩肘活动开、关假肢的不同电钮，启动假肢上的机械传动装置，使手指张开与闭合、肘关节伸直与屈曲，活动灵活，可随意控制。但其结构复杂、费用昂贵、维修较难，故限制了它的普及应用。

　　(2)气动假手(gas-driven hand prosthesis)　将液态二氧化碳装在瓶内，携带在身，钢瓶的小管道与假肢上的微动气体阀门相通，靠气体冲出启动假手结构，比电动假手简单。只是启动时有放气声响，令人心烦，工作性能较差，而且随身携带钢瓶也不方便。

　　(3)肌电假手(myoelectric controlled arm prosthesis)　人体肌肉收缩时能够产生生物电，利用此生理现象，把前臂或上臂伸屈肌群收缩产生的肌电生物电信号，从放在皮肤上的电极引出，经过装在假肢内的微电脑系统放大处理，就能启动袖珍直流电机，带动假肢活动。大脑可以有意识地指挥肌肉收缩活动，进而也就能随意支配肌电假手动作。现在的肌电假手可以进行 3 个自由度的动作，即手指的张开与闭合、腕部的内旋与外旋、肘部的伸直与屈曲，各关节的动作可以协调连续完成，如用假手抓取食品、打电话、拿茶杯、握手等。肌电假肢主要用在上肢，不能设计得太笨重或太轻巧，重量一般以 1kg 为适度；也需用电池作电源，取高性能电池，使用寿命为 1 年(图 51-7)。陈中伟(1996)给患者的残臂上移植自体第 2 足趾，专门去按压电动假手的开关，比从皮肤电极引出的肌电放大处理，更有效而方便。

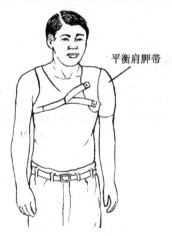

平衡肩胛带

图 51-6　肩关节离断的假肢(左侧)

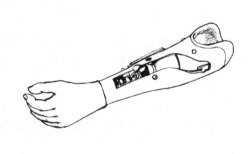

图 51-7　肌电假手

二、基本构造

　　假肢是由木材、铝板或钢条、皮革、塑料、高强度树脂、玻璃钢等制成，依据截肢的部位和假肢的用途，参

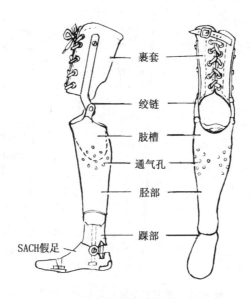

裹套

绞链

肢槽

通气孔

胫部

踝部

SACH假足

图 51-8　假肢的基本构造

考患者的年龄、性别、职业、个体条件等设计。上、下肢的功能不同,其设计重点也不同,但基本的构造类同(图51-8)。

(一)肢槽或接受腔

这是容纳残肢的部位,以传递和承受体重,用合成树脂与多种增强纤维材料制成,内衬柔软而有弹性的皮革、泡沫塑料等。肢槽臂上有通气孔,以引流残肢之汗液。肢槽与残肢应紧贴无腔隙、受力均匀。尤其是肌电假肢,肢槽需精确适合残肢,保持假肢活动时电极紧贴在皮肤上。肢槽不能限制近侧的关节活动。随着儿童截肢者的成长发育,肢槽也必须相应改变。残肢在肢槽内的承重有 3 种方式:①骨突负重。例如小腿假肢以胫骨内外髁、胫骨结节及髌韧带、腓骨头承重;大腿假肢以坐骨结节、股骨大粗隆等处承重。②残肢端承重。残肢修成钝圆形,无骨脊与骨刺,承重压力均匀分配在残肢端上。③残肢的周径或侧方负重。残肢皮肤必须紧贴肢槽,需松紧合适,过紧会引起残肢循环障碍,过松则无摩擦力,达不到承重目的。

(二)各部件的联系与控制

上肢的假肢有手、腕、前臂筒、肘、上臂筒等部件;下肢有足、踝、胫部、膝部及大腿部等部件。各部件借机械轴或绞链联系。绞链关节的控制,有较简单的,如假足与胫部联系的踝关节,可使假足背伸与跖屈 20°～30°,还能内翻与外翻,以适应不平路面的行走;有的联系较复杂,如胫部与大腿相连的膝部,设有控制步行速度与幅度的机械装置,能调节假肢步行时在跨步相与触地相上同健肢相称,才能站立稳定、步态自然。上肢假肢的腕部、肘部都设有控制的带锁绞链,能把关节锁定在所需要的位置。肢体的功能丧失越多,其控制系统也越复杂。

(三)悬吊和固定装置

假肢具有一定的重量和长度,只有牢固地固定在残肢或躯干上,才能发挥其杠杆作用。因此,假肢上都装有悬吊和固定的附件,如裹套或皮勒、肩胛带、腰带和骨盆等。有的假肢在肢槽的底部装有一个带负压真空的吸引装置,与残肢紧密接触,承重时挤出空气,不承重时肢槽即出现负压,吸附住假肢。但负压消失,假肢就会脱落,负压过大吸引住肢体,又会引起肿胀,是其缺点。近三十多年来,传统的装置绞链与裹套的假腿,使用很不方便,限制了膝关节运动功能的发挥,现已被无膝关节金属绞链、无大腿皮勒的 PTB(patella tendon bearing)小腿假肢所替代。PTB 小腿假肢采用髌上环带悬吊,以髌韧带、胫骨内外髁、胫骨前嵴两侧及腘部承重。残腿在肢槽内接触面大,承重部位合理,性能稳定,重量轻,穿戴亦方便。在这之后又发展了包膝式的髌韧带负重 PTS 假腿和 Müster 式小腿假肢(图 51-9)。

第二次世界大战以后,欧洲出现了骨骼式腿部假肢,到 20 世纪 70 年代已广泛应用(参见图 51-2)。假腿内腔构件类似人体下肢骨,即以管状支柱和人工的踝、膝、髋关节组成置在假肢内腔,以支撑及负荷人的体重。假肢外表用一种弹性海绵泡沫行腿形覆盖,呈现下肢的自然形态。现在世界上已有七十多个国家应用。

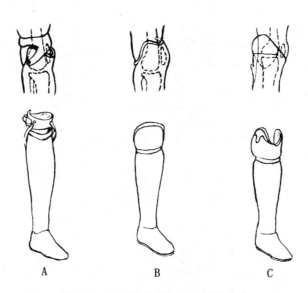

图 51-9　新型的下肢悬吊和固定装置
A. PTB 小腿假肢　　B. PTS 假腿　　C. Müster 式小腿假肢

而踝、膝、髋关节的人工代用品亦有三十多种产品。不少骨骼式假肢不设置踝部活动机构,而是利用 SACH (solid ankle cushion heel)假足后跟弹性材料的缓冲作用代替之(参见图 51-8)。假足具有健足形态,与健足穿同一双鞋与袜子。

三、安装假肢的残肢条件

适合装配假肢的理想残肢,应具备下列条件。

(一)残肢的长度合适

残肢长度过短,就无足够的杠杆力量和肌力去稳定与控制假肢,但过长又妨碍假肢关节的置入,还易发生残肢端循环障碍。成人合适的截肢部位,前臂在中、下 1/3 交界处;上臂在中、下 1/3 交界处;小腿从膝关节间隙至骨截端不短于 10cm,即胫骨结节下 5cm 与踝上 5cm 之间,腓骨上段比胫骨应短 1.5~2cm;大腿在中、下 1/3 交界处。随着假肢制造技术的改进,装配假肢的截肢平面,目前已不再强调。

(二)残肢端应无压痛

残肢在肢槽内应能耐受压力和摩擦,若骨残端过尖或存在骨嵴突起,发生神经瘤、局部感染炎症等情况,就会引起残肢疼痛,而无法安装及使用假肢。

(三)残肢端瘢痕细小

截肢的切口应在不受压迫的部位,若切口感染,与深层的肌腱、骨等组织粘连,则不利于装配假肢。

(四)残肢端呈圆锥形,保留有适量软组织

残肢端若肌肉过多,必然臃肿,呈方形状,无法套入肢槽。截肢时肌肉切断应比筋膜短些,让筋膜覆盖在骨端缝合,并成为肌肉新的附着点,不让皮肤直接粘连在骨上。

(五)残肢近端的关节功能良好

若残肢近端的关节挛缩强直,如髋、膝关节的屈曲挛缩超过 15°,就无法安装假肢,安装了也无法使用。但若小腿截肢后残肢极短,膝关节屈曲,则可设计屈膝位的假肢使用。

四、假肢使用的功能训练

假肢制造后有一个试样过程。患者在医师及假肢工程技术人员的指导帮助下配戴使用,进行适应性训练。在训练过程中若发现假肢缺陷,应及时纠正调节。上肢假肢的训练重点在于增强残肢的肌力,控制关节活动,支配假手完成工作操作与日常生活自理动作(如使用刀、叉、匙、榔头等),并与健手合作完成。例如,假手握住火柴盒,健手擦火柴头以点燃;假手握住鞋带短的一端,健手打结系好带子;假手拿电话听筒到耳边,健手拨号等。下肢假肢的训练重点在于承受体重与跨步行走。在使用临时性假肢阶段,就应当在拐杖帮助下着地训练,扶拐杖练习站立、抬腿、平衡身体、跨步走等动作。先在平地上练习,后到有小坡度的地面练习,再练习上、下台阶与上、下楼梯。上楼时着力点在假足前部,下楼时改用假足后跟负重,养成习惯,到比较熟练后,就可以弃拐杖行走。

五、装配假肢的禁忌证与并发症

下列情况不适于装配假肢。

1. 残肢端血循环不良,不能耐受肢槽的压迫与摩擦。

2. 残肢端存在骨刺、神经瘤或局部炎症未消失。

3. 年老体弱、活动能力差、无法承受假肢重量者。

4. 有顽固性断肢痛及精神失常者,无法支配假肢活动。

由于假肢设计上的缺陷或患者使用不正确,装配假肢也会产生一些并发症,常见的有:①残肢在肢槽内受压力不均匀,压力过分集中点处有疼痛,可发生压迫性溃疡。②在承受慢性刺激部位产生局部滑囊炎、肢端积液及肿胀等。③残肢端皮肤受摩擦,变得粗糙,角化过度。若通气不良、出汗,还可引起皮炎。这些并发症往往是可以预防纠正的。

第二节　支具

支具(orthosis)又称为辅助器、矫形器、固定器、减荷支架等,其种类繁多,用途各异。支具是帮助四肢与脊柱康复的辅助装置,由木料、塑料、金属、橡胶、皮革、高分子材料等制成。其结构简单,轻巧耐用,穿戴方便,疗效可靠。有些支具可依据构造材料直接命名,如钢背心、皮护腕、塑料托等。

一、用途及分类

(一)用途

1. 防止畸形　因为神经麻痹或伸屈肌力的不平衡,瘫痪肢体往往处在非功能位置,如桡神经瘫痪的腕下垂位、正中神经瘫痪的拇指内收位、腓总神经瘫痪的踝下垂位等,以及小儿麻痹症后遗的膝关节屈曲外旋位、膝关节反屈位和种种足畸形位等。肢体上的软组织,如肌肉、筋膜、关节囊、韧带等长期处于这些非功能位置,就会发生挛缩。若用支具保护,维持肢体的关节在功能位,就能防止软组织在非功能位挛缩畸形的发生。另外在支具的保护下,还可以进行肢体功能锻炼,以防止肌肉废用性萎缩(图51-10)。

2. 矫正畸形　在肢体出现畸形的早期,仅仅是软组织的改变,骨与关节尚未发生继发性改变,即可借用支具矫正畸形。如用小腿支具或病理鞋矫正小儿马蹄足的内翻和外翻,用髋关节 Von Rosen 夹架纠正 3 岁以内的先天性髋关节脱位(图51-11)。一旦畸形纠正即可停用。一般矫正小儿畸形的支具应使用到适合进行肌力调整手术或关节固定手术的年龄。颈部烧伤瘢痕增生的活动期,用颈托压迫保护可矫正瘢痕挛缩所致的屈颈畸形(图51-12)。

3. 代偿肢体功能　肢体肌肉广泛瘫痪时,其主要关节松弛不稳或呈半脱位状态。肢体上无肌力利用,就可借支具的机械外力来稳定关节,支撑体重,代偿瘫痪的肌力。如下肢广泛瘫痪时靠有臂力的上肢扶拐杖帮助行走,拐杖就是一种支具。

4. 均衡肢体长度　双下肢长度相差在 $2\sim2.5cm$ 以上,骨盆就会发生代偿性倾斜,脊柱侧凸,走路摇晃,出现跛行步态。若应用增高病理鞋,把短肢一侧的鞋后跟垫高 $2\sim2.5cm$,就可达到双下肢均衡的效果。对于年龄过大,不适合作下肢延长均衡手术者,增高鞋最适用,以增高不超过 4cm 为宜。因为足跟每垫高 1cm,足与地平线角度就会增加 $5°$,称为增高斜度。该斜度不宜大于 $20°$,否则足负重点前移到跖骨头,易引起横弓塌陷,产生跖痛与足底胼胝(图51-13)。

5. 临时性固定支具　四肢骨折与关节脱位复位以后,需要有临时的外固定支具维持复位位置直到愈合。

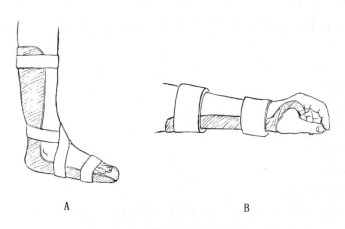

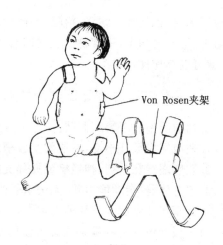

图 51-10　支具维持关节于功能位
A.踝关节直角位(功能位)　B.腕关节背伸(功能位)

图 51-11　先天性髋关节脱位的
Von Rosen 外展夹架

Von Rosen夹架

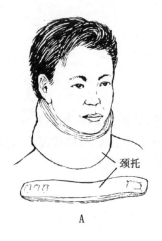

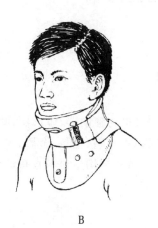

颈托

A

B

图 51-12　颈托
A.领式颈托　B.托架式颈托

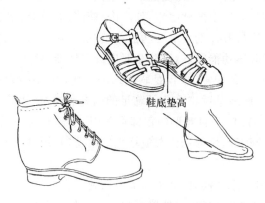

鞋底垫高

图 51-13　增高病理鞋

神经或肌腱缝接手术后,亦需要外固定支具维持无张力缝合的位置。有些关节炎疼痛、局部炎症等,可借助支具制动肢体,以减轻疼痛,促进炎症消退。有时为防止创面植皮的皮片移动,术后肢体用支具制动,有利于皮片存活。这些都是治疗上需要的临时性固定支具,组织愈合后即可去除不用。

（二）分类

1.稳定性支具(steady orthosis)　是指将支具做成一定形态,放在肢体或躯干部位,发挥固定、防护和矫形的作用。作为静态的稳定性支具,有限制肢体或躯干有害活动的功用。

2.动力性支具(functional orthosis)　是指应用弹簧钢丝、橡皮筋条等弹性材料,按"三点矫正"的力学原理,造出各种各样的弹力支具,以牵拉手部或臂部的挛缩组织,并在弹力的牵引保护下进行被动锻炼。如在前臂屈肌挛缩和掌指关节屈曲挛缩时使用的背伸弹性支具(图 51-14)、掌指关节侧副韧带挛缩时使用的屈曲弹性支具(图 51-15)。支具上的弹力能对抗挛缩组织的阻力,增强关节活动。在手部或前臂肌腱粘连松解术后或肌腱移植缝接术后,现在认为不能让手臂固定不动,而应使其在弹性支具的牵引保护下进行主动与被动活动,促进肌腱内源性愈合,并能有效地防止肌腱粘连。

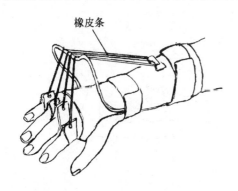

图 51-14　掌指关节背伸牵引支具

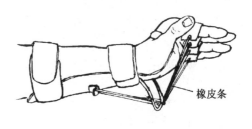

图 51-15　掌指关节屈曲牵引支具

二、上肢支具

(一)肩部外展减荷支架

在肩部三角肌、冈上肌瘫痪时,肩关节不能抬举与外展,上肢处于悬吊状态。上肢自身重量悬垂又使肩关节囊、肌腱、韧带被牵拉松弛,肱骨头处于半脱位状态。使用肩部外展减荷支架,支撑肩关节外展 $60° \sim 70°$ 位,可防止臂下垂。前臂与上臂之间的支架绞链,使肘关节仍然能在支架上伸屈活动,积极进行功能锻炼,恢复肌力。对于肌瘫不能恢复者,支架应用到适合代三角肌手术或肩关节融合手术的年龄为止(图 51-16)。

(二)护肘支具

肘关节周围肌肉瘫痪后,肘部处于下垂伸直的位置,用轻便的塑料或铝合金做的肘部带有绞链支具,可将肘部固定于功能位或需要的位置进行锻炼,恢复肌力。代肱二肌手术后用护肘支具固定肘关节屈曲位直到肌腱牢靠愈合为止(图 51-17)。肘部瘢痕挛缩切除植皮后,夜间短期使用伸肘位支具,可防止软组织再挛缩。

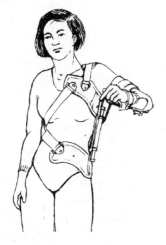

图 51-16　肩部外展减荷支架

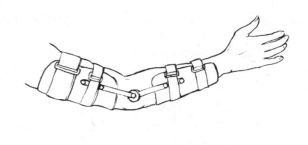

图 51-17　带绞链的护肘支具

(三)护腕支具

由于桡神经瘫痪,腕部韧带损伤、骨折等,腕关节不能背伸,呈下垂位,护腕支具可使腕关节保持背伸 $20° \sim 30°$、尺偏 $10° \sim 15°$,拇指处于对掌的功能位,有利于神经功能恢复及韧带与骨组织的修复。若桡神经功能不恢复,用屈腕肌腱转位替代伸腕伸指肌时,术后可应用伸腕伸指支具固定直到移位肌腱牢固愈合。正中神经或尺神经断伤缝接后及屈腕屈指肌腱缝接后,以屈腕屈指支具维持神经、肌腱的无张力缝合位置,并可在弹力牵引的保护下进行早期活动(图51-18)。

(四)掌指关节支具

1.屈曲支具 尺神经与正中神经麻痹后手呈猿掌畸形,掌指关节过伸,用稳定性支具维持掌指关节于屈曲位,即可进行功能训练(图51-19)。挛缩的关节侧副韧带切除后,短期使用此支具,亦能防止挛缩复发。

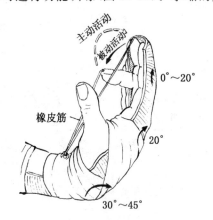

图 51-18 屈腕屈指牵引支具   图 51-19 维持掌指关节屈曲的稳定性支具

2.背伸支具 在掌腱膜挛缩症的早期或缺血性前臂屈肌挛缩早期,掌指关节与指关节屈曲,背伸支具能使掌指关节保持于弹性的伸展位置(参见图51-14)。

(五)手指的弹性支具

在因关节囊挛缩、瘢痕收缩和屈指肌挛缩引起手指屈曲或伸直畸形时,把小巧玲珑的弹性支具放在手指挛缩关节的对抗位上,如屈指挛缩放在伸指位、伸指挛缩放在屈指位等,可逐渐拮抗牵引,以纠正挛缩畸形(图51-20、图51-21)。

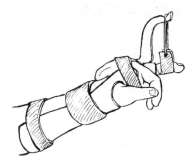

图 51-20 伸指弹性牵引支具

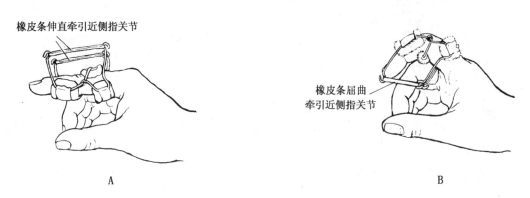

图 51-21 伸指与屈指时
A.伸指弹力支具 B.屈曲牵引近侧指关节支具

支具的制作比较简易,甚至可以利用一些物品如皮球、核桃、钢珠、橡皮圈等作为手部的现成支具,从而

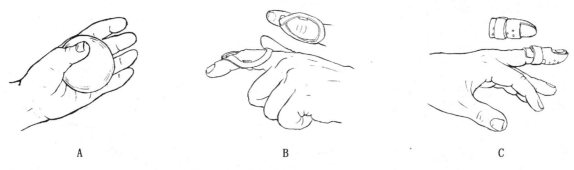

A　　　　　　　　　B　　　　　　　　　C

图 51-22　用各种物品制成的手部支具

A.用皮球练握力　B.用热塑夹板圈矫正手指鹅颈畸形　C.矫正锤状指的塑料指套(Stack 指夹板)

进行矫形与锻炼(图 51-22)。

三、下肢支具

(一)病理鞋与矫形鞋

足的畸形多种多样,尤其是脊髓灰质炎后遗症畸形者,因足部肌力的不平衡,可出现马蹄足、内翻足、外翻足、跟行足或连枷足、下垂足和平足等。在骨与关节未出现继发性畸形即软组织挛缩的阶段,可用病理鞋、矫形靴、足底垫等加以矫正,防止畸形发展(图 51-23)。

(二)小腿支具

当踝部周围肌肉瘫痪时,踝关节不稳定,病理鞋与小腿支具相连,即可稳定踝关节,矫正足畸形(图 51-24)。

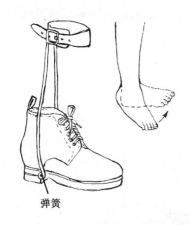

弹簧

图 51-23　足下垂之矫形鞋

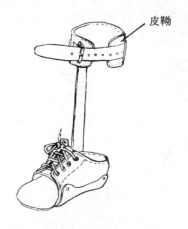

皮鞯

图 51-24　病理鞋与小腿支具相连

(三)大腿支具

膝关节周围的肌肉瘫痪后,膝关节出现屈曲、反屈、外翻、外旋等畸形,此时应用大腿支具,从大腿到踝部给予固定,支具双侧的铝合金条皮鞯绑在大腿与小腿上,膝部以带锁定装置的绞链相连,既能防止膝部反屈,又能自然伸屈膝部,即可下地行走(图 51 25)。

(四)髋大腿支具

臀部肌肉广泛瘫痪,髋关节松弛不稳,可设计髋大腿支具,固定在骨盆上稳定髋关节,但该支具的设计比较复杂(图 51-26)。

四、脊柱支具

(一)颈托

颈托用于颈椎病、颈椎间盘突出症、颈椎半脱位及颈椎结核等病变,可限制颈部活动,减少颈部肌肉痉挛,减轻颈痛。先天性斜颈术后或颈部瘢痕切除植皮后,颈托能维持颈部于伸直位置,从而巩固治疗效果(参

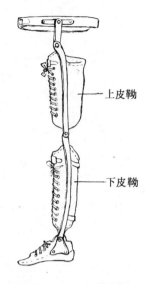

图 51-25　大腿支具

上皮�

下皮鞯

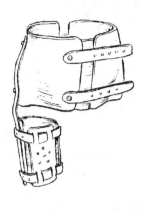

图 51-26　髋大腿支具

见图 51-12）。

（二）钢背心

钢背心适用于儿童脊柱侧凸症、胸椎结核、胸腰椎压缩性骨折等病症。钢背心的固定范围：上至胸骨柄、下至耻骨联合、后背部抵住胸腰段棘突，即 3 点固定（图 51-27）。

（三）腰围

用皮革或厚布料做成腰围，内衬有铝合金条加固，用于腰椎间盘突出症及腰肌劳损者，可限制腰部活动、减轻腰肌痉挛及疼痛（图 51-28）。举重运动员在腰部束有宽的皮带，可起到防护腰部肌肉、韧带免被强力收缩挫伤的作用。

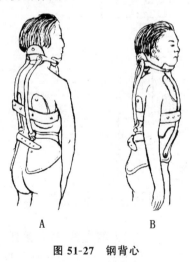

A　　　　　　B

图 51-27　钢背心

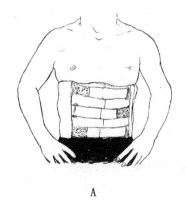
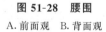
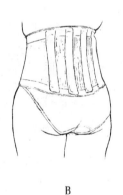

A　　　　　　B

图 51-28　腰围

A. 前面观　B. 背面观

（侯明钟）

参考文献

〔1〕韦加宁,伍贵才,王克难,等.手部支具的制作及应用.手外科杂志,1987,3(1):36

〔2〕刘广杰,吴守义.脊髓灰质炎后遗症的外科治疗.上海:上海科学技术出版社,1981.168~184

〔3〕杨克勤,过邦辅.矫形外科学.上海:上海科学技术出版社,1986.751~757

〔4〕孟继懋.中国医学百科全书:骨科学.上海:上海科学技术出版社,1984.72~80

〔5〕Christine A. Moran MS. Hand Rehabilitation. New York-Edinburgh-London-Melbourne. 1986.40~212

第五十二章 康复治疗在整形外科的应用

第一节 概述

一、康复医学的定义、范围

（一）定义

康复医学（rehabilitation medicine）是医学的一个重要组成部分，是促进病、伤、残者康复的医学学科，通过研究有关功能障碍的预防、评定和处理（如治疗、训练）等问题，来达到康复的目的。它与保健、预防、临床共同组成全面医学。

（二）对象、范围

康复医学的对象主要是由于损伤以及急、慢性疾病和老龄带来的功能障碍者、先天发育障碍的残疾者。针对不同情况的功能障碍，康复的对策也不同。对功能障碍者，要促进其功能恢复；对并发症、后遗症等，要进行预防和治疗；对高级神经功能障碍，要使其改善、复原；对于严重肢体功能障碍者，应进行适应和代偿性训练。为了发挥瘫痪肢体残存的功能，可利用辅助器提高患者日常生活活动能力，为功能代偿的需要而装备矫形器、假肢、轮椅等用品。对社会活动能力障碍的对策是改善环境，改造公共设施，如房屋、交通条件等，使残障者能方便地活动。

随着康复医学的深入发展，康复治疗方法亦日益增多，康复医疗的范围也逐渐扩大，涉及到临床各专科。康复治疗的主要病种有神经系统疾病，伤残、外科疾病，骨、关节、肌肉疾病，心血管和呼吸系统疾病，感官及智力残疾、精神残疾，其他如烧伤、癌症和慢性病等。

二、康复医学的组成

康复医学工作包括康复预防、康复评定和康复治疗 3 个方面。

（一）康复预防

残疾的康复预防（rehabilitation prevention）可分 3 级层次进行。

1. 一级预防   即预防能导致残疾的各种损伤、疾病、发育缺陷及精神创伤等的发生。

2. 二级预防   即对已发生的伤病及时进行治疗，以防止其变成残疾。

3. 三级预防   在轻度残疾或缺陷发生后，要积极矫治，限制其发展，避免产生永久性、严重的残障。

（二）康复评定

康复评定（rehabilitation evaluation）包括对运动、感觉、知觉、言语、认知、职业、社会生活等方面的功能进行评定。客观、准确地评定功能障碍的性质、部位、范围、严重程度、发展趋势、预后和转归，再根据评定结果，制订治疗计划，评定治疗效果。

（三）康复治疗

康复治疗是日常康复医学工作的基本内容。完整的康复治疗方案包括能有机地、协调地运用各种治疗手段。常用的康复治疗方法有：

1. 物理疗法（physical therapy）   是应用自然界中及人工制造的各种电、光、声、磁、蜡、水、压力等物理因子作用于人体，以治疗和预防疾病的一种方法，简称理疗。

理疗的种类很多,在临床上有广泛的适应证和较好的效果。主要的治疗作用有消炎、镇静、镇痛、解痉、兴奋神经和肌肉、改善血液循环、调节自主神经及内脏功能、松解粘连及软化瘢痕等。各种物理疗法除具有一般的共同作用外,还有各自的特异治疗作用,如:超短波、紫外线具有消炎、杀菌作用,多用于急性炎症的治疗;低频及中频电疗可以调节神经的紧张度及肌肉张力,用于治疗神经麻痹及肌肉萎缩;音频、超声波具有明显松解粘连及软化瘢痕的作用。

2.运动疗法(kinesiotherapy) 是徒手或借助器械让患者有针对性地循序渐进地进行各种运动,以恢复身体基本功能或促进功能代偿的方法。如通过关节活动器练习、肌力练习、平衡或协调练习等来改善机体运动功能;用耐力性有氧运动改善心肺及代谢功能;用专门的呼吸练习增强呼吸器官的代偿功能;用保健运动维持全身健康水平等等。运动疗法是康复医疗的重要治疗方法之一。

3.作业疗法(occupational therapy) 是为了恢复患者功能,有目的、有针对性地从日常生活活动、职业劳动、认知活动中选择一些作业,对患者进行训练,以缓解症状和改善功能的一种治疗方法。

作业疗法的种类很多,常用的有日常生活活动训练、工艺疗法(如雕刻、编织、泥塑、制陶)、木工作业、书画疗法、文娱疗法、感知觉训练、认知训练(包括注意力、记忆力、理解力)等。

作业活动的治疗作用有调节神经系统功能、改善机体代谢、增强肌力和扩大关节活动范围、改善运动的协调性,以及增强体力和身体的平衡能力等,尤其是对手的精细活动功能的恢复,在患者获得独立生活能力和劳动技能方面具有重要意义。

4.言语矫治(speech therapy) 又称语言治疗。通过有针对性地选用发音器官练习、构音结构练习、单音刺激、物品命名练习、读字练习、会话练习、改善发音等方法,对失语、构音障碍、口吃、听觉障碍的患者进行训练,以改善其语言沟通能力。

5.心理疗法(psychological therapy) 是指通过谈话、实验和心理测试等,对心理、精神、情绪和行为有异常的患者进行个别或集体的心理治疗的一种方法。

6.康复工程 是指应用现代工程学的原理和技术,为残疾者设计和制造所需的各种辅助器如假肢、矫形器、自助具及进行环境改造等,以补偿患者功能上的不足,提高其生活自理的程度,增强其学习及工作能力。

7.康复护理 是指除治疗护理手段外,通过体位处理、心理支持、运动疗法等来帮助患者自理生活的一种护理方法。如在病房中训练患者利用各种自助具来进食、穿衣、梳饰、排泄等。

8.社会服务 是指由专人或社会机构,帮助伤残者解决与家庭、工作单位及社会之间的各种问题,从而为患者创造一个有利的环境,使其适应家庭和社会生活。

第二节 整形外科手术前后的康复

整形外科手术的范围广,涉及表浅组织的修整、形态与功能的改善,以及用组织移植的方法修复和再造外表组织器官等许多方面。在整形外科手术前后,积极采取康复医疗措施,有利于提高手术效果。

一、植皮手术前后局部组织的处理

(一)植皮术前的理疗

1.对瘢痕组织区手术前理疗的目的是改善血液循环,使局部瘢痕软化,松解挛缩的筋膜、肌膜,有利于整形手术的进行。

(1)音频电疗 将 2 000Hz 的中频电疗机的条状或板状电极置于瘢痕两侧,以患者能耐受的电流强度,每次治疗 20～30 分钟,每日 1 次。

(2)超声波治疗 借助超声波的热能及震荡的机械作用软化瘢痕。采用局部接触移动法,剂量为 1.0～2.0W/cm²,每次 8～12 分钟,每日 1 次。

以上两种治疗可交替进行。

2.对肉芽创面植皮前应严格控制感染,如创面有残余坏死组织,分泌物较多,可用紫外线 2～3 级红斑量照射,每日 1 次。逐步增加剂量,待脓性分泌物减少,呈现良好肉芽组织时,再逐步减少照射剂量。至创面色泽鲜红,颗粒致密,周围出现新生上皮时,植皮才能良好生长。

(二)植皮术后的理疗

一般采用紫外线照射。术后 3 天,植皮区以 2～3 个生物剂量紫外线照射。尤其是创面愈合缓慢或出现感染迹象时,应每隔 2～3 天照射 1 次,可改善局部血液循环,防止感染,促进创面愈合。

(三)供皮区手术前局部组织的理疗

供皮区在术前 1 周开始用紫外线照射,初次以 2 个生物剂量为宜,隔日 1 次,每次增加 1/2 个生物剂量,共治疗 3 次,于术前两天结束,可使供皮区血液循环旺盛,创面愈合快,并提高皮片的成活率。

二、植皮术预防和控制感染的理疗

整形手术必须严格遵守无菌操作,如发现有任何感染迹象,应及时进行理疗。超短波、紫外线和微波等物理疗法具有显著的消炎作用。

1.超短波疗法 超短波可穿过创面敷料作用于人体组织。在整形手术后 24 小时可隔着敷料进行治疗,采用手术区对置或并置法,应用无热量或微热量,每次 8～12 分钟,每日 1～2 次,可显著降低伤口感染率。

2.紫外线疗法 适用于较表浅的炎症,采用红斑量照射,能增强组织免疫力,促进炎症消散。经 2～3 次照射即可取得明显效果。

3.微波治疗 在炎症吸收修复阶段采用微波微热量照射,每次 10～15 分钟,每日 1 次,可改善局部血液循环,增加组织营养。

三、伤口感染的理疗

各种外伤及手术后的伤口如发生感染,且未得到控制,炎症可能扩散,形成深部脓肿或迁延不愈的慢性溃疡、瘘管、窦道等。在药物治疗的同时,应及时进行理疗,以便促进伤口早期愈合。

各种伤口的急性感染,以及除癌性和结核性溃疡以外的一般非特异性炎症、慢性溃疡、瘘管、窦道等,均可采用以下方法治疗。

1.紫外线照射

(1)感染严重、坏死组织多的伤口可采用中心重叠照射法。伤口用超红斑量照射,以促使坏死组织脱落;伤口外围 5～6cm 范围用红斑量照射,每日 1 次,每次递增的剂量视伤口感染及肉芽情况而定,共照射 3～5 次。

(2)一般感染伤口用红斑量照射,包括伤口周围 1～2cm 的范围,每日或隔日 1 次,照射 5～6 次。

(3)感染已经控制、肉芽生长缓慢的伤口不应给予大剂量照射,以免破坏伤口肉芽及上皮的生长,应采用亚红斑量照射,以促进伤口肉芽组织及上皮细胞的再生,加速修复愈合。照射区比伤口周边大 2～3cm,隔日 1 次,剂量缓增,直至伤口愈合为止。

(4)瘘管及窦道可用冷光石英灯导子经消毒后伸入伤口,紧贴底部进行照射,使瘘管组织开始从底部生长逐步变浅而愈合。

2.超短波治疗 较深的伤口和创底不能充分暴露的感染伤口,必须应用超短波治疗,采用微热量,每次 10～15 分钟,每日 1 次。

3.直流电药物导入 可选用细菌所敏感的药物导入。延迟不愈的伤口可进行 0.5% 硫酸锌离子阳极导入,每次 20～25 分钟,每日 1 次。

4.红外线照射 用于感染已经控制、组织营养不良、肉芽苍白水肿的伤口。照射强度以温热量为宜,每次 15～20 分钟,每日 1 次,共 10～15 次。

5.氦-氖激光或二氧化碳激光散焦照射 小功率激光可改善组织血液循环,增强机体防卫能力,促进炎症消散,加速上皮细胞生长,适用于急性炎症基本控制的伤口以及慢性营养不良性溃疡、窦道的治疗。每次照射 10～20 分钟,每日 1 次。

6.微波治疗　采用微热量辐射,每次 15～20 分钟,每日 1 次。

7.达松伐尔治疗　能促使小血管扩张并能杀菌,对持久不愈的溃疡面有促进愈合作用。将电极置于创面消毒纱布上进行移动治疗,肉芽创面处用弱刺激,伤口周围皮肤用强火花刺激。每次治疗 3～5 分钟,每日 1 次,10～15 次为一疗程。

8.石蜡疗法　对感染已控制但持久不愈合的伤口,创面换药后表面覆盖一层消毒纱布,将加热消毒的蜡液冷却至 50～55℃,刷在伤口纱布上,然后再敷蜡饼,每次治疗 20～30 分钟,每日 1 次。该法可改善伤口血液循环,加速愈合。对已愈合的伤口瘢痕或粘连亦可用蜡饼敷贴,以促进结缔组织吸收,软化瘢痕。蜡温应逐渐提高,注意防止烫伤。

四、皮瓣血液循环障碍的理疗

皮瓣组织必须有充分的血液供应,才能成功地进行移植。皮瓣的血液供应和营养在初期完全依靠蒂部。当局部血液循环发生障碍时,要及时进行物理治疗,以便改善其血液循环。

1.超短波治疗　电极置于皮瓣的相应节段交感神经节部位,如进行头面部整形手术时,超短波应作用于两侧颈交感神经节部位。采用对置法,微热量每次 10～15 分钟,每日 1 次,4～6 次为一疗程。应用该法可调节自主神经功能,防止血管痉挛,改善局部血液循环。

2.按摩疗法　抬高肢体或皮瓣远端,采取体位引流,同时用手指或手掌轻柔地从皮瓣远端向蒂端按摩,可使局部毛细血管扩张,加速静脉和淋巴液的回流。

3.正弦调制中频电疗　采用频率 2 000Hz,调制频率 50～100Hz,将电极并置于皮瓣蒂部两侧,每次治疗 10～15 分钟,每日 1 次。该法能较好地改善局部血液循环和淋巴循环,具有明显的消肿作用。

五、移植皮片收缩的预防

皮片成活后,在创面与皮片之间瘢痕组织形成的过程中,可能逐步产生皮片收缩,甚至挛缩、皱起、瘢痕增生。在植皮手术愈合早期进行理疗,可改善局部血液循环,软化瘢痕,预防或减少皮片收缩。常采用以下方法。

1.植皮区按摩疗法　用手掌加压于皮肤表面,轻柔摩擦,反复进行。

2.红外线局部照射　每次 20～30 分钟,每日 1 次。

3.石蜡疗法　采用局部蜡饼贴敷法,每次 20～30 分钟。石蜡具有较好的润滑性,于冷却时有机械压迫作用,则疗效更好。

4.涡流浴治疗　具有综合水的温度和喷水机械压力的刺激作用,可较好地改善血液循环,防止瘢痕增生。治疗时水温维持在 38℃左右,水流强度要适中,每次治疗 10～20 分钟,每日 1 次。

由于植皮区早期血液循环较差,感觉不灵敏,因此行温热治疗时,温度不宜过高,以免造成烫伤。

六、显微血管外科术后血管痉挛的物理疗法

显微血管外科术后发生血管痉挛的原因是多方面的,一般认为神经-体液因素起主导作用,与血管失神经支配后其敏感性增强有关。反复性动脉痉挛的出现常与局部直接刺激有关,如感染、肌肉坏死等。

应用物理治疗解除血管痉挛的作用途径有:①通过神经-体液机制,调节神经血管的功能状态,降低交感神经紧张度,解除痉挛;②加速炎症消散或代谢产物的排出,减少局部刺激因素;③促进毛细血管扩张,改善侧支循环。通常可选用以下治疗方法。

1.直流电药物离子导入疗法

(1)颈(腰)交感神经节区普鲁卡因离子导入疗法　主要阻滞颈(腰)交感神经节的作用,降低交感神经紧张度,使血管扩张,消除痉挛,改善上肢(下肢)血液循环。其疗效比较显著,一般治疗 1～2 次后,血液循环即能得到明显的改善。

在治疗颈交感神经节区时,使用两个 40cm² 的主电极,放置于两侧胸锁乳突肌前缘部位,将 100cm² 的副电极置于枕后部。治疗腰交感神经节区时,使用 250cm² 的主电极置于腰部。将浓度为 2% 的盐酸普鲁卡因经

阳极导入,电流量为 0.06~0.1mA/cm²,每次治疗 20~25 分钟,每日治疗 1~2 次。

(2)罂粟碱离子导入法　罂粟碱能扩张血管,解除动脉痉挛,患者经治疗后血流可明显加速。采用适当电极于病变两端并置法,用 0.1%盐酸罂粟碱经阳极导入。

(3)毛冬青离子导入法　毛冬青对痉挛或正常的血管均有扩张作用,除改善血液循环外,还有消炎作用。将浓度为 1%~2%的毛冬青经阴极导入。

(4)钙离子领区导入法　用 10%氯化钙溶液经阳极于领区导入,副电极置于腰骶部,每次治疗 15~20 分钟。

2.超短波疗法　超短波作用于颈(腰)交感神经节区,能调节神经血管和中枢神经系统的营养功能,并有明显的镇痛作用。

3.干扰电疗法　作用于颈(腰)交感神经节区,能使上肢(下肢)血管及毛细血管明显扩张,增强侧支血液循环。治疗时两电极置放于颈或腰交感神经节区,另两个电极置于两前臂或小腿上,差频为 50~80Hz,每次治疗 15~20 分钟,每日 1 次。

4.按摩疗法　进行按摩时皮肤组织内可产生一种类组织胺物质,其进入血液循环后,可引起血管扩张,改善血液循环。按摩手法以揉法为主,避免用强刺激法。每次治疗 10~15 分钟,每日 1~2 次。

血管痉挛同时合并感染时,采用微波、紫外线、超短波等治疗,可以消除炎性产物,减少局部刺激,改善血液循环。

第三节　手外伤的康复

手外伤是一类常见病。在很多情况下,手术仅是成功的一半,而另一半则需由康复治疗来完成。在受伤后、在手术治疗前及治疗后、在组织愈合过程中,以及在早期功能恢复阶段和后期职业训练中,都需要进行有针对性的康复治疗。

一、肌腱修复术后的康复

(一)肌腱吻合术后的康复

1.运动疗法　在术后 24~48 小时,对未加制动的关节进行轻柔的活动,不仅可增加关节的灵活性,还可以减轻肌腱吻合处与周围组织的粘连。一般认为在控制下的被动运动,肌腱吻合处如能滑动 3~5mm,即足以防止粘连。在术后 3~4 周内可作轻微主动活动,不宜做与吻合肌腱功能相反的动作,如屈肌腱吻合术后,不宜做过伸的动作。术后 5~6 周可进行被动的训练活动,动作应轻柔,力量可逐渐加大,目的是使关节能达到正常伸屈位。另外还可被动牵拉肌腱,使轻度的粘连逐步拉开,并增加抗阻肌力的练习。

2.石蜡疗法　采用蜡浴法,蜡温保持在 54℃左右,先在患手涂上一层蜡,然后浸入蜡液内,每次 20~30 分钟。该法宜在功能锻炼前进行,即可改善局部血液循环,又利于增加运动治疗的效果。

3.音频电疗　用条状电极置于切口两侧,每次 15~20 分钟,每日 1 次,用于治疗局部瘢痕增生,促进瘢痕软化。

4.作业疗法　术后 5 周后,应针对性地进行各种实用功能训练。如对指功能的练习,可进行对指持球及对指持钥匙(侧捏)等,以及分指动作的练习等,以逐步达到握持、书写及其他精细动作的操作功能。

(二)肌腱移位术后的康复

在肌腱缺损已丧失功能的情况下,可采用肌腱移位术,将肌力良好的肌腱移位代替丧失功能的肌肉和肌腱。

肌腱移位术后的运动疗法,基本上与肌腱吻合后一样。所不同的是移位肌腱已改变其原有功能,必须借助视觉和条件反射进行训练,方能适应新的功能。例如:用掌长肌腱移位修复拇指伸肌腱时,掌长肌有屈腕功能,开始练习时,应让患者在试行屈腕的同时练习做伸拇动作,经过一段时间拇指伸屈的反复练习,便能建立新的功能动作。

（三）肌腱松解术前后的康复

肌腱手术后，常易发生肌腱粘连，需进行肌腱粘连松解手术。手术前后应积极采用康复医疗，以预防再次粘连，促进功能恢复。

1.术前的关节功能练习　因长期肌腱粘连，常致手指关节僵硬，所以术前要作关节的被动活动等锻炼，尽量改善关节的活动功能，防止术后因关节活动差而再次产生肌腱粘连。

2.术后早期的功能锻炼　术后防止肌腱再次粘连的主要方法是，在瘢痕组织形成及成熟的过程中，保持肌腱大幅度上下滑移，及时松开肌腱与周围组织之间的粘连。为此，于术后 24 小时开始作手指被动运动，每次有效地伸屈多次，每日练习 2～3 次。第 3～4 天开始先进行红外线照射，每次 15～20 分钟，再练习主动伸屈活动，每日 3～4 次，并开始逐渐增加到每日 10～12 次，争取迅速达到并维持手术中达到的最大活动幅度。术后第 2 周开始进行抗阻肌力练习和增大关节活动度的被动运动及功能牵引。

早期活动的主要障碍是局部疼痛，在练习前可适当使用镇痛剂，也可选用红外线局部照射或间动电流疗法。

手术后 7～10 天，如发现局部有轻度粘连，应加用蜡疗或涡流浴疗法，并于切口处进行音频电疗。

二、断手再植、手指重建后的康复

断手再植和手指重建都是精细而复杂的手术，术后的康复治疗对保证手术成功及功能恢复十分重要，一般可分 3 个阶段进行。

（一）早期的康复治疗

术后 3～4 周以内，康复治疗的目的是改善血液循环、消肿、预防感染和促进组织愈合。

1.微波局部辐射　采用圆形辐射器，距离为 10cm，功率为 30～50W，每次治疗 8～15 分钟，10 次为一疗程。微波温热作用比较均匀，可使毛细血管和小动脉扩张，具有消炎、镇痛、减少肌肉痉挛和消肿作用。

2.超短波治疗　具有消炎、促进血液循环和抑制细菌生长的作用。术后如怀疑局部有感染，可在吻合口处进行超短波治疗，无热量，每次 8～10 分钟，每日 1 次。如果有金属内固定，更要严格控制在无热量范围，每次 5 分钟，以免烫伤。

3.太阳灯局部照射　功率为 250W，距离为 40～50cm，每次 15～20 分钟，每日 1 次，可增强局部血液循环并能消肿。经观察，如对重建手指照射 15 分钟后，局部皮温可增加 4～6℃，疗毕经过 40～60 分钟后才逐渐恢复。治疗时要严格掌握照射剂量，初次照射距离不小于 50cm，时间不超过 15 分钟，局部皮温增高不超过 5℃，以后再逐步增加，避免发生烫伤。

4.按摩疗法　术后 2～3 周，自患手的指尖开始进行向心性按摩，以温和的揉法为主，每次 5～10 回，每日 2～3 次，可促进静脉和淋巴液回流。在不影响骨折愈合的情况下，可轻微被动伸屈指间关节、掌指关节，每次 3～4 回，每日 2 次。

（二）中期的康复治疗

术后 4～8 周，康复治疗的目的是消肿、预防和减轻粘连、防止和减少肌萎缩、促进神经再生和功能恢复。

1.减少粘连、软化瘢痕

(1)石蜡疗法　用蜡饼敷贴法，温度 35～40℃，每次 30 分钟，每日 1 次。

(2)音频疗法　用条状电极置于吻合口瘢痕两侧，每次 10～15 分钟，每日 1 次。

(3)超声波治疗　脉冲输出，以 $0.75～1.8W/cm^2$ 的剂量行接触移动法，每次 10～15 分钟，每日 1 次。对手指凹凸不平处采用水下法，声头距皮肤 2～3cm，缓慢移动，剂量可稍大些。

对局部瘢痕增生、粘连较为明显者，可采用音频与超声波交替治疗。

(4)直流电透明质酸酶药物阳极导入　采用局部并置法，副电极置于前臂部，每次 15～20 分钟，每日 1 次。

2.防止和减轻肌肉萎缩　根据不同病情，选用适当的脉冲中频电流，刺激肌肉使之发生被动的节律性收缩，以改善肌肉的功能，防止和减轻肌肉萎缩的发生。

（1）感应电疗法　将两个等大的片状电极于治疗部位对置,给予中等量刺激,每次 10～15 分钟,每日 1 次。

（2）脉冲中频电疗法　应用全波、断调,其强度以引起肌肉明显收缩为准,每次 8～12 分钟,每日 1～2 次。

（3）低频脉冲电疗法　对失神经支配的肌肉有选择性的刺激作用。根据病情选择脉冲形状、频率和波宽等。一般为每次 10～15 分钟,每日 1～2 次。

3.功能锻炼　目的是防止关节僵直和肌腱进一步粘连。应尽量进行主动活动和适度的被动活动,练习掌指及指间关节的伸屈、对掌、分指和握拳等动作,用力应逐步加大,每次每个动作做 6～10 回,每日 2～4 次,以后逐渐增加。

（三）后期的康复治疗

术后 8 周以后,骨折基本愈合,肌肉神经和血管均已完全愈合。康复治疗的目的是恢复关节活动度、肌力、各种实用功能以及重建感觉功能。对需要进行二期手术的,还要根据肌腱手术后的具体情况进行治疗。

1.物理治疗　用于配合运动疗法之前进行。

（1）石蜡疗法　采用浸蜡法,每次治疗 20～30 分钟,可软化僵硬瘢痕和减少关节粘连。一般经过浸蜡后,关节活动范围即可增加 5°～10°,从而有利于指关节功能的锻炼。

（2）涡流浴治疗　水温为 36～38℃,每次 15～30 分钟。由于水温和涡流喷射于肢体有较强的机械刺激和按摩作用,可明显促进血液循环,改善肌肉组织营养,防止或减轻肌肉萎缩。

2.运动疗法　可进行关节活动度和肌力练习。

（1）主动运动　即主动依次作关节各方向运动。动作须平稳缓和,达到最大幅度时再适度用力,使关节区域产生紧张或轻度疼痛感,这样可增强肌力并伸拉粘连组织。

（2）被动运动　即由医师或患者用健手帮助进行被动牵引,动作必须缓和,切忌使用暴力。

（3）关节牵伸　是指以适当的牵引力持续作用较长时间,使肌纤维组织产生更大的延伸,以矫治较牢固的关节挛缩强直。具体方法:用适当的支架将关节近端固定,使肌肉充分放松。在关节远端直接或通过滑轮悬挂一定的重量,按需要的方向作重力牵引。重量的大小以引起关节轻度疼痛为宜,一般手指为 1～2kg、腕关节为 2～4kg,牵引时间每次 10～20 分钟。在牵引过程中为了有利于肌肉放松,可同时进行局部红外线照射。

（4）肌力练习　是促进肌力恢复的方法,原则上是使肌肉尽力收缩,以引起适度疲劳,然后适当休息。对 2 级肌力的肌肉,主要作辅助运动或在减除重力负荷的条件下作主动运动,即利用悬挂带悬吊肢体,使肢体在水平面上运动,或把肢体浸入温水浴缸内,利用水的浮力减轻重力负荷。肌力 3 级时主要是作主动运动。对肌力 4 级的肌肉,应进行抗阻运动,所施加的压力以在患者的努力下恰能完成的动作为宜,如直接或通过滑轮装置提起重锤或沙袋,或用专用的肌力练习器进行锻炼。

肌力练习节奏要适当,不宜过于频繁。一般运动量较小、疲劳不显著的练习,每日可进行 3 次;引起明显疲劳的练习,可每日 1 次。

3.作业疗法　在关节活动度和肌力有一定恢复时,可及时开始作业疗法,进行各种实用功能练习。动作由简单到复杂,循序渐进,逐渐增加活动量。常用的作业疗法介绍如下。

（1）练习对指功能,改善手指关节活动,采用拾豆子、翻转木插子（在插板上进行正插和反插练习）、旋螺丝钉、握泥子及健身球练习（置两个球于手掌中,以五指拨动旋转）,使手腕和掌指关节得到锻炼。

（2）进行橡皮筋手指网板练习,使手指轻度负重,作不同的伸、屈、内收和外展等活动。

（3）通过用筷夹豆、书写和画图等,以练习动作的稳定性。

（4）缝纫、刺绣、插图案（用不同颜色的细小塑料粒子,依样插入细网格板上,排成各种图案）等,可训练手指的灵活性。

（5）雕刻可使手指肌肉产生瞬间最大的收缩力,更有利于增强手指肌力。

此外,应鼓励患者积极使用患肢进行日常生活或自我服务动作,如拿各种物品、穿脱衣服鞋袜、梳洗、进餐以及使用各种工具等。若完成以上动作有困难时,应进行专门训练,必要时可选用适当的支具或特别的自助具进行操作,如将匙子、牙刷、梳子等装上较粗、较长或弯曲的手柄,在笔杆上安装横杆等。还可配制必要的功能支架,如伸腕、伸指的弹性支架及拇对掌支架等。

4.感觉功能训练　手的感觉恢复对手的功能发挥具有重要意义,因此必须重建神经的感觉功能。依照手的感觉恢复顺序是痛觉、温度觉、触觉、辨别觉等,感觉训练也应有次序地进行。

(1)缺乏保护觉的训练　应在一安静的室内进行,让患者闭上眼睛,集中注意力,医者用各种尖锐物或不同温度的物体轻触患手,然后睁眼辨别刚才是针刺感还是冷热感,如此反复进行训练。在训练时应防止过重刺激造成的损伤。

(2)定位觉的训练　让患者闭眼,医者用物敲击患手的不同部位,如患者分辨不清受击的部位,可睁眼看清,如此反复进行。

(3)认物觉的训练　先训练辨别物体的形状,让患者闭眼拣出在沙子或米粒中预先放入的各种立体物品,或触摸不同形状和大小的积木,进行比较和辨认,如识别错误则睁眼再触摸一次,反复进行。进一步可训练辨别异种物体、生活中的实物,以及不同质地的衣料如羊毛、皮革、丝绸等。

第四节　烧伤的康复

各种烧伤后常可导致一些功能障碍,其程度视烧伤的部位和深度而异。特别是大面积深度烧伤时,除及时抢救和采取强有力的抗感染措施外,需要适时而有效地进行康复治疗。其对恢复患者的肢体功能、生活和劳动能力具有重要意义。

一、心理康复

在烧伤的不同阶段,要针对患者的不同心理状态和表现,采取相应的心理治疗。烧伤早期由于突然的创伤,使患者产生恐惧、埋怨、痛苦难忍的心理。此期应进行耐心开导、说服的心理治疗,纠正患者的心理异常反应,可讲解各种治疗的意义和作用,介绍典型的治愈病例,树立起患者对治疗的信心,并能主动配合治疗。在创面愈合阶段,常因出现瘢痕挛缩和关节畸形,特别是面容的毁坏,可使患者思想负担过重。针对这种心态,医务人员更要耐心和蔼、热情关怀,开导患者正确对待疾病和困难,同时动员患者家属给予无微不至的关怀和照料,使患者感到温暖,看到未来生活的希望。在烧伤后期,有关方面应重视对患者的生活和工作给予适当照顾和安排,以解除患者的后顾之忧。

二、物理疗法

物理疗法可分早期和后期两个阶段。

(一)烧伤早期

烧伤早期是指创面愈合以前。理疗的目的是预防和控制感染,减轻疼痛,促进肉芽和上皮生长,加速创面愈合。

1.水疗

(1)冷疗　烧伤后立即用冷水对创面淋洗、浸泡或冷敷,以减轻疼痛,阻止热力继续损害和减少液体渗出。水温以 5~10℃ 为宜。持续时间以疼痛消失或明显减轻为准,约 30~60 分钟。该法适用于中、小面积或较浅的烧伤,特别是四肢部位。

(2)哈伯特槽浴疗法或盆浴　可清除创面上的分泌物和脓液,促进痂皮软化和脱落,并可在旋涡水中进行肢体活动,防止关节挛缩和变形。水温 38~39℃,以比患者体温高 1℃ 为宜;浴盆中加入 0.85g/L 氯化钠和 0.03g/L 氯化钾,有利于机体保持水、电解质的平衡;可在浴中更换敷料,一般入浴 5 分钟后粘紧的敷料就开始软化和松动;清创后还可作水中的被动和主动运动。治疗期间要注意浴盆的清洁和消毒。

2.创面紫外线照射　紫外线具有杀菌和促进上皮组织生长的作用,在烧伤早期有控制感染的作用。

(1)小面积烧伤。应照射创面及其周围皮肤。Ⅰ度烧伤,若水肿明显或疼痛剧烈,用1级红斑量照射1次即可;Ⅱ度烧伤,用2级红斑量照射2～3次;Ⅲ度烧伤,用3级红斑量,隔日1次。

(2)大面积烧伤。用全身照射法,照射剂量从1/4～1/2个生物剂量开始,每日1次,每次或隔次增加1/2个生物剂量,达5～6个生物剂量,15～20次为一疗程。还可采用红斑量全身分区轮流照射法,每次照射面积不超过600cm²。

(3)创面坏死组织或脓性分泌物多,肉芽生长不良时,可用4级红斑量照射;当分泌物减少出现正常肉芽组织时,应减至1级红斑量;当出现新鲜肉芽组织时,为了促进创面愈合,可用亚红斑量照射,每日1次,直至创面愈合。

(4)烧伤创面植皮后,可用1/4～1/2个生物剂量照射,以促进皮片的成活。

3.全身或局部光浴疗法　可促使创面干燥结痂,减少血浆渗出,预防和控制感染,具有保暖作用。照射温度一般为30～35℃或稍高些,照射时间为20～60分钟,每日1～2次。

4.氦-氖激光疗法　可减少创面渗出,控制感染,并有止痛作用。应用于小面积创面照射,可采用散焦照射法。

5.超短波治疗　用于深度烧伤,可以促进坏死组织分离、干燥、脱落,具有良好的消炎作用。采用对置或并置法,可隔着敷料或石膏进行。采用微热量,每次12～15分钟,每日1次。

6.空气离子疗法　具有止痛、促进创面愈合和防止感染的作用。将电离空气发生器产生的阴离子直接作用于创面,每次20～30分钟,每日1～2次。

7.高压氧治疗　对促进创面愈合及提高植皮的成活率均有良好作用。每次60分钟,每日1次,10～15次为一疗程。

(二)烧伤后期

烧伤后期是指创面愈合以后。理疗的目的是防止和治疗肥厚瘢痕组织的形成及挛缩,有利于肢体功能的恢复。

1.直流电碘、氯离子导入疗法　碘或氯离子能软化瘢痕、吸收粘连、消除病理性增生。此法是药物与阴极直流电的综合作用,疗效比较理想。将浸以10%碘化钾或氯化钠溶液的电极置于瘢痕部位,与直流电阴极相连,另一极对置或并置。如瘢痕位于肢体末端,可用槽浴法,把肢体浸入水槽内,药液浓度为1%～2%。每次20～25分钟,每日治疗1次,10～12次为一疗程。

2.音频电疗　有止痛、止痒、软化瘢痕的作用。将条状电极置于瘢痕两侧,对大面积瘢痕可采用板状电极对置法,每次20～30分钟,每日1次,20次为一疗程,可反复进行几个疗程。

3.超声波疗法　具有软化瘢痕的作用。采用局部接触移动法,剂量为1～2W/cm²,每次8～15分钟,每日1次,10～15次为一疗程。休息两周后继续做第二疗程。对表面凹凸不平的瘢痕,不能与声头紧密接触,宜采用水下法或水囊法治疗。还可采用超声药物透入疗法,将地塞米松等药物加入耦合剂中,利用超声波的作用,把药物经体表透入体内,此法具有超声波和药物的综合作用。

4.超声中频电疗法　系超声波和中频电疗联合的一种治疗方法。治疗时既有超声波的作用,又有中频电疗的作用,对软化瘢痕组织有更好的效果。

5.磁疗　有促进瘢痕软化和止痛的作用。可采用脉冲磁场法或电磁法,每次20～30分钟,每日1次。

6.石蜡疗法　对软化瘢痕有较好的作用。对躯干及肢体采用蜡饼敷贴,手足可用浸蜡法。

7.按摩疗法　具有改善血液循环、软化瘢痕的作用,常与温热疗法结合进行。

8.温水浴治疗　由于瘢痕组织皮脂腺、汗腺的分泌引流不畅,淋巴回流受阻,可引起瘢痕表面产生水疱,感染后形成脓疱、糜烂面,药物难以治疗。可采用温水浸泡,水温为38℃左右,每次浸泡20～30分钟,有利于创面愈合。也可采用紫外线照射,用5～6个生物剂量,隔两天1次,一般照射2～3次后创面可以全部结痂愈合,很少再有新疱出现。

9.加压治疗　增生性肥厚瘢痕是由深及皮肤网状层的损伤愈合后遗留下的坚硬的病理结构,微循环血流量丰富,组织中多种酶活性和真皮内DNA含量增高,说明增生性瘢痕组织代谢旺盛,胶原纤维合成加速。

从理论上讲,持续施以毛细血管3.33kPa左右的压力,可以减少局部血液供应,阻碍胶原纤维的合成,并使胶原纤维束重新排列。一般对于 10～21 天愈合的烧伤部位,可以考虑预防性加压治疗,21 天以上愈合者,则必须持续进行加压治疗,除了洗涤、涂润滑剂、进食外,每天需加压治疗 23 小时,持续半年至 3 年,直至瘢痕成熟、变白、柔软、平坦为止。

加压治疗的方法有弹性包裹,及应用管形加压绷带、烧伤紧身服等。弹性包裹是指自远端向近端进行"8"字形加压缠绕,加压大小可依边缘组织的隆起程度而定。此法可促进血液回流,减轻水肿。缺点是不够舒适,压力不易均匀,并易脱落。管形加压绷带,用于四肢和小儿躯干。烧伤紧身服需量体裁制,其尺寸比实测数据小 10%,能产生 3.33kPa 左右的体表压力,穿着比较方便。患者皮肤需要定时清洁以防汗渍、瘙痒,洗后涂搽水溶性保护剂。对于高低不平的部位,需使用轻薄而可塑的材料,塑成体表的形态,如弹性面具用于额、颞、下颌部,背罩用于腰部加压。支具下的缝隙部位可垫以可塑海绵片,或注入可迅速固化的硅酮凝胶,以保持均匀持久加压。

三、体位治疗

体位治疗的目的是通过保持受伤关节于功能位置,以维持正常的关节功能,防止产生挛缩。治疗中应保持如下正确的体位。

1. 头　仰卧位,使头居正中。
2. 颈　后伸位。
3. 肩　保持外展 90° 和外旋位。
4. 肘　取伸直位,如伸面烧伤则保持屈肘 90° 位。
5. 腕和手　如全手烧伤时,腕置于微背伸位、掌指关节屈曲 80°～90° 位,使侧副韧带维持在最长位置,指间关节微屈 5°～10°,以免伸肌腱损伤。平时以夹板固定,活动时取下。出现挛缩时以动力夹板牵引。
6. 髋、膝关节　均维持在微屈的位置,可在膝关节下垫一小枕头。
7. 踝　以夹板或足托保持旋中背屈 90° 位。

以上体位均需要持续一段时间,如有挛缩应及时进行牵引。

四、运动疗法

(一)烧伤早期

运动治疗应在患者全身情况好转后尽可能早地进行,力求在功能活动中使创面得到愈合,但要严格掌握运动量,循序渐进,慢速进行。运动疗法主要包括:

1. 健康肌体的主动运动。
2. 烧伤肌体小范围的主动运动和轻柔的被动运动。
3. 静力性等长肌肉收缩运动,用于被固定的患肢,一日多次进行。
4. 利用水的温度和浮力作用在温水中运动,可以减轻疼痛并容易完成运动。通常在浴盆内进行。

(二)烧伤恢复期

此时创面已基本愈合,植皮生长良好,但由于瘢痕引起肢体功能障碍,因此应着重进行扩大关节活动范围的运动。

1. 加强水中的主动和被动运动。
2. 牵伸瘢痕组织的被动运动,可与局部按摩配合进行。牵伸力量应逐渐加大。对挛缩的瘢痕,可采用滑轮重锤牵伸及沙袋加压牵伸,通过牵伸增加的活动范围应以体位或用夹板、弹性绷带给予巩固。对于关节活动功能障碍者,可用不同的关节活动器辅助练习。

大面积烧伤后期常需进行多次整形手术或功能重建术,患者应持之以恒地进行功能锻炼,才能取得良好效果。

五、作业疗法

对大面积深度烧伤严重影响肢体功能者,需要顽强地进行日常生活活动等作业训练,使其尽可能地恢复生活和劳动能力。

（一）日常生活活动训练

1.床上活动　对长期卧床的患者先进行翻身训练。练习从仰卧位向俯卧位翻身时,先训练仰卧位挺胸和抬臀动作,进而向床边移动身体,然后练习翻转身体。训练由俯卧位向仰卧位翻身时,先练俯卧撑抬起上半身,并向床边移动身体,随后由外向里翻成仰卧位,进而练习起坐。

2.离床活动　先由坐位练习站立、行走。对下肢Ⅲ度烧伤患者,在坐位的基础上先练习床旁摆腿,从1分钟开始,如下肢无淤血或创面出血,可逐渐延长时间,待摆腿达5分钟后,开始练习站立。站立前需先经起立训练台训练,再逐步从站立位过渡到床旁行走练习。

3.洗漱和进餐动作训练　先训练用匙子吃饭,然后训练用筷子,若手拿不住匙子,可改制匙子的形状,如改成粗柄或弯曲柄等,也可把餐具用绷带或金属装置固定在手上练习吃饭。

4.上厕所训练　下肢烧伤的患者,自己上厕所往往有困难,可先训练患者坐特别的高椅,随着关节功能的改善,再逐渐降低坐椅的高度,直至能正常上厕所为止。

（二）功能性作业疗法

在烧伤创面愈合比较牢固,经得起压、碰等外力作用后,即可开始进行功能性作业训练。如简单的切菜等家务劳动、书写、编织、持锤子敲打、钳工操作、木工劳动等,均有利于增强肌力和改善关节活动功能。

（三）职业评定和训练

对患者就业方面现有和潜在的能力,可从其工作历史、职业状况及改换工种的可能性等方面进行评定和分析,以便帮助患者选择适当的职业。进而根据评定意见进行有针对性的职业训练,使患者能顺利地从事力所能及的工作。

（林淑琼）

参考文献

〔1〕邹贤华.物理医学与康复.北京:华夏出版社,1992.210～211

〔2〕林淑琼,史嫦娥,祝引瑗.手指移植后的康复医疗.中华理疗杂志,1985,8(1):30

〔3〕卓大宏.中国康复医学.北京:华夏出版社,1990.840,850～854

〔4〕南登昆,缪鸿石.康复医学.北京:人民卫生出版社,1993.3,7～8,298～299

〔5〕郭万学.理疗学.北京:人民卫生出版社,1984.970

〔6〕鲁文亚,范维铭.断手再植术后的康复.手外科杂志,1989,5(2):92

〔7〕Christine A. Moran. Hand Rehabilitation. New York:Churchill Livingstone. 1986.77～80

索　引

1. 索引范围为本书主要名词术语。
2. 编排方式是以每个名词的首字笔画为序。
3. 前11个名词是以英文首字母为序。
4. 各名词之后的页码以对该名词进行解释处为准。

四 画

五　画

六　画

七 画

八 画

九　画

十　画

十一画

十二画

十三画

十四画

十五画

十九画

二十三画

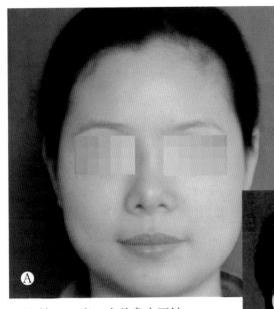

A. 女性，25 岁，术前鼻尖圆钝

彩照 56　鼻尖圆钝，鼻尖修整，PTFE 充填

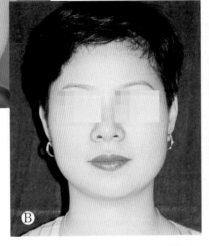

B. 鼻尖圆钝修复及 PTFE 充填后
正面

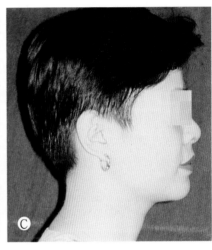

C.鼻尖圆钝修复及 PTFE 充填后侧面

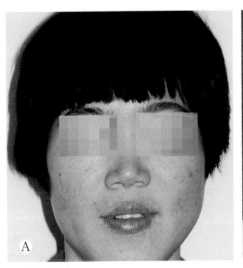

A. 鞍鼻硅胶充填后(二次）形态不
良，常有充血，术前

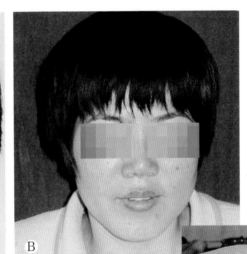

B.应用阔筋膜充填术后3月

C.移植的阔筋膜

彩照 57　鞍鼻手术失败后，阔筋膜移植充填

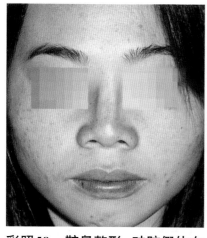

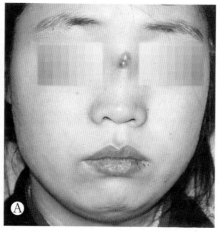

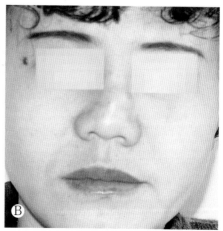

彩照 58　鞍鼻整形，硅胶假体在　A.注射硅胶，术后 2 年破溃、红肿　B.注射硅胶，术后 1 年肿块及畸形
鼻内翻转

　　　　　　　　　　　　　　彩照 59　鞍鼻整形，注射硅胶假体并发症

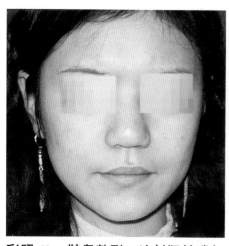

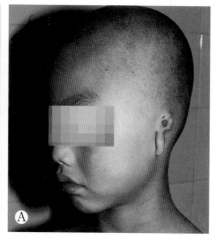

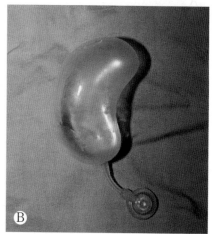

彩照 60　鞍鼻整形，注射羟基磷灰　A.小耳畸形综合征(Ⅱ度)，耳后皮肤　B.50ml 肾形皮肤扩张器
石，术后 4 年形态不良　　　　完整

　　　　　　　　　　　　　彩照 61　小耳畸形综合征及肾形皮肤扩张器

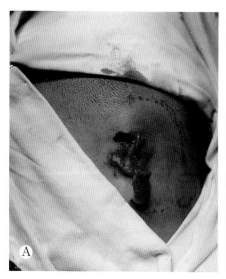

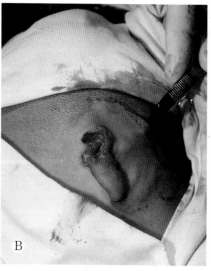

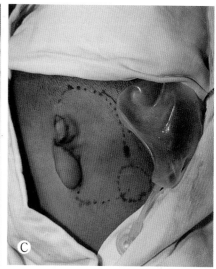

A.保留残耳垂，切除残耳上部扭曲的　B.经发际内切口潜行分离乳突区皮下　C.扩张器肾形凹面向前。肾形扩张器
皮肤及软骨　　　　　　　　　　形成口袋，容放皮肤扩张器　　　有左右之分，注意术前选择

　　　　　　　　　　　　彩照 62　残耳整形，安放皮肤扩张器

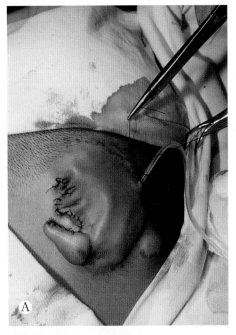

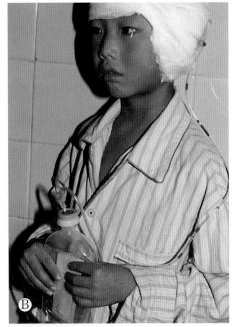

彩照 63　安放皮肤扩张器及引流瓶

A.发际内切口安放皮肤扩张器,切口缝合

B.术后包扎,引流管外接简易负压引流瓶

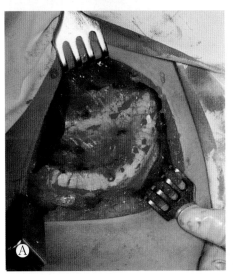

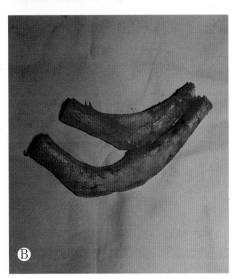

彩照 64　切取肋软骨

A.暴露第 7、8 肋软骨

B.切取的肋软骨,外表面留有软骨膜

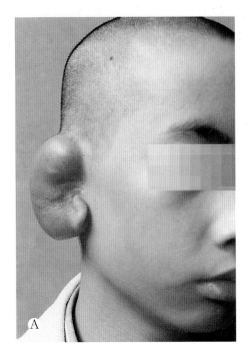

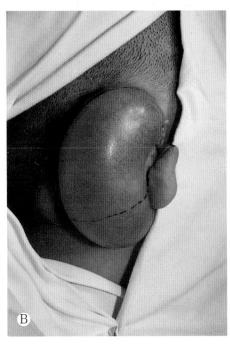

彩照 65　皮肤扩张器注水结束

A.扩张器注满水后维持 1 个月

B.扩张器注满水后皮瓣的切口设计

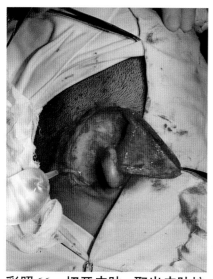

彩照66 切开皮肤，取出皮肤扩张器

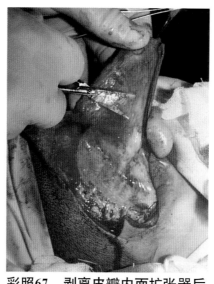

彩照67 剥离皮瓣内面扩张器后的纤维包囊

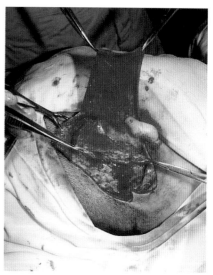

彩照68 掀起蒂在前的皮下组织筋膜瓣

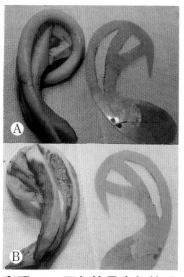

彩照69 耳郭软骨支架的雕刻拼接

A. 前外侧面　B. 后内侧面

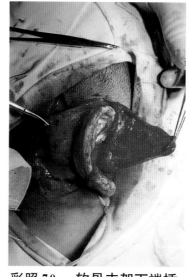

彩照70 软骨支架下端插入耳垂，放置引流管

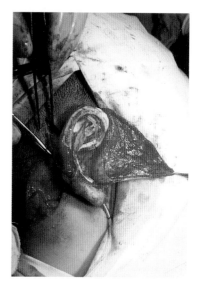

彩照71 皮下组织筋膜瓣包裹于耳轮下部与耳垂相接处

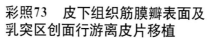

彩照72 扩张皮瓣覆盖支架的前外侧面及整个耳轮的前后缘

彩照73 皮下组织筋膜瓣表面及乳突区创面行游离皮片移植

彩照74 植皮区用纱布包堆包扎

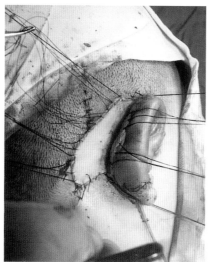

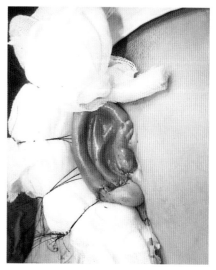

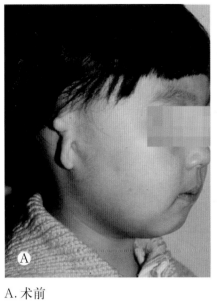

A.术前

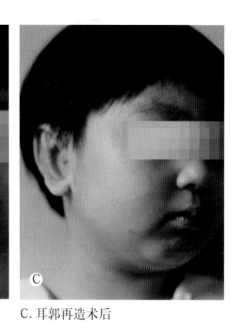

B.组织扩张过程

C.耳郭再造术后

彩照 75　6 岁女孩，Ⅱ度小耳畸形，行组织扩张器耳郭再造

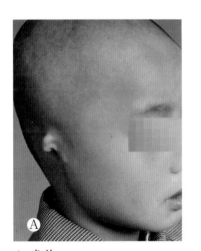

A.术前

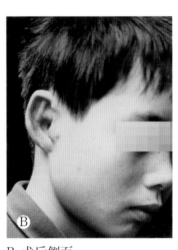

B.术后侧面

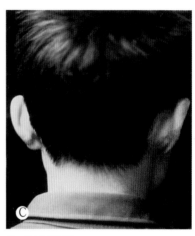

C.术后背面

彩照 76　Ⅲ度小耳畸形，无残耳垂可利用。术后 5 年，前、后面，耳轮、对耳轮、耳甲腔、耳道、耳屏结构分明

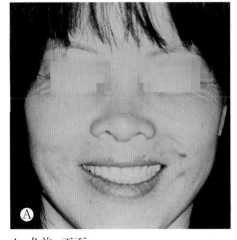

A.术前，正面

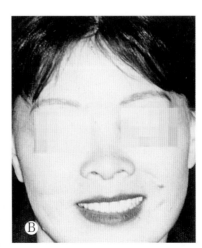

B.术后，正面

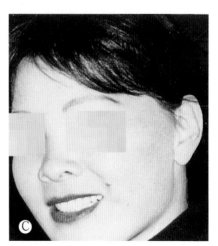

C.术后，侧面

彩照 77　面部除皱，女性，44 岁

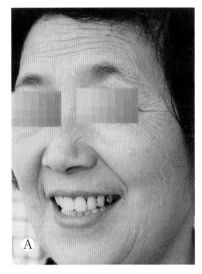

彩照 78　面部除皱，女性，62 岁
A. 术前，正面
B. 术后，正面

彩照 79　面部除皱，女性，61 岁
A. 术前，正面
B. 术后，正面

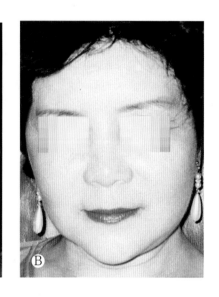

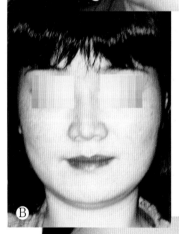

彩照 80　颧弓缩小，骨膜下除皱
A. 术前，正面
B. 术后，正面

彩照 81　下颌角斜形截骨
A. 术前
B. 术后

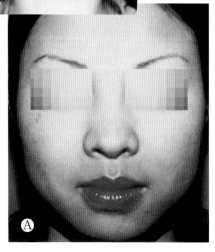

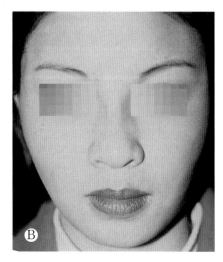

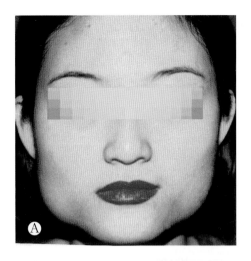
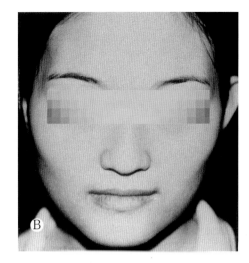

彩照82 下颌角矢状截骨
A. 术前
B. 术后

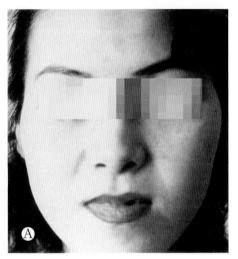
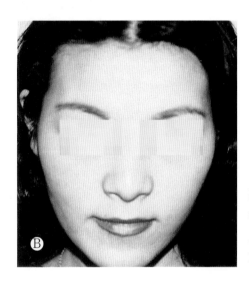

彩照83 下颌角倒"L"形 截骨
A. 术前
B. 术后

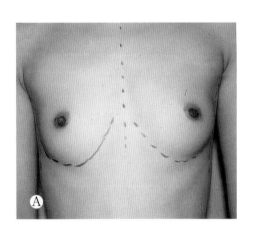
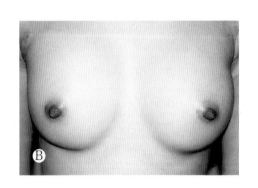

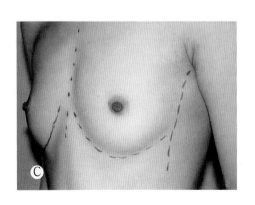
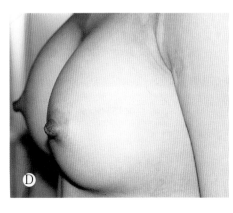

彩照84 腋窝前皱襞切口 隆乳术
A. 术前及乳房假体囊腔设计
B. 盐水充注式硅橡胶假体植入，术后1周
C. 术前侧面
D. 术后1周侧面

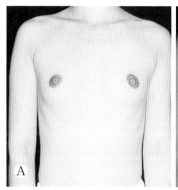

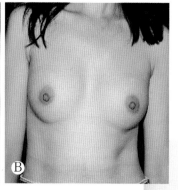

A. 术前

B. 盐水充注式硅橡
胶假体植入后1年

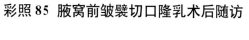

彩照 85 腋窝前皱襞切口隆乳术后随访

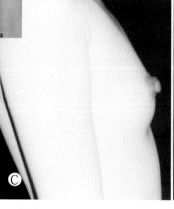

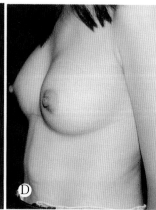

C. 术前侧面

D. 术后侧面

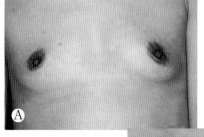

A. 术前

**彩照86 乳晕下
切口隆乳术**

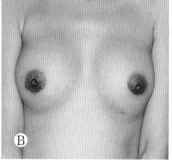

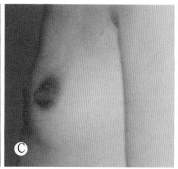

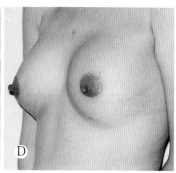

B. 乳晕下切口隆乳术(硅凝
胶假体植入),术后2年

C. 术前侧面

D. 术后2年侧面

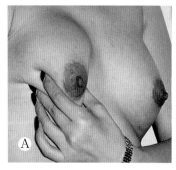

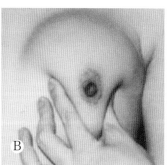

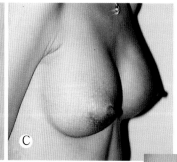

A. I 级,乳房柔软,如同正常
乳房

B. II 级,乳房假体可扪及,医
师可查及假体存在

C. III级,中度变硬,假
体可在外表看见,并易
扪及

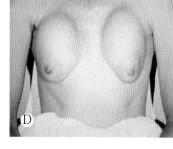

D. IV级,假体扭
曲,严重变硬

彩照87 乳房假体植入后纤维囊形成 Baker 分级

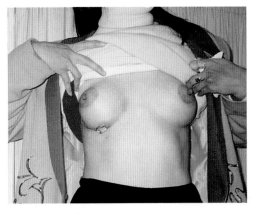

彩照88 右侧乳
房假体外露

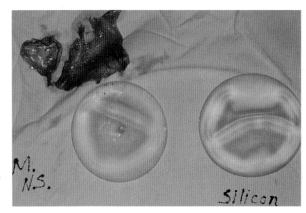

左侧：盐水充注式假体渗漏被取出
右侧：硅凝胶假体渗漏被取出
左上：硅橡胶假体周围纤维囊

彩照89 乳房假体渗漏

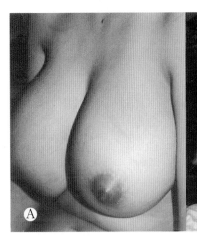

A.乳房肥大术前正位　　　B.乳房肥大术前侧位

彩照90 乳房缩小整形基本技术之九

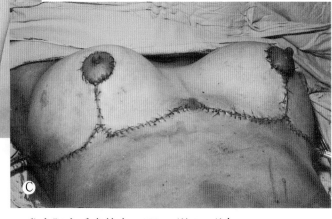

C.乳房肥大手术结束，"Y"形切口形态

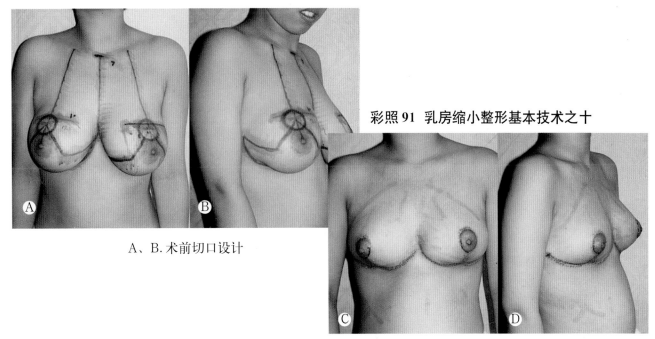

A、B.术前切口设计

彩照91 乳房缩小整形基本技术之十

C、D.术后8天正、侧位观

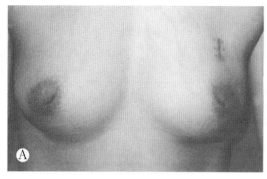

A. 术前

B. 术后正位

彩照 92 新月形乳晕瓣乳头凹陷整形

C. 术后侧位

彩照 93 乳头凹陷非手术治疗，应用乳头吮吸器治疗乳头凹陷

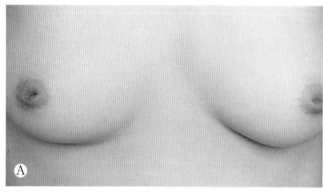

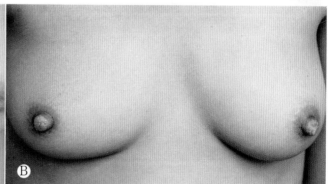

A. 治疗前

B. 治疗后

彩照 94 男性乳房肥大症

A. 术前

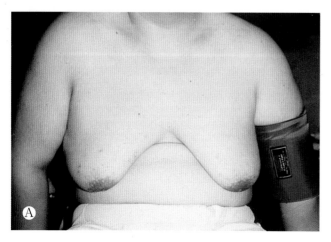

B. 手术切口设计

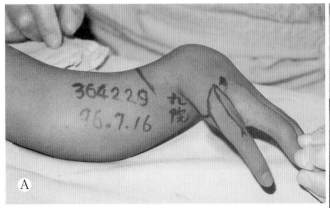

A. 术前

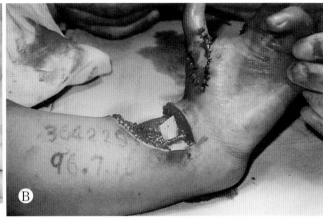

B. 示指拇指化手术，桡侧皮肤缺损

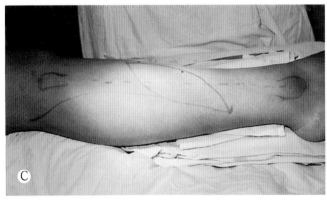

C. 腓骨骨皮瓣设计

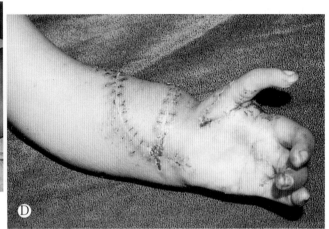

D. 手术后 2 周

彩照 95 Ⅳ型桡侧球棒手腓骨骨皮瓣移植

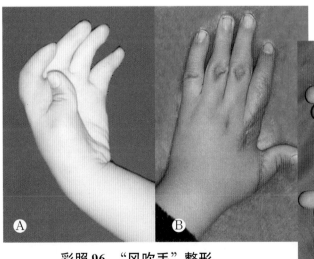

彩照 96 "风吹手"整形

A. 患者 4 岁半，双手"风吹手"畸形，拇指屈曲，内收畸形，掌指关节侧偏畸形 B. 经过拇短屈肌腱松解，虎口开大，示指背皮瓣转移，各手指掌侧皮肤及软组织挛缩松解术后支架应用，手术后 7 月随访结果

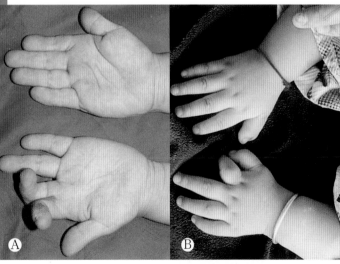

A. 左手示、中指屈曲畸形　　B. 左手示指屈曲畸形

彩照 97 手指屈曲畸形

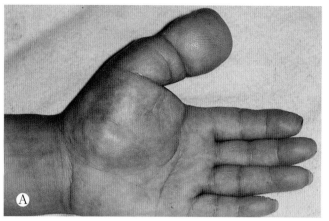

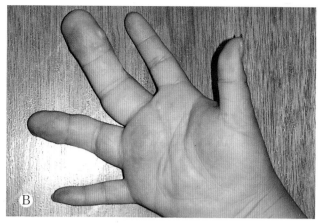

A. 拇指巨指   B. 中、环指巨指

彩照 98 先天性巨指症

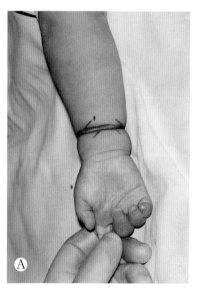

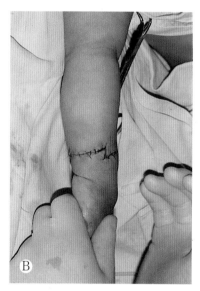

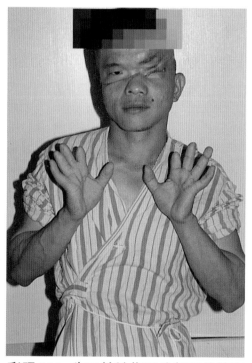

A. 前臂环状缩窄，手术设计   B. 术后

彩照 99 先天性环状缩窄带综合征

彩照 100 先天性缺指及头部环状缩窄带，拟是羊膜束带所致

彩照 101 桡神经深支在 Frohse 弓处卡压

1. 桡神经深支   2.Frohse 弓已切开

彩照 102 桡神经下方占位性病变

1. 桡神经   2. 囊肿

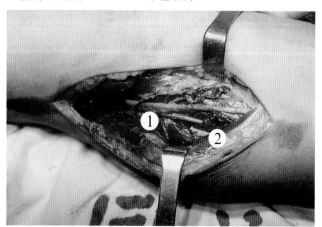

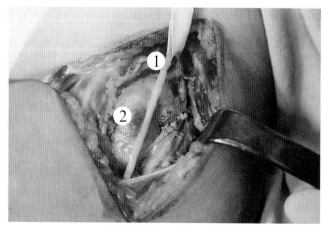

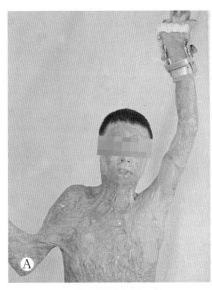

彩照103 臂胸部瘢痕挛缩、粘连，术后功能锻炼

A.左侧臂胸部瘢痕挛缩，经植皮修复术功能锻炼后肩关节功能良好

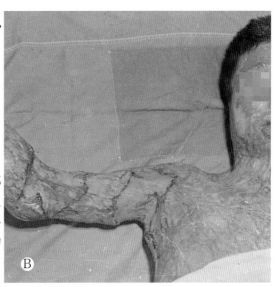

B.右侧臂胸部瘢痕挛缩，植皮修复术后早期，肩关节功能受限

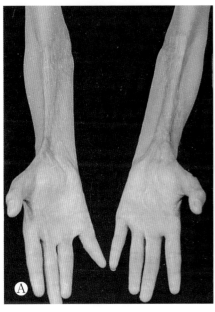

A.术前正位

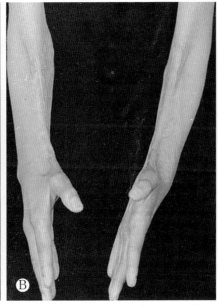

B.术前侧位

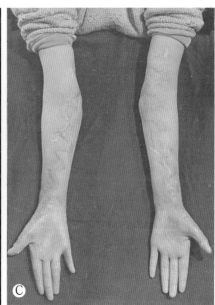

C.术后3月

彩照104 肘部蹼状瘢痕，罹及腕、手，用 Z 成形术矫正挛缩畸形

彩照105 手背烧伤后瘢痕及瘢痕性并指

A.术前

B.手背游离植皮修复及并指畸形的矫正

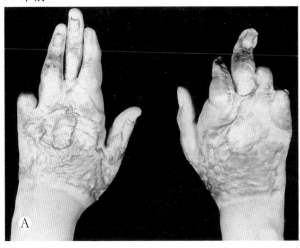

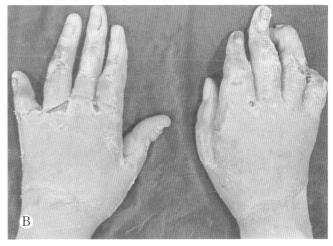

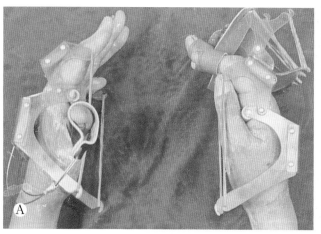

A. 侧面

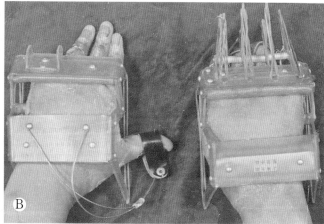

B. 正面

彩照 106　手部功能支架的应用及功能训练，外展拇指，屈掌指关节，伸指间关节

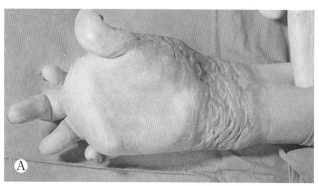

A. 术前

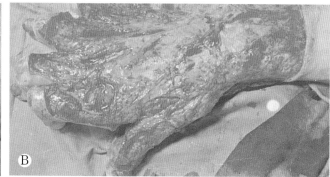

B. 术中

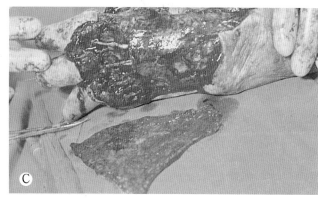

C. 术中

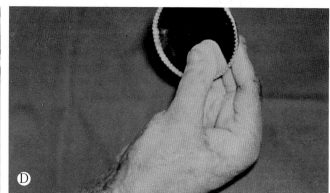

D. 术后

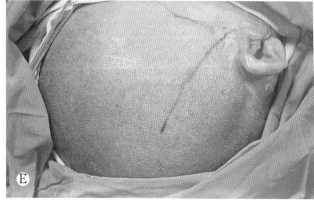

E. 供区准备

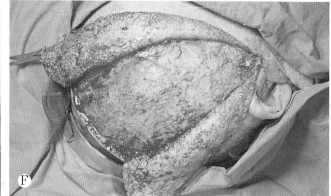

F. 供区准备

彩照 107　重型爪形手颞浅筋膜瓣移植加植皮修复

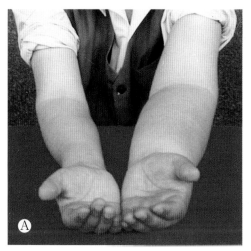
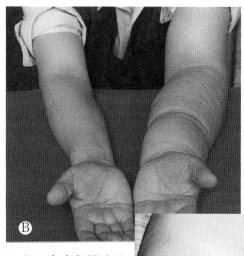

A.左上肢淋巴水肿(腋窝肿瘤切除术后)　　B.经2个疗程微波烘疗后

彩照108　左上肢淋巴水肿微波烘疗前后对比

彩照109　先天性肾上腺皮质增生症(单纯男性化型)

社会性别女性, 5岁, 染色体46, XX, 阴蒂发育似阴茎, 并有阴毛生长

彩照110　阴股沟皮瓣阴道再造术

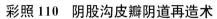

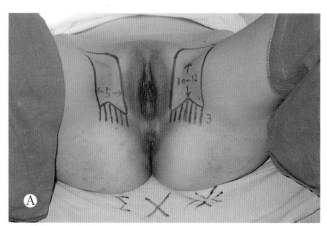

A.无阴道, 术前

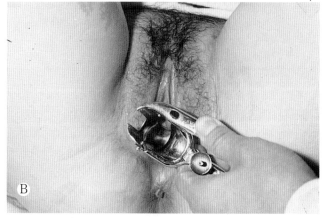

B.阴道再造后

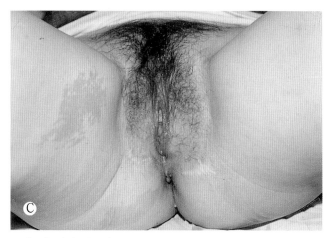

C.阴道再造后3个月

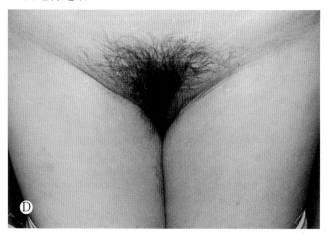

D.瘢痕不明显

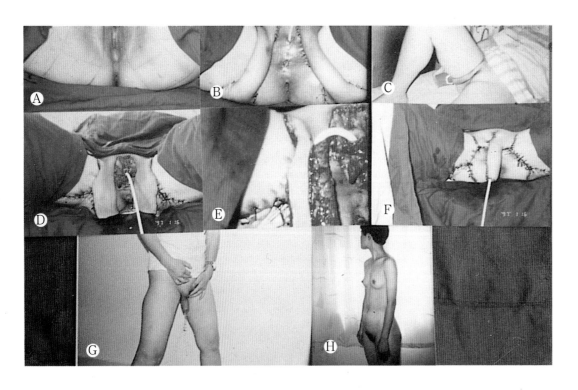

彩照 111　阴股沟皮管阴茎再造术病例 1

A.切口设计　B.皮管形成　C.血运训练　D.皮瓣舒平
E.尿道形成　F.阴茎成形　G.术后排尿　H.术前

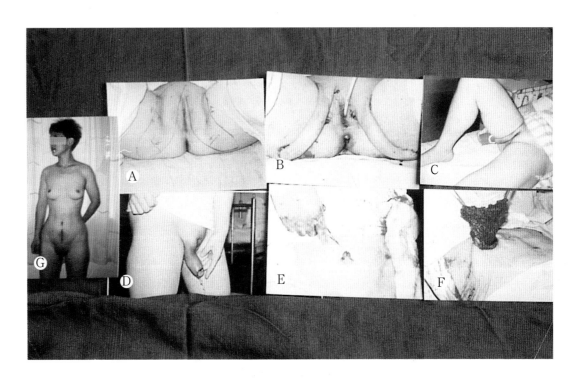

彩照 112　阴股沟皮管阴茎再造术病例 2

A.切口设计　B.皮管形成　C.血运训练　D.阴茎成形
E.乳头整形　F.乳腺切除　G.术前

书名： 整形外科学

主编： 王 炜

出版： 浙江科学技术出版社

发行： 浙江省新华书店

印刷： 浙江新华数码印务有限公司

规格： 开本 880×1230 1/16 插页 26
印张 108.25 字数 3 393 000

版次： 1999 年 9 月第 1 版
2020 年 12 月第 22 次印刷

书号： **ISBN 978-7-5341-1258-4**

(上、下册)总定价： **360.00** 元

责任编辑： 刘 丹
装帧设计： 孙 菁